胃肠病临床指南

（上 册）

张文义 著

中医古籍出版社

图书在版编目（CIP）数据

胃肠病临床指南/张文义著. -北京：中医古籍出版社，2017.10
ISBN 978-7-5152-1427-6

Ⅰ.①胃… Ⅱ.①张… Ⅲ.①胃肠病-诊疗-指南 Ⅳ.①R573-62

中国版本图书馆 CIP 数据核字（2017）第 092793 号

胃肠病临床指南

张文义 著

责任编辑 刘 婷
封面设计 陈 娟
出版发行 中医古籍出版社
社 址 北京东直门内南小街 16 号（100700）
印 刷 三河市华东印刷有限公司
开 本 710mm×1000mm 1/16
印 张 51.375
字 数 950 千字
版 次 2017 年 10 月第 1 版 2017 年 10 月第 1 次印刷
印 数 0001~2000 册
书 号 ISBN 978-7-5152-1427-6
定 价 120.00 元（上、下册）

胃肠病临床指南

（下 册）

张文义 著

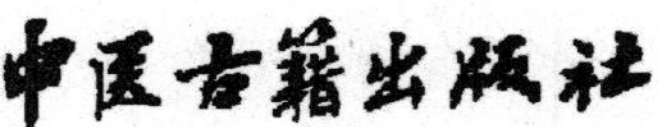

内容提要

本书由中国疑难病论坛编辑委员会协助，中医古籍出版社正式公开出版发行。全书共八章。

第一章　胃肠病常识

主要介绍了胃肠病总论，食管胃肠的解剖、生理、病理，食管胃肠的发病因素，临床症状，胃病十五辨，胃肠病治疗二十法，重度慢性胃炎三满证的诊治要点，胃肠病与相关疾病的诊断依据，胃肠病的治疗原则及代表方剂等重要内容。为胃肠病的治疗奠定了可靠的理论基础。

第二章　临床药物

主要整理了治疗胃肠病常用的中药、中成药、中药方剂的功用主治、现代作用以及西药的适应范围、用法用量、注意事项。做到了收集广泛，应有已有，为胃肠病的治疗准备了充足的物质条件。

第三章　胃肠病的特色疗法

主要介绍了作者几十年来发明的中西医结合的特色治疗技术。详细描述了胃肠病的割治、针刺、平行针埋线、常用穴位注射、直肠点滴、肛门注药、特定穴位拔罐、中药离子导入、穴位放血、特效膏药贴敷、背部腧穴注射等特效疗法。并专门介绍了目前具有特效的，唯一的，能在短期内治愈慢性萎缩性胃炎、慢性溃疡性结肠炎的，不加防腐剂又不会霉烂变质的养胃合剂和结肠炎口服液的制作技术。为胃肠病的治疗增添了前所未有的治疗手段。

第四章　胃肠病证治

本章撰写了作者临证四十八年来，对大约十万食管胃肠病例收集、整理、归纳、遴选定型后，总结出的四十三种食管胃肠病证。每一证型均详细书写了临床症状、病机分析、治疗原则、方药组成、临症加减及方解。均是经验之谈。分析透彻、用药得当、辨证详尽，是目前胃肠病治疗界无法比拟的。可使读者对号入座，屡试不爽，克服了胃肠病复杂难治无从下手的弊端。

第五章　常见胃肠病

介绍了六十余种常见食管胃肠疾病的概述、诊断依据、中医治疗、西医治疗、特色疗法及疗效判定。堪称中西医结合治疗胃肠病的伟大创举。为研究探讨采用中西医结合的方法治疗胃肠病开辟了新的思路。

第六章　以症论治

本章主要撰写了一百种常见胃肠病的症状。以症状表现为纲，分别写出每个症状的病因病机以及具体的中药治疗。内容丰富，分析透彻，切合临床，样样俱全，实属临床之汇聚，磨炼之心血，遇症用之无不立竿见影。

第七章　胃肠病论文精选

本章精选了作者近年来，在医学杂志上公开发表的胃肠病论文十余篇。部分文章刊登于国家级核心期刊《新中医》《中国针灸》，值得后学者借鉴。

第八章　胃肠病验案

本章收集整理了作者近年来治疗胃肠病的典型病例 205 个。每个病例附有患者的检查报告和整个治疗过程。给读者诊治肝胆胃肠病指明了方向。

本书可供各级中医、西医、中西医结合临床医师和中医科研院所工作人员使用。请读者提出宝贵意见，不当之处望不吝赐教。

前　言

胃者，后天之本，气血生化之源。胃健则延年益寿，胃病则诸病丛生。吾自幼立志除胃病患者之苦，致力于胃病研究近50年。今集精华而成是书，以助后学，济世于人。

本书的出版有幸得到了中医古籍出版社的大力支持，终于与读者见面，圆了一生之梦。在撰写过程中，力求实际，反对空谈，凡写皆效，无一不是作者心血之精粹。并始终坚持层次分明，条理清晰，理法方药全俱的原则。临床用之，灵妙无穷，实属胃病诊治精华之大成。

余生谦虚好学，勤于总结，潜心研究，勇于实践。并善于博采众长，大胆探索，为发展完善中医胃病治疗学贡献力量。

即便如此，由于时间仓促，水平有限，不足之处难免，钦望同道者斧正。

张文义

2016.2.13　于北京

作者简介

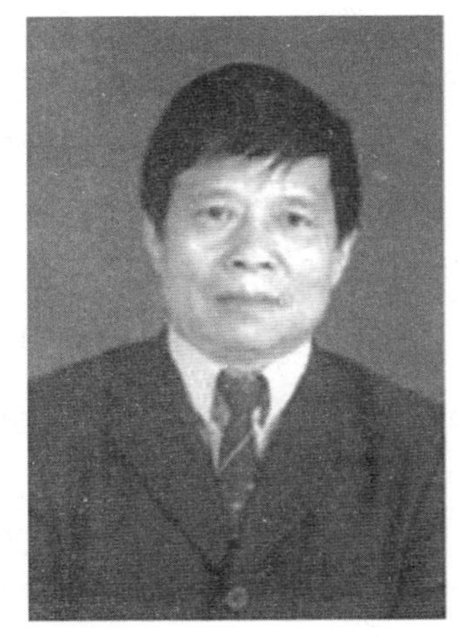

张文义（1947－），男，汉族，河南省鲁山县人。毕业于河南中医药大学，大学本科学历。国家执业医师，国家一级针灸师，中医内科主任医师，著名胃肠病、疼痛病、偏瘫康复专家，“八字针法”“六四脉诀”的发明人。曾任河南省平顶山市政协委员，北京百川健康科学研究院、北京中卫联康复医学研究院、北京高等中医药培训学校、北京中医药大学东直门医院培训中心（北京中昌现代疼痛医学培训中心）、中国中医研究院华佗培训学校教授，河南省郏县四知堂中医院名誉院长、业务院长，河南省鲁山县博爱医院名誉院长，河南省鲁山县中医院康复科主任。现任世界中医药学会联合会消化病专业委员会理事，河南省新乡新华医院康复理疗科技术顾问，中国针灸推拿协会学术委员会副主任，北京中推联合医学研究院教授，河南中医药科学研究院教授、副院长。

1972 年青年时期，在河南省裴城医院穿线科，专业从事穿线治疗胃及十二指肠溃疡、哮喘等病，患者遍及各地，震动全国。创造性地发明了史无前例的“平行针埋线疗法”。是我国医学史上，将医用羊肠线处理后植入人体脂肪层内，以达到治病目的的开端。为后来医学界的各种埋线法、浮针法、埋针法、减肥法、美容法奠定了良好的基础。

临床 48 年，对食管炎、各种急慢性胃炎、溃疡、胃下垂、结肠炎、脂肪肝、面瘫、中风偏瘫、颈椎病、肩周炎、腰椎间盘突出症、骨质增生、乳腺增生等病的治疗，方法多端，疗效奇特。精心研制出了养胃丸、消炎止痛丸、结肠炎丸、疏肝清胃丸、健脾和胃丸、利胆化石丹、乳癖膏、类风湿擦剂、牵正膏、骨刺膏、消炎膏等临床特效专科用药。临床擅用中药热敷、中药涂擦、中药熏蒸、中医定向透药、放血、穴位贴敷、药物罐、中药直肠点滴、中药塌渍等中药透皮疗法。在中医外治方面独创了“零方配制、一人一方、次次不同、因病而调、随用随配”软膏制剂的20字方针，为中医外治法的发展做出了巨大的贡献。同时又是直肠点滴疗法、平行针埋线疗法、无防腐剂口服液制作技术、肛门注药疗法、八字针法、六四脉诀的创始人。

通过40多年的针灸临床，发明了专治偏瘫的“八字针法”。以皮下、定向、阴阳、补泻八个字为纲，总结出了三三九针法、十二神针、阴阳补泻、皮下定向、病灶对应、观形施针法。在患者生命体征稳定之后至未形成硬瘫之前，一周内可使0级的肌力提高到4～5级，九成以上患者当场见效，大大降低了致残率。创造性地提出了阴阳补泻、皮下定向、病灶对应、观形施针法。填补了针灸临床专治偏瘫针法的空白，弥补了针灸补泻手法的不足，纠正了针灸治疗偏瘫不辨阴阳、不分虚实乱行补泻的错误，开辟了针灸皮下定向、病灶对应、观形施针、阴阳补泻手法的先河。是目前国际国内无法比拟的治瘫绝世妙法。

发明的“六四脉诀”，全用歌诀形式表达，便于临床使用。融脉、证、方、药为一体，是一种别具一格的脉、证、方、药全具的诊脉法。并严格指出“临诊脉贵沉静，勿斜视莫妄听，澄心静虑验脉症。病在某脏在某腑，虚当补实当攻，寒宜温热宜清”的中医诊治原则。六四脉诀是指左手寸、关、尺，右手寸、关、尺，两手共六部脉。每部脉按浮、沉、迟、数四种脉象进行阐述。切脉知病，方药即出。易诵易记，得心应手。是中医临床经验的总结，临床用之无不灵验。也是对中医基础、中药、方剂、中医诊断、内科、外科、妇科等书籍精华的临床浓缩。一诀在手，妙行天下。具有很高的科学价值，简单实用，值得临床广泛推广。

发明的“肛门注药疗法”，乃国内外之首创，解决了小儿不便口服、肌注和输液的困难。整理出的二十多种儿科疾病的肛门注药妙方，简单实用，效果神奇。

公开出版医学专著17部。主编《中西医结合论治疑难病》《直肠点滴疗法与平行针药线植入技术》《无防腐剂口服液与张文义八字针法》《中医临床荟萃》《疼痛病临床指南》《内病外治临床指南》《八字针法临床指南》《六四脉诀》《胃肠病临床指南》9部。主审《中医论治奇难杂症》《中医临床精要》《养生秘诀》3部。作为副主编参编《中华临床医学新进展（第三卷）》《综合临床医学》《中国实用综合医学》《中国实用综合医学理论与实务》

《中华大医之精诚》5部，均由国家中央级出版社公开出版发行。获得地级中医二等科技成果奖两项，在国家级杂志上发表医学论文28篇，均为第一名。以上成绩，在国内外医学界引起了强烈反响。

《鲁山报》《郑州晚报》《河南商报》对其成就作了特别报道。主要业绩载入《当代中国人才库（名医卷）》《中国民间名医大全》《鲁山年鉴》等多部书中。2003年《中国红十字报》以“中华名医”称号向全国报道。2004年8月因在全国培训成绩突出，被国家卫生部中国医师协会培训部授予台式奖杯一座。2004年10月被中华人民共和国卫生部健康120网评为“百姓放心医生”。

18年来，在北京共培训在职医务人员28000余人，学员遍及日本、美国、加拿大、新加坡、瑞典、瑞士、韩国和我国香港、台湾等13个国家和地区，在国内外享有盛誉。

电话：0375—5059114　13461149551

Email：zhangwenyi_ beijing126. com

通讯地址：河南省鲁山县人民路西段木工厂院内

邮政编码：467300

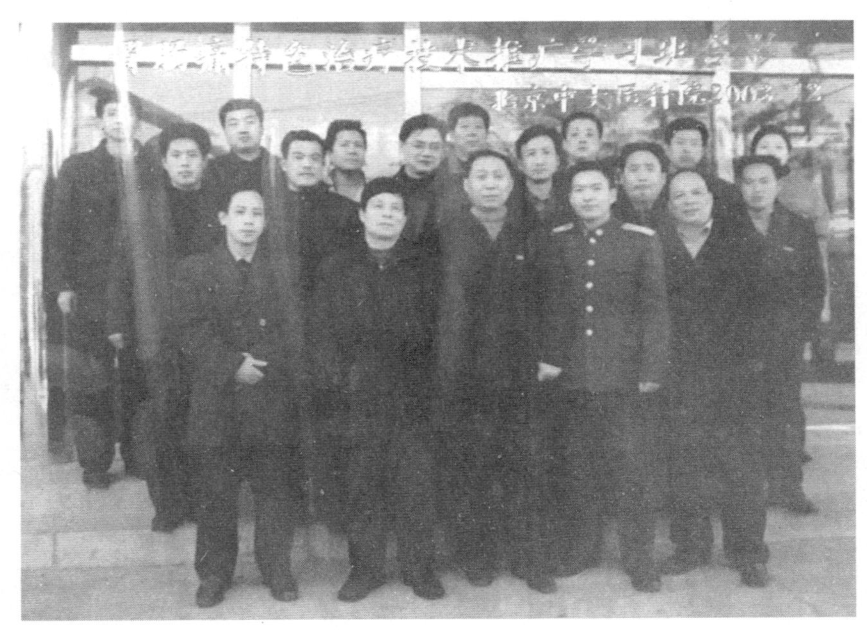

2003 年 12 月　张文义教授在北京中大医科院与胃肠病特色治疗技术推广学习班弟子合影

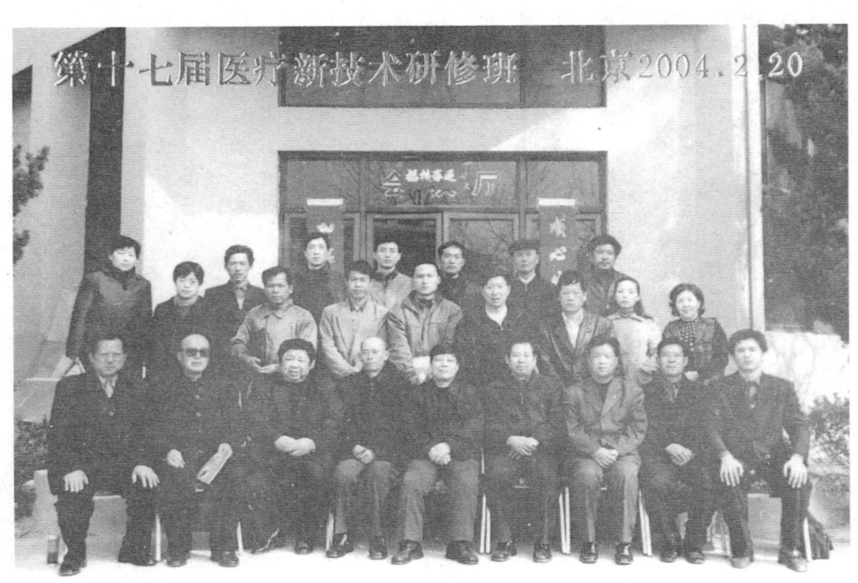

张文义教授在北京健康科学研究院与弟子合影

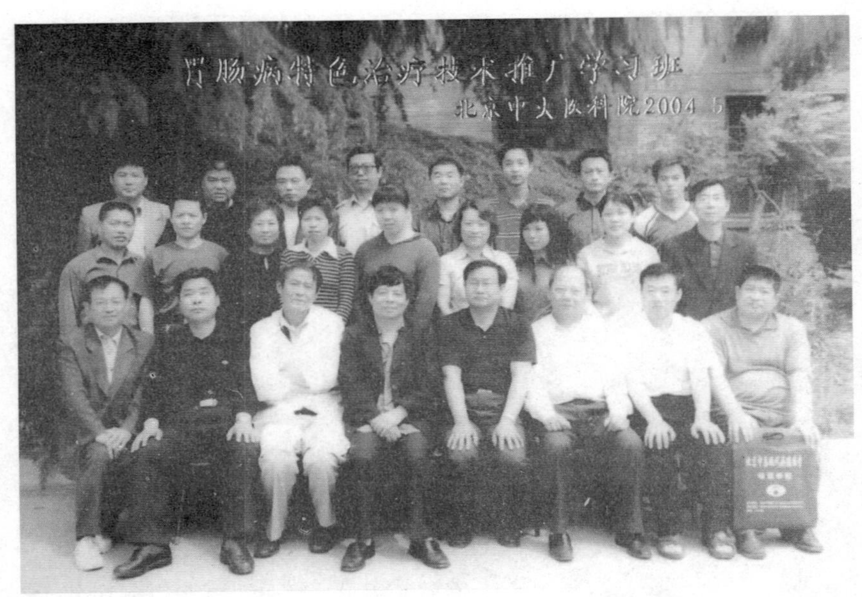

张文义教授在北京中大医科院与弟子合影

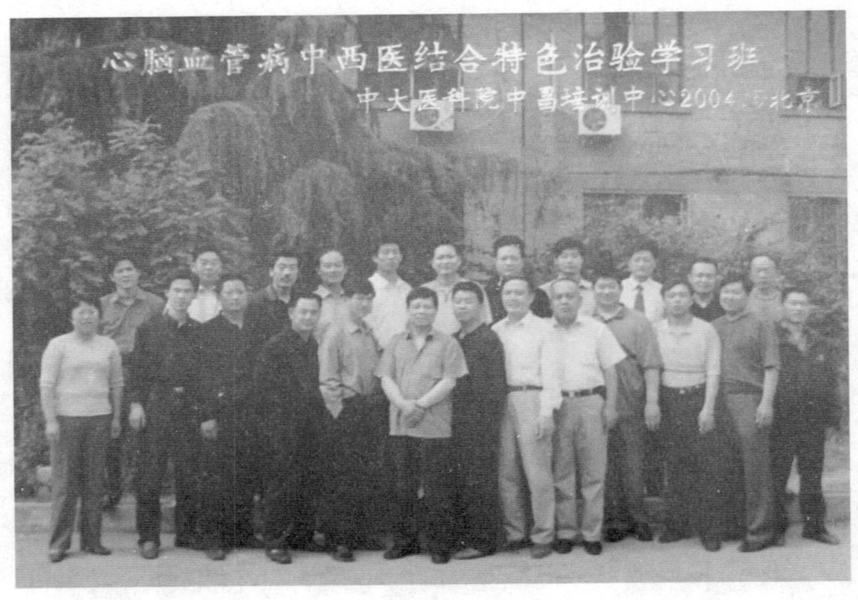

张文义教授在北京中大医科院与弟子合影

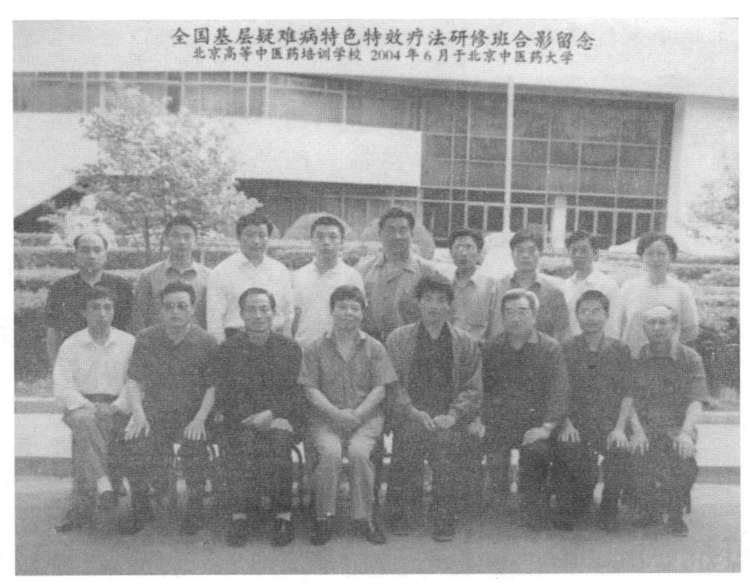
全国基层疑难病特色特效疗法研修班合影留念
北京高等中医药培训学校 2004年6月于北京中医药大学

张文义教授在北京中医药大学教学楼前与部分弟子合影

全国心脑血管病特效治疗提高班合影留念
北京高等中医药培训学校 2004年9月于北京中医药大学

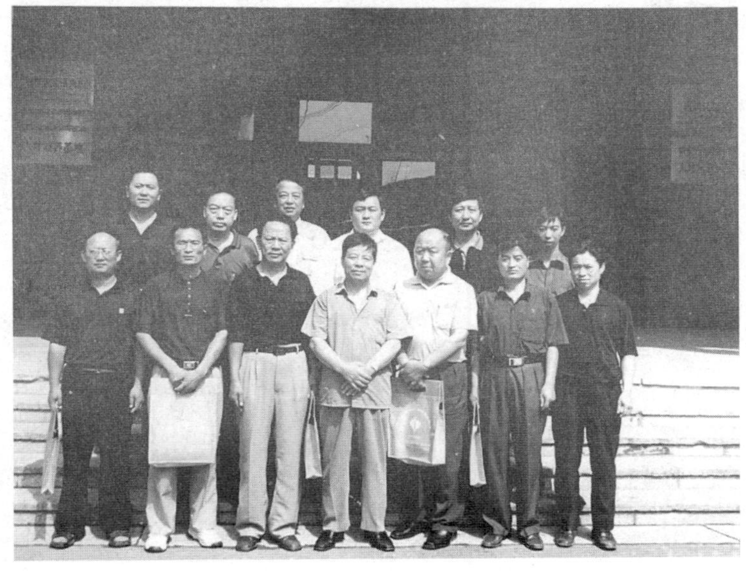

张文义教授在北京中医药大学基础医学院楼前与嫡传弟子合影

全国基层疑难病特效治疗提高班学员与张文义教授合影留念
北京高等中医药培训学校　2004年11月3日于北京中医药大学

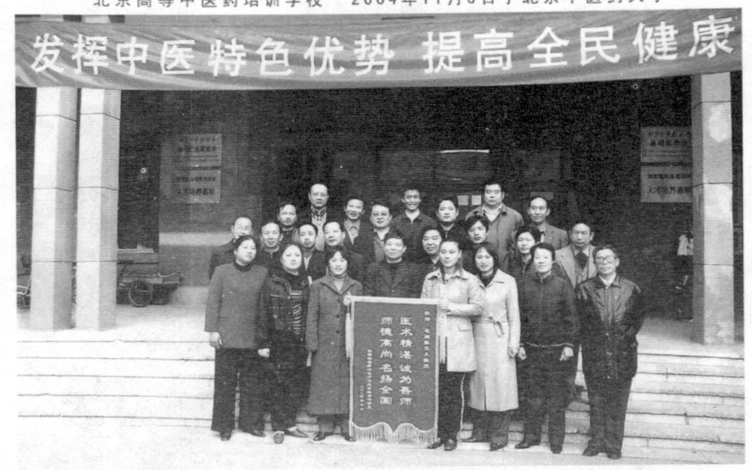
发挥中医特色优势 提高全民健康
医术精湛 诚为吾师
师德高尚 名扬全国

全国基层疑难病提高班学员在北京中医药大学基础医学院楼前向张文义教授赠送锦旗

全国心脑血管病高级进修班全体学员合影留念
北京高等中医药培训学校 2004.12

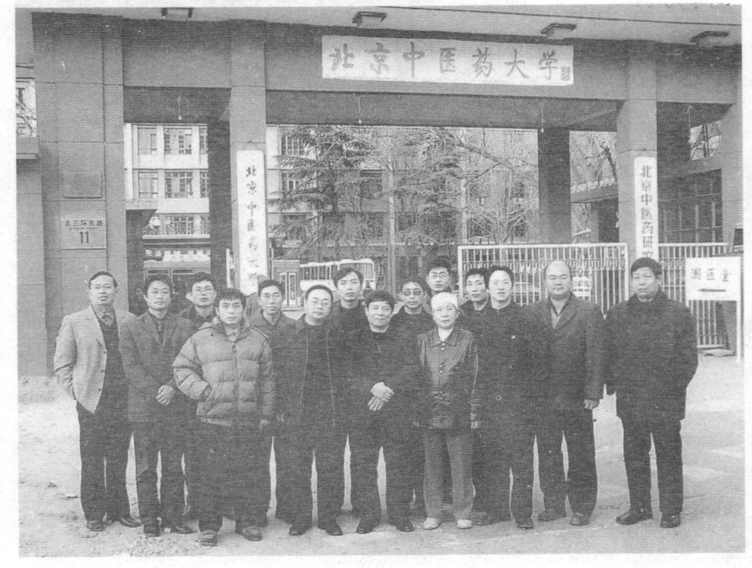
北京中医药大学

张文义教授在北京中医药大学南门前与部分弟子合影

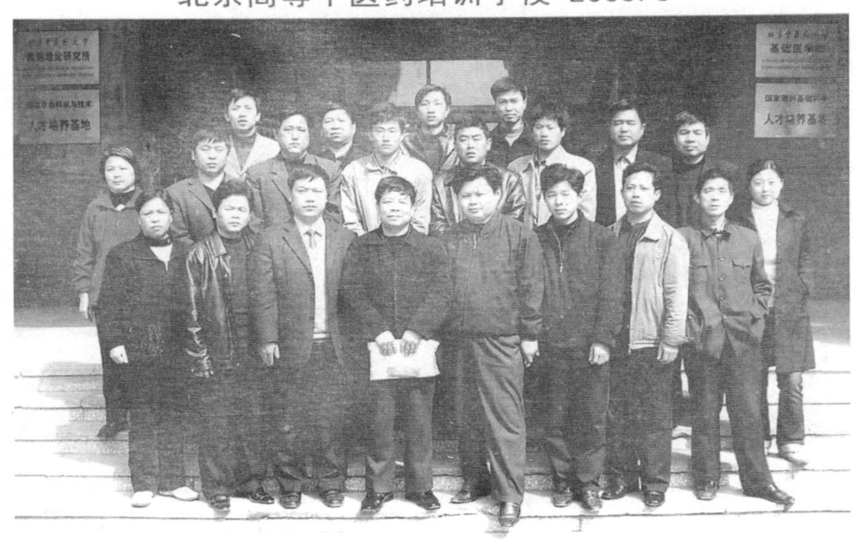
全国心脑血管病特效治疗提高班学员合影留念
北京高等中医药培训学校 2005.3

张文义教授在北京中医药大学基础医学院楼前与弟子合影

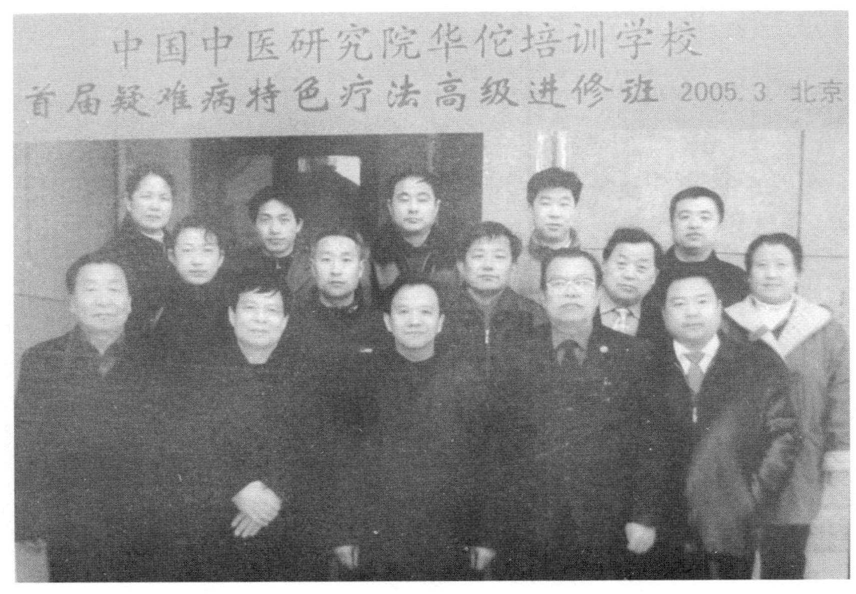

张文义教授在中国中医研究院与嫡传弟子合影

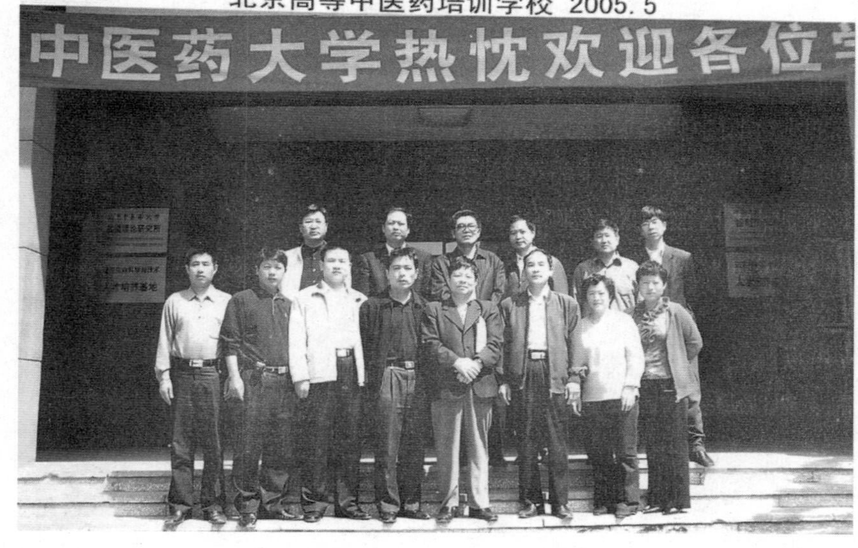

张文义教授在北京中医药大学基础医学院楼前与嫡传弟子合影

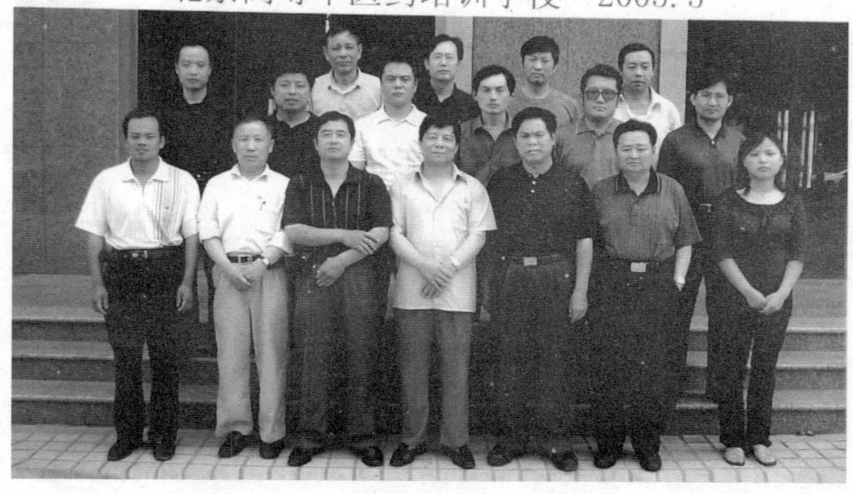

张文义教授与部分弟子合影

全国基层疑难病综合疗法高级进修班合影留念

北京高等中医药培训学校 2005 年 6 月

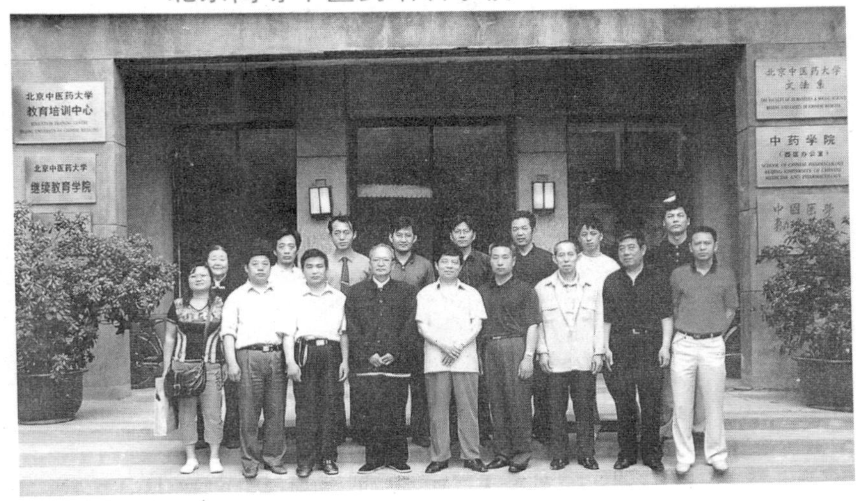

张文义教授在北京中医药大学继续教育学院楼前与部分弟子合影

平行针疗法高级研修班合影留念

北京高等中医药培训学校 2005.10

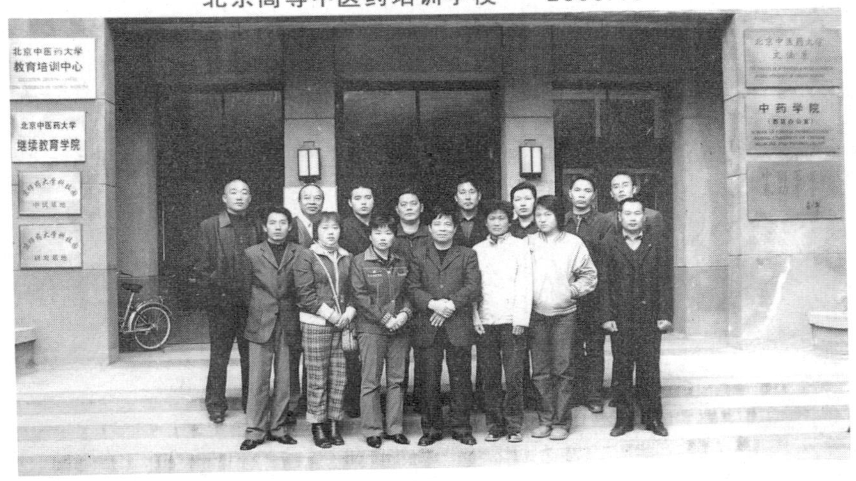

张文义教授在北京中医药大学继续教育学院楼前与部分弟子合影

全国心脑血管病特效治疗高级进修班合影留念
北京高等中医药培训学校　2005.10

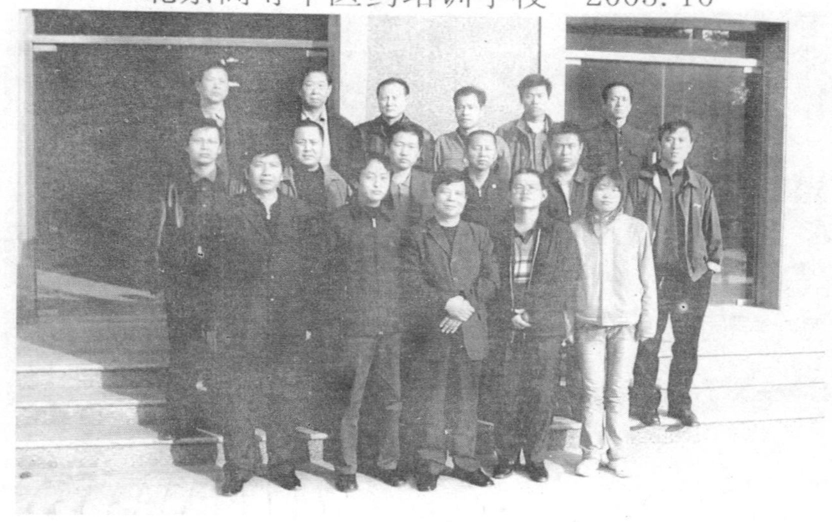

张文义教授在北京高等中医药培训学校与部分弟子合影

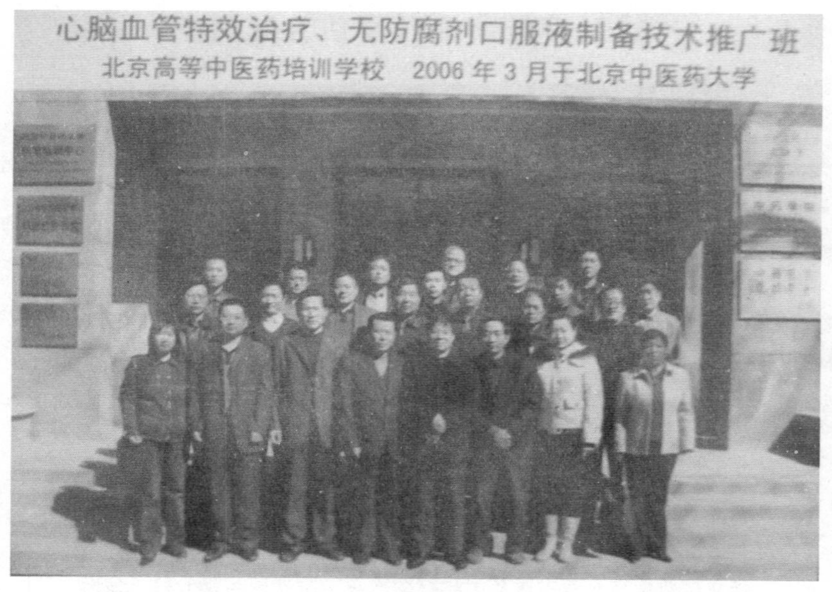
心脑血管特效治疗、无防腐剂口服液制备技术推广班
北京高等中医药培训学校　2006 年 3 月于北京中医药大学

张文义教授在北京中医药大学继续教育学院楼前与弟子合影

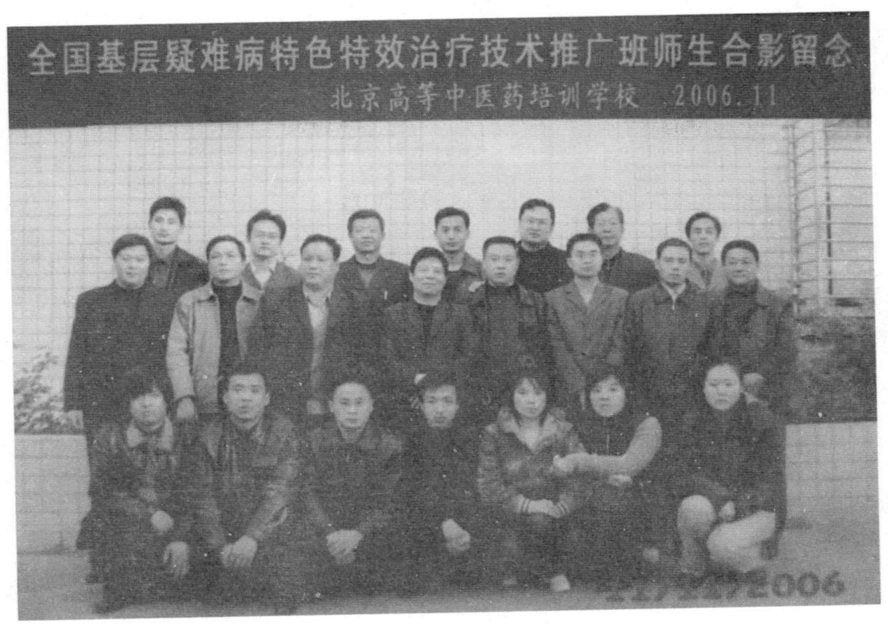
全国基层疑难病特色特效治疗技术推广班师生合影留念
北京高等中医药培训学校 2006.11

张文义教授在北京高等中医药培训学校与弟子合影

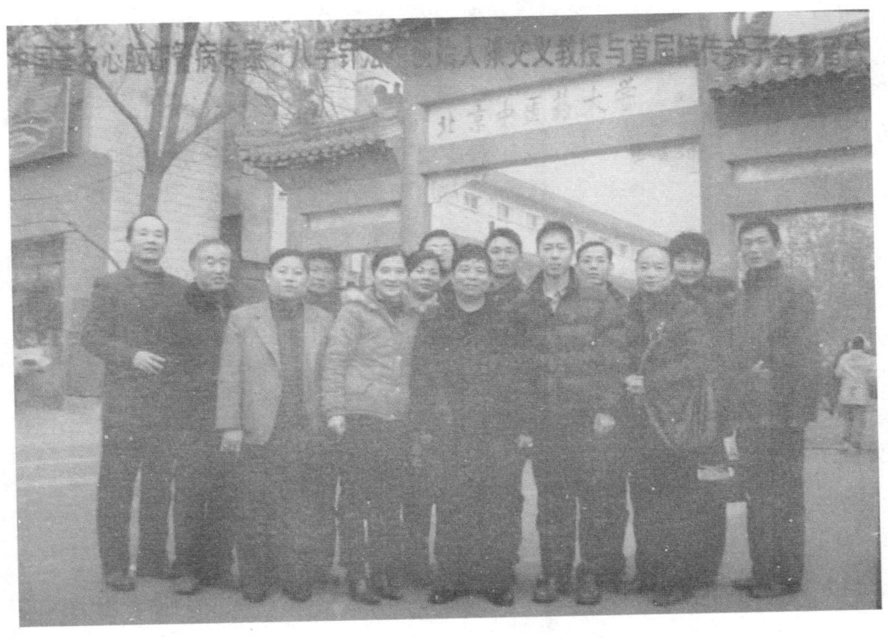
北京中医药大学

张文义教授在北京中医药大学南门前与部分弟子合影

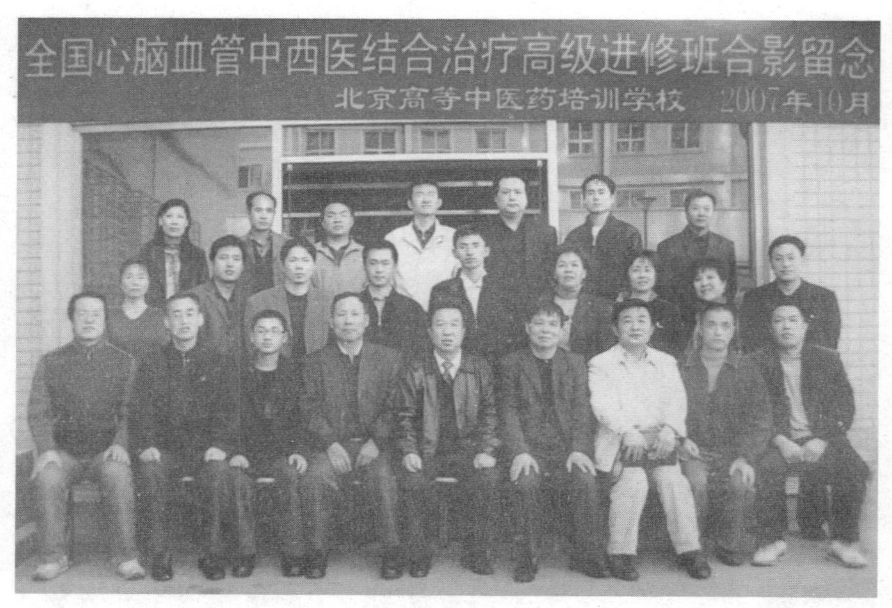
全国心脑血管中西医结合治疗高级进修班合影留念
北京高等中医药培训学校 2007年10月

张文义教授在北京高等中医药培训学校与弟子合影

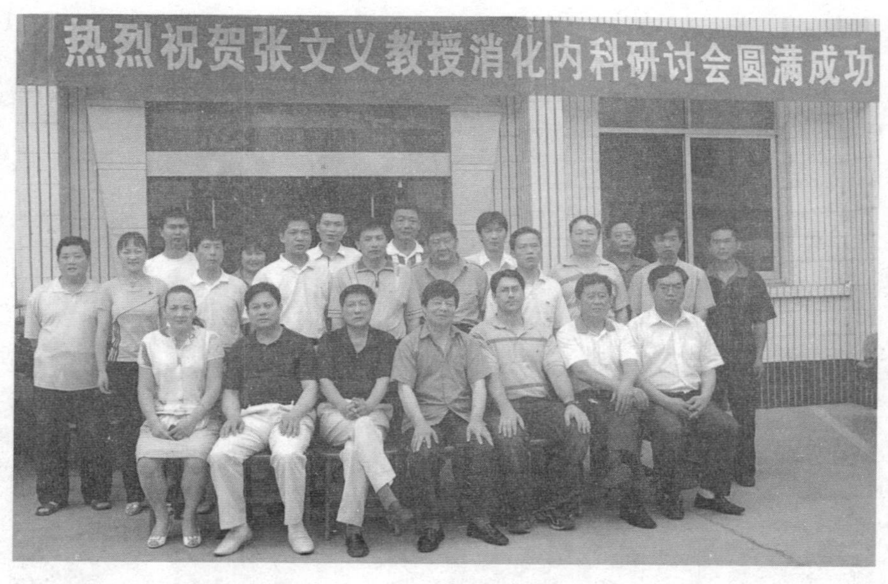
热烈祝贺张文义教授消化内科研讨会圆满成功

张文义教授应南阳卫生系统邀请在张仲景故里举办消化内科研讨会

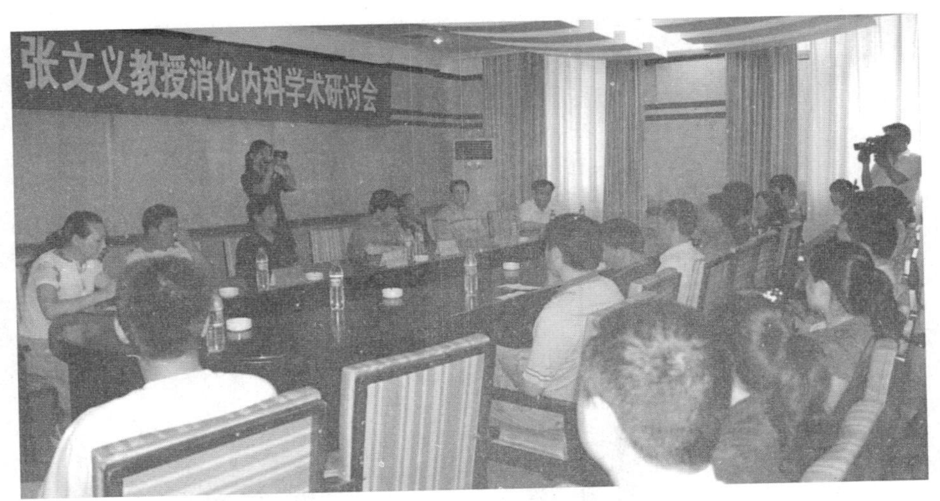

张仲景故里消化内科研讨会现场

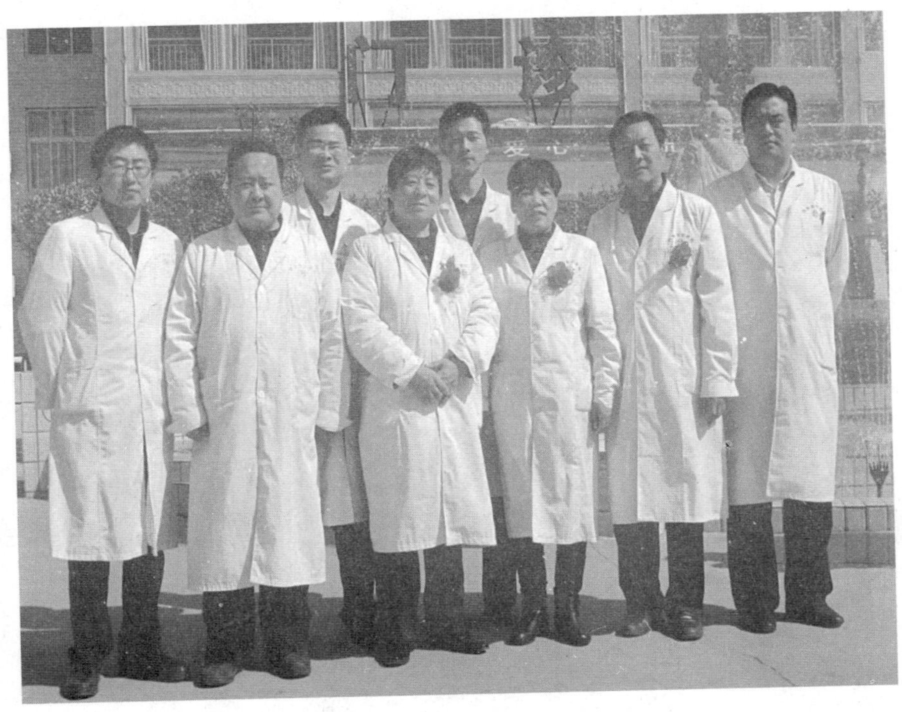

河南省郏县四知堂中医院张文义院长与部分院领导合影

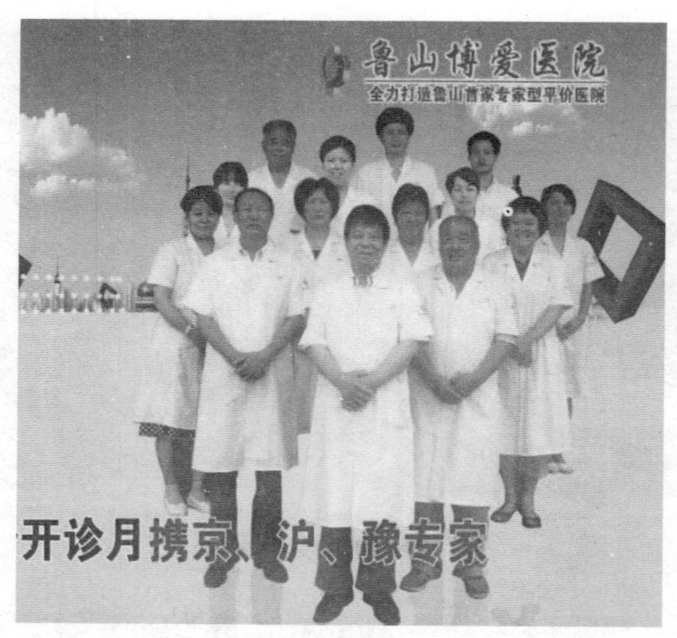

河南省鲁山博爱医院名誉院长张文义教授开业时与专家们合影

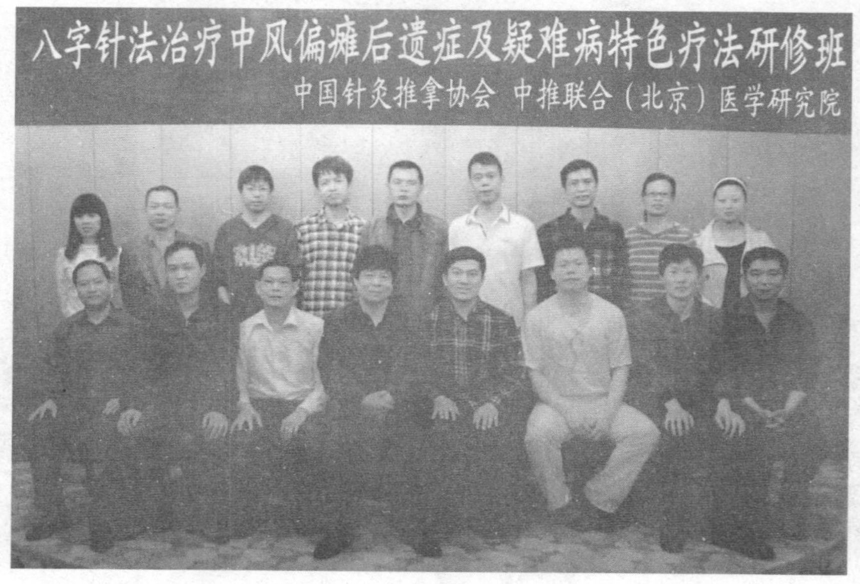

2012 年 4 月 23 日　张文义教授在福州八字针法研修班上与弟子合影

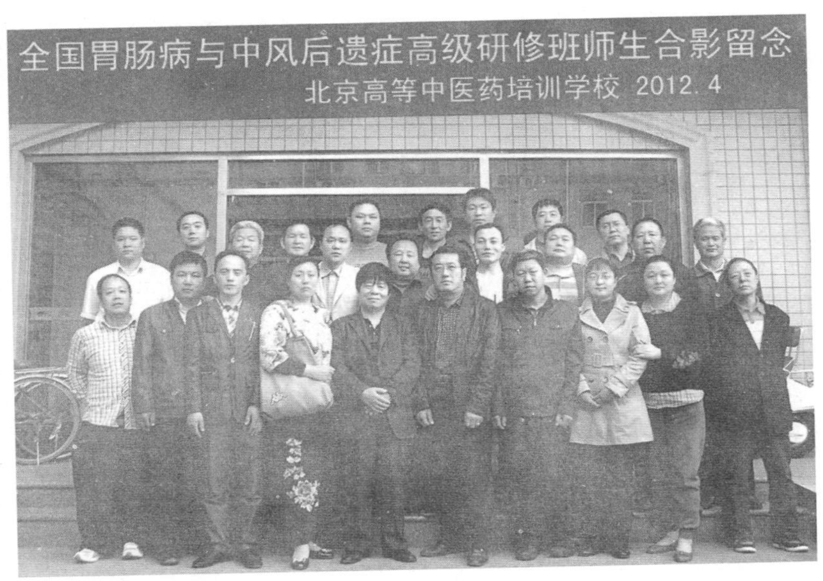
全国胃肠病与中风后遗症高级研修班师生合影留念
北京高等中医药培训学校 2012.4

张文义教授在北京高等中医药培训学校与部分学员合影

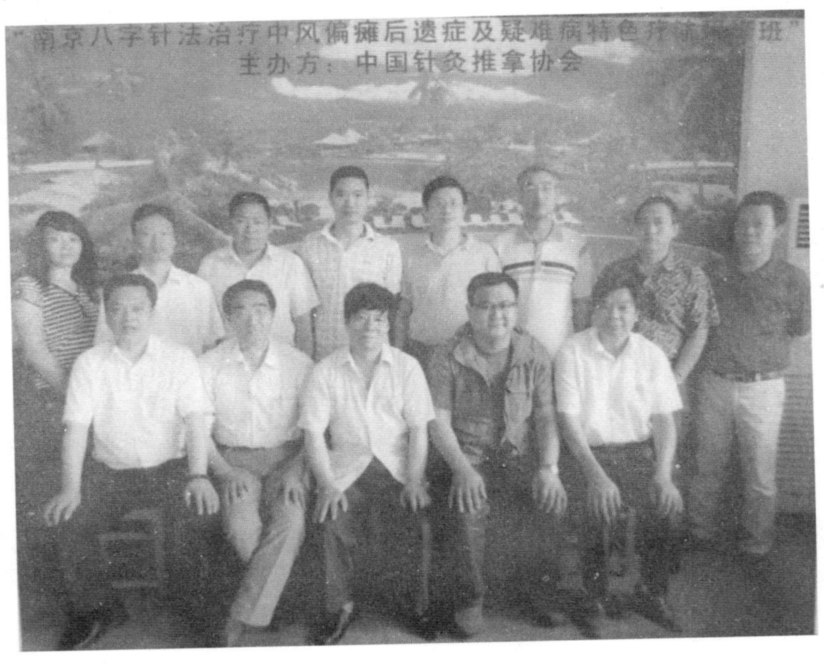
“南京八字针法治疗中风偏瘫后遗症及疑难病特色
主办方：中国针灸推拿协会

2012 年 6 月 2 日　张文义教授在南京八字针法研修班上与部分弟子合影

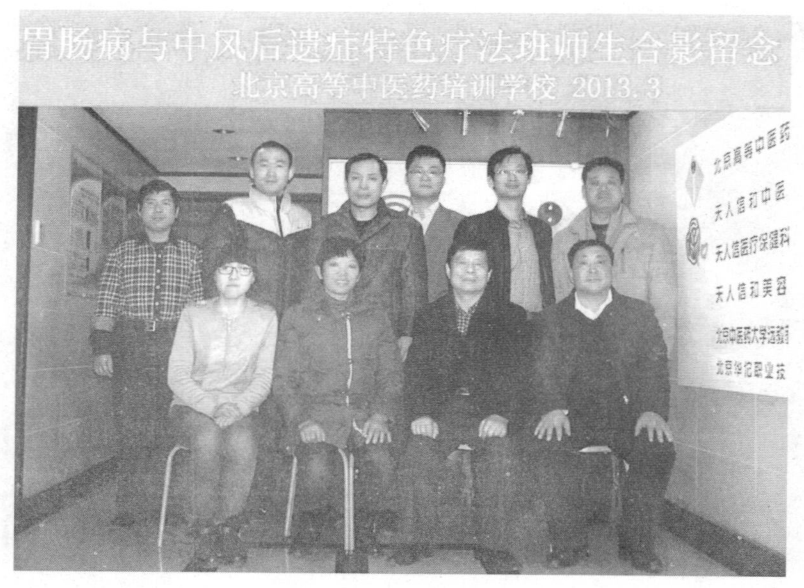
胃肠病与中风后遗症特色疗法班师生合影留念
北京高等中医药培训学校 2013.3

张文义教授在北京高等中医药培训学校与嫡传弟子合影

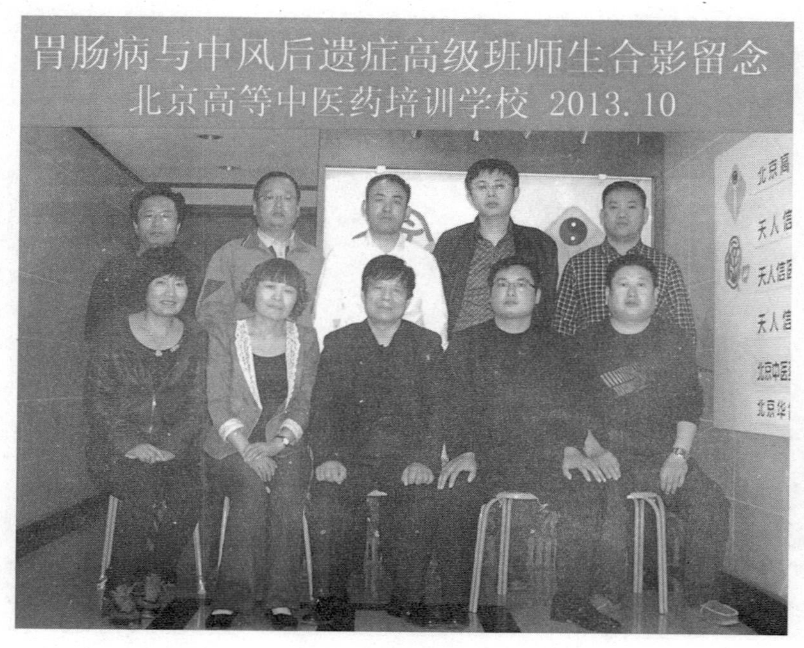
胃肠病与中风后遗症高级班师生合影留念
北京高等中医药培训学校 2013.10

张文义教授在北京高等中医药培训学校与嫡传弟子合影

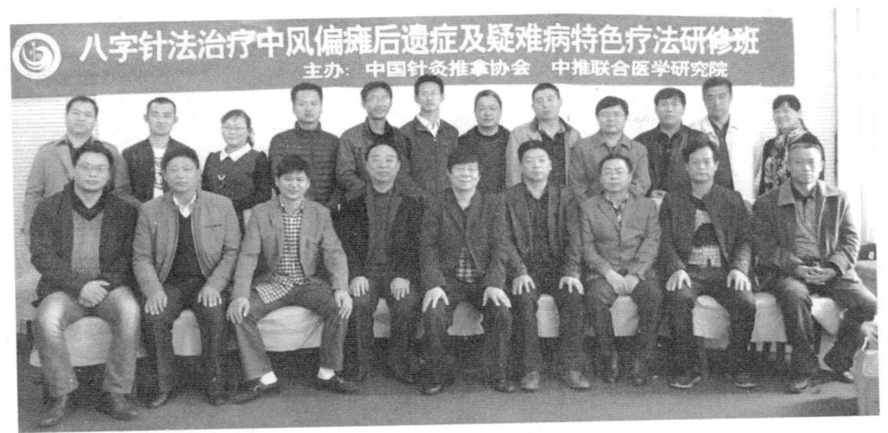

2014 年 10 月 27 日张文义教授在郑州八字针法研修班上与弟子合影

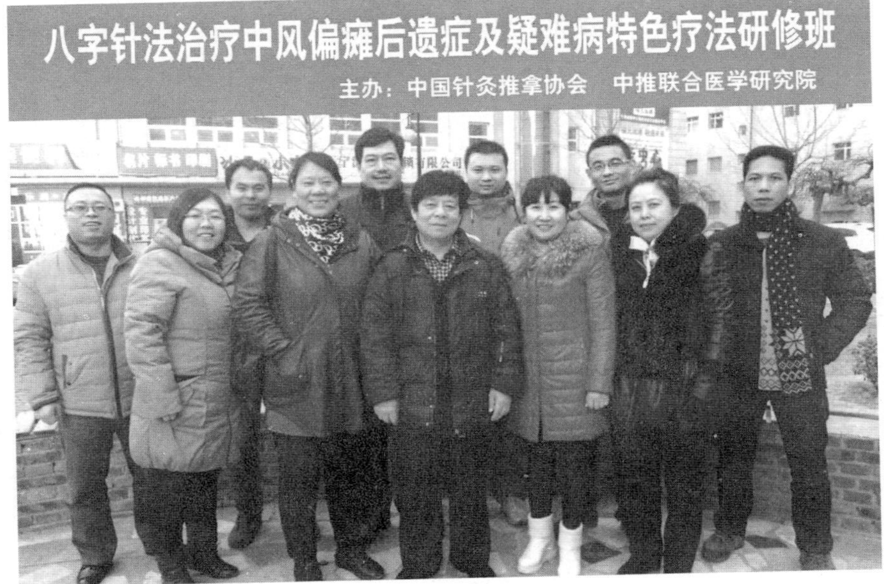

2014 年 12 月 23 日张文义教授在北京八字针法研修班上与弟子合影

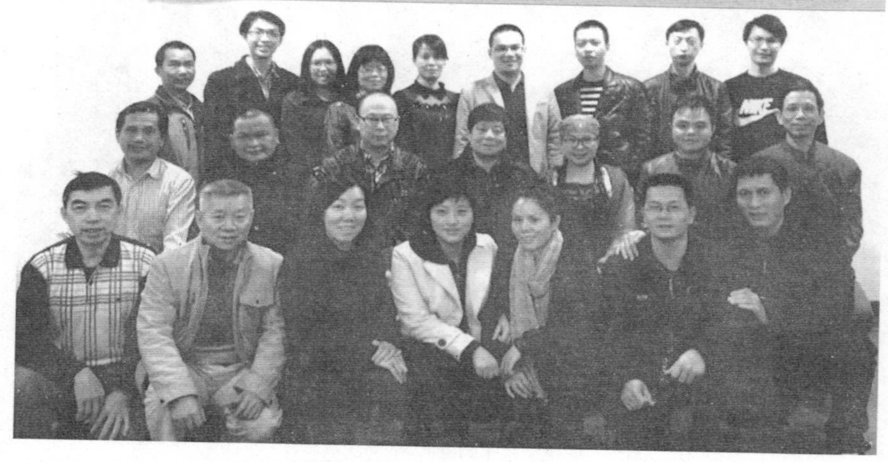

2015 年 1 月 17 日张文义教授在广州八字针法研修班上与弟子合影

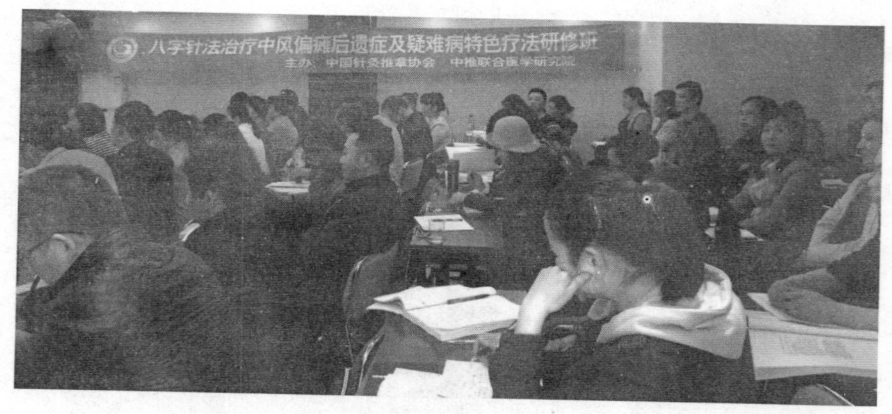

2015 年 3 月 19 日张文义教授在贵阳八字针法研修班授课现场

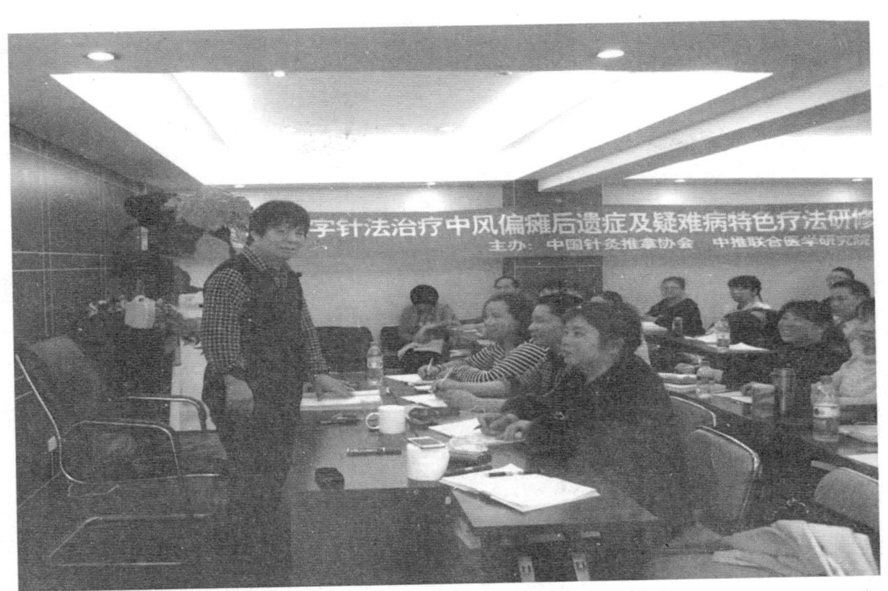

2015 年 3 月 19 日张文义教授在贵阳八字针法研修班授课现场

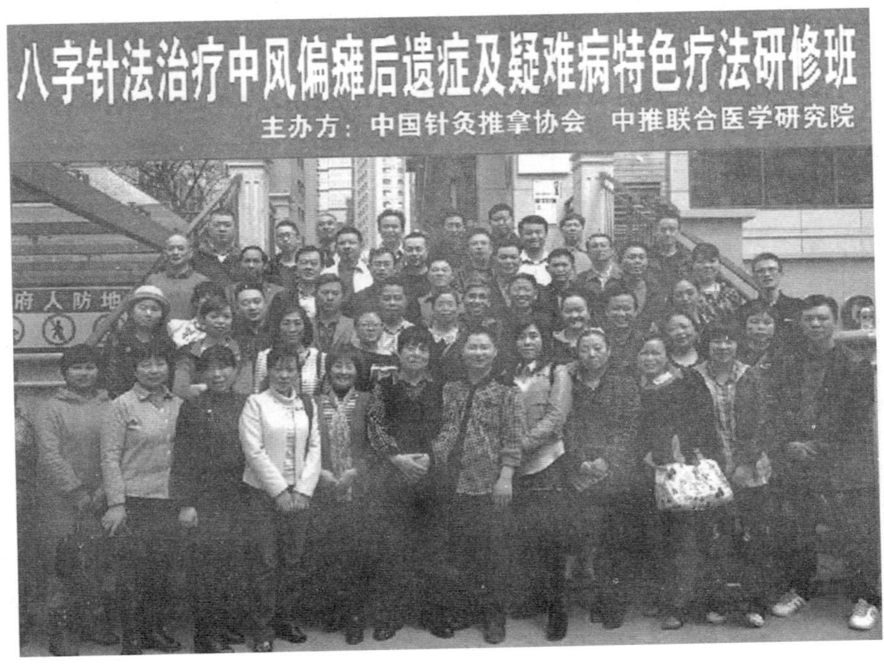

2015 年 3 月 19 日张文义教授在贵阳八字针法研修班上与弟子合影

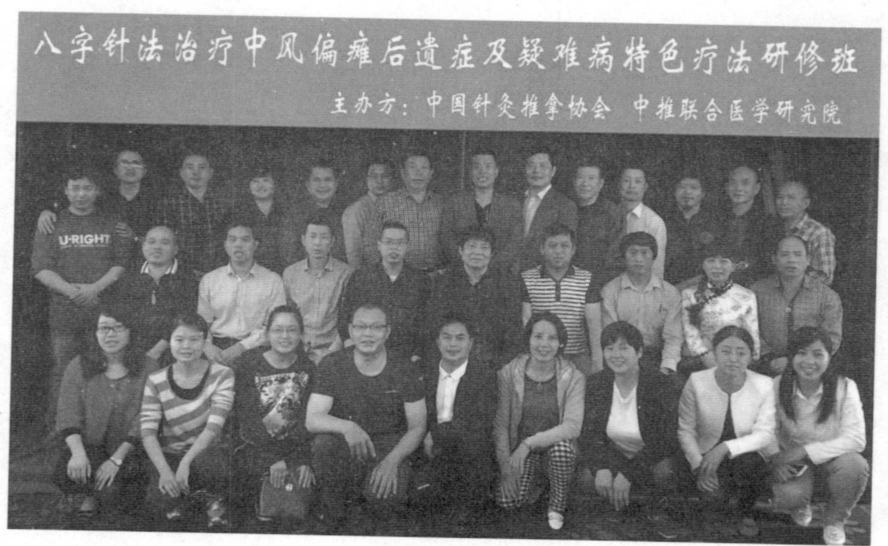

2015 年 4 月 26 日张文义教授在温州八字针法研修班上与弟子合影

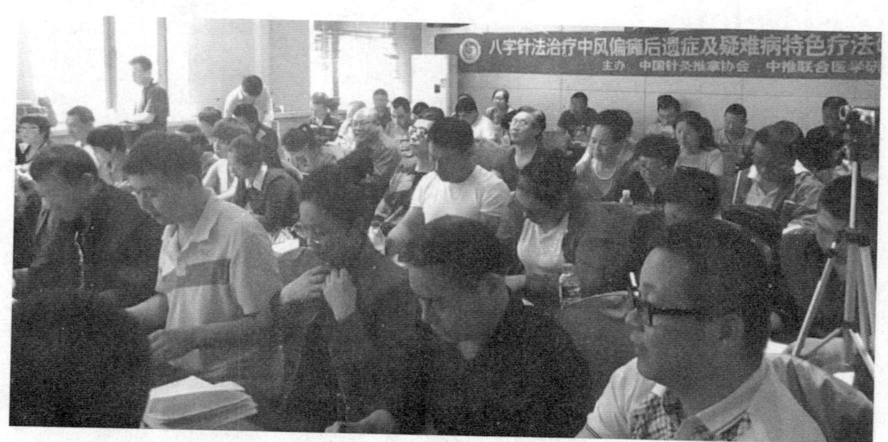

2015 年 5 月 22 日张文义教授在哈尔滨八字针法研修班授课现场

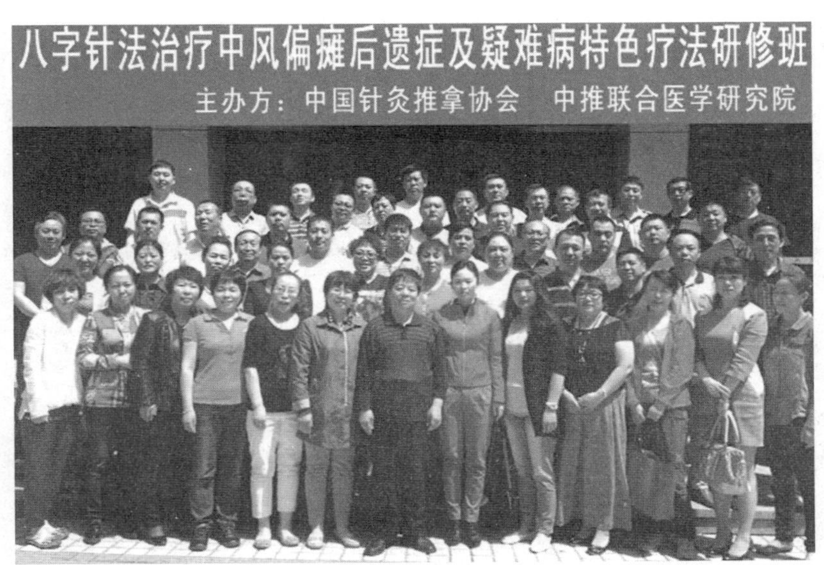

2015 年 5 月 22 日张文义教授在哈尔滨八字针法研修班上与弟子合影

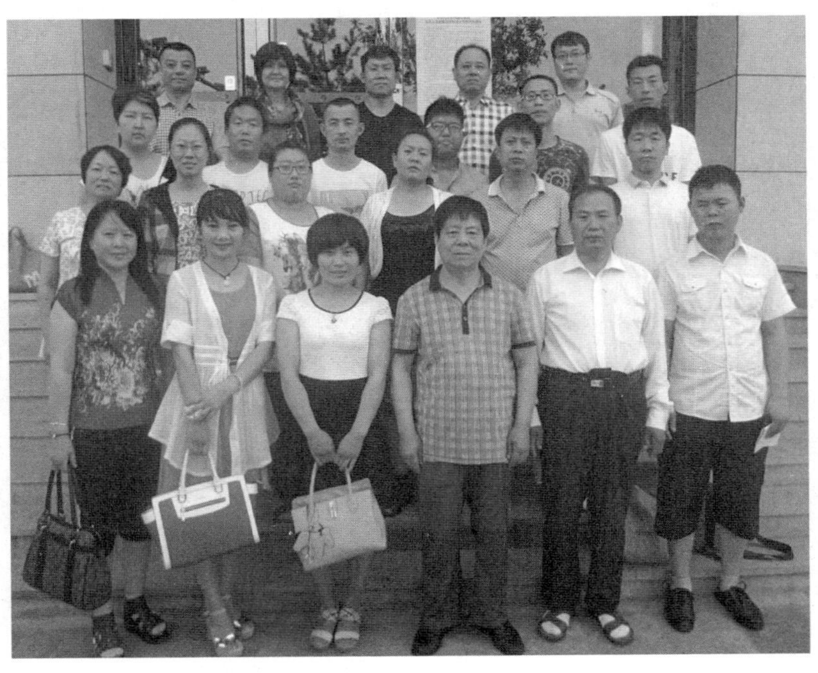

2015 年 6 月 17 日张文义教授在太原八字针法研修班上与弟子合影

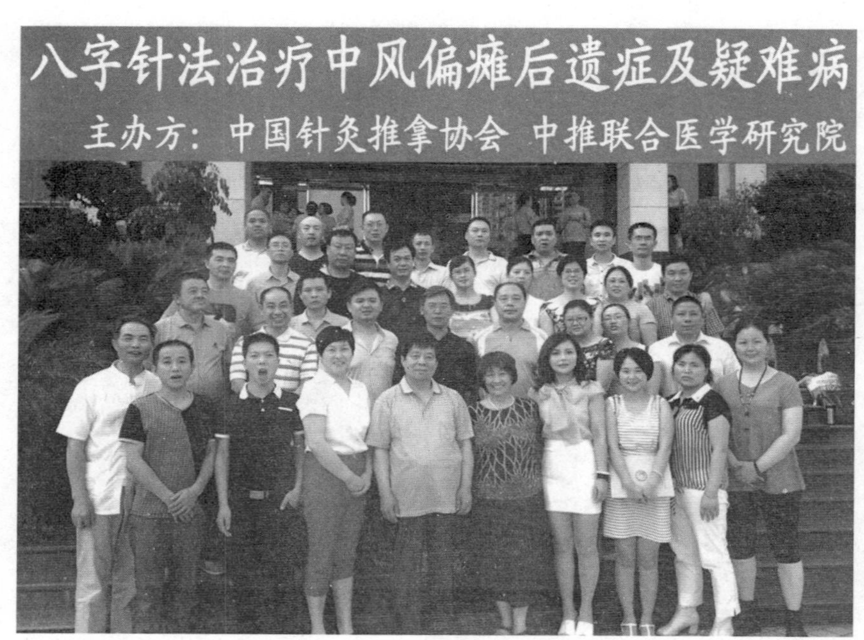

2015 年 6 月 21 日张文义教授在重庆八字针法研修班上与弟子合影

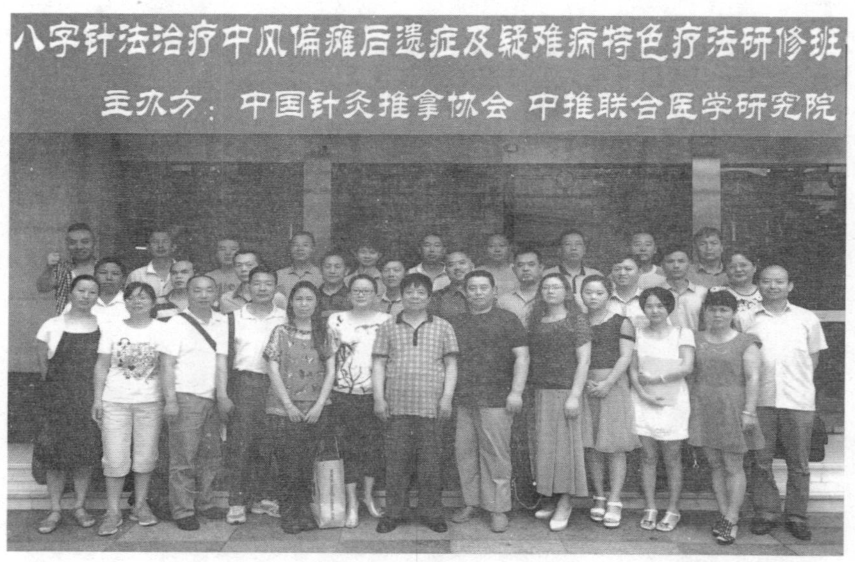

2015 年 7 月 13 日张文义教授在成都八字针法研修班上与弟子合影

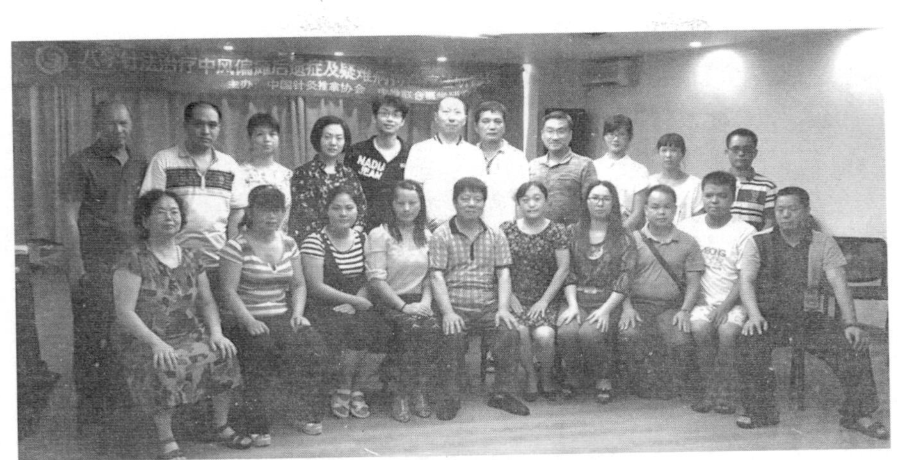

2015 年 7 月 25 日张文义教授在深圳八字针法研修班上与弟子合影

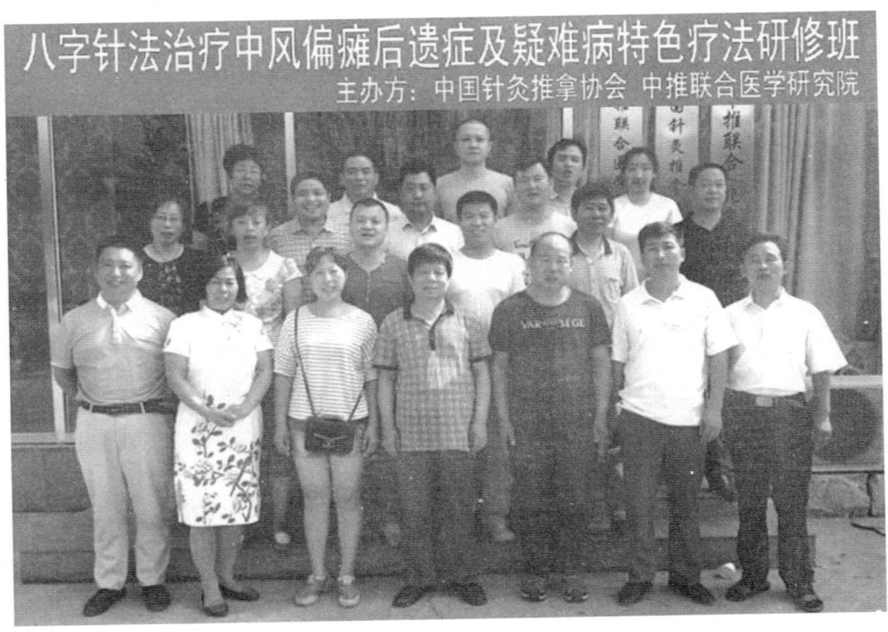

2015 年 8 月 10 日张文义教授在北京八字针法研修班上与弟子合影

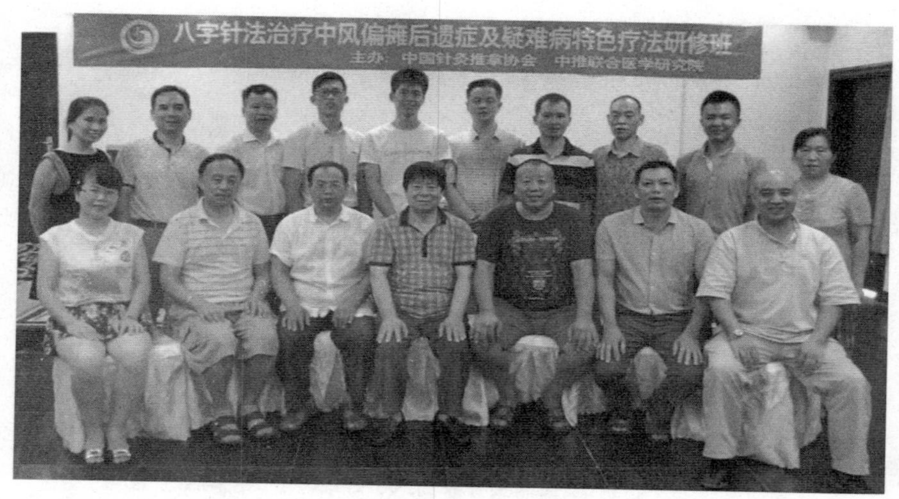

2015 年 8 月 24 日张文义教授在厦门八字针法研修班上与弟子合影

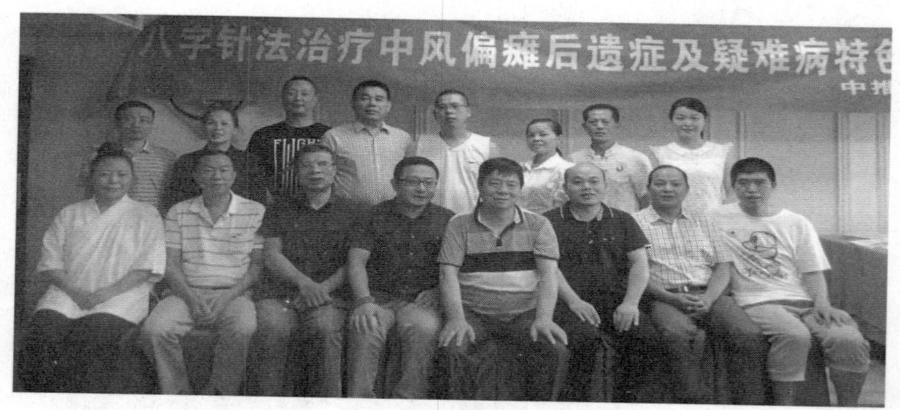

2015 年 9 月 11 日张文义教授在温州八字针法研修班上与弟子合影

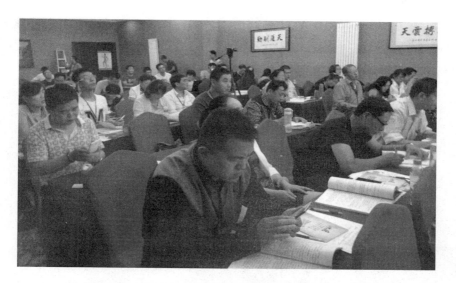

2015 年 9 月 12 日张文义教授在北京八字针法研修班授课现场

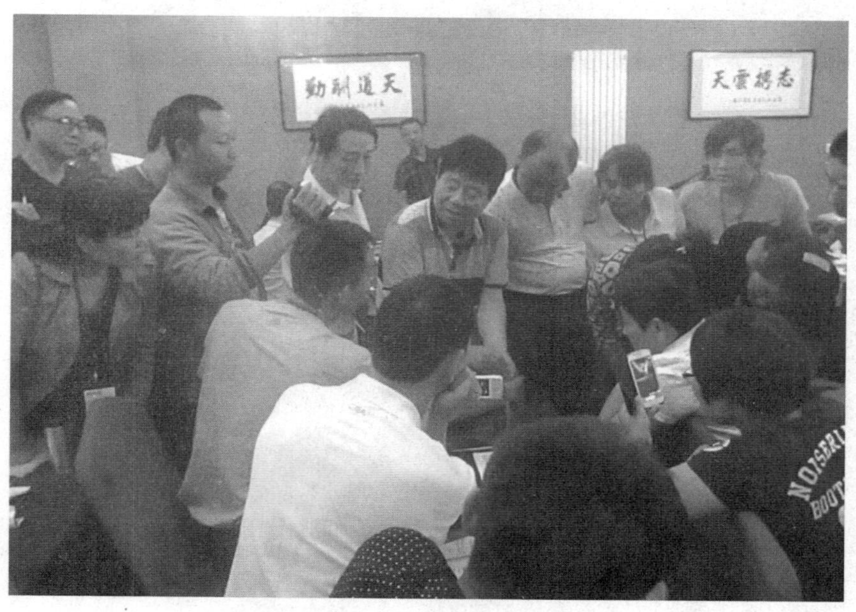

2015 年 9 月 12 日张文义教授在北京八字针法研修班授课现场做实操

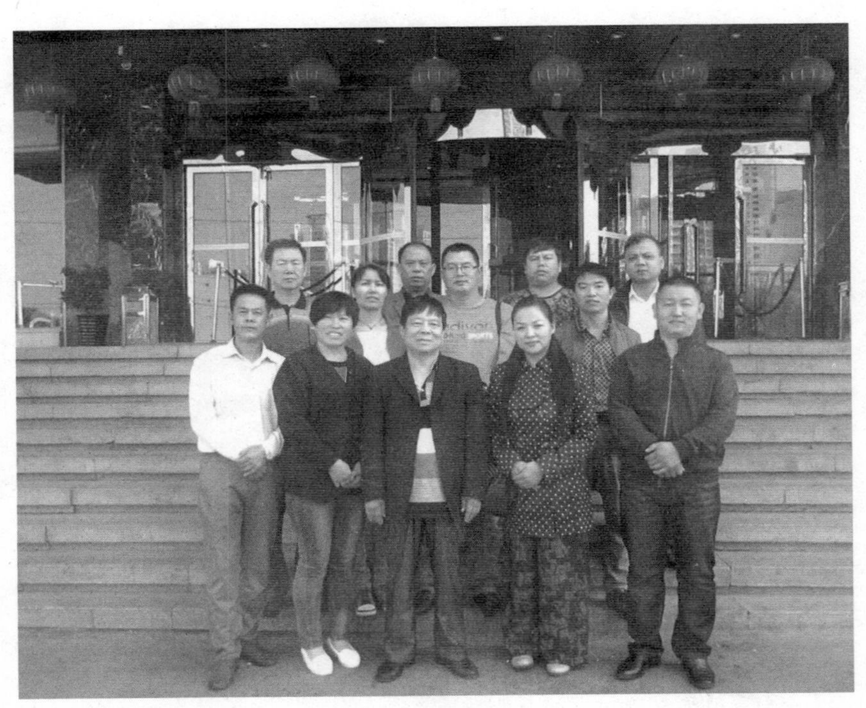

2015 年 9 月 17 日张文义教授在乌鲁木齐八字针法研修班上与弟子合影

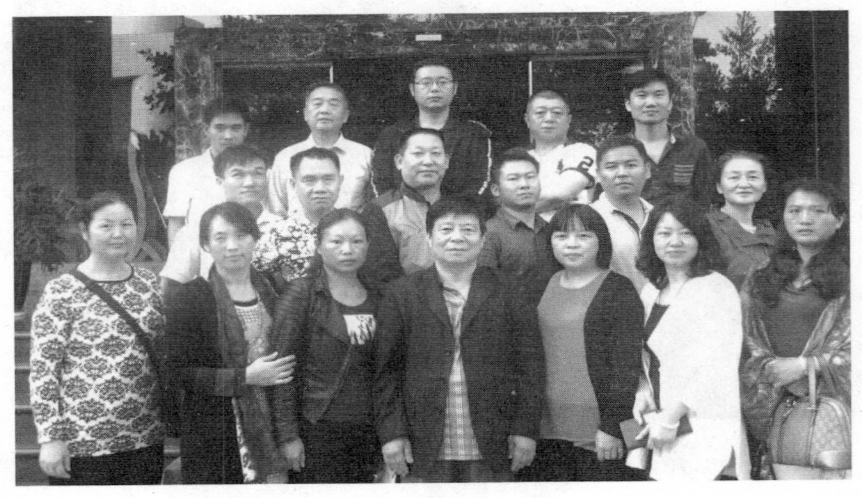

2015 年 9 月 24 日张文义教授在昆明八字针法研修班上与弟子合影

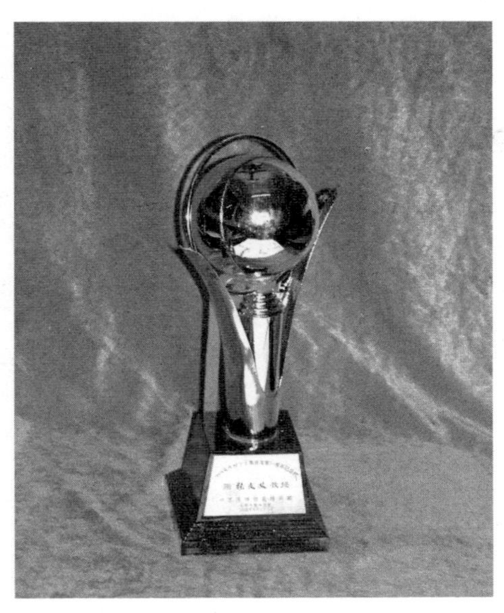

2004 年中国医师协会在北京人民大会堂向张文义教授颁发奖杯

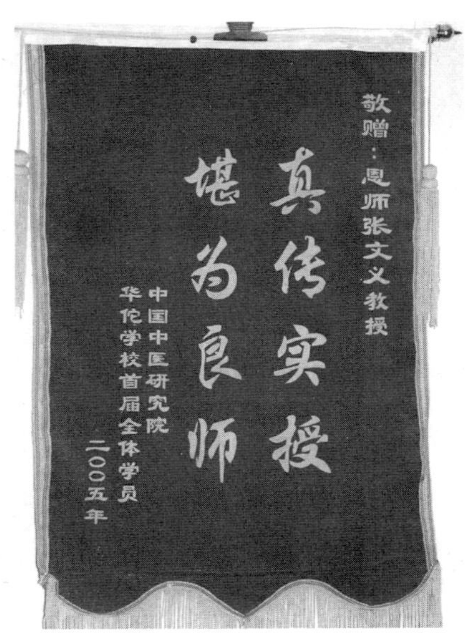
敬赠：恩师张文义教授
真传实授
堪为良师
中国中医研究院
华佗学校首届全体学员
二○○五年

中国中医研究院华佗学校全国基层疑难病高级进修班

首届全体学员向张文义教授赠送锦旗

目　录

第一章 胃肠病常识

胃肠病总论

胃又称胃脘，分上、中、下三部。胃的上部称上脘、包括贲门，胃的中部称中脘，即胃体的部位，胃的下部叫下脘，包括幽门。

胃的生理功能是主受纳腐熟水谷，主通降以降为和。胃者太仓、水谷之海，气血之源，饮食入口，经食管被胃接受容纳，消化后形成食糜，传入小肠，其精微被脾吸收，以供养全身，维持机体的生命活动。胃者五脏之本，有胃气则生，无胃气则亡，保胃气乃重要一环。凡察病先察胃气，凡治病先顾胃气，胃气无损，诸可无虑。

胃中食糜传入小肠，食物残渣下输大肠，以及大肠传化糟粕，皆因胃降之功。胃以通为顺，以降为和，胃主降浊，如果胃气不降则浊气在上而发胀，不降者必上逆，胃气上逆则作嗳气酸腐，恶心呕吐，呃逆等证。

胃的功能失调，则受纳障碍，腐熟异常，胃失和降，则脘腹胀满而疼痛。胃气虚则受纳腐熟无力，故食少乏味，胃气不降，则脘腹胀满隐隐作痛，胃气上逆则嗳气，恶心、呕吐，呃逆。胃阴虚则舌质光红而干，甚或舌如镜面，则食少纳减。亦可影响胃之和降，而致脘腹胀满作虚痞，胃气上逆泛恶而干呕。胃气衰败则可见口糜。胃寒则食入不化，重则食入反出，寒不受食。气机不利则气滞血瘀，脉络绌急，而发胃脘剧疼，得温则减。胃热则易杀谷，腐熟亢进，胃中嘈杂，消谷善饥。热盛灼津，燥热内结、胃失和降，则口苦口渴，引饮大便秘结。胃火上炎，胃气上逆，则恶心，呕吐酸苦黄水。胃火循经上炎，则齿龈肿痛衄血。火热灼伤胃络则上溢而呕血。

脾主运化，主升清主统血。脾位于中焦。在膈之下，其经脉与胃相互络属，与胃构成表里关系。脾开窍于口，其华在唇，五行属土。在志为思，在液为涎，主肌肉与四肢。

脾主运化水谷，即对饮食物的消化和吸收。饮食物进入胃和小肠后，依靠脾的运化功能把水谷化为精微，又依赖着脾的转输散精功能灌溉四旁，布散周身。即素问所说的脾为胃行其津液。脾运化水谷功能旺盛，化生精、气、血、津液充足，机体得到充分的营养，才能进行正常的生理活动，反之脾失健运，精微不足，则可见腹胀，便溏、食欲不振，倦怠消瘦，气血生化不足等证。

脾主运化水液，对水液能够吸收，转输和布散。脾运化水液的功能能够对被吸收的水谷精微中多余的水分转输至肺肾，通过肺肾的气化功能化为汗尿，排出体外。功能旺盛则水湿不得聚也。反之水湿停滞，而成湿、痰、饮之证，甚则导致水肿。诸湿肿满，皆属于脾也。

脾以升清为主。脾主升清，清者水谷精微也。升清乃是脾吸收水谷精微后上输心肺头目，并通过心肺的作用，化生气血营养全身。脾以升为健，脾气升发，元气充沛，人体则始有生生之机。否则脾气不升，水谷运化失职，气血生化无源，则神疲乏力，头目眩晕、腹胀泄泻。清气趋下则生飧泄也。脾气下陷，升举无力，则久泄脱肛，内脏下垂。

脾主统血，血液在经脉中运行不溢，出脉外，主要依靠脾的统摄和控制。脾统血的机理是气的固摄作用。脾气亏虚则固摄无权，则可见便血等证。

脾志为思，思者思考思虑，是人体精神意识思维活动的一种状态。思虑过度，所思不遂，则影响气机，导致气滞、气结，思则气结矣。气结于中则升清运化失常，常可导致不思饮食，脘腹胀闷，头目眩晕等。

脾液为涎，涎为口津，唾液中较清稀者。出于脾而溢于胃也，上行于口而不溢于口外，可润泽口腔，助食品的吞咽与消化。但脾胃不和时则口涎自出矣。

脾主四肢肌肉，四肢肌肉均要水谷精微来营养，脾健则营养充足，肌肉发达丰满，四肢壮实。脾胃运化功能障碍，则肌肉瘦削，软弱无力，痿废不用。故治痿独取阳明也。

脾开窍于口，脾气通于口，脾和则口能知五谷矣。脾健则口味正常，增进食欲。脾失健运，则口淡无味，口甜、口腻、影响食欲。

脾其华在唇，气血荣唇，气血充足则口唇红润，脾虚则气血乏源，口唇淡白无华。

脾失健运，清气不升，浊气不降，脘腹气滞则腹满作胀而疼痛。运化无力不能升清，则胃纳受阻而食少。运化失调，水谷不化，小肠清浊不分，混杂而下并走大肠则便溏、泄泻而完谷不化。脾运不健，湿浊中阻，熏蒸肝胆，胆热液泄，泛溢于肌肤而发黄疸。脾阳不足或为湿困，水谷精微转输受阻，则肢体困重，倦怠乏力。脾气下陷，不能升举，则脱肛、胃腑下垂。脾气虚不能统血，血不循径，内溢者为便血、尿血，溢于皮下则发紫癜。

脾胃乃后天之本，气血生化之源。足太阴脾经，足阳明胃经，经脉互为络属。脾为太阴湿土。胃为阳明燥土。脾为脏，胃为腑，脏腑相配。脾属阴，胃属阳，阴阳相合。脾主运化，胃主受纳，纳运协调，脾喜燥而恶湿，胃喜润而恶燥，燥湿相济。脾气以升为顺，胃气以降为和，升降相因。共同维持人体饮食物的消化，吸收、输布的正常进行。因为脾胃有消化，吸收、输送营养物质的作用，饮食物入胃经过消化，其水谷之精微由脾吸收上输心肺，转运全身，以营养五脏六腑，四肢百骸，以及皮毛筋骨等各个组织器官，以维持人体正常的生命活动。气血由水谷精微所化生，水谷精微又依赖于脾胃的受纳、腐熟和健运功能，脾胃健旺，则气血化生亦多，反之则少。故百病皆由脾胃衰而生也。

脾胃是为表里关系，生理上相互为用，病理上相互影响。胃为仓库，脾搞运输，相反相成。脾气升则水谷精微得以输布，胃气降则水谷糟粕得以下行。脾宜升则健，胃宜降则和，太阴湿土得阳始运，阳明燥土得阴自安。脾为湿困，运化失职，清气不升，即可影响胃的受纳与和降，可出现食少、呕吐、恶心、脘腹胀满。反之，饮食失节，食滞胃脘，胃失和降，则影响脾的升清与运化，可出现腹胀泄泻。即乃清气在下则生飧泄，浊气在上则生胀也。脾胃与肝胆的关系甚为密切，脾胃属土，肝胆属木。脾气宜升，胃气宜降，脾胃之气的升降全赖肝气的调畅。肝主疏泄，调畅气机。只有气机调畅，脾升胃降的功能才能正常。脾的运化赖于肝的疏泄，肝疏泄正常则脾的运化功能才能健旺。肝失疏泄则影响脾之运化，可导致肝脾不调证。可见精神抑郁，胸胁胀满，腹胀腹痛，便溏泄泻。肝失疏泄则胃失和降，气机上逆则嗳气、呃逆。肝郁化火，横逆犯胃，则脘胁胀痛，吞酸嘈杂。气郁化火，肝失条达，则急躁易怒，舌质红苔黄，导致肝胃不和证，此乃木乘土也。

脾胃与肝胆病理上相互影响，肝病可以传脾，脾病可以及肝。脾胃升降失常，湿阻中焦，聚湿生热，脾胃湿热郁蒸，肝疏泄失常，胆汁不循常道，溢于肌肤则发黄疸，此乃土侮木也。

脾胃与心脑有着密切的关系。心藏神，主血脉，脑为元神之府。心脑的功能正常全赖脾胃化生的气血来营养。脾胃功能失常，心脑的功能必将受到影响。思出于心而脾应之，胃不和则夜不安也。脾气虚弱，运化失职，气血生化无源，心无所主，则可形成眩晕、心悸、失眠、多梦、腹胀、食少、体倦、面色无华的心脾两虚证。

胃与大肠为相通之腑。胃的降浊功能直接影响着大肠的传导。大肠的传导变化又可影响胃的降浊。脾胃虚弱、化津不足，大肠失于濡润，可致大便艰涩难下。胃中炽热，灼伤津液，又可致大便秘结。反之，大便秘结，可导致胃气不降，脘腹胀满而痛。胃气上逆呕吐酸臭，头目眩晕。腑气以降为和，以通为顺，降胃气可通大肠。通大肠可以降胃气，二者相辅为用也。

脾胃与肾则相互资助，相互促进。脾胃为后天之本，但脾阳根于肾阳。肾阳不足不能温脾则可见腹部冷痛，下利清谷，五更泄泻、水肿等证。肾气不足、无力助脾，脾气下陷，则可见胃腑下垂、脱肛等证。补脾之中需补肾气，补肾之中亦需照顾脾气。肾为先天之本，又须水谷精微之补充，彼此相助，才能生化气血营养周身，从而维持着人体的正常生命活动。

总之，胃为后天之本，气血生化之源，生命力的源泉。延年益寿之根本。胃与其他脏腑生理上相互为用，病理上则相互影响。胃病则他脏皆病，他脏病则胃失和降，功能失常，诸病生焉。然而，人以水谷为本，五脏者皆禀气于胃，胃者五脏之本也。处处顾护胃气乃首要之理也。

食管的解剖

食管是消化道最上部，为一富有弹性的肌性管腔，是消化道最狭窄的部分。上接漏斗状的喉咽部，下通胃贲门，分颈段与胸段食管，胸段食管又分为胸上段、胸中段与胸下段三部分，食管主要功能是通过蠕动而将咽下的食物与液体运送到胃。

【食管的形态分部】

食管是消化道的最上部，富有弹性的肌性管腔。上接漏斗状的喉咽部，起自环状软骨下缘、环咽肌下缘，下通胃贲门，相当于第 10 ~ 11 胸椎体平面。食管长度随年龄而增长，新生儿约为 8 ~ 10cm，一年后增加至 12cm，到 5 岁时长约 16cm，5 ~ 15 岁内食管生长缓慢，15 岁时长约 19cm，成人男性食管长约 21 ~ 30cm，平均 24.9cm，成人女性食管长约 20 ~ 27cm，平均 23.3cm。食管的横径在环状软骨下缘为 1.3cm，气管分叉部为 13cm，横膈裂孔处为 1.55cm，贲门部为 2.2cm，平时食管前后几乎相贴，吞咽时可作不同程度的扩张。从门齿到食管入口处的距离约 150mm，到贲门约 400mm。

【食管的位置】

食管分为颈、胸、腹（亦即上、中、下）三段。颈段长约 50mm，是指由食管开始端至颈静脉切迹平面的一段，胸段长约 150mm，上接食管颈段，下至横膈膜肌食管裂孔。腹段仅 10 ~ 30mm，上接胸段，下接胃贲门部，与肝左叶后缘相邻。除腐蚀性食管炎外，其他疾病引起的食管溃疡，多发生在食管的中、下段。

食管并非单纯直管，大部分的食管接近脊椎，自上而下呈三个弯曲，下颈部与上胸部食管稍向左偏，离气管边缘约 4 ~ 6mm，然后再向右，相当于第五胸椎移行至正中线，第七胸椎处食管又再度向左前方弯曲，绕过降主动脉，穿过横膈肌裂孔而达贲门。另外，食管还随着颈、胸椎的曲度，向前后弯曲；所以，食管镜检查时需由高至低地调整头位。

食管内腔：食管有 4 个生理性狭窄，其与上切牙间的距离因年龄不同、食管长度不一而各异。第 1 狭窄为食管入口，位于环状软骨下缘，即相当第 6 颈椎下缘平面，由环咽肌收缩所致，距上切牙约 16cm 处，是环咽部狭窄，为食管最狭窄部位，异物最易嵌顿该处，食道镜检查时，因环咽肌收缩将环状软骨拉向颈椎，食管镜不易通过入口，食管入口后壁处，咽下缩肌与环咽肌之间，有一肌肉薄弱区，若食管镜检查用力不当，可致食管穿孔。第 2 狭窄为主动脉弓处狭窄，位于左主支气管及主动脉弓处，即第 4～5 胸椎之间的高度，由主动脉弓压迫食管所产生，距上切牙约 23cm 处，相当于第四胸椎水平，食道镜检查局部有搏动可见。第 3 狭窄为支气管处狭窄，由左主支气管横越食管前壁压迫食管所致，位于第 2 狭窄下 4cm 处。因第 2、3 狭窄位置邻近，临床上常合称为第 2 狭窄。第 4 狭窄为横膈处狭窄，位于横膈膜肌的食管裂孔处，距上切牙约 40cm 处，食管通过横膈裂孔时因受到横膈肌与横膈脚的收缩，使内腔缩小。横膈下食管有时可受到正常肝脏的压迫。

气管、食管与邻近组织关系：自环状软骨到支气管相当于第 5 胸椎，气管位于食管的前面，喉返神经走行于气管与食管的沟中，左侧较右侧接近食道，颈动脉鞘及甲状腺在食管的两侧。在上胸部食管的两侧为胸腔，左侧有主动脉弓横越其前侧方，左侧锁骨下动脉在食管前方，由主动脉弓处分离后走向食管的上前侧方与胸导管伴行。气管分叉的下方，心包膜及左心房在食道的前方，食道的下 1/3 转向前向左而进入横膈裂孔，左心室就在食管前右方。

【食管壁的构造】

食管壁厚度约为 3～4mm，共有 4 层即黏膜、黏膜下层、肌层和与纤维层。

黏膜层有复层鳞状上皮、固有膜与黏膜肌。黏膜下层为疏松活动的弹性结缔组织，含有食管腺体，内有血管、淋巴管和神经丛。肌层由内环状肌与外纵行肌二种肌纤维组成，肌层内包括平滑肌与横纹肌，横纹肌在食管上端，平滑肌在食管中部以下，肌纤维收缩产生蠕动，推动食物进入胃内。肌层之外裹有薄层结缔组织，形成食管的外膜，但不存在浆膜层。食管与胃之间的组织学连接称为齿状线（食管鳞状上皮与胃上皮的交界线），其边界不规则，口侧端为食管复层鳞状上皮，肛侧端为胃单层柱状上皮。

【食管的神经支配】

食管壁内有 Meissner 黏膜下神经丛与 Auerbach 肌间神经丛。这些源于多极节细胞网的神经丛，彼此保持联系，并接受迷走神经的轴突。节细胞最大密度在食管下 1/3，这些神经丛节后纤维支配平滑肌细胞。来自于椎前神经节的节后交感神经纤维进入神经丛，没有突触分布到食管壁血管内的肌细胞。

食道的交感、副交感神经纤维土要来自上、下颈交感神经节与迷走神经。

【食管的血液淋巴循环】

食管几乎没有吸收和分泌功能，其动脉血供不像消化道其他部分丰富，故具有节段性、多源性特点，食管的主要动脉有甲状腺下动脉、胸主动脉食管支、胃左动脉与脾动脉，食管动脉也可起源于支气管动脉、右肋间动脉或左膈下动脉，另有些动脉可能分支营养食管。食管上段静脉经甲状腺下静脉汇入上腔静脉；中段回流至奇静脉，下段处之静脉注入门静脉系统；因此，门静脉血流受阻时，食道下段静脉易充盈曲张。

食管黏膜内淋巴管，在胃肠道空腔脏器中是独一无二的，黏膜及黏膜下层淋巴管形成一个复杂互联网络，其贯穿食管全长，数量上超过了毛细血管，黏膜下淋巴管主要为纵行，其纵行淋巴管数量是横行的 6 倍，并断续穿过肌层，回流到局部淋巴结，部分病人可直接回流到胸导管，而纵隔淋巴管，可直接回流到胸导管或奇静脉。食管淋巴回流趋势是，纵向引流人于横向环形引流，食管的上 2/3 主要引流向口侧，下 1/3 主要引流向肛侧，故食管癌多纵向远处淋巴转移。

胃 的 解 剖

胃是消化管中最膨大的部分，有受纳食物、分泌胃液和对食物进行初步消化的功能。

【胃的形态分部】

胃的形态、大小可随内容物的多少而不同，也可因性别、年龄、体型之不同而有所差异，健康成人胃容量可达 3000ml，空虚时缩成管状，胃的形态分为上下两口，前后两壁，大小两弯，上口为贲门，是胃的入口，向上与食管相接。下口为幽门，与十二指肠相接，胃前壁朝向前上方，胃后壁朝向后下方，胃的右上缘呈凹缘，称胃小弯，弯的最低点称角切迹。胃的左下缘呈凸形，称胃大弯。

胃的分部：胃分四部分，接近贲门的部分称贲门部，贲门平面以上，向左上方膨出的部分叫胃底。胃的中间大部叫胃体，角切迹至幽门部分称幽门部，幽门部接连幽门的一小段叫幽门管，呈管状，幽门管向左至角切迹之间稍膨大的部分叫幽门窦。幽门部和胃小弯是溃疡的好发部位。

【胃的位置】

在胃中等充盈时，大部位于左季肋区，小部位于腹上区，贲门位于第 11 胸椎左侧，幽门位于第 1 腰椎右侧。胃高度充盈时，胃大弯可降至脐部以下，胃前壁右侧贴在肝左叶下面，左侧则被膈和左肋弓所掩盖。剑突下，胃的一部分直接与腹前壁相贴，胃的触诊部位即是此处。胃的后壁与左肾、左肾上腺及胰相邻，胃底与脾、膈相贴，胃大弯后下方有横结肠横过。

【胃壁的构造】

胃壁由四层结构组成，即黏膜、黏膜下层、肌织膜和外膜。胃黏膜呈现淡红色，分布有丰富的胃腺。空虚时，胃黏膜形成许多不规则的皱襞，胃充盈时皱襞则减少或展平，胃小弯处皱襞多纵行，约4～5条，贲门和幽门附近部分的皱襞则呈放射状排列，幽门括约肌内表面的黏膜向内形成环皱襞叫幽门瓣，可阻止胃内容物进入十二指肠。胃黏膜下组织含有丰富的血管、淋巴管和神经丛。胃的肌织膜较发达，由内斜、中环、外纵三层平滑肌构成，在幽门处，环行肌特别厚，此即幽门括约肌，胃的外膜为浆膜，由被覆于胃表面的脏腹膜构成。

【胃的神经支配】

支配胃肠道的神经有外来神经和内在神经两部分，外来神经属自主神经系统，包括交感、副交感神经。从食管中段到肛门的消化管壁内有内在神经分布。

1. 副交感神经和交感神经

副交感神经主要来自迷走神经，起自延髓迷走神经背核，副交感节前纤维进入消化道后，在内在神经丛换神经元，发出节后纤维支配胃肠道平滑肌和黏膜内腺体。大多数副交感节后纤维末梢释放的递质是乙酰胆碱，后者通过M胆碱受体对胃肠运动和分泌起兴奋作用，这一作用可被阿托品所阻断。

支配胃肠道的交感神经起自脊髓胸段第5节至腰椎第3节，经腹腔神经节和肠系膜神经节置换神经元。其节后纤维末梢释放的递质是去甲肾上腺素，交感神经末梢部分终止于内在神经丛，间接抑制胃肠平滑肌运动，部分可直达平滑肌抑制其活动。

在支配胃肠道的神经中，约半数是传入神经，如迷走神经参与从胃－胃、胃－胰、肠－胰等的迷走－迷走反射，即兴奋通过迷走神经干的传入纤维到达中枢，经迷走神经传出纤维到达腹腔脏器的反射。

2. 内在神经丛

内在神经丛是由肌间神经丛和黏膜下神经丛组成。神经丛交织成网，结构复杂，其中存在着大量神经元胞体，大部分属非肾上腺素能和非胆碱能神经元，能释放多种肽类物质为其递质，称肽能神经元。神经纤维包括外来神经和内在神经纤维，内在神经丛中的感觉神经元，感受来自肠壁或黏膜上的机械、化学刺激，与神经丛内的其他神经元形成突触联系，构成一个局部反射系统。若切除外来神经，食物对胃肠道的刺激仍能引起胃肠运动及腺体分泌。

【胃的血液淋巴循环】

1. 动脉

营养胃的动脉主要有腹腔干的分支胃左动脉、胃十二指肠动脉、肝固有动脉的分支胃右动脉、脾动脉的分支胃网膜左动脉和胃短动脉。

（1）胃左动脉：较细，先行向左上方到贲门，然后沿胃小弯向右行与胃右动脉吻合，沿途分支分布于胃及食管腹段。

（2）胃右动脉：为肝固有动脉的分支，沿胃小弯向左行，与胃左动脉相吻合。

（3）胃左、右动脉共同营养胃小弯和胃壁。

（4）胃十二指肠动脉：经幽门后方，发出分支胃网膜右动脉沿胃大弯向左行、沿途分支分布到胃和大网膜。

（5）胃网膜左动脉：沿胃大弯向右行与胃网膜右动脉吻合。

（6）胃短动脉：有3~4支，分布于胃底。

（7）胃网膜左、右动脉吻合后共同营养胃大弯及其附近组织，胃短动脉营养胃底。

2. 静脉

肝门静脉收集胃的静脉血而后注入下腔静脉。

3. 胃的淋巴系统

胃体小弯侧，胃底右侧和贲门部淋巴管注入胃左淋巴结；幽门部小弯侧的淋巴管注入幽门上淋巴结；幽门部大弯侧和胃体大弯侧右半部的淋巴管注入幽门下淋巴结和胃网膜右淋巴结；胃体大弯侧左半部和胃底左侧的淋巴管注入胃网膜左淋巴结。以上四区的淋巴回流虽有一定的方向，但因胃壁内淋巴管有广泛吻合，故任何区域的胃癌几乎都能侵犯其他部位相应的淋巴结。

肠的解剖

小肠是消化管中最长的一段，成人全长约5~7米。小肠是食物消化、吸收的主要部位。

结肠分为升结肠、横结肠、降结肠和乙状结肠4部，将小肠包围在内。结肠的直径自其起端6cm，逐渐递减为乙状结肠末端的2.5cm，这是结肠肠腔最狭细的部位。

【肠的形态分部】

小肠上端从幽门起始，下端在右髂窝与大肠相接，可分为十二指肠、空肠和回肠三部分。

十二指肠固定在腹后壁，空肠和回肠形成很多肠袢，盘曲于腹膜腔下部，被小肠系膜系于腹后壁，故合称为系膜小肠。

十二指肠上端起自幽门、下端在第 2 腰椎体左侧，续于空肠，长约250 ~ 300mm，呈马蹄铁形包绕胰头。在十二指肠中部（降部）的后内侧壁上有胆总管和胰腺管的共同开口，胆汁和胰液由此流入小肠。十二指肠呈“c”字形，从右侧包绕胰头，可分为上部、降部、水平部和升部等四部分。

1. 上部

在第 1 腰椎的右侧起自胃的幽门，行向右后方至肝门下方急转向下移行为十二指肠降部。上部与幽门相接的 2.5cm 的一段肠管，管壁较薄，黏膜光滑无环形皱襞又称十二指肠壶腹（球），是十二指肠溃疡的好发部位。

2. 降部

沿第 1 ~3 腰椎右侧下降，至第 3 腰椎体平面折转向左移行为水平部。降部的后内侧壁有一纵行黏膜皱襞，称十二指肠纵襞，其下端有十二指肠大乳头，为胆总管与胰管的共同开口处。它距中切牙约 75cm，可作为插放十二指肠引流管深度的参考值。

3. 水平部

在第 3 腰椎平面由右向左横过下腔静脉和第 3 腰椎体的前方，在腹主动脉前方移行为升部。水平部的前方有肠系膜上动、静脉跨过。

4. 升部

自水平部斜向左上方升至第 2 腰椎的左侧，转向前下续于空肠，此转折部形成的弯曲称十二指肠空肠曲。

空肠连接十二指肠，约占空回肠全长的 2/5，主要占据腹膜腔的左上部，回肠占远侧 3/5，一般位于腹膜腔的右下部。空肠和回肠之间并无明显界限，在形态和结构上的变化是逐渐改变的。

结肠比小肠短而粗，盲肠直径 7.5cm，向远侧逐渐变小，乙状结肠末端直径只有 2.5cm。结肠的解剖特点有三：

（1）结肠带：为肠壁纵肌纤维形成的 3 条狭窄的纵行带。结肠带在盲肠、升结肠及横结肠较为清楚，从降结肠至乙状结肠逐渐不明显。

（2）结肠袋：由于结肠带比附着的结肠短六分之一，因而结肠壁缩成了许多囊状袋，称结肠袋。

（3）肠脂垂：由肠壁黏膜下的脂肪组织集聚而成。在结肠壁上，尤其是在结肠带附近有多数肠脂垂，在乙状结肠较多并有蒂。肠脂垂的外面为腹膜所包裹，有时内含脂肪量过多，可发生扭转，甚或陷入肠内，引起肠套叠。

结肠包括升结肠、横结肠、降结肠、乙状结肠四部分：

（1）升结肠：是盲肠向上的延续，起自右髂窝，经腰方肌和右肾前方至肝右叶下方弯向左行，叫作结肠右曲，移行于横结肠，全长约150mm。升结肠后面以结缔组织连于腹后壁，活动性小，属腹膜间位器官。

（2）横结肠：自结肠右曲至脾的下方转向下（结肠左曲）移行于降结肠，长约500mm。全长均借横结肠系膜系于腹后壁。其两端较固定，中部系膜较长，活动度大，呈弧形下垂。一般在脐平面以上，但有时可垂至下腹甚至小骨盆腔。

（3）降结肠：自结肠左曲起始，经左肾外侧缘和腰方肌前方下降，至髂嵴处移行于乙状结肠，长约200mm，亦属于腹膜间位器官。

（4）乙状结肠：位于左髂窝，在髂嵴处续于降结肠，呈S形弯曲，至第三骶椎高度移行于直肠，长400～450mm，借乙状结肠系膜系于左髂窝，属腹膜内位器官，活动度大，其长度和形态个人间差异甚大。有人系膜过长，可导致扭转。

【肠的位置】

十二指肠上端起自幽门、下端在第2腰椎体左侧，续于空肠，长约250～300mm，呈马蹄铁形包绕胰头。

结肠在右髂窝内续于盲肠，在第3骶椎平面连接直肠。分为升结肠、横结肠、降结肠和乙状结肠4部，大部分固定于腹后壁，结肠的排列酷似英文字母“M”，将小肠包围在内。

【肠壁的构造】

十二指肠空肠曲的后上壁被十二指肠悬肌固定在腹后壁。十二指肠悬肌由肌纤维与结缔组织构成，表面有腹膜覆盖，临床上称Treitz韧带，是手术中确认空肠起始部的重要标志。

1. 小肠分层结构

其管壁由黏膜，黏膜下层，肌层和浆膜构成。其结构特点是管壁有环形皱襞，黏膜有许多绒毛，绒毛根部的上皮下陷至固有层，形成管状的肠腺，其开口位于绒毛根部之间。绒毛和肠腺与小肠的消化和吸收功能关系密切。

（1）黏膜下层：为疏松结缔组织，含较多血管和淋巴管。十二指肠的黏膜下层内有十二指肠腺，为复管泡状的黏液腺，其导管穿过黏膜肌开口于小肠腺底部。此腺分泌碱性黏液（pH8.2～9.3），可保护十二指肠黏膜免受酸性胃液的侵蚀。最近研究表明，人十二指肠腺尚分泌尿抑胃素，释入肠腔，具有抑制胃酸分泌和刺激小肠上皮细胞增殖的作用。

（2）肌层：由内环行与外纵行两层平滑肌组成。

（3）浆膜：除十二指肠后壁为纤维膜外，小肠其余部分均为浆膜。

2. 小肠腺的结构与功能

构成肠腺的细胞有柱状细胞，杯状细胞，潘氏细胞和未分化细胞。柱状细胞和内分泌细胞与绒毛上皮相似，接近绒毛的柱状细胞与吸收细胞相似，绒毛深部的柱状细胞微绒毛少而短，不形成纹状缘，有人认为有分泌作用。小肠绒毛增大了小肠内壁的表面积，如果把所有的绒毛展开伸平，其面积可以覆盖半个网球场，巨大的表面积使营养物质能够在1~2小时内得以迅速吸收。

小肠腔面的环行皱襞从距幽门约5cm处开始出现，在十二指肠末段和空肠头段极发达，向下逐渐减少和变矮，至肠中段以下基本消失。黏膜表面还有许多细小的肠绒毛，是由上皮和固有层向肠腔突起而成，长0.5~1.5mm，形状不一，以十二指肠和空肠头段最发达。

绒毛于十二指肠呈叶状，于空肠如指状，于回肠则细而短。环行皱襞和绒毛使小肠表面积扩大20~30倍，总面积达20m^2左右。绒毛根部的上皮下隐至固有层形成管状的小肠腺，又称肠隐窝，故小肠腺与绒毛的上皮是连续的，小肠腺直接开口于肠腔。

结肠的肠壁基本上分为四层，即黏膜层、黏膜下层、肌肉层和浆膜层，与小肠的结构基本上是相同的，但结肠肠壁结构与小肠的主要不同点在于：结肠黏膜缺少绒毛，肌肉层外部纵行肌分散成三条带状而不是像小肠那样由一个连续的圆柱状肌肉层，结肠浆膜层外附有一些脂肪垂。结肠脂肪垂常常可能是结肠息室隐藏的位置，故其对外科医生十分有用。结肠脂肪垂也可发生梗死和扭转，出现急腹症的症状。

【肠道的神经支配】

结肠由肠系膜上、下神经丛支配，该丛分别盘绕着肠系膜上、下血管，它们所含的交感神经纤维来自腰交感神经节，分布于全部结肠。迷走神经纤维仅分布于结肠脾曲以上的结肠，降结肠和乙状结肠则由骶2~4脊髓节的副交感神经分布。

支配结肠的交感和副交感神经属自主神经系统，由于自主神经系统的功能主要是支配血管的活动，控制内脏平滑肌的舒缩以及腺体的活动，又称为内脏神经。交感神经的作用是使腹腔内脏血管收缩，同时又抑制胃肠道平滑肌和腺体分泌；相反，副交感神经的作用则兴奋胃肠道平滑肌活动和腺体分泌。结肠受交感神经和副交感神经双重支配，在中枢神经系统的控制、调节下，两类神经相互作用，相互对抗，又经常处于相对协调中。

【肠的血液淋巴循环】

1. 结肠的血液供应

主要来自肠系膜上动脉和肠系膜下动脉：

（1）右半结肠的动脉由肠系膜上动脉而来，有结肠中动脉、结肠右动脉、回结肠动脉。

①结肠中动脉：在胰腺下方自肠系膜上动脉分出，在横结肠缘附近分出左右两支，分布于横结肠右三分之一，并分别与左、右结肠动脉吻合。约有3%的人无结肠中动脉，横结肠由左、右结肠动脉的分支供血；另有10%的人有副结肠中动脉，发自肠系膜上动脉的左侧壁和肠系膜下动脉，偏左侧进入横结肠系膜内，供应横结肠左半部及结肠脾曲的血液。

②结肠右动脉：起自肠系膜上动脉的中部，结肠中动脉的稍下方（有时可与结肠中动脉合为一干），沿腹后壁腹膜深面横行向右，至升结肠附近分出升降两支。升支多与结肠中动脉的右支吻合，降支与回结肠动脉升支吻合，供给升结肠和肝区血液。结肠右动脉来自肠系膜上动脉的占40%，来自结肠中动脉的占30%，由回结肠动脉分出者占12%，另有18%的人无结肠右动脉，由回结肠动脉及结肠中动脉供血。

③回结肠动脉：为肠系膜上动脉的终末支，在结肠右动脉稍下方发出，在十二指肠横部下方腹膜后，向下向右分成升降两支，升支与结肠右动脉降支吻合，降支到回盲部分成前后二支，与肠系膜上动脉的回肠支吻合。回结肠动脉供给回肠末端、盲肠和升结肠下段血液。

（2）左半结肠的动脉由肠系膜下动脉而来，有结肠左动脉和乙状结肠动脉。

①结肠左动脉：在十二指肠下方，从肠系膜下动脉左侧发出，在腹膜后向上向外，横过精索或卵巢血管、左输尿管和腰大肌前方走向脾区，分成升降两支。升支在左肾前方进入横结肠系膜，与中结肠动脉左支吻合，分布于脾曲、横结肠末端；降支下行与乙状结肠动脉吻合，沿途分支，分布于降结肠和脾曲。

②乙状结肠动脉：发出后紧贴腹后壁在腹膜深面斜向左下方，进入乙状结肠系膜内分为升、降两支。升支与左结肠动脉的降支吻合，降支与直肠上动脉吻合，供给乙状结肠血液。

供应结肠血液的各动脉之间在结肠内缘相互吻合，形成一动脉弓，此弓即结肠边缘动脉。边缘动脉再发分支，从分支又分出长支和短支，与肠管垂直方向进入肠壁。短支多起自长支，供应系膜缘侧的三分之二肠壁血液；长支先行于结肠带间的浆膜下，然后穿入肌层，沿途发出多数细支也供应系膜缘侧的三分之二肠壁血运，另有小支至肠脂垂；其终末支穿过网膜带及独立带附近的肠壁，最终分布至系膜对侧的三分之一肠壁。长短支之间除在黏膜下层有吻合外，其余部分很少有吻合，因此长支是肠壁的主要营养动脉，手术时不可将肠脂垂牵拉过度以免伤长支。

肠系膜上、下各动脉之间虽有吻合，但有时吻合不佳，或有中断，因此边缘动脉尚有薄弱处，临床上结肠中动脉如有损伤，有的可引起部分横结肠坏死。结肠手术时，当某一动脉结扎后肠壁能否保留，应注意肠壁的终末动脉是否有搏动，不可过分相信动脉间的吻合。

2. 结肠的静脉

结肠的静脉属门静脉系统，分布在右半结肠的静脉有结肠中静脉、结肠右静脉、回结肠静脉。各支静脉与同名动脉伴行，与回、空肠静脉、胃网膜左静脉共同汇入肠系膜上静脉，和肠系膜上动脉上行至胰头后面与脾静脉汇入构成门静脉。

分布在左半结肠的静脉有结肠左静脉、乙状结肠静脉和直肠上静脉共同汇入肠系膜下静脉，与肠系膜下动脉并行，经胰腺右方入脾静脉，最后流入门静脉。

3. 结肠的淋巴系统

结肠的淋巴系统在各部分结肠的分布多少不同，回盲部最多，乙状结肠次之，肝曲和脾曲较少，降结肠最少。主要由以下部分组成：

（1）壁内淋巴：大肠的淋巴管存在于固有膜深层或黏膜肌层附近，肠壁内小淋巴管将淋巴液汇流入结肠上淋巴结。

（2）结肠上淋巴结：离肠壁最近，位于结肠壁浆膜下，亦有人认为存在肠脂垂内，淋巴结体积很小。

（3）结肠旁淋巴结：收集结肠上淋巴结的淋巴液，位于边缘动脉和肠壁之间，是结肠癌转移的第 1 站。

（4）中间淋巴结：因位于右、回结肠动脉的周围，沿各结肠动脉分支排列，亦称右回结肠淋巴结。该淋巴结的淋巴液汇入各主结肠淋巴结。

（5）主结肠淋巴结：位于各结肠动脉的根部和肠系膜上、下动脉根部。肠壁的淋巴经过上述淋巴结群引流，右半结肠的大部分淋巴汇集于肠系膜上淋巴结；左半结肠的淋巴汇集于肠系膜下淋巴结。肠系膜上、下淋巴结与腹腔淋巴结的输出管共同组成肠干，汇入乳糜池。

即肠壁淋巴管→结肠上淋巴结→结肠旁淋巴结→中间结肠淋巴结→主结肠淋巴结→肠系膜上下淋巴结→肠干→乳糜池，但有一部分结肠淋巴管汇入腰淋巴结。同级淋巴结之间和不同级淋巴结之间均可存在直接通路，所以结肠癌病人有时可发生跳跃转移或逆向播散等。

食管的生理

【食管液的分泌】

迷走神经不但与正常的咽下和食管其他反射作用有关，同时也管制食管的分泌。迷走神经有分泌纤维达食管黏液腺，狗试验中，刺激迷走神经则分泌增加，分泌物最初呈黏稠状，以后渐变为水样，均证明食管分泌受迷走神经控制与刺激而产生。

食管在生理上也是一个排泄引流管，口腔、鼻腔、喉和气管的分泌经过食管而至胃，在胃内被胃液所消化，细菌则被消灭。

【食管的运动】

食管上连咽部，下接贲门，其主要生理功能是传输作用，主要是由其蠕动功能来完成的。食物由口腔进入食管后，食管舒张收缩交替进行呈现波形状蠕动将食团送入胃中。食物在食管中通常不能被消化和吸收。

食物在咽部被吞咽后，进入食管，食管肌肉开始有顺序地收缩和舒张，即在食团上端的食管收缩，食团下端的食管舒张，食团很自然地一段一段地被向下推送着，最后，贲门开放，食物进入胃中。历时 3 个 10 秒钟。食管出现炎症、狭窄、肿瘤时，食管蠕动不规律，食物可停留在食管中间，产生吞咽困难和疼痛。

食管平时入口呈闭合状态，使呼吸时空气不进入胃内。吞咽开始是一种随意性动作，食物经咀嚼后，由舌送入咽部接触到触发区，而引起一系列复杂的不随意反射，传入神经通过舌咽神经，传出神经为迷走神经。发牛舌向上向后对着硬腭的动作；腭帆肌及腭咽肌联合关闭鼻咽部；会厌下降及喉前庭部的闭合阻止食物进入气道。在咽肌收缩的一刹那间，内压突然升高，环咽肌即时松弛开放，将食团由会厌两侧推入食管。

吞咽开始后 0.2 ~ 0.3 秒钟即有环咽肌开放，食团达贲门约仅 1.5 ~ 2.5 秒钟，即等于食团每秒钟约前进 10 ~ 20cm。吞咽时候同时上升也有助于食物团块下降。食物团块经过较慢的食管蠕动被推至食管下端壶腹后，有短时间停留。停留部位比较一致，都在食管下端离胃贲门开口约 2 ~ 3cm 处。胃贲门部表面上似有括约作用，实际上无真性括约肌，食管下端平滑肌的括约样张力及少数横纹肌纤维使贲门部有关闭机能的作用。贲门部突然弛缓使食物进入胃内。

吞咽运动分三期，口咽部期、食管期及贲门胃期，这些复杂的咽下运动都是受到各种神经反射，导致各种不随意动作所完成的，开始于某些感受区，它分布于舌根、软腭与咽后壁黏膜上，当这些感受体受到食物接触即传入冲动，经由舌咽神经、第Ⅴ颅神经第二支与喉上神经而达于咽下运动中枢所在的第四脑室底。这些感受体存在极为重要。如口咽与咽部黏膜被麻醉后，则咽下运动受到影响；若神经被各种疾患所损害也将发生咽下机能障碍。

1. 口咽期由口腔到咽

由来自大脑皮层冲动的影响下随意开始的。开始时舌尖上举及硬腭，然后主要由下颌舌骨肌的收缩，把食物推向软腭后方而至咽部。舌的运动对于这一期的吞咽动作是非常重要的。

2. 食管期由咽到食管上端

通过系列急速的反射动作而实现的。由于食物刺激了软腭部的感受器，引起一系列肌肉的反射性收缩，结果使软腭上升，咽后壁向前突出，封闭了鼻回通路；声带内收，喉头升高并向并紧贴会厌，封闭了咽与气管的通路；呼吸暂时停止；由于喉头前移，食管上口张开，食物就从咽部被挤入食管。这一期进行得极快，通常约需 0.1s。

3. 贲门胃期沿食管下行至胃

由食管肌肉的顺序收缩而实现的。食管肌肉顺序收缩又称蠕动，是种向前推进的波形运动。在食物的下端为一舒张波，上端为一收缩波，这样，食物就很自然地被推送前进。

食管蠕动是一种反射动作。是由于食物刺激了软腭、咽部和食管等处感受器，发出传入冲动，抵达延髓中枢，再向食管发出传出冲动而引起的。

食管和胃之间，虽在解剖上并不存在括约肌，但用测压法可观察到，食管和胃贲门连接处以上，有一段长约 4～6cm 之高压区，其内压力一般比胃高 0.67～1.33kPa（5～10mmHg），因此，正常情况下可阻止胃内容物逆流入食管屏障，起到类似生理性括约肌作用，通常将其称为食管胃括约肌。当食物经过食管时，刺激食管壁上机械感受器，可反射性引起食管－胃括约肌舒张，食物便能进入胃内。食物入胃后引起胃泌素释放，则可加强该括约肌收缩，对于防止胃内容物逆流入食管可能具有一定作用。

经食管测压实验证实，在食管上端约 30mm 处，食管腔内的静止压力较高，故把此处称为食管上括约肌，此括约肌由环咽肌和 30～40mm 的上食管组成。吞咽食物时，食管上括约肌松弛，压力下降，食物通过后立即收缩，恢复到原来静止压力状态。括约肌收缩引起的蠕动，上至咽部，下传至上面的食管，蠕动波向下传导，蠕动压力有规律地掠过并达全食管，有利于食物传送。食管上括约肌功能不全，上述特点消失，进食困难，多见于患脑血管意外、脊髓炎、周围神经炎、肌炎和肌萎缩等时。在食管下端 30～50mm 处（食管裂孔区），食管腔内压力也显著增高，即所谓高压带区，在吞咽时压力降低，食物通过后即恢复原来压力，这就是食管下括约肌。此括约肌有重要的内关闭机制，可阻止胃内容物从相对高压的胃内，反流到相对低压的食管，当功能不全时，可发生反流性食管炎。

吞咽是一种典型、复杂的反射动作，具有一连串按序发生的环节，每一环节由一系列活动过程组成，前一环节活动又可引起后一环节的活动。吞咽反射传入神经包括来自软腭（第Ⅴ、Ⅸ颅神经）、咽后壁（第Ⅸ颅神经）、会厌（第Ⅹ颅神经）、和食管（第Ⅹ颅神经）等外的颅神经传入纤维。吞咽基本中枢位于延髓内，支配舌、喉、咽部肌肉动作的传出神经在第Ⅴ、Ⅸ、Ⅻ颅神经中，支配食管传出神经是迷走神经。

吞咽开始至食物到达贲门所需时间，与食物性状及体位有关。液体食物约需3～4s，糊状食物约5s，固体食物较慢，约需6～8s，一般不超过15s。食管蠕动是食管内平滑肌受迷走神经支配所产生的动作，发动于咽部而由食管内部反射所完成，此种反射在与中枢神经联系被切断后仍能继续活动，实验中若切断迷走神经，食管在24小时内呈完全弛缓状态，最初几日内其共济和反射可能不正常，但以后即逐渐恢复活动。

食管蠕动波有原发性及继发性两种，原发性蠕动不间断地向食管下端进行，是推动食物团块主要力量，收缩波之前常有一松弛波出现。继发性蠕动波与口咽期咽下反射无关，主要是在食管上端，相当于主动脉的部位开始，此与食管内膨胀有关。在试验中也发现咽下或继发性蠕动可促使贲门松弛，且蠕动波如尚未达到贲门即已消失，也能使贲门开放。

口腔与咽部感觉末梢神经若受到刺激，能暂时抑制贲门肌肉张力，刺激胃黏膜也有同样情况，但胃突然膨胀则产生反射性贲门肌张力增加。贲门黏膜受机械性或化学性刺激，也能增加局部张力。逆蠕动极少在正常食管内发现，但若有堵塞情况，则可见逆蠕动由阻塞处向上进行，使食物由食管退出至口内。

除蠕动之外，食管尚有局部性动力，即局部痉挛，此种现象有可能是正常情况，也可能是一种病理状态，多发生于局部炎症、异物、外伤和局部或中枢神经病变等情况之下。深呼吸虽然能使食物暂时缓慢地进入胃内，但横膈继续收缩也不能阻止食物进入胃内，所以，横膈对食管功能并没有多大影响。

正常状态下，经常有少量空气与食物同时咽下，积留于胃底部，饭后部分空气常被嗝出，这是正常现象，分析饭后短时期中胃内空气，其中二氧化碳占4.2%，氧占17.1%及氮占7.88%，其中二氧化碳较空气内含量略有增加，可能系由胃黏膜所产生。

胸部食管内负压正常是在负0.5～3厘米汞柱，因吸气时胸腔内呈负压所致。咽下食物时可发生声音，以听诊器放在胸部能听到，其声音有二种：第一音是在食物极快地进入食管时所发生，继吞咽的口咽期后即刻出现。第二音是在食管原发性蠕动完毕后，相当于口咽期后 7 秒钟的时间。

胃肠、心脏血管和呼吸系统相互之间，在生理上有相当复杂的关系，目前还有很多尚未了解。如食管内的反射通过自主神经系统的联系，可在其他器官内发生不正常的现象，这叫作迷走神经各分支之间的异常反射。

食管有时可呈松曲状态，是多数不规则的局部收缩和扩张的表现，是由于各段肌肉痉挛与失调所致。这种情况多发于中年以后的男性，在收缩时可能有疼痛感，一般都认为是生理情况。

食管的分泌。迷走神经不但与正常的咽下和食管其他反射作用有关，同时也管制食管的分泌。迷走神经有分泌纤维达食管黏液腺，在试验中，刺激迷走神经则分泌增加，分泌物最初呈黏稠状，以后渐变为水样，均证明食管分泌受迷走神经控制与刺激而产生。

食管在生理上也是一个排泄引流管，口腔、鼻腔、喉和气管的分泌经过食管而至胃，在胃内被胃液所消化，细菌则被消灭。

食管运动的控制。食管上部的横纹肌受舌咽神经和迷走神经的支配，这些运动神经元末梢以运动终板形式进入骨骼肌，注射箭毒可阻断这部分食管的蠕动。迷走神经尚支配食管其余部分的平滑肌，其节前纤维末梢与食管壁内神经丛的节细胞发生突触联系，再发出节后纤维支配平滑肌细胞。节前和节后纤维都是兴奋性的胆碱能纤维。在吞咽时，吞咽中枢兴奋通过上述运动神经元和迷走神经传出纤维，引起食管各段的肌肉发生蠕动。食管壁内神经丛可以不依赖外来神经来控制食管蠕动。

支配食管下括约肌的交感神经中也含有兴奋性纤维。静息时此括约肌收缩，是由于去甲肾上腺素对括约肌细胞上 α－受体发挥作用而引起的。交感神经冲动可促使食管下括约肌收缩，这是通过刺激食管壁内肌间神经丛所致。

胃 的 生 理

根据胃腺分布情况，将胃黏膜分为三区，即贲门腺区、泌酸腺区、幽门腺区。

【胃液的分泌】

1. 性质、成分、作用

胃液为无色透明的酸性液体，pH0.9～1.5，健康成人每天分泌 1.5～2.5L 左右。胃液的主要成分包括有机物和无机物，有机物有胃蛋白酶原，黏液蛋白及内因子等，无机物有盐酸、钠、钾的氯化物。

（1）盐酸。即胃酸，由胃腺壁细胞所分泌，有两种形式：①游离酸；②结合酸、两者合称总酸。胃液酸度约为126～165mmol/L，健康成人空腹胃酸分泌量0～5mmol/L，在组胺或促胃液素刺激下，胃酸的最大分泌量可达20mmol/L。

（2）盐酸的生理作用主要有：①激活胃蛋白酶原使其变成具有活性的胃蛋白酶；②为胃蛋白酶的作用提供最适应的酸碱度；③促使食物中蛋白质变性，易于消化；④高酸度有抑菌、杀菌作用；⑤进入小肠能促进胆汁、胰液和小肠液的分泌；⑥酸性环境有助于钙、铁在小肠的吸收。若胃酸分泌过多，会对胃和十二指肠黏膜侵蚀，是造成溃疡病的直接原因。若胃酸分泌过少，则可出现腹胀等消化不良症状。盐酸的分泌是耗能的主动过程，能量主要为ATP分解，盐酸在胃腺壁细胞内小管中合成。

（3）胃蛋白酶原：由胃腺主细胞合成分泌，本身无活性，在盐酸或已有活性的胃蛋白酶作用下，转变成具有活性的胃蛋白酶。在酸性环境中，可水解蛋白质，主要产物为蛋白和蛋白胨，其作用最适PH是1.5～3.5，当pH大于6即失活。

（4）胃黏液及屏障：胃黏液由胃黏膜表层上皮细胞分泌的不溶性黏液和胃腺分泌的可溶性黏液组成，主要成分为糖蛋白，因此使黏液具有较高的黏滞性形成凝胶。

健康人胃内存在两种屏障，主要作用是防止胃酸，胃蛋白酶对胃黏液的侵蚀，并保护胃黏膜免遭食物的机械损伤。

①胃黏膜屏障：由胃黏膜上皮细胞腔面细胞膜和细胞间的紧连接所构成。该屏障对脂溶性物质较易通透，对离子化物质则难以通透，因此，它可有效阻止H^+由胃腔扩散进入黏膜，对保护胃黏膜、防止受酸侵蚀有重要意义。此外，有很多化合物可破坏胃黏膜屏障。诸如：反流之胆汁、糖溶液、高渗盐和乙醇等；②黏液－碳酸氢盐屏障：是HCO_3^-与胃黏液结合所形成的一道屏障。黏液呈中性或偏碱性，可中和稀释胃酸，降低胃蛋白酶活性，具有润滑和保护作用。乙酸、乙醇、阿司匹林和胆盐等化合物可破坏该屏障，但前列腺素能刺激黏液和HCO_3^-分泌，因而对胃黏膜具有保护作用。

内因子为糖蛋白，分子量约60000，由壁细胞分泌，具有保护维生素B_{12}并促进其吸收的作用。若内因子缺乏（胃切除术或泌酸功能降低等）则维生素B_{12}吸收不足，导致红细胞发育障碍而引起巨幼红细胞性贫血。

2. 胃液分泌的调节

（1）基础分泌：空腹时胃液基础分泌量很少，酸度低。

（2）消化期胃液分泌：食物是胃液分泌的自然刺激物，故进食后胃液分泌增多。为便于叙述，按感受食物刺激部位的先后顺序将其分为头期、胃期、肠期3个时间。

1）头期：为进食动作引起，由于传入冲动来自头部感受器，故又称头期胃液分泌。与食物有关的形象、气味、声音等刺激了视、嗅、听觉感受器，通过迷走神经传出所引起的胃液分泌，属条件反射。食物刺激口腔、咽、喉等处化学和机械感受器引起的胃液分泌属于非条件反射。传出神经是迷走神经，如果迷走神经被阻断，则头期胃液分泌消失。当迷走神经兴奋时，可通过胆碱能节后纤维直接引起胃液分泌，并还能通过非胆碱能节后纤维兴奋胃窦G细胞分泌胃蛋白酶，间接刺激胃腺分泌。头期胃液分泌既有神经调节，又有体液调节。其特点是：持续时间长；胃液分泌量大，酸度高，胃蛋白酶含量更高；分泌反应的强弱与情绪、食欲有很大关系。

2）胃期：食物进入胃后，对胃产生机械和化学刺激，继续引起胃酸分泌，此期胃液分泌同样包括神经和体液调节两种途径，具体过程如下：食物扩张胃底和胃体部的感受器通过迷走神经引起反射和内在神经丛局部反射，引起胃腺分泌；食物扩张胃窦，经内在神经丛作用于胃窦G细胞，使其释放促胃液素，引起胃酸分泌；蛋白质消化产物直接刺激G细胞，释放促胃液素使胃腺分泌。胃期胃液分泌的特点是：胃液酸度高，胃蛋白酶含量较头期低，因此，消化能力较头期弱，胃酸的最大分泌量发生于进餐后1h左右。

3）肠期：食糜入小肠后，仍可引起少量胃酸分泌，由食糜对肠壁的机械扩张和化学刺激所引起。在肠期分泌胃液的机制中，神经反射作用不明显，主要为体液调节。十二指肠黏膜分泌的促胃液素和小肠黏膜释放的肠泌酸素可促使胃液分泌。肠期胃液分泌约占总分泌量的1/10。

（3）引起胃酸分泌的内源性物质

①促胃液素：由G细胞合成释放，经血液循环作用于壁细胞，引起胃酸分泌。促胃液素以多种分子形式存在，其主要形式是G－17和G－34，G－17的生物学效应较强。②乙酰胆碱：为迷走神经末梢递质，乙酰胆碱直接刺激壁细胞引起胃酸分泌，其作用能被胆碱受体阻断剂阿托品阻断。③组胺：是一种很强的胃酸分泌刺激物，由固有膜中的肥大细胞合成和分泌。组胺释放后通过旁分泌途径扩散到附近壁细胞上，与组胺Ⅱ型受体（H_2受体）结合，促使胃酸分泌。

以上3种内源性泌酸物质在壁细胞都存在着各自的受体，都可独立刺激壁细胞分泌盐酸，另外，三者又互相影响，互相加强，其中组胺起着关键作用。

（4）胃液分泌的抑制：①盐酸由胃腺分泌，反过来抑制胃腺活动，属负反馈调节机制，对调节胃酸水平有重要意义。胃窦区内酸度增加可抑制盐酸分泌，这主要是由于盐酸可直接抑制胃窦黏膜中G细胞活动，减少胃蛋白酶分泌。②脂肪及其水解产物进入十二指肠后，可抑制胃酸分泌。③高渗溶液作用于十二指肠可引起胃液分泌抑制，主要是高渗溶液刺激十二指肠内渗透压感受器，通过肠－胃反射而抑制胃液分泌。

【胃的运动】

1. 运动形式及其调节

胃运动形式在头区和尾区不相同，头区的运动形式是容受性舒张和紧张性收缩，尾区以蠕动为主。

（1）容受性舒张：当吞咽食物时，刺激咽、食管、胃壁牵张感受器，反射性引起胃底和胃体部肌肉松弛，它可使胃容量与进入胃内的食物量相适应，而胃内压则无明显改变，以完成容纳和贮存食物的功能。容受性舒张由迷走－迷走反射和肌间神经丛完成，迷走神经的抑制性纤维末梢递质可能是血管活性肠肽。

（2）紧张性收缩：食物充盈时，胃壁平滑肌缓慢而持续收缩，以增强胃内压，有助于胃液渗入食物，食物刺激内在神经丛反射性地引起胃壁紧张性收缩加强。

（3）蠕动：食物入胃约5min，蠕动从胃中部开始，有节律的向幽门方向进行，健康人的胃蠕动频率约3次/min，约需1min左右到达幽门，近幽门处时，蠕动增强，可将部分食糜推入十二指肠。当幽门关闭和前进的蠕动波引起远端胃窦内压升高时，进入胃窦的内容物被挤压而返回，这有助于胃内容物的磨碎和与胃液充分混合。

2. 胃排空及其控制

胃内容物进入十二指肠的过程叫胃排空。胃排空在食物入胃后5min后开始，并以小肠消化吸收的速度进行，直至胃内容物全部排空，排空速度和食物的物理性状化学结构相关，3种主要营养食物中，糖类最快，蛋白质次之，脂肪最慢。混合食物由胃完全排空约需4～6h，胃排空受两方面因素影响，胃内因素促进胃排空，十二指肠因素抑制胃排空。

肠的生理

【肠液的分泌】

小肠不仅具有吸收功能，而且还具有分泌功能——它能分泌小肠液。小肠的分泌功能主要是由小肠壁黏膜内的腺体（十二指肠腺和肠腺）完成的。正常人每天分泌1～3升小肠液。

小肠液的成分比较复杂，主要含有多种消化酶、脱落的肠上皮细胞以及微生物等。所含有的各种消化酶中，有肠激活酶、淀粉酶、肽酶、脂肪酶以及蔗糖酶、麦芽糖酶和乳糖酶等，这些酶对于将各种营养成分进一步分解为最终可吸收的产物具有重要作用。

小肠液的分泌受多种因素的调节，其中食团以及其消化产物对肠黏膜的局部刺激（包括机械性刺激和化学性刺激），可引起小肠液的分泌，这些刺激是通过肠壁内神经丛的局部反射而引起肠腺分泌的。小肠液的作用主要是进一步分解糖、脂肪、蛋白质，使它们成为可吸收的物质。

大量的小肠液，可以稀释消化产物，使其渗透压下降，从而有利于吸收的进行。

【肠的运动】

1. 小肠运动的形式

（1）紧张性收缩，它是其他运动形式有效进行的基础，使小肠保持一定的形状和位置，并使肠腔内保持一定压力，有利于消化和吸收。

（2）分节运动，其作用是使食糜与消化液充分混合，增加食糜与肠黏膜的接触，促进肠壁血液淋巴回流，这都有助于消化和吸收。

（3）蠕动，其作用是将食糜向远端推送一段，以便开始新的分节运动。

2. 小肠运动的作用

（1）紧张性收缩是小肠其他运动形式的基础，当小肠紧张性降低时，肠壁给予小肠内容物的压力小，食糜与消化液混合不充分，食糜的推进也慢。反之，当小肠紧张性升高时，食糜与消化液混合充分而加快，食糜的推进也快。

（2）分节运动分节运动是一种以环行肌为主的节律性收缩和舒张的运动，主要发生在食糜所在的一段肠管上。进食后，有食糜的肠管上若干处的环行肌同时收缩，将肠管内的食糜分割成若干节段。随后，原来收缩处舒张，原来舒张处收缩，使原来每个节段的食糜分为两半，相邻的两半又各自合拢来形成若干新的节段，如此反复进行。分节运动的意义在于使食糜与消化液充分混合，并增加食糜与肠壁的接触，为消化和吸收创造有利条件。此外，分节运动还能挤压肠壁，有助于血液和淋巴的回流。

（3）蠕动小肠的蠕动通常重叠在节律性分节运动之上，两者经常并存。蠕动的意义在于使分节运动作用后的食糜向前推进，到达一个新肠段，再开始分节运动。小肠蠕动的速度很慢，约 1 ~ 2cm/s，每个蠕动波只把食糜推进一段短距离（约数 cm）后即消失。此外，小肠还有一种传播速度很快，传播距离较远的蠕动，称为蠕动冲。它可把食糜从小肠始端一直推送到小肠末端。有时还可至大肠，其速度为 2 ~ 25cm/s。在十二指肠与回肠末端常常出现与蠕动方向相反的逆蠕动。食糜可以在这两段内来回移动，有利于食糜的充分消化和吸收。

3. 回盲括约肌的机能

回肠末端与盲肠交界处的环行肌增厚，起着括约肌的作用，称为回盲括约肌。回盲括约肌的主要机能是防止回肠内容物过快地进入大肠，因而有利于小肠内容物的充分消化和吸收。当食物进入胃时，可通过胃－回肠反射引起回肠蠕动，在蠕动波到达回肠末端时，括约肌便舒张、部分小肠内容物由回肠入结肠。此外，回盲括约肌还具有活瓣作用，可阻止大肠内容物向回肠倒流。

小肠内容物向大肠的排放，除与回盲括约肌的活动有关外，还与小肠内容物的流动性和回肠与结肠内的压力差有关。

4. 小肠运动的调节

（1）神经调节肠内机械的和化学的刺激作用于肠壁感受器，通过壁内神经丛的局部反射途径可引起小肠平滑肌的蠕动。在一般情况下，迷走神经的传出冲动对整个小肠运动起兴奋作用。交感神经对小肠运动则起抑制作用。但两种神经的效应也依小肠当时的机能状态而异。如果肠肌紧张性已经很高，则无论刺激迷走神经或交感神经，都将对肠肌产生抑制作用；反之，则都产生增强作用。

（2）激素的作用一般说来，胃泌素和胆囊收缩素可兴奋小肠运动，而胰高血糖素、促胰液素和肾上腺素则抑制小肠运动。

小肠内的营养物质和水通过肠黏膜上皮细胞，最后进入血液和淋巴的过程中，必须通过肠上皮细胞的腔面膜和底膜（或侧膜）。物质通过这些膜的机制，即吸收机制，包括简单扩散、易化扩散、主动转运、入胞和出胞转运等。

小肠是消化管中最长的部分，人的小肠长约4m，小肠黏膜形成许多环形皱褶和大量绒毛突入肠腔，每条绒毛的表面是一层柱状上皮细胞，柱状上皮细胞顶端的细胞膜又形成许多细小的突起，称微绒毛。环状皱褶、绒毛和微绒毛的存在，使小肠黏膜的表面积增加600倍，达到200m^2左右。这就使小肠具有广大的吸收面积。

绒毛内部有毛细血管网、毛细淋巴管、平滑肌纤维和神经网等组织。平滑肌纤维的舒张和收缩可使绒毛做伸缩运动和摆动，绒毛的运动可加速血液和淋巴的流动，有助于吸收。

食管的病理

【急性食管炎】

（1）单纯性卡他性炎：常因食入刺激性强的或高温食物引起。

（2）化脓性炎：多继发于食管憩室引起的食物潴留、腐败、感染，或形成脓肿，或沿食管壁扩散造成蜂窝织炎。进而可继发纵隔炎、胸膜炎与脓胸。

（3）坏死性食管炎：强酸强碱等化学腐蚀剂可造成食管黏膜坏死及溃疡形成，愈合后可引起瘢痕狭窄。此外，还可由某些传染病如伤寒、猩红热、白喉等的炎症病变波及食管黏膜所致。

【慢性食管炎】

1. 单纯性慢性食管炎：常由于长期摄入刺激性食物，重度吸烟，食管狭窄致食物潴留与慢性瘀血等引起。病理变化常呈现食管上皮局限性增生与不全角化，还可形成黏膜白斑。

2. 反流性食管炎：是由于胃液反流至食管，引起食管下部黏膜慢性炎性改变。

3. Barrett 食管炎：慢性反流性食管炎可引起食管下段黏膜的鳞状上皮被胃黏膜柱状上皮所取代，成为 Barrett 食管，该处可发生溃疡或癌变（Barrett 食管腺癌）。

胃的病理

根据病理学分类，一般分慢性浅表性胃炎，慢性萎缩性胃炎，胃及十二指肠溃疡，胃癌四种，现将各型病理情况分述如下。

【慢性浅表性胃炎及慢性萎缩性胃炎】

1. 慢性浅表性胃炎

属早期病变，程度轻微，多呈弥漫性，亦可局限于一处或呈多病灶性。胃镜下可见有灰白色或黄白色黏液性渗出物覆盖于胃黏膜之上。炎灶局部胃黏膜充血、水肿，有时伴有点状出血或糜烂。

镜下观察，炎症主要限于黏膜浅层，亦可累及深层，根据炎症累及的程度不同将其分为三度，即：轻度、中度、重度。胃黏膜自表面至深部分成三等分，炎症细胞浸润仅累及表浅 1/3 者，即相当于小凹以上部分为轻度，累及 2/3 以内者为中度，超过 2/3 为重度。除炎症细胞浸润外，常伴有被覆上皮变性，固有膜水肿及充血变化，也可见出血点或浅表上皮脱落。黏膜固有层的胃腺无减少或异常，浸润的细胞主要是淋巴细胞和浆细胞，亦可见嗜酸性粒细胞杂于其中，某些特殊病例并可见到不少中性粒细胞浸润于表面上皮及小凹上皮细胞之间，该处上皮细胞变性、胞质破裂及胞核浓缩更明显，这种变化可出现于急性活动性病变。

浅表性胃炎可消散或进一步发展，若固有腺因炎症破坏而减少，可转化为萎缩性胃炎。

2. 慢性萎缩性胃炎

一般多为慢性浅表性胃炎发展而成。本病的病因尚不十分明确，可能与自身免疫因素有关。例如在某些病人血中可找到抗胃壁细胞微粒体的自身抗体，在萎缩性胃炎的胃黏膜中一般有淋巴细胞浸润，甚至形成生发中心。但部分病例与自身免疫无关，其病因可能与吸烟、喝酒、滥用水杨酸类药物等有关。

病理情况下肉眼可见，胃黏膜薄而平滑，皱襞浅，有的基本消失，偶尔可有出血及糜烂。胃镜检查本型胃炎具有三个特点：

（1）胃黏膜失去橘红色，变为灰色或灰绿色。

（2）胃黏膜多呈局限性萎缩，变薄，萎缩区周围的胃黏膜隆起，界限清楚。

（3）黏膜变薄，黏膜下小血管分支清晰易见。

镜下所见，本型胃炎病变区腺上皮萎缩，腺体萎缩变小，并有囊性扩张，最终可致腺体全部萎缩。胃体和胃底部病变区，主要是壁细胞消失，其次是主细胞消失和黏液分泌细胞化生。在幽门窦病变区，幽门腺不同程度的萎缩、消失，并常有肠上皮化生。黏膜固有层有淋巴细胞、浆细胞浸润，病程久的病例，在黏膜固有层中可有淋巴滤泡形成。

3. 临床病理联系

各型胃炎的病变程度与临床症状并不十分一致，部分患者可无任何临床表现，常见临床症状有：

（1）上腹痛由于胃黏膜的病理改变易受其他因素的刺激及胃动力的改变而引起程度不同的上腹痛。

（2）嗳气炎症可反射性引起唾液腺分泌，由于泡沫状唾液不断被吞入胃内，此外尚有空气的吞入，以及胃酸缺乏，胃内发酵产气等使胃内气体积存，从而导致嗳气。

（3）腹胀多发生于食物滞留，排空延迟和消化不良，尤其是进食不易消化食物及易发酵产气食物时则较明显。

（4）恶心、呕吐炎性胃黏膜在受到理化因素、生物因素的刺激及胃肠道过度膨胀或动力学障碍，则可引起恶心呕吐。

（5）食欲不振由于胃黏膜炎症或萎缩，腺体减少，造成分泌障碍。由于胃酸减少而引起胃蛋白酶缺乏，失去活力或功能障碍，引起蛋白质消化不良，再加神经体液调节障碍等因素，而出现食欲不振。

（6）腹泻、便秘由于胃酸缺乏，食物在胃内未充分消化。此外，胃酸分泌减少时胰腺的外分泌也受影响。慢性萎缩性胃炎常可引起胃源性腹泻，但多数浅表性胃炎大便干结。

（7）贫血胃酸分泌减少，消化能力下降，影响铁的吸收而形成贫血，若内因子缺乏，阻断维生素 B_{12} 的吸收使造血功能紊乱，出现巨幼红细胞性贫血或恶性贫血，若慢性胃炎合并上消化道出血或长期食欲不振亦可引起贫血。

4. 预后

预后一般较好，慢性浅表性胃炎经适当治疗后可痊愈。若治疗不力或长期不愈者可转化为萎缩性胃炎，少数萎缩性胃炎可转变为胃癌，其癌变率为2.55%。

【胃及十二指肠溃疡】

1. 胃及十二指肠溃疡

胃及十二指肠溃疡又称溃疡病。临床表现为周期性上腹痛、嗳气、反酸、呕吐等症状，易反复发作，呈慢性经过。胃溃疡多发生于胃小弯，靠近幽门处多见，溃疡面呈圆形或椭圆形，直径多在2cm以内，有的可达4cm以上，边缘整齐，溃疡底部深浅不一，常越过黏膜下层，有的可深达肌层或浆膜层。若沿胃小弯走向切开溃疡，则可见溃疡大致作斜向的漏斗状。溃疡部的浆膜面常有少量纤维素渗出，其后渗出物机化，局部增厚，呈灰白色，可与邻近器官发生粘连。镜下可溃疡底部自内向外大致有四层组织构成。

渗出层即溃疡表层，有中性白细胞、纤维素等炎性渗出物覆盖。坏死层为无结构的坏死组织；肉芽组织层为新生肉芽组织，有大量或纤维细胞和毛细血管，也有一些中性白细胞和淋巴细胞浸润。瘢痕组织层，大量胶原纤维，并可发生玻璃样变，纤维细胞少。瘢痕组织内的小动脉常因炎性刺激而出现闭塞性动脉内膜炎。有时可有血栓形成，造成局部组织血液供应不足，影响溃疡愈合，但可防止局部血管破裂出血。溃疡底部的神经节细胞及神经纤维常发生变性和断裂等变化。

十二指肠溃疡的形态特征与上述胃溃疡类似，但一般溃疡面较小而浅，直径多在1cm以内，多发生在十二指肠球部，靠近幽门环前壁或后壁最多见。

2. 结局及并发症

溃疡病多呈慢性反复发作，若经合理治疗，溃疡面可逐渐修复。但已被破坏的肌层不能再生，由瘢痕组织充填修复，若瘢痕过多，使该处胃腔狭窄而形成葫芦形。

溃疡病患者常伴有出血现象，若出血不能得到有效控制，日久可导致贫血。若大量失血，可导致休克危及生命。

(1) 穿孔：若溃疡面较深，穿透浆膜，发生穿孔，引起弥漫性腹膜炎。

(2) 幽门梗阻：靠近幽门的溃疡面大量结缔组织增生和瘢痕收缩。若长期梗阻则胃壁肥厚，胃腔增大，患者因呕吐造成水、电解质紊乱和营养不良。因溃疡周围继发性炎证、水肿或幽门括约肌痉挛，引起机械性梗阻者，经治疗后可缓解。

(3) 癌变：胃溃疡癌变率在1%左右，十二指肠癌变十分罕见。

【胃癌】

胃癌是常见的恶性肿瘤之一，好发于40～60岁，男多于女，胃癌的好发部位为胃窦部，沿小弯侧最多，较少发生在胃体及贲门部。

1. 早期胃癌

临床上一般症状不明显，与慢性胃炎类似，病变常累及黏膜及黏膜下层。肉眼观察病变不明显或较轻微，镜下所见主要为管状腺癌，亦可有乳头状腺癌或未分化癌。

2. 晚期胃癌

病变浸润超过黏膜下层者称晚期胃癌，病理上常分以下几类：

(1) 溃疡型：癌组织坏死脱落形成溃疡，较大，直径2～5cm不等，边缘不整，有时隆起呈堤围状，底部凹凸不平。

(2) 息肉型：癌组织向胃腔生长，形成息肉状或蕈伞状肿块突入胃腔，可伴坏死及小面积溃疡形成。

(3) 胶样癌：癌细胞分泌大量黏液，以致癌组织呈软而半透明的胶冻状。

(4) 浸润型：癌组织弥漫浸润胃壁各层，浸润处胃壁增厚，质地缺乏弹性，黏膜皱襞变平或消失，病变典型者胃似皮革制成的囊袋，称革囊胃。

3. 扩散途径

有直接蔓延、淋巴转移、血道转移、种植性转移等途径。

4. 临床病理联系

早期胃癌由于其范围小，多无明显症状，或仅有上腹闷感和胸部隐痛、食欲差、贫血等非特异性症状体征，中晚期可出现体重减轻、腹痛、饮食欠佳、呕吐、出血、贫血等，这主要是由于胃黏膜破坏及癌组织坏死、溃疡形成的结果。晚期胃癌可显示恶病质及转移等症状和体征。如出现呕血、黑便等症状，且在上腹部常可触及肿块。

5. 预后

早期胃癌如经手术切除治疗则预后良好，手术后五年存活率达85.9%～94.7%，中晚期患者手术五年存活率约在54.8%～72.8%，因此，早期诊断治疗则显得十分重要。

肠的病理

根据病理学分类，常见局限性肠炎、慢性溃疡性肠炎、急性出血性坏死性肠炎等，现将各型病理情况分述如下。

【局限性肠炎】

1. 肉眼观

病变呈节段性，由正常黏膜分隔。病变处肠壁变厚、变硬，肠黏膜高度水肿。皱襞呈块状增厚，黏膜面有纵行溃疡并进而发展为裂隙，重者可引起肠穿孔及瘘管形成。病变肠管常因纤维化而狭窄并易与邻近肠管或肠壁粘连。肠壁可粘连成团，与回盲部增殖型结核很相似。

2. 镜下

病变复杂多样，裂隙状溃疡表面被覆坏死组织，其下肠壁各层可见大量淋巴细胞、巨噬细胞与浆细胞浸润，称为穿壁性炎症，可见淋巴组织增生并有淋巴滤泡形成，约半数以上病例出现结核样肉芽肿，但无干酪样坏死改变。肠黏膜下层增厚、水肿、其中有多数扩张的淋巴管。

【慢性溃疡性结肠炎】

1. 肉眼观

最初结肠黏膜充血并出现点状出血，黏膜隐窝有脓肿形成。脓肿逐渐扩大，局部肠黏膜表层坏死脱落，形成表浅小溃疡并可累及黏膜下层。溃疡可融合扩大或相互穿通形成窦道。病变进一步发展，肠黏膜可出现大片坏死并形成大的溃疡。残存的肠黏膜充血、水肿并形成息肉样外观，称假息肉。假息肉细长，其蒂与体无明显区别。有时溃疡穿通肠壁引起结肠周围脓肿并继发腹膜炎。病变局部的结肠可与邻近腹腔器官发生粘连。

2. 镜下

早期可见肠黏膜隐窝处有小脓肿形成，黏膜及黏膜下层可见中性粒细胞、淋巴细胞、浆细胞及嗜酸性粒细胞浸润，继而有广泛溃疡形成。溃疡底部有时可见急性血管炎，血管壁呈纤维素样坏死。溃疡边缘假息肉形成处的肠黏膜上皮可见有不典型增生，提示有癌变的可能。晚期病变区肠壁有大量纤维组织增生。

3. 并发症

本病除可引起结肠周围脓肿、腹膜炎外，尚可合并肠癌，且一般为多发性肠癌。癌变率取决于病程长短及病变范围。一般病变仅限于左侧结肠，癌变率低，而全结肠均有病变，病程达 20 年者癌变率为 10%，30 年者为 15% ~25%。此外，在暴发型病例，结肠可因中毒丧失蠕动功能而发生麻痹性扩张，故有急性中毒性巨结肠之称。

【急性出血性坏死性肠炎】

病理变化。肠壁发生明显的出血及坏死，常呈节段性分布，以空肠及回肠最为多见且严重。病变肠壁增厚，黏膜肿胀，广泛出血、坏死，表面常被覆假膜。病变黏膜与正常黏膜分界清楚，常继发溃疡形成，溃疡深者可引起肠穿孔。黏膜下层除广泛出血外，发生严重水肿及炎细胞浸润。肌层平滑肌纤维断裂并可发生坏死。

食管病的发病因素

【食管梗阻病因】

在某些病人，食管狭窄是先天性的，而另一些病人，则是胃酸反复反流损伤食管所致。狭窄还可由食管外的压迫引起，例如，肥大的左心房、主动脉瘤、异常的锁骨下动脉、异常的甲状腺、从脊柱长出的骨刺，或癌肿，最常见为肺癌。梗阻的最重要原因是食管癌。由于所有这些疾患都可使食管内腔直径变小，因此它们通常造成吞咽固体食物，特别是肉和面包的困难，而液体则无困难。

由酸反流引起的狭窄，吞咽困难发生在其他的长期症状，如严重烧心、周期性夜间或弯腰时胸骨后刺痛之后。这种吞咽困难在数年间逐渐加重，而食管癌引起的吞咽困难则在数周或数月迅速地进行性加重。

【Lusoria 吞咽困难】

是由血管压迫食管引起的一种吞咽困难。此为一种先天缺陷，最常因右锁骨下动脉位置异常所致。吞咽困难可发生于小孩，但异常血管发生粥样硬化而引起者则发病较晚。

【弥漫性食管痉挛】

又称串珠或螺旋钻样食管，是神经功能障碍引起的食管推进性运动（蠕动）紊乱的一种疾病。

【贲门失弛缓症】

又称贲门痉挛、食管不蠕动、巨食管，是一种与神经有关而确切原因不明的疾病，主要影响两个过程：推进食物的食管收缩即蠕动的节律和下食管括约肌的开放。贲门失弛缓症可能是由于食管周围的神经和支配食管肌肉的神经功能紊乱引起。

【反流性食管炎】

即胃食管反流，是胃内容物向上反流进入食管的一种疾病。胃的内层能保护胃免受自身胃酸的损害。由于食管缺乏类似的保护性内层，反流的胃酸会引起疼痛、炎症（食管炎）和损伤。当下食管括约肌功能失调时就会发生胃酸反流。当病人卧位时，重力的作用导致反流。食管炎症的程度取决于胃内容物的酸度、食管内的胃酸量，以及食管清除反流液的能力。

【腐蚀性食管炎】

腐蚀性物质，如清洁剂因意外或有意（企图自杀者）被吞下时可损伤食管。当一些药物暂时停滞于食管时能引起严重的炎症，吞咽时疼痛，偶尔还可引起食管狭窄。

【食管憩室】

食管憩室是食管向外的异常突起，偶尔可引起吞咽困难。食管憩室有三类：咽部憩室或岑克尔憩室；中段食管憩室或牵引性憩室；膈上憩室。各有其原因，但可能都与吞咽和食管肌肉的舒张不协调有关，如在贲门失弛缓症和弥漫性食管痉挛的病人可发生此症。

胃病的发病因素

胃病的发病原因不外饮食生冷酸辣，滋腻厚味，嗜酒嗜烟，过饥过饱，劳倦过度，忧愁思虑，急躁恼怒，淋雨涉水，睡眠不足，久卧湿地，脾胃虚弱十一个方面。

饮食生冷，寒主收引，胃腑脉络拘急导致胃气不和。饮食高酸食物，胃酸过多，可致胃膜损伤。辛辣厚味，滋腻食物可聚湿生热，使胃膜充血水肿，嗜酒嗜烟，可致胃膜肿胀、充血、糜烂、导致急慢性炎症。过饥过饱、饮食不节，可使胃失和降。劳倦过度，可使气血亏虚，胃腑失养，导致溃疡。忧愁思虑可使心脾两虚，导致失眠多梦，心胃不和的胃神经官能症。急躁恼怒，肝失疏泄，横逆犯胃，气机阻滞而致升降失常。淋雨涉水，久卧湿地，外感寒湿之邪，内客于胃。血不散，脉络急，升降失调。睡眠不足，饮食不香，胃不和也。脾胃虚弱，则运化无力，受纳障碍，胃失濡养则功能失常，中气下陷则引起胃腑下垂。皆乃气不足之故也。

肠道疾病的发病因素

肠道是消化器官中最长的管道，它包括十二指肠、空肠、回肠、盲肠、结肠和直肠，全长约7m左右，空肠与回肠曲回于腹部中央，周围由结肠将其围住。肠道疾病中，以阑尾炎发病率最高，占外科住院病人的10%左右。肠梗阻亦属外科常见疾病，肠瘘则由损伤引起或手术后并发症。肠道的功能：小肠黏膜层表面覆以肠绒毛，主要为食物的消化和吸收，各种消化液在小肠中将食糜分解成葡萄糖、氨基酸、使食物消化吸收后，剩余之糟粕形成粪便，贮存于左半结肠而后排出体外。一旦肠道有病，就有会引起消化吸收障碍，以及一系列相关症状。

【急性阑尾炎】

阑尾位于小肠与大肠交界处，附着于盲肠后内侧，长约5～7cm，直径小于1cm。阑尾腔的远端为盲端，近端则与盲肠相通，二者交界处有一半月形的黏膜皱壁，称Gerlach氏瓣，该黏膜闭合不全时，食物、粪便易进入腔内，引起炎症。其发病原因为管腔梗阻、细菌感染或神经反射性痉挛等因素。

根据阑尾炎的病理变化可分为单纯性阑尾炎和化脓性阑尾炎。

（1）单纯性阑尾炎，炎症较轻，仅浆膜层充血和黏膜层有轻微出血溃疡；

（2）化脓性阑尾炎，浆膜层极度充血和黏膜有坏死、化脓；坏疽性阑尾炎，阑尾各层发炎、坏死、色泽暗红，壁薄组织糜烂，极易穿孔。阑尾炎有急慢性之分，二者症状类似，但急性发作时，体征更为明显。急性阑尾炎表现为：

1）腹痛：从上腹或脐周疼痛转移至右下腹，右下腹有固定压痛，炎症扩展至浆层后有腹肌紧张和反跳痛。

2）胃肠道症状：出现恶心、呕吐、腹泻或便秘等症状。

3）发热。体温逐渐上长至37℃～38℃，视炎症轻重而异急性阑尾炎均采取手术治疗。症状轻而怀疑有阑尾炎时可保守治疗，使抗生素、针灸或中药等，但复发率较高。

【肠梗阻】

肠道功能发生障碍，使内容物不能顺利通过者称之为肠梗阻。

1. 肠梗阻根据病因分为

（1）机械性梗阻：各种原因引起肠道狭窄，食物通过困难者；

（2）动力性梗阻：由于自主神经紊乱，使肠道失去正常蠕动能力，而致食物滞留者；

（3）血栓性梗阻：肠道血运障碍，肠系膜栓塞等引起。按梗阻部位分为高位梗阻与低位梗阻，前者为空肠及回肠上段梗阻，后者为回肠下段及结肠梗阻，根据血运情况又可分为：单纯性梗阻，肠壁血供正常，肠腔通道障碍；绞窄性梗阻，肠腔通道与血供均受障碍。

2. 肠梗阻的临床表现

（1）腹痛为阵发性绞痛，腹壁能见到肠型和蠕动波，听诊时有气过水声或金属音。

（2）呕吐、开始时呕出物为食物，而后根据梗阻部位不同，可有不同性质的呕出物，高位梗阻有未消化食物、胃液、胆汁，低位梗阻为粪样呕吐物。

（3）腹胀。低位梗阻较明显，腹腔部膨隆叩及鼓音。

（4）停止排便排气，若为低位梗阻则停止排便、排气。

肠梗阻症状轻而没有腹膜炎时，可予胃肠减压等保守治疗，如反复发作，症状明显，尤以并发腹膜炎时需及时手术治疗。

【肠瘘】

各种致伤原因引起肠壁上有异常空孔，使肠内容物外溢者称之。肠瘘分内瘘与外瘘，内瘘为肠壁穿孔与腹内其他脏器相通而不通向腹外；外瘘为肠壁穿孔通向腹外，有肠液、粪汁流出。肠瘘根据部位又分高位瘘与低位瘘。瘘口在十二指肠及空肠上段100cm内为高位瘘，距空肠100cm以下者均为低位瘘。本节重点介绍高位肠瘘，因高位肠瘘治疗护理不当，对生命威胁较大，应引起重视。临床表现为一旦瘘口形成，每天可从瘘口流出大量胃肠液、胆汁、胰液，这些消化液有强烈的刺激性和腐蚀作用，所侵及的组织，会出现不同程度的糜烂，瘘口周围的皮肤腐蚀更甚。病人软弱无力，出现消瘦。体温随着炎症扩展而上升，可出现持续高热。很快出现水与电解质的失衡，有脱水、酸中毒、低钾等症状。治疗应首先采取腹腔吸引，瘘口保持清洁干燥，加强全身性支持治疗，待适当时期再次手术，切除瘘口，恢复正当肠液通道。

【肠炎】

肠炎是细菌、病毒、真菌和寄生虫等引起的胃肠炎、小肠炎和结肠炎。临床表现有恶心、呕吐、腹痛、腹泻、稀水便或黏液脓血便。部分病人可有发热及里急后重感觉，故亦称感染性腹泻。肠炎按病程长短不同，分为急性和慢性两类。

慢性肠炎泛指肠道的慢性炎症性疾病，其病因可为细菌、霉菌、病毒、原虫等微生物感染，亦可为过敏、变态反应等原因所致。临床表现为长期慢性或反复发作的腹痛、腹泻及消化不良等症，重者可有黏液便或水样便。

急性肠炎是由细菌及病毒等微生物感染所引起的人体疾病，是常见病、多发病。其表现主要为腹痛、腹泻、恶心、呕吐、发热等，严重者可致脱水、电解质紊乱、休克等。临床上与急性胃炎同时发病者，又称为急性胃肠炎。本病多发于夏秋季节。

食管胃肠的临床症状

胃病的临床症状主要表现有呃逆、呕吐、嗳气、恶心、吞吐饮食、烧心、心嘈、吐酸水、空洞症、隐痛、绞痛、闷痛、灼痛、得热痛剧、得寒痛剧、饭后痛重、饭后痛减、饭后饱胀、呕血、食少、胃中结石、硬块、气郁头痛、头晕、失眠、心悸、饱胀、失眠、硬满、胀满、痞满、吐淡水、口干、口渴、口苦、口黏、口甜、口淡、呕吐酸苦水、黄疸、饿时嗳气、饭后嗳气、贫血、胃腑下垂、胃脘撑胀闷闷作痛或牵及两胁腰背、便干腥如羊粪球、便干燥有臭气、便软欲解不得、便气短乏力、胃中痛而喜按、胃中痛而拒按、大便先干后软无臭气、大便先干后溏、先便而下鲜血、粪便里外皆黑色、大便内黄外带鲜血、便时脱出紫肉、便时脱出淡肉、便时痛呈绞痛、大便长期潜血、里急后重、粪便杂风沫、粪便杂脓血黏冻、肛门灼热感、粪便夹脓而腥臭、胃型、肠型、肠鸣腹泻、右下腹压痛、左下腹压痛、胃脘弥漫性压痛、胃脘点状压痛、痛向左肩背放射、痛向右肩背放射、痛向正背部放射、痛在脐周、痛在脐两侧、痛在两胁伴叹气、痛在胃左侧伴胸闷气短、痛在耻骨上端、呕血伴恶心呕吐、上吐下泻、饭后绞痛、得油食即泻、气郁则泻、肛门灼热而泻、食入即饥、隔夜吐食、食不当吐黏条、吐血杂烂肉、舌裂淡沟、舌淡白而痛、平卧痛减、矢气胀除、下午腹胀、呕吐蛔虫、下午下肢肿甚、大便时干时稀、粪便色白、小便时大便出。

胃气上逆则嗳气、恶心、呕吐、呃逆。肝郁化火，横逆犯胃则吐酸水。肝郁化火、贲门肿胀，胃酸过多则烧心，脾胃虚弱，心脾两虚，胃中郁热则心嘈。脾胃虚弱，胃火灼津则口干。肝郁化火，胆汁上溢则口苦。脾胃虚弱，气不化津，胃火炽盛，灼伤津液则口渴。脾胃虚弱或饮食伤胃，胃气上逆则吞吐饮食。肝郁化火，胃气不降，胆汁反流则呕吐酸苦水。胃寒格拒，胃阴不足，气血瘀滞则饮食不利、口吐白沫黏冻。胃不和或心脾两虚，心神失养则失眠心悸。脾虚则清气不升，上焦失养或胃气不降，浊气上犯，则头痛头晕。气虚不摄或胃火灼伤血络则便血。脾胃虚弱，化津不足或胃热伤津则便干。胃热伤及气血或胃中虚寒、气血不利则大便黏冻，脾虚气陷，无力升举，则胃腑下垂。肝郁气滞，横逆犯胃，则胃脘撑胀闷闷隐痛连及胸胁腰背。寒邪客胃或热邪犯胃，胃腑脉络骤急，气机阻滞则胃脘剧痛。胃热伤及血络或脾虚摄血无权，则呕血。脾运失常，胃气不降则食少。饮食生柿与胃酸结合而成结石。气滞胃脘，血气凝结而作硬块。脾虚清气不升，下趋大肠则便溏。

胃肠病十五辨

胃病十五辨包括辨舌质舌苔、脉象、眼睛、饮食、大便、口味、嗳气、呃逆、呕吐、疼痛、脘满、吐酸水、烧心、心嘈、口唇等。

【辨舌苔】

胃病辨舌时，整个舌体可分三部分，即舌尖属上脘，舌中属中脘，舌根属下脘。舌质淡红苔薄白而润滑者属正常。舌质红苔薄白而润者属虚热，舌红苔白者为肝郁化热。舌红苔白厚者属胃热。舌红苔白厚腻者属脾胃湿热。舌红苔白厚干者属胃中实热。舌红无苔者属胃阴不足。舌红无苔而干者，属胃阴大伤。舌淡而苔厚腻者属脾虚挟湿证。舌淡白苔薄白而润者属脾胃虚弱。舌淡而苔灰黑而润滑者属中焦虚寒，舌红苔灰黑而干者属湿郁化火。舌红苔黄腻者属湿热。舌红苔厚转舌淡苔薄者为病退。舌淡白苔薄白润转舌淡红苔薄白润者为病势好转。舌淡苔薄转舌红苔厚者属病情加重。舌红干而无苔，状如猪肝者为死候。

【辨脉象】

胃病脉象注意两关。即肝脾二脉也。肝脉弦大，脾脉弦弱，为木乘土也。即肝气犯胃。脾脉弦大肝脉弦弱为土侮木也，即脾湿肝郁。肝脉弦，脾脉弦大有力者为脾胃湿热。两关脉弦弱为脾胃虚弱。两关脉弦大有力者为胃中实热。两关脉沉弦者为寒邪客胃。脉浮数而弦，无外感证者为胃穿孔。脉伏而不见伴剧痛者为肝郁气滞。脉滑实有力者为饮食停滞。脉弦细者为胃阴不足。脉弱无力者为胃下垂。脉弦弱而虚者为胃出血。脉弦而不齐者为剧痛呕哕。脉缓而不齐者为心脾两虚。肝脉弦脾脉弦缓而弱者为肝郁脾虚。两关脉弦大有力而数者为肝胆湿热。脉弦滑者为胃中痰饮。脉弦细而劲伴危重病容者为死候。

【眼睛】

胃病眼珠疼者为肝郁化火。眼眶疼者为肝郁脾虚。白睛上生蓝斑者为蛔虫。白睛发黄者为肝胆湿热。白睛淡黄者为脾虚湿热。

【饮食】

胃病饮食多而消瘦者为胃热。饮食香甜者为脾胃正常。饮食减少者为脾胃虚弱。饮食不利者为食道疾患。饮食入胃随即反出者为贲门疾患。饮食不当，随即吐出即为白沫黏冻者为食道癌。饮食入胃半天反出，食不化者为胃癌。饭后吞吐饮食者为胃气上逆。饮热食烧心者为食道贲门炎症。心嘈饮食则减者为溃疡或胃窦癌。饿时胃痛饮食则减者为十二指肠溃疡。饿时较舒、饮食后胃中饱闷不畅者为胃炎。不能饮食生冷者为胃阳不振。不能食固体食物者为脾胃虚弱。饮食酸性食物即胃中不舒，吐酸水者，为溃疡或浅表性胃炎。不敢食油腻者，为脾虚湿热。不敢食辛辣食物者为慢性胃炎。饮食后胃中饱胀不舒者为脾胃虚弱。

【大便】

胃病大便里外均发黑者为十二指肠出血。大便外面带鲜血者为直肠出血。大便黏冻者为大肠湿热。大便溏者为脾虚有湿。大便先干后溏者为中气不足。大便干如羊屎易解而腥臭者为癌症。大便干结难下而臭者为胃肠实热。大便酸臭者为饮食停滞。大便干无味者为津液不足。大便软而难下者为气虚。大便不畅者为肝郁气滞。大便矢气后，胃脘胀满减轻者为脾胃虚弱。大便蛔虫伴脐周作痛者为蛔虫。大便伴见白色节片者为绦虫。大便小白虫伴夜间肛门奇痒者为蛲虫。有便意但矢气者为肝郁脾虚。大便黑色者为胃肠出血或食铁剂，猪肝之类。大便发青者为出血或食青菜所致。黎明时肠鸣稀便者为脾肾阳虚。大便时脱肛者为中气下陷。大便时肛门灼热者为大肠湿热。

【口味】

胃病口苦者为胆气上逆，多见于胆汁反流性胃炎。口酸者为肝郁化火。口咸者为肾虚水泛。口辣者为脾肺气虚。口甜乏味者为脾胃虚弱。口中黏腻者为脾虚有湿。口臭者属胃热。口干不欲饮者为脾胃虚弱。吐淡水者为脾虚有湿。吐涎沫者为脾胃虚寒。口渴饮水者属胃热。口中涩者为肝郁脾虚。口气酸腐者为饮食伤胃。口腥吐黏冻者为癌症。口腥吐血者为胃出血。

【嗳气】

胃病嗳气是其主证，乃胃气上逆所致。饿时嗳气为脾胃虚弱。饭后嗳气为食滞胃脘。饮食生冷嗳气者为胃阳不振。嗳气口中黏臭者为湿热阻滞中焦。饮食不当嗳气即吐白沫黏冻者为食道癌。嗳气后较舒者为肝气郁结。善太息者为肝郁气滞。饮食入胃嗳气即反出饮食者为贲门痉挛或贲门炎证。嗳气长期不愈者为虚中夹实证。

【呃逆】

胃病呃逆因胃气上逆所成。饮食生冷呃逆者为胃阳不足。生气呃逆者为肝气犯胃。胃热呃逆者为胃火上冲。饭后呃逆者为脾胃虚弱。受凉呃逆者为外寒犯胃。呃声洪亮者为实。呃声断续低弱者为虚。近病属实，久病属虚。久病重病期间出现呃逆者，为胃气衰败之死候。

【呕吐】

胃病呕吐之因为胃气不降，浊气上逆而致。呕吐伴表证者为外邪犯胃。

呕吐脘胀厌食，嗳腐吞酸者为饮食停滞。呕吐胀连胁肋者为肝气犯胃。呕吐清水痰涎者为痰饮内阻。呕吐便溏者为脾胃阳虚。干呕咽干者为胃阴不足。呕吐酸苦水者为胆汁反流性胃炎，呕吐酸水者为肝热犯胃。呕吐后胃中较舒者为脾胃虚弱。呕吐热辣水者为胃及贲门炎症。呕血者为胃出血。呕吐黏冻或腥腐烂肉者为食道癌。呕吐脓血者为胃痈。呕吐物完谷不化者为胃炎或胃癌。规律性饮食后呕吐伴有肠型者为幽门梗阻证。呕吐伴腹泻者为胃肠炎。

【疼痛】

胃病疼痛乃因气机阻滞，不通则痛。一则不通，二则失养，为胃痛发作的根本。胃脘灼热作痛伴口苦者为肝胃郁热，胃脘胀痛连及两胁者为肝气犯胃。胃脘刺痛伴便血者为血瘀。胃脘隐痛伴泛吐清水者为脾胃虚寒。胃脘撑胀不舒伴隐痛者为脾胃虚弱。胃脘剧疼伴见寒象者为寒邪客胃。胃疼兼表证者为外邪犯胃。胃脘隐痛伴咽干者为胃阴不足。胃脘胀痛伴嗳腐吞酸者为食滞胃脘。胃脘时疼绕脐而作者为蛔虫。胃疼阵作，辗转不安，伴肢冷汗出者为胆道蛔虫。胃脘隐痛时作时止者为脾胃虚弱。饿时胃中作痛，饮食休息则减者为十二指肠溃疡。饿时较舒。饭后胃中撑胀作疼者为胃炎。夜间胃脘作痛又能自止者，为溃疡。胃疼伴见贫血，胃中有包块者为胃癌。胃脘撑胀闷痛伴舌质红苔厚腻者为寒热互结。胃脘阵痛向右肩背放射者为胆囊炎。胃脘作痛，向左肩背放射者为胰腺炎。胃疼伴呕吐泄泻者为霍乱。胃疼后移到右下少腹疼而不移者为阑尾炎。胃疼后呕血便血者为胃出血。胃剧疼一阵后自行缓解但伴见神志改变，腹肌紧张如板状，触疼明显，大小便失禁者为胃穿孔。胃疼伴失眠，呕吐，眼胀疼者为胃神经官能症。

【脘满】

胃病脘满其因在于气机郁滞不通也。胃脘胀满，敲之如鼓者为胀满，乃肝郁气滞所成。自觉胃脘胀满，但按之濡软者为痞满，舌红苔厚腻者乃寒热互结而致。自觉胃脘胀满但按之濡软者为痞满，舌淡苔白润者乃因脾胃虚弱而成。自觉胃脘胀满，按之硬痛者为硬满，乃气滞血瘀所致。饥饿时胃脘胀满者为脾胃虚弱。饿时较舒，饭后胃脘胀满者为胃炎。有规律的下午腹胀为脾胃虚弱。胃脘胀满不舒，舌淡苔白厚润滑者为虚湿痞，乃脾虚有湿所致，胃脘胀满不舒，按之压痛，舌红苔厚腻者为湿热痞，乃湿热阻滞中焦所成。胃脘胀满不舒，按之濡软，舌淡红苔薄白者为虚痞，乃脾虚气滞之因。胃脘胀满不舒，按之濡软，舌红苔薄白者为虚热痞，乃脾虚有热而致。

【吐酸水】

胃病吐酸水乃来自肝也。吐酸水伴舌质红苔厚者为肝胃郁热。吐酸水伴口苦者为胆热犯胃。吐酸水伴舌质红苔薄白者为肝郁脾虚。吐酸水伴舌淡苔薄白者为脾胃虚弱。脘胀厌食吞酸嗳腐者为食滞胃脘。吐酸水伴胁疼者为肝气犯胃。吐酸水伴舌淡苔白腻者为脾虚有湿。

【烧心】

胃病烧心证乃郁热高酸而致也。饮热烧心如刀割样者为食管贲门炎证。烧心伴吐酸水者为胃酸过多。烧心伴口苦者为胆热犯胃。烧心饮食则减者为脾胃虚弱。烧心伴吐淡水者为肝郁脾虚。烧心伴胃脘胀满者为胃炎。烧心伴饿时胃脘空洞感者为溃疡。

【心嘈】

胃病心嘈乃主证之一。心嘈饮食则减者为脾胃虚弱。心嘈伴失眠，贫血者为血虚。心嘈伴口苦吐酸水者为肝胃郁热。心嘈伴嗳气胁疼者为肝气犯胃。

【口唇】

胃病则气血生化乏源。胃病运化失常，聚湿生热，故口唇皮肤皆见异常。口唇淡白者为脾虚血亏。口唇赤红者为肝胃郁热。口唇紫者为血瘀。口唇干者为胃阴不足。皮肤红黄者为血分湿毒。皮肤发黄者为肝胆湿热。皮肤淡黄而虚浮者为脾虚有湿。皮肤白无血色者为脾胃虚弱。皮肤失于弹性为胃津大伤。皮肤枯瘦者为癌症后期。

胃肠病治疗十法

治疗胃病应遵循十法，即虚则补之，实则泻之，寒则温之，热则清之，表则解之，陷则举之，瘀则活之，郁则疏之，不盛不虚以和之，寒热互结平调之。

脾胃虚寒者以黄芪建中汤补之。脾胃虚弱者以香砂六君子汤补之。心脾两虚者以归脾汤补之。胃阴不足者以益胃汤、沙参麦门冬汤补之。胃虚气逆者以旋覆代赭汤补之。食滞胃脘以保和丸泻之。肝胆湿热以茵陈蒿汤泻之。寒邪客胃以良附丸温之。痰饮内停以苓桂术甘汤温之。肝胃郁热以大柴胡汤清之。湿热郁蒸以栀子柏皮汤清之。外邪犯胃以藿香正气散解之。气虚下陷以补中益气汤举之。血瘀者以失笑散活之。肝气郁结者以逍遥散疏之。肝气犯胃以柴胡疏肝散疏之。不盛不虚者以六君子汤和之。湿热阻滞中焦者以半下泻心汤平调之。

胃肠病治疗大法

胃者腑也，属阳，五行属土。胃主受纳腐熟水谷，与肝、胆、脾、胰、大肠、小肠等消化器官共同完成饮食物的消化，吸收与输布功能，从而维持着人体的正常生理活动。

腑气宜通不宜滞，以通为顺，以降为和。若因种种因素而导致胃的功能失常，出现嗳气、呃逆、恶心、呕吐、头晕、食少、胃脘撑胀，闷闷作痛不舒等胃气上逆之证，皆为胃病也。浊气在上，则生月真胀。通则不痛，不通则痛也。

因此，在治疗上应特别注意通降法的应用：寒则温之，热则清之，虚则补之，寒则泻之，郁则疏之，逆则降之，陷则举之，虫则驱之，血则止之，痞则开之，皆通者也。

胃中寒则不易受食，寒则收引，胃腑筋脉拘急，痉挛作痛，血循环障碍，胃腑失于蠕动，所以食少，冷痛。可用良附丸温之以通。常用药物有高良姜、香附子、木香、红蔻、砂仁、草蔻、肉桂等。

胃中热则胃黏膜充血水肿，热盛血瘀，久则可见糜烂，胃脘饱胀不舒，隐隐作痛，食则滞中，不知饥饿。可用自拟清胃散清之以通。常用药物有大黄、枳实、川厚朴、生石膏、栀子、茵陈、白芍、地丁、蒲公英、金银花等。

胃中虚则功能失常，受纳腐熟失职，饭后饱胀不舒，运食无力，或胃黏膜血流量减低，饥饿时出现空洞感，中气虚不得濡养胃腑。可用香砂六君子汤加味补之以通。常用药物有人参、木香、砂仁、焦白术、茯苓、炙甘草、陈皮、姜半夏、黄芪、扁豆、炒山药等。

胃中实则气滞胃腑，食不下，不通则痛，气上逆则吞吐饮食，胃中撑胀作痛。可用保和丸加味泻之以通。常用药物有陈皮、建曲、山楂、茯苓、姜半夏、连翘、炒莱菔子、炒麦芽、大黄等。

胃中瘀滞则肝气犯胃也。胃及两胁走窜作痛。可用柴胡疏肝散疏之以通。常用药物有柴胡、白芍、枳壳、炒甘草、川芎、香附子、陈皮、香橼、佛手、甘松、绿萼梅等。

胃气逆而不降，出现恶心、呕吐、食少、嗳气。浊气上犯则头晕目眩。或矢气不得，胃中饱胀不舒。可用旋覆代赭石汤降气以通。常用药物有旋覆梗、代赭石、生姜、大枣、姜半夏、甘草、人参、苏梗、藿香梗、枳实等。

胃气下陷，中气亏虚，无力升提，可见胃中饭后饱胀下坠感，平卧则减。胃蠕动缓慢，甚则胃腑下垂。可用补中益气汤加枳壳举之以通。常用药物有人参、焦白术、当归、炙甘草、陈皮、生姜、柴胡、黄芪、升麻、大枣、枳壳等。

胃中虫绕，胃气上逆，呕吐蛔虫，时作腹痛，消瘦乏力，食少恶心。可用自拟驱虫汤驱之以通。常用药物有大黄、木香、茵陈、苦楝根皮、使君子仁、乌梅等。

胃出血乃胃黏膜糜烂或溃疡所致。多因胃中热盛或胃酸过多损伤胃腑而成。去除病因的同时可用自拟止血汤止而通之。常用药物有黑当归、黑白芍、台乌药、白及、乌贼骨、三七参、黑香附子等。

胃中痞满，自觉撑胀满闷不舒，痞塞不通，按之濡软，舌红苔白腻者为寒热错杂之证，气滞胃中，腑气不通所致。可用半夏泻心汤，辛开苦降以通之。常用药物有黄连、黄芩、干姜、半夏、枳实、人参、甘草、大枣等。

治胃之法，莫过于以上十法也。可单用可合用，对症下药，灵活掌握，通其胃腑为要也。

胃肠病治疗二十法

【健脾和胃】

常用药物：人参、土白术、土扁豆、土山药、党参、黄芪、甘草、山楂、神曲、谷芽、麦芽、苡米、薏苡仁、大枣。

【疏肝利胆】

常用药物：柴胡、川楝子、香附子、青皮、郁金、香橼、佛手、黄芩、茵陈、龙胆草。

【益气升提】

常用药物：升麻、柴胡、淫羊藿、人参、党参、黄芪。

【降逆止呕】

常用药物：代赭石、沉香、枳实、枳壳、藿香梗、紫苏梗、旋覆梗、生石膏、竹茹、半夏、灶心土。

【滋养胃阴】

常用药物：生地、麦门冬、玄参、沙参、花粉、玉竹、石斛、山药、扁豆、百合。

【温胃散寒】

常用药物：熟附子、肉桂、桂枝、干姜、生姜、高良姜、红豆蔻、砂仁、草豆蔻、白豆蔻。

【芳香化湿】

常用药物：藿香、佩兰、苍术、厚朴、砂仁、白豆蔻、草豆蔻、草果仁。

【祛痰涤饮】

常用药物：茯苓、半夏、旋覆花、生姜。

【清热解毒】

常用药物：金银花、连翘、蒲公英、地丁、板蓝根、败酱草、白花蛇草、土茯苓、黄芩、黄连、黄柏。

【通腑泻浊】

常用药物：大黄、芒硝、番泻叶、火麻仁、郁李仁、牵牛子。

【止血制酸】

常用药物：三七、蒲黄、白及、五灵脂、艾叶炭、灶心土、炮姜炭、大黄炭、栀子炭、煅瓦楞子、乌贼骨、煅牡蛎。

【驱虫消积】

常用药物：使君子仁、乌梅、苦楝根皮、槟榔、南瓜子仁、牵牛子。

【活血化瘀】

常用药物：乳香、没药、川芎、五灵脂、丹参、桃红、红花、三棱、莪术、穿山甲、大黄。

【理气止痛】

常用药物：青皮、陈皮、枳实、枳壳、木香、沉香、香附子、檀香、川楝子、乌药、香橼、佛手、青木香、甘松。

【涩肠止泻】

常用药物：诃子、石榴皮、肉豆蔻、海螺蛸、莲子、芡实。

【消食导滞】

常用药物：山楂、神曲、麦芽、谷芽、莱菔子、鸡内金、建曲。

【收敛生肌】

常用药物：黄连、白及、乌贼骨。

【辛开苦降】

常用药物：黄连、黄芩、干姜、半夏。

【凉血消肿】

常用药物：蒲公英、地丁、金银花、连翘、栀子。

【解表和中】

常用药物：紫苏、生姜、葛根、藿香、厚朴花、白芷。

重度慢性胃炎三满证的诊治要点

【硬满】

自觉胃脘部位胀闷不舒，外形不大，按之如石板，有抵抗感，硬满而痛，为气滞血瘀所致。可用莪术 30g，丹参 30g，三棱 15g。

【痞满】

自觉胃脘部位胀闷不舒，外形不大，按之濡软，无抵抗感，无疼痛感，为寒热互结中焦所致。可用干姜10g，黄连10g，半夏10g，枳实10g。

【胀满】

自觉胃脘部位胀闷不舒，外形胀大，敲之如鼓，有抵抗感，胀满而痛，为肝郁气滞所致。可用木香6g，香元20g，枳壳15g，川朴12g。

常见脉象与主病

【浮脉】

举之有余，按之不足，主表证，有力表实，无力表虚。

【沉脉】

轻取不应，重按始得，主里证，有力里实，无力里虚。

【迟脉】

一息三至，来去迟慢，主寒证，有力实寒，无力虚寒。

【数脉】

一息六至，来去快速，主热证，有力实热，无力虚热。

【虚脉】

浮大迟软，举按无力，主虚证。

【实脉】

长大带弦，举按有力，主实证。

【滑脉】

往来流利，应指圆滑，主痰、食、火郁、妊娠。

【涩脉】

往来艰涩，轻刀刮竹，主精亏、血少、气滞血瘀。

【濡脉】

浮细而软，重按不显，主血虚，湿证。

【弱脉】

沉细而软，重按欲无，主气虚。

【细脉】

脉细如线，始终清晰，主虚劳，气血两亏，湿邪为病。

【微脉】

极细而软，若有若无，主阳衰，气血大虚。

【洪脉】

脉来洪大，来盛去衰，主热盛，阴虚火旺。

【紧脉】

脉来绷急，左右弹指，主寒痛、宿食。

【弦脉】

端直而长，如按琴弦，主肝、胆症、疟疾疼痛。

【促脉】

数而时止，止无定数，主气滞血瘀，阳热亢盛，痰食停积。

【结脉】

迟而时止，止无定数，主阳盛气结，寒痰瘀血。

【代脉】

迟而时止，止有定数，主脏气衰微。

【芤脉】

浮大中空，如按葱管，主失血，大汗，阴虚阳浮。

【劳脉】

实大弦长，沉取始得，主阴寒积聚。

【革脉】

弦急中空，如按鼓皮，主亡血，失精。

【疾脉】

七至以上，数而燥手，主阴绝阳亢。

【伏脉】

较沉更深，着骨始得，主阴寒内伏，气血不通。

【缓脉】

一息四至，来去缓慢，主中虚，湿邪。

胃肠病与近似疾病的鉴别

胃疼以胃脘部位疼痛为主证。真心疼手足青至节，旦发夕死，夕发旦死。胁疼以两胁胀疼为主证。腹痛以胃脘以下，耻骨以上疼痛为主证。痢疾腹痛伴见里急后重，下利赤白黏液。霍乱腹疼伴吐泻交作。积聚腹疼伴腹中包块。肠痈先胃脘作痛后集中于右少腹，拒按转侧不便，右足喜屈畏伸。疝气少腹疼引睾丸。胰腺炎疼向左肩背放射。胆囊炎疼痛向右肩背放射伴右胁下压痛明显。胃疼以胃脘部位压痛明显向正背部放射。肝大右胁肋振动作痛。十二指肠炎或十二指肠溃疡则可见十二指肠部位明显压痛。黄疸伴见身黄、目黄、尿黄三大主证。鼓胀以腹胀大如鼓，脉络暴露，四肢消瘦为其主证。胃炎、胃溃疡、中脘穴部位压痛明显。胃炎压痛部位面积大，胃溃疡压痛部位面积小。

胃肠病与相关疾病的诊断要点

脾破裂

（1）左上腹或左下胸外伤史。

（2）左上腹疼痛并迅速扩及全腹痛，伴见低血容量性休克。

（3）腹部压痛，反跳痛明显，但早期无肌卫。有时可叩得移动性浊音。

（4）腹腔穿刺可见不凝固的血液。

（5）配合 B 超以确诊。

肝破裂

（1）右下胸或右腹背部外伤史。

（2）肝被膜下破裂时仅出现右上腹痛，但可放射至右肩部，叩诊时发现肝浊音界扩大。

（3）肝被膜和肝组织均破裂时常可见休克，腹膜刺激征明显。可见到移动性浊音，肠鸣音消失，腹腔穿刺能够抽出不凝固的血液。

（4）少数肝破裂患者血液可经胆管进入十二指肠，形成血胆症，胆绞痛以及上消化道出血三联症。

（5）查 B 超以确诊。

胰腺损伤

（1）有上腹部外伤或涉及胰腺等上腹部手术病史。

（2）上腹部或全腹部疼痛、压痛、腹肌紧张，腰背部出现叩击痛。严重损伤时可见休克。

（3）血清及尿淀粉酶值增高。腹腔的穿刺液淀粉酶值可明显增高。血白细胞计数增多。

（4）剖腹探查可发现合并邻近脏器有严重损伤，还可见到腹膜后血肿。

胃及十二指肠急性穿孔

（1）突然上腹持续剧痛，迅速扩散到全腹，伴见恶心呕吐，同时合并休克。常有溃疡病史，近期溃疡症状加重以及有暴饮暴食等诱因。

（2）腹膜刺激征明显，肠鸣音减弱或消失，肝浊音界缩小或消失，并可见到移动性浊音。

（3）X 线检查可发现膈下有半月形的游离气体影。

（4）血化验白细胞总数和中性粒细胞百分数均增高。

急性阑尾炎

（1）转移性右下腹或固定性右下腹，呈持续性疼痛，阵发性加剧。

（2）右下腹麦氏点或右侧下腹部固定压痛明显。严重时出现反跳痛或肌紧张。

（3）伴见发热，恶心呕吐，便秘或腹泻。

（4）血化验白细胞总数及嗜中性粒细胞增高。

慢性阑尾炎

（1）有急性阑尾炎病史以及反复发作的右下腹疼痛史。

（2）右下腹麦氏点处局限性压痛。

（3）X 线钡餐检查阑尾腔内钡剂排空迟缓，或处于固定状态。

（4）排除有关疾病。

肠 梗 阻

（1）大多急性发病，阵发性腹部绞痛，腹胀，恶心呕吐，停止排便以及肛门排气。

（2）单纯机械性肠梗阻，常腹部膨隆，并可出现肠型和肠蠕动波。局限性压痛，一般无反跳痛及肌紧张。肠鸣音阵发性亢进或见气过水声。麻痹性肠梗阻大多为腹部手术、炎症、外伤后，常可见满腹膨胀，肠鸣音减弱或消失。狭窄性肠梗阻腹部绞痛，腹部压痛及腹膜刺激征明显。可出现移动性浊音，肠鸣音减弱或消失。严重时常见脉象数而无力，血压下降，体温升高，白细胞计数增高，有中毒性休克的表现。

（3）血化验白细胞计数增多，严重者可伴见发热、脱水、电解质以及酸碱失衡现象。

（4）X线检查可见到腹胀气以及多个气液平面。

肠扭转

（1）突然出现腹部绞痛，腹胀明显，伴见恶心呕吐。若有肠系膜血循环障碍时可见休克征象。

（2）腹部压痛，可有肌紧张。肠鸣音减退或者消失。偶可见到气过水音。有时可以扪及扭转膨隆的肠袢。

（3）X线检查发现肠腔充气以及气液平面。也可见到巨大固定的充气肠袢及气液平面。乙状结肠扭转时用钡灌肠检查还可见到鸟嘴样阴影。

胃癌

（1）早期上腹部不适，有重压感，继则疼痛，饮食不畅，伴呕吐，呕血，便血。

（2）X线钡餐造影可见胃黏膜改变，龛影或软组织影，充盈缺损，胃壁僵硬等。

（3）胃细胞学检查癌细胞阳性。

（4）颈部淋巴结活检阳性。

（5）结合胃镜检查以确诊。

肠结核

（1）有结核病史或有与结核病患者密切接触史。

（2）发病缓慢，腹痛腹泻。腹泻与便秘交替出现。伴发热、盗汗、乏力，消瘦等。并可有右下腹压痛，或可触及包块，甚至有不完全肠梗阻表现。

（3）大便浓缩可查出结核杆菌，动物接种阳性，血沉加快，OT试验强阳性。

（4）内镜检查病变局部充血水肿，可见到溃疡、增生组织或狭窄。结合活检可确诊。

（5）正规抗结核治疗疗效明显。

胃肠息肉

（1）胃息肉常伴有慢性萎缩性胃炎，腹部不适，疼痛等症状。息肉可因溃疡而出血。胃镜检查发现息肉多在胃黏膜皱襞的顶点，或在皱襞之间，多为孤立性的，有蒂或无蒂。结合活检即可确诊。

（2）大肠息肉呈无痛性，间断性便血。或有遗传病史。纤维结肠镜检查结合活检即可确诊。

吸收不良综合征

（1）腹泻，每日大便数次，甚至十余次，量多，呈糊状，不成型，多泡沫，有油光和恶臭。体重减轻，贫血，浮肿，低蛋白血症，营养不良等症状。

（2）大便苏丹Ⅲ染色脂肪球阳性。

（3）X线钡餐检查发现小肠扩张，黏膜皱襞紊乱，粗糙，钡剂在肠腔内呈分节状、团状或雪片状改变，但没有其他胃肠道器质性征象。

（4）内镜检查：空肠黏膜活检可有部分或次全性绒毛萎缩。

胃黏膜脱垂症

（1）上腹部疼痛常发生于饭后，呈阵发性，没有周期性和节律性，使用碱性药物不能缓解。右侧卧位容易引起疼痛或加重，左侧卧位时则疼痛方可减轻。伴见上腹饱胀，嗳气，恶心呕吐等。有时可伴有幽门梗阻以及上消化道出血症状。也有些患者症状不明显。

（2）体检多无阳性发现，有时可见上腹部压痛。有些病人上腹部可触到柔韧的包块。

（3）X线检查十二指肠球底部可见蕈状充盈缺损影，呈单侧性或双侧性，象一团皱襞的形状。阴影大小常随黏膜脱垂的程度而改变，有时球部可呈伞状。幽门管增宽，可有数条皱襞通过。胃蠕动增强。

急性胰腺炎

（1）发作前常有慢性胆系病史，多发生于酒后或饱餐之后。

（2）水肿型常突然发生上腹或左上腹疼痛，向左腰部放射，伴见发热，恶心呕吐。出血坏死型病情严重，除上述症状外还可见到休克，腹膜炎、胸膜炎、麻痹性肠梗阻、消化道出血，腰部以及脐部皮肤可出现瘀斑。少数患者可伴有呼吸窘迫综合征，急性肾功能衰竭，脑病等。有些患者可并发胰腺假性囊肿。

（3）实验室检查血清淀粉酶发病6~8小时后增加，3~5日内恢复正常。尿淀粉酶发病8~12小时后升高，持续1~2周后恢复正常。胸水、腹水淀粉酶明显增高。淀粉酶肌酐清除比率成倍增加。血脂肪酶有时也可增高。出血坏死型血、尿淀粉酶可不增高，但血糖增高，血钙降低，高铁血红蛋白阳性。

（4）B超示胰腺普遍增大，光点增多。

慢性胰腺炎

（1）上腹部疼痛或无痛，消化不良，上腹压痛，消瘦等。

（2）腹部平片有胰腺钙化和导管结石。

（3）B超有胰腺钙化，胰管结石，胰管扩张，胰腺局限性或弥漫性增大或萎缩，胰腺

胰 腺 癌

（1）中上腹或左上腹疼痛与闷胀进行性加重，常放射到腰背部。仰卧与侧卧时疼痛加重，前俯时疼痛减轻。可伴有进行性梗阻性黄疸以及严重消瘦等。

（2）上腹深部有肿块，肝脏、胆管肿大。

（3）血清癌胚抗原阳性。

（4）B超检查有胰头或体尾部肿块的表现。

（5）CT检查显示胰腺癌表现。

（6）经皮胰腺穿刺细胞学检查找到癌细胞方可确诊。

肝 囊 肿

（1）一般无症状，囊肿较大时可有上腹胀痛不适感。肝不大，或有不同程度肿大。部分患者可触及单个或多个囊肿，可有波动感，但多无压痛。有的可触及因合并多囊肾而肿大的肾脏。

（2）肝功能及AFP正常。

（3）合并多囊肾者可有蛋白尿，血尿或慢性肾功能不全表现。

（4）B超或CT检查可确诊，并可判断有无肾囊肿。

急性梗阻性化脓性胆管炎

（1）B 超检查发现胆道结石，胆管梗阻增粗，口服或静脉胆囊造影，显示胆道结石梗阻胆总管增粗。

（2）实验室检查胆红素、白细胞均升高。

（3）临床可见黄疸、高热、疼痛以及常有早期休克征象。

肾及输尿管结石

（1）腰部或上腹部持续钝痛或阵发性剧烈绞痛，常放射到同侧下腹部或外阴。绞痛发作时可伴见出冷汗，恶心呕吐。双侧同时有梗阻者可发生尿闭。

（2）可有肉眼或镜下血尿，绞痛发作时血尿加重。

（3）X 线泌尿系平片大多可见结石阴影。

（4）B 超、CT 检查可确诊。

内　　痔

（1）一期无明显自觉症状，痔核较小，质柔软，表面鲜红或青紫，大便时痔核不脱出肛外，常与大便摩擦出血。

（2）二期痔核较大，大便时痔核能脱出肛外，大便后自行回纳，出血量较多，呈点滴状或喷射状。

（3）三期痔核更大，表面微带灰白色，大便时经常脱出肛外，甚至行走、咳嗽、喷嚏、站立时也会脱出，不能自行回纳，须用手推回或平卧、热敷后才能回纳，便血不多或不出血。

食管裂孔疝

（1）胸骨后或上腹部烧灼痛或有紧压感，疼痛范围广，往往于饭后 30～60 分钟发作，与体位有关。可伴见嗳气，泛酸，呃逆，咽下困难等。食物通过食管时，胸骨后有停滞的感觉，开始为间歇性，日久则呈持续性。常有慢性少量的出血，偶有大出血，常引起缺铁性贫血。裂孔疝巨大时可压迫心肺与纵膈，发生气急，心悸，紫绀，咳嗽等。

（2）内镜检查可见齿状线上移，食管缩短，镜插入不足 40cm 时即可见到胃黏膜。食管下段、贲门、胃体小弯侧充血水肿，或见溃疡、瘢痕狭窄等征象。

急性胃扩张

（1）大多突然发病，上腹饱胀，持续性疼痛，阵发性加剧。伴见呃逆，频繁呕吐，呕吐物为棕绿色或咖啡样物，吐后症状不缓解。严重者可伴见口渴、脱水、呼吸急促、脉细数，血压下降以及休克等。体查可见上腹膨胀，有巨大胃型，局部压痛，叩诊可为高度鼓音，或为震水音。若并发胃穿孔，则可伴见急性腹膜炎体征。

（2）腹部平片或立位透视，可发现胃阴影明显扩大，胃泡大，有气液平面等症状。

（3）可有低钾、低钠、低氯血症等。

心绞痛

（1）疼痛多见于胸骨体上段或中段的后方，也可在心前区。常向左肩、左臂前内侧、小指、无名指直至颈部、下颌、咽部，左肩胛以及上腹部放射。常伴见消化道症状。轻时为压闷紧束感，重时有濒死感，迫使患者立即停止活动。疼痛一般持续1~5分钟自行缓解，也有持续15分钟者。休息或舌下含化硝酸甘油数分钟后终止发作。

（2）劳力常在体力劳动、情绪激动、饱餐、寒冷等心肌需氧量增加时所诱发，休息可使之缓解。发作时焦虑不安，面色苍白，大汗，血压增高，心率增快。心尖部第一心音减弱，可见房性奔马律。

（3）自发型多发生在静止状态而无明显心肌需氧量增加，而主要是由于较大的冠状动脉分支痉挛所引起。

（4）变异型多发生在午夜或凌晨而呈定时发作，无明显诱因，心绞痛较重，持续时间较长，可达15~20分钟。发作时心电图ST段抬高，可伴见室性早搏或心动过速。

急性化脓性腹膜炎

（1）腹痛剧烈，呈持续性，深呼吸和咳嗽时加重。

（2）伴恶心呕吐，寒战，高热等症状。

（3）早期即可出现休克征象。

（4）有不同程度的腹胀，腹式呼吸受限或消失。腹部有明显压痛及反跳痛。腹肌紧张，重者呈板样强直。肝浊音界缩小或消失。腹腔积脓时有移动性浊音，肠鸣音减弱或消失。

（5）白细胞计数和中性粒细胞均增高。

（6）胃肠道穿孔者，X 线检查可发现膈下游离气体。

腹膜后肿瘤

（1）早期主要为腹胀或胃肠功能紊乱，压迫胃肠道可引起食欲不振，恶心呕吐等。

（2）肿瘤出血或坏死时，肿块可迅速增大而伴剧痛。

（3）压迫直肠时可见排便次数增多，里急后重，排便困难，或肠梗阻。

（4）压迫或侵犯泌尿系时可见肾盂积水，尿频，尿痛，血尿以及排尿困难。

（5）压迫腹膜后神经中，血管时可见腰凝胶，下肢水肿，感觉异常等。

（6）恶性肿瘤则可见食欲下降，体重减轻，发热，贫血，脱水等恶病质症状。

（7）B 超、CT 检查以确诊。

食　管　癌

（1）早期偶有下咽不畅，胸骨后疼痛或不适感，晚期可见进行性下咽困难。

（2）食管镜检查可见病灶处黏膜粗糙，溃疡或有菜花样突起等。活检可以确诊。

（3）食管细胞检查可查到癌细胞。

胃神经官能症

（1）主要有厌食反酸，嗳气，食后饱胀感，上腹不适，恶心，呕吐与疼痛等症状。同时多有头痛，头晕，失眠，心悸，胸闷健忘，忧虑，注意力不集中及手掌多汗等全身性神经管能症的表现。病情常随情绪变化而波动，症状可因精神治疗而暂时好转。

（2）无特征性所见。

（3）胃 X 线钡餐，胃镜等检查均无器质性病变。

胃下垂

（1）多发生于瘦长体型、经产妇及消耗疾病进行性消瘦者等。

（2）轻者无明显症状，重者可有上腹不适，多在餐后、站立及劳累后加重，有胞胀、厌食、恶心、嗳气及便秘等症状。亦可出现站立性昏厥、低血压、心悸、乏力、眩晕等“循环无力症”的其他内脏下垂的表现。

（3）肋下角常<90°；站立时腹主动脉搏动明显；振水声，以双手托扶下腹部往上则上腹坠胀减轻；也可同时伴有肝、肾、结肠下垂的现象。

（4）X线检查可见胃角部低于髂嵴连线；胃幽门管低于髂嵴连线；胃呈长钩形或无力型，上窄下宽，胃体与胃窦靠近，胃角变锐。胃的位置及张力均低，整个胃几乎位于腹腔左侧。

胃空洞症

（1）饿时发作，似嘈非嘈，似饥非饥，自汗出，身乏力，急欲饮食，胃中空慌感，饮食或休息后方可缓解。反复发作，久而不愈。脉缓弱，舌质淡，舌苔白而润滑。

（2）不伴有低血糖，心肌缺血，十二指肠溃疡和糜烂性胃炎等并发症。

急性肠胃炎

（1）有细菌、病毒等感染肠道病史，起病较急，潜伏期2~24小时。

（2）急性胃肠炎，有频繁的恶心、呕吐，伴上腹部不适和疼痛。急性肠炎型，腹泻为主，水样便无脓血，每日10余次，伴脐周痛，便有少量黏液，常有里急后重感。急性胃肠炎型，有恶心呕吐、腹痛及腹泻。可有高热、意识障碍、腹痛、脱水等。

（3）上腹部及脐周部压痛，肠鸣音亢进。

（4）白细胞及中性粒细胞可以升高，便常规有黏液及红、白细胞，电解质紊乱，低血钾、低血钠等。

消化性溃疡

（1）典型症状为长期性、周期性和节律性中上腹部疼痛。病程可达几年，十几年以至数十年，发作期与缓解期交替，发作常具有季节性，以秋末冬初和春季多见。疼痛性质为饥饿样不适、灼痛、绞痛，偶有剧痛。精神紧张、情绪激动、饮食不慎和药物影响常为诱发和加重因素，进食或服用制酸药可使疼痛缓解。胃溃疡的疼痛多位于伤上腹正中或稍偏左，可放射至左下胸和肋弓。十二指肠溃疡的疼痛多位于上腹偏右或正中，较常放射至背部。胃溃疡的疼痛多在餐后1/2～2小时发生，至下一餐前消失，十二指肠溃疡的疼痛多在餐后3～4小时出现，持续至下餐前，亦可于睡前或半夜出现，称为夜间痛。其他胃肠道症状尚可有唾液分泌增多、反酸、嗳气、恶心、呕吐等。全身症状可有失眠、多汗、缓脉等神经官能症或自主神经系统不平衡的症状。

（2）球后溃疡的疼痛多位于右上腹，痛较剧烈，且夜间痛和背部放射痛较球部溃疡更为多见，易并发大量出血。幽门管溃疡常缺乏溃疡症状的典型规律，可于餐后立即出现上腹痛，呕吐多见。

（3）在发作期，上腹部可有局限性压痛，程度一般不重，压痛部位大致与溃疡位置相符。

（4）胃肠X钡餐检查：直接征象可见消化性溃疡本身被钡剂填充的龛影，作为诊断的可靠依据，间接征象可见溃疡对侧的痉挛性胃切迹，黏膜皱襞星状集中现象或十二指肠球部痉挛或畸形，对诊断有参考价值。

（5）内镜检查：可见溃疡呈圆形，椭圆形或线条形，边界整齐，底部平整，覆着白苔、黄白苔或灰白苔，周围黏膜常见水肿，有时可见皱襞向溃疡集中。

（6）胃溃疡病人胃酸分泌正常或稍低于正常，十二指肠溃疡则多增高。在溃疡活动期，粪便隐血试验可阳性。

上消化道出血

（1）大量呕血、便血，数小时失血量超过1000ml或循环血量的20%。

（2）血压、脉搏明显变化；血压低于平时3.99KPa（30mmHg），或每小时输血100ml不能维持血压；脉搏>110次/min。

（3）Hb降到7g以下；RBC<200万或RBC压积降到28%以下。

（4）临床上有心慌、烦躁、冷汗、厥逆。

附：出血程度标准

1）轻度出血：24h<500ml，稍有头晕，心慌。

2）中度出血：24h为500～1000ml，血压在11.97KPa，呕血伴有黑便。

3）重度出血：24h为1500ml，血压<11.97KPa，有休克。

4）致死性出血：24h出血>2000ml，大动脉出血。

乙型病毒性肝炎

（1）血清 HBsAg 阳性或伴 HBcAg 阳性者。

（2）血清 HBsAg 阴性，但抗 - HBcIgM 阳性，或抗 - HBs 或抗 - HBc 阳性者。

（3）血清 HBV - DNA 或 DNA 多聚酶或 HBcAg 或抗 HBc 阳性者。

（4）HBV 感染指标不明显或只有抗 - HBc 一项指标阳性，肝内 HBcAg，HBsAg 或 HBA、DNA 阳性者。

以上四项中任何一项阳性就可诊断为乙型肝炎病毒感染。

至于急性乙型肝炎的诊断，由于我国无症状 HBsAg 携带者很多，这些人如再感染非甲非乙型肝炎或其他急性肝炎，极易误诊为急性乙型肝炎，因此需仔细鉴别，特别是进行科研时对急性乙型肝炎的确诊更要慎重，一般可参考以下几点：

1）发病不久，经灵敏的方法检测 HBsAg 阴性，发病后阳转，且滴度较高者。

2）急性期血清抗 - HBcIgM 的高滴度，抗 - HBcIgG 低滴度，恢复期恰恰相反者。

3）急性期 HBsAg 高滴度，恢复期持续阴转者。

4）急性期抗 - HBc 阳转或恢复期抗 - HBs 阳转者。

5）有明确的受染者（如输入 HBsAg 阳性血液），且潜伏期符合，发病后 HBsAg 阳性者。

慢性肝炎的病原学确诊更难，一般分为 HBsAg 阳性和 HBsAg 阴性即可。

无症状 HBsAg 携带者：无任何临床症状及体征、肝功能正常、HBsAg 血症持续阳性 6 个月以上者。

急性胆囊炎

（1）痛为最主要症状，常在进油腻事物之后。开始时可为剧烈的疼痛，位于上腹中部，80% ~90% 患者伴有恶心、呕吐。在绞痛发作后便转为右上腹部持续性疼痛，疼痛可放散至右肩或右腰背部，也可向左右肩部同时放散，极少向左肩部放散。随着病情的加重，常有畏寒、发热，若出现寒战高热，则病情已发展至急性化脓性胆囊炎或合并有胆道炎。

（2）右上腹部压痛和肌紧张，Murphy 征阳性，常可触及肿大而有压痛的胆囊。如病程较长，在右上腹及触及一边界不清楚的炎性肿块（肿大的胆囊被大网膜所包裹）。20% 患者可出现黄疸，以隐性黄疸，即血清胆红素 5 ~ 20ml/L 为多见。黄疸是由于并发的胆管炎或胰腺炎，以及胆道管结石、炎症、水肿、Oddi 氏括约肌痉挛所引起。少数患者出现腹部胀气，严重者可出现肠麻痹。

（3）B 型超声检查：可发现胆囊肿大、壁厚、胆石光团及声影，有时可见胆囊壁水肿这一特征性现象。

（4）实验室检查：白细胞总数及中性粒细胞数均增高，并与病变的严重程度及有无并发症有关。白细胞计数异常升高时须考虑有胆囊坏死和穿孔的存在。如合并急性胰腺炎，血清、尿及腹腔渗液淀粉酶或脂肪酶含量增高。血清 SGPT 及 SGOT 值常增高。ALP 和 LAP 亦可增高。

反流性食管炎

（1）胸骨后或剑突下烧灼性疼痛，多在进食辛酸，脂肪，酒类后出现。疼痛可放射至肩胛骨区，胸骨两侧甚至两臂，服碱性药物后减轻。食后仰卧，躯干前屈或剧烈运动后可有酸或苦味的胃内容物反流至食管上段甚至溢入口腔。并发食管黏膜水肿，官腔痉挛或疤痕狭窄时可出现吞咽困难。部分患者有食管贲门部或胃手术史。

（2）食管钡餐检查黏膜正常，或可见黏膜皱襞不规则、紊乱、增粗，重者有食管狭窄。部分患者可见钡剂从胃反流至食管。

（3）食管滴酸试验阳性：嘱病人取坐位，插入鼻胃管并固定于门齿 30 ~ 35cm 处，先滴入生理盐水，每分钟 5 ~ 10ml，滴 15 分钟。如病人无不适感，则以同样速度滴入 0. 1N 盐酸。一般在 15 分钟之内发现胸骨后灼热感或疼痛，此为滴酸试验阳性，提示有食管炎。

（4）纤维食管镜检查可见齿状线模糊，食管下端黏膜充血、水肿、糜烂、出血及溃疡。黏膜活检见鳞状上皮细胞层次减少，基层细胞明显增生，乳头延伸上皮表面伴有血管增生等。

具有以上 1、4 两项或 1、2、3 三项者即可确诊。

急性腐蚀性食管炎

（1）口咽及胸骨后灼痛，伴流涎、呕吐、咽下疼痛和咽下困难，重者可发热。食管穿孔者可出现休克，纵隔炎，心包炎和食管——支气管瘘的表现。

（2）常见口腔及咽颊部烧伤。

（3）食管 X 线钡餐检查。一般应在起病 3 ~ 6 周后，待食管急性炎症消退后进行，用以观察是否有食管狭窄或穿孔。

（4）食管胃镜检查。有人主张应尽早进行，用以判断病变范围，但有休克或可能引起穿孔者不宜采用。

贲门失弛缓症

（1）间歇性、非进行性吞咽困难；营养状况保持一定水平，无恶病质。部分患者进食液体食物较固体食物通过更加困难。

（2）X 线钡餐检查食管明显扩张，在扩张的食管下段可见食管腔呈环形狭窄。黏膜光滑，黏膜下无浸润。

具备以上各项而可排除硬皮病，食管贲门癌及淀粉样变性等情况者可确诊。

急性单纯性胃炎

（1）有饮食不当，暴饮暴食，进食烈酒、药物、化学品或细菌污染物等病史者。

（2）上腹部灼痛不适、食欲不振、恶心、呕吐、病程多短暂。

（3）急性腐蚀性胃炎有吞服强酸、强碱或其他腐蚀剂史、口腔或咽部有腐蚀性损伤，胸骨后及上腹部剧痛。重症者有呕血、脱水及休克。

习惯性便秘

1. 病因

（1）饮食中含机械或化学刺激物不足，纤维素含量过少。或进食过少。

（2）不良生活习惯、高度精神紧张、高级中枢对肠壁的感神经作用过强。

（3）各种原因成结肠蠕动减弱或排便动力不足。

2. 临床表现

（1）排便次数减少，粪便硬，直肠便秘多成大块，结肠痉挛则成小粒似羊粪状。

（2）少数有骶骨部、臀部、大腿后侧隐痛，是由于粪块压迫第三、四、五骶神经根前支所致。

（3）胃肠功能紊乱、腹泻、肠鸣、反胃、恶心，长期可引起贫血及营养不良。

（4）左下腹压痛，常可触及粪块及触及痉挛收缩的肠管。

3. 检查

（1）胃肠X线检查：可见钡剂到达结肠后运行减慢，在左侧结肠停滞过久，可显示出扩张的直肠壶腹。

（2）直肠镜：乙状结膜镜及纤维结肠镜检查，可见直肠、结肠黏膜充血、水肿，肠管痉挛性收缩。

慢性溃疡性结肠炎

（1）临床有持续性反复发作性黏液血便，腹痛，伴有不同程度的全身症状，不应忽视少数只有便秘或无血便的患者。既往史及体检中要注意关节、眼、口腔、肝脾等肠道外表现。

（2）肠镜检查所见：①黏膜有多发性溃疡伴充血、水肿，病变大多从直肠开始，且呈弥漫性分布。②黏膜粗糙呈细颗粒状，脆易出血，或附有脓血性分泌物。③可见息肉，结肠袋往往变钝或消失。

（3）黏膜活检，呈炎症性反应，同时常可见糜烂，陷窝脓肿，腺体排列异常及上皮不典型增生等变化。

（4）钡灌肠所见：①黏膜粗乱及/或有细颗粒样改变。②多发性溃疡或有假性息肉。③肠管狭窄，缩短，结肠袋消失可呈管状。

（5）在排除菌痢、阿米巴肠炎、慢性血吸虫病、肠结核等感染性结肠炎及结肠克隆氏病，放射性结肠炎的基础上，可按下列条件诊断。

根据临床，肠镜检查之①②③三项中一项及/或黏膜活检可以诊断本病。

1）根据临床及钡灌肠有①②③中之一者可以诊断。

2）临床症状不典型而有典型之肠镜所见或钡灌肠所见者可诊断本病。

3）临床有典型症状或典型既往史，但结肠镜或钡灌肠检查无典型改变者，应列为“疑诊”随访。

（6）有关本病一个完整全面的诊断，应包括其临床类型严重程度，病变范围及病变分期

1）类型：初发型、急性暴发型、慢性复发型、慢性持续型。

2）病情程度分级：轻度，全身症状很轻或无全身症状；重度，有多次黏液血便及水样泻及发热，脉率增快等全身症状，血沉可显著增快，血浆白蛋白可减轻；中度，界于轻度与重度之间。

3）病变范围：全结肠、区域性结肠，左半结肠，乙状结肠、直肠。

4）病变分期：活动期、缓解期。

肠道易激综合征

（1）与遗传因素、胃肠道刺激、某些药物、情绪因素及食物中纤维素的含量有关。

（2）便秘较多见，伴排便困难。腹泻，每日腹泻一次或多次，或与便秘交替出现。腹痛，沿肠管有不适感，可发展为绞痛，持续数分至数小时，排气或便后多有缓解。便可带有薄层黏液或黏液管型。

（3）沿结肠部位可有压痛，乙状结肠可触及粪块或索条样痉挛的肠管。腹部压痛与器质病变不同，持续压迫疼痛消失。

（4）实验室检查便呈水样，软便或硬块，可有黏液。X 线钡灌肠检查可因肠管痉挛出现线征。乙状结肠镜或纤维结肠镜检查可见结肠痉挛，充气时引起疼痛，黏膜活检无异常。

脂肪肝

1. 第一类

起病隐袭，病程长，病情较轻。表现为肝区不适或隐痛、腹胀、恶心、肝大、质稍硬、有轻度触痛。肝功能有 SGPT 增高等轻度改变。治疗后可逆转。主要见于原发性高脂蛋白血症Ⅱ、Ⅵ、Ⅴ型（高甘油三酯血症），糖尿病，长期酗酒等。以下检查有助诊断：

（1）B 超见肝大，CT 示不同程度肝密度减低，严重者肝 CT 为负值，肝实质密度低于肝内血管密度，轻度肝脂浸润影响检查不易发现。

（2）血脂（甘油三酯为主）往往升高。

（3）肝活检可确诊。光镜下肝细胞内有细胞空泡。

2. 第二类

起病急、病情重，可发生黄疸、腹水、出血倾向、肾功能衰竭、脑病等。肝功能明显异常。见于妊娠急性脂肪肝、肝巨块性脂肪变性、四环素中毒等。急性脂肪肝根据病因及临床表现（包括原发病表现）可以诊断。

幽门梗阻

（1）病人可反复出现呕吐，呕吐物多为宿食，吐后上腹部感舒适。病人因惧怕腹胀，晚间常不敢进食；进食后，胃部可逐渐扩张，上腹饱满，并可出现移动性包块（胃型）。由于呕吐次数增加，导致水与电解质丢失，可呈现消瘦乏力、皮肤干燥、丧失弹性，产生手足搐搦，严重者可伴发惊厥、尿量减少，最后导致昏迷。

（2）钡餐透视，胃镜检查可确诊。

胆囊结石

（1）右上腹闷胀不适及慢性胆囊炎症状，较小的结石每于饱食油腻或夜间平卧时阻塞胆囊管，引起胆绞痛或急性胰腺炎，此时胆囊仍保持其正常的吸收浓缩功能，也可长期阻塞胆囊管而不发生感染，仅形成胆囊积水，周身之炎反应不明显。一旦结石进入胆总管，则阻塞性黄疸将为主要症状，如胆管阻塞不能迅速消失，则因继发性感染将有高热寒战症状，可出现胆囊积液积脓和胆囊肠道内瘘。约0.5%～1%的胆囊结石病人可发生胆囊癌。胆囊和胆道的感染、阻塞性黄疸、化脓性胆管炎、肝功能损害等常见，此时胆囊功能明显低下或丧失。

（2）右上腹轻微压痛或触及无明显压痛的肿大胆囊，若有感染造成胆囊积脓可触及肿大压痛明显的胆囊。有时可伴肝脏肿大。

（3）超声显像对胆囊结石诊断的准确率很高，声影是诊断胆囊结石的一个最可靠征象，当发现结石回声随体位的改变而在胆囊内移动时，诊断的准确率可高达90%～100%，多数情况下胆囊疾病的CT诊断价值不如超声，但CT对胆囊窝内肿物的诊断价值较高，对黄疸的鉴别诊断有较大价值。

慢性胆囊炎

（1）临床症状常不典型，有时可能与胆囊结合完全相同。但大多数病人既往有胆绞痛病史。可见上腹饱胀、嗳气、腹胀、厌油食等消化不良症状。有时出现右季肋、腰背部不适感、持续性钝痛或右肩胛区放射性痛，很少有畏寒、发热和黄疸。由于慢性胆囊炎的急性发作或胆囊内结石或浓厚黏液进入胆囊管或担总管而引起梗阻，可出现急性胆囊炎或胆石症的典型症状。

（2）右上腹压痛和叩击痛，Murphy征阳性。

（3）胆壁增厚，胆囊缩小或膨大，如显出结石影则可明确诊断。CT诊断价值类似B超。

（4）腹部X线平片可能显示胆石，膨大或缩小的胆囊、胆囊钙化或胆囊乳状不透明阴影等。

胆道蛔虫病

（1）发作性上腹部绞痛或钻顶痛，突起突止，近期有吐蛔虫史，剑突下有压痛，但无肌紧张。

（2）合并胆道感染时，可有持续性右上腹痛、发热、黄疸及白细胞增高，局部出现肌紧张。

（3）大便内找到蛔虫卵。

（4）手术检查、十二指肠镜或X线检查证明肠道或十二指肠内有蛔虫者可确诊。

慢性浅表性胃炎

（1）无症状或有上腹痛，饱胀、嗳气、纳少等，偶有上消化道出血。

（2）X线钡餐检查缺乏阳性征象。

（3）胃液分析，胃酸正常或稍高。

（4）内镜检查见黏膜红白相间（以红为主），水肿，有黏稠黏液附着，可有糜烂与出血；黏膜活检为浅层炎性细胞浸润，腺体正常。

（5）疣状胃炎，属浅表性胃炎。内镜见胃窦部有较多的点状糜烂灶，直径约0.5～1cm，似脐样突起。

胆汁反流性胃炎

（1）症状主要表现为上腹痛、饱胀、嗳气、胆汁性呕吐，反复呕吐酸苦水。少数病人可呕吐咖啡样胃内容物或出现黑粪。

（2）可与中上腹部压痛。

（3）胃镜检查，可见胃黏膜充血、水肿、糜烂、出血斑、表面附有灰白色炎性渗出物或有胆汁反流与胆汁着色，黏膜触之易出血，很容易形成溃疡。

慢性糜烂性胃炎

（1）多数病人有上腹部疼痛，程度较轻，性质与消化性溃疡相似，以空腹痛为多，与季节有关，且可呈周期性发作。其他症状可有食欲不振、恶心、呕吐、上腹不适、烧心感等，有时可发生消化道出血。

（2）部分病例可有上腹部轻度压痛。

（3）胃镜检查。胃黏膜表层剥脱，常有白苔，又可分为三型：隆起型，如丘疹状顶端有脐样凹陷；平坦型，不高出周围黏膜；凹隐型，比周围黏膜低。糜烂的周围黏膜常有炎症表现。

慢性萎缩性胃炎

（1）症状主要表现为上腹部饱胀或隐痛不适，食欲减退，恶心，嗳气等，可呈间歇性或持续存在。部分病人可有少量、反复的呕血或黑便。

（2）无特征性表现，少数病人可有消瘦、贫血、脆甲、舌质、舌乳头萎缩。部分病例可有上腹部轻度压痛。

（3）胃镜检查：①胃黏膜色泽变淡，呈淡红色、灰色、灰黄色或灰绿色，严重者呈灰白色。②胃黏膜变薄，黏膜皱襞变细变薄。③黏膜下血管显露，静脉呈蓝色，小动脉及毛细血管呈红色。④有时在萎缩的黏膜上，有上皮细胞增生形成的细小颗粒，有时可形成较大的结节。⑤萎缩性黏膜也易出血，也可出现糜烂。

常见胃肠病的治疗原则与代表方剂

【反流性食管炎】

（1）治则：疏肝和胃、清热解毒、滋阴制酸、理气降逆。

（2）方药：柴胡疏肝散合增液汤加味。

（3）组成：柴胡15g，白芍30g，枳壳15g，甘草6g，川芎10g，香附子30g，陈皮15g，黄连10g，金银花30g，连翘30g，半枝莲30g，佛手15g，生地15g，元参15g，麦冬15g，代赭石30g，白及30g，乌贼骨30g，生麦芽30g，竹茹15g，姜半夏10g。

【消化性溃疡】

（1）治则：疏肝和胃、止血止痛、降逆制酸、活血化瘀、清热解毒、收敛生肌。

（2）方药：柴芍六君子汤加味。

（3）组成：柴胡15g，白芍30g，人参10g，土炒白术12g，茯苓12g，甘草6g，陈皮15g，姜半夏10g，川楝子10g，青皮10g，香橼15g，香附子30g，白及30g，乌贼骨30g，木香6g，沉香4g，大黄10g，青木香10g，枳实15g，代赭石30g，旋覆梗30g，丹参30g，黄连10g，金银花30g，连翘30g，公英

20g，地丁20g，莪术15g，炒扁豆30g，炒山药30g。

【萎缩性胃炎】

（1）治则：疏肝健脾、和胃止痛、活血化瘀、滋阴生津、理气降逆、清热解毒。

（2）方药：柴芍六君子汤合增液汤加味。

（3）组成：柴胡12g，白芍30g，人参10g，土炒白术12g，茯苓12g，甘草10g，陈皮15g，姜半夏10g，六神曲30g，麦芽10g，木香6g，沉香4g，莪术30g，丹参30g，生地15g，元参15g，麦冬15g，花粉30g，石斛15g，生扁豆30g，生山药30g，玉竹15g，苏梗30g，藿香梗30g，败酱草30g，白花蛇草30g，半支莲30g。

【浅表性胃炎】

（1）治则：疏肝理气、和胃止痛、清热解毒、降逆制酸。

（2）方药：四逆散加味。

（3）组成：柴胡15g，白芍30g，枳实30g，甘草6g，木香10g，沉香6g，川楝子10g，青皮10g，茵陈30g，生石膏30g，麦芽30g，山楂30g，公英30g，地丁30g，代赭石30g，枳壳15g，旋覆梗30g，藿香梗30g，苏梗30g，白及30g，煅牡蛎30g，乌贼骨30g。

【胆汁反流性胃炎】

（1）治则：疏肝利胆、和胃降逆、清热解毒、止痛制酸、理气消痞。

（2）方药：胆囊炎症药加味（自拟方）。

（3）组成：茵陈30g，柴胡15g，白芍30g，木香10g，枳壳15g，郁金30g，黄连10g，黄芩10g，大黄10g，制半夏15g，川楝子10g，甘草6g，麦芽30g，沉香6g，白及30g，乌贼骨30g，牡蛎30g，枳实15g，公英30g，金钱草30g。

【糜烂性胃炎】

（1）治则：疏肝和胃、清热解毒、消肿止血、制酸止痛、消痞散结、收敛生肌。

（2）方药：四逆散加味。

（3）组成：柴胡15g，白芍30g，枳实15g，甘草10g，麦芽30g，蒲公英30g，地丁30g，败酱草30g，三七参9g，白及30g，乌贼骨30g，大黄炭10g，煅牡蛎30g，木香10g，沉香6g，姜半夏15g，莪术10g，丹参10g。

【胃空洞症】

（1）治则：疏肝健脾、补中益气、温通血脉。

（2）方药：补中益气汤加味。

（3）组成：人参10g，土炒白术15g，当归10g，炙甘草20g，陈皮10g，柴胡 15g，黄芩 30g，升麻 10g，桂枝 10g，土炒扁豆 30g，土炒山药 30g，香附子 30g，生姜、大枣、黄酒引。

【胃下垂】

（1）治则：疏肝健脾、益气升提、降逆消痞、清热固肾。

（2）方药：补中益气汤加味。

（3）组成：人参 10g，土炒白术 15g，当归 10g，炙甘草 20g，陈皮 10g，柴胡 15g，黄芩 30g，升麻 10g，白芍 10g，枳壳 6g，姜半夏 6g，茵陈 15g，川断 30g，淫羊藿 30g，桑寄生 30g，生姜、大枣引。

【溃疡性结肠炎】

（1）治则：涩肠止泻、理气活血、清热解毒、止血消肿、收敛生肌。

（2）方药：升麻葛根汤加味。

（3）组成：升麻 10g，葛根 60g，白芍 30g，甘草 10g，车前子 15g，金银花 20g，乌梅 30g，木香 6g，石榴皮 10g，米壳 10g，黄连 10g，土诃子肉 30g，丹参 10g，白及 30g。

【习惯性便秘】

（1）治则：补气滋阴、理气固肾、润肺通腑。

（2）方药：补中益气汤合增液汤加味。

（3）组成：人参 10g，土炒白术 15g，当归 10g，炙甘草 20g，陈皮 10g，柴胡 15g，黄芪 30g，升麻 10g，生地 20g，元参 20g，麦冬 20g，熟地 30g，肉苁蓉 30g，生首乌 30g，桃仁 10g，杏仁 10g。

【急性胃炎】

（1）治则：清热解毒、消肿止痛、温中散寒、消食导滞。

（2）方药：保和丸加味。

（3）组成：陈皮 15g，六神曲 30g，山楂 30g，茯苓 15g，姜半夏 10g，连翘 30g，炒卜子 30g，麦芽 30g，沉香 4g，枳实 15g，大黄 6g。热伤胃腑加蒲公英 30g，地丁 30g，白及 30g；寒伤胃腑加良姜 6g，香附子 10g；痛甚加木香 10g；呕吐加藿香 10g，竹茹 10g，灶心土 30g。

【胃神经官能症】

（1）治则：疏肝和胃、安神降逆。

（2）方药：柴胡疏肝散加味。

（3）组成：柴胡 15g，白芍 30g，枳壳 15g，甘草 10g，川芎 10g，香附子 30g，陈皮 15g。呕吐加代赭石 30g，藿香 30g，竹茹 15g，姜半夏 15g，头痛加天麻 10g，蔓荆子 30g，白芷 15g，羌活 15g，失眠加炒枣仁 30g，丹参 30g，柏子仁 30g，花生叶 30g，胃中痛甚者加沉香 6g，木香 10g。

消化病治疗方案

【各种慢性胃炎】

（包括慢性浅表性胃炎、胃窦炎、胆汁反流性胃炎、糜烂性胃炎、红斑渗出性胃炎、十二指肠炎、胃神经官能症、残胃炎、贲门炎、咽胃综合征、胆胃综合征）

（1）半个月内没有服过驱虫药的患者，病情稳定期应首先口服左旋咪唑一片 150mg，果导片 0.2g，睡前一次口服（只用一次）。

（2）庆大霉素注射液 4 万单位、维生素 B_{12} 注射液 1mg，肌肉注射，每日一次，连用 10 日。

（3）消炎止痛丸，每次十五粒，早上、中午各服一次；养胃丸，每晚服十五粒。疏肝清胃丸，每日三次，每次十五粒。得胆化石丹，每晚服 15 粒。

（4）清胃散 300g，每日一剂，水煎服。一直服到舌苔退净，症状消失为止。如果有腹泻便溏现象，可临时配服诺氟沙星胶囊 3 粒，每日 2 次。

（5）不服或停服清胃散者，又无烧心和吐酸现象，或萎缩性胃炎，或顽固性消化不良者，可配服养胃合剂，每次 50 ~ 100ml，每日 3 次，兑入等量热开水后口服。口服液应常温存放，不能加热、冷藏和冷冻。口服液若有变色或长膜现象，属正常情况。注意密封，不能长时间接触空气。

（6）呕吐和胃中饱胀严重时，或急性胃肠炎，或暴食酒后者，可静脉输液 3 ~5 日，用药如下：

1）0.9% 生理盐水 250ml，加庆大霉素注射液 24 万单位、林可霉素注射液 2.4g、654 –2 注射液 5mg、10% 氯化钾注射液 5ml。

2）0.9% 生理盐水 250ml，加西咪替丁注射液 1g、维生素 B_6 注射液 0.3g、甲氧氯普胺注射液 5mg、10% 氯化钾注射液 5ml（为防止 30 岁以下年轻女性和 15 岁以下儿童的甲氧氯普胺注射液锥外系反应，输液前可口服 25mg 苯海拉明）。

3）5% 葡萄糖液 250ml，加肌苷注射液 0.5g、维生素 C 注射液 2g、三磷酸腺苷注射液 40mg、辅酶 A 注射液 100 单位、门冬氨酸钾镁注射液 10ml。

4）烧心、吐酸水者加用 5% 葡萄糖液 250ml，奥美拉唑针剂 40mg。

（7）穴位贴敷：中脘、神阙、足三里（双），外用胶布固定，5 日一换。或用骨刺消炎膏置于膏药托上敷硬满处。

（8）剧烈痉挛疼痛时，排除急腹症及其他疾病后，肌注曲马多针剂 1 支（50mg）配 654 –2 针剂 5mg。或肌注庆大霉素针剂 4 万单位、氯丙嗪针剂

12.5mg、安乃近针剂0.25g、阿托品针剂0.5mg。心脏病、青光眼、前列腺增生者禁止使用654-2、阿托品。有精神障碍者禁用甲氧氯普胺注射液。

(9)胃炎合并肠炎时，消炎止痛丸与养胃丸交替服用；疏肝清胃丸，每日三次。1个月为一个疗程，一般1~4个月即可痊愈。同时配服结肠炎口服液，每次50~100ml，每日3次，兑入等量热开水后口服。

【结肠炎】

(1)口服结肠炎丸。1天见效，1~2周即可痊愈。

(2)如果大便次数减少，症状改善后，胃中又出现饱胀不舒现象，即合并有慢性胃炎，应服结肠炎丸、养胃丸、健脾和胃丸。

(3)结肠炎口服液每次50~100ml，每日3次，兑入等量热开水后口服。口服液应常温存放，不能加热、冷藏和冷冻。口服液若有变色或长膜现象，属正常情况。注意密封，不能长时间接触空气。

(4)严重期可用：

1)环丙沙星100ml，加硫酸阿米卡星(丁胺卡那)0.4g、地塞米松注射液2mg、654-2注射液5mg、维生素K_3注射液4mg、西咪替丁注射液0.2g；

2)生理盐水30ml，加利福平胶囊4丸，直肠点滴，每日一次，连用一周。

【胃及十二指肠溃疡】

(1)庆大霉素注射液4万单位、维生素B_{12}注射液1mg，肌肉注射，每日一次，连用10日。

(2)养胃丸、疏肝清胃丸、利胆化石丹，每晚服15粒。健脾和胃丸。

(3)如果有胃中饱胀不舒现象时，改为早上服消炎止痛丸，连服一个月。

(4)清胃散300g，每日一剂，水煎服。一直服到舌苔退净，症状消失为止。如果有腹泻便溏现象，可临时配服诺氟沙星胶囊3粒，每日2次。

【胃下垂】

(1)五倍子、蓖麻子仁各10g，共为细末，用蜂蜜调成饼状，敷百会、神阙，7日一换，连用3次。

(2)胎盘注射液2ml，维生素B_{12}注射液1mg，肌肉注射，每日一次，连用2周。

(3)补中益气丸，每次15粒，每日3次，连用2个月。

(4)消炎止痛丸、养胃丸、疏肝清胃丸。

(5)清胃散300g，每日一剂，水煎服。一直服到舌苔退净，症状消失为止。如果有腹泻便溏现象，可临时配服诺氟沙星胶囊3粒，每日2次。

(6)合并胃炎时，口服养胃合剂，每次50~100ml，每日3次，兑入等量热开水后口服。

（7）党参12g，白术12g，当归6g，炙甘草6g，陈皮6g，生姜6g，柴胡12g，炙黄芪12g，炙升麻9g，大枣9g，枳实10g，淫羊藿30g，紫河车30g，水煎服，每日一剂，连服15日。

【胃空洞症】

（1）庆大霉素注射液4万单位、维生素B_{12}注射液1mg，肌肉注射，每日一次，连用10日。

（2）养胃丸、疏肝清胃丸、健脾和胃丸。

（3）清胃散300g，每日一剂，水煎服。一直服到舌苔退净，症状消失为止。如果有腹泻便溏现象，可临时配服诺氟沙星胶囊3粒，每日2次。

【乙型肝炎、脂肪肝】

（1）临床症状（恶心、呕吐、腹胀、乏力、食欲不振、肝区隐痛等）明显，两对半异常，肝功能不正常，应立即治疗。如果没有临床症状，肝功能又正常，只是两对半异常者，不需治疗。如果没有临床症状，两对半正常，只要肝功能不正常者，也必须治疗。

（2）清胃散每日一剂，水煎服，连用3个月。恩替卡韦、疏肝清胃丸。

（3）转氨酶高者口服联苯双酯颗粒8粒，每日3次。两对半异常者口服拉咪呋啶片0.1g，每日一次，连服3个月。两胁撑胀者口服曲美布汀片0.1g，每日3次。血脂高者口服非诺贝特片，每晚一次，每次0.3g（每片0.1g）。

（4）胆红素高者口服茵栀黄胶囊或茵栀黄冲剂，按说明服。

（5）同时口服强肝胶囊（每次3粒，每日3次）、护肝片（每次4片，每日3次）、水飞蓟宾片（每次2片，每日3次）、肝太乐片（每次0.1g，每日3次），连服3个月。

（6）静脉点滴：①10%葡萄糖500ml，维生素C针剂2g、普通胰岛素针剂8单位、10%氯化钾针剂10ml；②5%葡萄糖200ml，清开灵针剂20ml、CO丹参针剂20ml；③10%葡萄糖200ml，甘利欣针剂150mg、门冬针10ml、维生素C针剂1g（脂肪肝者不用甘利欣）；④5%葡萄糖150ml，肌苷针剂0.4g、ATP针剂40mg、辅酶A针剂100单位、维生素B_6针剂0.3g。

（7）干扰素针剂α300万单位，肌肉注射，3日一次，连用一个月。

【习惯性便秘】

（1）清胃散每日一剂，水煎服，连用2个月。食少腹胀时口服消炎止痛丸。

（2）大黄40g，热开水200ml，密封浸泡40分钟后，取过滤液直肠点滴，每日一次，连用1周。

（3）党参20g，白术12g，当归15g，炙甘草6g，陈皮6g，生姜6g，柴胡12g，炙黄芪30g，炙升麻9g，大枣9g，生何首乌30g，肉苁蓉30g，生地15g，熟地15g，桃仁12g，杏仁12g，水煎服，每日一剂，连服15日。

【胆囊炎】

（1）经验方：①组成：茵陈60g、柴胡15g、枳壳15g、木香6g、白芍30g、醋郁金30g、制半夏10g、炒川楝子10g、炒黄芩10g、炒黄连10g、炒大黄10g、甘草10g、醋元胡12g，蒲公英30g。生姜引。②加减：黄疸加龙胆草12g；发热加公英30g、板蓝根30g、二花30g；有虫加乌梅15g、川椒10g、使君子仁10g、苦楝皮15g；体虚加党参10g、当归10g；四肢厥冷，冷汗出加熟附子6g、桂枝10g；腹胀便秘加槟榔10g、加大大黄用量。每日一剂，水煎服，连用至症状消失。③方解：方中茵陈清热而利胆，柴胡疏肝解郁，枳壳宽中下气与柴胡合用调中气之升降，助气机之调畅。木香理气止痛，白芍平肝，与柴胡合用以维持肝疏泄功能之正常。郁金、川楝子解肝郁清热而止痛。半夏降逆止呕与枳壳相配助通腑之用。黄连、黄芩、大黄三黄泻三焦之实热，以除胆胃之热根。柴胡、白芍、郁金、川楝子疏肝解郁，以散胆之热郁。枳壳、半夏、木香、大黄理气降逆以凑腑气宣通之功。生姜、甘草和胃调药。上药合用，胆胃热去，疏泄升降如常。则疼痛自止，加龙胆草除湿热以退黄疸。公英、板蓝根、二花清热解毒而除发热。乌梅、川楝、使君子仁、苦楝根皮以杀虫，党参、当归以补虚，熟附子、桂枝温阳去厥冷，槟榔去腹胀便秘。

（2）针刺阳陵泉，胆囊穴（阳陵泉下3～5cm），中脘、太冲、合谷、曲池、内关。

（3）输液：①0.9%生理盐水250ml，加头孢哌酮舒巴坦注射液2g。②0.9%生理盐水250ml，加西咪替丁注射液0.8g、甲氧氯普胺注射液5mg、维生素 B_6 注射液0.3g、10%氯化钾注射液5ml。③乳酸左氧氟沙星注射液200ml（每100ml含0.1g）。每日一次，连用7日。

（4）清胃散每日一剂，水煎服，连用2个月。消炎止痛丸、疏肝清胃丸、利胆化石丹。

【食管炎】

（1）陈皮9g、半夏10g、竹茹10g、黄连15g、栀子15g、连翘15g、蒲公英20g、败酱草20g、赤芍12g、生甘草5g，白及30g，海螵蛸30g，枳实15g，生代赭石15g，每日一剂，水煎服，连用10日。

（2）消炎止痛丸、利胆化石丹、疏肝清胃丸。

（3）严重期可静脉点滴：①0.9%生理盐水250ml，青霉素注射液960万单位。②0.9%生理盐水250ml，清开灵注射液20～30ml。③5%葡萄糖

250ml、西咪替丁针剂 1g、维生素 B_6 针剂 0.3g、甲氧氯普胺注射液 10mg、10%氯化钾针剂 5ml。每日一次，连用 3 ~ 7 日。

（4）庆大霉素针剂 4 万单位，加开水口服，每日 3 次。

（5）盐酸普鲁卡因针剂 2ml，加开水口服，每日 3 次。

（6）中药离子导入法：①器械：普通型电离子导入治疗机一台，纱布垫二个，纱布袋二个。②药物：大黄 30g、元明粉 30g、山栀子 30g、香附子 30g、郁金 30g、黄芩 15g、甘草 15g、滑石 60g、干姜 9g，加水 1500ml 煎煮至沸后 2h 滤出，其药渣内再加水 1500ml，煎煮至沸后 2h 滤出，二次滤出液入锅内浓缩至 500ml 时装瓶备用。③方法：先用一个纱布垫浸透药液，应干湿适中，放于食管疼痛处，另一个纱布垫浸药液后放在食管其他部位，但两个纱布垫不能接触，而后把正电极压在第一个纱布垫上，负极压在另一个纱布垫上，两个电极铅板上面均用纱布袋压好，开启电源，以患者能忍受为度，持续 30min，取下即可。④注意：孕妇，心脏病患者禁用。局部起泡者，停止导入，用金万红软膏外涂即可。

【小柴胡汤在胃病中的应用】

（1）基础方：党参 10g、黄芩 20g、柴胡 20g、半夏 10g、甘草 5g、生姜 3 片、大枣 3 个。

（2）加减：胃痛加川楝子 15g、元胡 30g；硬满加莪术 30g、丹参 3g；胀满加厚朴 15g、枳实 15g；痞满加黄连 15g、干姜 10g；便黑加三七 10g、乌贼骨 30g；烧心加黄连 15g、吴茱萸 5g；吐酸加白及 30g、乌贼骨 30g；舌紫暗加丹参 30g、砂仁 10g；便溏加白术 15g、车前子 15g；糜烂溃疡加黄连 15g、白及 30g；便秘加大黄 10g、全瓜蒌 20g；呕吐加藿香 20g、白蔻 15g；胃下垂加黄芪 30g、仙灵脾 30g；舌红苔腻加公英 30g、连翘 30g；嗳气加枳实 30g、代赭石 30g；乙肝加公英 30g、败酱草 30g；酶高加黄芪 20g、五味子 20g；胆红素高加茵陈 30g、栀子 15g；舌红无苔加玉竹 30g、石斛 30g；饭后撑加扁豆 30g、山药 30g；心嘈加生香附子 30g、山药 30g；舌红苔厚加大黄 10g、石膏 30g；吐淡水加红叩 10g、干姜 5g；口臭加藿香 30g、石膏 30g；口黏加藿香 30g、佩兰 30g；口渴加麦冬 30g、花粉 30g；饥饿感加黄芪 30g、熟地 30g；失眠加黄连 15g、麦冬 30g；吐酸苦水加黄连 15g、栀子 15g；充血水肿加公英 30g、地丁 30g；息肉加莪术 30g、丹参 30g；叹气加香橼 30g、佛手 30g；呃逆加丁香 10g、柿蒂 10g；肝大加土元 30g、桃仁 10g；脾肿大加鳖甲 30g、丹参 30g；气虚加黄芪 30g、白术 15g；血虚加当归 20g、白芍 20g；阴虚加麦冬 20g、生地 20g；发热加二花 30g、连翘 30g；胁痛加青皮 15g、郁金 20g；尿短涩加海金沙 20g、虎杖 20g；头痛加川芎 15g、蔓荆子 30g；腹痛加青皮 15g、白芍 30g；苔黄厚腻加栀子 15g、滑石 30g；食不化加鸡内金 20g、神曲

20g；咽炎发白加扁豆20g、山药20g；咽炎发红加半枝莲30g、地丁30g；咽中有痰加射干30g、桔梗10g；胸闷加全瓜蒌30g、薤白20g；脘闷加连翘30g、瓦楞子30g；吐食加枳实30g、代赭石30g；腰酸加仙灵脾20g、狗脊20g；胃酸少加乌梅30g、白芍30g；舌红加丹皮10g、栀子15g；前额痛加白芷15g、石膏30g；两胁胀闷加青皮15g、郁金20g；乏力加白术15g、黄芪30g；后头痛加羌活15g、葛根30g；眼珠痛加细辛3g、炒枣仁30g；

【西药及中成药的应用】

（1）分类治疗：①食管炎、胃炎、溃疡：西咪替丁、奥美拉唑、莫沙必利、小檗碱（黄连素）片、硫酸亚铁片。②溃疡性结肠炎、过敏性结肠炎：西咪替丁、小檗碱（黄连素）片、碱式硝酸铋（次硝酸铋）片、多酶菌素片、氯雷他啶。③乙肝、丙肝、脂肪肝、肝功失常：护肝片、水飞蓟宾、强肝胶囊、联苯双酯、茵栀黄胶囊。

2. 随证加味：①腹胀加曲美布丁。②吐酸水、烧心加陈香胃片、盖胃平。③口苦加消炎利胆片、茵栀黄颗粒。④口臭加藿香清胃胶囊。⑤胃痛加胃气痛片、曲马多片。⑥胆结石加曲匹布通（舒胆通）、胆石通。⑦胃黏膜充血水肿加复方公英片、蒲地蓝片。⑧糜烂性胃炎加维生素 B_2、小檗碱（黄连素）。⑨恶心呕吐、嗳气加维生素 B_6。⑩失眠加维生素 B_1、谷维素。⑪叹气、抑郁加多塞平、舒必利片。⑫血脂高加非诺贝特。⑬乙肝、丙肝阳性加拉米夫啶、恩替卡韦。⑭便黑加云南白药。⑮胃下垂加补中益气丸。⑯心嘈加归脾丸。⑰助消化用胃蛋白酶片、多酶片、胰酶片。⑱止泻加鞣酸蛋白（单宁）。⑲溃疡、食管炎用奥美拉唑、西咪替丁。⑳止呕恶、促进胃排空、抑制胃食道反流、食管炎用多潘立酮、西沙必利。㉑保护胃黏膜、溃疡用硫糖铝。㉒幽门螺杆菌用小檗碱（黄连素）。㉓恶心呕吐，腹胀便溏，下肢无力加服氯化钾缓释片。㉔饮食不足时，糜烂性胃炎、萎缩性胃炎加服硫酸亚铁片。㉕舌红苔厚腻，加服茵枝黄软胶囊。

胃肠病的预防护理

有病早治，无病早防，人皆知也，胃者水谷之海，气血生化之源，后天之本。有胃气则生，无胃气则亡。保持胃功能正常，是延年益寿的秘诀。

【注意饮食】

首先是防止病从口入，对生冷、腐烂、有病毒、细菌感染食物千万不能食之。对于辛辣的、油炸的、较硬的以及肉类等有刺激性，不易消化的食物，要慎用或禁用。饮食时要细嚼烂咽，切勿囫囵吞枣。再者要忌烟酒，防过饥、过饱。要改变偏食，偏嗜的恶习。吃饭时要养成先稀后稠的好习惯。

胃肠病必须忌烟、酒、辣椒。治疗期间忌食生冷饮食物、腐败食品、硬食、不易消化的食物、牛羊猪马狗驴鱼鸡等肉类、拉面、烩面、卤面、蒸米饭、饺子、炸串、烧饼、薯类、西红柿、玉米、韭菜、芹菜、红糖、白糖、蜂蜜等食物。

治疗期间应吃一些面汤、米汤、豆浆、豆奶、豆腐脑、炖豆腐、炖鸡蛋、焐鸡蛋、猪肉排骨汤、软馒头、面包、白萝卜、红萝卜、菠菜等容易消化的食物。

【调畅情志】

要保持情志舒畅，欢心喜悦，切忌恼怒。怒则伤肝，肝郁犯胃，乃胃病之根也。同时还要注意不要忧愁思虑。久思伤脾。要注意睡眠，胃不和夜不安，夜不安胃不和，恶性循环。切勿过劳，过劳则耗伤脾气，要有既来之则安之的精神素质。

【多喝淡盐水】

早晨起床后要经常喝一碗淡盐水，对食道及胃部黏膜均可起到消炎冲洗的作用。

【适量运动】

饭后要坚持散步 20min。俗话说：饭后百步走，能活九十九。实践证明饭后轻微活动，可促进胃肠蠕动，以助消化。

胃肠病的饮食药物禁忌

慢性萎缩性胃炎、胆汁反流性胃炎、胃酸缺乏性胃炎及消化不良等症状的人，由于胃酸分泌减少、缺乏，消化酶不足，消化能力下降，胃肠动力障碍，因此，在饮食上不宜选择能中和胃酸，降低消化能力的碱性食品，不宜食用油性大、太硬不宜消化吸收的东西。主要的饮食原则为偏酸不吃碱，偏软不吃硬，偏温不吃凉，偏清不吃荤，偏薄不吃厚。

【禁忌的饮食药物】

（1）忌碱性食物：碱面条、拉面、碱馒头、油条、含有碱或苏打的饼干点心、苏打水、碱性离子水、红根菠菜、野菜（山马扎、榆树钱、槐树花、柳枣、灰菜、荠菜、苦菜、蕨菜，等）、黄花菜、香蕉、柿子等。

（2）忌偏硬的食物：烫面的饼、死面的包子、硬皮的饺子、汤圆、年糕、糯米、粽子、过水的面条、拉面、煮的玉米、新鲜枣、宽粉、粉皮、拉皮、海带、鱿鱼等。

（3）忌生冷冰镇食物：冰的水、奶、饮料、水果以及啤酒等。

（4）忌油腻偏荤或不易消化的食物：香油、肥肉、大油、牛奶、羊奶、豆奶、花生奶、豆浆、豆粉、奶粉、芝麻糊、麦片、核桃粉等。

（5）忌辛辣的食物：辣椒、韭菜等。

（6）忌滑肠的食物：蜂蜜、香油等。

（7）各种抗生素、激素、阿司匹林、吡罗昔康（炎痛喜康）、吲哚美辛等对胃黏膜有损伤的药物均属禁忌。

【适宜的饮食物】

（1）宜吃酸味食物：酸奶、炒菜、拌菜、做汤加适量的米醋，果汁（例如苹果汁、梨汁、桃汁、橘汁、橙汁、山楂汁，等），果醋饮料（例如苹果醋饮料、山楂饮料、大枣饮料，等），东北的酸菜，四川的泡菜，家中做咸菜适量放一点米醋等。

（2）宜吃软性食物：酵母菌或引子发的面食，无碱烂面条，片儿汤、混沌、疙瘩汤等面食要煮烂一点，软皮的饺子，软米饭等。

（3）宜偏清淡食物：鱼、肉、排骨、鸡、鸭、鸡蛋等做时放油适当少一点，再加适量的米醋，以利于消化吸收。

（4）宜偏温热食物：酸奶及饮食物吃前宜温一下，除祛凉气、寒气后，再服用。

（5）宜吃味薄的食物：大葱、大蒜、香菜、姜等做熟后，可食用。

第二章 药物知识

常用中药的现代作用

紫 苏

紫苏叶的水煎剂对金黄色葡萄球菌有抑制作用；紫苏叶浸膏对真菌有抑菌作用，其中所含的紫苏醛、柠檬醛起主要抑菌作用，两者并有相互协同作用。紫苏叶有微弱的解热作用；还有一定的镇静作用；鲜紫苏叶外用对局部创面有收敛止血作用，使结痂加快，并能缩短凝血酶原时间，对子宫颈糜烂出血、息肉活检出血均有明显止血作用；有一定的抗凝血作用，减弱其对血小板的聚集作用而延长凝血时间，还能降低血细胞压积的全血黏度；可调节升高血糖；可松弛气管平滑肌，对明显的镇咳、祛痰和平喘作用；还可促进消化液分泌，增强胃肠蠕动功能；对机体免疫功能有增强和抑制的双向作用；有明显的抗氧化作用；苏叶对放射性皮肤损害有保护作用；紫苏梗能激发子宫内膜酶活性增长。

生 姜

口嚼生姜，可引起血压升高；有降压作用；对血管运动中枢及呼吸中枢有兴奋作用，对心脏也有直接兴奋作用；生姜能抗氧化、清除自由基、抑制肿瘤、抗衰老、除“老人斑”；还有末梢性镇吐作用，有效成分为姜酮和姜烯酮的混合物；对呼吸和血管运动中枢有兴奋作用，能促进血液循环；姜辣素对口腔和胃黏膜有刺激作用，可刺激唾液、胃液和消化液的分泌，增加胃肠蠕动，增进食欲；可对胃酸及胃液的分泌呈双向作用，最初数小时内为抑制，后则继以较长时间的兴奋，但胃蛋白酶对蛋白的消化作用却降低，脂肪酶的作用增强；可使肠管松弛，蠕动减退；对消化道有轻度刺激作用，可使肠张力、节律及蠕动增加，有时继之以降低，可用于因胀气或其他原因引起的肠绞痛；能引起中枢运动麻痹；可以抑制人体对胆固醇的吸收，防止肝脏和血清胆固醇的蓄积；还能起到兴奋、排汗、降温，提神的作用，可缓解疲劳、乏力、厌食、失眠、腹胀、腹痛等症状；有一定的杀菌消炎解毒作用，对沙门氏菌效果较好，生姜提取液具有显著抑制皮肤真菌和杀来头阴道滴虫的功效，可治疗各种痈肿疮毒；能抗菌及抗原虫，对堇色毛癣菌有抑制作用，对阴道滴虫有杀灭作用，对伤寒杆菌、霍乱弧菌亦有明显的抑制作用。

香　薷

具有广谱抗菌杀菌作用，对病原微生物有较强的抑杀作用，对大肠杆菌、金黄色葡萄球菌、脑膜炎双球菌、伤寒杆菌、乙型链球菌、弗氏痢疾杆菌、白喉杆菌、卡他球菌等均有较强抑制作用；有发汗解热作用，并有直接抑制流感病毒的作用；并可刺激消化腺分泌及胃肠蠕动，对肠道平滑肌自发性收缩活性皆有较强的直接抑制作用；对肾血管能产生刺激而使肾小管充血，滤过压增大，呈现利尿作用；机体非特异性和特异性免疫功能均有显著增强作用；还有镇咳和祛痰作用。

白　芷

有抗炎作用；有解热镇痛作用；对肠管平滑肌有明显的解痉作用；能增加子宫的收缩力和肌紧张性；对雌激素或氯化钡所致子宫痉挛亦有解痉作用；有降血压的作用，还能降低心肌收缩力；有抗菌作用，对大肠杆菌、痢疾杆菌、变形杆菌、伤寒杆菌、副伤寒杆菌、绿脓杆菌、霍乱弧菌、人型结核杆菌及某些致病真菌均有抑制作用；有光敏活性，可用来治疗白癜风；有抗癌作用；有抗辐射作用，对皮肤损害有防护作用；对延髓血管运动中枢、呼吸中枢、迷走神经及脊髓都有兴奋作用，能使血压上升，脉搏变慢，呼吸加深，并能引起流涎呕吐，大量使用能引起强直性间歇性痉挛，继以全身麻痹。外用可治关节积水、带状疱疹、银屑病等。

柴　胡

对伤寒、副伤寒疫苗、大肠杆菌等所致发热有明显解热作用，且能使正常体温下降；有镇静、镇痛、镇咳作用；对溶血性链球菌、金黄色葡萄球菌、霍乱弧菌、结核杆菌，钩端螺旋体菌及流感病毒、肝炎病毒、牛痘病毒、I型脊髓灰质炎病毒、疱疹病毒等都有对抗作用；对多种致炎剂所致踝关节肿和结缔组织增生性炎症均有抑制作用；有促进免疫功能；能降低胆固醇、甘油三酯和磷脂；对酒精、伤寒疫苗、卵黄、霉米等所致肝功能障碍有保护作用，能使转氨酶降低，肝功能恢复、肝损伤减轻；还能使糖皮质激素分泌增加，使胆汁排出量增加，胆汁中胆酸、胆色素、胆固醇浓度降低。

升　麻

有一定的抗菌作用，能抑制结核杆菌的生长，对许兰氏黄癣菌等皮肤真菌有不同程度的抑制作用。有抗炎作用，北升麻对右旋糖酐所致脚肿胀有消炎作用，对乳酸或醋酸引起的肝门溃疡，有使其缩小面积的趋势；对循环系统有降压、抑制心肌、减慢心率的作用；兴安升麻对中枢神经系统有镇静作用，能降低血压，加强心跳振幅而不影响其节律；松弛小肠平滑肌；可用于轻型高血压患者，能降低血压、改善症状；还能增强支气管及消化道的腺体分泌；可使正常体温下降，并对伤寒、副伤寒混合疫苗所致发热有解热作用；对子宫有收缩作用，可用于月经不调；升麻能抑制离体肠段与妊娠子宫，对未孕子宫及膀胱则呈兴奋作用；北升麻能明显抑制醋酸所致扭体反应；北升麻醇提取物能抑制樟脑或士的宁所致的惊厥，并具有抗菌及抑制子宫颈癌细胞的作用；另具升高白细胞，抑制血小板的聚集及释放功能。

葛　根

能营养心肌，扩张血管，增加脑及冠状血管血流量，使血管阻力相应降低，改善心肌的氧代谢，对心肌代谢产生有益作用，对高血压动脉硬化病人则能改善脑循环，其作用温和；对垂体后叶素所引起的心脏缺血反应有保护作用，有兴奋和抑制心脏两种作用，能扩张血管，改善微循环，降低血管阻力，使血流量增加，改善心肌缺血状态，故可用防治冠心病、心肌缺血、心绞痛、心肌梗死、心律失常、高血压、动脉硬化等病症；可提高肝细胞的再生能力，恢复正常肝脏机能，促进胆汁分泌，防止脂肪在肝脏堆积；促进新陈代谢，加强肝脏解毒功能，防止酒精对肝脏的损伤；强化肝胆细胞自身免疫功能，抵抗病毒入侵；对肠管具有罂粟碱样解痉作用，能对抗组织胺及乙酰胆碱的作用，对肠管还有收缩作用；对人工发热有明显解热作用，维持4～5小时之久；能增加子宫的重量，有雌激素样作用；能调节人体机能，增强体质，提高机体抗病能力，抗衰延年；有明显的降低血糖的作用，能促使血糖早日恢复正常；对高血脂形成的脑动脉硬化，通过改善脑缺血状态，能降低血清胆固醇，降低油三酯，用于防治高血糖、高血脂、脑梗死、偏瘫、血管性痴呆等脑血管疾病；还能改善微循环，促进尿酸结晶溶解，提高肾血流量，促进多排尿酸；有解肌发表作用，葛根丙酮提取物有使体温恢复正常的作用，对多种发热有效，故常用于发热口渴，心烦不安等病症；有益智作用，能显著对抗记忆障碍，可用于治疗老年性痴呆，智力障碍，记忆力差等病症，对学习记忆障碍有明程的治疗作用，可用于治疗老年性痴呆，智力障碍，记忆力差等；另外还有清火、排毒、降血压、减肥、通便、防止动脉硬化，防止脑血栓、防癌抗癌、丰胸、美颜等作用。

石　膏

能抑制细菌，尤对金黄色葡萄球菌、绿脓杆菌敏感，抑制作用较强；本品至肠吸收入血后，能增加血清内钙离子的浓度，可抑制体温调节中枢、减轻骨骼肌的兴奋性，减少血管通透性，故有解热、镇痉、消炎、镇痛作用；尤对内毒素发热有明显的解热效果，并可减轻口渴状态；对末梢毛细血管有扩张作用，能促进局部的血液循环；能增强肺泡巨噬细胞对白色葡萄球菌及胶体金的吞噬能力，并能促进吞噬细胞的成熟；对心肌纤维有小剂量兴奋，大剂量抑制的作用；能缩短血凝时间，促进胆汁排泄，并有利尿作用；石膏煎剂有降低乙型肝炎病毒脱氧核糖核酸含量的作用；煅石膏外用能收敛黏膜，对皮肤肌肉具有营养保护作用，对溃烂组织具有促进组织生长，减少黏膜的分泌而有修复溃疡的作用。

知　母

有抗菌、抗病原微生物作用，对伤寒杆菌、副伤寒杆菌、痢疾杆菌、大肠杆菌、变形杆菌、霍乱弧菌、枯草杆菌、白喉杆菌、β－溶血性链球菌、肺炎双球菌、白色念珠菌、百日咳杆菌、绿脓杆菌及葡萄球菌等有抑制作用，对某些常见的致病性皮肤癣菌也有些抑菌作用；有抗真菌作用，对堇色毛癣菌等10多种皮癣真菌有不同程度的抑制作用；抗辐射，对X射线照射引起的皮肤损害有保护作用；能调节皮质激素，延缓肝脏对皮质醇的代谢；对人红细胞钠钾泵呈浓度相关的抑制作用；对脑内受体有一定影响；有解热、降压、利尿作用；还可降低血糖，使尿中酮体减少；对神经系统有镇静作用；用于治疗肺结核，可使肺部病变减轻。

天花粉

又名白药、瑞雪、蒌粉。有致流产和抗早孕作用。可使子宫自发收缩活动逐渐加强，子宫对催产物质的反映性也明显提高；亦可使胚泡坏死、液化，终致完全吸收；能使子宫收缩增强，并能提高子宫对垂体后叶素的敏感性，对子宫平滑肌有直接兴奋作用，故可致流产；有抗癌作用，能治疗腹水型肝癌，可使腹水量减少，生存期延长，对肿瘤细胞有抑制作用；对人绒癌细胞的增殖有明显的抑制作用，能抑制艾氏腹水癌细胞生长，延长存活期；有免疫调节作用；有抗菌及抗病毒作用，对溶血性链球菌、肺炎双球菌、白喉杆菌、伤寒杆菌、绿脓杆菌、痢疾杆菌、变形杆菌及金黄色葡萄球菌均有抑制作用；对乙型脑炎、麻疹、单纯疱疹病毒、水泡性口炎病毒及乙型肝炎病毒等亦有明显的抑制作用；还有抗艾滋病病毒作用，可抑制艾滋病病毒在感染的免疫细胞内的复制，减少免疫细胞中受病毒感染的活细胞数。

淡竹叶

有解热作用；有一定利尿作用，且能明显增加尿中氯化钠的排泄量，促进尿酸盐从尿液中排出；有抑菌作用，对金黄色葡萄球菌、溶血性链球菌有一定的抑制作用；还可调节升高血糖。竹叶提取物具有优良的抗自由基、抗氧化、抗衰老、降血脂和血胆固醇的作用。

黄芩

抗菌谱较广，对多种革兰阳性菌、革兰阴性菌、金黄色葡萄球菌、霍乱弧菌、伤寒杆菌、副伤寒杆菌、痢疾杆菌、白喉杆菌、溶血性链球菌、大肠杆菌、绿脓杆菌、肺炎球菌、致病性皮肤真菌钩端螺旋体等都有抑制作用，即使对青霉素等抗生素产生抗药性的金黄色葡萄球菌，对黄芩仍然很敏感；有抗病毒作用，抑制流感病毒、乙型肝炎病毒；有抗炎作用，黄芩素、黄芩苷→抑制急性炎症反应，可抑制炎症模型渗出肿胀，抑制炎性介质产生、释放，抑制组胺释放，抗花生四烯酸代谢，抑制前列腺素 E（PGE）、白细胞三烯（LT）的生成，减轻炎性介质扩张血管、增加毛细血管通透性、白细胞的趋化作用，抑制佐剂性关节炎；能抑制免疫反应，尤其对 I 型变态反应（过敏反应）作用显著；有保肝利胆作用，可抑制过氧化脂质（LPO）的生成，清除自由基，抗氧自由基损伤；黄芩素等→抑制血小板聚集；黄芩素等→抗凝血：抑制凝血酶诱导的纤维蛋白产生；有降压作用，能直接扩张外周血管，抑制血管运动中枢；有降血脂、抗动脉粥样硬化作用，可降低血清总胆固醇（TC），降低血清甘油三酯（TG）含量，升高血清高密度脂蛋白胆固醇（HDL - C）；有降低毛细血管的通透性及抑制肠管蠕动等作用；还有解热、镇静、利尿、保肝、利胆、调节免疫功能、抗过敏、解除平滑肌痉挛等作用。临床上用黄芩治疗小儿急性呼吸道感染、传染性肝炎、慢性气管炎、急性菌痢、肾盂肾炎等，均可获良效。

黄 连

有抗菌、抗病原微生物作用，对金黄色葡萄球菌、溶血性链球菌、肺炎球菌、脑膜炎双球菌、痢疾杆菌、炭疽杆菌等均有一定抑制作用；有抗原虫作用，可抑制阿米巴原虫、阴道滴虫、锥虫等；有抗病毒作用，对流感病毒、乙肝病毒等均有一定抑制作用；有抗心律失常作用，能延长动作电位时程和有效不应期，抑制钠通道，减慢传导，消除折返，能抑制钙离子内流，抗自由基损伤，保护细胞膜；有降压作用，能使舒张压明显下降，脉压加大，降压时肢体和内脏容积增加，降低外周阻力，减慢心率；且有一定强心作用，能使心脏兴奋、心肌收缩力增强，且强心作用不受利舍平（利血平）、普萘洛尔（心得安）、酚妥拉明和切断迷走神经的影响；能抑制自由基的产生，减少脂质过氧化物对心肌细胞的损伤；还能降低心肌耗氧量；有解毒作用，有对抗细菌毒素，降低金黄色葡萄球菌凝固酶、溶血素效价，降低大肠杆菌的毒力；还有抗炎、解热、抑制血小板聚集作用。

黄 柏

抗菌有效成分为小檗碱，对金黄色葡萄球菌、肺炎球菌、白喉杆菌、草绿色链球菌、痢疾杆菌、溶血性链球菌、脑膜炎球菌、霍乱弧菌、炭疽杆菌均有效或有较强的抑制作用；对枯草杆菌、百日咳杆菌、破伤风杆菌亦有抑制作用；亦有抗真菌作用；有镇咳作用、中枢性降压作用、抗滴虫作用、抗肝炎作用及抗溃疡作用；还有调节免疫功能的作用，对中枢神经系统有抑制作用，还能利尿、健胃、外用则可促进皮下溢血吸收等。

龙胆草

有镇静、降压作用，并有利胆作用，可促进肝脏胆汁分泌使胆囊收缩；有降低谷丙转氨酶的作用；能促进胃液分泌，使游离酸增加，促进消化；对绿脓杆菌、变形杆菌、伤寒杆菌、金黄色葡萄球菌和某些皮肤真菌，以及钩端螺旋体有一定的抑制作用；对疟原虫有抑杀作用。

金银花

有抗菌作用，对痢疾杆菌、伤寒杆菌、大肠杆菌、百日咳杆菌、白喉杆菌、绿脓杆菌、结核杆菌、金黄色葡萄球菌、链球菌、肺炎双球菌等均具有抑制作用，对钩端螺旋体、流感病毒以及致病霉菌等多种病原微生物亦有抑制作用；能促进淋巴细胞的转化，而淋巴细胞转化率可反映细胞免疫功能，即提高机体免疫力，故又有免疫调节作用；还能增强白细胞的吞噬功能，可从另一个角度来提高免疫功能；还能促进肾上腺皮质激素的释放，对急性炎症有明显的抑制作用；有明显的抗炎、解热作用；对肿瘤细胞有明显的杀伤作用；有一定的降压作用，可用于治疗高血压病、动脉硬化症，并可使头晕、头痛、失眠等症状获得改善。

连翘

有抗菌、抗病毒作用，对伤寒杆菌、副伤寒杆菌、大肠杆菌、痢疾杆菌、白喉杆菌、霍乱弧菌、金黄色葡萄球菌、链球菌、沙门氏杆菌、溶血性链球菌、结核杆菌均有抑制作用，还有抗钩端螺旋体作用；有抗炎作用，能抗渗出，能降低炎灶微血管壁其脆性；有抗肝损伤作用，可使肝脏变性和坏死明显减轻，使肝细胞内蓄积的肝糖原及核糖核酸含量大部恢复或接近正常，血清谷丙转氨酶活力显著下降，并能对抗由四氯化碳引起的肝损伤；能抑制洋地黄制剂引起的催吐作用，减少呕吐次数，但不改变呕吐的潜伏期，其镇吐效果与注射氯丙嗪两小时后的作用相仿，又能抑制皮下注射阿扑吗啡所引起的呕吐；有解热、镇痛、强心、利尿、抑制磷酸二酯酶、降血压、抑制弹性蛋白酶活力、抗内毒素等作用；临床可用于治疗急性风热感冒、热病初起、痈肿疮毒、淋巴结结核、尿路感染、咽炎、斑疹、丹毒、瘰疬、急性肾炎、黄疸性肝炎、热淋、肠脓肿、肺结核、紫斑及视网膜出血等。

蒲公英

有抗菌作用，对金黄色葡萄球菌、溶血性链球菌、肺炎双球菌、脑膜炎双球菌、白喉杆菌、绿脓杆菌、痢疾杆菌、伤寒杆菌、变形杆菌、卡他球菌等，皆有抑制作用，对结核杆菌、某些真菌和病毒以及钩端螺旋体也有一定的抑制作用；有利尿、缓泻、退黄疸、抗胃溃疡、保肝、利胆等作用；对消化不良、便秘都有改善的作用；对湿疹、皮肤炎、关节不适等能改善症状；

有抗肿瘤作用；可用于上呼吸道感染、眼结膜炎、流行性腮腺炎、乳痈肿痛、胃炎、痢疾、肝炎、胆囊炎、急性阑尾炎、泌尿系感染、盆腔炎、痈疖疔疮、咽炎、急性乳腺炎、淋巴腺炎、瘰疬、疔毒疮肿、急性结膜炎、感冒发热、急性扁桃体炎、急性支气管炎、尿路感染等。

地　丁

地丁有抑制结核杆菌生长的作用；对钩端螺旋体、堇色毛癣菌有抑制作用；尚有清热、消肿、消炎等作用。

板蓝根

有抗菌作用，对枯草杆菌、金黄色葡萄球菌，八联球菌、大肠杆菌、伤寒杆菌、副伤寒甲杆菌、痢疾（志贺氏、弗氏）杆菌、肠炎杆菌等都有抑制作用；丙酮浸出液也有类似作用，且对溶血性链球菌有效，对A型脑膜炎球菌之抑菌作用与大蒜、金银花相似；有抗钩端螺旋体作用；有解毒作用，板蓝根、黄连粉与藜芦同服，能解藜芦毒，降低死亡率；能提高免疫功能，可显著促进小鼠免疫功能，能显著增加白细胞总数及淋巴细胞数，对氢化可的松所致免疫功能抑制、白细胞总数和淋巴细胞数的降低有明显对抗作用；显著增强二硝基氯苯所致正常及环磷酰胺所致免疫抑制的迟发型过敏反应；增强外周血淋巴细胞ANAE阳性百分率，并明显对抗氢化可的松所致的免疫抑制作用；板蓝根多糖还能明显增强抗体形成细胞功能，增强静脉注射碳粒廓清速率；有抗肿瘤作用，板蓝根所含靛玉红能延长淋巴白血病的生存时间；对白血病作用，靛玉红有提高免疫力、破坏白血病细胞的作用，在靛玉红作用下，变性坏死的细胞多呈肿胀、溶解性坏死，靛玉红能增强单核巨噬系统的吞噬能力；有抗病毒作用，对乙型肝炎病毒脱氧核糖核酸有抑制作用。

鱼腥草

有抗菌作用，对各种微生物（尤其是酵母菌和霉菌）均有抑制作用，对溶血性的链球菌、金黄色葡萄球菌、白色葡萄球菌、流感杆菌、卡他球菌、白喉杆菌、变形杆菌及宋内痢疾杆菌、肠炎杆菌、肺炎球菌有明显的抑制作用，对大肠杆菌、痢疾杆菌、伤寒杆菌也有作用；有抗病毒作用，对流感病毒感染有预防性保护作用；有提高机体的免疫力作用，可以增强白细胞的吞噬能力，提高血清备解素；有利尿作用，能使毛细血管扩张，增加血流量及尿液分泌，从而具有利尿的作用；有抗炎作用，能显著抑制巴豆油、二甲苯所致肿胀、皮肤毛细血管通透性增加，对 HCA 引起的腹腔毛细血管染料渗出也有显著抑制作用，能显著抑制炎症早期的毛细血管亢进；有防辐射及抗肿瘤作用；还有镇静、抗惊、镇痛、镇咳、止血、抑制浆液分泌，促进组织再生，伤愈合促进红皮病、银屑病的好转等作用。临床报道广泛用于治疗肺炎、咯血、上呼吸道感染、慢性支气管炎、百日咳、流感、肺脓肿、癌性胸水、感冒发烧、肺癌、宫颈糜烂、化脓性关节炎、习惯性便秘、急性细菌性痢疾、急性黄疸性肝炎、肾病综合征、单纯疱疹性角膜炎、鼻炎、化脓性中耳炎、流行性腮腺炎、丘疹状荨麻疹、慢性咽炎、肛肠病、前列腺炎、红斑狼疮、血管瘤、预防钩端螺旋体病等。

败酱草

能促进肝细胞再生，防止肝细胞变性，改善肝功能；能疏通门静脉循环，促进肝细胞再生，因而有降酶、降絮作用；对中枢神经系统有镇静作用；对金黄色葡萄球菌、链球菌、痢疾杆菌、伤寒杆菌、绿脓杆菌、大肠杆菌均有抑制作用，并有抗病毒作用；大量应用时，可引起暂时性白细胞减少和头昏、恶心等。

射干

抗病原微生物作用，对常见的致病性皮肤癣菌有较强的抗菌作用；有抗炎作用，射干中所含的鸢尾黄酮甙和鸢尾黄酮，有抗透明质酸酶的作用，且不为巯乙胺酸所阻断，对透明质酸酶性浮肿有抑制作用，对因腹腔注射氮芥引起的腹水渗出也有抑制作用，还能显著抑制组胺所致腹腔毛细血管通透性亢进，并抑制巴豆油所致之水肿；对透明质酸酶、甲醛等所致水肿及棉球性肉芽组织增生有显著抑制作用；尚能显著对抗巴豆油性肉芽囊的炎性渗出和炎性增生；有一定的降压作用；能促进唾液分泌，还有雌激素样作用；有显著的解热作用，能抑制体温的升高；能抑制吲哚美辛加乙醇性胃溃疡的形成，对盐酸性及水浸应激性胃溃疡有抑制趋向，对正常胃肠运动无影响，但能显著对抗番泻叶引起的大肠性腹泻和蓖麻油引起的小肠性腹泻；有明显的利胆及抗实验性血栓作用。

生 地

具有加强心肌收缩，利尿、升高血压、降低血糖作用；能促进血液的凝固，缩短出血时间；能保护肝脏，防止肝糖原减少；有一定的抗辐射损伤作用；对甲醛性关节炎有明显的消肿作用；对须疮癣菌、石膏样小芽孢癣菌、羊毛状小芽孢癣菌等多种真菌的生长有抑制作用。

元 参

有显著的降压作用，对肾性高血压的降压作用尤为明显；对心血管系统有强心作用，可降低血压，外周血管扩张，心收缩力增强，心率变慢和尿量增加，明显增加心冠脉流量，增加心肌摄取量，对垂体后叶素所致实验性心肌缺血有保护作用、还能增强机体耐缺氧能力，对氯化钾和肾上腺素所致主动脉血管痉挛有一定的缓解作用；对神经中枢的抑制作用，有镇静、抗惊作用；有抗菌作用，对金黄色葡萄球菌、绿脓杆菌、须癣毛菌、羊毛状小孢子菌有抑制作用；对多种致病性及非致病性皮肤真菌具有抑制作用；浸膏剂有轻微的降血糖作用。

丹 皮

有抗炎、抗菌作用，能减轻后肢足跖浮肿，降低毛细血管的通透性，对金黄色葡萄球菌、痢疾杆菌、伤寒杆菌、副伤寒杆菌、鼠疫杆菌、白喉杆菌、霍乱弧菌、变形杆菌、绿脓杆菌、大肠杆菌、肺炎球菌、链球菌等多种致病菌及致病性皮肤真菌均有抑制作用；有镇静、降温、解热、镇痛、解痉、抗惊厥等中枢抑制作用；有明显降压作用；牡丹皮的甲醇提取物有抑制血小板作用；还可使子宫内膜充血，有通经作用，并有抗早孕作用；牡丹酚还有抗动脉粥样硬化、利尿、抗溃疡及抑制胃液分泌的作用。

地骨皮

有明显的降压作用，并可使心率减慢和呼吸加快；有降血糖作用；有退热和抗过敏作用；有降低血清胆固醇的作用；能兴奋子宫，使子宫平滑肌收缩增强；有抗菌作用，对伤寒杆菌、副伤寒杆菌、福氏痢疾杆菌均有抑制作用；还可用于治疗高血压病、糖尿病、青年扁平疣、掌跖疣、泛发性湿疹、牙髓炎疼痛、疟疾等病。

栀　子

有解热、镇静、降压等作用；又能促进胆汁分泌，降低血中胆红素；能抑制发热中枢，作用似黄芩、黄连；对由于热性病引起的脑部充血和神经兴奋所致的心烦、失眠有镇静作用；金黄色葡萄球菌、脑膜炎双球菌、卡他球菌及多种皮肤真菌有抑制作用。

苦　参

（1）美容护肤：因其含有丰富的本草营养，对皮肤瘙痒有很好的缓解作用，能够平衡油脂分泌，疏通并收敛毛孔，清除皮肤内毒素杂质，促进受损血管神经细胞的生长和修复，恢复皮下毛细血管细胞活力，肌肤重现紧致细滑，故能起到美容护肤的作用。

（2）抗菌：苦参醚提物及醇提物对金黄色葡萄球菌有较强的抑菌作用，苦参水浸剂对堇色毛癣菌、同心性毛癣菌、许兰毛癣菌、奥杜盎小芽孢癣菌等有抑制作用。

（3）抗肿瘤：因苦参碱在对艾氏腹水癌及肉瘤－180有抑制作用；

（4）升白：苦参总碱及氧化苦参碱有明显的升白作用，对环磷酰胺、X射线与钴射线照射引起的白细胞减少有明显的治疗作用。

（5）抗炎：苦参碱对巴豆油引起的耳郭肿胀、醋酸引起的腹腔渗出增加、胶性足垫肿胀，均有抑制作用。

（6）抗心律不齐：苦参碱能对抗氯仿－肾上腺素诱发的室性纤颤；也对抗乌头碱诱发的心律失常及毒毛花苷（哇巴因）诱发的室性纤颤，对氯仿吸入所致的心室纤颤、乌头碱诱发的心律失常、氯仿－肾上腺素诱发的心律失常有明显对抗作用。苦参总黄酮并能对抗心肌细胞团自发及毒毛花苷（哇巴因）诱发的搏动节律失常。

（7）平喘祛痰：对组胺引起的哮喘具有明显的对抗作用，苦参主要是通过兴奋β－受体，尤其是兴奋中枢的β－受体，解除支气管痉挛及抑制抗体和慢反应物质的释放而产生平喘作用的。

（8）对抗乙酰胆碱和氯化钡：苦参碱在有钙或无钙克氏营养液中，都能对抗乙酰胆碱、氯化钡兴奋气管和肠管的作用。

（9）中枢神经：可麻痹中枢神经，同时发生痉挛，终则呼吸停止而死亡；分别与硫喷妥钠、水合氯醛合并应用，能显著加强其中枢抑制作用，亦能明显对抗中枢兴奋药苯丙胺及咖啡因所致的精神运动性兴奋。

（10）镇痛：苦参总碱单独使用有轻度的镇痛作用，与阈剂量吗啡合并应用，可显著增加其镇痛作用。

（11）其他：有明显的利尿作用，能使尿中氯化钠含量显著增加。苦参生物碱尚有安定、平喘、免疫抑制作用。

白花蛇舌草

能显著增强机体的免疫能力，如刺激网状内皮细胞增生，使吞噬活跃，促进抗体形成，并使淋巴结、脾、肝等组织中嗜银物质呈致密化改变。有抗肿瘤作用，如对急性淋巴细胞型、粒细胞型、单核细胞型以及慢性粒细胞型的肿瘤细胞有抑制作用；对吉田肉瘤和艾氏腹水癌有抑制作用。高浓度煎剂对绿脓杆菌、伤寒杆菌、金黄色葡萄球菌、变形杆菌、痢疾杆菌、流感杆菌、肺炎球菌、溶血性链球菌、奈氏球菌有抑制作用。此外，又能增强肾上腺皮质功能，并有镇痛、镇静、催眠作用。

土茯苓

能解毒，利关节，除湿，用于梅毒、病毒性肝炎、膀胱湿热、淋浊、小便频数涩痛。能解汞中毒及杀死各类螺旋体；对肾炎水肿可消除蛋白尿；能调节免疫功能，增强抵抗力；对预防肝癌有一定的效果。

赤芍

赤芍精对高黏滞血冠心病患者有改变血液流变性的作用，可使全血黏度比及红细胞电泳时间降低，使血栓形成时间明显延长；赤芍能通过影响钙代谢，调节平衡抗动脉粥样硬化；赤芍浸膏能显著升高高密度脂蛋白胆固醇，明显降低总胆固醇（TC）、低密度脂蛋白胆固醇（LDL－C）和极低密度脂蛋白胆固醇（VLDL－C）水平，并能降低血浆脂质过氧化物（LPO）、动脉壁脂质、钙和磷脂及主动脉斑面积，其作用强于钙通道阻滞剂；草芍药煎剂可使血糖暂时升高，以0.5～1小时为高峰，旋即下降，至5～6小时后恢复正常；能使心肌营养血流量增加，缓解和改善心脏功能降低，对肺动脉高压有治疗和预防作用，使肺血管扩张、肺血流改善、肺动脉压降低，心输出量增加，心功能改善；对肺源性心脏病患者也有扩张肺血管，降低肺动脉压和肺血管阻力，增加心输出量，改善右心功能和血液流变性等作用；能明显延长常压缺氧的存活时间；对垂体后叶素所致急性心肌缺血有明显保护作用；赤芍成分没食子酸的衍生物没食子酸丙酯具有清除氧自由基的能力，能明显抑制硫酸亚铁和维生素 C 等诱导的线粒体肿胀和脂质过氧化反应，可保护线粒体结构和功能的正常；能解除乙酰胆碱所致肠痉挛；可促进网状内皮系统的吞噬功能，增加肝脏重量；对痢疾杆菌、伤寒杆菌和溶血性链球菌有较强抑制作用；芍药根的水－醇提取物，有显著的镇静作用及止痛效果；还能轻度提高胃液的酸度，可用于改进食欲、消化机能及某些神经疾患。

大　黄

可减轻内毒素性低血压，消除氧自由基，降低再灌注期血浆、肺、小肠等内源性一氧化氮的水平，降低肠、肝、肺毛细血管通透性，减轻内毒素引起的肠壁血管通透性增加，防止肠道细菌移位及内毒素进入血循环等等；可刺激大肠黏膜，使肠内渗透压升高，增加肠蠕动，故有泻下作用；有利胆、保肝作用；可促进胰液分泌、抑制胰酶活性，能抗胃及十二指肠溃疡；能促进血小板的黏附和聚集功能，增加血小板数和纤维蛋白原含量，降低抗凝血酶Ⅲ活性，使受伤局部的血管收缩，故有止血作用；能降低总胆固醇、甘油三酯、低密度脂蛋白、极低密度脂蛋白及过氧化脂质的含量；能抗病原微生物，对金黄色葡萄球菌、溶血性链球菌、淋病球菌、白喉杆菌、伤寒杆菌、痢疾杆菌等有抑制作用；对流感病毒、孤儿病毒、乙肝病毒、脊髓灰质炎病毒等有抑制作用；对阿米巴原虫、阴道滴虫、血吸虫及钩端螺旋体等都有一定的抑制作用；有抗炎、解热作用；有免疫调节作用。临床可用于严重创伤、感染性休克等危重病预防及治疗胃肠功能衰竭。也可用于血小板减少症、晚期血吸虫病食道静脉破裂出血、口腔炎、口唇溃疡、毛囊炎、烫伤、臁疮（下肢溃疡）、小儿蛔虫性肠梗阻、肠胀气等。临床可用于严重创伤、感染性休克，MODS 等危重病预防及治疗胃肠功能衰竭。

芒　硝

（1）有缓泻作用：因本品不易被肠壁吸收，口服后，存留肠内形成高渗盐溶液，使肠道保持大量水分，肠内容积增大，引起机械刺激，促进肠蠕动而致泻。临床可用于治疗便秘、阻塞性黄疸、慢性胆囊炎、惊厥、子痫、尿毒症、破伤风、高血压脑病、急性肾性高血压危象、心绞痛伴高血压患者等。外敷可消炎祛肿。芒硝系含有杂质的硫酸钠，玄明粉则系纯粹的硫酸钠，内服后其硫酸离子不易被肠黏膜吸收，存留肠内成为高渗溶液，使肠内水分增加，引起机械刺激，促进肠蠕动。盐类对肠黏膜也有化学刺激作用，但并不损害肠黏膜。过浓的溶液到达十二指肠时，可引起幽门痉挛，从而延迟全部药物从胃中排空，同时可将组织中的水分吸入肠管，故服时应饮大量的水以稀释之。服后4～6小时发生下泻作用，排出流体粪便。如用以治疗组织水肿，需少饮水。

（2）减轻阑尾炎症：阑尾炎和阑尾穿孔时，腹部外敷大黄、芒硝、大蒜加适量食醋的糊剂，对阑尾及脾脏的网状内皮系统有明显的刺激作用，使其增生现象与吞噬能力有所增强，阑尾炎症较对照组明显减轻。

（3）引起肠道神经反射：右下腹部外敷大蒜芒硝糊剂，局部皮肤有发热、发红、起水疱等刺激症状，小肠及阑尾、带结肠运动增强；用1%普鲁卡因局部环封后，肠管运动则见减弱。因此，其作用是通过神经反射引起的。由于蠕动增强，血流供应丰富，网状内皮系统吞噬功能加强，从而调动了机体内在的抗病能力。

（4）消肿止痛：感染性创伤用10%～25%硫酸钠溶液外敷，可以加快淋巴生成，有消肿和止痛的作用。

（5）利尿：4.3%硫酸钠无菌溶液静脉滴入可作为利尿剂以治疗无尿症和尿毒症。

藿　香

有抗真菌作用，藿香煎剂对许兰毛癣菌等多种致病性真菌有抑制作用，乙醚浸出液、醇浸出液、水浸出液亦能抑制多种致病性真菌；有抗钩端螺旋体作用，藿香水煎剂在浓度为15mg/ml时对钩端螺旋体有抑制作用，当浓度增至31mg/ml时对钩端螺旋体有杀灭作用；藿香中的黄酮类物质有抗病毒作用，从藿香中分离出来的成分可以抑制消化道及上呼吸道病原体——鼻病毒的生长繁殖，藿香中有抗病毒作用的成分是黄酮（黄碱素成分），以该成分为主，合成的抗病毒性更强、内服易吸收的药物用于鼻病毒感染者，效果良好；藿香中的挥发油有刺激胃黏膜、促进胃液分泌、帮助消化的作用。

佩　兰

佩兰挥发油对流行性感冒病毒有抑制作用；有抗炎及抗病原微生物作用，对白喉杆菌、金黄色葡萄球菌、八叠球菌、变形杆菌、伤寒杆菌等有抑制作用；有一定的麻醉作用，甚至抑制呼吸，使心率减慢，体温下降；还有升高血糖及抗肿瘤作用。

苍　术

挥发油，小剂量有镇静作用，大剂量有中枢抑制作用；能降低血糖，对血压有双向调节作用，小剂量能使血压轻微升高，大剂量则使其下降；有明显的排钾、钠作用，但无利尿作用；有调整胃肠运动功能、抗溃疡、保肝、抑菌等作用；还有抗缺氧、中枢抑制、抗肿瘤、促进骨骼钙化等作用。

厚　朴

对肠道平滑肌有双向调节作用，低浓度可兴奋，高浓度可抑制；能使小肠张力下降，能对抗组胺致十二指肠痉挛；可以缓解肌肉僵直，但对感觉神经并无明显影响；有抗溃疡作用；有抗菌、抗病毒作用，能抗金黄色葡萄球菌、伤寒杆菌、霍乱弧菌、溶血性链球菌、白喉杆菌、枯草杆菌、痢疾杆菌、体表癣菌、人型结核杆菌及常见的皮肤真菌均有抑制作用；可抗病毒性肝炎，减轻病理损害；有中枢抑制作用，能对抗甲基苯丙胺所致兴奋作用；能健胃、镇静、镇痛、平喘，还有抗过敏作用。

茯　苓

有利尿作用，能增加尿中钾、钠、氯等电解质的排出；镇静作用；茯苓多糖在体内具有抗癌活性，有明显的抗肿瘤作用；能增强机体免疫功能，对细胞免疫、体液免疫有促进作用；对金黄色葡萄球菌、结核杆菌有抑制作用；还能加强心肌收缩力，增加心率；对四氯化碳引起的肝损伤有保护作用；有镇静、降血糖、抗放射及抑制溃疡的发生等作用。

薏苡仁

抗肿瘤作用；免疫作用；降血糖、血钙、血压作用；抑制胰蛋白酶作用；诱发排卵作用。

砂　仁

对消化系统的作用，能增进肠道运动；明显抑制血小板聚集；抗溃疡作用：可明显抑制胃酶消化蛋白。

白豆蔻

抑菌作用；亦有显著的平喘作用；具芳香健胃、祛风作用：豆蔻油很不稳定，即使储藏很好，也常易丧失其特有之香味，一般可做成芳香酊或醑剂。种子应在临用前方可磨碎，有良好的芳香健胃作用，能促进胃液分泌，兴奋肠管蠕动，驱除肠内积气，并抑制肠内异常发酵；兴奋作用。

草豆蔻

胃蛋白酶活力明显升高。

草果

有镇痛、解热、平喘等作用；抗炎、抗菌作用；小量口服有轻度利尿作用。

车前子

有利尿作用；祛痰、镇咳、平喘作用；车前中的车前甙有兴奋分泌神经的作用；且除能促进气管及支气管黏液的分泌外，还能抑制呼吸中枢，使呼吸加深变慢；对多种致病菌，如金黄色葡萄球菌、宋内痢疾杆菌、大肠杆菌、绿脓杆菌及伤寒杆菌亦有不同程度的抑制作用；对胃肠道功能有调节作用。

滑石

（1）对皮肤、黏膜的保护作用：滑石粉外用，撒布于发炎或破损组织的表面时，可形成保护性膜。既可减少局部摩擦，防止外来刺激，亦能吸收大量化学刺激物或毒物。并有吸收分泌液，促进干燥、结痂作用。内服时可以保护胃肠黏膜而发挥镇吐、止泻作用，尚可阻止毒物在胃肠道的吸收。

（2）抗菌作用：将10%的滑石粉加入培养基内（平板法），可见到滑石粉对伤寒杆菌、副伤寒杆菌有抑制作用。用纸片法，则仅对脑膜炎双球菌有轻度的抑菌作用。

茵　陈

清热利湿；退黄。主治黄疸、小便不利、湿疮瘙痒、传染性黄疸型肝炎等药理学研究有利胆，保护肝功能解热，抗炎，降血脂，扩冠等作用，当然这只是西医学提取茵陈成分做出来的研究，临床应用上效果如何不好判定。陈素毒性为中枢抑制，表现为思睡，流涎等。茵陈用量过大可引起头晕，恶心，腹泻，上腹部不适，急性肝胆损伤，亦有心律不齐的报道，但是治疗剂量的茵陈一般不会造成严重的损伤作用。

茵陈有显著的保肝作用，对甲、乙型肝炎，黄疸型肝炎，有显著的疗效。有利胆，促进胆汁分泌，增加胆汁中胆酸和胆红素排出的作用。能增加心脏冠脉血流量，改善微循环，并有降血压，降血脂，抗凝血，利尿解热平喘，驱除蛔虫及抑制多种致病性皮肤真菌与细菌的作用。

金钱草

（1）排石作用：金钱草有利胆排石和利尿排石作用。

（2）利胆作用：促进肝细胞分泌胆汁，使肝胆内胆汁增多，内压增高，奥狄氏括约肌松弛，致使胆汁排泄增加。

（3）有显著的血栓抑制作用。

（4）对免疫系统作用：金钱草对细胞免疫有抑制作用。

虎　杖

对心血管系统的作用：明显降压作用；保肝作用：虎杖、小田基黄煎剂能明显降低血清肝红素量和降低血清谷丙转氨酶活力的作用，但无利胆作用；抗菌、抗病毒作用；镇咳平喘作用：有一定平喘作用，但其作用强度不如氨茶碱。对乙酰胆碱引起的气管收缩无对抗作用；抗肿瘤作用；降血糖作用；降血脂作用：能明显降低血清胆固醇，而虎杖煎剂无明显作用；止血作用：虎杖煎剂作用，对外伤出血有明显止血作用，内服对上消化道出血也有止血作用。其他作用：虎杖提取物有解热镇痛作用。

干　姜

（1）对中枢神经的作用：姜的多种成分都有中枢抑制、加强镇静催眠和对抗中枢兴奋药的作用。干姜的醚提取物和水提取物均有明显的镇痛作用。

（2）对心血管系统的作用：先出现一过性升压作用，然后出现降压作用，并能增强心房自主活动。

（3）对消化系统的作用：干姜浸剂和半夏浸剂联用时对应激性溃疡有抑制作用，干姜浸剂能抑制胃液酸度和胃液分泌，其抑制应激性溃疡的作用与此有关。

（4）抗炎作用：干姜的醚提取物和水提取物均有明显的抗炎作用。

（5）抗缺氧作用：干姜醚提取物有抗缺氧作用。

肉　桂

对中枢神经系统的作用：使体温下降，但对抗利舍平（利血平）引起的体温下降；有镇痛作用；对心血管系统的作用：对血小板聚集及心肌损伤有一定对抗及保护作用；使脑血流量增加，血管阻力下降；对血小板聚集有抑制作用；抗溃疡作用：可抑制胃液分泌，促进胃黏膜的血流量；抗变态反应：革兰氏阳性菌及真菌有抑菌作用。

吴茱萸

对中枢神经系统的作用：主要为镇痛作用，口服吴茱萸有镇吐作用；对心血管系统的作用：吴茱萸煎剂、冲剂和蒸馏液，静注和灌胃均有显著降压作用；对消化系统的作用：吴茱萸中所含的吴茱萸苦素为苦味质，有苦味健胃作用，其所含的挥发油又具有芳香健胃作用。

高良姜

对消化系统的作用：高良姜煎剂能使胃液总酸排出量明显升高；抗菌作用：高良姜煎液对炭疽杆菌、α－溶血性链球菌、β－溶血性链球菌、白喉杆菌、假白喉杆菌、肺炎双球菌、金黄色葡萄球菌、柠檬色葡萄球菌、白色葡萄球菌、枯草杆菌等均有不同程度的抗菌作用；有抗血栓作用，并具有一定的抗凝作用。

橘　皮

祛痰、平喘作用：对支气管哮喘有一定疗效，有支气管扩张作用；对心血管系统的作用：能使心收缩力增强，心输出量增加，但对心率无明显影响；陈皮直接抑制肠管平滑肌为其主要解痉方式；抗炎、抗过敏作用：能降低毛细血管通透性，防止微血管出血。

青　皮

祛痰、平喘作用：本品所含挥发油有祛痰作用，其有效成分为柠檬烯。可完全对抗组胺引起的支气管收缩，作用持续约1小时；对平滑肌的作用：使膀胱平滑肌兴奋。引起胆囊收缩，有显著的解痉作用。也能显著增加胆汁流量，并使胆道张力增加。

枳　实

对心血管系统的作用：有强心、增加心输出量、收缩血管、提高总外周阻力，而使左室压力和动脉血压上升的作用；对胃肠的作用：使胃肠收缩节律有力，呈兴奋作用；能使子宫收缩有力，紧张性加强，甚至出现强直性收缩；对中枢神经的作用：枳实提取物有明显的镇静作用；利尿作用：枳实有明显增加尿量的作用；其他作用：能升高在体胆囊内压、促进胆汁分泌和奥狄括约肌亢进。

枳　壳

增加冠脉流量和肾血流血，降低心肌氧耗量；利尿作用：通过强心收缩肾血管，增高滤过压而发挥排钠利尿作用；对胃肠平滑肌的作用：有增强小肠平滑肌紧张程度和位相性收缩功能；对子宫平滑肌的作用：能使子宫收缩节律增加；抗变态反应的作用。

木　香

对呼吸系统的作用：可延长致喘潜伏期，降低死亡率，扩张支气管平滑肌；对肠道的作用：对肠肌痉挛有对抗作用。

沉　香

对平滑肌有解痉作用。

檀　　香

增强胃肠蠕动，促进消化液的分泌。檀香油之抗菌作用不强，对伤寒杆菌之酚系数在0.1以下。能减轻无效的咳嗽；过量可引起胃、肾、皮肤刺激。用于小便困难，可改善症状。檀香油尚有利尿作用。

香附子

对中枢神经系统的作用：有解热镇痛作用；对心血管系统的作用：香附总生物碱、甙类、黄酮类和酚类化合物的水溶液亦有强心和减慢心率作用，并且有明显的降压作用；香附挥发油有轻度雌激素样活性；对子宫的作用：使子宫收缩力减弱、肌张力降低；对肠管的作用：可使肠管收缩幅度降低、张力下降。对回肠平滑肌有直接抑制作用。

川楝子

本品有驱蛔虫作用；对呼吸中枢有抑制作用。

乌　　药

（1）挥发油的兴奋作用：内服时，有兴奋大脑皮质的作用，并有促进呼吸，兴奋心肌，加速血循环，升高血压及发汗的作用。局部外用使局部血管扩张，血循环加速，缓和肌肉痉挛性疼痛。

（2）抑菌作用：对金黄色葡萄球菌，甲型溶血性链球菌，伤寒杆菌，变形杆菌，绿脓杆菌，大肠杆菌均有抑制作用。

（3）对消化道的影响：有报道乌药对胃肠平滑肌有双重作用，此外，乌药能增加消化液的分泌。

（4）止血作用：促进血凝，有良好的止血作用。

香　　橼

所含挥发油对胃肠道有温和刺激作用，能促进肠胃里蠕动和消化液分泌，排除肠内积气，并有祛痰作用。

佛　　手

平喘、祛痰作用，有一定的抗组胺作用；对胃、肠道平滑肌有明显抑制作用，能迅速缓解胃、肠和胆囊的张力增加；有一定对抗肝素的抗凝血和止血作用。

山　　楂

有一定强心作用；总黄酮可增加冠脉流量、抗实验性心肌缺氧、抗心律不齐等作用。山楂浸膏可使胆固醇及甘油三酯含量明显降低。脂肪酶可促进脂肪分解；山楂酸有帮助消化的作用。山楂煎剂和乙醇提取物对福氏痢疾杆菌、宋内氏痢疾杆菌、变形杆菌、大肠杆菌均有抗菌作用。

神　　曲

（1）助消化：神曲含有消化酶，可加强对食物的消化吸收；并含维生素B_1，可增加胃肠蠕动，增强其推进功能，促进消化液分泌，起到助消化，除胀满的功效。

（2）抑菌：神曲中苍耳草、赤小豆、青蒿均有抑菌作用，神曲含乳酸杆菌可抑制肠道内的腐败过程。

（3）解热：青蒿有解热作用。

麦　　芽

有助消化作用：麦芽煎剂对胃酸与胃蛋白酶的分泌似有轻度促进作用；有降血糖作用；抗真菌作用；抑制催乳素释入：可使乳溢消失或缓解。

谷　　芽

该品所含的β－淀粉酶能将糖淀粉完全水解成麦芽糖，α淀粉酶则使之分解成短直链缩合葡萄糖，但该品所含的α－和β－淀粉酶量较少，其消化淀粉的功能不及麦芽。谷芽可通过抑制肥大细胞组织胺释放而具有抗过敏活性。

使君子

有驱蛔虫作用；驱蛲虫作用；抗皮肤真菌作用。

苦楝根皮

驱虫作用；对呼吸有抑制作用；川楝素对肉毒中毒具有治疗作用。

槟　　榔

槟榔煎液有驱虫作用，对绦虫，蛔虫、蛲虫，姜片虫，血吸虫等皆有作用；可以增加肠管的张力和蠕动，有缓泻作用，并能减轻胃肠胀气；能使胃肠黏膜分泌亢进，随之食欲增加；能兴奋汗腺及唾液腺，使汗液及唾液分泌增加；用氢溴酸槟榔碱溶液滴眼，可使瞳孔缩小，故可用治青光眼，此外，有收缩支气管，减慢心率，并可引起血管扩张，血压下降，应用后可使冠状动脉收缩；槟榔有抑制流行性感冒病毒的作用；抗真菌作用：1∶3 的槟榔煎液对部分皮肤真菌有不同程度的抑制作用。

柿　　蒂

有抗心律失常作用，能显著对抗氯仿诱发的室颤；有镇静作用，可延长睡眠时间；有一定的抗生育作用，柿蒂柄优于柿蒂蒂，柿蒂的柄的抗生育率为 79.6%。

鸡内金

对人体胃功能的影响：使胃液分泌量增高，可使胃运动机能明显增强，表现在胃运动延长及蠕动波增强，因此胃排空速率加快。鸡内金有抑制肿瘤细胞的作用。

三　　七

（1）止血三七有“止血神药”之称，散瘀血，止血而不留瘀，对出血兼有瘀滞者更为适宜。

（2）抗血栓：三七具有活血散瘀功效，能抗血小板聚集，抗血栓形成。

（3）促进造血：三七“祛瘀生新”，现代研究证实三七具有补血作用。

（4）对心血管系统的作用：三七散瘀，消肿定痛。具有降低心肌收缩力，减慢心率，扩张外用血管，降低外周阻力的作用。

（5）保肝：三七具有抗肝损伤作用。可减轻肝脏脂肪变性、炎症细胞浸润、肝细胞变性坏死。减少成纤维细胞和胶原的增生。三七具有一定的利胆作用，有显著降低血清胆红素，促进胆汁分泌作用。

（6）抗肿瘤：具有较强的抗瘤活性。

（7）镇痛：三七为治疗跌打损伤的常用药，有确切的镇痛作用。镇痛有效成分为人参二醇皂苷。

（8）保健功能：①扩张血管、降低血压，改善微循环，增加血流量，预防和治疗心脑组织缺血、缺氧症。②促进蛋白质、核糖核酸（RNA）、脱氧核糖核酸（DNA）合成，强身健体。③促进血液细胞新陈代谢，平衡调节血液细胞。④双向调节中枢神经，提高脑力，增强学习和记忆能力。⑤增强机体免疫功能，抗肿瘤。⑥止血、活血化瘀。⑦保肝、抗炎。⑧延缓衰老。⑨双向调节血糖、降低血脂、胆固醇、抑制动脉硬化。

蒲　黄

对心血管系统：增强心脏收缩力，增加冠脉流量；蒲黄有降低血清胆固醇作用，在抑制动脉硬化斑块形成方面似有一定作用；对平滑肌的作用：使产后子宫收缩力加强或紧张性增加，对引产有明显效果；促凝血作用；抗炎消肿，改善局部循环，促进重吸收和降低毛细血管的通透性。

白　及

有明显的止血效果，并加速红细胞沉降率；对胃黏膜损伤有保护作用；对胃、十二指肠穿孔有治疗作用：白及借其高度黏性，在胃内形成一定厚度的胶状膜，从而使穿孔堵塞，胃内容物停止外漏，为大网膜、肝脏等的遮盖作用造成更有利的条件；预防肠粘连；抗菌、抗真菌作用；抗癌及防癌作用：对肝细胞有较好的抗损伤作用；可起到羧甲淀粉的作用，并有维持血容量及提高血压作用；可作为硬化剂，使末梢血管壁形成无菌性炎症，血栓形成快，止血效果良好，对肝脏、肺脏无损害，作为血管栓塞材料，效果优于鱼肝油酸钠等。

川　芎

对中枢神经系统的作用：川芎有明显的镇静作用；对心血管系统的作用：川芎煎剂可使心脏收缩振幅增大、心率稍慢；对平滑肌的作用：可使其张力增高，收缩增强，终成挛缩；大量则反使子宫麻痹而收缩停止。川芎生物碱有解痉作用。并有明显镇痛作用；川芎对大肠、痢疾（宋内氏）、变形、绿脓、伤寒、副伤寒杆菌及霍乱弧菌等有抑制作用；抗放射作用；川芎嗪能增加肾血流量，并能利尿。

延胡索

对中枢神经系统的影响：催眠、镇静与安定作用；对消化系统的作用：减少胃液分泌、胃酸及胃蛋白酶的量；对心血管系统的影响：延胡索醇提物有显著扩张冠状血管、降低冠脉阻力与增加血流量的作用；有兴奋垂体肾上腺系统的作用；对肌肉有松弛作用。

郁　金

具有利胆作用，可促进胆汁分泌。

丹　参

（1）心血管系统的作用：①强心，加强心肌收缩力、改善心脏功能，不增加心肌耗氧量。②对血管作用扩张冠脉，增加心肌血流量；扩张外周血管，血流增加；脑血流量下降。③抗血栓形成提高纤溶酶活性；延长出、凝血时间；抑制血小板聚集；改善血液流变学特性。④改善微循环。

（2）促进组织的修复与再生作用：①促进组织的修复与再生丹参制剂治疗：坏死心肌清除快；成纤维细胞分化、胶原纤维形成较明显；肉芽形成比较成熟。局部瘀血减轻、血液循环改善，愈合时间缩短。②抑制过度增生对过度增生的成纤维细胞有抑制作用。

（3）保肝：改善肝微循环。

（4）抗菌：丹参制剂中含有隐丹参酮、二氢丹参酮，对体外的葡萄球菌、大肠杆菌、变性杆菌有抑制作用。

（5）降血脂作用：丹参能使主动脉粥样斑块形成面积明显减少，血清总胆固醇、甘油三酯、均有一定程度的降低。丹参可抑制血脂上升。还能抑制细胞内源性胆固醇的合成。

莪　术

抗肿瘤作用：对多种瘤株的生长有明显抑制和破坏作用；抗早孕作用；抗菌作用：莪术挥发油试管内能抑制金黄色葡萄球菌。β－溶血性链球菌、大肠埃希菌、伤寒杆菌、霍乱弧菌等的生长；促进白细胞回升；对心血管的作用：增加股动脉血流量的作用在活血化瘀药中最为明显；对胃肠平滑肌的影响：使肠管紧张度升高，高浓度时，反而使肠管舒张；保肝作用：莪术醇提取物及挥发油对转氨酶（ALT）升高有明显的降低作用；对急性肾功能衰竭有改善作用；抑制血小板聚集和抗血栓形成，降低血液黏度，以及缩短红细胞的电泳时间；抗炎作用：对腹膜炎有非常显著的抑制作用。

半　夏

有明显的镇咳作用；对唾液分泌有显著的抑制作用；有显著的镇吐作用；抗生育作用；对胰蛋白酶有抑制作用；抗癌的作用：有抑瘤作用，并能明显促使癌细胞逐渐脱落而使癌体缩小或消失。对宫颈癌有效，且局部清洁作用明显。

五灵脂

五灵脂有显著的抑制结核杆菌生长的作用；对心血管系统的影响：使动脉血流量增加，血管阻力降低；有抗凝作用；缓解平滑肌痉挛的作用，临床上也曾用于心绞痛；抗结核作用：所用复方为连翘、五灵脂各2g；或连翘、五灵脂、地骨皮、紫草根各2g。对结核病也均有一定疗效。

旋覆花

平喘、镇咳作用；亦有增加胆汁分泌的作用。

人　参

对中枢神经系统具有兴奋作用，而大量时反而有抑制作用；对心肌及血管有直接作用，对心肌无力有一定的改善作用，亦有抗过敏性休克及强心的作用；加强机体对有害因素的抵抗力：有抗维生素 B_1、B_2 缺乏症的作用，加速溃疡的愈合作用；有降血糖作用；刺激造血器官，有改善贫血的作用。

党　参

有补血作用；可使血糖升高；有降压作用。

瓦楞子

碳酸钙能中和胃酸，减轻胃溃疡之疼痛。

代赭石

可使肠道平滑肌蠕动增强。

海螵蛸

有止酸作用：乌贼骨中所含的碳酸钙，可作止酸剂；有明显的促进骨缺损修复作用，其中陈年海螵蛸的这种作用更为明显。

黄　芪

有镇静、催眠作用，可使防御性运动性条件反射次数显著减少，内抑制扩散，条件反射消退，抑制由吗啡引起的躁狂现象；有镇痛、抗惊厥、降温作用；对心血管系统有影响，有降压作用，可引起血压持续下降，心传导阻滞；可用于治疗烧伤，能推迟烧伤性休克的发生和延长存活时间，并能减轻烧伤局部的水肿；对子宫有兴奋作用。

白　术

利尿作用：具有明显而持久的利尿作用；有降糖作用；在白细胞减少症时，白术有升白作用；白术还有促进细胞免疫功能，且明显增高 IgG。并有健脾胃、壮身体和提高抗病能力的作用；抗凝血作用：白术对血小板聚集有明显的抑制作用；白术有血管扩张作用，对心脏呈抑制作用；白术挥发油中之中性油对食管癌细胞有明显抑制作用；对应激性溃疡，有显著抑制效果；促进造血功能：可使白细胞球升高。

山　药

有降血糖作用；具有极显著的常压耐缺氧作用，能明显提高脏器在缺氧环境下的耐受性；山药多糖能极有效地对抗环磷酰胺的抑制免疫作用；刺激小肠运动、促进肠道内容物排空作用；有滋补作用，能助消化，止泻，祛痰。

白扁豆

对痢疾杆菌有抑制作用；对食物中毒引起的呕吐、急性胃肠炎等有解毒作用；增强T淋巴细胞活性，提高细胞的免疫功能；不溶于水的凝集素，有抗胰蛋白酶活性。

甘　草

对溃疡有明显保护作用；有类似糖皮质激素作用；解毒作用：对毒物有吸附作用，甘草酸有肾上腺皮质激素样作用，可以增强肝脏的解毒能力；有止咳平喘作用：甘草次酸有明显的中枢性镇咳作用；甘草酸、甘草次酸盐有抗炎症及抗过敏、抗肝损伤、抗促癌、抗菌、抗艾滋病毒（甘草酸）作用；调节机体免疫功能，抗心律失常。

当　归

对子宫平滑有兴奋和抑制作用，具有调节子宫平滑肌收缩，解除痉挛而达到调经止痛功效；对垂体后叶素所致心肌缺血有一定缓解作用，能使心肌毛细血管开放增多，抗心律失常；可扩张冠脉，增加冠脉流量，明显增高冠心病及脑动脉硬化病人纤维蛋白溶酶活性；为补血要药，用于贫血的治疗；可以提高免疫功能；对肝损伤具有保护作用；有抗肿瘤作用；有镇痛作用；抗炎作用：降低毛细血管通透性；对中枢神经系统抑制作用；当归有抗菌、消炎作用。临床可用于化脓性上颌窦炎、急性肾炎、骼静脉炎、硬皮病及牛皮癣等病症。

白芍

扩张冠状动脉，降低血压；对肝损伤有明显保护作用；对肠管和胃运动有抑制作用，显著对抗催产素引起的子宫收缩；有镇痛作用；白芍总甙对腹腔巨噬细胞的吞噬功能具有调节作用。

百合

镇咳祛痰作用；有明显的镇静作用；滋阴润肺作用；强壮作用；有抗癌作用。

麦冬

可抗心律失常、增加冠脉流量、提高心肌收缩力、保护心肌、扩张外周血管作用，防治心肌梗死，临床应用对冠心病心绞痛及改善心电图有一定作用；能增强网状内皮系统吞噬能力，升高外周白细胞，提高免疫功能；能增强垂体肾上腺皮质系统作用，提高机体适应性；有降血糖作用，对四氧嘧啶性糖尿病兔能促使胰岛细胞恢复，肝糖原有增加功能；能明显提高耐缺氧能力；有抗菌作用，麦冬水醇提取物对白葡萄球菌、枯草杆菌、大肠杆菌及伤寒杆菌等都有较强的抑制作用；有抗肿瘤作用。

石斛

抗衰老，提高免疫力；活血化瘀，提高心脑血管功能；抗肿瘤作用；对肠管有兴奋作用，能促进胃液分泌，帮助消化；能刺激小肠平滑肌的收缩，促进胃肠蠕动，治疗慢性萎缩性胃炎可以收到满意的效果；对眼科疾病有明显的治疗作用，对治疗白内障、青光眼、视神经炎等有较好疗效；抑制胰岛素降解，提高胰岛素敏感指数，抑制游离脂肪酸的分泌，治疗糖尿病、肥胖症。

玉竹

对急性心肌缺血有一定的保护作用；较大剂量时可使血压暂时下降；口服玉竹浸膏，则血糖先升后降，对肾上腺素引起的高血糖有显著的抑制作用；

对下肢血管有扩张作用。

乌　梅

乌梅可消除疲劳；抗辐射；使血管及全身组织年轻化；促进皮肤细胞新陈代谢，有美肌美发效果；有促进激素分泌物活性，从而达到抗衰老的作用；增加食欲，促进消化，刺激唾液腺、胃腺分泌消化液的作用；亦有显著的整肠作用，促进肠蠕动，消除炎症；同时又有收缩肠壁的作用，因而可以用于治疗腹泻；乌梅水煎剂对致病真菌有抑制作用；抑制蛔虫活动；对平滑肌的作用：100%乌梅煎剂或乌梅合剂（乌梅、防风、炙甘草、银柴胡、北五味子）煎液对肠道有抑制作用；乌梅汤对胆囊有促进收缩和利胆作用，利于引流胆道的胆汁、减少和防止胆道感染，亦有利于减少蛔虫卵留在胆道内形成而形成胆石核心，从而减少胆石症的发生；加大乌梅剂量，对胆囊的上述作用明显加强，但单味乌梅的作用又不及复方强，表明乌梅汤有协同作用。乌梅还能增加胆汁的分泌，并能使胆汁趋于酸性；抗过敏作用：乌梅有脱敏作用，可能由于非特异性刺激产生了更多的游离抗体、中和了侵入体内的过敏源所致；能增强机体免疫功能。

五倍子

（1）收敛作用：由于其中所含的鞣酸对蛋白质有沉淀作用，皮肤、黏膜、溃疡接触鞣酸后，其组织蛋白质即被凝固，造成一层被膜而呈收敛作用，同时小血管也被压迫收缩，血液凝结而奏止血功效；腺细胞的蛋白质被凝固引起分泌抑制，产生黏膜干燥，神经末梢蛋白质的沉淀，可呈微弱的局部麻醉现象。鞣酸可与若干金属、生物碱或甙类形成不溶解化合物，因而用作解毒剂。鞣酸对正常小肠运动无甚影响，由于其收敛作用而减轻肠道炎症，故可制止腹泻。如胃肠道中有细菌、毒物等刺激因素存在，不应使用鞣酸制剂。鞣酸多少可干扰食物之吸收（沉淀蛋白质），但在小肠之碱性环境中，蛋白质可重新被释出，因此食物或饮料中含少量鞣酸是无害的，但大量时如过度饮茶，可延缓食物之吸收。更大量甚至可引起刺激、腐蚀，特别在空腹时可导致疼痛、呕吐、下泻或便秘。

（2）抗菌作用：体外试验对金黄色葡萄球菌、链球菌、肺炎球菌以及伤寒、副伤寒、痢疾、炭疽、白喉、绿脓杆菌等均有明显的抑菌或杀菌作用。五倍子除鞣酸外尚含有其他抗菌有效成分，主要分布在皮部，五倍子心的煎剂无抗菌作用。对绿脓杆菌、痢疾杆菌、变形杆菌、大肠杆菌、伤寒杆菌、肠炎杆菌、炭疽杆菌、白喉杆菌、金黄色葡萄球菌、乙型链球菌及肺炎球菌均有抑制作用，其抑菌作用不是由于鞣酸的酸性，而是因其对蛋白有凝固作用；经乙醚提出鞣质后的五倍子液仍有抗菌作用。

（3）具有解毒作用。

诃　　子

抗菌作用：对各种痢疾杆菌有效外，且对绿脓杆菌、白喉杆菌作用较强，对金黄色葡萄球菌、大肠杆菌、肺炎球菌、溶血性链球菌、变形杆菌、鼠伤寒杆菌亦有作用；用盐酸、乙醚提取的乙醇提取物具有更高的抗菌及抗真菌作用；对肿瘤有抑制作用；对平滑肌有解痉作用；除鞣质外还含有致泻成分，故与大黄相似，先致泻而后收敛；促进胆汁分泌、降压作用；诃子提取物对流感有灭活作用。

大　　枣

抗肿瘤作用；抗Ⅰ型变态反应的作用；具有显著降压作用，并确认柚配质（糖甙类）能降低自发运动，刺激反射作用，强直性木僵作用，并对中枢神经有抑制作用；有增加体重、增强肌力作用。

石榴皮

（1）收敛作用：石榴皮含多种鞣质，当它们与黏膜、创面等接触后，能沉淀或凝固局部的蛋白质，使在表面形成较为致密的保护层，有助于局部创面愈合或保护局部免受刺激。

（2）抗菌作用：石榴皮煎剂对志贺、施氏、福氏和宋内等4种痢疾杆菌均有抗菌作用，对志贺作用最强，施氏、福氏次之，对宋内痢疾杆菌作用较差，对抑制伤寒杆菌作用最强。

（3）抗病毒作用：能够抑制病毒在细胞内的增殖，有直接杀灭病毒和阻止及吸附细胞的作用。

（4）驱虫作用：石榴皮煎剂有驱肠虫作用。其机理系作用于寄生虫的肌肉，使其陷于持续收缩，而具驱虫之效。

（5）毒性：石榴皮含鞣质较多，对胃肠黏膜有刺激作用，石榴皮总碱毒性约为石榴皮毒性的25倍。可致运动障碍及呼吸麻痹。石榴皮总碱对心脏有暂时性兴奋作用，使心搏减慢；对自主神经有烟碱样作用，1g/kg引起脉搏变慢及血压上升，大剂量使脉搏显著加快；对骨骼肌有藜芦碱样作用。

肉豆蔻

镇静催眠作用：该品挥发油中所含的甲基异丁香酚有抑制中枢神经作用，有加强戊巴比妥的安眠作用；抗菌作用：甲基异丁香酚对金黄色葡萄球菌和肺炎双球菌；麻醉作用：该品挥发油中的甲基丁香酚和榄香脂素有麻醉作用；抗肿瘤作用：肉豆蔻对子宫癌及皮肤乳头状瘤有抑制作用；对胃肠道有刺激作用，且具有祛风作用。少量能促进胃液的分泌和刺激胃肠蠕动，大剂量则抑制；降低谷丙转氨酶作用。

赤石脂

（1）止泻作用：赤石脂含有大量硅酸铝，口服能吸附消化道内的毒物，如磷、汞、细菌毒素、异常发酵产物及炎性渗出物，并能覆盖肠黏膜，以减少对胃肠道的刺激，而呈吸附性止泻作用。

（2）止血作用：赤石脂合剂能使凝血时间和出血时间明显缩短，与大黄和生理盐水对照组比较有极显著的差异（$P<0.001$）。

常用中药的功效与主治

【健脾药】

（1）人参：大补元气，补脾益肺，生津安神。主治气虚欲脱，脾气不足证。

（2）白术：补气健脾，燥湿利水，止汗安胎，主治脾胃气虚，脾虚水停证。

（3）茯苓：利水渗湿健脾安神，主治脾虚水肿，心悸失眠证。

（4）黄芪：补气升阳，益卫固表，利水消肿，托疮生肌，主治脾胃气虚，中气下陷，水湿失运证。

（5）甘草：益气补中，清热解毒，缓急止痛，调和药性，主治脘腹挛急作痛，热毒疮疡证。

（6）山药：益气养阴，补脾肺肾，固精止带，主治脾胃虚弱，消化不良证。

（7）扁豆：健脾化湿，消暑，主治脾虚湿盛，暑湿吐泻证。

（8）薏苡仁：利水渗湿，健脾除痹，清热排脓，主治脾虚泄泻，水肿痈疡证。

【和胃药】

（1）神曲：消食和胃，主治饮食积滞证。

（2）山楂：消食化积，行气散瘀，主治气滞血瘀性胃脘疼痛，肉食积滞证。

（3）莱菔子：消食除胀，降气化痰，主治食积气滞，胸闷食少证。

（4）麦芽：消食健胃，回乳消胀。主治肝胃不和，米面食滞证。

（5）谷芽：消食健胃，主治脾虚食少，脘腹胀满证。

（6）鸡内金：消食健胃，涩精止遗。主治饮食积滞，脘腹胀满证。

【降逆药】

（1）枳实：破气除痞，化痰消积，主治胸脘痞满，胃肠气滞证。

（2）代赭石：平肝潜阳，重镇降逆，凉血止血，主治呕吐、呃逆、噫气证。

（3）紫苏梗：宽胸利膈，顺气安胎。主治胸腹气滞，痞闷作胀，胸胁胀痛证。

（4）藿梗：化湿、止呕、降逆，主治湿滞中焦之胃气上逆证。

（5）旋覆梗：降气化痰，降逆止呕，主治噫气呕吐，胃脘痞证。

（6）沉香：行气止痛，温中止呕，纳气平喘，主治胸腹胀痛，胃寒呕吐证。

（7）柿蒂：降气止呕，主治胃气上逆之呃逆证。

（8）半夏：燥湿化痰，降逆止呕，消痞散结，外用消肿止痛，主治胃气上逆和心下痞证。

【清热药】

（1）大黄：清热泻火，解毒止血，活血祛瘀，主治热毒疮疡，血热出血证。

（2）黄连：清热燥湿，泻火解毒。主治胃肠湿热，痈肿疔毒证。

（3）黄芩：清热燥湿，泻火解毒，凉血止血，除热安胎，主治湿热痞闷，痈肿疮毒证。

（4）黄柏：清热燥湿，泻火解毒，退热除蒸，主治湿热泻痢，疮疡肿痛证。

（5）金银花：清热解毒，疏散风热，主治痈肿疔疮，热毒血痢证。

（6）败酱草：清热解毒，消痈排脓，祛瘀止痛，主治肠痈腹痛，痈肿疮毒证。

（7）连翘：清热解毒，消痈散结，疏散风热。主治痈肿疮毒，热淋涩痛证。

（8）蒲公英：清热解毒，消痈散结，利湿通淋，主治痈肿疔毒，湿热目赤证。

（9）栀子：泻火除烦，清热利湿，凉血解毒，消肿止痛，主治三焦火邪，疮疡肿毒，肝胆湿热证。

（10）土茯苓：解毒除湿，通利关节，主治湿热疮毒证。

（11）板蓝根：清热解毒，凉血利咽，主治痈肿疮毒，热毒炽盛证。

【制酸药】

（1）白及：收敛止血，消肿生肌。主治疮疡痈肿，高酸出血证。

（2）乌贼骨（海螵蛸）：固精止带，收敛止血，制酸止痛，收湿敛疮。主治胃肠出血，胃痛吐酸，溃疡不敛证。

（3）瓦楞子：消痰软坚，化瘀散结。主治癥瘕痞块，胃痛吐酸证。

（4）牡蛎：平肝潜阳，软坚散结，收敛固涩，主治癥瘕积聚，胃痛泛酸证。

【通腑药】

（1）大黄：泻下攻积，主治大便秘结，胃肠积滞证。

（2）芒硝：泻下、软坚、清热。主治痈疮肿痛，实热积滞，大便燥结证。

【升提药】

（1）升麻：清热解毒，升举阳气。主治气虚下陷，久泻脱肛证。

（2）柴胡：疏肝解郁，升阳举陷，主治肝郁气滞，胸胁疼痛，气虚下陷，久泻脱肛证。

（3）葛根：生津止渴，升阳止泻。主治热泄热痢，脾虚泄泻之证。

【固肾药】

（1）淫羊藿：温肾壮阳，强筋骨，祛风湿。主治肝肾不足所致的胃下垂证。

（2）杜仲：补肝肾、强筋骨、安胎。主治肝肾亏虚，腰膝酸痛证。

（3）续断：补肝肾，强筋骨，主治湿痹肿痛，胃腑下坠证。

（4）鹿角霜：温肾助阳，收敛止血，主治肾阳不足，脾胃虚寒证。

【生津药】

（1）北沙参：养阴清肺，益胃生津，主治胃阴虚所致的胃脘隐痛，嘈杂，干呕证。

（2）麦门冬：养阴润肺，益胃生津，清心除烦，主治胃阴不足，大便燥结证。

（3）玉竹：养阴润燥，生津止渴。主治内热消渴证。

（4）石斛：养阴清热，益胃生津，主治胃阴不足，食少呕逆，胃脘嘈杂，隐痛灼痛证。

（5）天花粉：清热生津，清肺润燥，解毒消痈。主治痈肿疮疡，热毒炽盛，消渴多饮证。

【止血药】

（1）三七：化瘀止血，活血定痛。主治内外出血，瘀滞疼痛证。

（2）蒲黄：化瘀止血，利尿，主治内外出血，瘀滞疼痛证。

（3）白及：收敛止血，消肿生肌。主治内外出血，疮疡痈肿证。

（4）灶心土：温中止血，止呕止泻，主治脾气虚寒之久泻出血证。

（5）海螵蛸：收敛止血，收湿敛疮，主治溃疡不敛，胃肠出血证。

（6）大黄：解毒止血，活血祛瘀，主治血热所致的上消化道出血证。

【理气药】

（1）橘皮：理气健脾，燥湿化痰，主治脘腹胀痛，脾胃气滞证。

（2）青皮：疏肝理气，消积化滞。主治食积腹痛，肝气郁滞，气滞血瘀之癥瘕积聚证。

（3）枳实：破气除痞，化痰消积，主治胸脘痞满，食欲不振，胃肠气滞证。

（4）木香：行气止痛，主治脾胃气滞，泻痢后重，腹痛胁痛之证。

（5）沉香：行气止痛，温中止呕，主治胸腹胀痛，寒凝气滞证。

（6）香附子：疏肝理气，主治气滞之胁痛，腹痛。

（7）川楝子：行气止痛，主治肝胃不和，胁肋作痛证。

（8）乌药：行气止痛，温肾散寒。主治寒凝气滞，胸腹诸痛证。

（9）佛手：疏肝解郁，理气和中，燥湿化痰，主治肝郁胸胁胀痛，肝气犯胃之脘腹胀痛证。

（10）香橼：疏肝解郁，理气宽中，主治肝郁胸胁胀痛，以及脾胃气滞之脘腹胀痛证。

（11）青木香：行气止痛，解毒消肿，辟秽。主治痈疮疔毒，胸胁脘腹胀痛证。

【利胆药】

（1）茵陈蒿：清利湿热，利胆退黄。主治脾胃肝胆湿热，以及湿疮证。

（2）郁金：活血行气止痛，利胆退黄。主治肝胆湿热，气滞血瘀之胸腹胁痛证。

（3）蒲公英：清热解毒，利湿通淋，主治湿热黄疸证。

（4）板蓝根：清热解毒，主治热毒炽盛证。

（5）栀子：清热利湿，凉血解毒，主治肝胆湿热，疮疡肿毒证。

【化湿药】

（1）藿香：化湿解暑止呕，主治湿滞中焦之脘闷呕吐证。

（2）佩兰：化湿解暑。主治湿滞中焦，脾经湿热证。

（3）苍术：燥湿健脾，主治湿滞中焦，脘腹胀闷，呕恶食少证。

（4）厚朴：行气、燥湿消积，主治湿阻中焦，气滞不利，肠胃积滞，脘腹胀满证。

（5）砂仁：化湿行气，温中止呕止泻，主治脾胃气滞，虚寒吐泻证。

（6）白豆蔻：化湿行水，温中止呕，主治湿滞中焦，脾胃气滞，脘腹胀满，食少呕吐证。

（7）草豆蔻：燥湿行气，温中止呕，主治寒湿中阻，脾胃气滞，脾虚久泻证。

常用相近中药的功效比较

【苍术、白术】

均能健脾燥湿止泻，但苍术渗湿发汗，湿多用苍术；白术健脾燥湿，益气止汗，脾虚用白术。

【佛手、香附子】

均能疏肝行气止痛，但佛手健脾化痰，香附子解郁调经，而止心嘈。

【砂仁、白蔻】

均能健胃化湿行气，但砂仁入肾、止泻、安胎；白蔻入脾，芳香化湿止呕除满。

【芡实、薏苡仁】

均味甘入脾，健脾止泻，但芡实固肾，涩精止带，薏苡仁利水渗湿排脓。

【石膏、知母】

均能清热泻火除烦止渴，但石膏用于肺胃实热，知母滋润肺胃，滋肾降火，润肠通便。

【黄连、黄芩、黄柏】

均能清热燥湿，泻火解毒，但黄连清心胃之火，黄芩清肺火，黄柏泻肾经相火。

【金银花、连翘】

均能清热解毒，凉散风热，但金银花凉血止血痢，连翘清心除烦，消痈散结，清热利尿。

【公英、地丁】

均能清热解毒，消肿定痛，但公英利尿通淋，疗湿热黄疸，地丁凉血解毒，痈疔疮毒用之。

【大黄、芒硝】

均能峻下热结，清火消肿，但大黄苦寒清胃肠血分实热，行瘀破积，吐衄之证。芒硝咸寒，泻下软坚，用于燥热便秘。

【藿香、佩兰】

均能芳香化湿醒脾，夏伤暑湿，但藿香和中止呕，佩兰用于湿热困脾证。

【车前子、滑石】

均能清热利尿，但车前子渗湿止泻，清肝明目，滑石清热解暑。

【青皮、陈皮】

均能行气健胃，消食化滞，但陈皮健脾燥湿和胃化痰，理脾肺气滞。青皮疏肝破气，治肝郁之证。

【枳实、枳壳】

功效相似，但枳实力猛，破气消积，化痰除痞，枳壳力缓，理气宽中，消胀除满。

【木香、香附子、乌药、沉香、川楝子】

均能理气止痛，但木香用于健脾消食，泻痢后重。香附子解郁调经。乌药上入脾肺，理胸中气滞，胸胁胀痛喘逆，下入肾与膀胱，可温肾缩尿，少腹冷痛，寒疝尿频。沉香温中止呕，降逆平喘。川楝子清肝杀虫，用于肝郁气滞疝气。

【山楂、神曲、麦芽、莱菔子、鸡内金】

均为消食药，但山楂甘温味酸，消油腻肉积，入肝经行气散瘀，神曲辛甘温，行气健脾、开胃，用于脾虚食积。麦芽甘平，消面积，养胃益脾。生通乳，炒回乳。莱菔子辛平入脾肺，除胀下气消痰，鸡内金健胃，约膀胱止遗尿。

【人参、黄芪】

均能补气，但人参大补元气，养血生津，黄芪温升力强，固表止汗，托疮生肌，利尿退肿。

【扁豆、山药】

均为补脾要药，但扁豆归脾胃，用于脾虚有湿证，解毒消暑。山药入脾、肺、肾，用于气阴不足证，并有收涩的作用，用于止泻、止喘、止带、消渴证。

【当归、白芍】

均能补血止痛，但当归性温，用于血虚有寒，补血活血，行气止痛。白芍微寒，用于血虚有热，养血敛阴，平肝止痛。

【天冬、麦冬】

均能滋阴清肺，但天冬性寒，清火润燥之力大，又能滋肾阴，麦冬微寒，滋阴润燥之力差，又能清心除烦，益胃生津。

【石斛、玉竹】

均有养阴生津作用，但石斛养胃阴，生津力强，又益肾阴清虚热。玉竹甘平柔润，养阴清热作用缓。

常用中药巧妙配伍

【黄连配吴茱萸】

清泻肝火，制酸止呕。黄连配肉桂：交通心肾，安神定忡。

【黄连配干姜】

辛开苦降，泻热除痞。黄连配乌梅：安蛔止泻，燥湿收敛。

【附子配麻黄】

温经散寒，助阳解表。附子配黄芪：温阳益气，固表止汗。

【附子配鹿角】

温补督脉，强腰起痿。附子配大黄：温阳攻下，破除寒积。

常用方剂的药理作用

三子养亲汤(《韩氏医通》)

本方可促进消化液分泌，增强胃肠蠕动，苏子能减少支气管黏膜分泌，缓解支气管痉挛，与莱菔子对大肠杆菌有抑制作用。

柴胡疏肝散(《景岳全书》)

本方具有镇痛、解痉、解热、抗损害及抗炎抗菌作用。

旋复代赭汤(《伤寒论》)

本方有镇静、止痛、止呕、增加胆汁分泌及降血压等作用。

补中益气汤(《脾胃论》)

本方能兴奋中枢，增强机体免疫力，增强肠道平滑肌张力，还具有抗菌、抗癌、抗放射线损伤等作用。

升麻葛根汤(《阎氏小儿方论》)

本方具有解热、抗菌、镇静、抗惊厥等作用。

半夏泻心汤(《伤寒论》)

本方具有抗菌、消炎、解热、镇静、镇吐、止泻、健胃、调整胃肠功能等作用。

黄连解毒汤(《外台秘要》引崔氏方)

本方有抗炎、解毒、抑菌、抗变态反应等作用。

左金丸(《丹溪心法》)

本方有健胃止呕、抗菌消炎、解热镇痛等作用。

大柴胡汤(《伤寒论》)

本方有利胆排石、抗炎、解热、镇痛等多种作用。

四逆散(《伤寒论》)

本方有镇静解痉、镇痛解热作用，并有抗肝损伤与抗炎作用。

逍遥散(《和剂局方》)

本方具有保肝作用，对实验性急性肝损伤，可使血清谷丙转氨酶活力下降，肝细胞变性坏死减轻，肝细胞肿胀明显减退，并能减轻肝细胞的脂肪病变及退行性变，促进肝细胞再生。

保和丸(《丹溪心法》)

本方有提高胃蛋白酶活性，促进胆汁分泌，增加胃蛋白酶和胰蛋白酶排出量等作用。

四神丸(《证治准绳》)

本方能镇痛、缓解腹痛，并有抗菌作用。

苓桂术甘汤(《伤寒论》)

本方具有镇静，抗溃疡及利尿作用。

二陈汤(《和剂局方》)

本方有明显镇吐作用，并有镇咳、利尿作用，对实验性胃溃疡有抑制作用并能镇静。

藿香正气散(《和剂局方》)

本方能对抗拟胆碱药引起的痉挛性收缩，有解痉作用，尚具有镇痛、抑菌作用。

增液汤(《温病条辨》)

本方有补液和调节电解质平衡，改善微循环与毛细血管通透性，促使炎性分泌吸收，减少毒性反应，调节体液免疫 IgA。

半夏厚朴汤(《金匮要略》)

镇静，抗过敏，镇呕止吐，增进肠道功能。

归脾丸(《济生方》)

本方能兴奋中枢神经系统，增加血液循环，旺盛新陈代谢、促进蛋白质合成、增强消化机能、增进食欲、镇静、催眠。

四君子汤(《和剂局方》)

本方能纠正胃肠功能紊乱，增强机体免疫力，保肝、抗贫血、抗突变和抗肿瘤等作用。

葛根芩连汤(《伤寒论》)

本方有解热及抗菌、抗病毒、抗炎等药理作用。

理中汤(《伤寒论》)

本方可促进溃疡愈合和黏膜细胞再生修复，调整自主神经功能等。

痛泻要方(《景岳全书》引刘草窗方)

本方缓和肠蠕动，解痉作用明显，能促进消化。

银翘散(《温病条辨》)

本方有抗过敏作用。

失笑散(《和剂局方》)

本方有抗心肌缺血，收缩子宫及镇痛解痉等作用。

良附丸(《良方集腋》)

抗病原微生物作用，对消化系统功能、心脏、血管及血液流变学均有影响。

白术散(《全生指迷方》)

本方能降低硫酸钠所致的急性腹泻率，对肠道具有调节作用。体外实验显示能抗人轮状病毒。

益胃汤(《温病条辨》)

有强心、利尿、消炎、降血压、降血糖、抗氧化、延缓衰老、抗缺氧及抗脂质过氧化作用，还可增强免疫力，保护肝脏及胃肠黏膜，还有促进垂体－肾上腺皮质系统作用。

平胃散(《医方类聚》引《简要济众方》)

本方能健胃、助消化，调节胃肠运动、解痉、止痛、抗溃疡，抑制非特异性炎症及抗病原微生物等作用。

栀子柏皮汤(《伤寒论》)

显著增加胆汁流量，促进胆汁中胆红素的分泌，可将胆汁中胆红素排入肠道，降低体内胆红素含量，预防胆汁瘀积，从而达到利胆作用。又能保护肝细胞，对各种肝炎、胆结石有治疗作用。

桃红四物汤(《医宗金鉴》)

主要有抗炎，降血脂，扩血管，抗疲劳及耐缺氧，抗休克，补充微量元素等作用。

旋覆花汤(《济生方》)

有平喘、镇咳、抗菌的作用。增加肠蠕动，促进胆汁分泌的作用。

黄芪建中汤(《金匮要略》)

可改变胃黏膜结构，提高免疫力，改善血液动力，降低血糖。止血、抗溃疡、镇静解痉，抑制胃液和胃酸分泌，促进溃疡愈合。

五皮饮(《麻科活人全书》)

主要有利尿作用。

消炎汤（验方）

主要有抗炎、利胆、杀灭幽门螺杆菌的作用。

和胃汤（验方）

主要有抗炎、抗溃疡、促进溃疡愈合、保护胃黏膜、杀灭幽门螺杆菌、提高免疫力、增加胃肠蠕动的作用。

常用中成药的现代作用

陈香胃片

主要有镇痛，促进胃排空，保护胃黏膜，抗胃溃疡，制酸的作用。

三黄片

大黄具有抗菌作用，且抗菌谱广、作用强，有效成分主要为大黄酸、大黄素、大黄素甲醚和芦荟大黄素，其中以芦荟大黄素作用最强，其抗菌机理是对细菌细胞核酸和蛋白质合成的阻碍作用，还能抑制二十烯稀酸类异常代谢，增加细胞保护机制，抗凝抗栓。改善微循环，有抗厌氧菌作用，特别是对常见的大肠杆菌的抑制作用尤为显著。大黄还具有清除自由基，促进肠黏膜杯状细胞增生，改善肠黏膜通透性的作用。

藿香正气丸

主要有抗菌、抗病毒、解热、促进肠蠕动、影响肠屏障、抗过敏、镇吐及镇痛作用。

保和丸

主要有助消化、调节胃肠功能、保肝利胆、镇吐、抗溃疡及抑菌等作用。

牛黄解毒片

牛黄解毒片具有抗炎、抗菌、抗病毒的药理作用，可有效对抗各种热毒壅盛的感染性疾患。临床可用治牙髓炎、牙龈炎、冠周炎、牙槽脓肿、口腔溃疡、感染性口炎、疱疹性口炎、舌炎、急性扁桃体炎、急性结膜炎等火盛之症。

复方公英片

抗菌消炎，对金黄色葡萄球菌伤寒杆菌绿脓杆菌溶血性链球菌等有抑制作用。可用于疮疡，湿热黄疸小便涩痛，扁桃体炎咽喉炎急性乳腺炎（适用于红肿坚硬脓肿未形成者）也可用于胆囊炎胃炎阑尾炎及消化道出血等症。

通便灵胶囊

能补肾、益精、润燥、滑肠。还有抗菌作用。番泻叶具有泻热导滞，排毒解毒的作用。服用通便灵后，肠道蠕动加快，排便感觉明显，肝火、胆火、心火、胃火得到全面解除。排便无腹泻感，无疼痛、轻松延绵。肛裂、痔疮患者疼痛显著减轻。体内宿便被大量排出，毒素得以清除，精神大振，气机和顺，食欲增强。恢复自然排便功能。当归、肉苁蓉以及溶脂酶添加剂，具有补血润燥、温阳扶正，溶解多余脂肪的作用。清除体内余毒，溶解肠道脂肪泥沉积，药力直至病根。从而促进肠道蠕动，恢复排便功能。

麻仁润肠丸

主要有增强肠管蠕动、抗菌、解热等作用。火麻仁、大黄、陈皮能增强肠管蠕动；大黄、白芍具有抗菌、解热作用。

四神丸

具有良好的涩肠止泻作用，是通过抗胆碱作用和直接作用于胃肠道平滑肌而起作用。

良附丸

主要有抑制平滑肌收缩，镇痛，抗菌等作用。①对子宫及胃肠平滑肌影响：香附能抑制子宫及胃肠平滑肌，高良姜对肠管运动依赖于浓度呈双向调节作用。②镇痛：香附及高良美均有镇痛作用。③抗菌：高良姜用于体外实验对炭疽杆菌、α 及 β－溶血性链球菌、白喉杆菌、假白喉杆菌、肺炎球菌、革兰氏阳性嗜气菌、人型结核杆菌等均呈抑制作用。④抗溃疡：良姜的丙酮提取液（250mg/kg）对溃疡有明显的抑制作用，比氨己烷羧苯酯的作用强。

健胃消食片

能明显促进脾虚功能低下的肠平滑肌功能恢复正常，胃液分泌增加，胃蛋白酶活性升高，并可提高胃液的总酸度和总排出量，而且还对于促进消化极为有利。

乙肝宁颗粒

主要有保肝、降低转氨酶、提高免疫力、抗病毒、抗肿瘤、抗肝细胞癌变等作用。乙肝宁颗粒剂可诱生干扰素；抑制病毒复制，促使乙肝病毒转阴；恢复肝功能；提高肝脏解毒能力，促使肝细胞的恢复与再生；利胆消炎退黄，改善机体代谢；抗肝纤维化等。

云南白药

云南白药对于多种出血性疾病都有明显的疗效，可以加速止血、缩短病程。有研究表明，这方面的药理作用主要是缩短出血时间和凝血时间，云南白药能使凝血酶原时间缩短，增加凝血酶原含量，并能诱导血小板的聚集和释放。止血方面也应用十分广泛，对于创伤出血、消化道出血、呼吸道出血、出血性脑病，妇科、小儿科、五官科出血性疾病都有很好的治疗效果。云南白药对炎症物质的释放有抑制作用，对于改善微循环、改变血管通透性等方面都有效用。在治疗创伤中，能有效地治疗局部的红肿热痛，活血化瘀，抑制肿胀。此外云南白药还有抑菌的作用，能够防止创伤的感染。云南白药可以促进肾上腺皮质激素的分泌，对于免疫系统疾病有治疗作用。以及抗癌和提高免疫力的作用。

归脾丸

人参有明显的抗休克作用，尤其对失血性休克，急性中毒性休克效果显著。以及激活胆碱能神经功能低下、改善学习和记忆能力、增强免疫、调节中枢神经功能、强壮、增进造血功能等作用。另外，加味归脾汤还具有镇静、降压、改善脂质代谢作用。党参、黄芪有扩张血管，降血压作用，后者还有抗肾上腺素作用。当归使血管扩张，降低血管阻力，增加循环血流量；当归及其有效成分阿魏酸钠均有明显抗血栓作用和抑制血小板聚集。党参、当归、甘草均有抗炎、镇痛作用；甘草有抗消化性溃疡及解毒作用。生姜、木香伍用可增强消化机能，改善食欲。龙眼肉、炙甘草配伍能适当补充营养物质等。

补中益气丸

补中益气丸对免疫系统、消化系统、泌尿系统等均有良好的调节作用，并能增强机体非特异性抵抗力、抗菌、抗病毒等。增强心肌收缩力，影响消化液分泌，促进代谢，抗肿瘤，抗突变等。

1. 小剂量可提高胃蛋白酶活性和增加其排出量，但剂量较大时则可抑制胃酸、胃蛋白酶分泌，表现为胃液分泌量、总酸排出量、胃蛋白酶排出量明显减少。

2. 本方还有明显拮抗乙酰胆碱、五肽胃泌素、组胺的促泌酸作用。

3. 调节胃肠运动，有明显抑制胃排空作用。抗胃溃疡和抗胃黏膜损伤，有明显促进溃疡愈合作用。

4. 调节免疫力。

5. 强心和升高血压。兴奋子宫：本方醇提剂对在体或离体子宫及周围组织有选择性兴奋作用，当方中加入益母草、枳壳等药物时，其作用更为突出，其对子宫的兴奋作用不受阿托品的影响，说明直接作用于子宫。

6. 抗肿瘤、抗突变作用：本方可明显降低血清谷丙转氨酶活性，提高人血白蛋白、球蛋白比值，增加白蛋白和甲种球蛋白量，并降低丙种球蛋白量。该方对肿瘤组织中过氧化脂质含量升高均有明显抑制作用。

7. 本方能改善恶性肿瘤患者的食欲不振和全身倦怠症状，对肿瘤患者腹水中存在的毒激素脂肪分解活性有显著的抑制作用。本方能减轻化疗、放疗及手术等联合治疗癌肿时所出现的食欲不振体力下降、白细胞减少及贫血等副作用。

8. 促进代谢：本方有提高机体细胞活性和促进机体代谢，达到消除虚证的效果；能促进蛋白质合成；增强血糖的调节能力，使其能量代谢调节适应能力增强，促使造型动物早日康复。

9. 影响内分泌：该方能使患者血清中促卵泡激素（FSH）平均值明显降低。并且发现单用补中益气汤治疗精子缺乏症的效果与单用人绝经期促性腺激素（HMG）或克罗米酚治疗时的效果基本相同；但若在单用 HMG 或克罗米酚治疗精子缺乏症 6 个月以上，再并用本方则能使患者的改善率明显提高。能调节甲状腺激素水平。

10. 抑菌平板法试验，本方对金黄色葡萄球菌有抑制作用。

11. 提高耐缺氧功能和运动能力，还可以治疗糜烂性胃炎、胃及十二指肠溃疡、胃空洞症、饥饿症、饥嘈症、大便后软瘫症。

香砂养胃丸

本品具有调整消化液分泌功能；对胃肠道平滑肌具有良好的双向调节作用；对胃溃疡的形成有明显的抑制作用，可降低溃疡发病率；有较强的抑菌作用；有利胆作用，可增加胆汁的分泌，松弛奥狄氏括约肌，并降低胆囊的压力。

开胸顺气丸

主要有助消化、调节胃肠功能和抑菌作用等。

1. 助消化：山楂、神曲、麦芽含脂肪酶、淀粉酶、蛋白酶，三药并用，能加强对脂肪、淀粉及蛋白的消化，再配以有消导作用的莱菔子，便可共同加强助消化之作用。

2. 调节胃肠功能：槟榔、木香、厚朴、青皮、枳实、大黄对胃肠道平滑肌有兴奋作用，使胃肠蠕动增加。其中木香、厚朴、青皮还具有对胃肠道平滑肌的双向调节作用和促进消化腺分泌的作用。

3. 抑菌：青皮、厚朴、大黄对金黄色葡萄球菌、痢疾杆菌有明显的抑制作用。木香、乌药、山楂对大肠杆菌、痢疾杆菌有一定的抑制作用。

肥 儿 丸

主要有助消化，驱虫和抗菌作用。神曲、麦芽含有多种维生素、淀粉酶及酵母菌，有促进消化作用；肉豆蔻有促进胃液分泌和胃肠运动作用；木香能解除胃肠平滑肌痉挛；使君子和槟榔有驱蛔虫、绦虫和蛲虫作用；胡黄连有利胆，抑制多种病菌的作用。

枳实导滞丸

具有助消化，调整胃肠道机能，利胆，抑菌等作用。

1. 助消化：神曲可催化淀粉，蔗糖，蛋白质，脂肪的分解，成为机体易于吸收的物质，神曲含有丰富的维生素 B_1，能促进消化液分泌。

2. 调整胃肠道机能：黄芩、茯苓对肠管的运动有抑制作用，枳实、白术则与之相反。大黄、黄连对胃肠道均有兴奋抑制的双重作用。

3. 利胆：黄芩、黄连、大黄可促进胆汁分泌，尤其是大黄能加强胆囊的收缩，使奥狄氏括约肌松弛，利胆作用极强。

4. 抑菌：大黄、黄芩、黄连均有较强的广谱抗菌作用。

元胡止痛片

主要有镇痛、镇静、催眠、抗溃疡、抑制胃液分泌等作用。

木香顺气丸

调节胃肠运动；调节胃液分泌：木香顺气冲剂能明显增加大鼠胃液的分泌量，游离酸及总酸含量均增加。而厚朴、陈皮、青皮、枳壳、香附对消化功能大多呈双向调节；抑菌、护肝等：本方中香附、木香、槟榔均有抗菌作用；甘草的护肝作用显著；香附、青皮、陈皮、槟榔呈现利胆作用；陈皮、甘草还具有保护黏膜作用。

气滞胃痛冲剂

主要有镇痛，抗炎，抗溃疡，调节胃肠平滑肌等作用。

1. 镇痛：柴胡、香附、延胡素有镇痛作用。

2. 抗炎：柴胡、白芍、甘草、香附均有抗炎作用。

3. 抗溃疡：延胡索、甘草有抗溃疡作用。

4. 调节胃肠平滑肌：枳壳对胃肠平滑肌有双重调节作用；香附对肠道平滑肌有抑制作用。

丹栀逍遥丸

1. 解热，柴胡煎剂，柴胡醇浸膏，柴胡粗皂甙，柴胡挥发油对多种原因引起的发热都有明显的解热作用。

2. 抗炎，甘草次酸，甘草酸，牡丹皮，牡丹酚，柴胡皂甙，柴胡挥发油等对炎症具有抑制作用，当归能抑制血小板中致炎物质如 5 – HT 的释放，从而产生抗炎作用。

3. 抗菌，当归煎剂，当归挥发油，牡丹皮，牡丹酚对多种病原微生物有较强的抑制作用。

4. 降转氨酶活性，丹栀逍遥散有使肝细胞变性坏死减轻，以及血中谷丙转氨酶活性下降的功效。其中以茯苓、当归作用显著，能使肝细胞内糖原与核糖核酸含量趋于正常。

六君子丸

改善脾虚泄泻，具有阿托品样作用；可促进胰腺合成和分泌消化酶的功能；调整肠运动节律和强度，以纠正脾虚胃肠功能紊乱；维持红细胞、白细胞为正常水平，控制免疫器官、生殖器官的萎缩等。

护肝片

本品对急慢性肝损伤有保护作用，能减轻肝细胞肿胀、气球样变、坏死，防止脂肪性变，抗纤维化，并使血清 ALT 活性显著降低（五味子乙素为主要降酶成分）。其机理为：

1. 保肝降酶

五味子、柴胡、茵陈、板蓝根对急慢性肝损伤引起的血清谷丙转氨酶活性升高具有明显的降低作用，同时对此引起的肝细胞损伤有减轻作用。

2. 增强肝脏解毒能力

（1）诱导肝药酶：五味子甲素、乙素、维生素 C、茵陈色原酮、茵陈黄酮等能明显诱导肝细胞微粒体细胞色素活性，使其含量显著增加，促进肝药酶的合成和增强肝药酶的活性。

（2）抑制酶活性：茵陈色原酮减少葡萄糖醛酸的分解。

水飞蓟宾片

水飞蓟宾（水飞蓟素）是从植物药水飞蓟果实中提取的有效成分，由水飞蓟宾（水飞蓟素）制得的制剂在中国统称为水飞蓟宾。其主要成分为水飞蓟宾，另外有异水飞蓟宾、水飞蓟宁、水飞蓟亭，均为黄酮类化合物。水飞蓟宾（水飞蓟素）是一种肝细胞膜稳定剂，有保护及增强肝细胞黏膜之功用，可免除因受有害性物质而使肝机能退化。水飞蓟在欧洲作为保肝药物已有一百多年的历史该药疗效确切，副作用非常小。水飞蓟宾片在中国临床应用已二十多年，有广泛的临床基础。

利胆排石片

1. 具有利胆作用。胆道结石术后患者服用本品 7 天，可见胆管 T 管引流量较对照组明显为多，同时可见肝功指标如 γ－谷胺酰转移酶（γ－GT）、谷丙转氨酶（ALT）明显下降。

2. 具有抗炎、镇痛作用。可明显抑制二甲苯所致耳肿胀及足肿胀，并能减少醋酸所致扭体次数。

补脾益肠丸

强壮作用，改善微循环，抑制肠管运动；缩短凝血时间，显著地抑制肠管运动，解除肠管痉挛等作用。

胆石通胶囊

主要有促进胆汁排泄的作用，其泻下作用有利于排出胆石和清利湿热。

胆乐胶囊

主要有增加胆汁流量的作用，能明显降低胆汁中胆固醇含量，并能增加胆汁中胆酸和脱氧胆酸的平均含量，胆汁中卵磷脂也相应出现明显增高。

胆石清片

对体外人胆囊结石有明显的溶解作用，对常见致病菌有抑制作用。有松弛肠管平滑肌的作用。有解痉作用。对奥狄氏括约肌有松弛作用。小剂量对胆囊平滑肌有收缩作用，大剂量时对胆囊平滑肌有松弛作用。

结石通

具有利尿和排石作用。

结肠宁

对慢性结肠炎的治疗作用：应用中药复方结肠方灌肠剂保留灌肠治疗慢性结肠炎性腹泻（慢性菌痢，慢性结肠炎）。有降低血管的通透性。对杆菌等有明显的抑制作用。

逍 遥 丸

有明显的解热、抗炎作用。使肝细胞变性坏死减轻，血中谷丙转氨酶活性下降。

健 脾 丸

具有抗休克，激活胆碱能神经功能，改善学习和记忆能力，调节中枢神经系统功能。

消炎利胆片

具有抗炎、抑菌、利胆、镇痛作用，对应激性肝损伤有一定的减轻作用。

柴胡舒肝丸

具有明显镇痛作用。抗炎作用：对多种原因引起的血管通透性增加有抑制作用，柴胡还有抗肉芽肿的作用。能解除平滑肌痉挛。对肝损伤有明显的保护作用，可使肝细胞的变化和坏死明显减轻。柴胡舒肝丸可使脑血管充盈度增加，搏动性血液供应增加，有利于改善脑循环，增加肝动脉血流量，改善肝脏血液循环，改善心肌收缩力，增加心搏出量。

舒 肝 丸

有镇静、催眠、镇痛、抗癌和抗炎的作用，用于尿道感染和各类炎症。

舒肝止痛丸

主要有促进胃排空，抑制胃酸分泌，加快肠道运动，缓解疼痛等作用。

茵栀黄冲剂

本品可抑制急性肝损伤；能使奥狄氏括约肌松弛，胆囊收缩，增加胆汁流量，同时还有抗氧化作用；栀子素能清湿热，有利胆及促进胆汁分泌作用；

用于湿热毒邪内蕴所致各种肝炎，能有效降低丙氨酸氨基转移酶、退黄疸；同时也可用于综合治疗其他型重症肝炎，对肝脏损伤具有一定的保护作用。

加味左金丸

具有较强的抗胃黏膜急性损伤的作用。

附子理中丸

调节胃肠道运动，明显增强胃张力及胃蠕动，加快胃排空；还可抵抗乙酰胆碱引起的回肠痉挛及肾上腺素引起的回肠运动抑制。增强体力和抗寒能力。有明显的镇痛作用，提高免疫功能。

理 中 丸

主要有抗消化性溃疡，改善胃肠运动，提高中枢神经系统兴奋性，提高免疫功能，调整肾上腺皮质功能，促进骨髓造血机能，提高基础代谢等作用。

越 鞠 丸

方中栀子有抑制胃肠运动，减少胃液分泌的作用。栀子增加胆汁分泌，减轻四氯化碳引起的肝损害。方中川芎及其有效成分川芎嗪抑制血小板聚集，改善微循环。川芎、栀子有镇静作用，香附有镇痛作用。

温胃舒胶囊

1. 抗病原微生物对大肠杆菌、幽门螺旋杆菌等多种致病菌有抗菌作用。

2. 扩张血管能扩张血管对胃黏膜血流量有改善作用，帮助胃黏膜炎症恢复。

3. 对慢性萎缩性胃炎均有较好的治疗作用，可使胃黏膜糜烂，慢性炎细胞浸润、充血出血等病变程度减轻以及发生率减少。

4. 可升高胃酸的总酸度及增加胃蛋白酶的活性，促进消化液及消化酶分泌。

5. 有镇痛、抗炎作用。

6. 可使降低的细胞免疫功能升高。

胃乃安胶囊

主要有制酸，抗溃疡，促进平滑肌收缩，增强免疫功能等作用。并有良好的镇痛作用。

胃康灵胶囊

1. 中西合剂，标本兼治

在七味中药的基础上科学配伍了西药——颠茄浸膏，即增强了止痛的效果，又达到了标本兼治的目的。

2. 综合修复胃黏膜

（1）中和、抑制胃酸，降低胃内总酸度，消除攻击因子；

（2）隔离保护病变黏膜，同时增加了活血、抗炎、止血的作用，加强了黏膜修复的作用。

3. 三重治痛，止痛更治痛

（1）行气消胀止痛：常言道“不通则痛、痛则不通”，中医认为血瘀是胃脘疼痛的主要原因，“治胃病，必调气血”，胃康灵中的三七和延胡索可畅通气血，既能减轻胃部的胀痛感，又可针对病因，彻底消灭胃痛顽疾。

（2）隔离制酸止痛：患者服用胃康灵以后，海螵蛸和白及的胶体物质会迅速覆盖在胃黏膜上，形成一道防御屏障，有效隔离高浓度胃酸、胃蛋白酶、微生物、酒精、药物等攻击因子，阻止其进一步的进攻，同时海螵蛸能中和掉一部分胃酸，茯苓能降低胃酸的浓度，使其攻击力减弱。芍药、甘草、延胡索、颠茄浸膏能抑制胃酸的分泌，彻底阻断攻击因子的来源。

（3）消炎解痉止痛：白及、白芍抗微生物，避免黏膜感染引起的疼痛；患者在胃病发作时，常疼痛难忍，因胃康灵中的颠茄与白芍、甘草可通过对胃肠道平滑肌的松弛作用而迅速缓解疼痛。

胆石通片

本品不仅具有清热、通腑、抑菌、止痛之功，而且还有调节胆道运动及泻下功能，促进胆汁分泌，降低奥迪氏括约肌紧张性，加强胆囊收缩，有利于胆石排出。

三七片

主要有止血，扩张冠脉，抗心律失常，抗炎、镇痛、护肝等作用。并对机体的糖代谢呈双向调节作用，抗脑缺血作用。

大黄蟅虫丸

1. 有效降低转氨酶，保护慢性肝损伤，促进体内血液吸收。
2. 增强肝细胞代谢，促进胆汁的分泌与排泄。
3. 增强机体免疫能力，使白蛋白升高，球蛋白下降。
4. 增强网状内皮系统的吸附功能和白细胞的吞噬能力。
5. 活血破瘀、祛瘀生新，促进瘀血肿块的消散和吸收。
6. 改善微循环，增加心肌营养血流量，降低血液黏度，抑制血栓形成和血小板聚集，增加纤溶酶活性。
7. 抑制胆固醇，甘油三酯合成，阻止胆固醇在肝脏的沉积和在血管壁上的沉积，抗动脉粥样硬化。
8. 有显著的镇静、镇痛、抗惊厥作用。

增生平

对致癌物质所诱发的胃上皮增生、口腔黏膜增生、鼻咽上皮增生及膀胱黏膜增生具有抑制作用，可以提高机体免疫功能。

解郁安神颗粒

柴胡中胡皂甙，挥发油，石菖蒲中的细辛醚，石竹醚，胆南星中的三萜皂甙均有镇静，安神的作用，当归既有镇静作用又有保肝作用，浮小麦对自主神经系统具有良好的营养作用。

元胡胃舒胶囊

镇痛、镇静、安定、催眠、抗胃溃疡作用；降压、减慢心率、增加冠状窦血流量作用。

常用西药适应范围及不良反应

泮托拉唑

【适应范围】酸相关性疾病：包括十二指肠溃疡、胃溃疡、反流性食管炎和卓－艾综合征，特别是用于溃疡伴出血、呕吐或不能进食以及顽固性溃疡和急性胰腺炎。还可用于预防大手术或严重外伤引起的应激性溃疡。

【不良反应】偶尔引起头痛和腹泻。极少引起恶心、上腹痛、腹胀、皮疹、皮肤瘙痒及头晕。个别病例出现水肿、发热和一过性视力障碍（视物模糊）。

得每通

【适应范围】胰腺外分泌不足如：慢性胰腺炎、胰腺切除术或胃切除术后、肿瘤引起的胰腺管或胆总管阻塞。亦可用于胰腺疼痛及老年性胰外分泌不足，以及由于胰酶缺乏所引起的消化不良。

【不良反应】

1. 偶见腹泻、便秘、胃不适感、恶心及皮疹。
2. 极少见对本品的过敏现象。

安热静

【适应范围】适用于高热时的解热，也可用于头痛、偏头痛、肌肉痛、关节痛及月经痛等。

【不良反应】

1. 较长时间使用可引起粒细胞缺乏症，发生率约为1.1%，急性起病，重者有致命危险；亦可引起免疫性溶血性贫血、血小板减少性紫癜及再生障碍性贫血等。

2. 皮肤方面，可引起荨麻疹、渗出性红斑等过敏性表现，严重者可发生剥脱性皮炎及表皮松解症等。

3. 局部反应，注射部位可有红肿及疼痛，数天后才消退；有的患者呈毒血症症状，皮下出血点，或有紫黑色脓液，常数月后痊愈。

4. 过敏性皮疹或药热、荨麻疹、严重者可有剥落性皮炎、大疱性表皮松解症导致死亡。个别病例可发生过敏性休克，甚至导致死亡。

5. 注射给药时偶致大汗淋漓，发生虚脱症状。

胰酶肠溶片

【适应范围】用于消化不良。

【不良反应】偶见消化道不适，如便秘。

奥曲肽

【适应范围】

1. 门脉高压引起的食管静脉曲张出血。
2. 应激性溃疡及消化道出血。
3. 重型胰腺炎。
4. 缓解由胃、肠及胰内分泌系统肿瘤所引起的症状。
5. 突眼性甲状腺肿和肢端肥大症。
6. 胃肠道瘘管。

【不良反应】

1. 注射部位疼痛。
2. 有消化道不良反应；厌食、恶心、腹痛、腹泻及脂肪便等。
3. 长期应用可致胆石症和胃炎。
4. 偶见高血糖、糖耐量异常和肝功能异常。

复方樟脑酊

【适应范围】用于腹泻、腹痛等。多用于非细菌性的严重腹泻。

【不良反应】可见便秘、呕吐、眩晕。大剂量可出现类似吗啡样中毒，长期使用有耐受与成瘾的危险。

雷贝拉唑

【适应范围】十二指肠溃疡、胃溃疡和反流性食管炎及幽门螺旋杆菌感染。

【不良反应】

1）严重副作用：①休克：有报道本品有发生过敏、休克的副作用，因此若发现异常应立即停止服用，并进行妥善处理。②血液：本品罕见引起各类血细胞减少，血小板降低，粒细胞缺乏，溶血性贫血等。但偶可引起粒细胞减少，贫血等，发现异常，立即停止服用，并进行治疗。③视力障碍：国外服用本药，有发现视力障碍的报告。

2）最常见的不良反应为头痛、腹泻和恶心。其他的不良反应有鼻炎、腹痛、虚弱、胃肠胀气、咽炎、呕吐、非特异性的疼痛或背痛、头晕、流感症状、感染性咳嗽、便秘和失眠。

3）不良反应有瘙痒、皮疹、心悸、肌痛、胸痛、口干、消化不良、神经过度敏感、嗜睡、支气管炎、鼻窦炎、畏寒、嗳气、腿部抽搐、尿道感染、关节炎和发热、四肢无力、感觉麻木、握力下降、步履不稳、疲倦感。

4）少见的不良反应应有：厌食、胃炎、体重增加、抑郁、瘙痒症、视觉/嗅觉功能障碍、口炎、发汗和白细胞增多症。

5）2%的患者出现肝酶的升高，如 ALT、AST、AI－P、γ－GTP、LDH 总胆红素上升。

6）有报道出现大疱疹或其他皮肤反应包括红斑。当出现皮肤病损时应立即停药。

硫酸亚铁片

【适应范围】用于各种原因（如慢性失血、营养不良、妊娠、儿童发育期等）引起的缺铁性贫血。

【不良反应】可见胃肠道不良反应，如恶心、呕吐、上腹疼痛、便秘。本品可减少肠蠕动，引起便秘，并排黑便。

清开灵注射液

【适应范围】病毒性肝炎，呼吸道感染，肺炎，脑血栓，脑出血，神经内科，呼吸内科，消化内科。

【不良反应】本品偶有过敏反应，可见皮疹、面红、局部疼痛等。

阿莫西林

【适应范围】

阿莫西林用以治疗伤寒、其他沙门菌感染和伤寒带菌者可获得满意疗效。治疗敏感细菌不产β内酰胺酶的菌株所致的尿路感染也获得良好疗效，对下尿路感染的患者和不产酶淋病奈瑟菌尿道炎、宫颈炎，口服单次剂量3g即可获得满意疗效。肺炎链球菌、不产青霉素酶金葡菌、溶血性链球菌和不产β内酰胺酶的流感嗜血杆菌所致的耳、鼻、喉感染、呼吸道感染和皮肤软组织感染等皆为适应证。钩端螺旋体病也可用阿莫西林。本品亦可用于敏感大肠埃希菌、奇异变形杆菌和粪肠球菌所致泌尿生殖系统感染。本品与克拉霉素和兰索拉唑联合治疗幽门螺杆菌感染有良好疗效。

阿莫西林适用于敏感细菌（不产β-内酰胺酶菌株）所致的下列感染：

①溶血链球菌、肺炎链球菌、葡萄球菌或流感嗜血杆菌所致中耳炎、鼻窦炎、咽炎、扁桃体炎等上呼吸道感染。②大肠埃希菌、奇异变形杆菌或粪肠球菌所致的泌尿生殖道感染。③溶血链球菌、葡萄球菌或大肠埃希菌所致的皮肤软组织感染。④溶血链球菌、肺炎链球菌、葡萄球菌或流感嗜血杆菌所致急性支气管炎、肺炎等下呼吸道感染。⑤急性单纯性淋病。⑥可用于治疗伤寒、其他沙门菌感染、伤寒带菌者及钩端螺旋体病；阿莫西林亦可与克拉霉素、兰索拉唑三联用药根除胃、十二指肠幽门螺杆菌，降低消化道溃疡复发率。

【不良反应】临床应用阿莫西林的不良反应发生率约为5%～6%，因反应而停药者约2%。主要不良反应有：①过敏反应症状可出现药物热、荨麻疹、皮疹和哮喘等，尤易发生于传染性单核细胞增多症者。少见过敏性休克。②消化系统症状多见腹泻、恶心、呕吐等症状，偶见假膜性结肠炎等胃肠道反应。③血液系统症状偶见嗜酸粒细胞增多、白细胞减少、血小板减少、贫血等。④皮肤黏膜反应偶见斑丘疹、渗出性多形性红斑、Lyell综合征、剥脱性皮炎。⑤肝、肾功能紊乱少数患者用药后偶见血清氨基转移酶轻度升高、急性间质性肾炎。⑥其他兴奋，焦虑，失眠，头晕以及行为异常等中枢神经系统症状。长期使用本药可出现由念珠菌或耐药菌引起的二重感染。⑦静脉注射量大时可见惊厥、嗜酸性粒细胞增多。

盐酸曲马多注射液

【适应范围】用于癌症疼痛，骨折或术后疼痛等各种急、慢性疼痛。

【不良反应】偶见出汗、思睡、头晕、恶心、呕吐、钠差及排尿困难为多见。个别病例有皮疹、血压降低等过敏反应。

大黄碳酸氢钠片

【适应范围】用于食欲缺乏、胃酸过多。

【不良反应】偶见轻度恶心。

呋喃唑酮片

【适应范围】主要用于敏感菌所致的细菌性痢疾，肠炎、霍乱，也可以用于伤寒、副伤寒、贾第鞭毛虫病、滴虫病等。与制酸剂等药物合用于治疗幽门螺杆菌所致的胃窦炎。

【不良反应】主要有恶心，呕吐、腹泻、头痛、头晕、药物热、皮疹、肛门瘙痒、哮喘、直立性低血压、低血糖、肺浸润等，偶可出现溶血性贫血、黄疸及多发性神经炎。

曲匹布通片

【适应范围】用于治疗胆石症、胆囊炎、胆管炎、胆囊运动障碍和胆囊切除后综合征及慢性胰腺炎等。

【不良反应】尚未见有关不良反应的报道。

卡巴克洛片

【适应范围】卡巴克洛片适用于因毛细血管损伤及通透性增加所致的出血，如鼻衄、视网膜出血、咯血、胃肠出血、血尿、痔疮及子宫出血等。也用于血小板减少性紫癜，但止血效果不十分理想。

【不良反应】卡巴克洛片毒性低，可产生水杨酸样反应，如恶心、呕吐、头晕、耳鸣、视力减退等。对癫痫病人可引起异常脑电活动。

甲硝唑片

【适应范围】阿米巴痢疾，阿米巴性肝脓肿，肺 - 胸膜阿米巴病，滴虫性阴道炎，牙周炎，口腔科，妇产科，肝胆外科，传染病科。

【不良反应】5% ~30%病例出现不良反应，以消化道反应最为常见，包括恶心、呕吐、食欲不振、腹部绞痛，一般不影响治疗；神经系统症状有头痛、眩晕，偶有感觉异常、肢体麻木、共济失调、多发性神经炎等，大剂量可致抽搐。少数病例发生荨麻疹、潮红、瘙痒、膀胱炎、排尿困难、口中金属味及白细胞减少等，均属可逆性，停药后自行恢复。

兰索拉唑

【适应范围】胃溃疡，吻合口部溃疡，肿瘤科，消化内科，十二指肠溃疡，反流性食管炎，胃泌素瘤。

【不良反应】①过敏症：偶有皮疹、瘙痒等症状，如出现上述症状时请停止用药。②肝脏：偶有 GOT、GPT、ALP、LDH、γ-GTP 上升等现象，所以须细心观察，如有异常现象就应采取停药等适当的处置。③血液：偶有贫血、白细胞减少，嗜酸球增多等症状，血小板减少之症状极少发生。④消化系：偶有便秘，腹泻，口渴，腹胀等症状。⑤精神神经系：偶有头痛、嗜睡等症状。失眠，头晕等症状极少发生。⑥其他：偶有发热，总胆固醇上升，尿酸上升等症状。

甘草锌

【适应范围】主要用于口腔、胃、十二指肠及其他部位的溃疡症，还可用于促进刀口、创伤和烧伤的愈合。儿童厌食、异食癖、生长发育不良、肠病性肢端皮炎及其他儿童、成人锌缺乏症也可用本品治疗。本品还可用于青春期痤疮。

【不良反应】大剂量长期使用，个别人可能出现排钾潴钠和轻度浮肿，停药后症状可自行消失。

莫沙比利

【适应范围】用于功能性消化不良伴有胃灼热、嗳气、恶心、呕吐、早饱、上腹胀、上腹痛等消化道症状。也可用于胃食管反流性疾病、糖尿病性胃轻瘫及胃部分切除患者的胃功能障碍。

【不良反应】①服用本药后，主要表现为腹泻、腹痛、口干、皮疹、倦怠、头晕、不适、心悸等不良反应。②此外，尚可出现心电图的异常改变。③动物生殖毒性研究表明，本药无明显致畸作用，也无致突变作用。④国外不良反应参考：心血管系统个案报道，一例68岁的男性患者使用本药（一日15mg）2周后出现QT间期延长，并发生尖端扭转型室性心动过速，但是否与本药有关尚不明确；中枢神经系统据报道，部分患者用药期间曾出现头痛。尚没有锥体外系不良反应的报道；代谢/内分泌系统部分患者用药后出现血清胆固醇和三酰甘油值升高，但尚不清楚与本药的关系；消化系统一项非对照研究显示，一日服用本药1.5～15mg的慢性胃炎患者中，便秘和恶心的发生率可达10%，可见血清氨基转移酶水平升高，口干较少见；使用本药（一次40mg，一日4次，连用2日）治疗胃食管反流症，最常见的不良反应是恶心、呕吐和腹痛；血液偶见嗜酸粒细胞增多和淋巴细胞增多，但尚不清楚与本药的关系。

西沙比利

【适应范围】 用于胃轻瘫：上消化道不适、胃－食管反流、与运动功能失调有关的假性肠梗阻、慢性便秘病人的长期治疗。

【不良反应】

①极少数病人可发生瞬时性腹部痉挛、腹鸣、腹泻。②偶有过敏、轻度短暂的头痛或头晕及与剂量相关的尿频的报道。③罕见可逆性肝功能异常的报道。④个别患者有嗜睡和疲倦。

果胶铋

【适应范围】 用于慢性胃炎及缓解胃酸过多引起的胃痛、胃灼热感（烧心）、反酸。

【不良反应】 服用本品后，粪便可呈无光泽的黑褐色，但无其他不适，当属正常反应，停药后1～2天内粪便色泽转为正常。

奥美拉唑

【适应范围】 适用于胃溃疡、十二指肠溃疡、应激性溃疡、反流性食管炎和卓－艾综合征（胃泌素瘤）。

【不良反应】 本品耐受性良好，常见不良反应是腹泻、头痛、恶心、腹痛、胃肠胀气及便秘，偶见血清氨基转移酶（ALT，AST）增高、皮疹、眩晕、嗜睡、失眠等，这些不良反应通常是轻微的，可自动消失，与剂量无关。长期治疗未见严重的不良反应，但在有些病例中可发生胃黏膜细胞增生和萎缩性胃炎。

酚磺乙胺

【适应范围】 适用于预防和治疗外科手术出血过多，血小板减少性紫癜或过敏性紫癜以及其他原因引起的出血，如脑出血、胃肠道出血、泌尿道出血、眼底出血、牙龈出血、鼻衄等。可与其他止血药如氨甲苯酸，维生素K并用。

【不良反应】 恶心、头痛、皮疹、暂时性低血压。

法莫替丁

【适应范围】 用于缓解胃酸过多所致的胃痛、胃灼热（烧心）、反酸。

【不良反应】 少数患者可有口干、便秘、腹泻、皮疹。偶见轻度转氨酶增高。

雷尼替丁

【适应范围】 用于治疗十二指肠溃疡、胃溃疡、反流性食管炎、卓－艾综合征及其他高胃酸分泌疾病。

【不良反应】 ①见的有恶心、皮疹、便秘、乏力、头痛、头晕等。②与西咪替丁相比，损伤肾功能、性腺功能和中枢神经的不良反应较轻。③少数患者服药后引起轻度肝功能损伤，停药后症状即消失，肝功能也恢复正常。曾怀疑可能系药物过敏反应，与药物的用量无关。④长期服用可因持续降低胃液酸度，而利于细菌在胃内繁殖，从而使食物内硝酸盐还原为亚硝酸盐，形成N－亚硝基化合物。

西咪替丁

【适应范围】 用于治疗十二指肠溃疡、胃溃疡、反流性食管炎、应激性溃疡及卓－艾综合征。

【不良反应】 ①较常见的不良反应有腹泻、头晕、乏力、头痛和皮疹等。②本品有轻度抗雄性激素作用，用药剂量较大（每日在1.6g，以上）时可引起男性乳房发育、女性溢乳、性欲减退、阳痿、精子计数减少等，停药后即可消失。③本品可通过血－脑脊液屏障，具有一定的神经毒性。偶见精神紊乱，多见于老年、幼儿、重病患者，停药后48小时内能恢复。在治疗酗酒者的胃肠道并发症时，可出现震颤性谵妄，酷似戒酒综合征；④本品罕见的不良反应有：过敏反应、发热、关节痛、肌痛、粒细胞减少、血小板减少、间质性肾炎、肝脏毒性、心动过缓、心动过速等。

斯达舒

【适应范围】用于胃、十二指肠溃疡、慢性胃炎、胃酸过多、胃痉挛等。

【不良反应】老年人长期应用会导致骨质疏松。本品可引起便秘。肾功能不全患者长期应用可能会有铝蓄积中毒，出现精神症状。

得必泰

【适应范围】用于缓解胃酸过多引起的胃痛、胃灼热感（烧心）、反酸，也可用于慢性胃炎。

【不良反应】不良反应较少，偶见便秘、稀便、口干、失眠、恶心、腹泻，停药后可自行消失。服药期间，粪便呈黑色属正常现象；如呈稀便时，可减量服用。

马来酸曲美布汀

【适应范围】胃肠道运动功能紊乱引起的食欲不振、恶心、呕吐、嗳气、腹胀、腹鸣、腹痛、腹泻、便秘等症状的改善。肠道易激惹综合征。

【不良反应】偶有口渴、口内麻木、腹鸣、腹泻、便秘和心动过速、困倦、眩晕、头痛、皮疹、GOT、GPT升高等，发生率约为0.4%。

马来酸氯苯那敏片

【适应范围】皮肤过敏症：荨麻疹、湿疹、皮炎、药疹、皮肤瘙痒症、神经性皮炎、虫咬症、日光性皮炎。也可用于过敏性鼻炎、血管舒缩性鼻炎、药物及食物过敏。

【不良反应】嗜睡、口渴、多尿、咽喉痛、困倦、虚弱感、心悸、皮肤瘀斑、出血倾向。

多潘立酮

【适应范围】由胃排空延缓、食道反流、食道炎引起的消化不良症。上腹部胀闷感、腹胀、上腹疼痛；嗳气、肠胃胀气；恶心、呕吐；口中带有或不带有反流胃内容物的胃烧灼感。功能性、器质性、感染性、饮食性、放射性治疗或化疗所引起的恶心、呕吐。用多巴胺受体激动剂（如左旋多巴、溴隐亭等）治疗帕金森氏症所引起的恶心和呕吐，为本品的特效适应症。

【不良反应】

1）中枢神经系统：①偶见头痛、头晕、嗜睡、倦怠、神经过敏等；②锥体外系症状：在常用剂量时多潘立酮极少出现中枢神经系统症状，罕见有出现张力障碍性反应的报道；③国外有静脉大剂量使用多潘立酮引起癫痫发作的报道，但国内无此制剂。

2）内分泌/代谢系统：本药是一种强有力的催乳激素释放药，使用较大剂量可引起非哺乳期泌乳，在一些更年期后的妇女及男性患者中出现乳房胀痛；也有致月经失调的报道。

3）消化系统：偶见口干、便秘、腹泻、短时的腹部痉挛性疼痛等。

4）心血管系统：国外报道本药静脉注射可出现心律失常。

5）皮肤：偶见一过性皮疹或瘙痒。

龙胆苏打片

【适应范围】用于食欲缺乏，胃酸过多，消化不良。

【不良反应】偶见轻度恶心。

胃蛋白酶片

【适应范围】用于胃蛋白酶缺乏或消化功能减退引起的消化不良症。

【不良反应】不宜与抗酸药同服。在碱性环境中活性降低。本品与铝制剂相拮抗．不宜合用。

乳酸菌素片

【适应范围】用于肠内异常发酵、消化不良、肠炎和小儿腹泻。

【不良反应】尚不明确。

山莨菪碱片

【适应范围】用于缓解胃肠痉挛所致的疼痛。

【不良反应】常见的为口干、面红、视近物模糊。用量较大时可出现心率加快，排尿困难等。用量过大会出现抽搐、甚至昏迷等中枢神经兴奋症状。

胃 膜 素

【适应范围】十二指肠溃疡，胃溃疡，消化内科。

【不良反应】尚未见有关不良反应报道。

阿 米 替 林

【适应范围】该品在三环类抗抑郁药中镇静效应最强，对抑郁患者可使情绪明显改善，适用于治疗焦虑性或激动性抑郁症。①抗抑郁作用可使各类抑郁症病人情绪提高，对其思考缓慢、行为迟缓及食欲不振等症状有所改善。一般用药 7～10 日可产生明显疗效。②镇静、催眠作用：具有较强的镇静、催眠作用。③抗胆碱作用：适用于各类型抑郁症，如内源性抑郁症、更年期抑郁症、反应性抑郁症等。对兼有焦虑和抑郁症状的病人，疗效优于丙咪嗪。对功能性遗尿有一定疗效。

【不良反应】①偶有视力减退、眼痛（青光眼发作）、低血压昏倒、出现幻觉或谵妄状态、心律失常、心动过缓、肌肉震颤、尿潴留、癫痫发作、皮疹、咽痛、高热（颗粒细胞减少症）、黄疸等，须引起注意，采取相应的医疗措施。②遇有便秘、头昏、萎靡、口干、头痛、恶心、心率增快、多汗、皮肤对光敏感、失眠等，应及时停药或减量。③口干，嗜睡，便秘，视物模糊（复视），心动过速，个别病例体位性低血压，可引起肝损害，迟发性运动障碍，排尿困难。

丙 咪 嗪

【适应范围】用于治疗各种类型抑郁症、小儿遗尿症等。

【不良反应】①可引起口干、口苦、便秘、视力模糊、尿潴留。②心血管方面，可见心动过速、体位性低血压、心电图异常。③少数可出现过敏反应、荨麻疹、血管神经性水肿、皮疹、嗜酸性粒细胞增多。④偶有白细胞减少、黄疸、诱发癫痫发作、轻躁症。

卡马西平

【适应范围】①复杂部分性发作、亦称精神运动性发作或颞叶癫痫，全身性强直－阵挛性发作，上述两种混合性发作或其他部分性或全身性发作；对典型或不典型失神发作，肌阵挛或失张力发作无效。②可用于缓解三叉神经痛和舌咽神经痛，但不能用作三叉神经痛缓解后的长期预防性用药。也可用于脊髓痨的闪电样痛，多发性硬化、周围性糖尿病性神经痛、患肢痛和外伤后神经痛，有时也能缓解某些疱疹后神经痛。③预防或治疗双相性躁狂－抑郁症：对锂或抗精神病药或抗抑郁药无效的或不能耐受的躁狂－抑郁症，可单用或与锂和其他抗抑郁药合用。④中枢性部分性尿崩症，可以单用或与氯磺丙脲或氯贝丁酯等合用。⑤对某些精神疾病包括精神分裂情感性疾病，顽固性精神分裂症及与边缘系功能障碍有关的失控综合征。⑥不安腿综合征（Ekbom 综合征），偏侧面肌痉挛。

【不良反应】

1）较常见的不良反应有视力模糊或复视。较不常见的有过敏反应或 Stevens－Johnson 综合征或中毒性皮肤反应如荨麻疹、瘙痒或皮疹，行为改变（儿童多见）；抗利尿激素分泌过多综合征（SIADH，严重的腹泻，低钠血症，稀释性或水中毒；精神错乱，不安，敌对行为，老年多见；持续头痛，发作频率增加；严重恶心呕吐；异常嗜睡，无力）；系统性红斑狼疮样综合征（荨麻疹、瘙痒、皮疹、发热、咽喉痛、骨或关节痛、疲乏或无力）。罕见的不良反应有：腺体病或淋巴结病（腺体肿胀）；心律失常或心脏房室传导阻滞或心动过缓，老年人和有心脏传导系统损害的患者在应用卡马西平时易产生；血质不调或骨髓抑制（出血或瘀斑、口腔溃疡、咽痛和发热）；中枢神经系统中毒（语言困难或不清、精神抑郁伴不安或神经质、耳鸣、颤抖、不能控制的躯体运动、幻视）；过敏性肝炎（尿色深、粪色灰白、眼和皮肤黄染）；低钙血症（发作频率增多、肌肉或腹部痉挛），卡马西平直接影响骨代谢，可导致骨质疏松；肾脏过敏或中毒或急性肾功能衰竭（尿频、尿量突然减少、双足或下肢肿胀）；感觉减退或周围神经炎（手足麻木、刺痛、疼痛或无力）；急性尿紫质病（尿色深暗）；栓塞性脉管炎（足或腿疼痛、压痛、肤色发绀和肿胀）。

2）过量症状有惊厥，剧烈眩晕或嗜睡，呼吸不规则、变慢或浅（呼吸抑制），颤抖，异常的心跳加快。急性中毒的症状和体征常在一次过量摄入后 1～3 小时发生。神经肌肉症状如不安、肌肉抽动、震颤、舞蹈样动作、角弓反张、共济失调、瞳孔散大、眼球震颤、轮替运动不能、精神运动性紊乱、辨距不良、反射异常由高转低等为主、心跳增快、高血压或低血压、休克和传导障碍等心血管症状都有发生的可能，由轻转重。实验室检查可提示白细胞增多或减少，出现糖尿和脑电节律紊乱。

3）卡马西平诱发的刺激抗利尿激素释放，可引起水潴留，导致显著的血容量扩张和稀释性低钠血症，亦即抗利尿激素分泌异常症。患者出现嗜睡、软弱无力、恶心、呕吐、精神和（或）神经异常，木僵或惊厥时应疑有低钠血症。

4）由于卡马西平的化学结构上与三环类抗抑郁药相似，可能会激发潜在精神病以及老年人的精神紊乱或激动不安。

5）本品中枢神经系统的不良反应发生率随着血药浓度增高（大于8、5~10ug/ml）而增高。视物模糊，头晕，嗜睡，乏力，共济失调，恶心，呕吐，白细胞及血小板减少，再生障碍性贫血，皮疹，药热，嗜酸性粒细胞增多，周身性红斑狼疮样反应，低钠血症，中毒性肝炎。应用此药可发生共济失调、眼球震颤、不随意运动、低钠血症、水潴留、肝损害、心衰及皮疹等不良反应。过敏反应虽不常见，但可发生严重的反应，如周身性红色斑疹、发热、腰部出血点、周身性淋巴结病、肝脾肿大、肺浸润及捻发音。①心血管系统：老年人甚至略为过量或稍增量时，可诱致窦性心动过缓或甚至完全性心脏阻滞，这种反应是可逆的。②呼吸系统：有报告此药可诱发急性肺过敏反应，表现为急性呼吸困难伴肺部弥漫性罗音、皮疹、嗜酸细胞增多及胸部X线检查见有网状阴影。③神经系统：可发生共济失调、头晕、头痛、感觉异常及思睡，思睡常见于用药后几天之内，以后逐渐改善。也可发生姿势保持不能、张力障碍、失神发作及震颤。也有发生口面部或舌运动障碍及眼球旋转危象。少数发生严重的全身性痉挛发作。长期用药者可发生末梢神经的运动及感觉的速度进行性减慢。④消化系统：胃肠道不良反应不常见也轻微，有时发生食欲不振、口干、上腹、恶心、呕吐、腹泻或便秘。散在报告有发生肉芽肿性肝炎，表现为发热、不适、厌食、出汗、腹痛及黄疸；组织学显示为干酪性肉芽肿伴组织细胞、淋巴细胞及多核巨细胞浸润及一些急性胆管炎表现；停药后迅速恢复。⑤泌尿系统：1%用药患者出现蛋白尿。个例有发生急性肾曲管坏死、急性非少尿性肾衰。⑥造血系统：偶有报告各类型血液病，从白细胞减少到再生障碍性贫血。有报告发生网织细胞增多症而无溶血、贫血或失血，这可能是一种特异性反应。有报告发生正色素正细胞贫血、血小板减少者，停药后均恢复。⑦内分泌、代谢：此药可引起抗利尿激素异常分泌，出现低钠血症、血浆渗透压降低及水中毒，而用苯妥英可阻止此种现象发生，有人认为是苯妥英使血清中卡马西平浓度降低之故。有报告

16 例癫痫患者应用治疗剂量，5 例发生低钠血症。单独应用此药仅在生化方面有骨软化的证据，而患者无临床症状。⑧特殊感官：视觉障碍，一般见于大剂量时，以复视为常见。有报告出现视力对比敏感性不全，但无视网膜改变。⑨皮肤：有时出现丘疹伴有或不伴有水泡、红斑疹伴有轻度发热或多形性红斑。可发生过敏性红色斑丘疹、毒性表皮坏死溶解及剥脱性皮炎。首次报告毒性脓疱性皮肤病。

替硝唑

【适应范围】用于各种厌氧菌感染，如败血症、骨髓炎、腹腔感染、盆腔感染、肺支气管感染、肺炎、鼻窦炎、皮肤蜂窝组织炎、牙周感染及术后伤口感染；用于结肠直肠手术、妇产科手术及口腔手术等的术前预防用药；用于肠道及肠道外阿米巴病、阴道滴虫病、贾第虫病、加得纳菌阴道炎等的治疗；也可作为甲硝唑的替代药用于幽门螺杆菌所致的胃窦炎及消化性溃疡的治疗。

【不良反应】不良反应少而轻微，偶有消化道症状、个别有眩晕感、口腔金属味、皮疹、头痛或白细胞减少。个别病人可有如下反应：①口内有金属味，消化道不适（如恶心、呕吐、胃痛等）。②过敏反应，如皮疹、荨麻疹、痒等。③头痛、疲倦、头晕、深色尿等。少数病人可见消化道反应，如恶心、呕吐、食欲下降、口腔甜味感等。

小檗碱

【适应范围】用于肠道感染，如胃肠炎。

【不良反应】口服不良反应较少，偶有恶心、呕吐、皮疹和药热，停药后消失。

复方氢氧化铝

【适应范围】用于缓解胃酸过多引起的胃痛、胃灼热感（烧心）、反酸，也可用于慢性胃炎。

【不良反应】①长期大剂量服用，可致严重便秘，粪结块引起肠梗阻。②老年人长期服用，可致骨质疏松。③肾功能不全患者服用后，可能引起血铝升高。

多 酶 片

【适应范围】功能性消化不良，进食障碍，消化内科，精神科。

【不良反应】尚不明确。

维 酶 素

【适应范围】目前主要用来治疗萎缩性胃炎、浅表性胃炎、食管上皮细胞增生，以及预防由于细胞增生引起的癌变。也可用于各型肝炎的辅助治疗，核黄素缺乏等。

【不良反应】无明显不良反应。

胃 友

【适应范围】用于缓解胃酸过多引起的胃痛、胃烧灼感及慢性胃炎。

【不良反应】老年人长期应用会导致骨质疏松。

健 肝 灵

【适应范围】益气健脾，活血化瘀；具有降低谷丙转氨酶的作用。用于急性、迁延性、慢性肝炎。

【不良反应】尚不明确。

茵栀黄胶囊

【适应范围】清热解毒，利湿退黄。用于湿热毒邪内蕴所致急性、迁延性、慢性肝炎和重症肝炎（Ⅰ型）。也可用于其他型重症肝炎的综合治疗。

【不良反应】尚不明确。

强 肝 胶 囊

【适应范围】慢性乙型肝炎，肝硬化，脂肪肝，消化内科。

【不良反应】不良反应发生率约为 2% ，主要为恶心烧心等胃肠道反应。

肌　　苷

【适应范围】①用于治疗白细胞减少、血小板减少。②治疗急性肝炎和慢性肝炎、肝硬化、肝性脑病。③用于冠状粥样硬化性心脏病（冠心病）、心肌梗死、风湿性心脏病、肺源性心脏病的辅助用药。④用于预防及减轻血吸虫病防治药物所引起的心脏和肝脏的毒性反应。⑤用于眼科疾病（中心性视网膜炎，视神经萎缩）的辅助用药。

【不良反应】偶见胃部不适、轻度腹泻，静注可有颜面潮红、恶心、腹部灼热感。

维生素C

【适应范围】用于预防坏血病，也可用于各种急慢性传染疾病及紫癜等的辅助治疗。

【不良反应】①长期服用每日 2 ~ 3g 可引起停药后坏血病。②长期应用大量维生素 C 偶可引起尿酸盐、半胱氨酸盐或草酸盐结石。③大量应用（每日用量 1g 以上）可引起腹泻、皮肤红而亮、头痛、尿频（每日用量 600mg 以上时）、恶心呕吐、胃痉挛。

维生素 K_3

【适应范围】维生素营养补充剂。维生素 K 为肝脏合成原酶（因子 B）的必需物质，并参与凝血因子Ⅶ、Ⅸ和 X 的合成，维持动物的血液凝固生理过程。缺乏维生素 K 可致上述凝血因子合成障碍，影响凝血过程而引起出血。维生素 K 也为动物机体内（主要指存在于肝脏、骨骼、睾丸、皮肤和肾脏等组织器官）的维生素 K 依赖羧化作用体系所必需，是骨骼素（BGP）合成过程中不可缺少的因子。此外，在高能化合物代谢和氧化磷酸化过程中，以及与其他脂溶性维生素代谢的方面均起重要作用，并具有利尿、增强肝脏解毒功能，参与膜的结构，降低血压的功能。

【不良反应】①局部可见红肿和疼痛。②较大剂量可致新生儿、早产儿溶血性贫血、高胆红素血症及黄疸。在红细胞 6－磷酸脱氢酶缺乏症患者可诱发急性溶血性贫血。③大剂量使用可致肝损害。肝功不全患者可改用维生素 K_1。

鞣酸蛋白

【适应范围】适用于急性胃肠炎及各种非细菌性腹泻、小儿消化不良等；也可外用于湿疹、溃疡处。

【不良反应】用量过大可致便秘，但可以吃乳酸菌素片进行调节。

次苍片

【适应范围】本品可用于胃炎、胃酸过多症等。

【不良反应】尚不明确。

蒙脱石散

【适应范围】用于成人及儿童急、慢性腹泻。

【不良反应】少数人可能产生轻度便秘。

维生素B_1片

【适应范围】用于预防和治疗维生素B_1缺乏症，如脚气病、神经炎、消化不良等。

【不良反应】推荐剂量的维生素B_1几乎无毒性，过量使用可出现头痛、疲倦、烦躁、食欲缺乏、腹泻、浮肿。

苯丙醇

【适应范围】用于慢性胆囊炎的辅助治疗。

【不良反应】偶有胃部不适，减量或停药后消失。

葡醛内酯

【适应范围】用于急慢性肝炎的辅助治疗。对食物或药物中毒时保肝及解毒时有辅助作用。

【不良反应】偶有面红、轻度胃肠不适，减量或停药后即消失。

联苯双酯

【适应范围】本品对肝炎主要症状如肝区痛，乏力，腹胀等的改善有一定疗效，但对肝脾肿大的改变无效。适用于迁延性肝炎及长期单项谷丙转氨酶异常者。

【不良反应】可出现口干、轻度恶心、皮疹等。停药后转氨酶反跳。有些患者在服药过程中出现了黄疸的现象，而且病情还会加重，这时需要停药并且及时到肝病医院就诊，防止病情进一步恶化的发生。

头孢特仑新戊酯片

【适应范围】本品适用于咽喉炎、扁桃体炎、急性支气管炎、肺炎、慢性支气管炎、弥漫性细支气管炎、支气管扩张、慢性呼吸系统疾病的重复感染；肾盂肾炎、膀胱炎；淋菌性尿道炎；子宫附件炎、子宫内膜炎、子宫内感染、巴氏腺炎、巴氏腺脓肿；中耳炎、副鼻窦炎；牙周炎、冠周炎、上颚炎体炎、急性支气管炎、肺炎、慢性支气管炎、弥漫性细支气管炎、支气管扩张、慢性呼吸系统疾病的重复感染；肾盂肾炎、膀胱炎；淋菌性。

【不良反应】

1. 消化系统：常见腹泻、恶心、呕吐。偶有伪膜性肠炎、腹胀、胃灼热、腹部不适、血中胆红素升高、氨基转移酶一过性升高等。

2. 皮肤：偶有出现瘙痒、局部浮肿、紫癜、皮疹等。

3. 中枢神经系统：偶有出现头痛、眩晕、衰弱、疲劳感等。

4. 血液系统：偶有白细胞减少、嗜酸性粒细胞增多、血小板增多等，均为一过性反应。

5. 其他：齿龈炎、直肠炎、结膜炎、药物热等。

非诺贝特

【适应范围】本品在体内经酯酶的作用迅速代谢成非诺贝特酸而起降血脂作用，具有明显的降低血清胆固醇，甘油三酯和升高高密度脂蛋白的作用。

具有明显降低血浆 TG 和 TC 的作用，药效较氯贝特强，显效也快，口服 24 小时即可见效，通常服用 1 个月血脂明显下降。适用于治疗高甘油三酯血症和高胆固醇血症，疗效优于氯贝丁酯，且副作用少。

【不良反应】发生率约有 2% ~15% 。胃肠道反应包括腹部不适、腹泻、便秘最常见（约5%）；皮疹（2%）；神经系统不良反应包括乏力、头痛、性欲丧失、阳痿、眩晕、失眠（约3% ~4%）；本品属氯贝丁酸衍生物，有可能引起肌炎、肌病和横纹肌溶解综合征，导致血肌酸磷酸激酶升高；发生横纹肌溶解，主要表现为肌痛合并血肌酸磷酸激酶升高、肌红蛋白尿、并可导致肾衰，但较罕见；在患有肾病综合征及其他肾损害而导致血白蛋白减少的患者或甲状腺功能亢进的患者，发生肌病的危险性增加（约1%）；有使胆石增加的趋向，可引起胆囊疾病，乃至需要手术；在治疗初期可引起轻度至中度的血液学改变，如血红蛋白、血细胞比积和白细胞降低等偶有血氨基转移酶增高，包括丙氨酸及门冬氨酸氨基转移酶。

脂必妥

【适应范围】健脾消食、除湿祛痰、活血化瘀。用于脾瘀阻滞，症见气短，乏力，头晕，头痛，胸闷，腹胀，食少纳呆等；高脂血症；也可用于高脂血症及动脉粥样硬化引起的其他心脑血管疾病的辅助治疗。

【不良反应】本品无明显的毒副作用。

辛伐他汀

【适应范围】

1. 高脂血症：①对于原发性高胆固醇血症、杂合子家族性高胆固醇血症或混合性高胆固醇血症的患者，当饮食控制及其他非药物治疗不理想时，辛伐他汀可用于降低升高的总胆固醇、低密度脂蛋白胆固醇、载脂蛋白B和甘油三酯。且辛伐他汀升高高密度脂蛋白胆固醇，从而降低低密度脂蛋白/高密度脂蛋白和总胆固醇/高密度脂蛋白的比率。②对于纯合子家族性高胆固醇血症患者，当饮食控制及非饮食疗法不理想时，辛伐他汀可用于降低升高的总胆固醇、低密度脂蛋白胆固醇和载脂蛋白B。

2. 冠心病：对冠心病患者，辛伐他汀用于：①减少死亡的危险性。②减少冠心病死亡及非致死性心肌梗死的危险性。③减少脑卒中和短暂性脑缺血的危险性。④减少心肌血管再通手术（冠状动脉搭桥术及经皮气囊冠状动脉成形术）的危险性。⑤延缓动脉粥样硬化的进展，包括新病灶及全堵塞的发生。

【不良反应】辛伐他汀一般耐受性良好，大部分不良反应轻微且为一过性。在临床对照试验中只有少于2%的病人因辛伐他汀的不良反应而中途停药。在已有对照组的临床试验中，不良反应（分为可能、可疑或肯定）与药物有关的发生率大于或等于1%的有：腹痛、便秘、胃肠胀气。发生率在0.5%～0.9%的不良反应有疲乏、无力、头痛。发现肌病的报告很罕见。

下列不良反应的报道曾出现在无对照组临床试验或上市后的应用中，如恶心、腹泻、皮疹、消化不良、瘙痒、脱发、晕眩、肌肉痉挛、肌痛、胰腺炎、感觉异常、外周神经病变、呕吐和贫血、横纹肌溶解和肝炎/黄疸罕有发生。包括下列一项或多项特征的明显的过敏反应综合征罕有报道，如血管神经性水肿、狼疮样综合征、风湿性多发性肌痛、脉管炎、血小板减少症、嗜酸性粒细胞增多、血沉（ESR）增高、关节炎、关节痛、荨麻疹、光敏感性、发热、潮红、呼吸困难以及不适。实验室检查发现：血清氨基转移酶显著和持续性升高的情况罕有报道。肝功能检查异常为轻微或一过性。来源于骨骼肌部分的血清磷酸肌酸激酶（CK）升高的情况也有报告。

拉米呋定

【适应范围】拉米夫定作为抗病毒药，用于乙型肝炎病毒感染所致肝胆疾病的治疗。

【不良反应】患者对本品有很好的耐受性。常见的不良反应有上呼吸道感染样症状、头痛、恶心、身体不适、腹痛和腹泻，症状一般较轻并可自行缓解。

烟酸肌醇

【适应范围】临床上现用于高脂血症、冠心病、各种末梢血管障碍性疾病（如闭塞性动脉硬化症、肢端动脉痉挛症、冻伤、血管性偏头痛等）的辅助治疗；也用于高血压病人。

【不良反应】副作用较少，一般都能耐受。偶有轻度恶心、出汗、瘙痒等反应。据报道，个别病例再服用很大剂量后，曾出现轻度低血压和心动徐缓。

盐酸氯丙嗪片

【适应范围】

1. 对兴奋躁动、幻觉妄想、思维障碍及行为紊乱等阳性症状有较好的疗效。用于精神分裂症、躁狂症或其他精神病性障碍。

2. 止呕，各种原因所致的呕吐或顽固性呃逆。

【不良反应】

1. 常见口干、上腹不适、食欲缺乏、乏力及嗜睡。

2. 可引起体位性低血压、心悸或心电图改变。

3. 可出现锥体外系反应，如震颤、僵直、流涎、运动迟缓、静坐不能、急性肌张力障碍。

4. 长期大量服药可引起迟发性运动障碍。

5. 可引起血浆中泌乳素浓度增加，可能有关的症状为溢乳、男子女性化乳房、月经失调、闭经。

6. 可引起中毒性肝损害或阻塞性黄疸。

7. 少见骨髓抑制。

8. 偶可引起癫痫、过敏性皮疹或剥脱性皮炎及恶性综合征。

硫糖铝片

【适应范围】用于治疗胃、十二指肠溃疡及胃炎。

【不良反应】较常见的是便秘，个别患者可出现口干、恶心、皮疹、胃痉挛等，发生胃痉挛时可与适当的抗胆碱能药物合用。

盐酸异丙嗪片

【适应范围】

1. 皮肤黏膜的过敏：适用于长期的、季节性的过敏性鼻炎，血管舒缩性鼻炎，接触过敏源或食物而致的过敏性结膜炎，荨麻疹，血管神经性水肿，对血液或血浆制品的过敏反应，皮肤划痕症．必要时可与肾上腺素合用，作为本药的辅助剂。

2. 晕动病：防治晕车、晕船、晕飞机。

3. 镇静、催眠：适用于术前、术后和产科。此外，也可用于减轻成人及儿童的恐惧感，呈浅睡眠状态。

4. 恶心、呕吐的治疗：适用于一些麻醉和手术后的恶心、呕吐，也用于防治放射病性或药源性恶心、呕吐。

5. 术后疼痛：可与止痛药合用，作为辅助用药。

【不良反应】

异丙嗪属吩噻类衍生物，小剂量时无明显副作用，但大量和长时间应用时可出现噻嗪类常见的副作用。

1. 增加皮肤对光的敏感性，多噩梦，易兴奋，易激动，幻觉、中毒性谵妄，儿童易发生锥体外系反应。上述反应发生率不高。

2. 用量过大的症状和体征有：手脚动作笨拙或行动古怪，严重时嗜睡或面色潮红、发热，气急或呼吸困难，心率加快［抗毒蕈碱（M）受体效应］，肌肉痉挛，尤其好发于颈部和背部的肌肉。坐卧不宁，步履艰难，头面部肌肉痉挛性抽动或双手震颤（后者属锥体外系的效应）。

3. 下列情况持续存在时应予注意：较常见的有嗜睡；较少见的有视力模糊或色盲（轻度），头晕目眩、口鼻咽干燥、耳鸣、皮疹、胃痛或胃部不适感、反应迟钝（儿童多见）、恶心或呕吐［进行外科手术和（或）并用其他药物时］，甚至出现黄疸。使用栓剂时可发生直肠烧灼感或刺痛。

4. 心血管的不良反应很少见，可见血压增高，偶见血压轻度降低。白细胞减少、粒细胞减少症及再生不良性贫血则属少见。

维生素 B_6 片

【适应范围】

1. 适用用于维生素 B_6 缺乏（维生素 B_6 缺乏可引起黄嘌呤酸尿、铁粒幼细胞贫血、神经系统病变、脂溢性皮炎及唇干裂）的预防和治疗，防治异烟肼中毒；也可用于妊娠放射病及抗癌药所致的呕吐、脂溢性皮炎等。

2. 全胃肠道外营养及因摄入不足所致营养不良、进行性体重下降时维生素 B_6 的补充。

3. 治疗婴儿惊厥或给孕妇服用以防婴儿惊厥。

4. 白细胞减少症。

【不良反应】

维生素 B_6 在肾功能正常时几乎不产生毒性。若每天服用200mg，持续30天以上，曾报道可产生维生素 B_6 依赖综合征。每日应用2～6g，持续几个月，可引起严重神经感觉异常，进行性步态不稳至足麻木、手不灵活，停药后可缓解，但仍软弱无力。

谷维素片

【适应范围】

神经官能症、经前期紧张综合征、更年期综合征的镇静助眠。

【不良反应】

偶有胃不适、恶心、呕吐、口干、皮疹、乳房肿胀、脱发等。

莨菪浸膏片

【适应范围】

解痉药。具有解除平滑肌痉挛和抑制腺体分泌等作用。用于十二指肠溃疡病及胃、胆、肾等痉挛性疼痛。

【不良反应】

较常见的有便秘，出汗减少，口、鼻、咽喉及皮肤干燥，视力模糊，排尿困难（尤其是老年人），心悸等。少见的有眼睛痛，眼压升高，过敏性皮疹。

维生素 B_2 片

【适应范围】

用于预防和治疗维生素 B_2 缺乏症，如口角炎、唇干裂、舌炎、阴囊炎、结膜炎、脂溢性皮炎等。

【不良反应】

在正常肾功能状态下几乎不产生毒性，服用后尿呈黄色，但不影响继续用药。

门冬氨酸钾镁注射液

【适应范围】

电解质补充药。可用于低钾血症，洋地黄中毒引起的心律失常（主要是室性心律失常）以及心肌炎后遗症、充血性心力衰竭、心肌梗死的辅助治疗。

【不良反应】

滴注速度过快时可出现恶心、呕吐、颜面潮红、胸闷、血压下降，偶见血管刺激性疼痛。大剂量可能引致腹泻。

复方氯化钠注射液

【适应范围】

各种原因所致的失水，包括低渗性等渗性和高渗性失水；高渗性非酮症昏迷，应用等渗或低渗氯化钠可纠正失水和高渗状态；低氯性代谢性碱中毒。

患者因某种原因不能进食或进食减少而需补充每日生理需要量时，一般可给予氯化钠注射液或复方氯化钠注射液等。因本品含钾量极少，低钾血症需根据需要另行补充。

【不良反应】

1. 输注过多、过快，可致水钠潴留，引起水肿、血压升高、心率加快、胸闷、呼吸困难，甚至急性左心衰竭。

2. 不适当地给予高渗氯化钠可致高钠血症。

3. 过多、过快给予低渗氯化钠可致溶血、脑水肿等。

盐酸多塞平片

【适应范围】

用于治疗抑郁症及焦虑性神经症。

【不良反应】

治疗初期可出现嗜睡与抗胆碱能反应，如多汗、口干、震颤、眩晕、视物模糊、排尿困难、便秘等。其他有皮疹、体位性低血压，偶见癫痫发作、骨髓抑制或中毒性肝损害。

氯化钾注射液

【适应范围】

1. 治疗各种原因引起的低钾血症，如进食不足、呕吐、严重腹泻、应用排钾性利尿药、低钾性家族周期性瘫痪、长期应用糖皮质激素和补充高渗葡萄糖后引起的低钾血症等。

2. 预防低钾血症，当患者存在失钾情况，尤其是如果发生低钾血症对患者危害较大时（如使用洋地黄类药物的患者），需预防性补充钾盐，如进食很少、严重或慢性腹泻、长期服用肾上腺皮质激素、失钾性肾病、Bartter 综合征等。

3. 洋地黄中毒引起频发性、多源性期前收缩或快速心律失常。

【不良反应】

静脉滴注浓度较高，速度较快或静脉较细时，易刺激静脉内膜引起疼痛。滴注速度较快或原有肾功能损害时，应注意发生高钾血症。一旦出现高钾血症，应紧急处理。

复方溴丙胺太林片

【适应范围】

用于镇咳，祛痰。

【不良反应】

主要有口干、视力模糊、尿潴留、便秘、头痛、心悸等，减量或停药后可消失。

地塞米松磷酸钠注射液

【适应范围】

主要用于过敏性与自身免疫性炎症性疾病。多用于结缔组织病、活动性风湿病、类风湿性关节炎、红斑狼疮、严重支气管哮喘、严重皮炎、溃疡性结肠炎、急性白血病等，也用于某些严重感染及中毒、恶性淋巴瘤的综合治疗。

【不良反应】

糖皮质激素在应用生理剂量替代治疗时无明显不良反应，不良反应多发生在应用药理剂量时，而且与疗程、剂量、用药种类、用法及给药途径等有密切关系。常见不良反应有以下几类：

1. 长程使用可引起以下副作用：医源性库欣综合征面容和体态、体重增加、下肢浮肿、紫纹、易出血倾向、创口愈合不良、痤疮、月经紊乱、肱或股骨头缺血性坏死、骨质疏松及骨折（包括脊椎压缩性骨折、长骨病理性骨折）、肌无力、肌萎缩、低血钾综合征、胃肠道刺激（恶心、呕吐）、胰腺炎、消化性溃疡或穿孔，儿童生长受到抑制、青光眼、白内障、良性颅内压升高综合征、糖耐量减退和糖尿病加重。

2. 患者可出现精神症状：欣快感、激动、谵妄、不安、定向力障碍，也可表现为抑制。精神症状由易发生与患慢性消耗性疾病的人及以往有过精神不正常者。

3. 并发感染为肾上腺皮质激素的主要不良反应。以真菌、结核菌、葡萄球菌、变形杆菌、绿脓杆菌和各种疱疹病毒为主。

4. 糖皮质激素停药综合征。有时患者在停药后出现头晕、昏厥倾向、腹痛或背痛、低热、食欲减退、恶心、呕吐、肌肉或关节疼痛、头疼、乏力、软弱，经仔细检查如能排除肾上腺皮质功能减退和原来疾病的复燃，则可考虑为对糖皮质激素的依赖综合征。

复方新诺明片

【适应范围】

近年来由于许多临床常见病原菌对本品常呈现耐药，故治疗细菌感染需参考药敏结果，本品的主要适应症为敏感菌株所致的下列感染：

1. 大肠埃希杆菌、克雷伯菌属、肠杆菌属、奇异变形杆菌、普通变形杆菌和莫根菌属敏感菌株所致的尿路感染。

2. 肺炎链球菌或流感嗜血杆菌所致2岁以上小儿急性中耳炎。

3. 肺炎链球菌或流感嗜血杆菌所致的成人慢性支气管炎急性发作。

4. 由福氏或宋氏志贺菌敏感菌株所致的肠道感染、志贺菌感染。

5. 治疗卡氏肺孢子虫肺炎，本品系首选。

6. 卡氏肺孢子虫肺炎的预防，可用已有卡氏肺孢子虫病至少一次发作史的患者，或HIV成人感染者，其CD_4淋巴细胞计数$\leqslant 200/mm^3$或少于总淋巴细胞数的20%。由产肠毒素大肠埃希杆菌（ETEC）所致旅游者腹泻。

【不良反应】

1. 过敏反应较为常见，可表现为药疹，严重者可发生渗出性多形红斑、剥脱性皮炎和大疱表皮松解萎缩性皮炎等；也有表现为光敏反应、药物热、关节及肌肉疼痛、发热等血清病样反应。偶见过敏性休克。

2. 中性粒细胞减少或缺乏症、血小板减少症及再生障碍性贫血。患者可表现为咽痛、发热、苍白和出血倾向。

3. 溶血性贫血及血红蛋白尿。这在缺乏葡萄糖-6-磷酸脱氢酶的患者应用磺胺药后易于发生，在新生儿和小儿中较成人为多见。

4. 高胆红素血症和新生儿核黄疸。由于本品与胆红素竞争蛋白结合部位，可致游离胆红素增高。新生儿肝功能不完善，对胆红素处理差，故较易发生高胆红素血症和新生儿黄疸，偶可发生核黄疸。

5. 肝脏损害。可发生黄疸、肝功能减退，严重者可发生急性重型肝炎。

6. 肾脏损害。可发生结晶尿、血尿和管型尿；偶有患者发生间质性肾炎或肾小管坏死的严重不良反应。

7. 恶心、呕吐、胃纳减退、腹泻、头痛、乏力等，一般症状轻微。偶有患者发生艰难梭菌肠炎，此时需停药。

8. 甲状腺肿大及功能减退偶有发生。

9. 中枢神经系统毒性反应偶可发生，表现为精神错乱、定向力障碍、幻觉、欣快感或抑郁感。

10. 偶可发生无菌性脑膜炎，有头痛、颈项强直、恶心等表现。

本品所致的严重不良反应虽少见，但常累及各器官并可致命，如渗出性多形红斑、剥脱性皮炎、大疱表皮松解萎缩性皮炎、暴发性肝坏死、粒细胞缺乏症、再生障碍性贫血等血液系统异常。艾滋病患者的上述不良反应较非艾滋病患者为多见。

乙酰螺旋霉素片

【适应范围】

尿道炎，咽炎，扁桃体炎，鼻窦炎，中耳炎，牙周炎，急性支气管炎，肺炎，疖，痈，弓形虫病，隐孢子虫病，传染病科，皮肤科，口腔科，呼吸内科，耳鼻喉科，肾病内科。

【不良反应】

病人对本品耐受性良好，不良反应主要为腹痛、恶心、呕吐等胃肠道反应，常发生于大剂量用药时，程度大多轻微，停药后可自行消失。变态反应极少，主要为药疹。未发现肝、肾功能损害及血、尿常规异常。

硫酸镁注射液

【适应范围】

可作为抗惊厥药。常用于妊娠高血压。降低血压，治疗先兆子痫和子痫，也用于治疗早产。

【不良反应】

1. 静脉注射硫酸镁常引起潮红、出汗、口干等症状，快速静脉注射时可引起恶心、呕吐、心慌、头晕，个别出现眼球震颤，减慢注射速度症状可消失。

2. 肾功能不全，用药剂量大，可发生血镁积聚，血镁浓度达5mmol/L时，可出现肌肉兴奋性受抑制，感觉反应迟钝，膝腱反射消失，呼吸开始受抑制，血镁浓度达6mmol/L时可发生呼吸停止和心律失常，心脏传导阻滞，浓度进一步升高，可使心跳停止。

3. 连续使用硫酸镁可引起便秘，部分病人可出现麻痹性肠梗阻，停药后好转。

4. 极少数血钙降低，再现低钙血症。

5. 镁离子可自由透过胎盘，造成新生儿高血镁症，表现为肌张力低，吸吮力差，不活跃，哭声不响亮等，少数有呼吸抑制现象。

6. 少数孕妇出现肺水肿。

硫酸庆大霉素注射液

【适应范围】

适用于治疗敏感革兰阴性杆菌，如大肠埃希菌、克雷伯菌属、肠杆菌属、变形杆菌属、沙雷菌属、铜绿假单胞菌以及葡萄球菌甲氧西林敏感株所致的严重感染，如败血症、下呼吸道感染、肠道感染、盆腔感染、腹腔感染、皮肤软组织感染、复杂性尿路感染等。治疗腹腔感染及盆腔感染时应与抗厌氧菌药物合用，临床上多采用庆大霉素与其他抗菌药联合应用。与青霉素（或氨苄西林）合用可治疗肠球菌属感染。用于敏感细菌所致中枢神经系统感染，如脑膜炎、脑室炎时，可同时用本品鞘内注射作为辅助治疗。

【不良反应】

1. 用药过程中可能引起听力减退、耳鸣或耳部饱满感等耳毒性反应，影响前庭功能时可发生步履不稳、眩晕，也可能发生血尿、排尿次数显著减少或尿量减少、食欲减退、极度口渴等肾毒性反应，发生率较低者有因神经肌肉阻滞或肾毒性引起的呼吸困难、嗜睡、软弱无力等，偶有皮疹、恶心、呕吐、肝功能减退、白细胞减少、粒细胞减少、贫血、低血压等。

2. 少数患者停药后可发生听力减退、耳鸣或耳部饱满感等耳毒性症状，应引起注意。

3. 全身给药合并鞘内注射可能引起腿部抽搐、皮疹、发热和全身痉挛等。

复方利福平胶囊

【适应范围】

适用于结核病的初治和非多重性耐药的结核病患者的4个月维持期治疗。

【不良反应】

1. 消化道反应最为多见，口服本品后可出现畏食、恶心、呕吐、上腹部不适、腹泻等胃肠道反应。

2. 肝毒性为本品的主要不良反应，在疗程最初数周内，少数患者可出现血清氨基转移酶升高、肝肿大和黄疸，大多为无症状的血清氨基转移酶一过性升高，在疗程中可自行恢复，老年人、酗酒者、营养不良、原有肝病或其他因素造成肝功能异常者较易发生。毒性反应表现为食欲不佳、异常乏力或软弱、恶心或呕吐（肝毒性的前驱症状）及深色尿、眼或皮肤黄染（肝毒性）。

3. 变态反应包括发热、多形性皮疹、淋巴结病、脉管炎、紫癜、哮喘、过敏性休克等。大剂量间歇疗法后偶可出现“流感样症候群”，表现为畏寒、寒战、发热、不适、呼吸困难、头昏、嗜睡及肌肉疼痛等，发生频率与剂量大小及间歇时间有明显关系。偶可发生急性溶血或肾功能衰竭，目前认为其产生机制属过敏反应。

4. 神经系统毒性：周围神经炎多见于慢乙酰化者，并与剂量有明显关系。较多患者表现为步态不稳、麻木针刺感、烧灼感或手脚疼痛。此种反应在铅中毒、动脉硬化、甲亢、糖尿病、酒精中毒、营养不良及孕妇等较易发生。每日服用维生素 $B_6$10～50mg，可以预防或缓解症状。其他不良反应如兴奋、欣快感、失眠、丧失自主力、中毒性脑病或中毒性精神病则均属少见，视神经炎及萎缩等严重毒性反应偶有报道。

5. 血液系统可有粒细胞减少、嗜酸性粒细胞增多、血小板减少、高铁血红蛋白血症等。

6. 其他如凝血酶原时间缩短、头痛、眩晕、口干、高血压、维生素 B_6 缺乏症、高血糖症、代谢性酸中毒、内分泌功能障碍等偶有报道。

复方氨基酸注射液

【适应范围】

氨基酸类药。用于手术、严重创伤、大面积烧伤引起的严重氨基酸缺乏，以及各种疾病引起的低蛋白血症。

【不良反应】

滴注速度过快可引起恶心、呕吐、头痛和气喘。

安乃近注射液

【适应范围】

用于高热时的解热，也可用于头痛、偏头痛、肌肉痛、关节痛和痛经等，本品亦有较强的抗风湿作用，可用于急性风湿性关节炎，但因本品有可能引起严重的不良反应，很少在风湿性疾病中应用。

【不良反应】

本品对胃肠道的刺激虽较小，但可引起以下各种不良反应：

1. 血液方面，可引起粒细胞缺乏症，发生率约 1.1%，急性起病，重者有致命危险，亦可引起自身免疫性溶血性贫血、血小板减少性紫癜、再生障碍性贫血等。

2. 皮肤方面，可引起荨麻疹、渗出性红斑等过敏性表现，严重者可发生剥脱性皮炎、表皮松解症等。

3. 局部反应，注射部位可有红肿、疼痛，数天后才消退；有的患者呈毒血症症状，皮下出血点，或有紫黑色脓液，常需数月后痊愈。

4. 过敏性皮疹或药热、荨麻疹、严重者可有剥脱性皮炎、大疱性表皮松解症导致死亡，个别病例可发生过敏性休克，甚至导致死亡。

5. 注射给药时偶致大汗淋漓，发生虚脱症状。

血塞通注射液

【适应范围】

活血祛瘀，通脉活络。用于中风偏瘫、瘀血阻络证，动脉粥状硬化性血栓性脑梗死、脑栓塞、视网膜中央静脉阻塞见瘀血阻络证者。

【不良反应】

偶见头痛、咽干、发热、心慌、皮疹等过敏反应；另有临床报道个别患者用药后产生胸闷、哮喘、血尿、急性肾功能衰竭甚至过敏性休克。

维生素C注射液

【适应范围】

1. 用于治疗坏血病，也可用于各种急慢性传染性疾病及紫癜等辅助治疗。

2. 慢性铁中毒的治疗：维生素C促进去铁胺对铁的螯合，使铁排出加速。

3. 特发性高铁血红蛋白症的治疗。

4. 下列情况对维生素C的需要量增加：

（1）病人接受慢性血液透析、胃肠道疾病（长期腹泻、胃或回肠切除术后）、结核病、癌症、溃疡病、甲状腺功能亢进、发热、感染、创伤、烧伤、手术等。

（2）因严格控制或选择饮食，接受肠道外营养的病人，因营养不良，体重骤降，以及在妊娠期和哺乳期。

（3）应用巴比妥类、四环素类、水杨酸类，或以维生素C作为泌尿系统酸化药时。

【不良反应】

1. 长期应用每日2～3g，可引起停药后坏血病。

2. 长期应用大量维生素C偶可引起尿酸盐、半胱氨酸盐或草酸盐结石。

3. 快速静脉注射可引起头晕、昏厥。

盐酸林可霉素注射液

【适应范围】

本品适用于敏感葡萄球菌属、链球菌属、肺炎链球菌及厌氧菌所致的呼吸道感染、皮肤软组织感染、女性生殖道感染和盆腔感染及腹腔感染等，后两种病种可根据情况单用本品或与其他抗菌药联合应用。此外，有应用青霉素指征的患者，如患者对青霉素过敏或不宜用青霉素者本品可用作替代药物。

【不良反应】

1. 胃肠道反应

恶心、呕吐、腹痛、腹泻等症状；严重者有腹绞痛、腹部压痛、严重腹泻（水样或脓血样），伴发热、异常口渴和疲乏（假膜性肠炎）；腹泻、肠炎和假膜性肠炎可发生在用药初期，也可发生在停药后数周。

2. 血液系统

偶可发生白细胞减少、中性粒细胞减低、中性粒细胞缺乏和血小板减少，再生障碍性贫血罕见。

3. 过敏反应

可见皮疹、瘙痒等，偶见荨麻疹、血管神经性水肿和血清病反应等，罕有表皮脱落、大疱性皮炎、多形红斑和S－J综合征的报道。

4. 偶有应用本品引起黄疸的报道。

5. 快速滴注本品时可能发生低血压、心电图变化甚至心跳、呼吸停止。

6. 静脉给药可引起血栓性静脉炎。

盐酸甲氧氯普胺注射液

【适应范围】

镇吐药

1. 用于化疗、放疗、手术、颅脑损伤、脑外伤后遗症、海空作业以及药物引起的呕吐。

2. 用于急性胃肠炎、胆道胰腺、尿毒症等各种疾患之恶心、呕吐症状的对症治疗。

3. 用于诊断性十二指肠插管前用，有助于顺利插管；胃肠钡剂X线检查，可减轻恶心、呕吐反应，促进钡剂通过。

【不良反应】

1. 较常见的不良反应为昏睡、烦躁不安、疲怠无力。

2. 少见的反应有乳腺肿痛、恶心、便秘、皮疹、腹泻、睡眠障碍、眩晕、严重口渴、头痛、容易激动。

3. 用药期间出现乳汁增多，由于催乳素的刺激所致。

4. 注射给药可引起直立性低血压。

5. 大剂量长期应用可能因阻断多巴胺受体，使胆碱能受体相对亢进而导致锥体外系反应（特别是年轻人），可出现肌震颤、发音困难、共济失调等，可用苯海索等抗胆碱药物治疗。

诺氟沙星胶囊

【适应范围】

适用于敏感菌所致的尿路感染、淋病、前列腺炎、肠道感染和伤寒及其他沙门菌感染。

【不良反应】

1. 胃肠道反应较为常见，可表现为腹部不适或疼痛、腹泻、恶心或呕吐。

2. 中枢神经系统反应可有头昏、头痛、嗜睡或失眠。

3. 过敏反应皮疹、皮肤瘙痒，偶可发生渗出性多性红斑及血管神经性水肿。少数患者有光敏反应。

4. 偶可发生：

（1）癫痫发作、精神异常、烦躁不安、意识障碍、幻觉、震颤。

（2）血尿、发热、皮疹等间质性肾炎表现。

（3）静脉炎。

（4）结晶尿，多见于高剂量应用时。

（5）关节疼痛。

5. 少数患者可发生血清氨基转移酶升高、血尿素氮增高及周围血象白细胞降低，多属轻度，并呈一过性。

环丙沙星注射液

【适应范围】

适用于敏感菌引起的：

1. 泌尿生殖系统感染，包括单纯性、复杂性尿路感染、细菌性前列腺炎、淋病奈瑟菌尿道炎或宫颈炎（包括产酶株所致者）。

2. 呼吸道感染，包括敏感革兰阴性杆菌所致支气管感染急性发作及肺部感染。

3. 胃肠道感染，由志贺菌属、沙门菌属、产肠毒素大肠杆菌、亲水气单胞菌、副溶血弧菌等所致。

4. 伤寒。

5. 骨和关节感染。

6. 皮肤软组织感染。

7. 败血症等全身感染。

【不良反应】

1. 胃肠道反应较为常见，可表现为腹部不适或疼痛、腹泻、恶心或呕吐。

2. 中枢神经系统反应可有头昏、头痛、嗜睡或失眠。

3. 过敏反应

皮疹、皮肤瘙痒，偶可发生渗出性多形性红斑及血管神经性水肿。少数患者有光敏反应。

4. 偶可发生：

（1）癫痫发作、精神异常、烦躁不安、意识混乱、幻觉、震颤。

（2）血尿、发热、皮疹等间质性肾炎表现。

（3）静脉炎。

（4）结晶尿，多见于高剂量应用时。

（5）关节疼痛。

5. 少数患者可发生血清氨基转移酶升高、血尿素氮增高及周围血象白细胞降低，多属轻度，并呈一过性。

左旋咪唑

【适应范围】

是一种广谱驱肠虫药，主要用于驱蛔虫及勾虫。本品可提高病人对细菌及病毒感染的抵抗力。目前试用于肺癌、乳腺癌手术后或急性白血病、恶化淋巴瘤化疗后作为辅助治疗。此外，尚可用于自体免疫性疾病如类风湿关节炎、红斑性狼疮以及上感、小儿呼吸道感染、肝炎、菌痢、疮疖、脓肿等。对顽固性支气管哮喘经试用初步证明近期疗效显著。

【不良反应】

偶有头晕、恶心、呕吐、腹痛、食欲不振、发热、嗜睡、乏力、皮疹、发痒等不良反应，停药后能自行缓解。个别病人可有白细胞减少症、剥脱性皮炎及肝功损伤。

果导片

【适应范围】

用于治疗习惯性顽固性便秘。

【不良反应】

由酚酞引起的过敏反应临床上罕见，偶能引起皮炎、药疹、瘙痒、灼痛及肠炎、出血倾向等。

肌苷注射液

【适应范围】

临床用于白细胞或血小板减少症，各种急慢性肝脏疾患、肺源性心脏病等心脏疾患；中心性视网膜炎、视神经萎缩等疾患。

【不良反应】

静脉注射偶有恶心、颜面潮红。

注射用辅酶A

【适应范围】

辅酶类。用于白细胞减少症、原发性血小板减少性紫癜及功能性低热的辅助治疗。

【不良反应】

尚未明确。

维生素 B_{12} 注射液

【适应范围】

主要用于因内因子缺乏所致的巨幼细胞性贫血，也可用于亚急性联合变性神经系统病变，如神经炎的辅助治疗。

【不良反应】

肌注偶可引起皮疹、瘙痒、腹泻及过敏性哮喘，但发生率低，极个别有过敏性休克。

罗痛定

【适应范围】

1. 作用同四氢帕马丁，但较强。其催眠作用服后15分钟发生，2小时后消失，因同时有止痛作用，所以特别适于因疼痛而失眠的病人。

2. 用于胃溃疡及十二指肠溃疡的疼痛、月经痛、分娩后宫缩痛、紧张性失眠、痉挛性咳嗽等。

【不良反应】

用于镇痛时可出现嗜睡。此外，有眩晕、乏力及恶心等不良反应。

盐酸苯海拉明注射液

【适应范围】

主要用于急性重症过敏反应，可减轻输血或血浆所致的过敏反应；手术后药物引起的恶心呕吐；帕金森病和锥体外系症状；牙科局麻，当病人对常用的局麻药高度过敏时，1%苯海拉明液可作为牙科用局麻药；其他过敏反应病，不宜口服用药者。

【不良反应】

常见：中枢神经抑制作用、共济失调、恶心、呕吐、食欲不振等。少见：气急、胸闷、咳嗽、肌张力障碍等。有报道给药后可发生牙关紧闭并伴喉痉挛。偶可：引起皮疹、粒细胞减少，贫血及心律失常。

盖胃平片

【适应范围】

用于缓解胃酸过多引起的胃痛、胃灼热感（烧心）、反酸，也可用于慢性胃炎。

【不良反应】

长期服用本品，偶见发生肾硅酸盐结石。肾功能不全患者长期大剂量服用时可出现眩晕、昏厥、心律失常或精神症状，以及异常疲乏无力（高镁血症或其他电解质失调）。

复方铝酸铋片

【适应范围】

胃溃疡，十二指肠溃疡，慢性浅表性胃炎，十二指肠球炎，消化内科。

【不良反应】

本品不良反应较少，偶有恶心、腹泻，停药后即消失。

复方地芬诺酯片

【适应范围】

用于急慢性功能性腹泻及慢性肠炎。

【不良反应】

不良反应少见，服药后偶见口干、恶心、呕吐、头痛、嗜睡、抑郁、烦躁、失眠、皮疹、腹胀及肠梗阻等，减量或停药后消失。

爱茂尔注射液

【适应范围】

用于治疗妊娠呕吐、神经性呕吐、晕动症、呃逆等引起的呕吐。

【不良反应】

1. 可有正铁血红蛋白血症引起缺氧。

2. 胃肠系统。偶可引起恶心、呕吐、出汗和腹泻。

3. 可出现短暂的兴奋，随之知觉丧失、中枢神经系统抑制。

硫酸阿托品注射液

【适应范围】

1. 各种内脏绞痛，如胃肠绞痛及膀胱刺激症状，对胆绞痛、肾绞痛的疗效较差。

2. 全身麻醉前给药、严重盗汗和流涎症。

3. 迷走神经过度兴奋所致的窦房阻滞、房室阻滞等缓慢型心失常，也可用于继发于窦房结功能低下而出现的室性异位节。

4. 抗休克。

5. 解救有机磷酸酯类中毒。

【不良反应】

不同剂量所致的不良反应大致如下：0.5mg，轻微心率减慢，略有口干及少汗；1mg，口干、心率加速、瞳孔轻度扩大；2mg，心悸、显著口干、瞳孔扩大，有时出现视物模糊；5mg，上述症状加重，并有语言不清、烦躁不安、皮肤干燥发热、小便困难、肠蠕动减少；10mg，以上，上述症状更重，脉速而弱，中枢兴奋现象严重，呼吸加快加深，出现谵妄、幻觉、惊厥等；严重中毒时可由中枢兴奋转入抑制，产生昏迷和呼吸麻痹等。最低致死剂量成人约为80～130mg，儿童为10mg，发烧、速脉、腹泻和老年人慎用。

复方五味子糖浆

【适应范围】

用于改善神经衰弱所致头晕、头痛、乏力、心悸以及失眠等症状。

【不良反应】

尚不明确。

颠茄片

【适应范围】

抗胆碱药，解除平滑肌痉挛，抑制腺体分泌。用于胃及十二指肠溃疡，胃肠道、肾、胆绞痛等。

【不良反应】

1. 常见：口干、便秘、出汗减少、口鼻咽喉及皮肤干燥、视力模糊、排尿困难（老人）。

2. 少见：眼睛痛、眼压升高、过敏性皮疹及疱疹。

磺胺增效剂

【适应范围】

常与磺胺药合用（多应用复方制剂）于治疗肺部感染、急慢性支气管炎、菌痢、尿路感染、肾盂肾炎、肠炎、伤寒、疟疾等，与多种抗生素合用，也可产生协同作用。增强疗效。该品单独可应用于大肠杆菌、奇异变形杆菌、肺炎克雷白杆菌、肠杆菌属、凝固酶阴性的金黄色葡萄球菌所致单纯性尿路感染。与磺胺－3－甲氧吡嗪及磺胺多辛合用可治疗疟疾，此外与四环素和庆大霉素等抗生素合用也有明显的增效作用。单独使用可治疗由大肠杆菌等所引起的单纯性尿路感染。

【不良反应】

以恶心、呕吐、头痛、瘙痒、皮疹等多见，较大剂量长期使用可发生白细胞、血小板减少或贫血，另外该品经动物试验证明具有致畸作用，因此妊娠妇女应避免使用，授乳期妇女也应慎用，肝肾功能受损害者也应慎用。

颠茄酊

【适应范围】

抗胆碱药，解除平滑肌痉挛，抑制腺体分泌。用于胃及十二指肠溃疡，胃肠道、肾、胆绞痛等。

【不良反应】

1. 较常见便秘、出汗减少、口鼻咽喉及皮肤干燥、视力模糊、排尿困难（尤其老年人）。

2. 少见眼睛痛、眼压升高、过敏性皮疹或疱疹。

3. 用药逾量表现

视力模糊或视野改变、动作笨拙不稳、神志不清、抽搐、眩晕、昏睡不醒、严重口鼻或咽部发干、发热、婴幼儿多见；幻觉、谵妄，多见于老年人，呼吸短促及呼吸困难（呼吸抑制）、言语不清、易激动、神经质、坐立不安等反应，儿童多见；心跳异常加快、皮肤特别温热、干燥、发红，儿童多见。

布桂嗪注射液

【适应范围】

用于偏头痛、三叉神经痛、炎症性及外伤性疼痛、关节痛、痛经、癌症等引起的疼痛。

【不良反应】

1. 偶有恶心或头晕、困倦等，停药后即消失。

2. 连续使用本品可致耐受和成瘾，故不可滥用。

3. 镇痛作用为吗啡的 1/3，一般注射 10min 见效。

4. 对内脏器官的止痛作用较差。

盐酸肾上腺素注射液

【适应范围】

主要适用于因支气管痉挛所致严重呼吸困难，可迅速缓解药物等引起的过敏性休克，亦可用于延长浸润麻醉用药的作用时间。各种原因引起的心脏骤停进行心肺复苏的主要抢救用药。

【不良反应】

心悸、头痛、血压升高、震颤、无力、眩晕、呕吐、四肢发凉。有时可有心律失常，严重者可由于心室颤动而致死。用药局部可有水肿、充血、炎症。

氨甲苯酸注射液

【适应范围】

1. 适用于纤维蛋白溶解过程亢进所致出血，如肺、肝、胰、前列腺、甲状腺、肾上腺等手术时的异常出血，妇产科和产后出血以及肺结核咯血或痰中带血、血尿、前列腺肥大出血、上消化道出血等。

2. 对一般慢性渗血效果较显著，但对癌症出血以及创伤出血无止血作用。

3. 此外，尚可用于链激酶或尿激酶过量引起的出血。

【不良反应】

本品与6－氨基己酸相比，抗纤溶活性强5倍。不良反应极少见。长期应用未见血栓形成，偶有头昏、头痛、腹部不适。

奥硝唑

【适应范围】

1. 用于治疗由脆弱拟杆菌、狄氏拟杆菌、卵圆形杆菌、普通拟杆菌、梭状芽孢杆菌、真杆菌、消化球菌和消化链球菌、幽门螺杆菌、黑色素拟杆菌、梭杆菌、CO_2 噬织纤菌、牙龈类杆菌等敏感厌氧菌所引起的多种感染性疾病，包括：

（1）腹部感染：胞膜炎、腹内脓肿、肝脓肿等。

（2）盆腔感染：子宫内膜炎、子宫肌炎、输卵管或卵巢脓肿、盆腔软组织感染、嗜血杆菌阴道炎等。

（3）口腔感染：牙周炎、尖周炎、冠周炎、急性溃疡性龈炎等。

（4）外科感染：伤口感染、表皮脓肿、褥疮溃疡感染、蜂窝组织炎、气性坏疽等。

（5）脑部感染：脑膜炎、脑脓肿。

（6）败血症、菌血症等严重厌氧菌感染等。

2. 用于手术前预防感染和手术后厌氧菌感染的治疗。

3. 治疗消化系统阿米巴虫病，如阿米巴痢疾、阿米巴肝脓肿等。

【不良反应】

本品通常具有良好的耐受性，用药期间可能会出现下列反应。

1. 消化系统：包括轻度胃部不适、恶心、口腔异味等。

2. 神经系统：包括头晕及困倦、眩晕、颤抖、四肢麻木、痉挛和精神错乱等。

3. 过敏反应：如皮疹、瘙痒等。

4. 其他：白细胞减少等。

丙氨酰谷氨酰胺

【适应范围】

用于肠外营养，为接受肠外营养的病人提供谷氨酰胺。

【不良反应】

正确使用时，尚未发现不良反应。

低分子右旋糖酐

【适应范围】

1. 各种休克。可用于失血、创伤、烧伤及中毒性休克，还可早期预防因休克引起的弥散性血管内凝血。体外循环时，还可代替部分血液予充心肺机。

2. 血栓性疾病如脑血栓形成、心绞痛和心肌梗死、血栓闭塞性脉管炎、视网膜动静脉血栓、皮肤缺血性溃疡等。

3. 肢体再植和血管外科手术，可预防术后血栓形成。

【不良反应】

偶可见过敏反应，如发热、胸闷、呼吸困难、荨麻疹等。禁忌症有：严重肾病、充血性心力衰竭、有出血倾向者。心、肝、肾功能不全者慎用。

复方二氯醋酸二异丙胺

【适应范围】

用于脂肪肝，肝内胆汁瘀积，一般肝脏机能障碍。用于急慢性肝炎、肝大、早期肝硬化。除上述适应症外。还有卒中后遗症、脑溢血、脑软化、动脉硬化征、高血压、狭心症、心肌梗死、心肌炎及心脏机能不全引起的各种障碍。

【不良反应】

偶见嗜睡，头痛、口渴，少见食欲不振等，可自行消失。

注射用复合辅酶

【适应范围】

特发性血小板减少性紫癜，尿毒症，慢性乙型肝炎，消化内科，肾病内科，血液科。

【不良反应】

静注速度过快引起的短时低血压，眩晕、颜面潮红、胸闷、气促。

果糖注射液

【适应范围】

用于糖尿病、肝病病人供给能量和补充体液，急性乙醇中毒的辅助治疗。

【不良反应】

1. 循环和呼吸系统：过量输入可引起水肿，包括周围水肿和肺水肿。

2. 内分泌和代谢：滴速过快（1g/kg/hr）可引起乳酸性酸中毒、高尿酸血症以及脂代谢异常。

3. 电解质紊乱：稀释性低钾血症。

4. 胃肠道反应：偶有上腹部不适、疼痛或痉挛性疼痛。

5. 偶有发热、荨麻疹。

6. 局部不良反应包括注射部位感染、血栓性静脉炎等。

还原型谷胱甘肽

【适应范围】

1. 化疗患者：包括用顺氯铵铂、环磷酰胺、阿霉素、柔比霉素、博来霉素化疗，尤其是大剂量化疗时。

2. 放射治疗患者。

3. 各种低氧血症：如急性贫血，成人呼吸窘迫综合征，败血症等。

4. 肝脏疾病：包括病毒性、药物毒性、酒精毒性及其他化学物质毒性引起的肝脏损害。

5. 亦可用于有机磷、氨基或硝基化合物中毒的辅助治疗。

【不良反应】

即使大剂量、长期使用亦很少有不良反应。罕见突发性皮疹。

氯化钾葡萄糖注射液

【适应范围】

1. 治疗各种原因引起的低钾血症，如进食不足、呕吐、严重腹泻、应用排钾性利尿药、低钾性家族周期性瘫痪、长期应用糖皮质激素和补充高渗葡萄糖后引起的低钾血症等。

2. 预防低钾血症，当患者存在失钾情况，尤其是如果发生低钾血症对患者危害较大时（如使用洋地黄类药物的患者），需预防性补充钾盐，如进食很少、严重或慢性腹泻、长期服用肾上腺皮质激素、失钾性肾病、Bartter 综合征等。

3. 洋地黄中毒引起频发性、多源性期前收缩或快速心律失常。

【不良反应】

静滴时，若选用细小的静脉，易引起刺激，发生静脉疼痛。静滴过速，可出现高钾血症状。发生严重不良反应时，应及时停药，对病人进行诊断性评价并采取必要的治疗措施。

生长抑素

【适应范围】

适用于肝硬化门脉高压所致的食管静脉出血；消化性溃疡应激性溃疡、糜烂性胃炎所致的上消化道出血；预防和治疗急性胰腺炎及其并发症；胰、胆、肠瘘的辅助治疗；其他：肢端肥大症、胃泌素瘤、胰岛素瘤及血管活性肠肽瘤。

【不良反应】

少数患者产生眩晕、耳鸣、脸红。注射本品的速度超过50ug/分时，则会产生恶心、呕吐。

左氧氟沙星

【适应范围】

适用于敏感菌引起的：

1. 泌尿生殖系统感染，包括单纯性、复杂性尿路感染、细菌性前列腺炎、淋病奈瑟菌尿道炎。

2. 呼吸道感染，包括敏感革兰阴性杆菌所致支气管感染急性发作及肺部感染。

3. 胃肠道感染，由志贺菌属、沙门菌属、产肠毒素大肠杆菌、亲水气单胞菌、副溶血弧菌等所致。

4. 伤寒。

5. 骨和关节感染。

6. 皮肤软组织感染。

7. 败血症等全身感染。

8. 慢性支气管炎。

【不良反应】

1. 胃肠道反应

腹部不适或疼痛、腹泻、恶心或呕吐。

2. 中枢神经系统反应可有头昏、头痛、嗜睡或失眠。

3. 过敏反应

皮疹、皮肤瘙痒，偶可发生渗出性多形性红斑及血管神经性水肿。光敏反应较少见。

4. 偶可发生：

（1）癫痫发作、精神异常、烦躁不安、意识混乱、幻觉、震颤。

（2）血尿、发热、皮疹等间质性肾炎表现。

（3）静脉炎。

（4）结晶尿，多见于高剂量应用时。

（5）关节疼痛。

5. 少数患者可发生血清氨基转移酶升高、血尿素氮增高及周围血象白细胞降低，多属轻度，并呈一过性。

呋塞米

【适应范围】

1. 水肿：治疗充血性心力衰竭、肝硬化、和肾疾病引起的水肿。该品是高效能利尿药，可用于其他利尿药疗效不好而急需利尿的临床情况。在成人、儿童和婴儿均可应用。注射剂可用于不能口服的病人或急需利尿的临床情况。

2. 高血压：可单用或其他药物合用。噻嗪类无效时该品可能有效。但禁用于无尿病人及对该品过敏者。

3. 急性肺水肿或脑水肿。

4. 配合补液，加速某些经肾消除的毒物排泄。

【不良反应】

1. 可能出现轻微恶心、腹泻、药疹、瘙痒、视力模糊等副作用，有时可发生起立性眩晕、乏力、疲倦、肌肉痉挛、口渴，少数病例有白细胞减少，个别病例出现血小板减少、多形性红斑、直立性低血压。长期应用可致胃及十二指肠溃疡。

2. 由于能减少尿酸排出，故多次应用后能产生尿酸过多症，个别病人长期应用可产生急性痛风。痛风病患者慎用。

3. 糖尿病患者应用后可使血糖增高；糖尿病患者慎用。尽管其升血糖远较噻嗪类利尿药弱，但与降血糖药合并应用时，仍有使血糖增高的可能。

4. 由于利尿作用迅速、强大，因此要注意掌握开始剂量，防止过度利尿，引起脱水和电解质不平衡。

5. 肝炎病人服用后，因电解质（特别是 K^+）过度丢失易产生肝昏迷。严重肝功能不全患者慎用。

6. 长期大量用药时应注意检查血中电解质浓度。顽固性水肿患者特别容易出现低钾症状，在同时使用洋地黄或排钾的甾体激素时，更应注意补充钾盐。

7. 在脱水的同时，可出现可逆性血尿素氮水平的升高，如果肌酐水平不显著升高和肾功能无损害时，可继续使用该品。严重肾功能不全患者慎用。

8. 使用第一个月，要定期检查血清电解质、二氧化碳和血中尿素氮水平。与其他利尿药一样，当治疗进展中的肾脏疾患而有血清尿素氮值增加和少尿现象发生时，应立即停止用药。

9. 能增强降压药的作用，故合并用药时，降压药的用量应适当减少。

10. 因结构上是与氯噻嗪结构相似的磺胺型化合物，能降低动脉对升压胺（如去甲肾上腺素）的反应，并能增加筒箭毒碱的肌松弛及麻痹作用，故手术前一周应停用。

11. 低钾血症、超量服用洋地黄、肝昏迷患者禁用。晚期肝硬化患者慎用。

12. 大剂量静注过快时，可出现听力减退或暂时性耳聋。不宜与氨基糖苷类抗生素配伍应用，因更易引起听力减退。

普通胰岛素注射液

【适应范围】

主要用于糖尿病，特别是胰岛素依赖型糖尿病：

1. 重型、消瘦、营养不良者。

2. 轻、中型经饮食和口服降血糖药治疗无效者。

3. 合并严重代谢紊乱（如酮症酸中毒、高渗性昏迷或乳酸酸中毒）、重度感染、消耗性疾病（如肺结核、肝硬化）和进行性视网膜、肾、神经等病变以及急性心肌梗死、脑血管意外者。

4. 合并妊娠、分娩及大手术者。也可用于纠正细胞内缺钾。

【不良反应】

1. 低血糖反应：一般都是由于胰岛素用量相对过大所致。为了避免在使用胰岛素的过程中出现低血糖反应，必须从小剂量开始使用，密切的监测血糖，逐渐调整胰岛素的用量，使胰岛素的用量逐渐地达到既能将血糖控制满意，又不至于出现低血糖的合适剂量。此类病人要随身携带糖果、饼干等食品，以便在出现低血糖反应时能及时进行自我救治。

2. 体重增加：这也是胰岛素常见的副作用。胰岛素可以促进体内蛋白质和脂肪的合成，如果糖尿病病人采取胰岛素治疗后不进行饮食控制，摄入热量过多，则造成体重的逐渐增加。所以进行胰岛素治疗的糖尿病病人仍然需要控制饮食，避免体重逐渐增加，胰岛素用量因此也要逐渐增加，形成恶性循环。

3. 屈光不正：主要出现在胰岛素使用初期，且在胰岛素使用之前血糖水平较高的糖尿病病人。这种副作用是暂时性的，随着胰岛素使用时间的延长，血糖控制平稳后，这种副作用就会逐渐消失。

4. 水肿：胰岛素轻微的造成体内水钠潴留的副作用，一部分病人注射胰岛素后可出现轻度的颜面和肢体的水肿。

5. 过敏反应：见于部分使用动物胰岛素的病人，分为局部与全身过敏。局部过敏仅为注射部位及周围出现斑丘疹瘙痒。全身过敏可引起荨麻疹，极少数严重者可出现过敏性休克。

6. 胰岛素抗药性：见于使用动物胰岛素的病人，由于体内产生了对抗胰岛素的抗体，使注射的胰岛素作用效力下降。一般当糖尿病病人每日胰岛素用量超过 100 单位时就需要考虑发生了胰岛素抗药性。如果改用人胰岛素则可克服胰岛素抗药性的问题。

头孢噻肟钠注射液

【适应范围】

用于敏感细菌所致的肺炎及其他下呼吸道感染、尿路感染、脑膜炎、败血症、腹腔感染、盆腔感染、皮肤软组织感染、生殖道感染、骨和关节感染等。头孢噻肟可以作为婴幼儿脑膜炎的选用药物。

【不良反应】

不良反应发生率低，约 3% ~5% 。

1. 有皮疹和药物热、静脉炎、腹泻、恶心、呕吐、食欲不振等。

2. 碱性磷酸酶或血清氨基转移酶轻度升高、暂时性血尿素氮和肌酐升高等。

3. 白细胞减少、酸性粒细胞增多或血小板减少少见。

4. 偶见头痛、麻木、呼吸困难和面部潮红。

5. 极少数病人可发生黏膜念珠菌病。

6. 对头孢菌素过敏者及有青霉素过敏性休克或即刻反应史者禁用本品。

葡萄糖酸钙注射液

【适应范围】

低钙血症，内分泌科。

【不良反应】

静脉注射可有全身发热，静注过快可产生心律失常甚至心跳停止、呕吐、恶心。可致高钙血症，早期可表现便秘、嗜睡、持续头痛、食欲不振、口中有金属味、异常口干等，晚期征象表现为精神错乱、高血压、眼和皮肤对光敏感、恶心、呕吐、心律失常等。

盐酸川芎嗪注射液

【适应范围】

用于脑供血不足，脑血栓，脑栓塞，冠心病，脉管炎，神经内科，心血管内科，血管外科。

【不良反应】

本品酸性较强，穴位注射刺激性较强。

亚硫酸氢钠甲萘醌注射液

【适应范围】

用于维生素 K 缺乏所引起的出血性疾病。

【不良反应】

1. 局部可见红肿和疼痛。

2. 较大剂量可致新生儿、早产儿溶血性贫血、高胆红素血症及黄疸。在红细胞 6 - 磷酸脱氢酶缺乏症患者可诱发急性溶血性贫血。

3. 大剂量使用可致肝损害。肝功不全患者可改用维生素 K_1。

阿莫西林钠克拉维酸钾注射液

【适应范围】

1. 上呼吸道感染

鼻窦炎、扁桃体炎、咽炎。

2. 下呼吸道感染

急性支气管炎、慢性支气管炎急性发作、肺炎、肺脓肿和支气管扩张合并感染。

3. 泌尿系统感染

膀胱炎、尿道炎、肾盂肾炎、前列腺炎、盆腔炎、淋病奈瑟菌尿路感染。

4. 皮肤和软组织感染

疖、脓肿、蜂窝织炎、伤口感染、腹内脓毒病等。

5. 其他感染：中耳炎、骨髓炎、败血症、腹膜炎和手术后感染。

【不良反应】

1. 少数患者可见恶心、呕吐、腹泻等胃肠道反应，对症治疗后可继续给药。

2. 偶见荨麻疹和皮疹（尤易发生于传染性单核细胞增多症者），若发生，应停止使用本品，并对症治疗。

3. 可见过敏性休克，药物热和哮喘等。

4. 偶见血清氨基转移酶升高、嗜酸性粒细胞增多、白细胞减少及念珠菌或耐药菌引起的二重感染。

5. 文献报道个别患者注射部位出现静脉炎。

复方甘草酸苷注射液

【适应范围】

皮炎，慢性乙型肝炎，湿疹，荨麻疹，消化内科，皮肤科。

【不良反应】

1. 休克、过敏性休克（发生频率不明）

有时可能出现休克、过敏性休克（血压下降，意识不清，呼吸困难，心肺衰竭，潮红，颜面浮肿等），因此要充分注意观察，一旦发现异常时，应立即停药，并给予适当处置。

2. 过敏样症状（发生频率不明）

有时可能出现过敏样症状（呼吸困难，潮红，颜面浮肿等），因此要充分注意观察，一旦发现异常时，应立即停药，并给予适当处置。

3. 假性醛固酮症（发生频率不明）

增大药量或长期连续使用，可出现重度低血钾症、增加低血钾症发生率，血压上升、钠及液体潴留、浮肿、体重增加等假性醛固酮增多症状。用药过程中，要充分注意观察（如测定血清钾值等），发现异常情况，应停止给药。另外，可出现由于低血钾症导致的乏力感、肌力低下等症状。

4. 其他不良反应

在增大用药剂量时，可增加血清钾下降，血压升高的发生。

前列地尔注射液

【适应范围】

脉管炎，动脉硬化闭塞症，动脉导管未闭，血管外科，心血管内科。

【不良反应】

1. 休克：偶见休克。要注意观察，发现异常现象时，立刻停药，采取适当的措施。

2. 注射部位：有时出现血管痛、血管炎、发红，偶见发硬，瘙痒等。

3. 循环系统：有时出现加重心衰，肺水肿，胸部发紧感，血压下降等症状，一旦出现立即停药。另外，偶见脸面潮红、心悸。

4. 消化系统：有时出现腹泻、腹胀、不愉快感，偶见腹痛、食欲不振、呕吐、便秘、转氨酶升高等。

5. 精神和神经系统：有时头晕、头痛、发热、疲劳感，偶见发麻。

6. 血液系统：偶见嗜酸细胞增多、白细胞减少。

7. 其他：偶见视力下降、口腔肿胀感、脱发、四肢疼痛、浮肿、荨麻疹。

丹香冠心注射液

【适应范围】

复方丹参注射液有减慢心率，镇静，安眠和短暂降压作用。适用于心绞痛、心肌梗死、脑血栓形成后遗症、脑缺氧、脑栓塞、神经衰弱、血栓闭塞性脉管炎、硬皮病、视网膜中央动脉栓塞、神经性耳聋、白塞氏综合征及结节性红斑等。

【不良反应】

偶见过敏反应如皮肤过敏反应，可表现为表皮大小不等，鲜红斑丘疹症状。罕见过敏性休克。心血管系统偶见表现为静脉炎，心动过速或过缓，心慌等症状。

第三章　胃肠病的特色疗法

胃肠病的针刺疗法

【穴位】

1. 曲池

屈肘、肘横纹桡侧端凹陷处取之。直刺0.8~1.2寸，主治腹泻症。

2. 足三里

在犊鼻下三寸距胫骨前嵴外侧一横指，当胫骨前肌上屈膝或平卧取穴。直刺0.5~1.5寸，主治胃痛呕吐证。

3. 脾俞

俯卧，第十一胸椎棘突下，脊中旁开1.5寸处取穴，直刺0.5~0.8寸，主治：腹胀，呕吐，脾胃虚弱证。

4. 胃俞

俯卧，第十二胸椎棘突下，督脉旁开1.5寸处取穴。直刺0.5~0.8寸，主治胃痛脘胀，呕吐，脾胃虚弱证。

5. 内关

仰掌，腕横纹上二寸，当掌长肌腱与桡侧腕屈肌腱之间取穴，直刺0.5~1寸，主治胃痛、呕吐证。

6. 太冲穴

足第一、二跖骨结合部之前凹陷中取穴，直刺0.5~0.8寸，主治肝郁犯胃证。

7. 上脘

脐上5寸腹中线上，仰卧取穴，直刺0.5~1寸，主治胃痛，呕吐，反胃证。

8. 中脘

脐上4寸，腹中线上，仰卧，与胸骨体下缘与脐中连线的中点处取穴。直刺0.5~1寸，主治胃痛，呕吐，腹胀，脾胃虚弱证。

9. 下脘

脐上2寸，腹中线上，仰卧取穴，直刺0.5~1寸，主治饮食不化，呕吐反胃，脾胃虚弱证。

【适应证】

各种急慢性胃炎、胃及十二指肠溃疡、胃痉挛、胃神经官能症、幽门梗阻、胃下垂。

【禁忌证】

孕妇、水肿、发热、有严重疾患者，皮肤溃疡及有疤痕者，有晕针史者，均不易采用针刺疗法。

【注意事项】

1. 要严格消毒，一人一针，切勿感染。

2. 过饥、过饱、酒后暂不针刺。

3. 针刺时应采用卧位，防止晕针。

4. 一旦晕针立即起针，头低足高位，饮热糖水，掐按人中、涌泉、内关、合谷等穴，并配合西医进行抢救，不可怠慢。

5. 发现滞针、折针等现象时按常规处理。

6. 针前让患者休息片刻，稳定情绪，不要紧张。

7. 起针后按压局部以防出血。

8. 针具必须是国产的不锈钢毫针，消毒后使用。

胃肠病的穿线疗法

【器械】

手剪一把，止血钳一把，持针器一把，三角半弯缝合针 10 个，碘酒棉球，酒精棉球，创可贴若干张，医用羊肠线，一次性 5ml 注射器，盐酸普鲁卡因注射液。

【穴位】

1. 上脘

脐上 5 寸腹中线上，仰卧取穴。

2. 下脘

脐上二寸腹中线上，仰卧取穴。

3. 脾俞

第十一胸椎棘突下，旁开 1.5 寸处，俯卧取穴。

4. 胃俞

第十二胸椎棘突下旁开 1.5 寸处，俯卧取穴。

【操作方法】

羊肠线的处理

1. 把羊肠线从瓶中取出，用热盐开水浸泡 15 分钟，使之变软后，穿入针孔内，放 75% 酒精中消毒备用。

2. 浸泡羊肠线时，不得露出酒精液面之外。

选准穴位，做好标记，局部常规消毒，铺无菌孔巾，一般在距穴位 0.5 寸处作为埋线进、出针点，用 2% 盐酸普鲁卡因注射液局部麻醉。以三角半弯针穿插Ⅱ号或Ⅲ号处理过的医用羊肠线（双线），由下边的穴位旁处进针穿入两穴位间的脂肪层内。然后由上穴旁处出针。为了加强穴位刺激，提起羊肠线两端来回抽拉数次，待患者有酸、麻、胀感后，用止血钳挟紧进针处羊肠线的尾部，持针器挟紧针柄，向上拉起适度，然后先从出针处贴近皮肤，剪断羊肠线，以剪后羊肠线进入皮下为好，再松开止血钳，轻扒进针处皮肤，使其线头进入皮下。再轻轻提捏两针口处皮肤，使线头彻底回缩到皮下，用酒精棉球局部消毒后，创可贴包扎即可。

【治病原理】

穴位埋线疗法是以经络学说，针灸疗法为理论依据的中西医结合的新疗法。埋入的羊肠线未被吸收之前，可以起到机械性刺激（长期针感）的作用。被吸收后，又能起到一种生物性（异体蛋白）的刺激。从而使经络疏通，气血调和，改善血管神经的营养状况。脾俞补气健脾而生血。胃俞调气血又扶正祛邪。中脘是胃的募穴，疏通胃气，导滞止痛。下脘行气导滞，而清宿食。上脘以宽胸膈，平胃止呕。五穴相合，补虚祛实，调节升降、清宿食止呕恶，理气止痛，诸证可除。

【适应证】

急性胃炎、各种慢性胃炎、胃及十二指肠溃疡、胃神经官能症。

【禁忌证】

心脏病、孕妇、低血压、水肿、皮肤病、发热患者，普鲁卡因过敏者，禁用穿线疗法。

【注意事项】

1. 使用的器械必须严密消毒，切防感染。
2. 一周内注意休息和生活规律。
3. 十日内勿食生冷，辛辣等刺激性食物，忌烟酒。
4. 一周内切勿劳动、禁止皮肤出汗。
5. 埋线后可以灵活自如地轻微活动，使肠线自然的符合体内。
6. 一周内伤口有红肿疼痛时可用碘酒局部消毒，一日三次。
7. 一月后羊肠线增粗为组织增生，可服消炎药物，局部用碘酒擦涂。

8. 线头露出皮肤外的部分必须用消毒剪子剪除，否则伤口不易愈合。若有感染的现象，抽出肠线，按感染伤口处理。

胃肠病的割治疗法

【器械】

手术刀一把，止血钳一把，一次性5ml注射器，普鲁卡因注射液，碘酒棉球，酒精棉球，创可贴。

【部位】

1. 从中指至大陵穴成一直线，自大陵穴向掌心方向，沿直线约1.5cm处，开始切口，切口长约1.5cm，以暴露脂肪层为度。适应于慢性胃炎，胃神经官能症，胃溃疡，消化不良，慢性肠炎，胃下垂证。但应注意不要伤及深部血管、神经和韧带。因正中神经掌皮支司皮肤感觉。

2. 自神门穴至无名指与小指间隙方向1.5cm处开始切口，切口斜向食指根部长约1.5cm，适应于胃神经官能症、胃溃疡、十二指肠溃疡。但应向切口近端多取一些组织效果更显著。因尺神经皮支司皮肤感觉。

3. 食指第一节掌面中间。方法同一般割治法。适应于慢性胃炎。

【注意事项】

1. 严密消毒，无菌操作，切防感染。

2. 切口后，取出少许脂肪组织，并用止血钳刺激局部神经，以加强疗效。

3. 孕妇、过饥、过饱、酒后、皮肤病、心脏病、过劳时均禁用此法。

4. 术时让患者平卧，闭眼，同时必须让家属回避，以防意外。

5. 术后一周内禁止用水洗手，勿食辛辣刺激性食物。同时忌烟酒。

6. 普鲁卡因注射液过敏者禁用。

胃肠病的穴位注射疗法

【器械】

5ml注射器，75%酒精棉球，注射用水。

【操作方法】

用5ml一次性注射器，抽吸注射用水4ml，皮肤用75%酒精棉球消毒后，垂直刺入中脘穴，以患者感觉有酸困沉胀感，抽无回血时，推入注射用水

2ml，迅速出针，用棉球按压局部片刻即可。然后用同样方法，把剩余的2ml注射用水注入一侧足三里穴内。每周一次。

【治病原理】

通过针刺的机械作用，药物的药理作用，穴位的开阖与传导作用，使三者共同结合起来对人体产生强烈刺激，从而恢复机体正常功能，达到治愈疾病的目的。

【适应症】

适用于急慢性胃炎，胃及十二指肠溃疡，胃痉挛，幽门梗阻证。

【注意事项】

1. 孕妇、癌症、酒后、饭后、过饥、过劳、心肝肺肾严重病变者，有晕针史者，均不易采用此法。

2. 局部表皮破损或有疤痕者不易注射。

3. 严密消毒，排静空气，严禁将药物注入血管。

4. 注射局部可有酸胀或疼痛，4～12h内可自行消失。

5. 注射用水必须合格，无变质，沉淀等情况。

胃肠病的直肠点滴疗法

【器械用具】

一次性输液管、橡皮导尿管、胶布、酒精棉球、红霉素软膏、输液架、空液体瓶。

【操作方法】

先让患者排空大小便，然后行左侧卧位，稍屈双膝，或行俯卧位，精神放松，恰当配合。充分暴露肛门，局部消毒。事先将点滴液装入消毒过的空高温瓶中，加温至摄氏度40度左右。用一次性输液管去掉针头部分，接上橡皮导尿管，导尿管的头部涂上适量红霉素软膏，起润滑消毒作用。用输液的方法，排净管内空气，关闭控制阀，将导尿管缓慢地插入肛门内，成人10～20cm，小儿5～15cm，用胶布固定之。把开关打开，以每分钟30～40滴的速度，开始点滴。点滴完毕后拔出导尿管，让患者平卧30分钟，2小时内尽量不解大便，使药液充分吸收。

每日一次，每次点滴药液100～200ml，7日为一疗程，疗程与疗程之间间隔3日。

【禁忌症】

不能采用俯卧位以及左侧卧位者、有直肠疾病无法插管者、因其他原因不便操作者、心、肝、肾严重疾患者、孕妇以及月经期妇女患者、病人不能配合者。

【用药范围】

西药片剂以及对黏膜无损伤的注射剂、中药水煎剂的浓缩液、中药的发酵酿制剂、无配伍禁忌的中西药混合剂。

【注意事项】

1. 要让患者姿势舒适自然，注意消毒，以防感染。

2. 妊娠病人以及月经期患者禁用此法。

3. 根据病情、年龄、辨证结果确定每次的用药量和疗程数。

4. 插管时，动作宜轻柔缓慢，防止损伤肠黏膜。

5. 药液的温度应为 40 摄氏度左右，不可过低，也不可过高，冷者易引起腹痛，热者有烧灼感，均可刺激肠道，引起排便。

6. 滴速不可过快亦不可过慢，慢则时间太长，病人不能坚持，快则刺激肠道，易发便意。

7. 必须排净空气，否则易引起患者矢气频作。

8. 药液必须用七层纱布过滤，否则不易吸收。

9. 滴前应排尽大便，滴后 2 ~ 3 小时内尽量不解大便。

10. 注意中西药物的配伍禁忌，用量、有效期、毒副作用以及其他应注意的有关事项。

胃肠病的拔罐疗法

【器械】

使用北京圣安康悦医疗器械有限责任公司生产的五行罐。

【治病原理】

根据中医经络疗法，集针、灸、火、磁等功能为一体，疏经活血，祛除体内风、寒、湿、热、毒邪，以提高肌体免疫功能。此罐改点火为真空抽气，利用负压，使磁针直抵穴位，深入病灶，驱除顽疾。拔罐时，局部毛细血管充血以至破裂，表皮的瘀血出现自溶现象。即可产生一种类组织胺样的物质，随着体液而周流全身。刺激消化器官，增强胃肠蠕动，兴奋支配腹内器官的神经。从而增进胃肠等脏器的消化功能与分泌功能。

【穴位与主治】

1. 上脘

位于上腹部，前正中线上，当脐中上 5 寸处。具有和中降逆，清热化痰之功。主治胃痛、呕吐、呃逆、腹胀。

2. 中脘

位于上腹部，前正中线上，当脐中上4寸处。主治急慢性胃炎，胃神经官能症，胃及十二指肠溃疡，胃下垂，慢性溃疡性结肠炎，不完全肠梗阻，顽固性呕吐，膈肌痉挛，慢性肝炎，习惯性便秘，临床上能够温中化湿，调整胃肠功能，提高免疫力，是一个很好的保健要穴。

3. 下脘

位于上腹部，前正中线上，当脐中上2寸处。具有和中理气，消积化滞之功。主治腹痛、腹胀、泄泻、呕吐、食谷不化、痞块。

4. 神阙

位于腹中部，脐窝中央。具有培元固本，强壮保健的作用。主治腹痛、泄泻、脱肛。

5. 关元

位于下腹部，前正中线上，当脐中下3寸处。主治慢性溃疡性结肠炎，慢性临床上能够补肾固本，增强免疫功能。

6. 天枢

位于腹中部，距脐中2寸处。主治慢性溃疡性结肠炎，急性胃肠炎，习惯性便秘，急慢性胆囊炎，急慢性肝炎，小儿腹泻，手术后所致肠麻痹，临床上能够调整肠功能，提高免疫力，具有良好的肠蠕动双向调节作用。

7. 足三里

位于小腿前外侧，当犊鼻下3寸，距胫骨前缘一横指（中指）。主治急慢性胃炎，溃疡性结肠炎，消化性溃疡，急慢性肝炎，胃下垂，胃痉挛，临床上能够调整胃肠功能，改善血液循环，调节体液，提高免疫力，具有很强的镇痛保健功效。

8. 阳纲

位于背部，当第10胸椎棘突下，旁开3寸。具有利肝胆，清湿热的功效。主治肠鸣、腹胀、腹痛、泄泻、黄疸。

9. 意舍

位于背部，当第11胸椎棘突下，旁开3寸。具有健脾和胃的功能。主治腹胀、肠鸣、泄泻、呕吐、纳呆。

10. 胃仓

位于背部，当第12胸椎棘突下，旁开3寸。具有理气和胃之功。主治腹胀、胃痛、消化不良。

11. 肓门

位于腰部，当第1腰椎棘突下，旁开3寸。具有活血，散瘀，行滞之功。

主治便秘、痞块。

12. 承山

位于小腿后面正中，委中与昆仑之间，当伸直小腿或足跟上提时腓肠肌肌腹下出现的尖角凹陷处。具有舒筋脉，理肛疾的功用。主治痔疾、便秘、腹痛。

13. 复溜

位于小腿内侧，太溪直上 2 寸，跟腱的前方。具有滋阴，清热，利尿之功。主治泄泻、肠鸣、腹胀。

14. 行间

位于足背，当第 1、2 趾间趾蹼缘的后方赤白肉际处。具有疏肝理气之功。主治慢性浅表性胃炎、胆汁反流性胃炎、急性胆囊炎。

15. 章门

位于侧腹部，当第 11 肋游离端的下方。具有疏肝健脾，调气活血之功。主治腹痛、腹胀、肠鸣、泄泻、痞块。

16. 三阴交

位于小腿内侧，当足内踝尖上三寸，胫骨内侧缘后方。主治急慢性结肠炎，肝硬化，急慢性肝炎，急慢性胆囊炎，临床上能够调整胃肠功能，提高免疫力。

17. 太冲

位于足背，当第 1 跖骨间隙的后方凹陷处。主治胆汁反流性胃炎，乙型肝炎，胆囊炎，溃疡性结肠炎，顽固性呃逆，神经性呕吐，临床上能够降逆止血，改善微循环，缓解疼痛。

18. 肝俞

位于背部，第 9 胸椎棘突下，旁开 1.5 寸处。主治急慢性肝炎，胆结石，急慢性胆囊炎，急慢性胃炎，消化道出血，临床上能够疏肝利胆，调节肠运动，促进胆汁的排泄，降低胆固醇，提高免疫力，具有良好的利胆退黄功能。

19. 胆俞

位于背部，第 10 胸椎棘突下，旁开 1.5 处。主治急慢性胆囊炎，胆道蛔虫病，急慢性肝炎，急慢性胃炎，消化性溃疡，临床上能够降逆利胆，促进胆汁的排泄，调整胃液的分泌，增强抵抗力，调节自主神经，具有很好的镇静消炎作用。

20. 脾俞

位于背部，第 11 胸椎棘突下，旁开 1.5 处。主治胃及十二指肠溃疡，急慢性胃炎，胃下垂，胃痉挛，消化道出血，慢性溃疡性结肠炎，临床上能够增强抵抗力，提高免疫功能，益气升提，调整胃肠功能，降低胆固醇，具有很好的恒定脏腑止血作用。

21. 胃俞

位于背部，第 12 胸椎棘突下，旁开 1.5 处。主治急性胃炎，消化性溃疡，胃下垂，急慢性胰腺炎，慢性溃疡性结肠炎，临床上能够和胃利湿，调整胃肠蠕动，具有很好的镇痉止痛作用。

22. 膈俞

位于背部，第 7 胸椎棘突下，旁开 1.5 处。主治顽固性呕吐，急慢性胃炎，消化性溃疡，膈肌痉挛，慢性溃疡性结肠炎，临床上能够活血降逆，促进循环。

23. 大肠俞

位于腰部，当第 4 腰椎棘突下，旁开 1.5 处。主治习惯性便秘，慢性溃疡性结肠炎，下消化道出血，临床上能够调整肠道功能，改善肠管血液循环，具有明显止血消炎作用。

24. 尺泽

仰掌，肘部微屈，在肘横纹中，肱二头肌腱的桡侧缘。主治急慢性咽炎，急慢性胃肠炎，临床上能够松弛平滑肌，调整肠蠕动。

25. 梁门

位于上腹部，当脐中上 4 寸，距前正中线 2 寸处。具有消积滞，健脾胃之功。主治胃痛、呕吐、腹胀、肠鸣、食欲不振、便溏。

26. 胃上

位于脐上 2 寸，旁开 4 寸处。具有升提举陷之功效。主治胃下垂、腹胀。

27. 上巨虚

位于小腿前外侧，当犊鼻下 6 寸，距胫骨前缘一横指（中指）。具有调和肠胃，疏经调气之功。主治腹痛、腹胀、肠鸣、泄泻、痢疾、便秘、肠痈。

28. 丰隆

位于小腿前外侧，当外踝尖上 8 寸，条口处，距胫骨前缘二横指（中指）。主治急慢性结肠炎，乙型肝炎，慢性胃炎，临床上能够健脾化痰，降逆开窍。

29. 内庭

位于足背，当第 2、第 3 趾间，趾蹼缘后方赤白肉际处。主治急慢性胃炎，临床上能够调节肠蠕动，通腑泄热，具有很好的理气止痛作用。

30. 公孙

位于足内侧缘，第 1 跖骨基底部的前下方，赤白肉际处。具有理脾和胃，整肠的功效。主治胃痛、呕吐、饮食不化、肠鸣、腹胀、腹痛、痢疾、泄泻。

31. 商丘

位于足内踝前下方凹陷中，当舟骨结节与内踝尖连线的中点处。有健脾利湿之功效。主治腹胀、肠鸣、泄泻、便秘、黄疸、食不化。

32. 腹结

位于下腹部，大横下 1.3 寸，距前正中线 4 寸处。具有行气血，调肠腑之功效。主治腹痛、腹泻、大便秘结。

33. 大横

位于脐中部，距脐中 4 寸处。主治慢性溃疡性结肠炎，习惯性便秘，肠麻痹，临床上能够调整胃肠功能，对过敏性结肠炎具有特殊的治疗作用。

34. 腹哀

位于上腹部，当脐中上 3 寸，距前正中线 4 寸处。具有调理肠胃之功效。主治腹痛、肠鸣、完谷不化、便秘、痢疾。

35. 三焦俞

位于腰部，当第 1 腰椎棘突下，旁开 1.5 寸处。具有调理三焦，通利水道之功效。主治腹胀、肠鸣、水谷不化、呕吐、泄泻、痢疾。

36. 气海俞

位于腰部，当第 3 腰椎棘突下，旁开 1.5 寸处。有调气活血之功。主治肠鸣、痔疾。

37. 膀胱俞

位于骶部，当骶正中嵴旁 1.5 寸，平第 2 骶后孔。主治慢性溃疡性结肠炎，习惯性便秘，临床上能够清热利湿，调整膀胱功能，有很好的消炎利尿作用。

38. 期门

位于胸部，当乳头直下，第 6 肋间隙，前正中线旁开 4 寸处。有疏肝理脾，调气活血之功。主治腹胀、呕吐。

39. 气海

位于下腹部，前正中线上，当脐中下 1.5 寸处。具有补中益气、升阳举陷之功。主治腹痛、泄泻、便秘、脱肛、胃下垂。

40. 水分

位于上腹部，前正中线上，当脐中上 1 寸。具有和中理气分利水湿之功。主治腹泻、腹痛、反胃、吐食。

41. 建里

位于上腹部，前正中线上，当脐中上 3 寸。具有和中理气，消积化滞之功。主治胃痛、呕吐、腹胀肠鸣、食欲不振。

42. 腰俞

位于骶部，当后正中线上，适对骶管裂孔。具有培补下焦，清热利湿之功效。主治痔疾、急慢性结肠炎。

43. 至阳

位于背部，当后正中线上，第 7 胸椎棘突下凹陷中。具有宽胸理气，健脾调中之功效。主治黄疸、各种急慢性胃炎。

44. 胆囊穴

位于小腿外侧上部，当腓骨小头前下方凹陷处（阳陵泉）直下 2 寸。具有利胆通络之功效工。主治急慢性胆囊炎、胆石症、胆道蛔虫症。

45. 阑尾穴

位于小腿前侧上部，当犊鼻下 5 寸，胫骨前缘旁开一横指。具有清热化瘀，通调肠腑之功。主治急慢性阑尾炎、消化不良。

胃肠病的放血疗法

【器械】

医用三棱针，75%酒精棉球。

【穴位】

金津、玉液，上肢肘内浅表静脉。

【操作方法】

取三棱针用酒精棉球消毒后，让患者张开口，舌尖往上卷，充分暴露舌下金津，玉液外的两条静脉直刺静脉使其出血为度。然后用酒精棉球消毒三棱针和上肢肘内浅粗静脉处，让患者握紧拳头，使肘内静脉充分暴露，用三棱针斜刺静脉使之出血 2 ~ 3 滴即可。

【适应症】

急性胃炎，胃痉挛剧痛，呕吐者。

【注意事项】

1. 严密消毒，以防感染。口内放血后，用凉开水漱口数次。肘内静脉放血后用酒精棉球按压片刻。

2. 过饥过饱、酒后、孕妇、有晕针病史者，禁用此法。

胃肠病的膏药贴敷疗法

【药物组成】

栀子150g，樟脑150g，制附子150g，威灵仙500g，乌梅500g，干姜500g，芒硝500g，猪牙皂150g，川椒150g，冰片50g，细辛150g，大黄150g。

【制作方法】

上药共为细末，用100目箩筛过后，用生蜂蜜调成硬膏，置于膏药托上敷患处。

【用法】

把中脘、足三里、神阙三穴用酒精棉球消毒后，外贴上药膏，七日一换。

【适应证】

用于各种慢性胃炎，胃及十二指肠溃疡合并炎症者。

【注意事项】

1. 孕妇、严重心肝肺肾病变者禁用。
2. 皮肤过敏时停用，按皮肤过敏常规处理。

胃肠病背部俞穴注射疗法

【药物】

VitB1 注射液100mg，VitB12 注射液0. 5mg，2%利多卡因注射液2ml，复方丹参注射液2ml，共7ml药液混合后备用。

【方法及穴位】

用10ml一次性注射器接上4. 5号针头，抽取以上混合药液7ml。然后使针尖与皮肤呈30°的角斜刺进入胸椎两旁足太阳膀胱经上的所有压痛点皮下，抽无回血，即可注入药液，每点注入0. 5 ~ 1ml。有几个压痛点，就注射几个压痛点。3日一次，7次为一疗程。

胃肠病的按摩疗法

【适应症】

急慢性胃炎，胃肠功能紊乱，幽门梗阻，胃神经官能症。

【操作方法】

术者或本人用右手平掌，饭后3小时以内，在脐上胃脘部逆时针方向，轻轻地团摩50～100次，3小时后在脐周，顺时针方向轻轻地团摩50～100次，每晚一次，长期坚持可加强消化能力，促进胃蠕动，加快胃功能恢复。

团摩后点按上脘、中脘、下脘，天枢（双侧）关元各5min，按照轻→重→轻的手法。

【禁忌症】

孕妇、水肿、癌症等患有严重疾病者禁用此法。

胃肠病的刮痧疗法

慢性胃炎急性发作，胃痉挛所引起的胃脘剧疼。可让患者俯卧，医者用双手的食指与其余四指相合，不断地自上而下的提捏患者胸椎两旁的肌筋，持续10min左右，反复提拿。使之发出咯噔声为度。

胃痛发作时，医者可用蹲位的双膝盖顶住蹲位患者的胸椎两旁的肌筋处，医者再用双手紧拉患者交叉后的双手，用力牵拉，以能使患者忍受为度。使之发出咯吱咯吱的响声，可起到解痉止痛的作用。

胃肠病的饮食疗法

有胃炎时，消化能力下降，所以饮食注意为当务之急。以下饮食方可酌情选用。

【方一】

糯米100g，大枣10枚，薏苡仁100g，加水1500ml，煮至500ml时取出食之，可健脾除湿养胃。

【方二】

扁豆100g，山药100g，山楂100g，加水1500ml，煮至500ml时取出食之，可健脾和胃。

【方三】

粳米100g，糯米100g，小麦100g，大枣100g，黄小米100g，上五味混合后，先用温开水浸泡24h，然后放在笼布上蒸，上圆气后2h取出，放入瓷罐内，再加开水5000ml，待水温降至37℃～40℃时，加入建曲末200g，搅匀后密封，一周后取出上清液服用，可养心健脾，利湿和胃。

中药离子导入疗法

【器械】

普通型电离子导入治疗机一台，纱布垫二个，纱布袋二个。

【药物】

大黄30g，玄明粉30g，栀子30g，香附子30g，郁金30g，滑石60g，甘草15g，黄芩15g，加水1500ml煎煮至沸后2h滤出，其药渣内再加水1500ml，煎煮至沸后2h滤出，二次滤出液入锅内浓缩至500ml时装瓶备用。

【操作方法】

先用一个纱布垫浸透药液，应干湿适中，放于患处，另一个纱布垫浸药液后放在患处其他部位，但二个纱布垫不能接触。而后把正电极压在第一个纱布垫上，负极压在另一个纱布垫上，两个电极铅板上面均用纱布袋压好，开启电源，以患者能以忍受为度。持续30min，取下即可。

【注意事项】

1. 孕妇、心肺病变者，禁用此法。
2. 局部起泡者，停止导入，用甲紫药水外涂即可。

养胃合剂的制作技术

【药物组成】

大黄10g，六神曲30g，木香9g，台乌药12g，炒川楝子12g，醋元胡12g，柴胡12g，炒白芍15g，茵陈30g，炒甘草6g，生石膏30g，建曲30g，枳实15g，代赭石30g，白及30g，乌贼骨30g，丹参15g，檀香12g，砂仁12g。

【制作方法】

上药共为细末，放入消毒后的瓷坛中，加热开水2000ml，待水温降至30℃左右时，密封保温2周即成。每次口服50~100ml，每日2~3次。

结肠炎口服液的制作技术

【药物组成】

升麻10g，葛根60g，六神曲30g，炒白芍60g，炒甘草6g，金银花30g，麸炒黄连12g，麸炒木香9g，车前子15g，土炒诃子肉30g，建曲30g，乌梅30g，丹参10g，白及10g，麸炒石榴皮30g。

【制作方法】

上药共为细末，放入消毒后的瓷坛中，加热开水2000ml，待水温降至30℃左右时，密封保温2周即成。每次口服50～100ml，每日2～3次。

附 糯米酒的制作技术

【方法一】

1. 原料

糯米2.5kg（5市斤）。小曲2个（市场上卖元宵或糯米酒处即可买到）。

2. 工具

蒸馒头用的铁锅或铝锅一个；塑料盆一个；篦子一个；新白布铺巾一个；玻璃或搪瓷坛一个；塑料保温袋两个（里面可装热开水）。

3. 制法

（1）先将2.5kg糯米放入盆中，加冷水以超过糯米四指时为度，浸泡半天左右，以米用手不费劲的情况下即可把米捻碎时，把糯米取出。

（2）把洗净的蒸馍布铺在篦子上，将以上取出的糯米堆放在布上，盖好锅盖，开始烧火加热，以冒大汽即圆气时开始计算时间，蒸40分钟即可取出。

（3）热糯米取出后放在洗净的盆中，摊开，待稍降温不凉时，加入事先弄成细末的二个小曲粉，搅拌均匀。

（4）将搅拌均匀的温糯米放入事先洗净的坛子中，把糯米的中间挖个窝，一直挖到坛子底部，露出坛底，把糯米拍平后再挖窝，以免周边的糯米散塌。

（5）在熟糯米的中间窝内加入事先烧好放温的温开水，水与周围的糯米相平为止。

（6）然后盖好盖子，密封保温，可用小棉被盖上即可。外边再用温水袋或温水瓶，即在袋子或瓶内加入热开水后，放在棉被左右两侧以保持内部温度。

（7）冬天保温三天，夏天保温两天，即发酵成功。即可口服。

（8）口服时倒出适量后，应立即盖好盖子，禁止敞开跑气。

（9）密封时不能绝对密闭，因发酵时产生大量气泡，容易把盖子冲开。但是也不能留孔太大，容易影响发酵。

（10）装糯米酒的容器一定要用洗洁精或白碱洗净，忌粘油盐之类的污品。否则易变质失效，霉烂腐败。

4. 注意

（1）所有用具必须用洗洁精或白碱洗净，并用清水反复冲洗后，用干毛巾擦干备用之。

（2）5 市斤干糯米可制作糯米酒 25 市斤。坛子小米层厚一点，坛子大米周层薄一点，加水至米平为准。

（3）小曲体积约核桃大，两个即可。

（4）温度高时会烧死菌种，温度低时不能发酵。如糯米蒸后加小曲时的温度，以及加米窝里的温开水的温度，均为不热不凉为度。

（5）保存时少漏气，不要漏气太多，不漏气不行，漏气多也不行。否则气足吹盖或失效。

（6）密封后即可听到气泡声，为发酵的声音。

（7）凉水泡糯米时兑水要超过米四指，少了泡不透，捻不碎。在温糯米窝中加温开水时水与周围的糯米平即可。

（8）热水袋或热水瓶加温时可早上坛子两边各放一个，晚上换一次，即 12 小时换一次。热水袋放置时以不烧手为度，如果烧手时可夹一层毛巾，否则坛内菌种易烧死。

（9）做成的糯米酒不能加热，不能放入冰箱，否则容易失效。

【方法二】

1. 选米淘洗

选上等糯米，反复淘洗几次，淘清白浆，清水浸泡。水层约比米层高出 200mm。浸泡时水温与时间：冬、春季 15℃以下 14 小时，夏季 25℃以下 8 小时，以米粒浸透无白心为度，夏季更换 1～2 次水，使其不酸。

2. 上锅蒸熟

将浸泡好的米沥干后投入蒸锅内进行蒸饭。在蒸饭时火力要猛，出大气后 10 分钟，揭盖，向米层洒入适量清水。再蒸 20 分钟，饭粒膨胀发亮、松散柔软、嚼不沾齿，即已成熟，可下锅。

3. 拌曲装坛

米饭出锅后，用凉开水均匀地浇在饭上，一来使饭粒不会粘连，二来降温，待饭温降至 36～38℃不烫手，然后撒入酒曲。如果是块状的酒曲，需要先碾碎成粉末状再撒入，也可以先把酒曲放入凉开水化开再一起倒入。然后把放入的酒曲搅拌均匀。留少量的酒曲待用。（用凉开水处理过的容易搅拌，饭已经吸入了一定的水，头酵期间更容易观察渗出的酒液。拌曲时，要放一层饭，加点酒曲搅拌，层层加，层层搅拌）。

4. 发酵压榨

将糯米压实，中间捣一个坑深至容器底（坑的作用主要是酿制过程中便于观察酒液的渗出情况），再将剩下的酒曲调一点水，用手粘水拍到整平的糯米饭表面，然后盖上盖子。不宜将容器彻底封死，因为前期的糖化过程是需要一些氧气的，保持相对封闭即可。保持温度30℃左右，夏季室温即可，冬季可放置于暖气旁或使用热水袋，棉被。最低也要保持20℃以上，最高不能超过40℃。最好用温度计检测温度是否合适。2～3天后可开盖检查，如果发现坑中有大量酒液，按生米1∶1.5加入33度左右的净水，搅拌，封存。喜欢浓酒，水加点水少。装坛后，由于内部发酵，米饭会涌上水面。因此每隔3～4天，要搅拌，把米饭等压下水面，并把坛盖加盖严。经20～25天发酵，坛内会发出浓厚的酒香，饭逐渐下沉，酒液开始澄清，说明发酵基本结束。此时可以开坛提料，将酒过滤压榨。2～3天后，窝中出现水，饭很甜。

5. 澄清陈酿

压榨出来的酒通过沉淀后，装入口小肚大的酒坛内，用竹叶包扎坛口，再盖上泥土形成帽式的加封口。然后集中在酒房内，用谷皮堆满酒坛四周，烧火熏酒，使色泽由红逐渐变为褐红色。再经30天左右，即可开坛提酒。储存时间越久，酒色就由褐红色逐渐变为金黄色。每100kg糯米可酿造米酒200kg。

【方法三】

1. 制法

（1）先用水将糯米（或大米）泡半天，漂洗干净，然后蒸熟成米饭：在蒸锅里放上水，篦子上垫一层纱布，烧水沸腾至有蒸汽。将糯米捞放在布上蒸熟，约一小时后，尝一尝糯米的口感，如果饭粒偏硬，就洒些水拌一下再蒸一会，蒸好后盛到发酵用的容器中（电饭锅、汤盆或者塑料、玻璃容器），用勺搅几下，凉至不烫手的温度（30℃左右，利用中温发酵，米饭太热或太凉，都会影响酒曲发酵）。

（2）拌酒曲：用勺将糯米弄散摊匀，将酒曲均匀地撒在糯米上（稍微留下一点点酒曲最后用），然后用勺将糯米翻动，目的是将酒曲尽量混均匀。

（3）保存：用勺轻轻压实。抹平表面（可以蘸凉开水），做成平顶的圆锥形，中间压出一凹陷窝，将最后一点酒曲撒在里面，倒入一点凉开水（目的是水慢慢向外渗，可以均匀溶解拌在米中的酒曲，有利于均匀发酵），但水不宜多。

（4）发酵：将容器盖盖严，放在适宜的温度下（30℃左右），如果房间温度不够，可以用厚毛巾等将容器包上保温；发酵。

（5）中间可以检查，看有无发热，发热就是好现象。一天后可品尝。完成发酵的糯米是酥的，有汁液，气味芳香，味道甜美，酒味不冲鼻，（时间可以根据个人口味，时间长，酒味酸味就浓，但太冲也不好），大约发酵24~48小时，将容器盖打开（有浓郁的酒香就成了），加满凉开水，再盖上盖后，放入冰箱（为的是终止发酵）或直接入锅煮熟（也是停止发酵）。

2. 注意

（1）拌酒曲一定要在糯米凉透至30℃以后。否则，热糯米就把菌杀死了，要么不会发酵，要么酸臭。中间温度也不能太低，酒曲不活跃，杂菌就会繁殖，30℃左右最好。并且一定要密闭好，否则会又酸又涩。

（2）做酒酿的关键是干净，一切东西都不能沾生水和油，否则就会发霉长毛（这和酒曲的生长条件有关，不洁的环境会促进杂菌生长）。要先把蒸米饭的容器、铲米饭的铲子、勺子和发酵米酒的容器都洗净擦干，还要把您的手洗净擦干。

（3）发酵中途（12小时、24小时）可以打开盖子看看（但不能太频繁），如果没有酒香味、米饭还没有结成豆腐块的趋势，可以将容器放30℃温水中水浴加热一下，使米不至于因温度不足而不能继续发酵。

（4）酒酿的制作过程很干净，所以，如果偶尔发现有一些长毛的现象（有时是因为发酵时间过长），除去毛毛，酒酿还是可以吃的。如果做出的酒酿都长满了长毛，又是五颜六色的，估计是哪个操作环节沾生水或油而不干净了，只好丢啦。

（5）掌握一个度。如果发酵过度，糯米就空了，全是水，酒味过于浓烈。如果发酵不足，糯米有生米粒，硌牙，甜味不足，酒味也不足。拌酒曲的时候，如果水放得太多了，最后糯米是空的，也不成块，一煮就散。

【方法四】

1. 将糯米蒸熟成米饭（不要太硬）后凉至不烫手的温度（利用中温发酵，米饭太热或太凉，都会影响酒曲发酵的）。

2. 将米饭铲出一些到用来发酵米酒的容器里（陶瓷汤盆也可），平铺一层。将捻成粉后的酒曲，均匀地撒一些在那层米饭上。一层米饭、一层酒曲的铺上，大约4层（根据米饭和酒曲的比例而定）。

3. 将容器盖盖严，放在适宜的温度下（若房间温度不够，可用厚毛巾等将容器包上保温）。

4. 大约发酵36小时，将容器盖打开，为了终止发酵可加满凉开水，再盖上盖子。

5. 米酒要在30℃（华氏大约80度）下发酵，所以制作酒酿要选择夏天或冬天（暖气旁）的季节。

【方法五】

1. 将糯米淘洗干净，用冷水泡4～5小时，篦子上放干净的笼布，将米直接放在笼布上蒸熟。因米已经过浸泡，已经涨了，不需要同蒸饭那样，在饭盆里加水。蒸熟的米放在干净的盆里，待温度降到30～40℃时，拌进酒药，用勺把米稍压一下，中间挖出一洞，然后在米上面稍洒一些凉白开，盖上盖，放在20多度的地方，经30小时左右即可出甜味。

2. 若室温20℃，可用棉衣将盆包焐起来。中间可打开看看，可适量再加点凉白开。糯米酒做好后为防止进一步酒化，需装瓶放入冰箱存放，随时可吃。

3. 没有糯米，可以蒸玉米粉，蒸的时候隔一段时间将玉米粉打散，再洒水搅拌。

【方法六】

1. 原料

优质糯米1公斤，酒曲半包。

2. 洗米

将米用水洗净，之后用凉水浸泡5～6小时或用热水浸泡2小时，可直接用手将米捏碎为佳。

3. 蒸熟

将浸好的米用锅蒸熟，不能用水煮。蒸的过程中，蒸15～20分钟后点一次水，再蒸10分钟后再点一次水，蒸透为止。

4. 调拌酒曲

将蒸好的米起锅后用凉水冲洗一遍，之后将凉水滴干；再将米饭捞起放在一个带盖（或可封）的盆中待用。将酒曲碾碎成粉状，均匀地撒在米饭上并拌匀（上下里外）最后将拌入了酒曲的米饭平整，并在中间留一个气孔至盆子底部，将盖子盖上或包扎好即可。

5. 接酒

当气温在30℃左右时，约过24小时后应该有米酒的香味；若发现气孔中有米酒渗出，则用早先准备好的凉开水倒入盆中，最好用凉水盖住原来全部的米饭。此时的米酒味道涩口，倒入凉水5～6小时后米酒显甜味，此时就可食用。若一次吃不完，可整盆放入冰箱中存放。

6. 注意

气温、水温可能影响米酒成熟的时间和颜色。先把糯米蒸熟，不是煮熟，取出来放在一个大的容器中摊开。凉一会均匀洒上拈碎的酒曲，3 斤米洒 8 到 10 个酒曲为宜，待放凉一层一层装进一坛子，夏天放 2 到 3 天，冷天需用棉衣包起来放一个星期以上。

【方法七】

取糯米 0.5 ~ 1kg，酒药（酒曲）一块（药房有售），小坛一只，盆或锅一个。先将糯米洗干净后在水中浸泡一天，然后沥干上锅隔水蒸熟（约 20min），冷却后放在一个干净的盆或锅中，将酒药用少量温水溶化后撒在糯米饭上并用筷搅拌均匀，然后装入小坛内。置放在温度较高处约半天即可闻到有酒香飘出。温度较高（约 30℃）时酒药会产生较多的酶，使淀粉尽快转化为葡萄糖和酒精。一旦闻到酒香，其他细菌就难再侵入而使其变质，这时应适当降低温度，以 10 ~ 20℃ 为宜。因为再维持较高温度，甜酒中的酒精很易被氧化使酒产生酸味。

【方法八】

1. 甜酒药碾成粉备用（超市有售，一袋 25g，可做米 6 斤）。用糯米焖饭。

2. 待米饭熟，开盖晾至 32℃ ~ 35℃，手感略烫最佳。把米饭搅松。

3. 把碾成粉的甜酒药均匀洒在米饭，一边洒药粉，一边搅动，用手拌匀最好。

4. 搅好的米饭倒在小一点、有盖的容器里，压平。中间挖一个洞，利于米酒析出。

5. 取小棉褥子将盖好的米酒包起来，包好包厚，以便保持温度。注意底部也要包厚，恒温放置 24 ~ 36 小时，即可口服。

6. 注意

药粉用量多少直接影响米酒的酸甜程度。制作过程尽量快，以免米饭变凉，影响发酵程度。

【方法九】

1. 原料

糯米、甜酒药（甜酒曲）。搪瓷容器一个、玻璃杯一只、棉衣一件（或小棉被一床）。

2. 制法

糯米淘洗干净，用清水浸泡 4 ~ 5 小时。糯米滤水上笼蒸一小时，倒在面板上用筷子把糯米饭扒散让其自然冷却。把糯米饭装入干净面盆中，把甜酒药均匀拌入糯米饭中。把玻璃杯放在搪瓷容器中间，然后把拌匀甜酒药的糯米饭围放在玻璃杯的边上，放好后慢慢转动玻璃杯将其取出，加盖后用棉衣把装糯米饭的搪瓷容器包好放在火炉边，大约五天至一个星期后，容器孔中积有甜酒液体即成。

3. 注意

（1）在拌药时适当淋放少量凉开水，一是避免黏手，二是发酵成甜酒后酒汁较多。

（2）制作时要保证所用容器清洁不得粘油。

（3）发酵时要放在温度较高的环境中，如果家中没有生有火炉，可以随时换加热水袋，或放在家用暖脚器上调至最低温。

（4）甜酒药（曲）在超市有售，一包甜酒药可制作五斤糯米。

4. 储存

糯米酒不宜久存，冬季注意保暖，3～4 天后也可食用；夏天在酒中加少许水煮沸，可延长贮存时间。

【方法十】

1. 原料

糯米 4000g，冰糖 500g，米酒 2000ml，甜酒粉（酒曲）适量。

2. 制法

先将糯米淘洗后，置盆中加水适量，在锅中蒸熟。刚熟时取出摊开降温。当降至手触糯米饭时感到温手时即可均匀地撒上甜酒粉，然后装入容器中，密封，保温 24～48 小时，开封加入米酒和冰糖，再次密封，次日便成。

【方法十一】

1. 糯米选用

长粒和圆粒都可以，圆粒的便宜，效果好，最好用圆粒。大米，玉米粉等含淀粉的粮食都可以代替糯米做酿酒原料。

2. 蒸熟糯米

粮食酿酒一般都要先把粮食作熟（因为生料酿酒比较容易失败），而且一般都是蒸熟，很少煮熟，因为煮的话粮食吸水太多，不利于糖化。糯米蒸之前一定要先浸泡 8～24 小时，否则很难蒸烂。也可用电饭煲煮熟代替蒸熟，这样效果会差一些。

3. 加曲

蒸熟后的糯米放凉至 40℃以下，放入容器，容器以瓷或玻璃为好，不宜用金属。加入少量凉开水，然后撒入酒曲，如果是块状的酒曲，需要先捏碎成粉末状再撒入。也可以先把酒曲放入凉开水化开再一起倒入。然后把放入的酒曲搅拌均匀，如果糯米太干或太黏不利于搅拌，可再加少量的凉开水。如果高于 40℃时放酒曲会杀死酒曲中的霉菌和酵母菌，无法进行发酵。

4. 保温封存

将糯米压实，中间捣一个坑深至容器底，便于观察酒液的渗出情况。然后盖上盖子。不宜将容器彻底封死，因为前期的糖化过程是需要一些氧气的，保持相对封闭即可。保持温度30℃左右，夏季室温即可，冬季可放置于暖气旁或使用热水袋，棉被。最低也要保持20℃以上，最高不能超过40℃。最好用温度计检测温度是否合适。2～3天后可开盖检查，如果发现坑中有大量酒液，1∶1加入凉开水，继续保温封存。加水量可根据个人喜好调整，喜欢浓酒的一般加水少一些。

5. 滤出酒汁

5～10天时可以开盖，用纱布滤出酒汁，装瓶。如果超过10天则糖分全部转化为酒精，甜味尽失。装瓶后的酒会继续发酵，会起泡，如果想稳定甜度和酒度，就要中止发酵，可用巴氏消毒法杀灭微生物，巴氏消毒很简单，加热到60～70℃即可。煮沸会损失酒度，所以不用煮沸。

【方法十二】

1. 原料

酒曲2g，糯米250g，冷开水100ml。

2. 制法

（1）糯米淘洗4～5次后，加水浸泡一夜，至手能捻碎。

（2）沥干水，放蒸锅里大火蒸，水开了以后10分钟左右至熟。

（3）放碗里，趁热分次加冷开水，用手搓到米不成团，散开。

（4）冷却到30℃左右时，撒酒曲，拌均匀。

（5）压实，用手在中间挖个小洞，在洞里撒少许酒曲并加少量的冷开水。

（6）盖上盖子密封，发酵3～4天即可。

第四章　胃肠病证治

痰气结咽

【临床症状】

自觉咽喉中有异物梗塞，吐之不出，咽之不下，情志抑郁或胃中不舒时，往往病情加重，同时伴有嗳气，胃中满闷不畅，食少、脉弦滑、舌淡苔白腻。此证中医叫作梅核气，类似于现代医学的咽神经官能症。

【病机分析】

情志不舒，肝郁气结，痰气凝集咽中，气机不畅，则自觉咽中有物梗阻，吐之不出，咽之不下。性情改变，郁结愈甚，往往病情加重，精神抑郁，肝气郁结，横逆犯胃，胃气上逆而不降，则嗳气，胃中满闷不畅。胃气不降，排空延迟，则食少。脉弦滑，舌淡苔白腻，乃肝郁气滞，痰气交结之象。

【治疗原则】

疏肝理气，化痰散结。

【方药组成】

半夏厚朴汤加味。半夏 9g，厚朴 12g，茯苓 30g，苏叶 30g，生姜 9g，柴胡 12g，青皮 9g，香附子 30g，陈皮 9g，桔梗 12g，瓜蒌皮 30g，枳实 30g，代赭石 30g，莪术 30g，丹参 30g，莱菔子 30g，甘草 9g，大枣 5 枚引。

【临症加减】

口苦吐酸水者加黄连 12g，吴茱萸 4g；烧心者加煅瓦楞子 30g；食少加炒麦芽 30g；脾虚加扁豆 30g，山药 30g。

【方剂解析】

半夏厚朴汤出自《金匮要略》。其功用行气散结，降逆化痰。主治梅核气。对于痰气互结咽喉，肺胃宣降失常所致的梅核气疗效显著。半夏苦辛温燥，化痰散结，降逆和胃故为君药。厚朴苦辛温，行气开郁，下气除满，气行郁解，痰随气散，助半夏降逆，以去上焦之苦。茯苓健脾甘淡渗湿，助半夏以杜生痰之源，生姜辛温，同半夏和胃止呕。苏叶芳香以助其散。宣肺疏肝，助厚朴行气宣通。全方辛苦合用，辛者行气散结，苦者燥湿降逆，共具散结行气，化痰降逆之功。但本方疏肝之力不足，故配柴胡疏肝解郁以除其本。青皮疏肝而破滞气，促使结聚之痰散。香附解郁行气，为郁滞之要药。陈皮健脾化痰理气，气顺痰消。桔梗，瓜蒌皮宣散上焦，宽胸理气以化痰结。枳实降气除痰痞，代赭石降逆气，莱菔子化痰降气，三药以助痰结速降。病久入血，用莪术破气血，丹参活血化瘀，促进循环，改善局部症状。甘草、大枣调和诸药而和胃。现代药理研究表明：本方能明显地抑制喉反射运动，消除咽喉异物感，同时具有一定抗过敏作用。加黄连、吴茱萸清泻肝胆实火，止酸之源，可除口苦吐酸水之证。煅瓦楞子止酸去烧心，炒麦芽和胃消食增加食欲，扁豆，山药健脾益气而除脾虚。

喉痹凝滞

【临床症状】

咽后壁上出现许多红色滤泡疙瘩，干强胀痛，有时连及胸胁部，饮食时稍有梗塞作痛感，脉弦大，舌质红，舌苔厚。此证中医叫喉痹。类似于现代医学的急慢性咽炎。慢性咽炎急性感染期可见咽后壁疙瘩如黄豆大，色鲜红，饮食受阻，胀痛不利。缓解期咽后壁疙瘩如米粒大小，其色淡红或淡白，咽干不畅。

【病机分析】

精神抑郁，痰气凝滞，瘀而不散，痰、气、瘀聚于喉壁，郁久为毒，则咽后壁可见滤泡，干强而胀痛。气滞胸胁则痛引胸胁、饮食梗塞。脉弦大，舌红苔厚，乃为痰血瘀滞的热毒之证。

【治疗原则】

清热解毒，活血散结。

【方药组成】

银翘散加减。金银花30g，连翘30g，牛蒡子15g，桔梗12g，公英30g，葛根30g，菊花15g，生地30g，玄参30g，麦门冬30g，荆芥穗9g，防风9g，薄荷9g，蝉蜕15g，板蓝根30g，莪术30g，丹参30g，甘草9g，茅根引。

【临症加减】

肺热加黄芩12g，大青叶30g；胃热加生石膏30g；大肠热加生大黄10g；胃不和加山楂30g，鸡内金30g；痰多加陈皮15g；胸痛加青皮12g，佛手15g；疙瘩发白者加扁豆30g，山药30g。

【方剂解析】

银翘散出自《温病条辨》，其功效为辛凉透表，清热解毒。今用其清热解毒，宣散之力。对由于气滞血瘀，痰热互结形成的喉痹证，具有良好的治疗效果。金银花清热解毒，连翘不但清热解毒，还有很好的散结功效。薄荷、牛蒡子辛凉疏散，解毒利咽。荆芥穗，防风辛微温，助上药以散邪，又防凉遏冰伏之弊。桔梗宣肺利咽。公英，葛根，菊花清热解毒，滋阴宣散。生地、玄参、麦冬生津润咽。板蓝根解毒利咽。莪术、丹参活血化瘀以去滤泡。甘草和药。茅根凉血生津，引药直达病所。诸药合用，共奏清热解毒，活血化瘀，消肿散结、生津利咽之效。实验研究证明：本方能增强炎灶巨噬细胞对异物的吞噬能力，有利于对感染性局部炎症的治疗。同时还具有抗过敏和抗炎作用，能增强炎性细胞对异物的吞噬，对免疫系统功能的影响异于常用的甾体及非甾体抗炎药和抗过敏药。这是银翘散免疫物理作用的一个特点。加黄芩，大青叶清肺热。生石膏甘寒清胃热。生大黄泻热通腑可除大肠热。山楂，鸡内金消食和胃。陈皮理气健脾化痰涎。青皮，佛手疏肝理气疗胸痛。扁豆，山药，健脾益气可治咽后壁滤泡发白者。

食道郁结

【临床症状】

自觉胸闷不舒，吞咽时有物梗阻不顺，强咽则顺下之，随情志改变，吞咽时阻塞感有所增减，改变注意力时一如常人，脉弦，舌质淡，舌苔薄白而润。本证类似于现代医学的食道神经官能症。

【病机分析】

肝郁气滞，郁久化燥，燥邪伤阴，食道失于濡润，气机不畅，则自觉胸闷不舒。吞咽时有梗阻感。因气滞不顺，并无实邪，所以强咽即下。因气郁所致，故情志改变时郁结气滞加重，则症状可随情志改变而有所增减。脉弦舌淡苔薄而白润，乃气滞郁结所致。

【治疗原则】

开郁散结，滋润降逆。

【方药组成】

四逆解郁汤加味（自拟方）。柴胡12g，白芍30g，枳实30g，甘草9g，香橼30g，佛手15g，青皮9g，川楝子15g，麦芽30g，香附子30g，郁金15g，生枣仁30g，柏子仁30g，代赭石30g，丹参30g，菖蒲15g，远志15g，生姜大枣引。

【临症加减】

有痰时加炒莱菔子30g，紫苏子10g，白芥子10g；食少加鸡内金30g，炮山甲15g；舌红加连翘15g，花粉15g；便干加油当归30g，肉苁蓉15g；嘴酸干苦加黄连12g，吴茱萸6g。

【方剂解析】

四逆解郁汤乃四逆散加味而成。四逆散出自《伤寒论》。其功用是透邪解郁，疏肝理气。为透解郁邪，调畅气机之要方。方中柴胡疏肝解郁，透邪外出。白芍敛阴养血以柔肝。合柴胡敛阴合阳，条达肝气。枳实降气解郁，泄热破结，与柴胡相配，升降相因，升清降浊，气机疏畅。甘草和药。香橼疏肝解郁。佛手解郁化痰。青皮疏肝降气破滞。川楝子疏肝清热。麦芽和胃条达肝气。香附子疏肝理气解郁。郁金清热除烦，疏肝解郁。枣仁，柏子仁，远志养心定志，调节自主神经，代赭石降逆气。丹参活血祛瘀，凉血安神。菖蒲开窍，以化湿邪。莱菔子、苏子，白芥子降气以化痰浊。鸡内金、穿山甲消食化滞。连翘花粉滋阴解毒，润燥散结。当归、肉苁蓉润肠通便，以达腑通上开之用。黄连、吴茱萸清泻肝胆胃之实热，杜生酸之源，可去除嘈酸，口干苦之证。诸药合用，开郁散结，滋阴润燥，降逆除痰，可使诸证悉除。

食道气滞

【临床症状】

自觉胸闷胀痛不舒，嗳气频作，吞咽不顺，但嗳气后仍可咽下，与情志改变密切相关，脉弦，舌质淡苔白。本证类似于现代医学的食道痉挛证。

【病机分析】

肝气不舒，情志抑郁，横逆犯胃，胃失和降，气机不畅，则自觉胸闷胀痛不舒，嗳气频作。气不顺则物不下，故吞咽不顺，但嗳气后仍可咽下。气郁则更加不畅，故病情可随情志改变而增减。脉弦，舌质淡苔薄白，乃肝郁气滞，并无化火生痰之象。

【治疗原则】

疏肝理气滋阴降逆。

【方药组成】

柴胡疏肝散合旋覆代赭汤加减。柴胡12g，白芍30g，枳壳9g，甘草9g，川芎9g，香附子30g，陈皮9g，旋覆梗30g，代赭石30g，半夏9g，玄参30g，麦门冬30g，花粉30g，知母30g，桔梗15g，瓜蒌仁30g，生姜大枣引。

【临症加减】

胸疼加川楝子10g，醋玄胡索12g，醋郁金12g；食少加炒山楂30g，炒麦芽30g；嗳气加藿香梗30g，紫苏梗30佛手15g，吐酸水加黄连12g，吴茱萸6g；心嘈加生香附子30g；呕吐加姜竹茹15g，灶心土30g。

【方剂解析】

柴胡疏肝散出自《景岳全书》，功效为疏肝解郁，行气止痛。旋覆代赭汤出自《伤寒论》，其功效为降逆化痰，益气和胃。肝喜条达，其经脉布胁肋。情志不遂，肝失疏泄，木失条达之性，则肝气郁结。肝郁气滞，气滞则血行受阻，经脉不利。郁而犯胃，则胃气上逆。故用柴胡疏肝解郁，条达肝性。芍药、甘草养血柔肝，缓急而止痛。枳壳理气宽胸行滞。陈皮理气化痰，香附子疏肝理气，助柴胡疏肝解郁。川芎行气活血止痛，协柴胡除肝经之郁滞。旋覆花苦辛温，降逆下气，化痰除噫。代赭石甘寒质重，降逆下气，以助旋覆之力。半夏辛温，降逆化痰，下气和胃。生姜辛温，降逆止呕以散结。大枣补中以疗胃虚。玄参、麦冬、花粉、知母、瓜蒌仁清热滋阴以润燥。桔梗利咽以宣通。川楝子、醋郁金、元胡疏肝理气而止痛。藿香梗、苏梗、佛手疏肝解郁，化痰降逆以宣散，黄连、吴茱萸清泻肝火，降逆止呕，杜酸之源，以防酸水随胃气上逆而伤及食道。竹茹、灶心土清热除烦而止呕。炒山楂、炒麦芽和胃消食增加食欲。生香附子疏肝解郁，理血中之气而除心嘈。诸药合用，可使肝气疏、胃气下，胀痛止，吞咽顺利。

食管肿胀

【临床症状】

饮食时哽咽不下，疼痛难忍，胸中憋闷不舒，停止饮食疼痛稍减，脉洪数，舌质红舌苔厚。本证类似于现代医学的食道炎症。

【病机分析】

热毒炽盛，充斥胸中，热壅血瘀，食道内壁被热所灼，则充血肿胀。热灼津伤，气机不畅，胃气上逆则饮食时哽咽不下，疼痛难忍，胸中憋闷而不舒。停止饮食时肿胀局部刺激减轻，故疼痛稍减。脉洪数，舌质红苔厚，为热毒壅盛之兆。

【治疗原则】

清热解毒，生津降逆。

【方药组成】

黄连解毒汤合增液汤加味。黄连 12g，黄芩 12g，黄柏 30g，栀子 9g，细生地 30g，玄参 30g，麦门冬 30g，金银花 30g，半枝莲 30g，花粉 30g，甘草 9g，枳实 15g，代赭石 30g，生姜大枣引。

【临症加减】

食少加山楂 30g，鸡内金 30g；恶寒时加穿山甲 15g，白芷 12g，牛蒡子

12g；胸闷加青皮10g，醋郁金15g，炒川楝子10g，佛手15g；烧心吐酸水加白及30g，乌贼骨30g，煅瓦楞子30g；叹气时加生麦芽30g，香橼30g；口渴时加知母30g，生石膏30g。

【方剂解析】

黄连解毒汤出自《外台秘要》，功效为泻火解毒，主治三焦火毒热盛证，对口燥咽干，痈疡疔毒，舌红苔黄，脉数有力之证颇有良效。增液汤出自《温病条辨》，其功用为增液润燥。用于热伤津液证。方中黄连大苦大寒，清泻心火，心为主火之脏，泻火先泻心也，心火平则诸经之火自降。同时黄连又能泻中焦实火。黄芩能清上焦肺火。黄柏泻下焦之火，又除湿热。栀子通泻三焦之实火，又能利尿导热下行，使火热从小便而出。上药合用苦寒直折，火邪去而热毒自解。玄参苦咸寒，解毒养阴生津。麦冬甘寒，生津润燥，以清上焦肺热。生地甘苦寒，养阴润燥，凉血壮水。据临床报道，本方可起到补液和调节电解质平衡的作用，同时还可改善循环与毛细血管的通透性，有利于炎性分泌较快吸收，减少毒性反应，调整体液免疫Ig，A（中成药研究，1989、5：47）。加花粉滋阴消肿。金银花、半枝莲清热解毒。枳实，代赭石下气降逆。甘草、生姜、大枣调和诸药，以防苦寒之品伤及胃腑。加生石膏，知母清热生津以润燥。加麦芽、香橼疏肝解郁，条达肝气。加白及、乌贼骨，瓦楞子收敛止血，止酸散结，以防食道损伤。加青皮、郁金、川楝子、佛手疏肝解郁，理气化痰以除胸闷。上药合用清热解毒，生津降逆，止疼痛，消肿胀，诸证可除。加山楂、鸡内金消食和胃、增加食欲。穿山甲、白芷、牛蒡子解毒而除恶寒。

食道糜烂

【临床症状】

食道烧灼热辣，饮食下咽时很有感觉，有时梗塞不顺，而作痛，口中干苦，脉弦大，舌质红苔厚腻。本证类似于现代医学的反流性食管炎或糜烂性食管炎或腐蚀性食管炎。

【病机分析】

热毒炽盛，热盛肉腐，或饮食腐蚀性物质致使食道黏膜腐烂，故食道烧灼热辣，下咽饮食时感觉梗塞作痛。热伤津液则口干，肝胆热盛则口苦。脉弦大，舌红苔厚腻。一派热毒湿腐之证。

【治疗原则】

解毒生肌生津降逆。

【方药组成】

柴芍左金丸合乳白生肌散加味（自拟方）。柴胡 12g，白芍 30g，黄连 12g，吴茱萸 3g，乳香 12g，白及 30g，栀子 9g，连翘 30g，花粉 60g，公英 30g，枳实 30g，代赭石 30g，乌贼骨 30g，煅瓦楞子 30g，甘草 9g，生姜大枣引。

【临症加减】

心嘈加香附子 30g，扁豆 30g，山药 30g；嗳气加生麦芽 30g，香橼 30g，佛手 15g；吐淡水加藿香 20g；食不化加神曲 20g，炒山楂 20g，鸡内金 20g；腹胀加炒厚朴 12g；呕吐加姜竹茹 15g，姜半夏 12g。

【方剂解析】

肝经火旺，横逆犯胃，肝热生酸，胃酸随胃气上逆侵犯食道，或因饮食强酸，强碱等腐蚀性物质致使食道黏膜损伤而糜烂。《素问·至真要大论》说：诸逆冲上、皆属于火，诸呕吐酸，暴注下迫，皆属于热。故本证应选用清泻肝火，开郁降逆的左金丸为主方。左金丸出自《丹溪心法》。其功用为清泻肝火，降逆止呕。重用苦寒之黄连，清泻肝胃之实火，肝火清自不犯胃，胃火清其气自降。少佐疏利之吴茱萸下气开郁，制黄连之苦寒，条达肝气之郁滞。实为辛开苦降之用，肝胃同治之法。以除酸腐之源。加柴胡、白芍疏肝平肝，解郁之根。白芍敛阴以防黄连苦燥伤阴之弊。乳香、白及二药相配能生成保护膜，以护糜烂之黏膜防止再伤。同时二药消肿生肌，止血收敛，对糜烂面的愈合颇有良效。栀子凉血解毒，泻三焦之火，公英、连翘解毒散结；花粉滋阴消肿。乌贼骨、煅瓦楞子止血止酸，枳实，代赭石降逆以防胃酸上犯。生姜大枣甘草调合诸药。加香附理肝气，扁豆、山药健脾胃，以除胃中饥嘈之证。生麦芽调达肝气而和胃，香橼、佛手疏肝解郁而化痰，以除呃逆嗳气。藿香芳香化湿浊，醒脾而止吞吐淡水。姜竹茹，姜半夏，降逆止呕。炒厚朴行气滞以除腹胀，神曲，炒山楂，鸡内金消食和胃治消化不良。诸药合用，解毒生肌、生津降逆，可使糜烂速愈。

食道瘢痕

【临床症状】

饮食梗塞不顺，但终能咽下，仅下咽食物迟缓，有时饮食稍有梗塞疼痛感，脉弦涩，舌质红紫。本证类似于现代医学的食道憩室证。

【病机分析】

食道因某种原因糜烂，溃疡，创伤愈合后形成局部瘢痕。血瘀凝滞，食道黏膜功能失调，阻碍食管吞咽动作。所以饮食时梗塞不顺，因内无肿物，管腔仍可通畅，故终能咽下，只是下咽迟缓而已。食管壁因瘢痕而变僵硬，不柔软，所以下咽硬物有梗塞疼痛感。脉弦涩，舌质红紫乃血瘀气滞之证。

【治疗原则】

活血化瘀养阴降逆。

【方药组成】

桃红四物汤合增液汤，旋覆代赭汤加减。桃仁12g，红花12g，熟地30g，当归30g，川芎12g，赤芍15g，生地30g，玄参30g，麦门冬30g，旋覆花30g，代赭石30g，姜半夏9g，甘草9g，党参9g，莪术30g，丹参30g，花粉30g，生姜大枣引。

【临症加减】

气不虚者去党参；叹气加佛手15g，香橼30g；心嘈加生香附子30g；食少加炒山楂30g；烧心加煅瓦楞子30g；口苦加茵陈30g。

【方剂解析】

气滞血凝，瘢痕形成。养血活血以治其本。今用桃红四物汤，出自《医宗金鉴》，功能活血化瘀，熟地、当归、川芎、赤芍补血养血活血，加桃仁、红花加重活血化瘀之力。增液汤出自《湿病条辨》，功用增液润燥。玄参苦咸寒，养阴生津，启肾水而去无根之火。麦冬甘寒，增液润燥。细生地甘苦寒，补水养阴生津。三药合用除干燥润食道。以利食物下咽。旋覆代赭汤出自《伤寒论》，功效降逆化痰，益气和胃。取旋覆花下气化痰，降逆止噫。代赭石降逆下气，与旋覆花相辅相成。半夏化痰降逆和胃。生姜祛痰散结，降逆止呕。吞咽食物耗费气力，气上逆则阻物不下，气不足则无力推动，故用党参、甘草、大枣以助正气而疗胃虚。莪术、丹参活血化瘀，破积滞去癥块，改善局部循环，促使瘢痕软化，以利食管功能恢复，花粉滋阴生津、消肿。诸药合用可使瘀血祛，阴液足，逆气降，瘢痕除，诸证消失。加佛手、香橼解郁化痰，可消除引长一息。生香附子内服为治疗心嘈之要药。烧心乃胃酸过多所致，用煅瓦楞子以除之。口苦者胆热也，加茵陈除湿热以利胆。炒山楂消食和胃治饮食减少。

食道痰结

【临床症状】

饮食不当反出即为痰涎黏冻，或白沫，扯丝不断，吐净方可，胸中满闷不舒，脉滑舌质淡红苔厚腻。本证类似于现代医学的食管癌早期。

【病机分析】

情志不畅，肝气郁结，气滞痰结，阻于食道。胃不和气不降，必然上逆，吐净后逆气暂平，所以饮食不当即反出，扯丝不断，吐净方可。气滞则胸中满闷不畅。脉滑，舌质淡红苔厚腻，乃气滞痰盛之证。

【治疗原则】

理气开结，降逆化痰。

【方药组成】

二陈汤合三子养亲汤加味。陈皮9g，半夏9g，茯苓30g，甘草9g，乌梅30g，苏子9g，炒莱菔子30g，白芥子9g，枳实30g，代赭石30g，瓜蒌皮30g，生姜大枣引。

【临症加减】

痰黄稠加黄连12g，竹茹15g；食少难下加壁虎一条，蜈蚣一条，癞蛤蟆一只；舌红加公英30g，金银花30g，半枝莲30g，猫儿眼草10g；痰不易略出时加沙参30g，花粉30g；胸闷时加佛手15g，香橼30g，青皮10g；嗳气加生麦芽30g，旋覆花15g；烧心加白及30g，煅瓦楞子30g。

【方剂解析】

本证的要点是气滞痰结，胃气不降。今用二陈汤出自《太平惠民和剂局方》功效燥湿化痰，理气和中。取半夏燥湿化痰，和胃降逆。陈皮理气健脾祛痰，气顺痰消。茯苓健脾而渗湿，湿去脾健则痰无以生。生姜化痰降逆止呕。乌梅敛肺气，防吐痰以耗气。甘草、陈皮、半夏，茯苓均有健脾作用，合用以杜生痰之源。三子养亲汤出自《韩氏医通》，功能降气快隔、化痰消食。主治痰壅气滞证。用瓜蒌皮宽胸散结，清热化痰。枳实、代赭石降气逆以除顽痰。加黄连、竹茹以除热痰。壁虎、蜈蚣、癞蛤蟆解毒而消癌肿，取其动而散之理。公英、金银花、半枝莲、猫儿眼草清热解毒。沙参、花粉生津滋阴以利痰出。佛手、香橼，青皮疏肝解郁以除胸闷。生麦芽调达肝气而和胃，旋覆花降气化痰，共除嗳气频作。白及、煅瓦楞子止酸以去烧心之证。诸药合用，气降、痰消、结散、胃气和、诸证可以缓解。

食道瘀滞

【临床症状】

胸骨部疼如刀割，难以转侧，饮食难下，有时呕吐鲜紫血液或赤豆汁样液体，消瘦乏力，脉弦涩，舌质紫暗，本证类似于现代医学的晚期食道癌。

【病机分析】

气滞血瘀，凝结而聚，阻于食道，食管狭窄，所以饮食难以咽下。血瘀胸骨部位则疼如刀割，难以转侧。瘀块日久，血络受损，故时呕出鲜紫色血液或赤豆汁样液体。瘀块阻滞经脉，新血不生，癌毒消耗，则患者可见消瘦乏力。脉弦涩，舌质紫暗乃气滞血瘀之兆。

【治疗原则】

养血润燥，活血化瘀止血。

【方药组成】

桃红四物汤加味。桃仁 12g，红花 12g，熟地 30g，当归 30g，川芎 12g，赤芍 15g，莪术 30g，丹参 30g，花粉 30g，麦门冬 30g，桔梗 12g，枳壳 9g，甘草 9g，生姜大枣引。

【临症加减】

食不下加壁虎一条，蜈蚣一条，癞蛤蟆一只；嗳气加代赭石 30g，生麦芽 30g，佛手 15g；吐痰水加苏子 10g，炒莱菔子 15g，白芥子 10g；吐血加云南白芍，每服 1g，三七参 10g，（分三次冲服）；口苦烧心吐酸水加黄连 12g，吴茱萸 4g；食少加黑山楂 30g，土元 15g，有热加半枝莲 30g，蒸猫儿眼草 20g。

【方剂解析】

气滞、血瘀、痰浊，热毒结聚于食道，堵塞管腔，破血祛瘀，消除色块为当务之急。今用桃红四物汤出自《医宗金鉴》，补血活血化瘀血。加莪术、丹参破气祛瘀。花粉、麦门冬滋阴润燥，生津以利食道。桔梗宣散上焦，开胸利气。枳实宽中下气。以利浊气下降。壁虎、蜈蚣、癞蛤蟆取其解毒消癌肿，入血行瘀走散之性。代赭石降逆气，止嗳气。生麦芽理肝气和胃气，佛手可解郁疏肝，三药合用可除嗳气。苏子、炒莱菔子、白芥子下气消痰以除痰水。云南白药、三七参均有止血而不留瘀之功。黄连、吴茱萸泻肝火、清胆火，以除胃热，可去口苦，烧心、吐酸水之证。黑山楂，土元活血消食为必备之品。半枝莲、蒸猫儿眼草均能清热解毒，并具抗癌作用。诸药合用，养血活血，止血化瘀、养血消块，生津润燥，可改善其症状。

贲门气滞

【临床症状】

情志舒畅时饮食如常，情志抑郁时食入当即反出，有时饮水不能，固体食物尚可。脉弦，舌质红苔白。本证类似于现代医学的贲门痉挛证。

【病机分析】

情志抑郁、肝气不舒，横逆犯胃，胃失和降，胃气上逆，影响食物咽下。情志舒畅时胃气暂降，气顺则饮食如常。情志抑郁时气滞上逆而阻，则食不下而反出，饮水则气滞加重故不能。食固体食物气滞稍缓，则固体食物尚可，脉弦，舌质红苔白，乃为气滞之证。

【治疗原则】

理气解郁养阴降逆。

【方药组成】

四逆散合旋覆代赭汤加味。柴胡 12g，白芍 30g，枳实 30g，甘草 9g，旋覆花 30g，代赭石 30g，姜半夏 9g，党参 9g，青皮 9g，佛手 15g，香橼 30g，玄参 30g，花粉 30g，麦门冬 30g，生姜大枣引。

【临症加减】

口干苦加黄连 12g，吴茱萸 4g；吐酸水加白及 30g，乌贼骨 30g，煅瓦楞子 30g；内热加生石膏 30g；目黄加公英 30g，茵陈 30g；气不虚去党参；苔腻加藿香 15g，厚朴 12g，白蔻 10g。

【方剂解析】

肝气不舒，抑郁气滞，犯胃气逆，影响贲门的开合。胃气宜降，贲门食管宜濡润。今选用四逆散，出自《伤寒论》功能解郁透邪，疏肝理气。柴胡，白芍疏肝平肝，调畅全身气机。枳实降胃气以促蠕动。甘草和药。药虽四味，起到了解郁调气，解除痉挛之功。旋覆代赭石汤出自《伤寒论》其功用为降逆化痰，益气和胃。旋覆花，生姜、半夏化痰饮，降胃气。代赭石降逆潜镇。党参助正气以推动饮食。青皮、佛手、香橼疏肝解郁，理气化痰，以利胃气之降，痉挛之解。玄参，花粉，麦门冬生津滋阴，解毒除无根之火，以利食物通过。肝胆有热则口干苦，用黄连，吴茱萸以除之。白及，乌贼骨，煅瓦楞子止胃酸以防浸渍贲门。生石膏能清内热，公英、茵陈清热解毒，利湿退黄。藿香、厚朴、白蔻、芳香化湿浊，增加食欲，而除苔腻。诸药合用，理气解郁，养阴降逆，痉挛除，饮食自下。

贲门肿胀

【临床症状】

心窝部热辣烧灼难忍作痛，尤其是饮服热食热水时更加烧灼疼痛，或饮入反出，痛如刀割，舌质红舌苔厚，脉弦大。本证类似于现代医学的贲门炎。

【病机分析】

肝郁化火，热毒炽盛，腐蚀贲门。或气郁犯胃，胃失和降，胃酸上犯，浸渍于贲门，皆可致贲门肿胀。所以贲门部位热辣烧灼，饮热食热水时疼痛难忍。有时嗳气吞酸时心窝处疼如刀割。舌红苔厚脉弦大，乃肝郁热盛之证。

【治疗原则】

清热解毒，滋阴降逆。

【方药组成】

柴芍黄连解毒汤加味。柴胡 12g，白芍 30g，黄连 12g，黄芩 12g，黄柏 30g，栀子 9g，连翘 30g，花粉 60g，枳实 30g，代赭石 30g，生姜大枣引。

【临症加减】

恶寒加白芷 12g，牛子 12g；湿热重加薏苡仁 20g，二花 20g，土茯苓 20g；食少加山楂 20g，炒麦芽 20g，鸡内金 20g；烧心吐酸水时加白及 30g，乌贼骨 30g，煅瓦楞子 30g；口苦吐酸水时加吴茱萸 4g，龙胆草 12g；脾胃虚弱时加扁豆 20g，山药 20g，薏苡仁 20g。

【方剂解析】

肝气不舒，郁而化火，火热毒盛，充斥贲门。或肝火旺盛，胃酸过多，肝郁犯胃，胃气上逆，胃酸随胃气上逆而上犯贲门处，而使贲门发炎。今用黄连解毒汤，出自《外合秘要》。功能泻火解毒。对于舌质红苔厚，脉弦大之郁热实证颇有良效。黄连大苦大寒泻心肝胃之实火，去火之本。黄芩清肺胆之火。黄柏安肾水以制火又能除下焦湿热。栀子利尿，泻三，焦之热从小便而出。加柴胡、白芍疏肝平肝，解郁之根。连翘清热解毒而散结。花粉消肿生津而滋阴。枳实、代赭石降逆气以防贲门受浸。药虽十味，方可疏肝解郁，泻火解毒，滋阴散结，消肿降逆，解除诸证。加白芷、牛蒡子以解外寒之象。薏苡仁、二花、土茯苓以清热解毒，去除湿热。山楂、炒麦芽、鸡内金消食和胃，以增加饮食。白及、乌贼骨、煅瓦楞子控制酸水。吴茱萸、龙胆草相配散郁结，泻胆热，与黄连相伍，泻肝胆之火，而去口苦吐酸之证，扁豆、山药、薏苡仁健脾除湿用于脾胃虚弱。

贲门糜烂

【临床症状】

心窝部烧灼，热辣作痛，饮食疼痛难下，口苦吐酸，脉洪大，舌质红苔腻。本证类似于现代医学的糜烂性贲门炎，或贲门溃疡合并感染者。

【病机分析】

情志不畅，肝气郁结，郁久化火，肝火旺而生酸，肝郁又可犯胃，胃气不降而上逆，火盛肉腐，酸多浸渍，以致贲门糜烂。所以贲门部位烧灼热辣，饮食时疼痛难下。口苦而吐酸水。脉象洪大，舌质红苔腻乃肝胃火盛之证。

【治疗原则】

清热解毒，收敛生肌。

【方药组成】

柴芍左金丸合黄连解毒汤加味。柴胡 12g，白芍 30g，黄连 12g，吴茱萸 3g，黄芩 12g，黄柏 30g，栀子 9g，连翘 30g，乳香 9g，没药 9g，白及 30g，乌贼骨 30g，甘草 9g，煅石膏 30g，生姜大枣引。

【临症加减】

气虚加黄芪 20g，山药 20g；嗳气吐食呕恶加枳实 20g，代赭石 20g；心窝部有硬块、吐血者加莪术 20g，丹参 20g；酸水多心中闷加煅瓦楞子 30g；食少加炒麦芽 30g，鸡内金 20g；胁痛加郁金 20g，佛手 15g，川楝子 10g，元胡 15g；口臭加桔梗 12g，薏苡仁 20g。

【方剂解析】

火盛酸腐，贲门腐烂，今用左金丸，出自《丹溪心法》。功用清泻肝火，降逆止呕。黄连解毒汤出自《外台秘要》，功能泻火解毒。肝经火旺，横逆犯胃，用大苦大寒之黄连，清泻肝胃之火，以除酸根。少佐吴茱萸开郁结条肝气，与柴胡、白芍相配，加强了疏肝解郁之力，以去生火之源。黄芩清上焦肺火，又能止血。黄柏泻下焦湿热又能治虚热安肾水，以固其本。栀子泻火解毒，凉血利尿，导热从小便而去。连翘清热解毒而散结，为糜烂之要药。乳香、没药活血消肿生肌。白及、乌贼骨、煅瓦楞子止血生肌制酸以促糜烂之愈合，防酸水之侵犯。乳香、白及相合可生成保护膜以护糜烂之溃疡面。煅石膏生肌长肉，诸药合用，疏肝解郁，清热泻火解毒，收敛生肌，止酸护膜可使糜烂速愈。加黄芪、山药健脾益气。枳实、代赭石降逆气止呕恶、除嗳气。莪术、丹参消包块止血瘀之出血。煅瓦楞子制酸水、散结，而除胸闷。炒麦芽、鸡内金消食和胃，改善食欲。郁金、佛手、川楝子、元胡疏肝解郁，理气止痛。桔梗、薏苡仁健脾除湿，宣通气郁而除口臭。

贲门失调

【临床症状】

烧心、口苦、呕吐、恶心，吞吐饮食，饮食及酸苦水返入食道，脉弦缓，舌淡苔薄白润。本证类似于现代医学的贲门功能失常证。

【病机分析】

肝胆气郁，郁而化火，火郁犯胃，胃气上逆，肝热生酸，胆热生苦，胃酸随气上逆侵犯贲门。所以烧心、口苦、呕恶、吞吐饮食。气机不畅，正气不足，贲门开合无力，开而不闭，胃容物承逆气而返入食道。脉弦缓，舌质红苔白，乃脾气虚而肝郁之兆。

【治疗原则】

平肝利胆，健脾降逆。

【方药组成】

柴芍左金丸合四君子汤加味。柴胡 12g，白芍 30g，黄连 12g，吴茱萸 3g，党参 30g，白术 12g，茯苓 30g，甘草 9g，生姜大枣引。

【临症加减】

烧心加白及 20g，乌贼骨 20g，煅瓦楞子 20g，连翘 20g，栀子 10g；口苦加黄芩 12g，龙胆草 10g，茵陈 20g，郁金 12g；呕恶加苏梗 20g，旋覆花 20g，藿香 15g，竹茹 15g；吞吐饮食加枳实 15g，代赭石 30g，姜半夏 10g；叹气加香橼 20g，佛手 15g，郁金 15g，川楝子 10g，生麦芽 20g；疼痛加川楝子 10g，元胡 15g，百合 20g，台片 10g；心嘈加扁豆 20g，山药 20g。

【方剂解析】

脾气虚，正气不足，肝胆郁滞，气机不畅，贲门不能闭合。肝郁则犯胃，胃气上逆则胃中酸水，饮食可反流进入食道。今用左金丸出自《丹溪心法》，功能清泻肝火，降逆止呕。与柴胡、白芍相配，疏肝解郁，条达肝气，以防胃容物对贲门的压力。贲门不闭乃无力所致，用四君子汤，出自《太平惠民和剂局方》，功能益气健脾，以改善贲门无力状态。方中柴胡疏肝解郁，白芍平肝，可防黄连苦燥而伤胃。黄连泻肝胃之火邪，吴茱萸辛散开郁而条肝，以纠正黄连之苦寒。党参助正气，白术益气健脾，茯苓健脾利湿，甘草和药。生姜大枣，调和胃气。诸药合用，可使肝郁解，热邪除，正气足，贲门功能如常。加白及、乌贼骨、煅瓦楞子、连翘、栀子制酸水清热泻火，以除烧心。黄芩、龙胆草、茵陈、郁金清泻胆热以止口苦。苏梗、旋覆花、藿香、竹茹降气和胃清热以除呕恶。枳实、代赭石、姜半夏降胃气，止吞吐饮食。香橼、佛手、郁金、川楝子、生麦芽疏肝解郁，条肝之性，可消除叹气症状。川楝子、元胡、百合、台片理气止疼痛。扁豆、山药健脾益气以除脾虚之心嘈证。

贲门瘀阻

【临床症状】

贲门部疼如针刺，饮食时疼痛加剧，时呕出鲜血或烂肉样物质，脉涩舌质紫暗。本证类似于现代医学的贲门癌症。

【病机分析】

气滞血瘀，阻于贲门。故贲门部位痛如针刺。饮食时刺激局部故疼痛加剧。肿物被粗糙食物刺伤时，可见鲜血或烂肉物呕出。脉涩，舌质紫暗，乃气滞血瘀之兆。

【治疗原则】

活血化瘀，理气降逆。

【方药组成】

四逆失笑散加味。柴胡12g，白芍30g，枳实30g，甘草9g，五灵脂15g，蒲黄15g，乳香9g，没药9g，莪术30g，丹参30g，三棱30g，香附子30g，生姜大枣引。

【临症加减】

口臭加桔梗12g，花粉20g，薏苡仁20g；气虚加党参15g，黄芪15g，山药15g；嗳气加生麦芽20g，山楂20g，代赭石20g；食少加炒山楂30g，鸡内金20g；吐痰加炒莱菔子20g；疼剧加川楝子10g，元胡15g，百合15g，台片10g；内热加公英20g，连翘20g，黄柏12g，二花20g。

【方剂解析】

肝气郁结，气机不畅，血瘀不行，阻于贲门，故今用四逆散出自《伤寒论》，功能透邪解郁，疏肝理气。失笑散出自《太平惠民和剂局方》，功能活血祛瘀，散结止痛。方中柴胡疏肝解郁，调畅气机，白芍养阴柔肝，与柴胡合用条达肝气。枳实理气解郁，泄热破结，同柴胡一升一降，加强疏畅气机之功，甘草和药，五灵脂通利血脉而散瘀血。对内停瘀血阻滞脉络之症收效甚捷。蒲黄活血止血，与五灵脂相配，活血散结止痛之力增强。加乳香、没药、莪术、丹参、三棱、活血祛瘀，养血之能倍增。香附子调郁气，行血中之气，使之活而即散。诸药合用，瘀血祛，气郁解，逆气降，诸证缓解。加桔梗、花粉、薏苡仁开结除湿以消口臭。党参、黄芪、山药健脾益气。生麦芽、山楂、代赭石调肝气、降逆气以除嗳气。炒山楂、鸡内金，消食和胃增加食欲。炒莱菔子降气化痰。川楝子、元胡、百合、台片理气止痛。公英、连翘、黄柏、二花清热解毒。

湿 热 郁 蒸

【临床症状】

身黄、目黄、尿色黄赤、食少便溏，发热口苦，胃脘胀满作痛，连及两胁，脉弦数，舌质红苔腻。本证类似于现代医学的黄疸型肝炎。

【病机分析】

肝气郁结，脾胃虚弱，升降失常，运化失职，水湿不化，聚湿生热，湿热熏蒸肝胆，胆汁不循常通，溢于肌肤，所以身黄、目黄、尿色黄赤。脾虚其气下趋，升降运化失调则食少便溏。湿热蒸于肌表则发热。胆热逆胃则口苦。气郁胃逆，气机不畅，则胃脘胀满而痛及两胁。脉弦数，舌质红苔腻乃湿热阻于中焦之证。

【治疗原则】

健脾和胃，清利湿热。

【方药组成】

六君子汤合栀子柏皮汤加味。党参12g，白术12g，茯苓30g，甘草3g，陈皮9g，半夏9g，栀子15g，黄柏30g，茵陈30g，柴胡12g，郁金15g，青皮9g，公英60g，板蓝根60g，生姜大枣引。

【临症加减】

食少加山楂20g，鸡内金20g；发热加二花20g，连翘20g；口苦加黄芩12g，龙胆草12g；痛加青木香30g，苔腻者白术易苍术，加藿香15g，厚朴12g，白蔻10g。

【方剂解析】

脾虚湿盛，湿聚化热。影响胃之升降，阻碍肝胆之疏泄。六君子汤出自《医学正传》，功能益气健脾、燥湿化痰。栀子柏皮汤出自《伤寒论》，功用清热利湿。党参健脾补气，白术燥湿健脾益气，茯苓健脾利湿，甘草和中，陈皮理气化痰，气降湿去。半夏健脾燥湿化痰，降气以助湿下。栀子清热利尿使热邪随小便而出。黄柏清湿热为除湿热之要药。茵陈利湿热而退黄。加柴胡疏肝解郁，郁金疏肝利胆解郁凉血。青皮理气疏肝，公英清热解毒、利尿，以利湿除。板蓝根，清热解毒，凉血而抗病毒，生姜大枣和胃。上药合用，健脾和胃，清利湿热，使脾气健，胃气降，肝气疏，湿热去，诸证可愈。

脾胃湿热

【临床症状】

胃脘痞闷饱胀不舒，饭后尤甚，食少，舌质红苔腻，脉滑有力。本证类似于现代医学的浅表性胃炎。

【病机分析】

脾胃虚弱，运化失职，水湿不化，聚湿生热，湿热之邪阻于中焦，气机不畅，升降失常，故胃脘痞闷，饱胀不舒。饮食入胃，胃蠕动迟缓，排空减慢，气滞更重，故饭后尤甚。饮食量少，舌质红苔腻，脉滑有力，乃湿热阻滞之象。

【治疗原则】

散结除痞，平调寒热。

【方药组成】

半夏泻心汤加减。黄连9g，黄芩9g，干姜3g，半夏9g，栀子9g，茵陈30g，川楝子15g，藿香30g，柴胡12g，苏梗30g，枳实15g，代赭石30g，甘草9g，生姜大枣引。

【临症加减】

心嘈加香附子30g；烧心加连翘30g，白及30g，乌贼骨30g；口苦加吴茱萸4g，龙胆草10g；腹硬加莪术20g，丹参20g；腹软加扁豆20g，山药20g；气虚脉弱加党参15g；腹胀加厚朴12g；食少加炒莱菔子20g；神曲20g；口渴加花粉20g。

【方剂解析】

湿热互结于胃腑，阴阳升降失常，气机不畅，故用半夏泻心汤。出自《伤寒论》，功用寒热平调，散结除痞。方中半夏散结除痞，降逆止呕，干姜温散，黄芩、黄连泄热开痞，实乃辛开苦降之用。栀子泻热利尿，导热从小便而出。茵陈清利湿热，川楝子疏肝清热，藿香芳香代湿浊，柴胡疏肝解郁以助调平胃腑。苏梗、枳实、代赭石降逆气，开玩痞，甘草、生姜、大枣调药和胃。上药合用，湿热祛，阴阳调，升降复常，诸证而愈。加香附子理血气，疏肝郁而除心嘈。连翘清热散结，白及、乌贼骨制酸，共除烧心之证。莪术、丹参，破结活血化瘀而除腹硬。扁豆、山药健脾益气而补腹软之脾虚。党参益气虚，厚朴行气除腹胀。炒莱菔子、神曲消食和胃，增加食欲。花粉滋阴生津除口渴胃热。

胆囊肿痛

【临床症状】

右上腹部持续性钻顶痛或呈阵发性绞痛，辗转不安，恶心呕吐，四肢厥冷，但头汗出或伴见发热，脉弦有力，舌质红苔厚。本证类似于现代医学的急性胆囊炎或胆道蛔虫证。

【病机分析】

胆胃热盛，疏泄失常，气机不畅，则右上腹部胆区压痛或持续性作痛，向右肩背部放射。若蛔虫钻入胆道，则可见持续性钻顶痛或阵发性绞痛，辗转不安。胃气上逆则呕恶。痛甚阻滞脉络，阳气被郁不达四肢，则四肢厥冷。热随阳气蒸于外，则见头汗出或发热。脉弦有力，舌质红苔厚乃胆胃热盛，疏泄升降失常之证。

【治疗原则】

理气止痛，清热利胆。

【方药组成】

胆囊炎证散加减（自拟方）。茵陈60g，柴胡12g，枳壳12g，木香9g，白芍30g，醋郁金15g，制半夏9g，川楝子12g，黄连9g，黄芩9g，大黄9g，甘草9g，生姜引。

【临症加减】

黄疸加龙胆草12g；发热加公英30g，板蓝根30g，二花30g；有虫加乌梅15g，川椒10g，使君子仁10g，苦楝皮15g，体虚加党参10g，当归10；四肢厥冷冷汗出加熟附子6g，桂枝10g；腹胀便秘加槟榔10g，大黄10g。

【方剂解析】

方中茵陈清热而利胆，柴胡疏肝解郁，枳壳宽中下气与柴胡合用调中气之升降，助气机之调畅。木香理气止痛，白芍平肝，与柴胡合用以维持肝疏泄功能之正常。郁金、川楝子解肝郁清热而止痛。半夏降逆止呕与枳壳相配助通腑之用。黄连、黄芩、大黄三药泻三焦之实热，以除胆胃之热根。柴胡、白芍、郁金、川楝子疏肝解郁，以散胆之热郁。枳壳、半夏、木香、大黄理气降逆以奏腑气宣通之功。生姜、甘草和胃调药。上药合用，胆胃热去，疏泄升降如常。则疼痛自止。加龙胆草除湿热以退黄疸。公英、板蓝根、二花清热解毒而除发热。乌梅、川椒、使君子仁、苦楝根皮以杀虫。党参、当归以补虚，熟附子、桂枝温阳去厥冷。槟榔去腹胀便秘。

中气下陷

【临床症状】

胃脘下坠作痛，饭后尤甚，平卧则减，胃中撑胀食少，舌淡苔薄白，脉缓弱。本证类似于现代医学的胃下垂证。

【病机分析】

脾气虚，中气不足，上举无力，不能支撑胃腑处于恒定状态。所以胃脘自感下坠作痛。饮食则加重胃内负担，故饭后尤甚。平卧时下垂之胃腑可自动上移，胃中食物易从幽门排出，以减轻胃内压力，故平卧则减。胃中排空减慢，影响胃腑蠕动，则胃中撑胀，食欲减退。舌淡苔薄白，脉象缓弱，乃脾胃虚弱，中气不足之证。

【治疗原则】

健脾益气，补中升提。

【方药组成】

补中益气汤加味。黄芪 30g，陈皮 9g，柴胡 12g，升麻 9g，人参 12g，白术 12g，当归 15g，炙甘草 9g，川断 30g，枳实 15g，紫河车一个、生姜大枣猪肚包一个为引。

【临症加减】

嗳气加生麦芽 30g，佛手 15g；苔腻食少加藿香 15g，白蔻 10g；舌红加连翘 30g，茵陈 30g，土茯苓 30g；吐酸水加煅瓦楞子 30g，煅牡蛎 30g，鱼骨 30g；腹胀加厚朴 12g；便溏加扁豆 30g，炒芡实 30g；口苦加黄连 12g，吴茱萸 4g，龙胆草 10g；肾虚腰酸加炒杜仲 20g，淫羊藿 30g。

【方剂解析】

饮食劳倦，长期站立，举重过度，身体重震，脾胃气虚，清阳下陷，无力升举，故用补中益气汤，出自《脾胃论》，功用补中益气，升阳举陷。以升中阳，支撑胃腑。方中黄芪升阳而补中益气。人参、白术、炙甘草健脾益气，以固后天之本。升麻、柴胡升举下陷之中气，以恒定胃腑。陈皮、枳实理气降气，与补气药合用，调平中州，升降如常，理降邪气更利于中气复正。当归补血入肝，以助肝调畅全身气机之功能。川断、紫河车大补肾气，助肾阳，填精血，以固元气之根。生姜大枣和胃，猪胃乃血肉有情之品，以物补物也。上药合用脾胃得健，元气得固，中气得复，胃腑自然上举如常。加生麦芽、佛手疏肝解郁以除嗳气。藿香、白蔻化湿醒脾以除苔腻增加食欲。连翘清热散结，茵陈清肝胆之湿热而不伤胃，以利中气之恢复。土茯苓解毒利湿。煅瓦楞子，煅牡蛎、乌贼骨治胃酸。厚朴行气除腹胀。扁豆、炒芡实健脾固肾，涩肠止泻。黄连、吴茱萸、龙胆草清肝胆之热止口苦。炒杜仲，淫羊藿，补肾阳益肾气，加强升举之力而治腰痛。

胃阴不足

【临床症状】

胃脘隐痛，饥不欲食，口干舌质红，脉细。本证类似于现代医学的萎缩性胃炎。

【病机分析】

脾胃久虚，无力分泌，胃阴虚胃膜失养，故胃脘隐隐作痛。虚则生内热、热易杀谷，虚则运化无力，故饥而不欲食。阴不足不能濡润于口则口干。舌质红脉细乃胃阴亏虚之证。

【治疗原则】

养胃益阴，健脾和中。

【方药组成】

益胃汤加减。沙参30g，麦门冬30g，石斛30g，花粉30g，玉竹30g，生扁豆30g，生山药30g，川楝子10g，柴胡10g，佛手10g，香橼15g，山楂30g，生甘草9g，生姜大枣引。

【临症加减】

气虚加人参10g；胃酸过度缺乏者加川木瓜10g，乌梅10g，白芍30g；嗳气加生代赭石20g，生麦芽20g；失眠加丹参20g，烧心加乌贼骨20g，煅瓦楞子20g；舌红加蒲公英20g，当归10g。

【方剂解析】

脾胃虚弱，水湿不化，不能分泌阴液，故用益胃汤养阴益胃。本方出自《温病条辨》功用养阴益胃。方中沙参、麦门冬、石斛、花粉、玉竹，生津养阴，以补阴之不足。生扁豆，生山药健脾升津，以补生津之源。川楝子、柴胡、佛手、香橼疏肝理气，调脾胃之升降，以利于脾胃功能之恢复。山楂与生甘草相配，酸甘化阴，健脾和胃。生姜大枣和胃。上药合用，肝气疏，脾气健，胃气和，升降正常，胃阴乃复。加人参以助正气。加川木瓜、乌梅、白芍与甘草相合酸甘以化阴，疏肝理脾以利津生。生代赭石、生麦芽，降逆气，条肝气，故除嗳气。丹参清心安神而除失眠。乌贼骨、煅瓦楞子制酸水过盛而引起之烧心。蒲公英、当归，清血中之热而治舌质红之证。

食滞胃脘

【临床症状】

胃中撑胀作痛，嗳腐吐食，厌食呕恶，舌红苔腻脉滑。本证类似于现代医学的急性胃炎。

【病机分析】

脾胃虚弱，运化失职，升降失常，气机不畅，则胃脘撑胀作痛。食不化，胃气上逆则嗳腐吞吐，厌食呕恶。舌质红苔腻脉滑乃食滞化热之兆。

【治疗原则】

消食导滞，清降和中。

【方药组成】

保和丸加味。陈皮 9g，神曲 30g，山楂 30g，茯苓 15g，半夏 9g，连翘 30g，炒莱菔子 30g，炒麦芽 30g，枳实 15g，代赭石 30g，木香 9g，甘草 9g，生姜大枣引。

【临症加减】

胃热加生石膏 30g；便秘加大黄 10g；腹胀加厚朴 10g；呕吐酸水加黄连 12g，吴茱萸 4g；苔腻加藿香 15g，白蔻 10g，厚朴 10g。

【方剂解析】

饮食自倍，肠胃乃伤。饮食失节或暴饮暴食，或过食生冷，以至于气机阻滞，食积内停，升降失常，而生诸证。今用保和丸出自《丹溪心法》功用消食和胃，半夏健脾和胃，降逆止呕，以除主证，陈皮理气健脾，以利湿祛，与茯苓，半夏，甘草相配健脾以杜湿之源，补脾胃虚弱之本。神曲、山楂、炒莱菔子、炒麦芽和胃除食滞。茯苓健脾利湿使湿邪有去路。连翘清热散结，以除食滞化热聚结胃腑之证。枳实、代赭石降气以通胃腑，达腑气以降为顺之功。木香理乎气滞，助食滞之降。上药合用，脾健胃和，升降复常。食滞得化，湿热得清，诸证悉除。加生石膏以除胃热。大黄通腑泻热结而治便干。厚朴行气化湿而除腹胀。黄连、吴茱萸清泻肝胆胃之实火止呕吐酸苦水。藿香、白蔻、厚朴、芳香化湿醒脾行气，以除苔腻之兆。

寒邪客胃

【临床症状】

胃中绞痛，按之冷感，得热痛减，舌淡苔白脉沉紧。本证类似于现代医学的胃痉挛证。

【病机分析】

饮食生冷伤及胃腑，或外寒直中胃腑，皆可损伤中阳，使中焦气滞，不通则痛。因寒邪收引，故胃中绞痛难忍。因寒邪所伤故按腹部有冷感。遇热则寒邪暂减，故胃痛得热则缓。舌淡苔白，脉沉紧，乃寒伤胃阳，气滞作痛之象。

【治疗原则】

散寒止痛，健脾和中。

【方药组成】

良附丸加味。高良姜9g，香附子15g，川椒9g，吴茱萸9g，肉桂6g，藿香30g，木香9g，厚朴9g，甘草9g，生姜红糖引。

【临症加减】

有风寒表证者加苏叶30g，陈皮12g；食少嗳气呕吐加枳实15g，神曲15g，半夏10g。

【方剂解析】

胃为寒凝，气机阻滞，不通则痛。肝者调畅全身之气机也。故选用良附丸，行气疏肝，祛寒止痛。本方出自《良方集腋》。方中良姜辛热，暖胃温中，散寒止痛。酒洗者增强散寒之力。醋香附疏肝开郁，行气止痛，醋制则加强了入肝脏行气止痛的功效。川椒温中止痛。吴茱萸入肝而温中。肉桂温中止痛，藿香芳香和胃木香理气止痛，厚朴行气除胀，甘草和药。生姜红糖温胃止呕。上药合用，既散寒凝，又行气止痛，痉挛之痛服之速愈。加苏叶，陈皮理气健脾，发散表寒。枳实、神曲、半夏降气和胃消食，止呕吐，除嗳气而增加食欲。

饮停胃肠

【治疗原则】

呕吐淡水，肠鸣辘辘，胃中有振水声，舌淡苔腻，脉缓滑。本证类似于现代医学的胃肠功能紊乱或幽门梗阻证。

【病机分析】

脾胃虚弱，运化失职，水湿不化，聚于胃中，气机阻滞，升降失常，胃气上逆则呕吐淡水。聚于肠中，则肠鸣辘辘。幽门梗阻，胃中水饮不能排空，则胃中有振水声。舌淡苔腻，脉缓滑乃水饮停留胃肠之故。

【治疗原则】

温胃逐饮，健脾和中。

【方药组成】

苓桂术甘汤加味。茯苓15g，桂枝15g，白术12g，炙甘草9g，厚朴12g，藿香30g，槟榔15g，半夏9g，生姜大枣引。

【临症加减】

食少加山楂30g，炒莱菔子30g；呕吐加枳实15g，代赭石30g，痛加木香6g，大便不通加大黄10g，腹胀者加大腹皮15g，茯苓皮15g。

【方剂解析】

中阳不足，饮停胃肠。中阳虚则脾失健运，湿聚为饮，今用苓桂术甘汤，温阳化饮，健脾利湿。该方出自《金匮要略》，方中茯苓甘淡健脾利湿。饮为阴邪，非温而不化，用桂枝温阳化饮。白术健脾燥湿，脾健则运化水湿之功正常，与甘草，茯苓相配健脾以杜水湿之源。厚朴温中行气而化湿。藿香芳香而化湿浊，槟榔通腑泻饮。半夏健脾降逆气止呕恶。生姜大枣和胃，上药合用温而不燥，利而不猛。标本同治，饮邪自除。加山楂，炒莱菔子和胃消食增加食欲。枳实，代赭石，降逆气除呕吐。木香理气止痛。大黄清热泻积以通胃肠之腑。

积聚胃中

【临床症状】

胃中气聚作痛，时发时止，或见包块，按之硬痛，苔白脉弦大。本证类似于现代医学的幽门梗阻证。

【病机分析】

肝气郁结，气机不畅，横逆犯胃，胃失和降，气夹食聚留胃中，所以胃中气聚作痛，气散痛止气聚痛发，故时发时止。气不动则食不下，凝聚胃腑之中，故可见包块，按之气滞更甚，故按之硬痛。苔白脉弦大，乃气滞积聚之证。

【治疗原则】

行气消积。

【方药组成】

百合乌药汤加味（自拟方）。柴胡12g，白芍30g，川楝子10g，元胡12g，百合30g，乌药12g，莪术30g，丹参30g，枳实30g，代赭石30g，青木香9g，木香6g，甘草3g，生姜大枣引。

【临症加减】

吐酸水加黄连12g，吴茱萸4g；心嘈加香附子30g，烧心加白及30g，乌贼骨20g；食少加炒麦芽20g，炒山楂20g。

【方剂解析】

万物之动皆靠气行，气滞则食聚胃腑，治宜行气消积。故采用百合乌药汤加味治之。方中柴胡疏肝解郁，调全身之气机。白芍平肝敛阴助肝性之柔。川楝子、元胡、乌药、青木香、木香理气止痛，百合养心安神以补五脏。莪术、丹参破血消滞。枳实、代赭石降逆气而消痞，甘草、生姜大枣和胃调药，加黄连、吴茱萸清泻肝胆胃之实火，制生酸之源。香附子理血气而疏肝而止心嘈。白及、乌贼骨止酸水而除烧心。炒麦芽、炒山楂和胃消食可增加食欲。上药合用，气机调畅，升降复常，积聚得散，胃中得和，诸证皆消。

肝胃失和

【临床症状】

胃脘胀闷作痛，头痛呕吐，下坠欲泻，每因情志变化而痛作，舌淡苔白腻，脉弦。本证类似于现代医学的胃神经官能症。

【病机分析】

情志不舒，肝气郁结、脾胃升降失常，气机不畅，不通则痛故胃脘胀闷作痛。浊气上犯则头痛，胃气上逆则呕吐。气滞肠中则下坠欲泻。因肝郁胃逆所致，故每因情志变化而痛作。舌淡苔白腻，脉象弦，乃肝气郁结，胃失和降之证。

【治疗原则】

疏肝降逆。

【方药组成】

四逆散加味。柴胡12g，白芍30g，枳实15g，炙甘草9g，姜半夏9g，代赭石30g，厚朴9g，木香6g，扁豆30g，藿香30g，生姜引。

【临症加减】

舌红加栀子 10g，茵陈 30g，生石膏 30g；眼眶及前额痛加白芷 15g；眼珠痛加细辛 3g；失眠加炒枣仁 30g，吐酸水加黄连 12g，吴茱萸 3g，心嘈加乌贼骨 20g，香附子 20g；烧心加连翘 30g，煅瓦楞子 30g，项强作痛加羌活 12g，葛根 30g。

【方剂解析】

肝郁气滞，邪犯胃腑，胃气不降，故选用四逆散透邪解郁，疏肝理气。本方出自《伤寒论》，方中柴胡疏肝解郁，透邪外出，以除气郁之根。白芍平肝养阴柔肝与柴胡相配条达肝气。枳实降浊气下胃气，消痞散结。炙甘草和药。姜半夏降逆气和胃而止呕吐。代赭石降逆气。厚朴行气除胀满。木香理气止痛，而除后重。扁豆健脾止泻。藿香芳香化湿浊除苔腻之呕恶，生姜和胃助湿邪之散。加栀子、茵陈、生石膏以除内热。眼眶及前额作痛，属阳明经病变，故加白芷。眼珠属肾经病变，故痛时加细辛。炒枣仁养心安神而治失眠。黄连，吴茱萸泻肝火制酸水。乌贼骨，香附子止酸水，理血气，疏肝郁而除心嘈。连翘清热解毒而散结，煅瓦楞子止酸水，合用治烧心。项强作痛太阳经脉不利，故加羌活，葛根以除之。

心脾两虚

【临床症状】

心悸失眠，食少体倦，胃脘胀闷隐痛，饿时心嘈，舌淡苔薄白润，脉弱，本证类似于现代医学的重度浅表性胃炎。

【病机分析】

脾胃虚弱，运化失职，气血生化乏源。心失所养则心悸失眠。气血不能充养四肢肌肉，则体倦乏力。脾胃虚，升降失常，又被肝气所乘，故食少，胃脘胀闷隐痛，空腹时，胃腑失于谷气所充，故饿时心嘈，舌淡苔薄润，脉弱，乃心脾两虚之证。

【治疗原则】

补益心脾。

【方药组成】

归脾汤加减。黄芪 15g，远志 12g，炒枣仁 15g，人参 10g，白术 12g，当归 12g，木香 3g，茯神 15g，炙甘草 9g，山楂 30g，扁豆 30g，山药 30g。生姜大枣引。

【临症加减】

吐酸水加煅牡蛎30g，煅瓦楞子30g，乌贼骨30g，嗳气加佛手15g，柴胡12g；便血加白及20g，乌贼骨20g，大黄炭10g，灶心土30g，三七参9g。

【方剂解析】

心脾两虚，气血不足，脾虚失运，心虚则神不安，故用归脾汤益气补血，健脾养心。归脾汤出自《济生方》。方中黄芪甘温补脾益气，人参大补元气，白术健脾燥湿益气。当归补血养血。茯神、炒枣仁、远志、宁心安神。木香理气醒脾，可使补而不滞。炙甘草调和诸药，补气健脾。人参、白术、黄芪三药相配健脾补气，气旺血生。脾健心宁以除心脾两虚之根。山楂和胃活血以防补血而瘀滞之弊。扁豆，山药以加强健脾之力。生姜大枣和胃以调饮食。加煅牡蛎、煅瓦楞子、乌贼骨制酸水而止吐酸。佛手、柴胡疏肝解郁而除嗳气。白及、乌贼骨、大黄炭、灶心土，三七参止气虚不摄之便血。诸药合用，益气补脾，养心安神，补而不滞，气血充足，脾健胃和，诸证痊愈。

瘀血阻滞

【临床症状】

胃中撑胀隐痛，食少便血，舌质紫暗脉弦涩。本证类似于现代医学的胃及十二指肠出血证。

【病机分析】

脾胃气虚，气虚无力运血，瘀血阻滞胃腑，气机不畅则胃中撑胀隐痛。脾胃虚弱，运化失职则食少。气虚不得摄血，血不循经，溢于脉道故大便下血。舌质紫暗，脉弦涩，乃瘀血阻滞之证。

【治疗原则】

祛瘀止痛。

【方药组成】

失笑散加味。炒五灵脂12g，黑蒲黄30g，黑当归30g，黑白芍30g，黑香附子30g，台片9g，白及30g，乌贼骨30g，三七参9g，（分三次冲服）灶心土引。

【临症加减】

食少加黑山楂20g；气虚加人参10g，黄芪30g，嗳气加柴胡15g；吐酸水加煅瓦楞子30g，煅牡蛎30g；舌质红便干加黑大黄10g。

【方剂解析】

瘀血阻滞，血行不畅，故用失笑散活血祛瘀，散结止痛，失笑散出自

《太平惠民和剂局方》。方中五灵脂甘温，通利血脉而散瘀血。瘀血作痛其效优良，蒲黄甘平入肝经活血止血。二药相伍，活血散结，祛瘀止痛之力倍增。黑当归补血活血。炒黑者活中上。黑香附子理血气，疏肝郁，炒黑者止中有动。黑白芍敛阴和营，防祛瘀血而伤阴之弊。台片理气止痛。白及、乌贼骨、三七参均能止血。灶心土健脾止血。上药合用祛瘀血止疼痛，活中有止，止中有活，止而不留瘀，活而不耗血，相辅相成。诸证方愈。加黑山楂增加食欲。人参、黄芪补元气助中气，纠正气虚。柴胡疏肝解郁，而除嗳气。煅瓦楞子，煅牡蛎制酸水而止吐酸。黑大黄止血，祛瘀血，通大便，清热解毒以治舌质红便干的出血之证。

脾胃虚弱

【临床症状】

饿时饭后均嗳气，食少腹胀，乏力，大便先干后溏，饭后饱胀，饿时有空洞感，舌淡苔薄白而润，脉弦弱。本证类似于现代医学的浅表性胃炎伴十二指肠溃疡证。

【病机分析】

脾胃虚弱，运化失职，升降失调，肝木所乘，所以饿时饭后均嗳气。食少腹胀。气血生化乏源，无力充养机体，故乏力。脾胃虚，中气不足，则大便先干后溏。运化无力，排空减慢，则饭后胃中饱胀不适。空腹时胃腑失于谷气充养，胃黏膜血循环障碍，则饿时胃中有空洞感。舌淡苔薄白而润滑，脉弦弱，乃脾胃亏虚，被肝木所乘之象。

【治疗原则】

健脾和胃，疏肝降逆。

【方药组成】

六君子汤加味。人参 12g，白术 12g，茯苓 12g，炙甘草 9g，陈皮 9g，姜半夏 9g，柴胡 12g，生姜大枣引。

【临症加减】

胃痛加元胡 12g，川楝子 10g，木香 6g；吐食嗳气加枳实 20g，代赭石 20g，苏梗 20g，藿梗 20g，旋覆梗 20g，叹气加佛手 15g，香橼 15g；口苦加龙胆草 10g；心嘈加扁豆 30g，山药 30g；吐酸水加吴茱萸 4g，白及 20g，乌贼骨 20g，煅瓦楞子 20g，黄连 12g；食少饱胀加炒莱菔子 20g，炒麦芽 20g，炒神曲 20g。

【方剂解析】

脾胃气虚，纳谷运化无力，气血生化不足。故用六君子汤益气健脾，燥湿化痰。以除因脾胃气虚所致诸证。六君子汤出自《医学正传》。方中人参甘温益气，养胃健脾。白术甘苦温、燥湿健脾又能益气，茯苓甘淡健脾渗湿。炙甘草甘温益气和中而调药。陈皮理气健脾、半夏健脾燥湿，化痰降逆以调胃腑。柴胡疏肝解郁，利于脾胃之升降。生姜大枣和胃。上药合用，补中有降，降中有补，以调平中焦。补气防气滞，健脾防湿聚，颇为精当。脾气升，胃气降，肝气疏，痰湿祛，诸证方瘥。加元胡、川楝子、木香、疏肝理气而止痛。枳实、代赭石、苏梗、藿梗、旋覆梗降胃气以除吐食和嗳气。佛手、香橼疏肝解郁除叹气。龙胆草泻肝经湿热以除口苦。扁豆、山药、健脾益气平补中州而治心嘈。白及、乌贼骨、煅瓦楞子止酸。黄连、吴茱萸泻肝胆实火制生酸之源，合用以治呕吐酸苦水之证。

肝胃郁热

【临床症状】

胃中烧灼样痛，呕吐酸苦水，尿黄便干，或溏而臭，舌质红苔黄厚，脉弦大有力。本证类似于现代医学的胆汁反流性胃炎。

【病机分析】

肝胆郁滞，胃火炽盛，阻滞气机，升降失常，所以胃中烧灼撑胀作痛。肝热生酸，胆热口苦，胃气上逆则呕吐酸苦水。热盛伤津，则尿色黄赤，大便干结或溏而臭秽。舌质红苔黄厚，脉弦大有力乃肝胃热盛之证。

【治疗原则】

疏肝清胃。

【方药组成】

大柴胡汤加减。大黄9g，木香9g，台片9g，川楝子10g，元胡10g，柴胡12g，白芍15g，茵陈30g，甘草3g，生石膏30g。

【临症加减】

食少加生麦芽20g，神曲20g，山楂20g；叹气加香橼20g，佛手15g；口干渴加花粉20g，麦门冬20g；呕吐酸苦水加黄连12g，吴茱萸4g；嗳气加枳实15g，代赭石30g，胃中撑胀加厚朴12g。

【方剂解析】

大柴胡汤出自《金匮要略》，功用和解少阳，内泻热结。今取其疏肝解郁，内泻热结之理用于本证。方中大黄清热解毒泻阳明热结，一则泻肝胆实热，二则荡涤肠胃热积。木香、台片理气止痛，以助大黄泻下之力。川楝子、元胡理气止痛。川楝子、柴胡、白芍疏肝理气，平肝柔肝，以除肝郁，止瘀热之源。茵陈利肝胆胃之湿热。生石膏大清胃热。甘草和药，加生麦芽、神曲、山楂消食和胃，增加饮食。香橼、佛手解郁化痰以除叹气。花粉、麦门冬滋阴生津而除口干渴。黄连、吴茱萸泻肝胆实火，降逆气止呕吐酸苦水。厚朴行气除胀而治胃中撑胀不舒。枳实，代赭石降逆气除嗳气，以防胆汁之反流。上药合用，肝气疏，胆热清，肝胃热盛可除，气机调畅，升降如常，诸证而愈。

肝气犯胃

【临床症状】

胃脘胀闷作痛，攻撑连胁，嗳气食少，胸闷不畅，走窜作痛，舌质淡红苔薄白，脉弦。本证类似于现代医学的轻度胆汁反流性胃炎。

【病机分析】

情志不畅，肝气郁结，横逆犯胃，胃失和降，气机不畅，故胃脘胀闷作痛。肝之经脉布胁肋，故痛可攻撑连胁。胃气上逆则嗳气食少。肝郁则全身气机失调，疏泄失职，经脉不利，气滞则胀，血滞则痛，气郁则血行不畅，胸闷而走窜作痛。舌质淡红苔薄白，脉弦乃肝郁犯胃之证。

【治疗原则】

疏肝和胃。

【方药组成】

柴胡疏肝散。柴胡 12g，白芍 15g，枳壳 9g，甘草 3g，川芎 15g，陈皮 9g，香附子 15g，生姜大枣引。

【临症加减】

胃痛加木香 6g，川楝子 10g，元胡 10g，台片 10g，青木香 30g，叹气加佛手 15g，香橼 15g；胁痛加醋郁金 15g；湿热加茵陈 30g，栀子 10g；口苦加黄芩 10g，龙胆草 10g；嗳气加代赭石 30g，藿梗 20g，沉香 4g，旋覆花 20g；食少加生麦芽 20g；吐酸水加黄连 12g，吴茱萸 4g，胸闷加郁金 15g，青皮 10g，木香 6g；脾虚加扁豆 30g，山药 30g。

【方剂解析】

肝气郁滞，横逆犯胃，作胀作痛，今用柴胡疏肝散疏肝解郁，行气止痛。柴胡疏肝散出自《景岳全书》。方中柴胡疏肝解郁，调畅气机以堵犯胃之源。香附子疏肝理气，助柴胡以疏肝解郁。川芎乃血中之气药，行气活血而止痛。

陈皮、枳壳理气宽中，行滞气降胃气。芍药敛阴养血而柔肝以镇肝旺。甘草和药白芍、甘草酸甘相合，一则化阴柔肝，二则缓急止痛。加木香、川楝子、元胡、台片、青木香理气而止胃痛，佛手、香橼解郁疏肝而除叹气。醋郁金入肝经而止胁痛。茵陈、栀子清利湿热可使湿热从小便而下。黄芩、龙胆草清胆热除口苦。代赭石、藿梗、沉香、旋覆花降逆气止嗳气。生麦芽消食和胃增加食欲，黄连，吴茱萸清泻肝胆实热而止呕吐酸水。醋郁金、青皮、木香疏肝理气而除胸闷。扁豆，山药健脾胃以调脾虚。上药合用，肝气疏、胃气降，经脉调气血行，诸证方除。

外邪犯胃

【临床症状】

发热恶寒，头痛头晕，恶心呕吐，腹胀泄泻，胃腹肠鸣作痛，舌质淡苔白腻，脉浮缓滑。本证类似于现代医学的急性胃肠炎。

【病机分析】

风湿合邪侵犯肌表，伤及于胃肠，卫阳被郁，太阳经脉不利，故头痛头晕，发热恶寒。湿浊内阻，升降失常，运化失职，清浊不分，气机不畅，则恶心、呕吐，腹胀泄泻。胃腹肠鸣，作痛。舌质淡苔白腻，脉浮缓滑，乃外感寒湿，湿浊内阻之证。

【治疗原则】

解表化湿，理气和中。

【方药组成】

藿香正气散加减。藿香 30g，紫苏叶 30g，陈皮 9g，姜半夏 9g，白术 12g，茯苓 15g，大腹皮 30g，厚朴 9g，甘草 6g，扁豆 20g，木香 6g，神曲 30g，生姜大枣引。

【临症加减】

舌质红加连翘 30g，栀子 10g；嗳气加柴胡 12g，炒麦芽 30g；痞满加枳实 15g；口苦吐酸水加黄连 12g，吴茱萸 4g。

【方剂解析】

外感寒湿，内伤湿滞，脾胃不和，升降失常。选用藿香正气散，解表化湿，和中理气。藿香正气散出自《太平惠民和剂局方》。方中藿香辛温芳香之性，一解在表之寒，二化里之湿浊。和中辟秽，升清降浊。除证之本。苏叶助藿香外解寒邪，内化湿浊。陈皮健脾理气，助湿之去。姜半夏健脾燥湿，降胃气止呕吐。白术、扁豆，健脾固本。茯苓健脾渗湿。大腹皮利水湿。厚朴，木香行气除胀止痛。甘草调和诸药，神曲，生姜大枣和胃消食。加连翘、栀子清热利湿。柴胡、炒麦芽疏肝和胃止嗳气。枳实散结除痞满。黄连、吴茱萸，清肝胆热止口苦，制酸水。上药合用，风寒得解，湿浊得化，脾健胃和，升降复常，清浊得分，诸证悉除。

脾虚舌疼

【临床症状】

舌上有裂沟或生有肉疙瘩，时觉疼痛，妨碍饮食，食少乏味，脉缓弱，舌质淡苔厚腻。本证类似于现代医学的复发性口腔溃疡证。

【病机分析】

脾胃虚弱，运化失职，气血生化不足，无力充养肉体，所以舌上有裂沟或生有肉疙瘩。脾之经脉连舌本，虚而不利，故舌体时觉疼痛，痛甚时妨碍饮食。脾虚胃不和，纳运失调，则食少而乏味。脉缓弱，舌质淡苔厚腻，乃脾虚有湿之证。

【治疗原则】

健脾和胃，清热降逆。

【方药组成】

六君子汤加味。人参 12g，白术 12g，茯苓 30g，炙甘草 9g，陈皮 9g，姜半夏 9g，柴胡 12g，茵陈 30g，枳实 15g，代赭石 30g，神曲 30g，炒麦芽 30g，扁豆 30g，山药 30g，藿香 30g，生姜大枣引。

【临症加减】

腹胀苔厚腻加厚朴 10g，白蔻 10g；口渴加花粉 20g，有热加二花 20g，公英 20g；气虚甚加黄芪 20g；胃痛加木香 6g，川楝子 10g，元胡 10g；口干苦，烧心，吐酸水加黄连 12g，吴茱萸 4g，煅瓦楞子 20g。

【方剂解析】

六君子汤出自《医学正传》，功用益气健脾，燥湿化痰。脾虚则运化乏力，水湿不化，聚湿而生痰，浊加热，阻滞脾之经脉故出现上述诸证。今用六君子汤加味治之；方中人参甘温益气健脾，白术甘苦温，燥湿健脾兼益气，杜湿浊之源。茯苓甘淡健脾渗湿使湿有去路。炙甘草调药益气和中。陈皮健脾理气，气顺痰湿可消。姜半夏降逆气健脾燥湿，为脾虚，中焦痰湿阻滞，胃气上逆证之良药。柴胡疏肝解郁，以利脾胃之升降，补中有疏，防补而不滞。茵陈清利湿热而不伤胃。枳实、代赭石降逆气消痞散结。神曲、炒麦芽消食和胃，增加饮食，以助脾虚。扁豆、山药健脾益阴。藿香芳香化浊，利湿和胃，苔腻者必用之药。生姜大枣和胃。加厚朴、白蔻芳香化浊，行气除胀。花粉生津滋阴除口渴。二花、公英清热解毒，除内热。黄芪大补中气疗气虚。木香、川楝子、元胡，疏肝理气而治胃痛。黄连、吴茱萸、煅瓦楞子清泻肝胆胃之实火，制酸之源，除肝热而止酸，去胆热止口苦，煅瓦楞子散结止酸。三药合用胃酸减轻，烧心自止。本方健胃和胃，清热降逆，纳运复常，气血充足，热邪除，湿浊化，故诸证悉除。

肝郁脾虚

【临床症状】

恼怒即肠鸣腹泻，每与情志改变有关，嗳气食少，胸胁胀闷不舒，脉弦缓，舌质红苔薄白。本证类似于现代医学的慢性胃肠炎。

【病机分析】

脾胃虚弱，肝郁木乘，升降失常，怒则伤肝，横犯脾土，所以情志改变时肠鸣即泻。胃气上逆，受纳失职则嗳气食少。肝之经脉布胁肋，肝郁则经脉不利，气机不畅，滞于胸胁，故胸胁胀闷不舒。脉弦缓，舌质红苔薄白乃脾虚肝郁之兆。

【治疗原则】

疏肝解郁，健脾止泻。

【方药组成】

痛泻要方加味。陈皮 9g，白芍 30g，白术 12g，防风 12g，扁豆 30g，山药 30g，芡实 30g，柴胡 12g，土诃子肉 30g，炙甘草 9g，生姜大枣引。

【临症加减】

嗳气加香橼 15g，佛手 15g；食少加神曲 20g，炒麦芽 20g，胸胁胀闷加青皮 10g，醋郁金 10g。

【方剂解析】

痛泻要方出自《医学正传》功用补脾柔肝，祛湿止泻。痛来自于肝、泻来自于脾。木乘土虚，脾受肝制，肝脾不调，运化失常。其特点是先腹痛而后泻。正如《医方考》说：泻责之脾，痛责之肝，肝责之实，脾责之虚，脾虚肝实，故令痛泻。所以用本方治之，屡收良功，方中白术甘苦温，益气健脾，燥湿为君，白芍酸寒，敛阴平肝，柔肝泻木，以起缓急止痛之功。陈皮理气和胃，醒脾燥湿，以调升降。少佐防风，取其辛散之力，散肝郁、调脾气。又有胜湿止泻之用。扁豆、山药、芡实、土诃子肉，健脾涩肠而止泻。柴胡疏肝解郁，与白芍、防风相合，疏肝平肝，大散肝之郁滞。又能升达脾之清阳。炙甘草健脾调药。生姜大枣和胃。加香橼，佛手解郁滞除嗳气。神曲、炒麦芽消食和胃增加食欲。青皮，醋郁金，疏肝理气可除胸胁胀闷之证。上药合用，肝郁解、脾虚补，湿邪祛，气机畅，脾健肝和，痛泻自愈。

湿热泻痢

【临床症状】

便次增多，发热腹痛，里急后重，食少呕恶，胃中不舒，小便短赤，肛门灼热，赤白相杂，脉弦数，舌质红苔腻，本证类似于现代医学的细菌性痢疾。

【病机分析】

湿热之邪壅阻肠中，伤及气血，清浊不分，传导失司，所以便次增多。湿热外蒸，气滞不畅，故腹痛里急后重。浊气上犯，胃失和降，则食少，呕吐恶心，胃中不舒。热伤津液则小便短赤。湿热下趋则肛门灼热，气血俱伤则赤白相杂。脉弦数，舌质红苔腻乃湿热阻滞肠道之证。

【治疗原则】

清利湿热。

【方药组成】

升麻葛根汤合葛根芩连汤加味。升麻9g，葛根60g，白芍30g，甘草3g，土诃子30g，山楂30g，乌梅30g，木香6g，车前子30g，黄芩9g，黄连9g，水煎服每日一剂。

【临症加减】

发热重加二花30g，白头翁30g；尿短赤加滑石30g，白冻多加山药30g，血多加当归12g，食少加神曲30g；腹胀加厚朴12g，口苦加龙胆草10g。

【方剂解析】

升麻葛根汤出自《阎氏小儿方论》功用解肌透疹。葛根芩连汤出自《伤寒论》功用解表清里。今用二方之升达清阳，清利湿热之理治疗湿热泻痢证，取得良效。方中升麻入肺胃二经，清胃热升阳气。葛根辛甘凉入胃经，升发脾胃清阳而止泻痢，发表解肌。白芍泻热和营敛阴，与甘草相配，缓急止痛，酸甘化阴以纠正因泻伤阴。甘草缓中调药。黄芩清热止利止血。黄连清热燥湿，厚肠胃而止泻。土诃子涩肠止泻。山楂消食和胃。乌梅生津收敛。木香理气滞除后重。车前子止泻痢，利小便实大便。升麻、葛根升清阳。白芍、山楂、乌梅、酸能收敛。黄芩黄连清湿热。诃子涩肠。木香止痛除里急。车前子利尿实便，使湿热自小便而下，甘草缓痛。上药合用，湿热除，脾气升，清浊分，后重去，表邪解，诸证方愈。加二花、白头翁，清热解毒，除发热。滑石利尿清热。山药健脾益气，而去白冻。当归养血活血止便血。神曲消食和胃增加饮食。厚朴行气除腹胀。龙胆草泻湿热除口苦。

胃脘痞满

【临床症状】

自觉胃中撑胀闷闷隐痛不舒，饭后饱胀加重，按之濡软，或见压痛，或饿时有空洞感，舌淡红苔白润，脉弦大，本证类似于现代医学的浅表性胃炎，伴十二指肠溃疡证。

【病机分析】

脾胃虚弱，寒热互结于心下，升降失常，气机不畅，所以自觉胃中撑胀闷闷隐痛不舒。饮食则气滞更甚，故饭后饱胀加重。里无实邪则按之濡软。气滞盛时或见压痛。中气亏虚，胃中失于谷气充养，胃黏膜缺血则可见饿时有空洞感。舌淡红苔白润，脉弦乃寒热互结胃脘之证。

【治疗原则】

健脾降逆，平调除痞。

【方药组成】

六君子汤合半夏泻心汤加减。人参12g，白术12g，茯苓30g，甘草6g，陈皮9g，半夏9g，黄连12g，黄芩12g，干姜3g，柴胡12g，白芍30g，枳实15g，代赭石20g，大枣引。

【临症加减】

吐酸水，口干苦，烧心加吴茱萸4g；心嘈烧心加香附子20g，白及20g，乌贼骨20g，煅瓦楞子20g；舌红烧心加连翘20g，栀子10g；舌红苔厚口渴加花粉20g；腹胀加厚朴12g，食少加炒莱菔子20g，山楂20g；腹硬加莪术15g，丹参15g；痛加川楝子10g，元胡10g，百合10g，台片10g，木香6g。

【方剂解析】

六君子汤出自《医学正传》功用益气健脾，燥湿化痰。主治脾胃气虚，痰湿呕逆，胸脘痞闷证。半夏泻心汤出自《伤寒论》功用寒热平调，散结除痞，用于寒热互结之痞证。方中人参益气健脾。白术健脾燥湿益气。茯苓健脾渗湿。甘草和药，大枣和胃。陈皮健脾理气。半夏燥湿祛痰，健脾降逆除呕恶。黄连、黄芩清热燥湿。干姜温中去寒。柴胡、白芍疏肝解郁，平调升降。枳实、代赭石，降逆除痞。上药合用，健脾益气，和胃降逆，寒得温，热得清，气机调畅，痞结自除。加吴茱萸配黄连清泻肝胆实热，制酸之源，除口苦止烧心。香附子、白及、乌贼骨、煅瓦楞子，理血气，止酸水，可除心嘈，烧心之证。连翘清热解毒、散结。栀子泻三焦实火，纠正舌红。花粉生津清热滋阴止口渴。厚朴行气除腹胀。炒莱菔子、山楂消食和胃增加饮食。莪术、丹参破血、活血、消食祛癥而行气，可去因气滞血瘀所致的腹硬之证。胃中痛加川楝子，元胡、百合、台片、木香以疏肝理气止痛。

虫绕胃脘

【临床症状】

胃中时痛时止，呕吐蛔虫清涎，发作时可呈绞痛，辗转不安，大汗出，舌质红苔厚腻，脉弦紧。本证类似于现代医学的蛔虫证或胆道蛔虫证。

【病机分析】

胃热肠寒，蛔动不安，不时上窜胃中，所以胃中时痛时止。虫绕胃腑，其气上逆，则呕吐蛔虫，清涎。蛔虫若钻入胆道，发生梗死，可见绞痛难忍，辗转不安，大汗出。舌红苔厚腻，脉弦紧乃胃热作痛之证。

【治疗原则】

驱蛔止痛。

【方药组成】

大黄乌梅汤。大黄 12g，茵陈 30g，甘草 6g，木香 6g，乌梅 30g，白芍 30g，川椒 9g，使君子仁 12g，鲜苦楝根皮 30g，水煎服。

【临症加减】

内热加黄连 10g，黄柏 10g；气虚加党参 12g；血虚加当归 12g；肢冷加桂枝 10g，熟附子 6g；目黄加黄柏 10g，公英 20g；便秘加枳实 15g，槟榔 15g；内寒加干姜 6g，细辛 3g。

【方剂解析】

寒热错杂，聚于胃肠，蛔得苦则下，故用大黄苦寒清泻肠胃实热。蛔得酸则静，故用乌梅、白芍使蛔动自止。蛔得辛则伏，故用川椒驱伏之虫。使君子仁、鲜苦楝根皮为驱蛔良药。木香理气止痛又助其虫出。甘草和药。茵陈清利肝胆湿热，除蛔虫生长之根。大黄配木香，可使蛔虫速下。疼痛立止。上药合用达到驱蛔止痛之目的。加黄连、黄柏以清内热。党参补气虚，当归补血虚。痛甚气机逆乱，阴阳之气失接，四肢厥冷时加桂枝、熟附子以温阳救逆。目黄乃湿热郁蒸之兆，故用黄柏、公英清利湿热，枳实、槟榔。降气通腑可除大便秘结难解。干姜、细辛温中阳，救少阴而去内寒。

胃柿石证

【临床症状】

胃中包块，坚硬如石，边界清楚，游走不定，时时隐痛，食少泛酸，嗳气烧心，舌紫脉弦涩，本证类似于现代医学的胃结石证。

【病机分析】

肝气郁结，郁久化热，肝热生酸，横逆犯胃，升降失常，胃酸过多，与涩柿物质相合，生成柿石包块，胃气不畅，气滞则血瘀，气血酸柿凝结而成，故坚硬如石。与胃壁无粘连，故边界清楚。游走不定，胃中气滞，则时时隐痛。胃气不降则食少。呕吐酸水，嗳气时作。酸水浸袭贲门则感烧灼热辣。舌紫脉弦涩乃气滞血瘀内有实物所致。

【治疗原则】

清肝制酸，破血消坚。

【方药组成】

消积丸。三棱20g，莪术20g，桃仁10g，红花10g，赤芍20g，丹参20g，香附子20g，元胡10g，白及20g，煅瓦楞子20g，黄连12g，吴茱萸4g，甘草3g，生姜大枣引。

【临症加减】

食少加鸡内金30g；嗳气加枳实20g，代赭石20g。

【方剂解析】

肝郁化热，热盛生酸，气滞血瘀，为其主要病机。故用消积丸化之。方中三棱、莪术行气除癥，破血消积。桃仁、红花、赤芍、丹参破血活血。香附子疏肝解郁，行血中之气。元胡理气活血止痛。白及、煅瓦楞子制酸。黄连、吴茱萸清泻肝胃之实热，以止酸化之源。甘草调药。生姜和胃。加鸡内金消食和胃，增加食欲。枳实、代赭石降气除痞止嗳气。上药合用，可使肝气疏，郁热清，酸水止，气机调，柿石消，诸证可愈。

脾胃虚寒

【临床症状】

胃脘隐痛，喜嗳喜按，泛吐清水，尿清便溏，舌质淡苔薄，脉迟无力。本证类似于现代医学的胃溃疡证。

【病机分析】

脾胃虚寒，中阳不振，升降失常，气机不畅，故胃脘隐痛，得热则阳气暂复，故喜暖喜按。水湿不化，胃气上逆则泛吐清水。寒不伤阴，故尿清。阴气下趋，则便溏。舌淡苔薄，脉迟无力，乃脾胃虚寒之兆。

【治疗原则】

温中健脾。

【方药组成】

黄芪建中汤合平胃散加减。黄芪 20g，桂枝 10g，白芍 10g，陈皮 10g，厚朴 10g，苍术 10g，炙甘草 6g，生姜大枣引。

【加减组成】

痛加木香 6g；呕吐加藿香 15g，嗳气加柴胡 12g，食少加神曲 15g；吐酸水加红蔻 10g，吴茱萸 4g，乌贼骨 20g，心嘈加扁豆 20g，山药 20g，香附子 30g。

【方剂解析】

黄芪建中汤出自《金匮要略》，功用温中补气，和胃缓急，主治中焦虚寒证。平胃散出自《太平惠民和剂局方》，功用燥湿运脾，行气和胃，主治湿滞脾胃证。方中黄芪甘温健脾补益中气。桂枝温中阳。白芍敛阴和营。陈皮健脾理气。厚朴行气止痛除胀。苍术渗湿健脾配桂枝，生姜大枣以助寒湿之温化。炙甘草健脾调药。黄芪建中汤除中焦虚寒，胃虚寒者，水湿不化，又用平胃散运脾燥湿。二方合用，虚补寒温，水湿化而气机畅，升降复常，诸证悉除。加木香理气止痛，藿香芳香以化湿浊除呕恶。柴胡疏肝解郁除嗳气。神曲增加饮食。白蔻制酸止痛，吴茱萸、乌贼骨止酸水。扁豆、山药、香附子疏肝解郁，理血中之气，健脾又益气，故可除心嘈之证。

肝脾不调

【临床症状】

嗳气食少，胃脘痞闷作痛、腹胀便溏，苔薄白脉弦缓，本证类似于现代医学的浅表性胃炎。

【病机分析】

肝气郁结，横逆犯脾，升降失常，胃气上逆则嗳气食少。气机不畅则胃脘痞闷作痛。清气不升而趋下，则腹胀便溏。苔薄白脉弦缓，乃肝郁脾虚之证。

【治疗原则】

疏肝健脾。

【方药组成】

逍遥散加减。柴胡 12g，甘草 6g，茯苓 10g，白术 12g，白芍 10g，当归 10g，炒麦芽 20g，枳实 10g，姜半夏 10g，木香 3g，生姜引。

【临症加减】

气虚加党参 10g，黄芪 10g；胁痛加川楝子 10g，醋郁金 10g。腹泻加扁豆 20g，薏苡仁 20g；胃热加茵陈 20g，栀子 10g。

【方剂解析】

逍遥散出自《太平惠民和剂局方》，功用疏肝解郁，养血健脾。主治肝郁血虚脾弱证，方中柴胡疏肝解郁，条达肝气。白芍敛阴养血，柔肝缓急。配以柴胡疏肝平肝，以保肝柔之性。当归养血活血，配白芍益肝血，血充则肝自柔。木郁传脾，故用白术、茯苓、半夏、甘草健脾以助土脏。脾虚易生湿，用白术、半夏燥湿，茯苓渗湿使湿有去路。肝脾不调必伤及胃腑，用炒麦芽，生姜和胃。木香理气止痛，枳实降浊气。以利肝气疏，脾气升。上药和用，肝脾调和，气机调畅，升降正常，诸证可解，加党参、黄芪以补气虚。川楝子，醋郁金疏肝理气以治胁痛。扁豆、薏苡仁健脾渗湿而止泻。茵陈、栀子清实热利湿热，胃热可除。

湿阻中焦

【临床症状】

频吐淡水，食少乏味，舌淡苔白脉迟缓。本证类似于现代医学的胃功能紊乱。

【病机分析】

脾胃虚寒，中阳不振，水湿不化，停于中焦中阳虚波及肾阳，所以频吐淡水。阳虚不运则食少乏味，舌淡苔白脉迟缓，乃中焦虚寒，湿阻之证。

【治疗原则】

温中化湿。

【方药组成】

理中丸加味。人参 12g，白术 12g，炙甘草 6g，干姜 10g，陈皮 10g，姜半夏 10g，生姜大枣引。

【临症加减】

苔腻加藿香 15g，白蔻 10g，草菓仁 10g，食少加神曲 15g，炒莱菔子

10g；嗳气加紫苏梗 15g，旋覆梗 15g，代赭石 15g，中满加炒枳实 15g，腹胀加厚朴 10g，呕吐加灶心土 30g；呃逆加丁香 6g，柿蒂七个；胃痛加木香 6g，吴茱萸 4g。

【方剂解析】

理中丸出自《伤寒论》功用温中散寒，补气健脾。主治脾胃虚寒证，方中人参补气健脾以固后天之本，气旺阳生，白术燥湿健脾，益气以补中州。脾为湿困，中阳不运，白术甘苦，温燥而助阳。干姜辛热，归脾胃，温中寒。炙甘草补脾益气，调和诸药。陈皮理气健脾，可使补而不滞，气顺则更利于补。姜半夏燥湿健脾，降逆和胃，与人参相合，升降相因，调平中州，以助温化寒湿之力。生姜大枣和胃。上药相配，中阳得温，湿邪得化，健运有权，诸证悉除。加藿香、白蔻、草菓仁芳香化湿浊，以去腻苔。神曲、炒莱菔子消食增加食欲，苏梗、旋覆梗，代赭石降逆气除嗳气。炒枳实降气散结而除中满。厚朴行气开结而除腹胀。灶心土健脾和胃止呕恶。丁香、柿蒂降气，专治胃气上逆之呃逆证。木香、吴茱萸理气温中止痛，用于寒湿胃痛。

脾虚肿满

【临床症状】

周身或下肢浮肿，朝轻暮重，胃脘胀闷不舒，食少倦怠，舌淡苔白脉缓，本证类似于现代医学的营养不良性水肿。

【病机分析】

脾胃虚弱，运化失职，水湿不化，溢于肌肤，所以周身或下肢浮肿，上午阳气盛，下午阴气重，故朝轻而暮重，中阳虚，升降失常，气机不畅，故胃脘胀闷不舒。中虚而纳运无力，气血生化不足，无能充养肌体，则食少倦怠。舌淡苔白脉缓，乃脾虚湿滞之证。

【治疗原则】

健脾利水。

【方药组成】

白术散加减。土炒白术 15g，大腹皮 20g，茯苓皮 20g，陈皮 10g，生姜皮 20g，薏苡仁 30g，木香 6g，生山楂 20g，藿香 15g，炒枳壳 10g，炒甘草 3g。

【临症加减】

嗳气加炒麦芽 20g，佛手 15g，腰痛加川续断 15g，炒杜仲 15g，腹泻加土炒扁豆 20g，土炒山药 20g，呕吐加姜半夏 10g，胁痛加柴胡 10g，川楝子

10g，青皮10g，醋郁金10g，气虚加人参10g，黄芪10g。

【方剂解析】

白术散出自《金生指迷方》利湿消肿。主治水湿浮肿病。今脾虚水湿不化，溢于肌肤而致浮肿，用此方加减治之收效颇捷，方中白术燥湿健脾，益气补中，以杜生湿之源。大腹皮、茯苓皮、生姜皮、皮者走皮，温阳利水而除浮肿。陈皮理气健脾，气顺湿祛。薏苡仁健脾渗湿而除肿胀。木香理气，枳壳宽中下气，二药以助水湿之行。生山楂和胃消食，入血分而化瘀，水盛者血行受阻，血水同源者也。藿香芳香而化湿浊，以助水湿之化，炒甘草健脾益气而调药。上药合用，脾胃健，阳气复，湿气化，气滞畅，水肿可消。加炒麦芽，佛手疏肝和胃除嗳气。川续断，炒杜仲补肾阳治腰痛。土炒扁豆、土炒山药健脾而止泻。姜半夏降逆气治呕吐。柴胡、川楝子、青皮、醋郁金，条达肝气而治胁痛。人参、黄芪专治气虚。

肝郁腹肿

【临床症状】

因情志不畅所致满腹浮肿，嗳气食少，胸胁及胃脘胀闷不舒，走窜作痛，脉象弦，舌质红苔薄。类似于现代医学的内分泌失调性水肿。

【病机分析】

情志不舒，肝气郁结，气滞则水湿不化，溢于胸腹，所以每因情志改变而出现满腹浮肿。肝郁气滞，横逆犯胃，胃气上逆则嗳气食少。肝之经脉布胁肋，故气滞则胸胁及胃脘胀闷走窜作痛。脉象弦，舌质淡红，苔白腻而润滑，乃肝郁水滞之证。

【治疗原则】

疏肝理气，健脾利水。

【方药组成】

柴胡疏肝散合五皮散加味。柴胡12g，白芍15g，枳壳10g，炒甘草3g，炒川芎10g，醋香附子15g，陈皮10g，大腹皮15g，茯苓皮15g，桑白皮15g，生姜皮15g，生山楂15g，薏苡仁30g，打麦场上的麦芽30g，水煎服。

猪胃一个，装入西小茴120g，胃口用线绳扎紧，放锅内加水适量，煮熟后，食肉喝汤，把西小茴倒出，可再装一个猪胃后，放在新瓦上焙黄共为末食之，每次10g，每日3次，开水冲服。

【临症加减】

嗳气加香橼15g，佛手15g，食少加神曲15g，鸡内金15g，胃胁作痛加青木香 15g，川楝子 10g，醋元胡 10g。

【方剂解析】

柴胡疏肝散出自《景岳全书》，功用疏肝解郁，行气止痛，主治肝气郁滞证。五皮散出自《华氏中藏经》，功用利水消肿，理气健脾，主治皮水证。今二方合用，解肝郁利水湿。方中柴胡疏肝解郁，除郁之根。白芍甘平，养血柔肝，缓急止痛。陈皮、枳壳理气行滞，水湿乃有形之物，其动懒气之行，气顺则浮肿立消。气行则血行，气滞则血停，故用川芎，香附子行血中之气药。大腹皮、茯苓皮、桑白皮、生姜皮温阳利水消肿。生山楂活血和胃。薏苡仁健脾渗湿消水肿。打麦后场内见水所生麦芽，条达肝气，为治疗气滞水肿之良药。上药合用，脾健湿化，气畅肝舒，诸证可除。加香橼、佛手疏肝郁止嗳气。神曲、鸡内金，消食和胃治食少。青木香专治胃中气滞作痛。川楝子、元胡理气活血止痛，二药可去胃脘胁肋作痛之证。

至于猪胃，即猪肚包，乃血肉有情之品，胃者补胃，以调脾虚。西小茴专理气除郁滞，所以肝郁气滞，脾虚之腹部肿满，用之屡收良效。

脾肾阳虚

【临床症状】

腰酸腹痛，胃肠胀鸣，泄泻乏力，舌淡苔白，脉迟无力。本证类似于现代医学的肠功能紊乱证。

【病机分析】

肾阳虚，腰为肾之府，腰府失温故腰酸。肾阳虚，胃肠失温，脾阳虚，运化失职，清浊不分，气机不畅，升降失常，故腹痛，胃肠胀鸣，泄泻。脾肾阳虚，无力温煦肢体则倦怠乏力。舌质淡苔白，脉迟无力乃脾肾阳虚之证。

【治疗原则】

温肾健脾。

【方药组成】

四神丸合痛泻要方加减。补骨脂 15g，煨肉豆蔻 15g，吴茱萸 4g，陈皮 10g，白芍 15g，白术 10g，防风 6g，芡实 15g，煅牡蛎 15g，厚朴 10g，炙甘草 6g，生姜大枣引。

【临症加减】

吐酸加煅瓦楞子 15g，乌贼骨 15g，食少加神曲 15g，鸡内金 15g，嗳气加柴胡 12g，气虚加人参 10g，黄芪 15g。

【方剂解析】

四神丸出自《内科摘要》，功用温肾暖脾，固肠止泻。痛泻要方出自《医学正传》，功用补脾柔肝。祛湿止泻。方中补骨脂辛苦大温，补命门火而温脾土。肉豆蔻辛温，止泻涩肠，暖胃温脾。吴茱萸辛苦大热，温暖脾肾以散寒。陈皮理气和胃，燥湿醒脾。白芍敛阴柔肝，缓急止痛。白术甘苦温，健脾燥湿，以补中州。防风辛散之性，疏脾气散肝郁，胜湿止泻。芡实补脾肾，止泻涩肠。牡蛎收敛固涩。厚朴行气止痛，炙甘草补脾益气、调药。生姜大枣和胃。上药合用，命火旺，脾土强，肝条达，湿浊清，痛泻止，诸证自愈。加煅瓦楞子，乌贼骨以制酸水。神曲，鸡内金消食和胃增加饮食，柴胡疏肝解郁，除嗳气。人参、黄芪专补元气。

肠虚腹泻

【临床症状】

便次增多，时溏时如清水，长期不愈，食少腹胀，消瘦乏力，脉缓弱，舌淡苔薄。本证类似于现代医学的慢性结肠炎。

【病机分析】

脾阳虚则湿浊生，清阳不升而下趋，大肠传导失司，清浊不分，所以便次增多，每日可达十几次，时溏时如清水，长期不愈。脾虚则运化无力，则食少腹胀。脾胃虚弱，气血生化乏源，不能充养肌肉，则消瘦乏力，脉缓弱，舌淡苔薄乃脾虚之证。

【治疗原则】

涩肠止泻，健脾利水。

【方药组成】

白术散加味。白术 12g，陈皮 10g，大腹皮 15g，茯苓皮 15g，生姜皮 15g，扁豆 30g，山药 30g，薏苡仁 30g，芡实 30g，土柯子肉 30g，生姜大枣引。

铁熬子翻过来放在火上，把百草霜刮到中间，再把枣大小一块白矾放入百草霜中，先熔化后变成硬块时，用铁器把其研碎为末，然后打入二个鸡蛋，煎熟食之。每日一次，连服数次即愈。

【临症加减】

食少加神曲 20g；腹胀加厚朴 10g；乏力加人参 10g、黄芪 15g。

【方剂解析】

白术散出自《金生指迷方》，功用健脾利水。方中白术益气止泻，燥湿健脾，以杜水湿之源。调中州以固本。陈皮健脾理气。大腹皮、茯苓皮、生姜皮利小便实大便之用。扁豆、山药、薏苡仁、芡实、诃子肉，补肾健脾，涩肠止泻。生姜大枣和胃。加神曲增饮食。厚朴除腹胀。人参、黄芪补气。上药合用，脾胃健，水湿利，运化如常，腹泻自止。至于百草霜加枯矾鸡蛋食之。乃取其百草霜止泻，枯矾涩肠，鸡蛋以补脾肠之虚，故用之皆效。

第五章　常见胃肠病

急性化脓性胃炎

【本病概述】

1. 概念

急性化脓性胃炎指由化脓菌引起，以胃壁黏膜下层病变为主的急性感染性胃部疾患。也称急性蜂窝织炎性胃炎或化脓性胃炎。通常表现为急性上腹部疼痛、发冷、发热、腹痛较重，坐位时疼痛减轻或缓解，常有恶心、呕吐，呕吐物常混有胆汁等症状。

本病是因为化脓菌侵犯胃壁所致。约 70% 的病原菌是溶血性链球菌，其次是金黄色葡萄球菌、肺炎球菌及大肠埃希杆菌。细菌侵入胃壁的途径可由：

（1）因胃溃疡、慢性胃炎、胃憩室、胃癌、胃内异物等，使胃黏膜受损，咽下的致病菌直接由受损黏膜侵犯胃壁。

（2）患败血症、细菌性心内膜炎、猩红热、骨髓炎等疾病时，致病菌通过血流进入胃壁。

（3）在患胆囊炎、腹膜炎时，致病菌通过淋巴系统进入胃壁。饮酒、营养不良、年老体弱、低胃酸或无胃酸，常为此病的诱因。

2. 临床表现

常以急腹症形式发病。突然出现上腹部疼痛，伴发热、寒战、恶心、呕吐等。腹痛可渐进性加重，坐位时疼痛有所缓解，卧位时加重，此为本病具有特异性的症状。随着病情的发展，体温可进一步升高，呕吐物可由脓性液变为脓血性液，尚可出现腹胀、腹膜炎体征及黑便，但多无腹泻。病程后期可出现休克征象，与细菌毒素造成的感染中毒及失血、失液有关。严重病例休克出现较早，预后不良。除早期外常有腹膜炎体征，腹部较膨隆，压痛、反跳痛及肌紧张，以上腹部为重。如炎性渗出液较多，可有炎性腹水，表现为移动性浊音阳性，但罕有大量腹水。肠鸣音在早期亢进，以后则渐弱或消失。

【诊断依据】

1. 常有慢性胃部疾患或长期胃部不适。

2. 常有不洁饮食史或身体其他部位的感染性疾患。

3. 发热常与腹痛同步，甚至在腹痛出现前即可出现。

4. 一般腹膜炎时患者多不喜活动，而本病患者常躁动，坐位时疼痛较轻。

5. 呕吐物多为脓性，以后可为脓血性。

6. 实验室检查：外周血白细胞计数升高，以中性粒细胞为主，并出现核左移现象。胃液、腹水、血液细菌培养可发现致病菌。

7. X 线腹部平片显示胃扩张，胃壁内有气泡存在。

8. X 线钡餐和胃镜检查一般应列为禁忌，以免引起胃穿孔。回顾性胃镜检查资料显示胃腔狭小，胃黏膜充血、增厚，黏膜表面脓苔附着，可伴有多发性溃疡。

9. B 型超声检查显示胃壁明显增厚。

【中医治疗】

1. 外邪犯胃

（1）症状：发热恶寒，胸脘闷满，甚则疼痛，恶心呕吐，或大便泻泄，苔白腻，脉濡缓。

（2）治则：疏邪解表，化浊和中。

（3）方药：藿香 15g，紫苏 10g，白芷 6g，大腹皮 5g，桔梗、茯苓、橘皮、白术、厚朴、半夏曲各 10g，大枣 2 枚。中成药用藿香正气胶囊。

2. 饮食停滞

（1）症状：脘腹胀满拒按，嗳腐吞酸，得食愈甚，吐后症减，泻下臭秽，舌苔厚腻，脉滑实。

（2）治则：消食导滞。

（3）方药：山楂 15g，神曲 10g，半夏 10g，茯苓 12g，陈皮 12g，连翘 10g，炒莱菔子 10g。中成药用加味保和丸。

3. 痰热内阻

（1）症状：脘痞恶主，吐泻频作，其气臭秽，心烦口渴，可伴发热，舌苔黄腻，脉滑数。

（2）治则：清热利湿，和中止泻。

（3）方药：厚朴 6g，黄连 9g，半夏 6g，石菖蒲 6g，豆豉 9g，山栀 9g，芦根 30g。中成药用加味香连丸。

4. 瘀血阻络

（1）症状：胃脘疼痛频作，持续不减，或痛如针刺，痛有定处，呕血黑便，舌质紫暗或有瘀斑，脉弦涩。

（2）治则：活血化瘀，理气止痛。

（3）方药：炒五灵脂9g，当归9g，川芎6g，桃仁9g，红花9g，枳壳6g，丹皮6g，赤芍6g，乌药6g，元胡6g，三七粉6g，炒蒲黄10g。中成药用云南白药。

【西医治疗】

1. 抗菌治疗

急性单纯性胃炎有严重细菌感染者，特别是伴有腹泻者可用抗菌治疗。常用药：小檗碱片0.3g口服，每日3次；诺氟沙星胶囊0.1～0.2g口服，每日3次；庆大霉素针剂8万单位，肌肉注射，每日2次。急性感染性胃炎可根据全身感染的情况，选择敏感的抗生素以控制感染。急性化脓性胃炎，应予大量的有效的抗生素治疗。急性腐蚀性胃炎亦可选用抗生素以控制感染。

2. 止血治疗

急性胃炎导致的消化道出血者属危重病症，可予冷盐水洗胃，或冷盐水150ml加去甲肾上腺素针剂1～8mg洗胃，适用于血压平稳，休克纠正者。保护胃黏膜可使用H_2受体阻断剂，如西咪替丁片200mg，每日4次。通过胃镜直视下用电凝、激光、冷凝、喷洒药物等方法，迅速止血。对出血量较大者，适量输血。

3. 对症治疗

腹痛者给予解痉剂。如颠茄片8mg，或普鲁苯辛片15mg，1日3次。恶心呕吐者，用甲氧氯普胺注射液5～10mg，或多潘立酮片10mg，1日3次。

【特色疗法】

1. 首先去除外因，即停止一切对胃有刺激的饮食和药物，酌情短期禁食，或进流质饮食。急性腐蚀性胃炎除禁食外，适当禁洗胃、禁催吐，立即饮用蛋清、牛奶、食用植物油等；再去除内因，即积极治疗诱发病，如急性感染性胃炎应注意全身疾病的治疗，控制感染，卧床休息等。

2. 纠正水、电解质紊乱。对于吐泻严重、脱水病人，应当鼓励病人多饮水，或静脉补液等。可静脉输液3～5日，用药如下：

（1）0.9%生理盐水250ml，加庆大霉素注射液24万单位、林可霉素注射液2.4g、654－2注射液5mg、10%氯化钾注射液5ml。

（2）0.9%生理盐水250ml，加西咪替丁注射液1g、维生素B_6注射液0.3g、甲氧氯普胺注射液5mg、10%氯化钾注射液5ml（为防止30岁以下年轻女性和15岁以下儿童的甲氧氯普胺注射液锥外系反应，输液前可口服25mg苯海拉明片）。

（3）5%葡萄糖液250ml，加肌苷注射液0.5g、维生素C注射液2g、三磷酸腺苷针剂40mg、辅酶A注射液100单位、门冬氨酸钾镁注射液10ml。

（4）烧心、吐酸水者加用5%葡萄糖液250ml，奥美拉唑针剂40mg。

3. 消炎止痛丸、疏肝清胃丸、利胆化石丹、养胃丸。

4. 剧烈痉挛疼痛时，排除急腹症及其他疾病后，肌注曲马多针剂 1 支（50mg）配 654－2 针剂 5mg。或肌注庆大霉素针剂 4 万单位、氯丙嗪针剂 12.5mg、安乃近针剂 0.25g、阿托品针剂 0.5mg。心脏病、青光眼、前列腺增生者禁止使用 654－2、阿托品。有精神障碍者禁用甲氧氯普胺注射液。

5. 穴位贴敷：中脘、神阙、足三里（双），外用胶布固定，5 日一换。

6. 中药离子导入法

（1）器械：普通型电离子导入治疗机一台，纱布垫二个，纱布袋二个。

（2）药物：大黄 30g，元明粉 30g，山栀子 30g，香附子 30g，郁金 30g，黄芩 15g，甘草 15g，滑石 60g，干姜 9g，加水 1500ml 煎煮至沸后 2h 滤出，其药渣内再加水 1500ml，煎煮至沸后 2h 滤出，二次滤出液入锅内浓缩至 500ml 时装瓶备用。

（3）方法：先用一个纱布垫浸透药液，应干湿适中，放于胃脘疼痛处，另一个纱布垫浸药液后放在胃脘其他部位，但两个纱布垫不能接触，而后把正电极压在第一个纱布垫上，负极压在另一个纱布垫上，两个电极铅板上面均用纱布袋压好，开启电源，以患者能忍受为度，持续 30min，取下即可。

（4）注意：①孕妇，心脏病患者禁用。②局部起泡者，停止导入，用金万红软膏外涂即可。

7. 清胃散每日一剂，水煎服。

8. 养胃合剂每次 50～100ml，每日三次，口服。

【疗效判定】

1. 痊愈症状、体征全部消失，各种检查指标均正常，一年以上未复发者。

2. 好转症状、体征基本消失，各种检查指标接近正常，一年以内或有复发，但症状轻微者。

3. 无效症状、体征、各种检查指标未改变。

急性腐蚀性胃炎

【本病概述】

1. 概念

急性腐蚀性胃炎是由于自服或误服强酸（如硫酸、盐酸、硝酸、醋酸、来苏）或强碱（如氢氧化钠、氢氧化钾）等腐蚀剂后引起胃黏膜发生变性、糜烂、溃疡或坏死性病变。早期临床表现为胸骨后及上腹部的剧痛，重者导致出血或穿孔，晚期可导致食管狭窄。

2. 病因

损伤的范围和深度与腐蚀剂的性质、浓度和数量，腐蚀剂与胃肠道接触的时间及胃内所含食物量有关。

3. 临床表现

吞服腐蚀剂后患者即感口腔、咽喉、胸骨后及上腹部剧烈疼痛、烧灼感，吞咽困难和呼吸困难，恶心、呕吐血性物或黏稠的分泌物，严重时可因食管、胃广泛的腐蚀性坏死而致休克，也可出现食管及胃的穿孔，引起纵隔炎、胸膜炎和弥漫性腹膜炎，有继发感染者可出现高热。不同的腐蚀剂可在口、唇及咽喉部产生不同颜色的灼痂，如硫酸致黑色痂，盐酸致灰棕色痂，硝酸致深黄色痂，醋酸致白色痂，强碱则黏膜呈透明性水肿。

【诊断依据】

1. 根据病史、临床表现及检查，可以明确诊断。实验室检查可采血常规检查，必要时对剩余腐蚀剂或呕吐物进行化学鉴定。

2. X 线检查急性期一般不宜作上消化道钡餐检查，以免引起食管和胃穿孔，待急性期过后，钡餐检查可了解胃窦黏膜有无粗乱、胃腔有无变形，食管有无狭窄，也可了解胃窦狭窄或幽门梗阻的程度。晚期如患者只能吞咽流质时，可吞服碘水造影检查。

3. 胃镜检查早期绝对禁忌胃镜检查；晚期如患者可进流质或半流质，则可谨慎做胃镜检查，以了解食管与胃窦、幽门有无狭窄或梗阻。如食管高度狭窄，胃镜不能通过时，不应硬性插入，以免发生穿孔。

【中医治疗】

1. 外邪犯胃

（1）症状：发热恶寒，胸脘闷满，甚则疼痛，恶心呕吐，或大便泻泄，苔白腻，脉濡缓。

（2）治则：疏邪解表，化浊和中。

（3）方药：藿香 15g，紫苏 10g，白芷 6g，大腹皮 5g，桔梗、茯苓、橘皮、白术、厚朴、半夏曲各 10g，大枣 2 枚。中成药用藿香正气胶囊。

2. 饮食停滞

（1）症状：脘腹胀满拒按，嗳腐吞酸，得食愈甚，吐后症减，泻下臭秽，舌苔厚腻，脉滑实。

（2）治则：消食导滞。

（3）方药：山楂 15g，神曲 10g，半夏 10g，茯苓 12g，陈皮 12g，连翘 10g，炒莱菔子 10g。中成药用加味保和丸。

3. 痰热内阻

（1）症状：脘痞恶主，吐泻频作，其气臭秽，心烦口渴，可伴发热，舌苔黄腻，脉滑数。

（2）治则：清热利湿，和中止泻。

（3）方药：厚朴6g，黄连9g，半夏6g，石菖蒲6g，豆豉9g，山栀9g，芦根30g。中成药用加味香连丸。

4. 瘀血阻络

（1）症状：胃脘疼痛频作，持续不减，或痛如针刺，痛有定处，呕血黑便，舌质紫暗或有瘀斑，脉弦涩。

（2）治则：活血化瘀，理气止痛。

（3）方药：炒五灵脂9g，当归9g，川芎6g，桃仁9g，红花9g，枳壳6g，丹皮6g，赤芍6g，乌药6g，元胡6g，三七粉6g，炒蒲黄10g。

【西医治疗】

1. 一般治疗

首先去除外因，即停止一切对胃有刺激的饮食和药物，酌情短期禁食，或进流质饮食。急性腐蚀性胃炎除禁食外，适当禁洗胃、禁催吐，立即饮用蛋清、牛奶、食用植物油等；再去除内因，即积极治疗诱发病，如急性感染性胃炎应注意全身疾病的治疗，控制感染，卧床休息等。

2. 抗菌治疗

急性单纯性胃炎有严重细菌感染者，特别是伴有腹泻者可用抗菌治疗。常用药：小檗碱片0.3g口服，每日3次；诺氟沙星片0.1～0.2g口服，每日3次；庆大霉素8万单位，肌肉注射，每日2次。急性感染性胃炎可根据全身感染的情况，选择敏感的抗生素以控制感染。急性化脓性胃炎，应予大量的有效的抗生素治疗。急性腐蚀性胃炎亦可选用抗生素以控制感染。

3. 纠正水、电解质紊乱

对于吐泻严重、脱水病人，应当鼓励病人多饮水，或静脉补液等。

4. 止血治疗

急性胃炎导致的消化道出血者属危重病症，可予冷盐水洗胃，或冷盐水150ml加去甲肾上腺素针剂1～8mg洗胃，适用于血压平稳，休克纠正者。保护胃黏膜可使用H_2受体阻断剂，如西咪替丁片200mg，每日4次。通过胃镜直视下用电凝、激光、冷凝、喷洒药物等方法，迅速止血。对出血量较大者，适量输血。

5. 对症治疗

腹痛者给予解痉剂。如颠茄片8mg，或普鲁苯辛片15mg，1日3次。恶心呕吐者，用甲氧氯普胺注射液5～10mg，或多潘立酮片10mg，1日3次。

【特色疗法】

一旦发现有人服了腐蚀性物质，应立即给予鸡蛋清或牛奶稀释解毒。如能弄清所服物质的酸碱性最好。如服强酸者，可给予弱碱中租，如氢氧化铝凝胶或镁剂（氢氧化镁合剂）等60ml，切不能用碳酸氢钠中和，以免中和反应产生的气体导致穿孔；如服强碱者，可用弱酸如醋酸中和。一定要尽快急救。抢救时禁食、禁止洗胃及使用催吐剂，应尽力使病人镇静、止痛，并积极防治休克；在急性期可采用静脉给予高营养；使用抗生素防止伤 I－q 感染。在急性期过后，如有食管瘢痕狭窄，可施行食管扩张或胃造瘘术。

1. 治疗原则应了解口服的腐蚀剂种类，并及早静脉输液补充足够的营养，纠正电解质和酸碱失衡，保持呼吸道畅通；禁食，一般忌洗胃，以免发生穿孔，如有食管或胃穿孔的征象，应及早手术。

2. 减轻腐蚀剂继发的损害为了减少毒物的吸收，减轻黏膜灼伤的程度，吞服强酸者可先饮清水，口服氢氧化铝凝胶 30～100ml，或尽快给予牛乳、鸡蛋清、植物油 100～200ml 口服；吞服强碱者可给予食醋 300～500ml 加温水 300～500ml 口服，一般不宜服浓食醋，因浓食醋与碱性化合物作用时，产生的热量可加重损害，然后再服少量蛋清、牛乳或植物油。

3. 对症治疗剧痛者给予止痛药，如吗啡 10mg 肌注；呼吸困难者给予氧气吸入，已有喉头水肿、呼吸严重阻塞者，应及早作气管切开，并应用广谱抗生素防止继发感染。在早期，为了避免发生喉头水肿，可酌情在发病 24h 内，使用肾上腺糖皮质激素，以减轻咽喉局部水肿，并可减少胶原及纤维瘢痕组织的形成。可用氢化可的松 100～200mg 或地塞米松 5～10mg 静脉滴注，数天后可改成泼尼松片口服，但不应长期服用。

4. 并发症的治疗如并发食管狭窄、幽门梗阻者可行内镜下气囊扩张治疗；食管局部狭窄时，可植入支架治疗，不宜行扩张或支架治疗者应行手术治疗。预后：尚无资料提示早期（2 周内）的预防性食管扩张对患者有益，反而使食管损害进一步加重，而且并不能阻止狭窄的发生。待病情好转后，则可行食管球囊扩张以预防食管狭窄；对于明显狭窄，影响进食，则可行探条或球囊扩张或放置支架，值得注意的是扩张的并发症——食管破裂所致的纵隔炎是相当严重的。

5. 消炎止痛丸、疏肝清胃丸、养胃丸。

6. 可配合服用云南白药。

7. 中药离子导入法

（1）器械：普通型电离子导入治疗机一台，纱布垫二个，纱布袋二个。

（2）药物：大黄 30g，元明粉 30g，山栀子 30g，香附子 30g，郁金 30g，黄芩 15g，甘草 15g，滑石 60g，干姜 9g，加水 1500ml 煎煮至沸后 2h 滤出，其药渣内再加水 1500ml，煎煮至沸后 2h 滤出，二次滤出液入锅内浓缩至 500ml 时装瓶备用。

（3）方法：先用一个纱布垫浸透药液，应干湿适中，放于胃脘疼痛处，另一个纱布垫浸药液后放在胃脘其他部位，但两个纱布垫不能接触，而后把正电极压在第一个纱布垫上，负极压在另一个纱布垫上，两个电极铅板上面均用纱布袋压好，开启电源，以患者能忍受为度，持续 30min，取下即可。

（4）注意：①孕妇，心脏病患者禁用。②局部起泡者，停止导入，用金万红软膏外涂即可。

8. 可静脉输液 3～5 日，用药如下：

（1）0.9%生理盐水 250ml，加庆大霉素注射液 24 万单位、林可霉素注射液 2.4g、654－2 注射液 5mg、10%氯化钾注射液 5ml。

（2）0.9%生理盐水 250ml，加西咪替丁注射液 1g、维生素 B_6 注射液 0.3g、甲氧氯普胺注射液 5mg、10%氯化钾注射液 5ml（为防止 30 岁以下年轻女性和 15 岁以下儿童的甲氧氯普胺注射液锥外系反应，输液前可口服 25mg 苯海拉明片）。

（3）5%葡萄糖液 250ml，加肌苷注射液 0.5g、维生素 C 注射液 2g、三磷酸腺苷针剂 40mg、辅酶 A 注射液 100 单位、门冬氨酸钾镁注射液 10ml。

（4）烧心、吐酸水者加用 5%葡萄糖液 250ml，奥美拉唑针剂 40mg。

9. 剧烈痉挛疼痛时，排除急腹症及其他疾病后，肌注曲马多针剂 1 支（50mg）配 654－2 针剂 5mg。或肌注庆大霉素针剂 4 万单位、氯丙嗪针剂 12.5mg、安乃近针剂 0.25g、阿托品针剂 0.5mg。心脏病、青光眼、前列腺增生者禁止使用 654－2、阿托品。有精神障碍者禁用甲氧氯普胺注射液。

10. 穴位贴敷：中脘、神阙、足三里（双），外用胶布固定，5 日一换。

【疗效判定】

1. 痊愈症状、体征全部消失，各种检查指标均正常，一年以上未复发者。

2. 好转症状、体征基本消失，各种检查指标接近正常，一年以内或有复发，但症状轻微者。

3. 无效症状、体征、各种检查指标未改变。

急性单纯性胃炎

【本病概述】

1. 概念

急性胃炎是一种有限性急性胃黏膜浅表炎症或糜烂，甚至一过性浅表溃疡形成，通常是由生物性感染，理化性损害及严重疾病的应激等原因致病。若主要病损是糜烂和出血，则称为急性糜烂出血性胃炎，亦称急性胃黏膜损害，若以胃黏膜单纯出现浅表非特异性炎症，则称急性单纯性胃炎，二者统称为急性胃黏膜病变。

2. 病因

急性感染及病原体病毒，急性蜂窝织炎或急性化脓性胃炎可累及胃黏膜，常发生于有免疫缺陷病人，近来极为少见。现今最常见的致病菌是 α 链球菌，葡萄球菌和大肠杆菌，幽门螺旋菌也是本病致病的因素，病毒感染以某些流感病毒或肠道病毒多见，误食有些毒植物也会致胃黏膜病损，过敏体质进食某种异体蛋白也会造成过敏性炎症反应，发生本病。

3. 理化因素

化学物，特别是药物致病最常见，其中最常见的是非体抗炎药，如阿司匹林、吲哚美辛等。其他如酒精、铁剂、抗肿瘤药和抗生素等均可引起胃黏膜浅表损害。胆汁反流性胃炎为内源性化学炎症。

4. 重症疾病

某些危重疫病引起的应激反应，在应激状态下，自主神经紊乱，交感神经兴奋，胃黏膜血管收缩；迷走神经兴奋，胃黏膜下静脉开放，缺血缺氧加重，胃酸分泌增加，导致胃黏膜上皮细胞损害而致本病。

5. 血管因素

见于老年动脉硬化患者，由于血管闭塞而致本病。

6. 病理

单纯性胃炎，胃黏膜呈浅表性炎症，黏膜充血、水肿、渗出物覆盖黏膜表面，可见出血或糜烂，黏膜内中性粒细胞浸润。急性糜烂性胃炎，黏膜呈多发糜烂伴点状或片状出血，黏膜上皮坏死，脱落，固有层淋巴细胞，中性粒细胞浸润及水肿，本病黏膜病变呈可逆性，2～3 日即可恢复。

中医认为本病主要是由于感受外邪、内伤饮食、情志不遂等原因的作用下致使脾胃功能失调、升降失常，腑气不通而出现呕吐，胃腑疼痛以及腹泻等症。

7. 主要症状

急性发病，以上腹或中腹饱胀、疼痛、食欲减退、恶心、呕吐等消化不良症状，是各种病因发生本病的共同症状。食物中毒引起者一般在24小时以内发病，多数患者上中腹痛，食欲不振、恶心、呕吐，若伴肠炎者出现肠绞痛、腹泻，严重者发热失水、酸中毒、休克等。体检：上腹脐周压痛，肠鸣音亢进，病程1~2日痊愈。应激性胃黏膜损害以上消化道出血为主要表现，伴呕血、黑便，可自愈。

【诊断依据】

1. 有饮食不当，暴饮暴食，进食烈酒、药物、化学品或细菌污染物等病史者。

2. 上腹部灼痛不适、食欲不振、恶心、呕吐、病程多短暂。

3. 急性腐蚀性胃炎有吞服强酸、强碱或其他腐蚀剂史、口腔或咽部有腐蚀性损伤，胸骨后及上腹部剧痛。重症者有呕血、脱水及休克。

【中医治疗】

1. 寒邪客胃

（1）症状：症见胃痛暴作，恶寒喜暖，得温痛减，遇寒加重，口淡不渴，苔薄白，脉弦紧。

（2）治则：温胃散寒，理气止痛。

（3）方药：良附丸加味。药用高良姜10g，香附子（醋制）15g。水煎服。寒重者加吴茱萸6g，干姜6g；痛甚者加木香9g，陈皮9g；发热者加紫苏叶20g，生姜10g；嗳气食少呕吐者加枳壳10g，神曲20g，鸡内金15g，姜半夏10g。

2. 饮食停滞

（1）症状：胃脘疼痛，胀满拒按，嗳腐吞酸，或呕吐不消化食物，味腐臭，吐后痛减，不思饮食，大便不爽，得矢气及便后稍舒，苔厚腻，脉滑。

（2）治则：消食导滞，和胃止痛。

（3）方药：保和丸加味。药用炒山楂30g，焦神曲20g，炒莱菔子20g，姜半夏10g，陈皮10g，土茯苓10g，连翘15g。水煎服。腹胀甚者加炒枳壳10g，姜厚朴10g，麸炒槟榔10g；舌红苔厚便秘者加炒大黄12g，炒枳壳10g，麸炒厚朴10g，生石膏15g；胃痛重加木香10g；脘闷不畅加麸炒枳实15g。

3. 肝胃气滞

（1）症状：症见胃脘胀满，攻撑作痛，脘痛连胁，胸闷嗳气，喜长叹息，大便不畅，得嗳气，矢气则舒，遇烦恼郁怒则痛作或痛甚，苔薄白，脉弦。

（2）治则：疏肝理气，和胃止痛。

（3）方药：柴胡疏肝散加减。药用醋柴胡 10g，酒白芍 30g，醋炒川芎 10g，麸炒香附子 20g，陈皮 10g，麸炒枳壳 10g，炒甘草 6g。水煎服。脘胀甚者加麸炒青皮 10g，醋郁金 10g，麸炒木香 9g；痛重者加麸炒川楝子 10g，醋元胡 10g；嗳气频作者加姜半夏 10g，旋覆梗 30g，紫苏梗 20g，藿香梗 20g；口苦者加麸炒黄芩 10g；吞吐饮食者加沉香 6g，代赭石粉 30g，藿香 20g。

4. 湿邪犯胃

（1）症状：症见突然呕吐，起病较急，常伴发热恶寒，头身疼痛，胸脘满闷，不思饮食，舌苔白，脉濡缓。

（2）治则：解表疏邪，和胃降逆。

（3）方药：藿香正气散加减。药用蒸藿香 30g，蒸紫苏叶 15g，麸炒白芷 15g，大腹皮 10g，姜厚朴 10g，土白术 10g，茯苓 10g，麸炒甘草 10g，姜陈皮 10g，姜半夏 10g。水煎服。发热恶寒重加姜炒荆芥 10g，姜炒防风 10g；腹胀严重者加麸炒神曲 20g，鸡内金 15g，麸炒莱菔子 15g；舌红食少者加麸炒连翘 30g，麸炒建曲 30g，麸炒枳壳 10g；腹泻者加土扁豆 15g，土山药 15g。

5. 食滞胃脘

（1）症状：症见胃脘胀满，疼痛拒按，或呕吐酸腐及不消化食物，吐后痛减，食后加重，嗳气泛酸，纳少厌食，大便不爽，舌质淡红，苔厚腻，脉滑实。

（2）治则：消食导滞，和胃降逆。

（3）方药：神曲 20g，莱菔子 10g，山楂 20g，半夏 10g，陈皮 12g，茯苓 12g，连翘 30g。

6. 暑湿犯胃

（1）症状：常见于长夏胃脘痞满，胀闷不舒，按之腹软而痛，纳差食减，口干而腻，头身沉重，肢软乏力，小便黄热，大便滞而不爽，或兼见发热恶寒，舌质红，苔白黄而腻，脉濡细或濡数。

（2）治则：解暑和胃，化湿止痛。

（3）方药：藿香 12g，半夏 12g，厚朴 12g，陈皮 12g，大腹皮 15g，茯苓 12g，白术 12g，苏叶 15g，白芷 12g，生姜 9g，大枣 9g。

7. 寒邪犯胃

（1）症状：症见胃痛卒发，痛无休止，得温则减，遇寒加重，多有受凉或饮食生冷病史，或伴见呕吐清水，畏寒怕冷，手足不温，喜食热饮，口淡不渴，舌苔薄白或白腻，脉沉迟。

（2）治则：温胃散寒，行气散止痛。

（3）方药：高良姜 12g，制香附子 12g，吴茱萸 10g，草豆蔻 12g。

8. 胃热炽盛

（1）症状：症见胃脘疼痛，胀满，痛处灼热感，口干而苦，恶心呕吐，吐出物为胃内容物，并有酸臭味或苦味，饮食喜冷恶热，大便干结，尿黄，舌质红苔黄厚或黄腻，脉弦滑数。

（2）治则：清热止痛，降逆通便。

（3）方药：消炎止痛丸：黑黄连 12g，大黄 10g，栀子 12g，陈皮 12g，茯苓 12g，半夏 12g，草豆蔻 12g，生姜 6g，甘草 6g 等 28 味。

9. 肝郁气滞

（1）症状：症见胃脘胀满，攻撑作痛，痛及两胁，情志不畅时更甚，或呕吐吞酸，嗳气频作，饮食减少，舌淡红，苔薄白，脉弦。

（2）治则：疏肝理气，和胃止痛。

（3）方药：柴胡 12g，枳实 15g，白芍 12g，甘草 6g，川芎 12g，制香附子 12g，陈皮 12g，郁金 12g，沉香 6g，木香 9g，乌药 12g，槟榔 12g，枳壳 12g，大黄 9g。

【西医治疗】

1. 胃痛时酌选阿托品片 0. 3mg，3 次/日；颠茄浸膏片 16mg，3 次/日；溴丙胺太林片 50mg，3 次/日；654 －2 片 10mg，3 次/日；或东莨菪碱片 0. 3mg，3 次/日，均口服。

2. 庆大霉素针剂 1 支、654 －2 针剂 1 支，足三里，曲池穴注射。

3. 对症处理

（1）腹胀痛者可选甲氧氯普胺注射液，多潘立酮，促使胃动力恢复，胃肠痉挛应用阿托品，654 －Ⅱ等平滑肌解痉药，呕吐者可选用维生素 B_6，甲氧氯普胺注射液，多潘立酮等。呕吐或腹泻引起脱水者，应及时纠正水电解质紊乱，选 5% GNS 1000～2000ml 口服或静滴，上消化道出血者可选维生素 K_3，酚磺乙胺，卡巴克洛等止血剂。

（2）慢性胃炎急性发作时，如果因长期饮食减少，舌质淡白、舌苔薄白而润滑，消瘦乏力，血容量降低者，补充 706 羧甲淀粉；肌肉注射胎盘注射液、维生素 B_{12}针；血色素降低者口服阿胶浆、肝精补血素；呕吐、疼痛剧烈时肌注庆大霉素针剂 4 万单位，安乃近针剂 0. 5g，阿托品针剂 0. 5mg，氯丙嗪针剂 12. 5mg；也可用爱茂尔针剂 4ml，庆大霉素针剂 4 万单位，654 －2 针剂 5mg 肌注（654 －2 针引起的尿潴留可用风油精或清凉油涂脐数次）。

（3）有细菌感染伴腹泻者，可给予增效联磺片，每次 2 片，每日 2 次口服。

4. 呕吐时用爱茂尔针剂 2 支，肌内注射。

5. 合并胃痉挛剧痛时，用氯丙嗪针剂 12. 5mg、安乃近针剂 0. 5g、阿托品针剂0.5mg、庆大霉素针剂4万单位，肌内注射。

6. 对沙门氏菌、幽门螺旋杆菌感染可酌合庆大霉素针剂8万单位，3次/日口服。

7. 酌情给予西咪替丁片200mg，3次/日口服，以羌活胃酸分泌，减轻黏膜炎症，也可应用制酸剂。

【特色疗法】

1. 曲泽穴放血法

（1）在肘横纹中，当肱二头肌腱尺侧缘。用三棱针刺络放血，先用带子或橡皮管，结扎在曲泽穴上端（近心端），然后用2%碘酒棉球消毒，再用75%乙醇棉球脱碘，针刺时，左手拇指压在被针刺部位下端，右手持三棱针对准针刺部位的静脉，刺入脉中立即将针退出，使其流出少量血液，出血停止后，用消毒棉球按压针孔。

（2）曲泽穴为合穴，主治胃痛，呕吐，泄泻，今用三棱针在穴位上点刺放血，具有通经活络，调和气血，调畅气机，解痉止痛，升清降浊，引邪外出之功效，所以用此法治疗急性胃炎屡收良功。

2. 金津、玉液放血

（1）在口腔内，当舌系带两侧静脉上，左为金津，右为玉液。用三棱针点刺放血。取三棱针用酒精棉球消毒后，让患者张开口，舌尖往上卷，充分暴露舌下金津，玉液处的两条静脉，直刺静脉使其出血为度。

（2）金津，玉液为奇穴，主治呕吐等症，今用三棱针点刺出血可调畅气机，开窍泻浊，改善循环，引邪外出，所以治疗急性胃炎效果良好。

（3）注意事项

①对病人须做必要解释，消除思想顾虑。

②操作手法宜轻，宜稳，宜准，宜快，不能用力过猛，以防止刺入过深，创伤过大，损伤邻近组织，更不能伤及动脉。

③严格消毒器械及施术部位皮肤，防止感染。

④体弱，贫血，孕妇，产后，低血压等病人，要慎用，有出血倾向和血管瘤者禁用。

⑤治疗过程中防止病人晕针。

3. 丁香6g，沉香6g，木香6g，白蔻仁6g，砂仁6g，草果仁6g，白酒适量，调膏敷脐，胶布固定，缓解后去掉。

4. 三香三仁散敷脐疗法

（1）丁香6g，沉香6g，木香6g，白蔻仁6g，砂仁6g，草果仁6g，白酒适量。将在上六味药为细末，用白酒适量调成稠糊状，待脐部消毒后敷以上药，外用胶布固定，症状消失后去掉即可。

（2）其中丁香辛温，归脾胃，温中降逆，散寒止痛，局部用药具有麻醉止痛作用，增强消化力，减轻恶心，呕吐，缓解腹部气胀；木香辛温，归脾胃大肠，行气止痛，对胃肠道有兴奋或抑制的双向作用，促进消化液分泌，松弛平滑肌；沉香辛苦温，归脾胃，行气止痛，温中止呕，能促进消化液，胆汁分泌。白蔻仁辛温，归脾胃，化湿行气，温中止呕，能促进胃液分泌，增加胃肠蠕动，制止肠内异常发酵，去除胃肠积气，健胃止呕；草果仁辛温，归脾胃，燥湿散寒，止呕除胀，芳香辟浊；砂仁辛温，归脾胃，化湿行气，温中止泻，芳香健胃，促进胃液分泌，行气消胀。诸药合用，具有调畅气机，辟秽泻浊，温通经络，解痉止痛，今遵古人言“中焦之病，以敷脐为主”脐者，神阙也，本穴在任脉上，主治腹痛泄泻等症，今用辛温之药敷之，具有调整阴阳，舒通经络之功，脐疗既有药物对经穴持久的良性刺激，又有药物本身补局部吸收后的直接治疗作用。所以该法对急性胃炎具有很好的治疗效果。

5. 剧烈痉挛疼痛时，排除急腹症及其他疾病后，肌注曲马多针剂 1 支（50mg）配 654－2 针剂 5mg。或肌注庆大霉素针剂 4 万单位、氯丙嗪针剂 12. 5mg、安乃近针剂 0. 25g、阿托品针剂 0. 5mg。心脏病、青光眼、前列腺增生者禁止使用 654－2、阿托品。有精神障碍者禁用甲氧氯普胺注射液。

6. 呕吐和胃中饱胀严重时，急性胃肠炎，或暴食酒后者，可静脉输液 3～5 日，用药如下：

（1）0. 9% 生理盐水 250ml，加庆大霉素注射液 24 万单位、林可霉素注射液 2. 4g、654－2 注射液 5mg、10% 氯化钾注射液 5ml。

（2）0. 9% 生理盐水 250ml，加西咪替丁注射液 1g、维生素 B_6 注射液 0. 3g、甲氧氯普胺注射液 5mg、10% 氯化钾注射液 5ml（为防止 30 岁以下年轻女性和 15 岁以下儿童的甲氧氯普胺注射液锥外系反应，输液前可口服 25mg 苯海拉明片）。

（3）5% 葡萄糖液 250ml，加肌苷注射液 0. 5g、维生素 C 注射液 2g、三磷酸腺苷针剂 40mg、辅酶 A 注射液 100 单位、门冬氨酸钾镁注射液 10ml。

（4）烧心、吐酸水者加用 5% 葡萄糖液 250ml，奥美拉唑针剂 40mg。

7. 穴位贴敷

中脘、神阙、足三里（双），外用胶布固定，5 日一换。

8. 消炎止痛丸、疏肝清胃丸、利胆化石丹、养胃丸。

9. 中药离子导入法

（1）器械：普通型电离子导入治疗机一台，纱布垫二个，纱布袋二个。

（2）药物：大黄 30g，元明粉 30g，山栀子 30g，香附子 30g，郁金 30g，黄芩 15g，甘草 15g，滑石 60g，干姜 9g，加水 1500ml 煎煮至沸后 2h 滤出，其药渣内再加水 1500ml，煎煮至沸后 2h 滤出，二次滤出液入锅内浓缩至 500ml 时装瓶备用。

（3）方法：先用一个纱布垫浸透药液，应干湿适中，放于胃脘处，另一个纱布垫浸药液后放在胃脘其他部位，但两个纱布垫不能接触，而后把正电极压在第一个纱布垫上，负极压在另一个纱布垫上，两个电极铅板上面均用纱布袋压好，开启电源，以患者能忍受为度，持续 30min，取下即可。

（4）注意：①孕妇，心脏病患者禁用。②局部起泡者，停止导入，用金万红软膏外涂即可。

10. 清胃散 300g，每日一剂，水煎服。养胃合剂每次 100ml，每日三次，口服。

【疗效判定】

1. 痊愈症状、体征全部消失，各种检查指标均正常，一年以上未复发者。

2. 好转症状、体征基本消失，各种检查指标接近正常，一年以内或有复发，但症状轻微者。

3. 无效症状、体征、各种检查指标未改变。

反流性食管炎

【本病概述】

1. 概念

反流性食管炎是指胃内容物反流进入食管而发生的食管黏膜消化性炎症。以食管黏膜糜烂、溃疡等炎症病变为主，临床表现烧心、饮食热物时食管处有烧灼热辣感为特征的一类疾病。在我国，40～60 岁为发病高峰年龄，男女患病率基本相等。

2. 病因

（1）食管抗反流屏障：指食管、胃接连处一复杂解剖区域包括食管下括约肌（LES）膈肌脚、膈食管韧带、食管与胃底间的锐角（His 角）等，某种原因导致以上组织结构或功能受损均可引起本病，但以食管下括约肌功能障碍为主。

（2）食管酸清除：正常情况时食管内容物通过重力作用，一部分排入胃内，大部分通过食管体部自发性和继发性推进蠕动将食管内容物排入胃内，此即容易清除。是食管廓清的重要方式。当此功能发生异常时可导致本病。

（3）食管黏膜防御：此即食管黏膜防御抵抗力，若受损则易引起食管炎。

（4）胃排空延迟可促进胃食管反流。心绞痛、心肌梗死、胆结石、乙肝、胃炎、反流性食管炎，都是贲门炎的诱发因素，均可引起烧心等贲门炎的症状。

3. 病理

反流性食管炎病人，其病理组织等改变可有：

（1）复层鳞状上皮细胞增生。

（2）乳头向上皮腔面延长。

（3）固有层中性粒细胞浸润。

（4）鳞状上皮气球样变。

（5）糜烂及溃疡。内镜下典型表现为粉红带灰白的食管黏膜呈现橘红色，分布可为环形，舌形或岛状。

4. 主要症状

烧心、饮食热物时食管处有烧灼热辣感，甚则如刀割样灼痛，或胸骨后经常灼热烧痛，伴见吞酸、吐酸、吞咽障碍、吐血、舌质红、舌苔厚、脉弦大。

【诊断依据】

1. 胸骨后或剑突下烧灼性疼痛，多在进食辛酸，脂肪，酒类后出现。疼痛可放射至肩胛骨区，胸骨两侧甚至两臂，服碱性药物后减轻。食后仰卧，躯干前屈或剧烈运动后可有酸或苦味的胃内容物反流至食管上段甚至溢入口腔。并发食管黏膜水肿，官腔痉挛或疤痕狭窄时可出现吞咽困难。部分患者有食管贲门部或胃手术史。

2. 食管钡餐检查黏膜正常，或可见黏膜皱襞不规则、紊乱、增粗，重者有食管狭窄。部分患者可见钡剂从胃反流至食管。

3. 食管滴酸试验阳性

嘱病人取坐位，插入鼻胃管并固定于门齿 30～35cm 处，先滴入生理盐水，每分钟 5～10ml，滴 15 分钟。如病人无不适感，则以同样速度滴入 0.1mmol/L 盐酸。一般在 15 分钟之内发现胸骨后灼热感或疼痛，此为滴酸试验阳性，提示有食管炎。

4. 纤维食管镜检查可见齿状线模糊，食管下端黏膜充血、水肿、糜烂、出血及溃疡。黏膜活检见鳞状上皮细胞层次减少，基层细胞明显增生，乳头延伸上皮表面伴有血管增生等。

具有以上 1、4 两项或 1、2、3 三项者即可确诊。

【中医治疗】

1. 湿热内蕴

（1）症状：症见胸骨后灼热疼痛，泛酸嘈杂，口苦黏腻，舌质红，苔黄腻，脉滑数。

（2）治则：清热化湿。

（3）方药：清中汤加减。药用黄连 15g，栀子 15g，半夏 10g，陈皮 9g，连翘 15g，公英 20g，败酱草 20g，赤芍 12g，竹茹 10g，生甘草 5g。水煎服，日一剂。

2. 肝郁热结

（1）症状：症见烧心，泛酸，食道烧灼热辣感，隐痛或灼痛，饮食时痛剧，伴见嗳气，叹气，舌质红，苔厚，脉大。

（2）治则：解郁清热，降逆止酸。

（3）方药：①疏肝清胃丸：柴胡 12g，生白芍 30g，炒枳壳 12g，炒甘草 6g，麸炒川芎 10g，牡蛎粉 15g，炒香附子 15g，陈皮 10g，金银花 20g，蒲公英 15g，地丁 15g，黄连 10g，代赭石粉 20g，白及 20g，乌贼骨 20g，煅瓦楞子 20g 等 31 味。

②加减：胸闷加全瓜蒌 30g；嗳气加紫苏梗 15g，藿香梗 15g，旋覆梗 15g；叹气加佛手 15g，香橼 15g，郁金 10g；吞咽困难加焦生地 10g，蒸玄参 10g，麦冬 10g；痛甚加沉香 6g。

【西医治疗】

1. 内科治疗

（1）内科治疗的目的是减轻反流及减少胃分泌物的刺激及腐蚀。一般无主诉症状的滑动疝不需治疗。有轻度反流性食管炎症状或因年龄、合并其他疾病及不愿手术者可行内科治疗。对肥胖病人应减轻体重可减少腹内压及反流。避免持重、弯腰等动作，勿穿过紧衣裤。睡眠时抬高床头 15cm，睡前 6h 勿进食，忌烟酒，均可减轻食管反流的发作。

（2）药物治疗方面可用制酸剂中和胃酸，降低胃蛋白酶的活性。对胃排空延长可用胃动力药物如多潘立酮、伊托必利等，H_2 受体拮抗药或质子泵抑制药可减少胃酸及蛋白酶分泌。抑酸药物与促动力药物联合应用对部分患者可提高疗效。

2. 促进食管和胃的排空

（1）多巴胺拮抗剂：此类药物能促进食管、胃的排空，增加 LES 的张力。此类药物包括甲氧氯普胺注射液和多潘立酮，睡前和餐前服用。前者如剂量过大或长期服用，可导致锥体外系神经症状，故老年患者慎用；后者长期服用亦可致高催乳素血症，产生乳腺增生、泌乳和闭经等不良反应。

（2）西沙必利：通过肠肌丛节后神经能释放乙酰胆碱而促进食管、胃的蠕动和排空，从而减轻胃食管反流。

（3）拟胆碱能药氯贝胆碱：能增加 LES 的张力，促进食管收缩，加快食管内酸性食物的排空以改善症状。能刺激胃酸分泌，长期服用要慎重。

3. 降低胃酸

（1）制酸剂：可中和胃酸，从而降低胃蛋白酶的活性，减少酸性胃内内容物对食管黏膜的损伤。碱性药物本身也还具有增加 LES 张力的作用。氢氧化铝凝胶及氧化镁。藻朊酸泡沫剂含有藻朊酸、藻酸钠及制酸剂，能漂浮于胃内容物的表面，可阻止胃内容物的反流。

（2）组胺 H_2 受体拮抗剂：西咪替丁、呋硫硝胺和法莫替丁等均可选用。该类药物能强烈抑制胃酸分泌而改善胃食管的酸反流。上述症状如不能改善时，可增加剂量至 2 ~ 3 倍。

（3）质子泵抑制剂：该类药物能阻断壁细胞的 $H^+ - K^+ - ATP$ 酶，如奥美拉唑和兰索拉唑已广泛使用于临床。

4. 联合用药

促进食管、胃排空药和制酸剂联合应用有协同作用，能促进食管炎的愈合。亦可用多巴胺拮抗剂或西沙必利与组胺 H_2 受体拮抗剂或质子泵抑制剂联合应用。

5. 避免反流物刺激

可选考来烯胺片口服（餐后，睡前各一次），或配服西咪替丁片（甲氰咪呱）200mg 日 3 次口服，或雷尼替丁胶囊 150mg 日 2 次口服。

6. 改善食管下括肌功能状态

甲氧氯普胺注射液 10 ~ 20mg 每日 3 次，餐后口服。

7. 外科治疗

手术治疗的目的是修补疝裂孔、抗反流纠正食管狭窄。

【特色疗法】

1. 舌红苔厚郁热型

陈皮 9g，半夏 10g，竹茹 10g，黄连 15g，栀子 15g，连翘 15g，蒲公英 20g，败酱草 20g，赤芍 12g，生甘草 5g，白及 30g，海螵蛸 30g，枳实 15g，生代赭石 15g，每日一剂，水煎服，连用 10 日。

2. 舌淡苔薄气滞型

药用柴胡 12g，白芍 15g，枳壳 15g，炒甘草 9g，川芎 12g，香附子 20g，陈皮 15g，射干 15g，金银花 30g，麦冬 15g。日一剂，水煎服。

3. 消炎止痛丸、疏肝清胃丸、利胆化石丹、养胃丸。

4. 严重期可静脉点滴

0.9%生理盐水250ml，青霉素注射液960万单位；0.9%生理盐水250ml，清开灵注射液20～30ml；5%葡萄糖250ml，西咪替丁针剂1g、维生素B_6针剂0.3g、甲氧氯普胺注射液10mg、10%氯化钾针剂5ml。每日一次，连用3～7日。

5. 庆大霉素针剂4万单位，加开水口服，每日3次。

6. 盐酸普鲁卡因针剂2ml，加开水口服，每日3次。

7. 中药离子导入法

（1）器械：普通型电离子导入治疗机一台，纱布垫二个，纱布袋二个。

（2）药物：大黄30g，元明粉30g，山栀子30g，香附子30g，郁金30g，黄芩15g，甘草15g，滑石60g，干姜9g，加水1500ml煎煮至沸后2h滤出，其药渣内再加水1500ml，煎煮至沸后2h滤出，二次滤出液入锅内浓缩至500ml时装瓶备用。

（3）方法：先用一个纱布垫浸透药液，应干湿适中，放于食管疼痛处，另一个纱布垫浸药液后放在食管其他部位，但两个纱布垫不能接触，而后把正电极压在第一个纱布垫上，负极压在另一个纱布垫上，两个电极铅板上面均用纱布袋压好，开启电源，以患者能忍受为度，持续30min，取下即可。

（4）注意：①孕妇，心脏病患者禁用。②局部起泡者，停止导入，用金万红软膏外涂即可。

8. 0.9%NS500ml，青霉素针剂800万单位、氨苄西林针剂4g；5%GS250ml，清开灵针剂40ml；5%GS250ml，西咪替丁（甲氰咪呱）针剂0.8g、甲氧氯普胺注射液10mg、维生素B_6针剂0.3g。每日一次，静滴。

9. 酌情口服西咪替丁（甲氰咪呱）、多潘立酮、陈香露白露、消炎利胆片、牛黄解毒片、盖胃平、奥美拉唑。

【疗效判定】

1. 痊愈症状、体征全部消失，各种检查指标均正常，一年以上未复发者。

2. 好转症状、体征基本消失，各种检查指标接近正常，一年以内或有复发，但症状轻微者。

3. 无效症状、体征、各种检查指标未改变。

附：心肌梗死一般常识

1. 概念

（1）心肌梗死是又叫心肌梗死，是指急性、持续性缺血、缺氧（冠状动脉功能不全）所引起的心肌坏死；指在冠状动脉病变的基础上，冠状动脉的血液中断，使相应的心肌出现严重而持久地急性缺血，最终导致心肌的缺血性坏死；发生急性心肌梗死的病人，在临床上常有持久的胸骨后剧烈疼痛、发热、白细胞计数增高、血清心肌酶升高以及心电图反映心肌急性损伤、缺血和坏死的一系列特征性演变，并可出现心律失常、休克和心力衰竭，属冠心病的严重类型，可并发心律失常、休克或心力衰竭等并发症，常可危及生命。

（2）心肌梗死是由冠状动脉粥样硬化引起血栓形成、冠状动脉的分支堵塞，使一部分心肌失去血液供应而坏死的病症。多发生于中年以后。发病时有剧烈而持久的性质类似心绞痛的前胸痛、心悸、气喘、脉搏微弱、血压降低等症状，服用硝酸甘油无效，可产生严重后果。心电图和血清酶检查对诊断有重要价值。发病后应立即进行监护救治。

（3）心肌梗死的原因，多数是冠状动脉粥样硬化斑块或在此基础上血栓形成，造成血管管腔堵塞所致。按照病因、病理、心电图和临床症状等不同，心肌梗死可分为各种不同的类型，除上述共有的表现外，各有其特殊性。

（4）按照世界卫生组织（WHO）1979 年制定的标准，至少符合以下两项的，将被诊断为心肌梗死：

①典型心肌缺血症状（胸痛或胸闷不适）。

②典型心电图变化。

③血清心肌酶升高。

（5）到了 2000 年，欧洲心脏病学会和美国心脏病学会对心肌梗死（MI）联合进行了重新定义，急性、演变中或新近心肌梗死诊断条件具备下列任何条件之一：CD 心肌生化标志的典型升高和逐渐下降或较快增高和下降，至少伴有下列情况之一者：

①心肌缺血症状。

②心电图出现病理性 Q 波。

③心电图示心肌缺血（ST 段抬高或压低）。

④冠心动脉介入术（如冠状动脉成形术）。

2. 前兆

（1）急性心肌梗死发病突然，但约有 50% ~80% 的病人发病前 1 ~2 天或更长时间有先兆症状，若能引起警惕，则有可能避免心肌梗死的发生。在此，提醒老年朋友，当您出现下列疾病信号时，应警惕心肌梗死的可能。

①在近一个月内，发生的心绞痛呈进行性加重。

②原有的心绞痛发作较前频繁，胸痛较以前更为剧烈，范围扩大，时间延长，或服用硝酸甘油及其他急救药不能有效缓解者。

③心绞痛的发作由过去的劳累后转为夜间安静休息时发作，且发作时没有明显诱因。

④心绞痛发作时伴有恶心、呕吐、大汗、心动过缓、严重的心律失常、急性心功能不全或血压有较大波动者。

⑤以往身体健康，突然出现憋闷、乏力，运动时心慌、气短等，并且呈现进行性加重。

⑥中老年患者突然出现急性左心衰竭、心源性休克、严重心律失常，且不能用其他原因解释者。

⑦心绞痛发作时，出现心功能不全症状或原有心功能不全症状加重。当出现上述警报信号时，应立即去医院检查，并绝对卧床休息，避免劳累、负重、情绪变化或受刺激等，有条件者可实行氧疗或心电图监测。

（2）约50%患者心肌梗死前的一个月内出现以下表现：

①原稳定型劳累性心绞痛或无心绞痛的45岁以上中老年，发生不稳定型心绞痛。

②心绞痛发作时伴心律失常，常有室性早搏、室性过速、室性颤动、房性传导阻滞、束支传导阻滞亦不少见。

③突发较以往为剧烈而频繁、持久的心绞痛。

④中年以上或老年人突发上腹部剧痛，恶性、呕吐急性心力衰竭或严重心律失常，心电图出现st段一时性抬高或降低。T波高大或明显倒置。

⑤心功能不全或血压下降。

⑥心绞痛发作多数伴大汗、恶心、呕吐。

⑦心电图动态改变，st段明显抬高，或胸前导联t波高耸（超级早起）或原慢性心肌缺血型图形ct波低平、倒置、st段压低进行性加重。

⑧原有心绞痛而近期发作频繁，程度加重，经休息和含服硝酸甘油不能缓解。有或无心绞痛史而发生上腹痛、恶心、呕吐、急性心功能不全或严重心率失常者，均要警惕急性心肌梗死的发生。突发胸骨后或心前区剧痛，向左肩、臂或咽喉等处放射，疼痛时持续半小时以上，出现低血压或休克，多发于起病后数小时至1周。患者大汗、皮肤湿冷、面色苍白、烦躁不安、脉搏细速。可有呼吸困难，咳嗽，不能平卧等急性左心衰竭症状。严重者可发生急性肺水肿。下壁梗死或后壁梗死累及右室者，常见明显的右心衰竭。

⑨可有发热，心动过速等全身症状。

3. 病因

（1）心肌梗死90%以上是由于冠状动脉粥样硬化病变基础上血栓形成而引起的，较少见于冠状动脉痉挛，少数由栓塞、炎症、畸形等造成管腔狭窄闭塞，使心肌严重而持久缺血达1小时以上即可发生心肌坏死。心肌梗死发生常有一些诱因，包括过劳、情绪激动、大出血、休克、脱水、外科手术或严重心律失常等。

（2）发生于急性心肌梗死的心力衰竭称为泵衰竭。根据分组，第Ⅰ级泵衰竭是左心衰竭代偿阶段，第Ⅱ级为左心衰竭，第Ⅲ级为肺水肿，第Ⅳ级为心源性休克；肺水肿和心源性休克可以同时出现，是泵衰竭的最严重阶段。

（3）冠状动脉粥样硬化造成管腔狭窄和心肌供血不足，而侧支循环尚未建立时，由于下述原因加重心肌缺血即可发生心肌梗死。

①冠状动脉完全闭塞：病变血管粥样斑块内或内膜下出血，管腔内血栓形成或动脉持久性痉挛，使管腔发生完全的闭塞。

②心排血量骤降：休克、脱水、出血、严重的心律失常或外科手术等引起心排出量骤降，冠状动脉灌流量严重不足。

③心肌需氧需血量猛增：重度体力劳动、情绪激动或血压剧升时，左心室负荷剧增，儿茶酚胺分泌增多，心肌需氧需血量增加。

（4）急性心肌梗死亦可发生于无冠状动脉粥样硬化的冠状动脉痉挛，也偶有由于冠状动脉栓塞、炎症、先天性畸形所致。心肌梗死后发生的严重心律失常，休克或心力衰竭，均可使冠状动脉灌流量进一步降低，心肌坏死范围扩大。

4. 发病类型

根据梗死灶占心室壁的厚度将心肌梗死分为两型：

（1）区域性心肌梗死：区域性心肌梗死，亦称透壁性心肌梗死，累及心室壁全层，梗死部位与闭塞的冠状动脉支供血区一致，梗死面积大小不一，多在2.5～10cm^2之间。该型梗死远比心内膜下梗死常见。如梗死未累及全层而深达室壁2/3以上则称厚壁梗死。

（2）心内膜下心肌梗死：心内膜下心肌梗死，指梗死仅累及心室壁内层1/3的心肌，并波及肉柱及乳头肌。常为多发性、小灶状坏死，不规则地分布于左心室四周，严重者融合或累及整个左心室内膜下心肌引起环状梗死。

5. 诊断标准：

（1）有急性心肌梗死的临床症状（如突然发生的特征性胸疼等，含化硝酸甘油不能缓解。）

（2）有特征性的心电图改变（病理的q波及st－－t波改变和演变。）

（3）有心肌酶学和心肌蛋白水平异常升高。

（4）必要时少数患者需做放射性素心肌显像和二维超声心动图检查，协助诊断。

6. 诱发因素

凡是各种能增加心肌耗氧量或诱发冠状动脉痉挛的体力或精神因素，都可能使冠心病患者发生急性心肌梗死，常见的诱因如下：

（1）过劳：做不能胜任的体力劳动，尤其是负重登楼，过度的体育活动，连续紧张的劳累等，都可使心脏的负担明显加重，心肌需氧量突然增加，而冠心病病人的冠状动脉已发生硬化、狭窄，不能充分扩张而造成心肌短时间内缺血。缺血缺氧又可引起动脉痉挛，反过来加重心肌缺氧，严重时导致急性心肌梗死。

（2）激动：有些急性心肌梗死病人是由于激动、紧张、愤怒等激烈的情绪变化诱发的。据报道，美国有一个州，平均每10场球赛，就有8名观众发生急性心肌梗死。

（3）暴饮暴食：不少心肌梗死病例发生于暴饮暴食之后，国内外都有资料说明，周末、节假日急性心梗的发病率较高。进食大量含高脂肪高热量的食物后，血脂浓度突然升高，导致血黏稠度增加，血小板聚集性增高。在冠脉狭窄的基础上形成血栓，引起急性心肌梗死。

（4）寒冷刺激：突然的寒冷刺激可能诱发急性心肌梗死。这就是医生们总要叮嘱冠心病病人要十分注意防寒保暖的原因，也是冬春寒冷季节急性心肌梗死发病较高的原因之一。

（5）便秘：便秘在老年人当中十分常见，但其危害性却没得到足够的重视。临床上，因便秘时用力屏气而导致心梗的老年人并不少见。所以，这一问题必须引起老年人足够的重视，要保持大便通畅。

7. 症状

多数病人于发病前数日可有前驱症状，心电图检查，可显示ST段一时性抬高或降低，T波高大或明显倒置，此时应警惕病人近期内有发生心肌梗死的可能。

（1）疼痛：为此病最突出的症状。发作多无明显诱因，且常发作于安静时，疼痛部位和性质与心绞痛相同，但疼痛程度较重，持续时间久，有长达数小时甚至数天，用硝酸甘油无效。病人常烦躁不安、出汗、恐惧或有濒死感。少数病人可无疼痛，起病即表现休克或急性肺水肿。

（2）休克：20%病人可伴有休克，多在起病后数小时至1周内发生。病人面色苍白、烦躁不安、皮肤湿冷，脉搏细弱，血压下降 < 10.7Kpa（80mmHg），甚至昏厥。若病人只有血压降低而无其他表现者称为低血压状态。休克发生的主要原因有：由于心肌遭受严重损害，左心室排出量急剧降低（心源性休克）；其次，剧烈胸痛引起神经反射性周围血管扩张；此外，有因呕吐、大汗、摄入不足所致血容量不足的因素存在。

（3）心律失常：约75%~95%的病人伴有心律失常，多见于起病1~2周内，而以24小时内为最多见，心律失常中以室性心律失常最多，如室性早搏，部位病人可出现室性心动过速或心室颤动而猝死。房室传导阻滞、束支传导阻滞也不少见，室上性心律失常较少发生。前壁心肌梗死易发生束支传导阻滞，下壁心肌梗死易发生房室传导阻滞，室上性心律失常多见于心房梗死。

(4) 心力衰竭：梗死后心脏收缩力显著减弱且不协调，故在起病最初几天易发生急性左心衰竭，出现呼吸困难、咳嗽、烦躁、不能平卧等症状。严重者发生急性肺水肿，可有紫绀及咯大量粉红色泡沫样痰，后期可有右心衰竭，右心室心肌梗死者在开始即可出现右心衰竭。

(5) 全身症状：有发热、心动过速、白细胞增高和红细胞沉降增快等。此主要由于组织坏死吸收所引起，一般在梗死后1～2天内出现，体温一般在38℃左右，很少超过39℃，持续约一周左右。

(6) 胃肠道症状：表现恶心、呕吐、腹胀等，下壁心肌梗死患者更常见。

(7) 突然发作剧烈而持久的胸骨后或心前区压榨性疼痛：休息和含服硝酸甘油不能缓解，常伴有烦躁不安、出汗、恐惧或濒死感。

(8) 少数患者无疼痛：一开始即表现为休克或急性心力衰竭。

(9) 部分患者疼痛位于上腹部：可能误诊为胃穿孔、急性胰腺炎等急腹症；少数患者表现颈部、下颌、咽部及牙齿疼痛，易误诊。

(10) 神志障碍：可见于高龄患者。

8. 发病机理

在冠状动脉粥样硬化病变的基础上并发粥样斑块破裂、出血、血管腔内血栓形成，动脉内膜下出血或动脉持续性痉挛，使管腔迅速发生持久而完全的闭塞时，如该动脉与其他冠状动脉间侧支循环原先未充分建立，即可导致该动脉所供应的心肌严重持久缺血，1小时以上即致心肌坏死。在粥样硬化的冠状动脉管腔狭窄的基础上，发生心排血量骤降（出血、休克或严重的心律失常），或左心室负荷剧增（重度体力活动、情绪过分激动、血压剧升或用力大便）时，也可使心肌严重持久缺血，引起心肌坏死。饱餐（特别是进食多量脂肪时）后血脂增高、血液黏稠度增高，引起局部血流缓慢，血小板易于聚集而致血栓形成；睡眠时迷走神经张力增高，使冠状动脉痉挛，都可加重心肌缺血而致坏死。心肌梗死既可发生于频发心绞痛的病人，也可发生在原来并无症状者中。主要出现左心室受累的血流动力改变，心脏收缩力减弱、顺应性降低，心搏量和心排血量立即下降（常降至原来的60%～80%，有休克者可降至30%～50%）；动脉血压迅速降低，数小时后才逐渐回升；心率增快，可出现心律失常；左心室喷血分数减低，舒张末期压增高，舒张期和收缩期容量增高，喷血高峰和平均喷血率降低，其压力曲线最大压力随时间变化率减低；周围动脉阻力开始时无改变，以后数小时由于小动脉收缩而增加，然后又恢复或减低；静脉血氧含量明显降低，动、静脉血氧差增大；

心脏收缩出现动作失调，可为局部无动作（部分心肌不参与收缩）、动作减弱（部分心肌虽然参与收缩但无力）、矛盾动作（收缩期部分心肌向外膨出）和不同步（收缩程序失调）。心脏在损失了大块有收缩力的心肌并发生收缩动作失调之后，较为正常的其他心肌必需代偿地增加收缩强度以维持循环，心脏进行重构。但当时发生的心肌严重缺血使心室做功减低；低血压又使冠脉灌流减少，酸中毒、全身缺氧和心律失常又进一步影响心室功能；以致心肌不能代偿，心脏扩大，甚至出现心力衰竭。先发生左心衰竭然后右心衰竭，但右心室心肌梗死时，可首先出现右心衰竭。左心室代偿性扩张或二尖瓣乳头肌梗死可致乳头肌功能失调，引起二尖瓣关闭不全，后者又可加重心力衰竭。

9. 病理改变

（1）心肌梗死急性期时，心肌呈大片灶性凝固性坏死，心肌间质充血、水肿，伴有多量炎症细胞浸润，以后坏死的心肌纤维逐渐溶解吸收，形成肌溶灶，随后逐渐出现肉芽组织形成。病变波及心包可出现反应性心包炎，波及心内膜引起附壁血栓形成。在心腔内压力的作用下，坏死的心壁可破裂（心脏破裂），破裂可发生在心室游离壁、乳头肌或心室间隔处。

（2）按梗死灶的大小及其在心壁的分布情况，分为三型：

①透壁性心肌梗死：病变累及心室壁的全层或大部分，病灶较大，直径在2.5cm以上，常见冠状动脉内有血栓形成；心电图上出现病理性Q波；此型最为常见。

②灶性心肌梗死：梗死范围较小，呈灶性分布于心室壁的一处或多处；临床常易漏诊而为尸检所发现。

③心内膜下心肌梗死：梗死灶位于左心室壁内层一半处以内，呈小灶性，但分布常较广泛，严重者左心室壁的四个面的心内膜下均有病灶；心电图上一般无病理性Q波。

（3）坏死组织约1~2周后开始吸收，并逐渐纤维化，在6~8周后进入慢性期形成瘢痕而愈合，称为陈旧性或愈合性心肌梗死。瘢痕大者可逐渐向外凸出而形成室壁膨胀瘤。梗死附近心肌的血供随供支循环的建立而逐渐恢复。心肌梗死的大小、范围及严重程度，主要取决于冠状动脉闭塞的部位、程度、速度和侧支循环的沟通情况。左冠状动脉前降支闭塞最多见，可引起左心室前壁、心尖部、下侧壁、前间隔和前内乳头肌梗死；左冠状动脉回旋支闭塞可引起左心室高侧壁、膈面及左心房梗死，并可累及房室结；左冠状动脉阻塞可引起左心室膈面、后间隔及右心室梗死，并可累及窦房结和房室结。右心室及左、右心房梗死较少见。左心室心内膜下心肌梗死常是上述三支冠状动脉都有严重病变的结果。在冠状动脉主干闭塞则引起左心室广泛梗死。

10. 鉴别诊断

（1）心绞痛：心绞痛的疼痛性质与心肌梗死相同，但发作较频繁，每次发作历时短，一般不超过 15 分钟，发作前常有诱发因素，不伴有发热、白细胞增加、红细胞沉降率增快或血清心肌酶增高，心电图无变化或有 ST 段暂时性压低或抬高，很少发生心律失常、休克和心力衰竭，含有硝酸甘油片疗效好等，可资鉴别。

（2）急性心包炎：尤其是急性非特异性心包炎，可有较剧烈而持久的心前区疼痛，心电图有 ST 段和 T 波变化。但心包炎病人在疼痛的同时或以前，已有发热和血白细胞计数增高，疼痛常于深呼吸和咳嗽时加重，体检可发现心包摩擦音，病情一般不如心肌梗死严重，心电图除 aVR 外，各导联均有 ST 段弓背向下的抬高，无异常 Q 波出现。

（3）急性肺动脉栓塞：肺动脉大块栓塞常可引起胸痛、气急和休克，但有右心负荷急剧增加的表现。如右心室急剧增大、肺动脉瓣区搏动增强和该处第二心音亢进、三尖瓣区出现收缩期杂音等。发热和白细胞增多出现也较早。心电图示电轴右偏，Ⅰ导联出现 S 波或原有的 S 波加深，Ⅲ导联出现 Q 波和 T 波倒置，aVR 导联出现高 R 波，胸导联过渡区向左移，左胸导联 T 波倒置等，与心肌梗死的变化不同，可资鉴别。

（4）急腹症：急性胰腺炎、消化性溃疡穿孔、急性胆囊炎、胆石等，病人可有上腹部疼痛及休克，可能与急性心肌梗死病人疼痛波及上腹部者混淆。但仔细询问病史和体格检查，不难做出鉴别，心电图检查和血清心肌酶测定有助于明确诊断。

（5）主动脉夹层分离：以剧烈胸痛起病，颇似急性心肌梗死。但疼痛一开始即达高峰，常放射到背、肋、腹、腰和下肢，两上肢血压及脉搏可有明显差别，少数有主动脉瓣关闭不全，可有下肢暂时性瘫痪或偏瘫。X 线胸片、CT，超声心动图探测到主动脉壁夹层内的液体，可资鉴别。

11. 并发症

（1）心脏破裂：常发生在心肌梗死后 1 ~ 2 周内，好发于左心室前壁下 1/3 处。原因是梗死灶失去弹性，心肌坏死、中性粒细胞和单核细胞释放水解酶所致的酶性溶解作用，导致心壁破裂，心室内血液进入心包，造成心包填塞而引起猝死。另外室间隔破裂，左心室血液流入右心室，可引起心源性休克和急性左心衰竭。左心室乳头肌断裂，可引起急性二尖瓣关闭不全，导致急性左心衰竭。

（2）室壁瘤：室壁瘤可发生在心肌梗死早期或梗死灶已纤维化的愈合期。由梗死心肌或瘢痕组织在心室内压力作用下，局限性的向外膨隆而形成室壁瘤。室壁瘤可继发附壁血栓、心律不齐及心功能不全。

（3）附壁血栓形成：多见于左心室。由于梗死区内膜粗糙，室壁瘤处出现涡流等原因而诱发血栓形成。血栓可发生机化，少数血栓因心脏舒缩而脱落引起动脉系统栓塞。

（4）心律失常：多发生在发病早期，也可在发病1～2周内发生，以室性早搏多见，可发生室性心动过速、心室颤动，导致心脏骤停、猝死。缓慢性心律失常如心动过缓、房室传导阻滞多见于下壁梗死患者发病早期，多可恢复，少数需永久起搏器治疗。

（5）心力衰竭和心源性休克：可见于发病早期，也可于发病数天后出现，详见临床表现部分。

（6）心肌梗死后综合征：一般在急性心肌梗死后2～3周或数月内发生，表现为心包炎、胸膜炎或肺炎，有发热、胸痛等症状，可反复发生，可能为机体对心肌坏死形成的自身抗原的过敏反应。

12. 监护治疗

（1）护理措施理

①休息：病人应卧床休息在“冠心病监护室”，保持环境安静，减少探视，防止不良刺激。

②吸氧：最初2～3天内，间断或持续地通过鼻管或面罩吸氧。

③监测措施：进行心电图、血压和呼吸的监测，必要时还监测血流动力变化5～7天。密切观察病情，为适时做出治疗措施提供客观的依据。监测人员必须以极端负责的精神进行工作，既不放过任何有意义的变化，又要保证病人安静和休息。

④护理措施：第一周完全卧床休息，加强护理，护理人员必须以全心全意为人民服务的精神，不厌其烦地帮助病人吃饭、洗脸、翻身、使用便器。病人进食不宜过饱，食物以易消化、含较少脂肪而少产气者为宜，限制钠的摄入量，要给予必需的热量和营养。保持大便通畅，但大便时不宜用力，如便秘可给予缓泻剂。第二周可在床上起坐，逐步离床，在床旁站立和在室内缓步走动。近年来有人主张病人早期（在第一周）即开始下床活动，但病重或有并发症的病人，卧床时间不宜太短。

13. 药物治疗

（1）持续胸痛患者若无低血压可静脉滴注硝酸甘油。所有无禁忌证的患者均应口服阿司匹林，置入药物支架患者应服用氯吡格雷一年，未置入支架患者可服用一月。应用rt－PA溶栓或未溶栓治疗的患者可用低分子肝素皮下注射或肝素静脉注射3～5天。对无低血压的患者应给与肾素－血管紧张素转氨酶抑制剂（ACEI），对ACEI不能耐受者可应用血管紧张素受体阻滞剂

(ARB)。对β受体阻滞剂有禁忌证（如支气管痉挛）而患者持续有缺血或心房颤动、心房扑动伴快速心室率，而无心力衰竭、左室功能失调及房室传导阻滞的情况下，可给予维拉帕米或地尔硫卓。所有患者均应给与他汀类药物。

（2）缓解疼痛：用哌替啶针剂50～100mg肌肉注射或吗啡针剂5～10mg皮下注射，每4～6h可重复应用0.03～0.06g肌肉注射或口服。亦可试用硝酸甘油片0.3mg或二硝酸异山梨醇片5～10mg舌下含服，用硝酸甘油针剂1mg溶于5%葡萄糖100ml中静脉滴注，10～50μg/min。或二硝酸异山梨醇针剂10mg溶于5%葡萄糖100ml中静脉滴注，30～100μg/min。但均要注意监测血压变化。中药可用苏冰滴丸、苏合香丸、冠心苏合丸或宽胸丸含用或口服，或复方丹参注射液2～4ml加入50%葡萄糖液40ml中静脉注射。或8～16ml加入50%葡萄糖液或低分子右旋糖酐500ml静脉滴注。

（3）近年有人提出用β阻滞剂如美托洛尔片（15mg静脉注射然后口服50mg4次/d，服2d后改为100mg 2次/d连服3个月）、普萘洛尔、阿替洛尔、噻吗洛尔等，认为对血压较高、心率较快的前壁梗死病人有止痛效果且能改善预后，但用药过程要密切注意血压、心率和心功能。

（4）灌注心肌：应尽应用溶解冠状动脉内血栓的药物以恢复心肌灌注，挽救濒死的心肌或缩小心肌梗死的范围，保护心室功能，并消除疼痛。适于：

①发病≤6小时。

②相邻两个或以上导联ST段抬高≥0.2mV。

③年龄≤70岁，而无近期活动性出血、中风、出血倾向、糖尿病视网膜病变、严重高血压和严重肝肾功能障碍等禁忌症者。

14. 家庭康复治疗

（1）急性心肌梗死患者，在医院度过了急性期后，对病情平稳、无并发症的患者，医生会允许其回家进行康复治疗。

①按时服药，定期复诊；保持大便通畅；坚持适度体育锻炼。

②不要情绪激动和过度劳累；戒烟限酒和避免吃得过饱。

（2）在上述原则中，坚持合理适当的体育锻炼是康复治疗的主要措施。因为心肌梗死后，1～2个月心肌坏死已愈合。此时促进体力恢复，增加心脏侧支循环，改善心肌功能，减少复发及危险因素，是康复治疗的目的。应做到以下几个方面：

①选择适宜运动方式和方法在医生指导下，根据病情轻重、体质强弱、年龄大小、个人爱好等，选择能够坚持的项目，如步行、打太极拳等。

②掌握好运动量，是一个关键问题运动量必须与医生协商决定，运动量过小，尽管比不运动好，但起不到应有作用；过大则可能有害。运动中若有心前区不适发作，应立即终止运动。

③运动量增加要循序渐进尤其出院早期运动量一定要适当，根据体力恢复情况及心功能情况逐步增加运动量。需要再次强调的是，心肌梗死后每个患者的情况都不相同，运动康复必须个体化，必须在医生指导下进行，并应有家属陪伴进行。

15. 预后

(1) 预后与梗死范围的大小、侧支循环产生的情况以及治疗是否及时有关。过去急性期住院病人病死率一般为 30% 左右，进行监护治疗后已降至 15% 左右，发展溶血栓治疗后再降至 10% 以下。

(2) 在急性期，发病第一周病死率最高。发生心力衰竭、严重心律失常或休克者，病死率尤病，其中休克病人病死率可高达 80%。

(3) 我国北京地区对心肌梗死病人长期随访的资料表明，53.4% 病人能恢复一定的工作，其中 45.6% 在病人后半年内恢复工作。出院后因心脏原因而死亡者第一年有 7.7%，第二年 3.7%，第三年 3%，第四年 2.7%，第五年 1.4%，第六年 3.4%，第七年 1.1%。

16. 预防

心肌梗死后必须做好二级预防，预防心肌梗死再发。患者应采用合理膳食（低脂肪、低胆固醇饮食），戒烟、限酒，适度运动，心态平衡。坚持服用抗血小板药物（如阿司匹林）、β 阻滞剂，他汀类调脂药及 ACEI 制剂，控制高血压及糖尿病等危险因素，定期复查。对公众及冠心病患者应普及有关心肌梗死知识，预防心肌梗死发生，万一发生能早期诊断，及时治疗。除上述二级预防所述各项内容外，在日常生活中还要注意以下几点：

(1) 避免过度劳累：尤其避免搬抬过重的物品。在老年冠心病患者可能诱发心肌梗死。

(2) 放松精神：愉快生活，对任何事情要能泰然处之。

(3) 洗澡时要特别注意：不要在饱餐或饥饿的情况下洗澡。水温最好与体温相当，洗澡时间不宜过长，冠心病程度较严重的患者洗澡时，应在他人帮助下进行。

(4) 气候变化时要当心：在严寒或强冷空气影响下，冠状动脉可发生痉挛而诱发急性心肌梗死。所以每遇气候恶劣时，冠心病患者要注意保暖或适当防护。

(5) 要懂得和识别心肌梗死的先兆症状并给予及时处理。心肌梗死患者约 70% 有先兆症状，主要表现为：

①既往无心绞痛的患者突然发生心绞痛，或原有心绞痛的患者发作突然明显加重，或无诱因自发发作。

②心绞痛性质较以往发生改变、时间延长，使用硝酸甘油不易缓解。

③疼痛伴有恶心、呕吐、大汗或明显心动过缓或过速。

④心绞痛发作时伴气短、呼吸困难。

⑤冠心病患者或老年人突然出现不明原因的心律失常、心力衰竭、休克或晕厥等情况时都应想到心肌梗死的可能性。

上述症状一旦发生，必须认真对待，患者首先应卧床，保持安静，避免精神过度紧张；舌下含服硝酸甘油或喷雾吸入硝酸甘油，若不缓解，5 分钟后可再含服一片。心绞痛缓解后去医院就诊。若胸痛 20 分钟不缓解或严重胸痛伴恶心、呕吐、呼吸困难、晕厥，应呼叫救护车送往医院。

急性腐蚀性食管炎

【本病概述】

1. 概念

（1）腐蚀性食管炎是由于吞服强酸、强碱或其他腐蚀剂后而引起食管、胃组织腐烂、溃疡、坏死，甚至穿孔的一种疾病。属于中医“胃脘痛”“胃痛”“呕吐”等病证范畴。

（2）本病主要由热毒、火盛及酒毒湿热内蕴所致，再如药毒损伤胃络，均可引起本病，症见胃痛、呕吐、吐血等。口咽及胸骨后灼痛，伴流涎、呕吐、咽下疼痛和咽下困难，重者可发热。食管穿孔者可出现休克，纵隔炎，心包炎和食管——支气管瘘的表现。

2. 临床表现

（1）吞服硫酸后，常见口腔及咽颊部烧伤，口腔黏膜可呈黑色的痂，盐酸呈灰棕色痂，硝酸呈深黄色痂，强碱呈透明的水肿，来苏水使口腔黏膜先呈灰白色，以后转为棕黄色。腐蚀剂侵蚀咽喉常可引起疼痛，吞咽困难和呼吸困难。胃部症状表现为上腹痛、恶心和呕吐、吐出物常为血性黏液。严重者可发生食管和胃穿孔，引起胸膜炎或弥漫性腹膜炎。

（2）腐蚀性食管炎、胃炎愈合后可遗留食管狭窄或幽门梗阻，亦可产生萎缩性胃炎。腐蚀性胃炎除胃肠道症状外，常伴有全身症状，甚至虚脱或休克。并发感冒也较常见。来苏水还可影响肾脏，引起肾小管损害和肾功能衰竭。

（3）食管胃镜检查应尽早进行，用以判断病变范围，但有休克或可能引起穿孔者不宜采用。吞服腐蚀剂后，消化道黏膜都有不同程度的损害。合并感冒和上消化道出血者，血中白细胞可增高，大便潜血亦呈阳性。

【诊断依据】

1. 口咽及胸骨后灼痛，伴流涎、呕吐、咽下疼痛和咽下困难，重者可发热。食管穿孔者可出现休克，纵隔炎，心包炎和食管——支气管瘘的表现。

2. 常见口腔及咽颊部烧伤。

3. 食管 X 线钡餐检查

一般应在起病 3 ~6 周后，待食管急性炎症消退后进行，用以观察是否有食管狭窄或穿孔。

4. 食管胃镜检查

有人主张应尽早进行，用以判断病变范围，但有休克或可能引起穿孔者不宜采用。

【中医治疗】

1. 热毒炽盛

（1）症状：多有过食浓酒，或药毒伤中史，中脘隐痛，痛势渐剧，脘腹痞满，口渴喜饮，舌红苔黄，脉数或滑数。

（2）治则：清热解毒，化瘀止痛。

（3）方药：射干 30g，栀子 20g，茯苓 12g，赤芍 15g，生地 15g，升麻 10g，蜂蜜 20g。

2. 湿热中阻

（1）症状：症见胃脘疼痛，痛呈闷痛，胀满不适，口干而苦，大便秘结，小便黄赤，或呕吐，吐出血块，或呕吐胃内容物，舌红苔黄腻，脉滑数。

（2）治则：清热利湿，行气导滞。

（3）方药：薏苡仁 30g，赤小豆 30g，防己 12g，丹皮 12g，桃仁 12g，瓜蒌 30g，大黄 10g，芒硝 10g。

3. 胃火炽盛

（1）症状：症见病起急速，大量呕血或便血，胃脘灼热而痛，烦躁口渴，面红唇赤，舌质红赤，舌苔黄燥或黄腻，脉洪大弦数。

（2）治则：清胃泻火，活血止血。

（3）方药：黄连 12g，生地 12g，丹皮 12g，当归 12g，升麻 10g，黑栀子 15g，三七 10g，炒蒲黄 15g，炒五灵脂 15g。

【西医治疗】

1. 不论吞服何种腐蚀剂均应禁食。忌用胃管洗胃。可吞服鸡蛋清或牛奶保护胃黏膜。

2. 吞服强酸者，可给氢氧化铝凝胶 60 ~100ml 或镁乳 60 ~100ml 口服。不宜吞服碳酸氢钠溶液，以免因胃肠胀气而有引起穿孔的危险。

3. 吞服强碱者，可用食用醋、3% ~5% 的醋酸或 0. 5% 稀盐水等。食用醋一次口服100～200ml。

4. 吞服来苏水等酚类物质者，可先口服60～100ml植物油，如蓖麻油、花生油或菜油等。因来苏水、石炭酸在植物油内毒性大为降低。随后可口服牛奶、豆浆、米汤及鸡蛋清等，以保护胃黏膜。

5. 重症患者应给予静脉输液，出血严重者，应积极补充血容量并应用止血药物。

6. 疼痛剧烈者可用镇静剂，如吗啡10mg或哌替啶50～100mg，但需严密观察，以防掩盖穿孔真相。因喉头水肿发生呼吸困难者，可给氧气吸入或作气管切开。同时应常规应用青霉素等抗生素，防止继发感染。

7. 为预防消化道瘢痕形成，急性期过后可用肾上腺皮质激素，如口服泼尼松2～3周，开始剂量为10mg，每日3次饭后服用。肾上腺皮质激素有促进胃穿孔的危险，故一般不主张早期使用。也可用α－糜蛋白酶、胎盘组织液等防止瘢痕形成。

8. 胃穿孔和弥漫性腹膜炎者，应立即手术修补；急性期应避免作胃癌手术；并发幽门梗阻者应在度过急性期数周后进行手术治疗。

9. 紧急措施

禁忌催吐与洗胃。尽快饮用中和剂，吞服强酸者宜饮稀肥皂水、镁乳、牛奶或蛋清，忌用碳酸氢钠，以免因产气导致食管穿孔；吞服强碱者即饮用果汁、稀醋或2%醋酸或牛奶、蛋清等。严重腐蚀性食管炎常于24h内并发喉头水肿，出现气道阻塞时，应及时进行气管切开。疼痛剧烈者需用镇静剂。出现休克时应输液、输血及其他抗休克措施。食管穿孔应采取相应的治疗。患者应禁食，直至可咽下唾液，方可试给流质饮食；根据吞咽的情况逐渐改给一般饮食。在较严重的患者估计可能发生食管瘢痕狭窄时，开始进流质饮食时，应让患者吞下一条3m长的坚韧丝线，以备需扩张时应用。

10. 抗生素和肾上腺皮质类固醇

可予抗生素以预防继发性感染。肾上腺皮质类固醇有助于减轻瘢痕组织形成及瘢痕组织收缩，开始用量为泼尼松每日60mg或剂量相当的氢化可的松；3周后逐渐减量乃至停用。但肾上腺皮质激素可掩盖感染症状和增加穿孔机会。用药期间应严密观察并同时使用抗生素。

11. 食管扩张术

一般可在4～5周后进行食管镜检查，发现炎症已痊愈而有瘢痕狭窄者，可用水银探条作食管扩张术。有认为每次扩张前，在食管镜直视下注射玻璃酸酶（透明质酸酶）1ml和确炎舒松A 5ml的混合液于瘢痕部位的四角，疗效较好。食管有多处狭窄或闭塞者，可先行胃造瘘术，继而进行逆行食管扩张术。较长的一段食管有多处狭窄者，宜行手术治疗。

【特色疗法】

1. 中药离子导入法

（1）器械：普通型电离子导入治疗机一台，纱布垫二个，纱布袋二个。

（2）药物：大黄30g，元明粉30g，山栀子30g，香附子30g，郁金30g，黄芩15g，甘草15g，滑石60g，干姜9g，加水1500ml煎煮至沸后2h滤出，其药渣内再加水1500ml，煎煮至沸后2h滤出，二次滤出液入锅内浓缩至500ml时装瓶备用。

（3）方法：先用一个纱布垫浸透药液，应干湿适中，放于食管疼痛处，另一个纱布垫浸药液后放在食管其他部位，但两个纱布垫不能接触，而后把正电极压在第一个纱布垫上，负极压在另一个纱布垫上，两个电极铅板上面均用纱布袋压好，开启电源，以患者能忍受为度，持续30min，取下即可。

（4）注意：①孕妇，心脏病患者禁用。②局部起泡者，停止导入，用金万红软膏外涂即可。

2. 消炎止痛丸、疏肝清胃丸、利胆化石丹、养胃丸。

3. 可静脉点滴

0.9%生理盐水250ml，青霉素注射液960万单位；0.9%生理盐水250ml，清开灵注射液20～30ml；5%葡萄糖250ml，西咪替丁针剂1g、维生素B_6针剂0.3g、甲氧氯普胺注射液10mg、10%氯化钾针剂5ml。每日一次，连用3～7日。

4. 庆大霉素针剂4万单位，加开水口服，每日3次。

5. 盐酸普鲁卡因针剂2ml，加开水口服，每日3次。

【疗效判定】

1. 痊愈症状、体征全部消失，各种检查指标均正常，一年以上未复发者。

2. 好转症状、体征基本消失，各种检查指标接近正常，一年以内或有复发，但症状轻微者。

3. 无效症状、体征、各种检查指标未改变。

食管贲门失弛缓症

【本病概述】

1. 概念

（1）贲门失弛缓症（贲门痉挛、食管不蠕动、巨食管）是一种与神经有关而确切原因不明的疾病，主要影响两个过程：推进食物的食管收缩即蠕动的节律和下食管括约肌的开放。贲门失弛缓症可能是由于食管周围的神经和支配食管肌肉的神经功能紊乱引起。

（2）贲门失弛缓症可发生于任何年龄，但通常在20～40岁之间，在不知不觉中发病，数月或数年内逐渐加重，对液体和固体的吞咽困难是其主要症状。由于下食管括约肌不松弛而使其上方的食管显著扩大。

（3）其他症状包括胸痛、膨大食管段的潴留物反流以及夜间咳嗽。胸痛虽不很常见，但可在吞咽时或无明显诱因时发生。大约1/3的病人在睡觉时有未消化食物反流。若吸入这些食物进入肺内，可引起肺脓肿、支气管扩张症或吸入性肺炎。虽然可能少于5%的贲门失弛缓症病人会发生食管癌，但仍被认为是癌肿的一种危险因素。

2. 诊断

（1）钡餐X线检查可显示食管蠕动缺失、食管显著扩大和下食管括约肌处狭窄。食管腔内压力测定（测压法）显示出食管缺乏收缩、下食管括约肌收缩压力增高，以及当病人吞咽时该括约肌不能完全开放。食管镜检查（带摄影装备的可弯曲的窥视镜对食管的检查）只显示食管增宽而无梗阻。

（2）通过食管镜作活检，可以明确这些症状是否由下段食管癌引起。病人还应作相应检查以排除硬皮病，这也是一种能影响吞咽的肌肉疾病。

（3）一般说来，贲门失弛缓症的原因并不严重，也不会引起任何重要疾病。但是，若胃内容物被吸入肺内，其预后就不好，因为这种肺部并发症治疗困难。

【诊断依据】

1. 间歇性、非进行性吞咽困难；营养状况保持一定水平，无恶病质。部分患者进食液体食物较固体食物通过更加困难。

2. X线钡餐检查食管明显扩张，在扩张的食管下段可见食管腔呈环形狭窄。黏膜光滑，黏膜下无浸润。

具备以上各项而可排除硬皮病，食管贲门癌及淀粉样变性等情况者可确诊。

【中医治疗】

1. 肝郁气滞

（1）症状：症见进食哽噎，食入吐出，时轻时重，遇怒更甚，胸胁疼痛，胃脘胀闷，善作太息，饮食减少。舌质淡红，苔薄，脉象弦细。由于情志不畅，肝气郁结，疏泄不利，触犯胃腑，胃气失降，上逆食管而致。

（2）治则：疏肝理气，利膈宽胸。

（3）方药：金铃逍遥汤。药用川楝子12g，郁金30g，柴胡15g，白芍30g，白术15g，茯苓12g，枳壳12g，苏梗20g。

2. 痰气交阻

(1) 症状：症见吞咽困难，食后复出，呕吐痰涎，吐后觉舒，胸膈痞满，时有疼痛。舌质淡，苔白腻，脉象弦滑。由于忧思伤脾，运化失职，水湿停聚，痰浊内生，气机不畅，交阻食管而致。

(2) 治则：理气化痰，和胃降逆。

(3) 方药：四七调气汤化裁。药用紫苏30g，厚朴12g，陈皮12g，半夏15g，枳实20g，砂仁12g，竹茹12g，莱菔子15g，紫苏子12g。

3. 脾胃阴虚

(1) 症状：症见咽下不利，食后即吐，胸胁疼痛，胃脘灼热，口干唇燥，大便干结。舌质红少津，脉象细数。由于素体虚弱，偏嗜辛燥，伤及脾胃，耗竭阴津，食管失养，难以咽下而致。

(2) 治则：养阴清热，益胃生津。

(3) 方药：益胃汤化裁。药用北沙参30g，麦冬30g，玉竹30g，生地20g，石斛20g，半夏15g，沉香10g，天花粉20g，鸡内金20g，白蜂蜜20g。

【西医治疗】

1. 药物治疗

早期食管贲门失弛缓症病人疗效明显。常用药物如下：硝酸盐类药物，如硝酸异山梨酯（二硝酸异山梨醇），5～10mg次，餐前舌下含服，3～4/日，或硝酸甘油片10mg。口服，3/日，可缓解食管痉挛，减轻胸骨后疼痛。钙离子拮抗剂，如硝苯地平片口服或舌下含服，10～20mg/次，3～4/日，可改善食管排空，注意其头痛、低血压等不良反应。

2. 外科手术

当内科治疗无效时可采用外科手术治疗。主要手术方式为Heller氏手术及相关的改良手术。外科手术的主要适应证为内科治疗失败者、无法进行内镜下治疗者以及内镜下治疗失败者；主要禁忌证为严重心肺功能不全者、精神性贲门失弛缓症等。

【特色疗法】

1. 注意饮食习惯，少食多餐，以进食柔软而高热量食物为主，细嚼慢咽，避免过冷过热及刺激性食物。饭后1～2h内避免卧位，睡眠时应采取高枕位。注意静脉补充能量、维生素及水电解质，及时纠正水电解质以及酸碱平衡紊乱。对于精神紧张的病人，可以心理治疗和适当使用镇静剂。

2. 经验方

(1) 北沙参12g，广郁金10g，砂仁粉3g（吞服），生白芍10g，旋覆花9g（包煎），代赭石12g（先煎），甘草6g。

(2) 加减：呕恶多痰者加制半夏9g，陈皮9g；胸痛明显者加制香附子

12g，路路通 9g；大便干结加炒枳实 9g，制大黄 9g；津少舌红者加生地 12g，麦冬 15g；咯血者加生侧柏叶 12g，生地榆 9g；呃逆者加刀豆子 12g，柿蒂 9g。水煎服，每日一剂。

（3）方中北沙参生津润燥；郁金、砂仁行气开郁；旋覆花、代赭石消痰下气，平肝降逆；白芍、甘草缓急解痉。诸药合用，共凑开郁化痰、润燥降逆、解痉之功。

3. 中药离子导入法

（1）器械：普通型电离子导入治疗机一台，纱布垫二个，纱布袋二个。

（2）药物：大黄 30g，元明粉 30g，山栀子 30g，香附子 30g，郁金 30g，黄芩 15g，甘草 15g，滑石 60g，干姜 9g，加水 1500ml 煎煮至沸后 2h 滤出，其药渣内再加水 1500ml，煎煮至沸后 2h 滤出，二次滤出液入锅内浓缩至 500ml 时装瓶备用。

（3）方法：先用一个纱布垫浸透药液，应干湿适中，放于食管疼痛处，另一个纱布垫浸药液后放在食管其他部位，但两个纱布垫不能接触，而后把正电极压在第一个纱布垫上，负极压在另一个纱布垫上，两个电极铅板上面均用纱布袋压好，开启电源，以患者能忍受为度，持续 30min，取下即可。

（4）注意：①孕妇，心脏病患者禁用。②局部起泡者，停止导入，用金万红软膏外涂即可。

4. 消炎止痛丸、疏肝清胃丸、利胆化石丹、养胃丸。

5. 静脉点滴

0.9% 生理盐水 250ml，青霉素注射液 960 万单位；0.9% 生理盐水 250ml，清开灵注射液 20 ~ 30ml；5% 葡萄糖 250ml，西咪替丁针剂 1g、维生素 B_6 针剂 0.3g、甲氧氯普胺注射液 10mg、10% 氯化钾针剂 5ml。每日一次，连用 3 ~ 7 日。

6. 庆大霉素针剂 4 万单位，加开水口服，每日 3 次。

7. 盐酸普鲁卡因针剂 2ml，加开水口服，每日 3 次。

【疗效判定】

1. 一般情况良好，体温正常。

2. 血常规、肝肾功能、电解质化验无明显异常。

3. 切口无感染征象或可门诊处理的伤口情况。

食管裂孔疝

【本病概述】

1. 概念

食管裂孔疝是指腹腔内脏器（主要是胃）通过膈食管裂孔进入胸腔所致的疾病。食管裂孔疝在膈疝中最常见，达90%以上，属于消化内科疾病。食管裂孔疝患者可以无症状或症状轻微，其症状轻重与疝囊大小、食管炎症的严重程度无关。裂孔疝和反流性食管炎可同时也可分别存在。本病可发生于任何年龄，但症状的出现随年龄增长而增多。本病在一般人群普查中发病率为0.52%，而在有可疑食管裂孔疝症状者的常规胃肠X线钡餐检查中，食管裂孔滑疝的检出率为11.8%。近年来在X线检查时采用特殊体位加压法，其检出率可达80%。因本病多无症状或症状轻微，故难以得出其确切的发病率。本病女性多于男性，为1.5～3∶1。

2. 病因

（1）食管发育不全的先天因素。

（2）食管裂孔部位结构，如肌肉有萎缩或肌肉张力减弱。

（3）长期腹腔压力增高的后天因素，如妊娠、腹腔积液、慢性咳嗽、习惯性便秘等可使胃体疝入膈肌之上而形成食管裂孔疝。

（4）手术后裂孔疝，如胃上部或贲门部手术，破坏了正常的结构亦可引起疝。

（5）创伤性裂孔疝。

3. 临床表现

（1）胃食管反流症状：表现胸骨后或剑突下烧灼感、胃内容物上反感、上腹饱胀、嗳气、疼痛等。疼痛性质多为烧灼感或针刺样疼，可放射至背部、肩部、颈部等处。平卧、进食甜食、酸性食物，均可能诱发并可加重症状。此症状尤以滑动型裂孔疝多见。

（2）并发症

①出血裂孔疝有时可出血，主要是食管炎和疝囊炎所致，多为慢性少量渗血，可致贫血。疝入的胃和肠发生溃疡可致呕血和黑便。

②反流性食管狭窄在有反流症状病人中，少数发生器质性狭窄，以致出现吞咽困难，吞咽疼痛，食后呕吐等症状。

③疝囊嵌顿一般见于食管旁疝。裂孔疝病人如突然剧烈上腹痛伴呕吐，完全不能吞咽或同时发生大出血，提示发生急性嵌顿。

（3）疝囊压迫症状：当疝囊较大压迫心肺、纵隔时，可以产生气急、心悸、咳嗽、发绀等症状。压迫食管时可感觉在胸骨后有食物停滞或吞咽困难。

4. 检查

（1）X 线检查仍是目前诊断食管裂孔疝的主要方法。对于可复性裂孔疝（特别是轻度者），一次检查阴性也不能排除本病，临床上高度可疑者应重复检查，并取特殊体位，如仰卧头低足高位等，其钡餐造影可显示直接征象及间接征象。

（2）内镜检查内镜检查对食管裂孔疝的诊断率较前提高，可与 X 线检查相互补充旁证协助诊断。

（3）食管测压检查食管裂孔疝时，食管测压可有异常图形，从而协助诊断。

【诊断依据】

1. 胸骨后或上腹部烧灼痛或有紧压感，疼痛范围广，往往于饭后 30～60 分钟发作，与体位有关。可伴见嗳气，泛酸，呃逆，咽下困难等。食物通过食管时，胸骨后有停滞的感觉，开始为间歇性，日久则呈持续性。常有慢性少量的出血，偶有大出血，常引起缺铁性贫血。裂孔疝巨大时可压迫心肺与纵膈，发生气急，心悸，紫绀，咳嗽等。

2. 内镜检查可见齿状线上移，食管缩短，镜插入不足 40cm 时即可见到胃黏膜。食管下段、贲门、胃体小弯侧充血水肿，或见溃疡、瘢痕狭窄等征象。

【中医治疗】

1. 肝胃不和

（1）症状：症见胸骨后或胃脘部灼热、疼痛，嗳气，呃逆，呕吐食物或酸水，两胁胀痛，多因情志变化而诱发或加重，口干苦，舌红苔薄黄，脉弦。

（2）治则：疏肝和胃。

（3）方药：柴胡 15g，白芍 15g，枳壳 15g，甘草 6g，陈皮 20g，川芎 15g，香附子 30g，旋覆花 20g，苏叶 15g，黄连 12g，吴茱萸 10g。

2. 瘀血阻膈

（1）症状：症见心窝部刺痛，痛有定处，食入即吐，胸骨后及胃脘灼热，可有便血，舌质紫暗或有瘀斑，脉弦涩。

（2）治则：化瘀和胃。

（3）方药：灵脂 12g，当归 12g，川芎 12g，桃仁 12g，丹皮 12g，赤芍 12g，乌药 12g，玄胡索 12g，甘草 9g，香附 12g，红花 12g，枳壳 12g，旋覆花 12g，法夏 12g，白及 20g。

3. 胃燥津伤

(1) 症状：症见胸骨后或胃脘部灼痛，吞咽梗塞，口燥咽干，恶心呕吐，大便秘结，舌红少津，无苔或少苔，脉细弦。

(2) 治则：滋阴和胃。

(3) 方药：麦门冬30g，半夏12g，人参10g，甘草6g，粳米30g，大枣12枚、北沙参20g，生地15g，玉竹30g，冰糖15g。

4. 脾胃阳虚

(1) 症状：症见吞咽时胸脘部梗塞，胃脘隐痛，喜按，得温则舒，呕吐不化之食物，纳少便溏，神疲乏力，舌淡苔薄白，脉弱。

(2) 治则：温补脾胃。

(3) 方药：养胃丸。人参10g，白术12g，炙甘草10g，干姜10g，陈皮15g，法半夏15g，旋覆花20g，丁香10g，苏叶20g，黄连12g等29味。

【西医治疗】

食管裂孔疝治疗的目的在于防止胃食管反流，促进食管排空以及缓和或减少胃酸的分泌。须根据食管裂孔大小、病理分型、是否合并胃食管反流和胃扭转、临床症状轻重缓急、是否有症状等具体情况，选择适当治疗方法。无症状者一般不需要治疗，有症状者大多数经内科治疗可以得到不同程度的缓解，仅少数患者要外科治疗。

1. 内科治疗

适用于小型滑疝及反流症状较轻者。治疗原则主要是消除疝形成的因素，控制胃食管反流，促进食管排空以及缓和或减少胃酸的分泌。婴儿食管裂孔滑动疝、症状轻微的小型食管裂孔滑动疝在发育过程中可以自行消失或好转，可首选保守治疗。

(1) 生活方式改变

①饮食调节：婴幼儿可选用黏稠饮食，餐后适当拍打背部，使胃内气体排出；多用低脂肪、高蛋白饮食，以增加下食管括约肌的紧张性，并能减少反流；避免刺激性食物，并应禁酒、巧克力、烟和咖啡；减少食量，少量多餐，充分利用唾液对胃酸的中和作用；进食要缓慢，避免饱餐和餐后平卧，尤忌睡前饱食。

②借助于重力作用，预防反流：多采用半坐位、坐位或竖立位；餐后不宜立即躺下，养成餐后散步的习惯；睡眠时取头高足低位，床头垫高15～20cm以上，卧位时抬高床头。

③避免增加腹压的因素：如弯腰、穿紧身衣、裤带过紧、便秘、呕吐、咳嗽等。

④肥胖者应设法减轻体重，有慢性咳嗽，长期便秘者应设法治疗。对于

无症状的食管裂孔疝及小裂孔疝者可适当给予上述治疗。

（2）胃动力药物的应用：如西沙必利、多潘立酮及甲氧氯普胺注射液等，可通过增加括约肌的紧张性和促进胃及食管的蠕动，减少反流并促进食管炎的愈合。忌用抗胆碱能药物，以免降低食管下括约肌的压力、延缓胃排空、促进胃食管反流。对于已有胸痛、胸骨后烧灼、反酸或餐后反胃等胃食管反流症状者，除以上预防措施外，再给予抗反流及保护食管黏膜药物、促动力药等。

（3）治疗食管炎：轻、中度食管炎用 H 受体拮抗剂或质子泵抑制剂（如奥美拉唑、西咪替丁及雷尼替丁等）治疗 8～12 周，疗效良好，并且奥美拉唑较西咪替丁及雷尼替丁的效果好，可使 80%～85% 病人的食管炎愈合或症状完全缓解，但需继续服药，否则会复发。但对严重的食管炎无效。可适当应用抗酸剂或中和胃酸的药物。

（4）监测：在非手术治疗期间应定期行钡餐透视检查、食管镜检查及动态检测 24hpH 值。如经非手术治疗，24h 监测 pH 值 <4、食管炎症较重、食管下端（高压带）压力显著低于胃压、呕吐症状明显者，应考虑手术。

2. 外科治疗

手术的目的是使食管下段及胃食管结合部恢复到其腹腔内的正常位置，并加强下食管括约肌。手术主要解决的问题有：将食管腹腔段恢复到正常位置；固定食管、贲门；将变钝的 His 角变锐；修复、缩小扩大的食管裂孔；防止反流。

（1）手术适应证

①有严重胃食管反流、呕吐频繁导致营养摄入不足并影响生长发育、经非手术治疗无效的先天性食管裂孔滑动疝。

②并发严重食管炎、溃疡、出血，或出现严重贫血经内科治疗无效者。

③严重食管狭窄而行扩张术无效者。

④反复出现呼吸道并发症，如反复发生喉炎、咽炎和吸入性肺炎者。

⑤膈疝内胃溃疡、胃出血、胃穿孔者。

⑥食管裂孔疝同时存在幽门梗阻、十二指肠瘀滞。

⑦食管旁疝、混合性食管裂孔疝或疝囊巨大、反复嵌顿而产生心肺压迫症状者。

⑧反流性食管炎恶变、不能排除恶变或有柱状上皮覆盖者。

⑨食管旁疝发生嵌顿，经即刻插入胃管减压不成功或症状不改善者，应急症剖腹探查。

（2）手术原则

①复位疝内容物。

②修补松弛薄弱的食管裂孔。

③防治胃食管反流。

④保持胃流出道通畅。

⑤兼治并存的并发症。

【特色疗法】

1. 注意饮食习惯，少食多餐，以进食柔软而高热量食物为主，细嚼慢咽，避免过冷过热及刺激性食物。饭后1～2h内避免卧位，睡眠时应采取高枕位。注意静脉补充能量、维生素及水电解质，及时纠正水电解质以及酸碱平衡紊乱。对于精神紧张的病人，可以心理治疗和适当使用镇静剂。

2. 中药离子导入法

（1）器械：普通型电离子导入治疗机一台，纱布垫二个，纱布袋二个。

（2）药物：大黄30g，元明粉30g，山栀子30g，香附子30g，郁金30g，黄芩15g，甘草15g，滑石60g，干姜9g，加水1500ml煎煮至沸后2h滤出，其药渣内再加水1500ml，煎煮至沸后2h滤出，二次滤出液入锅内浓缩至500ml时装瓶备用。

（3）方法：先用一个纱布垫浸透药液，应干湿适中，放于食管疼痛处，另一个纱布垫浸药液后放在食管其他部位，但两个纱布垫不能接触，而后把正电极压在第一个纱布垫上，负极压在另一个纱布垫上，两个电极铅板上面均用纱布袋压好，开启电源，以患者能忍受为度，持续30min，取下即可。

（4）注意：①孕妇，心脏病患者禁用。②局部起泡者，停止导入，用金万红软膏外涂即可。

3. 丁香6g，沉香6g，木香6g，白蔻仁6g，砂仁6g，草果仁6g，白酒适量，调膏敷脐，胶布固定，缓解后去掉。

4. 三香三仁散敷脐疗法

（1）方法：丁香6g，沉香6g，木香6g，白蔻仁6g，砂仁6g，草果仁6g，白酒适量。将在上六味药为细末，用白酒适量调成稠糊状，待脐部消毒后敷以上药，外用胶布固定，症状消失后去掉即可。

（2）药理：其中丁香辛温，归脾胃，温中降逆，散寒止痛，局部用药具有麻醉止痛作用，增强消化力，减轻恶心，呕吐，缓解腹部气胀；木香辛温，归脾胃大肠，行气止痛，对胃肠道有兴奋或抑制的双向作用，促进消化液分泌，松弛平滑肌；沉香辛苦温，归脾胃，行气止痛，温中止呕，能促进消化液，胆汁分泌。白蔻仁辛温，归脾胃，化湿行气，温中止呕，能促进胃液分泌，增加胃肠蠕动，制止肠内异常发酵，去除胃肠积气，健胃止呕；草果仁辛温，归脾胃，燥湿散寒，止呕除胀，芳香辟浊；砂仁辛温，归脾胃，化湿行气，温中止泻，芳香健胃，促进胃液分泌，行气消胀。诸药合用，具有调畅气机，辟秽泻浊，温通经络，解痉止痛，今遵古人言“中焦之病，以敷脐为主”脐者，神阙也，本穴在任脉上，主治腹痛泄泻等症，今用辛温之药敷之，具有调整阴阳，舒通经络之功，脐疗既有药物对经穴持久的良性刺激，又有药物本身补局部吸收后的直接治疗作用。所以该法对急性胃炎具有很好的治疗效果。

5. 穴位贴敷

中脘、神阙、足三里（双），外用胶布固定，5 日一换。

6. 消炎止痛丸、疏肝清胃丸、利胆化石丹、养胃丸。

7. 养胃合剂每次 100ml，每日三次，口服。

【疗效判定】

1. 痊愈症状、体征全部消失，各种检查指标均正常，一年以上未复发者。

2. 好转症状、体征基本消失，各种检查指标接近正常，一年以内或有复发，但症状轻微者。

3. 无效症状、体征、各种检查指标未改变。

食管憩室

【本病概述】

1. 概念

食管壁的一层或全层局限性膨出，形成与食管腔相同的囊袋，称为食管憩室。本病的诊断依据食管吞钡 X 线检查、食管压力测定，以了解可能同时存在的食管运动功能障碍。

2. 分类

（1）从其发生部位来区分，有以下几种类型：

①咽食管憩室，发生于咽与食管连接部。

②食管中段憩室，见于食管中段，靠近气管分叉处。

③膈上憩室。

（2）按憩室壁结构可分为：

①真性憩室，憩室含有正常食管壁全部组织结构，包括黏膜、黏膜下层和肌层。

②假性憩室，憩室只含有黏膜和黏膜下层。

（3）根据发生机制可分为：

①膨出型憩室，由于食管腔内压力过高，使黏膜和黏膜下层从肌层缝隙

疝出腔外，故属假性憩室。

②牵引型憩室，由食管邻近的纵隔炎性病变愈后瘢痕收缩牵拉管壁（全层）形成，故属真性憩室。

3. 病因

（1）咽食管憩室：为膨出型假性憩室，因咽下缩肌与环咽肌之间有一薄弱的三角区，加上肌活动的不协调，即在咽下缩肌收缩将食物下推时，环咽肌不松弛或过早收缩，致食管黏膜自薄弱区膨出，使局部黏膜和黏膜下层疝出腔外。久之，憩室逐渐增大，下垂于食管后之脊柱前间隙，甚至可抵上纵隔。

（2）食管中段憩室：一般为牵引型真性憩室，由气管分叉或肺门附近淋巴结炎症形成瘢痕，牵拉食管全层。大小一般 1～2cm，可单发，也可多发。憩室颈口多较大，不易潴留食物。

（3）膈上憩室：食管下段近膈上处，平滑肌层的某一薄弱处，因某种原因，如贲门失弛缓症、食管裂孔疝等，引起食管腔内压力升高，压迫黏膜和黏膜下层，使其经由肌层膨出腔外。

4. 临床表现

（1）咽食管憩室：早期无症状。当憩室增大，可在吞咽时有咕噜声。若憩室内有食物潴留，可引起颈部压迫感。淤积的食物分解腐败后可发生恶臭味，并致黏膜炎症水肿，引起咽下困难。体检时颈部或可扪及质软肿块，压迫时有咕噜声。巨大憩室可压迫喉返神经而出现声音嘶哑。如反流食物吸入肺内，可并发肺部感染。

（2）食管中段憩室：常无症状。多于食管钡餐 X 线检查时发现。有时做食管镜检查排除癌变。

（3）膈上憩室：病人可无症状，有的则有多种症状，主要为胸骨后或上腹部疼痛，有时出现吞咽困难和食物反流。

【诊断依据】

1. X 线食管钡餐造影检查是诊断食管憩室的主要方法。可以观察憩室的部位、类型、大小、形态，发展进程、有无并发症及并发症等。

2. 进行食管压力测定，以了解可能同时存在的食管运动功能障碍。

【中医治疗】

1. 痰气交阻

（1）症状：症见咽食哽噎，有时口臭，吐痰，时有胸痛，舌淡红，苔白腻，脉弦滑。多由痰气交结于食管，故咽食哽噎、吐痰；气机郁结，气血不畅，不通则痛，故胸痛；痰气久郁，化热之势，故口臭；舌苔白腻、脉弦滑也为痰气交结之象。

（2）治则：开郁化痰，润燥降气。

（3）方药：启膈散加减。丹参 30g，郁金 20g，砂仁 12g，贝母 12g，沙参 20g，茯苓 12g，荷叶蒂 12g，枳壳 12g，佛手 20g，瓜蒌 20g，竹茹 10g，杵头糠 10g，半夏 12g，陈皮 20g。

2. 津亏热结

（1）症状：症见吞咽梗涩而痛，水饮可下，食物难进，食后复出，胃脘灼痛，形体消瘦，肌肤枯燥，五心烦热，口燥咽干，渴欲冷饮，大便干结，舌红而干或有裂纹，脉弦细数。痰气郁结，日久化火，灼伤胃津，胃阴亏耗，食道失于濡润，故胃脘灼痛，吞咽梗涩而痛，进固体食物尤甚；热结津伤，胃气失濡，故口干咽燥，或渴欲冷饮，大便干结；热结痰凝，阻于食道，胃不受纳，无以化生精微而充养形体，故逐渐消瘦；病久累及肝肾之阴，故见五心烦热，舌质红干带裂纹，脉弦细数等津亏热结之象。

（2）治则：滋阴生津，清热散结。

（3）方药：沙参麦冬汤合五汁安中饮加减。药用沙参 20g，麦冬 20g，石斛 20g，玉竹 20g，花粉 20g，生地 20g，玄参 20g，熟地 20g，当归 15g，首乌 15g，乌梅 15g，芦根 15g，白蜜 15g，竹茹 15g，生姜汁 15g，半枝莲 30g，诃子 20g，栀子 15g，黄连 12g，火麻仁 12g，瓜蒌仁 12g。

3. 瘀血内结

（1）症状：症见吞咽梗阻，胸膈疼痛，食不得下，甚则滴水难进，食入即吐，肌肤枯燥，形瘦骨立，大便坚如羊屎，或吐下物如赤豆汁，或便血，舌质紫暗，或舌红少津，脉细涩。痰热凝聚，津伤血燥，致痰瘀互结，阻于食道，使食管窄隘，甚则闭塞不通，故胸膈疼痛，食不得下，食入即吐，甚至滴水难进；病久阴血更伤，肠失润泽，故大便坚如羊屎；长期食不得入，化源告竭，故形瘦骨立，肌肤枯燥；瘀热伤络，血渗于外，故吐出如赤豆汁；舌红少津或带青紫，脉象细涩，为血亏之征。

（2）治则：散瘀破结，滋阴养血。

（3）方药：通幽汤加减。药用生地 20g，当归 20g，桃仁 12g，红花 15g，丹参 20g，三七 10g，五灵脂 15g，乳香 10g，没药 10g，赤芍 15g，三棱 15g，莪术 15g，土元 15g，水蛭 15g，贝母 12g，瓜蒌 20g，黄药子 20g。

【西医治疗】

1. 咽食管憩室

因有许多症状和并发症，故以外科治疗为主。憩室甚小、症状轻微或年老体弱病人，可采用保守治疗，如餐后多饮清水冲洗憩室、改变体位、颈部按摩促进憩室排空等。手术治疗一期完成。环咽肌切开，无论是否行憩室切除，对环咽肌功能失调和憩室本身都是一极有效的治疗方法。直径 1～2cm

的憩室不必切除，仅从憩室基部起始将所有的环咽肌纤维做黏膜外纵行切开，憩室即可消失。较大憩室则需从其基部切除。手术并发症很少。

2. 食管中段憩室

临床上无症状者不需手术。若合并有炎症、水肿时，可用消炎及解痉药物缓解症状。但经常残留食物且引发炎症者，或并发出血、穿孔者，应考虑手术治疗。游离被外牵的食管壁，予以复位或切除憩室。

3. 膈上憩室

膈上憩室症状轻微或直径小于3cm者，多不需治疗。如有吞咽困难和胸痛症状，且进行性加重者，憩室呈悬垂状，或直径大者，均宜手术治疗。

【特色疗法】

1. 食管憩室吞咽困难痰气交结型

治宜理气化痰，兼以清热。方选四七汤加味。药用苏叶10g，制半夏12g，厚朴12g，茯苓12g，生姜9g，大枣10g。若气郁较甚可加柴胡、枳壳、郁金、陈皮、香附以理气解郁；若口臭口干较甚可加黄连、黄芩以清热。

2. 食管憩室吞咽困难痰热内结型

治宜清热化痰，降逆和胃。方选黄连温胆汤。药用半夏12g，陈皮12g，茯苓12g，甘草6g，枳实10g，竹茹10g，黄连10g，大枣10g。若胃脘痞满较甚，可于上方加川朴、苍术以燥湿除满；若热邪较甚，大便秘结，可于上方加大黄、瓜蒌以清热化痰、通便。

3. 食管憩室吞咽困难瘀热内结型

治宜活血化瘀，清热燥湿。方选血府逐瘀汤合黄连解毒汤加减。药用桃仁10g，红花10g，当归12g，赤芍12g，柴胡12g，枳壳12g，川芎12g，桔梗10g，牛膝12g，黄连9g，黄芩9g，栀子10g。若瘀血较甚，可于上方加丹参、降香以加强活血化瘀之力；若挟有湿邪，可于上方加苍术、川朴、陈皮以燥湿理气。

4. 干守宫若干只，煅存性为末，每次2~3g，每日3次，开水送服。

5. 八仙膏

藕汁、姜汁、梨汁、萝卜汁、白果汁、甘蔗汁、竹沥、蜂蜜各等份，和匀蒸熟，任意食之。用于吞咽困难，饮食难下者之辅助治疗。

6. 山慈姑120g，洗净剖开，入水浓煎后加蜂蜜120g，熬成膏状液，每次15ml，每日服3次。

7. 八角金盘汤

八角金盘10g，八月扎30g，石见穿、急性子、半枝莲各15g，丹参、青木香、山楂各12g，水煎服，每日一剂，适用于邪毒热盛，气滞血瘀型。

8. 消炎止痛丸、疏肝清胃丸、养胃丸。

9. 中药离子导入法

（1）器械：普通型电离子导入治疗机一台，纱布垫二个，纱布袋二个。

（2）药物：大黄30g，元明粉30g，山栀子30g，香附子30g，郁金30g，黄芩15g，甘草15g，滑石60g，干姜9g，加水1500ml煎煮至沸后2h滤出，其药渣内再加水1500ml，煎煮至沸后2h滤出，二次滤出液入锅内浓缩至500ml时装瓶备用。

（3）方法：先用一个纱布垫浸透药液，应干湿适中，放于食管疼痛处，另一个纱布垫浸药液后放在食管其他部位，但两个纱布垫不能接触，而后把正电极压在第一个纱布垫上，负极压在另一个纱布垫上，两个电极铅板上面均用纱布袋压好，开启电源，以患者能忍受为度，持续30min，取下即可。

（4）注意：①孕妇，心脏病患者禁用。②局部起泡者，停止导入，用金万红软膏外涂即可。

10. 养胃合剂每次100ml，每日三次，口服。

【疗效判定】

1. 痊愈症状、体征全部消失，各种检查指标均正常，一年以上未复发者。

2. 好转症状、体征基本消失，各种检查指标接近正常，一年以内或有复发，但症状轻微者。

3. 无效症状、体征、各种检查指标未改变。

胆汁反流性胃炎

【本病概述】

1. 概念

由于幽门被切除，或其功能受到破坏，造成胆汁，胰液和肠内碱性液体向胃内反流，引起胃黏膜充血、水肿等，由此而表现的一系列临床症状，称为胆汁反流性胃炎。幽门功能不全者又常并发慢性消化性溃疡和慢性胃十二指肠炎以及胆道疾病等。

2. 中医病因病机

（1）术伤脉络，气滞血瘀：胃部分切除术后，组织、脉络间常常有少许留血，日久不化而为瘀血，瘀血阻滞胃络，气滞不畅，影响胃腑的降浊，腐熟运动，该降不降，肝之余气——胆汁反流入胃，故嗳呃频作，口苦泛恶，或胃痛固定不移。

（2）手术伤中，胃阴亏损：胃次全切除后，残胃容量小，胃中津液生成量少，不能充养胃体，消磨水谷，水谷不易消化腐熟，运化必然失常；或残胃饮酒食辛，或吸食烟毒，灼伤胃液，引起胃阴不足，胃络失养，而致胃痛、口苦、痞满发作。

(3) 情志不畅，肝气犯胃：多因胃痛日久及肝；或因肝病日久及胃；或因忧思郁结，情怀不畅，恼怒伤肝，木失条达，疏泄无权，而致肝气横逆犯胃，胃气失和，每见呃逆，胃痛间作。

(4) 禀赋不足，脾胃素弱：素体不足，脾胃先天素弱，或久病伤及脾胃；或术伤胃腑；或劳累过度，或因老年脾胃自衰，皆可导致脾胃虚弱，中气亏乏，食入难化，升降失司，浊气滞留于胃腑，胆汁侵入胃体，每致痞满。

(5) 胆郁外溢，胃失和降：邪在胆，逆在胃，胆液泄则苦，胃气逆则呕苦。胃癌术后，胆汁横溢上泛；或素罹胆疾，胆邪犯胃，胃气不降，浊气上逆，胆汁附着胃壁引起胃黏膜炎症发生，而见泛吐苦水、胃痛。

(6) 虚实夹杂，寒热互结：多因原来胃气不足，术后伤气，导致胃阳虚；或原来胃阴不足，术伤阴血，胃阴亏虚，虚火内盛；或因术后瘀血化热，瘀热伤络，以致虚实夹杂，寒热互结而见胃痛，痞满。

(7) 湿热壅滞，升降失司：不论外邪或内伤七情，每易伤及阳明胃土，一有所阻则气机郁闭，热自内生；太阴脾土一有所伤则运化失职，湿浊内生，脾湿胃热，壅滞中焦，则升降失调，胃不降则恶心呕吐；脾不升则胃脘痞满疼痛。

【诊断依据】

1. 症状主要表现为上腹痛、饱胀、嗳气、胆汁性呕吐，反复呕吐酸苦水。少数病人可呕吐咖啡样胃内容物或出现黑粪。

2. 可有中上腹部压痛。

3. 胃镜检查

可见胃黏膜充血、水肿、糜烂、出血斑、表面附有灰白色炎性渗出物或有胆汁反流与胆汁着色，黏膜脆而触之易出血，很容易形成溃疡。

【中医治疗】

1. 气滞血瘀

(1) 症状：症见脘腹隐痛、刺痛，痛处固定不移，常与手术瘢痕部位相近，或疼痛日久不愈，纳少，呃逆，口苦而干，大便秘结，或有干黑便，舌紫，苔薄，脉弦涩不爽。

(2) 治则：行气活血，化瘀和胃。

(3) 方药：丹参 30g，檀香 12g，砂仁 12g，乌药 12g，百合 30g。

2. 胃阴亏损

(1) 症状：症见脘胃灼热不适，隐隐作痛，嘈杂似饥，唇燥口渴，饮食减少，喜食稀软，时作干呕，大便燥结，舌红少津而无苔，或舌瘦少苔。

（2）治则：养阴和胃，润燥止痛。

（3）方药：沙参30g，玉竹30g，麦冬30g，天花粉20g，冬桑叶20g，生扁豆20g，甘草6g。

3. 肝气犯胃

（1）症状：症见胃脘持续性胀痛，痛连两胁，痛无定处，嗳气稍舒，每因情志因素而加重，食欲减退，恶心呕吐苦水，大便不爽，舌质淡红，苔薄白，脉弦。

（2）治则：疏肝理气，和胃降逆。

（3）方药：柴胡15g，枳壳15g，川芎12g，香附子30g，芍药15g，甘草6g，陈皮15g，旋覆花15g，代赭石粉30g。

4. 脾胃虚弱

（1）症状：症见胃脘隐隐痞满，呕吐苦水时作时止，面色苍白，食欲不振，倦怠乏力，口干而不欲饮，四肢不温，大便溏薄，舌质淡红，苔白，脉缓和或濡弱。

（2）治则：温中健脾，和胃降逆。

（3）方药：健脾和胃丸：人参10g，白术12g，茯苓12g，甘草6g，陈皮12g，半夏12g，木香6g，砂仁12g等28味。

5. 胆郁胃热

（1）症状：症见胃脘部灼热而痛，口苦而干，呕吐苦水，急躁易怒，常因郁怒而痛甚，食少，食后胀满，嗳气频频，舌红，苔薄白，脉弦。

（2）治则：疏肝利胆，和胃降逆。

（3）方药：黄连12g，黄芩12g，半夏12g，枳壳12g，陈皮12g，茯苓12g，生姜10g，竹茹12g，甘草6g。

6. 寒热互结

（1）症状：症见胃脘痞闷胀痛，恶心呕吐，嗳气频频，肠鸣下利，口苦而干，小便黄少，舌苔薄黄而腻，脉弦细而数。

（2）治则：辛开苦降，和胃降逆。

（3）方药：半夏12g，干姜6g，黄连12g，黄芩12g，党参12g，大枣10g，代赭石粉30g，旋覆花15g，甘草6g。

7. 湿热壅滞

（1）症状：症见胃脘胀痛而痞满，有灼热感，纳少，口苦，口渴不欲饮，时呕苦水，嗳气频作，便稀不爽，小便黄赤，舌暗红，苔薄黄腻，脉弦滑。

（2）治则：清热利湿，行气导滞。

(3) 方药：厚朴 12g，藿香 15g，苍术 12g，木香 6g，檀香 12g，砂仁 12g，白蔻仁 12g，陈皮 12g，甘草 6g。

【西医治疗】

1. 应卧床休息，因卧位时胆汁反流减少。胃溃疡合并碱性反流性胃炎患者应忌烟，因吸烟可减少幽门括约肌的张力，增加胆汁反流。

2. 考来烯胺 4g，餐前 1 小时及睡前服用，服药 2～3 周后开始出现疗效。病情减轻后可减少剂量长期服用，服用同时应补充脂溶性维生素 K 及维生素 A、D 等。

3. 氢氧化铝凝胶 10ml，每日 3 次口服。

4. 甲氧氯普胺注射液 10mg，每日 3 次饭前服用。也可用多潘立酮片 10mg，每日 3 次口服。

5. 伴有慢性胃炎的患者，可加用抗生素和保护胃黏膜的药物进行治疗，如合并有幽门螺旋菌（HP）感染者，可加用复方铋制剂等。

【特色疗法】

1. 半个月内没有服过驱虫药的患者，病情稳定期应首先口服左旋咪唑片 150mg，果导片 0.2g，睡前一次口服（只用一次）。

2. 庆大霉素注射液 4 万单位、维生素 B_{12} 注射液 1mg，肌肉注射，每日一次，连用 10 日。

3. 消炎止痛丸、疏肝清胃丸、养胃丸、利胆化石丹。

4. 清胃散 300g，每日一剂，水煎服。一直服到舌苔退净，症状消失为止。如果有腹泻便溏现象，可临时配服诺氟沙星胶囊 3 粒，每日 2 次。

5. 不服或停服清胃散者，又无烧心和吐酸现象，或萎缩性胃炎，或顽固性消化不良者，可配服养胃合剂，每次 50～100ml，每日 3 次，兑入等量热开水后口服。口服液应常温存放，不能加热、冷藏和冷冻。口服液若有变色或长膜现象，属正常情况。注意密封，不能长时间接触空气。

6. 呕吐和胃中饱胀严重时，或急性胃肠炎，或暴食酒后者，可静脉输液 3～5 日，用药如下：

(1) 0.9%生理盐水 250ml，加庆大霉素注射液 24 万单位、林可霉素注射液 2.4g、654－2 注射液 5mg、10%氯化钾注射液 5ml。

(2) 0.9%生理盐水 250ml，加西咪替丁注射液 1g、维生素 B_6 注射液 0.3g、甲氧氯普胺注射液 5mg、10%氯化钾注射液 5ml（为防止 30 岁以下年轻女性和 15 岁以下儿童的甲氧氯普胺注射液锥外系反应，输液前可口服 25mg 苯海拉明片）。

(3) 5%葡萄糖液 250ml，加肌苷注射液 0.5g、维生素 C 注射液 2g、三磷酸腺苷注射液 40mg、辅酶 A 注射液 100 单位、门冬氨酸钾镁注射液 10ml。

（4）烧心、吐酸水者加用5%葡萄糖液250ml，奥美拉唑针剂40mg。

7. 穴位贴敷

中脘、神阙、足三里（双），外用胶布固定，5日一换。

8. 胃炎合并肠炎时，口服消炎止痛丸早上、中午各20粒；养胃丸晚上服15~20粒；疏肝清胃丸每次20粒，每日3次。1个月为一个疗程，一般1~4个月即可痊愈。同时配服结肠炎口服液，每次50~100ml，每日3次，兑入等量热开水后口服。

9. 剧烈痉挛疼痛时，排除急腹症及其他疾病后，肌注曲马多针剂1支（50mg）配654-2针剂5mg。或肌注庆大霉素针剂4万单位、氯丙嗪针剂12.5mg、安乃近针剂0.25g、阿托品针剂0.5mg。心脏病、青光眼、前列腺增生者禁止使用654-2、阿托品。有精神障碍者禁用甲氧氯普胺注射液。

【疗效判定】

1. 痊愈症状、体征全部消失，各种检查指标均正常，一年以上未复发者。

2. 好转症状、体征基本消失，各种检查指标接近正常，一年以内或有复发，但症状轻微者。

3. 无效症状、体征、各种检查指标未改变。

慢性浅表性胃炎

【本病概述】

1. 概念

慢性浅表性胃炎是胃黏膜呈慢性浅表性炎症的疾病，为消化系统常见病，属慢性胃炎中的一种。可因嗜酒、喝浓咖啡、胆汁反流，或因幽门螺杆菌感染等引起。患者可有不同程度的消化不良症状，如进食后上腹部不适、隐痛，伴嗳气、恶心、泛酸，偶有呕吐。

2. 病因

（1）细菌、病毒及毒素：多见于急性胃炎之后，胃黏膜病变经久不愈或反复发作，逐渐演变而成浅表性胃炎。鼻腔、口腔、咽部等部位的慢性感染病灶，如齿槽溢脓、扁桃体炎、鼻窦炎等细菌或其毒素的长期吞食，可反复刺激胃黏膜而引起浅表性胃炎。经发现90%慢性扁桃体炎患者胃内有慢性炎症改变。

（2）吸烟：烟草中主要有害成分是尼古丁，长期大量吸烟可使幽门括约肌松弛，十二指肠液反流，以及胃部血管收缩，胃酸分泌量增加，从而破坏胃黏膜屏障导致慢性炎性病变。

（3）药物：某些药物如水杨酸制剂、皮质激素、洋地黄、吲哚美辛、保泰松等，可引起慢性胃黏膜损害。

（4）刺激性食物：长期食用烈酒、浓茶、咖啡、辛辣及粗糙食物，以及过饥或过饱等无规律的饮食方式均可破坏胃黏膜保护屏障而发生胃炎。

（5）循环及代谢功能障碍：充血性心力衰竭或门静脉高压时，使胃长期处于瘀血和缺氧状态，导致胃黏膜屏障功能减弱，胃酸分泌减少，细菌大量繁殖，容易造成胃黏膜炎性损害。慢性肾衰竭时，尿素从胃肠道排出增多，经细菌或肠道水解酶作用产生碳酸铵和氨，对胃黏膜产生刺激性损害，导致胃黏膜充血水肿，甚至糜烂。

（6）胆汁或十二指肠液反流：经胃镜发现或证实胆汁反流是引起浅表性胃炎的一个重要原因。由于幽门括约肌功能失调或胃手术后十二指肠液或胆汁可反流至胃内，并破坏胃黏膜屏障，促使 H^+ 及胃蛋白酶反向弥散至黏膜内引起一系列病理反应，导致浅表性胃炎。

（7）幽门螺杆菌（Hp）感染：1986 年，世界胃肠病学会第八届会议上提出了 Hp 感染是浅表性胃炎的重要原因之一。Hp 致病机理可能主要是通过破坏胃黏膜屏障，使 H + 反向弥散，最终引起胃黏膜的炎症。

（8）心理因素：由于心理卫生不健康，长期处于精神紧张、忧虑或抑郁状态，可引起全身交感神经和副交感神经功能失衡。导致胃黏膜血管舒缩功能紊乱，造成胃黏膜血流量减少，破坏胃黏膜屏障作用，形成胃黏膜慢性炎症反应。

3. 临床表现

（1）上腹痛：最常见症状是上腹疼痛，大多数慢性浅表性胃炎患者有此症状。上腹部疼痛多数无规律，与饮食无关。疼痛一般为弥漫性上腹部灼痛、隐痛、胀痛等。常常因为吃了冷食、硬食、辛辣或其他刺激性食物而症状加重，少数与气候变化有关。

（2）腹胀：慢性浅表性胃炎患者多有腹胀。常常因为胃内潴留食物、排空延迟、消化不良所致。

（3）嗳气：患者有嗳气。表明胃内气体增多，经食管排出，使上腹饱胀暂时缓解。

（4）反复出血：为常见症状。出血原因为在慢性浅表性胃炎基础上并发的一种胃黏膜急性炎症改变。

（5）其他：食欲不振、反酸、恶心、呕吐、乏力、便秘或腹泻等。

（6）体征：检查时有上腹压痛，少数患者可有消瘦及贫血。

【诊断依据】

1. 无症状或有上腹痛，饱胀、嗳气、纳少等，偶有上消化道出血。

2. X 线钡餐检查缺乏阳性征象。

3. 胃液分析

胃酸正常或稍高。

4. 内镜检查见黏膜红白相间（以红为主），水肿，有黏稠黏液附着，可有糜烂与出血；黏膜活检为浅层炎性细胞浸润，腺体正常。

5. 疣状胃炎

属浅表性胃炎。内镜见胃窦部有较多的点状糜烂灶，直径约 0.5～1cm，似脐样突起。

【中医治疗】

1. 肝胃郁热

（1）症状：胃脘胀痛，走窜两胁，嗳气频作，嘈杂泛酸，口苦口干，舌红苔厚腻，脉弦滑有力。多见于慢性浅表性胃炎，胆汁反流性胃炎。

（2）治则：疏肝清胃，理气止痛。

（3）方药：清胃散。大黄 10g，柴胡 12g，白芍 15g，茵陈 30g，甘草 6g，生石膏 15g，枳实 20g，半夏 12g，丹参 30g 等 33 味。每日一剂，水煎服。

2. 脾胃虚弱

（1）症状：多见于浅表性胃炎，萎缩性胃炎，胃脘痞满，隐隐作痛，饭后饱胀不舒，食少乏力，舌淡苔薄白润，脉弱无力。

（2）治则：健脾和胃。

（3）方药：香砂六君子汤加减。木香 6g，砂仁 10g，党参 12g，白术 12g，茯苓 12g，炒甘草 9g，陈皮 10g，枳实 10g，姜半夏 10g，莪术 10g，丹参 10g，连翘 30g，蒲公英 30g。每日一剂，水煎服。

3. 胃阴不足

（1）症状：胃脘灼热隐痛，大便干结难解，但无臭味，咽干口燥，舌光红无苔或见裂纹，脉细。多见于萎缩性胃炎。

（2）治则：滋阴养胃。

（3）方药：芍药甘草汤加减。生白芍 30g，生甘草 10g，沙参 15g，麦冬 15g，石斛 15g，天花粉 15g，生扁豆 30g，生山药 30g，佛手 15g，香橼 15g，丹参 10g，莪术 10g，每日一剂，水煎服。

4. 瘀血阻滞

（1）症状：胃脘刺痛，痛有定处，黑便，大便潜血阳性，舌质紫暗，脉涩无力。多见于萎缩性胃炎，糜烂性胃炎。

（2）治则：活血化瘀，疏肝止痛。

（3）方药：黑白芍 60g，黑香附子 30g，台片 10g，白及 30g，海螵蛸 30g，三七参粉 9g（分 3 次冲服），炒甘草 9g，大黄炭 6g，黑当归 15g，赤芍 15g，丹参 15g，檀香 10g，砂仁 10g，每日一剂，水煎服。

5. 食滞胃脘

（1）症状：有明显伤食病史，不思饮食，食则恶心呕吐，甚者厌食拒食，脘腹胀满，口出秽腐之气，大便腐臭，滞而不爽，舌质红暗，苔腐腻或厚腻，脉滑数有力。

（2）治则：消食导滞，和胃降逆。

（3）方药：神曲 30g，莱菔子 20g，山楂 20g，半夏 12g，陈皮 12g，茯苓 12g，连翘 30g。

6. 咽胃同病

（1）症状：多有慢性咽炎病史，咽喉如有异物，咯之不出，咽之不下，胸闷不舒，胃脘胀满，嗳气频作，自觉有食物反流至咽部，时有心烦、易怒，舌质紫红，苔厚或黄或白，脉细弦。

（2）治则：理气和胃，利咽散结。

（3）方药：半夏 15g，茯苓 15g，厚朴 12g，苏叶 20g，生姜 10g。

7. 肝气犯胃

（1）症状：症见胃脘胀满疼痛，痛及两胁，饱闷不适，食后尤甚，逢情志不舒则加剧，兼见恶心呕吐，嗳气吐酸，矢气则舒，善太息，舌质淡暗，苔薄白，脉弦。

（2）治则：疏肝和胃，理气解郁。

（3）方药：炒白术 12g，炒赤芍 12g，制香附子 20g，枳壳 12g，蒲公英 20g，生甘草 6g，柴胡 15g，枳实 15g，白芍 12g，川芎 12g，陈皮 12g，郁金 15g。

8. 脾胃虚弱

（1）症状：症见胃脘隐隐作痛，喜温喜按，胀满不适，食后更甚，纳食减少，知饥不欲食，面色无华，神疲乏力，精神不振，大便溏薄，舌质淡胖，苔白或腻，脉缓无力。

（2）治则：健脾益气，和胃温中。

（3）方药：党参 15g，白术 12g，茯苓 12g，陈皮 12g，甘草 6g，红枣 10g，生姜 10g，木香 10g，砂仁 12g，半夏 12g。

9. 胃阴亏损

（1）症状：症见胃脘疼痛，痛呈灼热感，多在午后，空腹时为重，口干少津，嗳气干呕，纳少消瘦，兼见手足心热，大便干结，舌质深红，无苔或苔花剥，脉细数，或虚数无力。

（2）治则：滋阴养胃，生津清热。

（3）方药：北沙参30g，麦冬30g，生地12g，枸杞子12g，川楝子12g，当归身12g，玉竹30g。

10. 脾胃虚寒

（1）症状：症见胃脘隐痛，痛势缠绵，喜得温按，纳少脘痞，泛吐清水，手足不温，形寒肢冷，倦怠神疲，心悸乏力，面色苍白，大便溏薄，或下利清谷，舌质淡胖而嫩，苔白或水滑，脉沉细无力，或沉迟。

（2）治则：温中健脾，暖胃散寒。

（3）方药：党参30g，白术15g，炮姜10g，砂仁12g，木香9g，甘草6g。

11. 脾胃湿热

（1）症状：症见胃脘痞满，嗳气恶心，嘈杂泛酸，口出浊气，口苦而干，纳少身困，头晕寐差，渴不思饮，大便不畅，小便黄少而混，舌质红，苔黄厚或黄腻，脉濡数。

（2）治则：清热利湿，健脾和胃。

（3）方药：薏苡仁30g，黄芩15g，滑石30g，枳壳15g，香附子30g，白术12g，生麦芽30g，莪术15g，生大黄10g，鸡内金30g。

【西医治疗】

1. 去除病因，防止对胃黏膜的刺激。避免坚硬、粗糙和有刺激的食物，多食含多量维生素，易于消化又有利于保护胃黏膜的食物。高酸性胃炎患者，酸性食物定要避免。低酸性慢性胃炎，进食时可以用少许醋类以助食。面食较米饭对胃的保护作用好，有利于慢性胃炎的恢复，且要忌烟酒。对有鼻腔、口腔和咽部慢性炎症的患者要积极治疗原发感染灶。

2. 清除幽门螺旋杆菌

甲硝唑片400mg，3次/日，口服；氨苄西林胶囊500mg，4次/日，口服；奥美拉唑40mg，2次/日，口服。

3. 胃黏膜保护剂

硫糖铝片1g，3次/日，饭后2小时口服；蒙脱石散3g，3次/日，饭前空腹服用。

4. 促进胃蠕动，减少肠液反流

多潘立酮片10mg，3次/日，饭前半小时服；西沙必利片5mg，3次/日，饭前半小时服用。

5. 制酸剂和碱性药物

西咪替丁片800mg，每晚一次；雷尼替丁胶囊150mg，奥美拉唑胶囊20mg，每日1~2次，碱性药如罗内片2片，3次/日。

6. 多酶片4片，维生素B_1片20mg，溴丙胺太林片15mg，呋喃唑酮

100mg，3 次/日，饭前服用，14 天为一疗程。

7. 庆大霉素片，每次 8 万单位，3 次/日，口服，西咪替丁片早上、中午各口服 0.4g，晚上睡前服 0.8g，复方胃友片每次 2 片，日服 3 次，呋喃唑酮片 0.1g，日服 3 次，连用 2 个月，即可痊愈。

8. 甘珀酸片 50～100mg，每日 3 次口服，高血压病人不宜应用。维酶素片 2～4 片，每日 3 次口服。胃膜素片 2～3g，每日 3 次口服。藻酸片 1 片，每日 3 次口服。硫糖铝片 1g，每日 3 次口服。氢氧化铝片 10ml，每日 3 次口服。吉法酯片每日 50～60mg，分成 3 次口服。活血素片每日 80～90mg，分次口服。前列腺素 E2 片 50～150mg，每日 3 次口服。

9. 胃酸增高者给予复方氢氧化铝片 2 片或硫糖铝 4 片，每日 3 次口服；胃酸缺乏或降低者可给胃蛋白酶合剂 10ml，每日 3 次口服；上腹痛可用颠茄片 8mg 或阿托品片 0.3mg，每日 3 次口服。或用猴菇菌片 3 片，每日 3 次口服，连用 2～3 日。消化不良、上腹胀、恶心、呕吐者可用甲氧氯普胺注射液 5～10mg，每日 3 次，若服药后出现锥体外系症状，可肌注氢溴东莨菪碱针剂 0.5mg，可即刻见效。或用多潘立酮片 10mg，每日 3 次口服。

10. 幽门螺旋菌感染时口服羟氨基苄青霉素，也可用庆大霉素针剂 4～8 万单位，每日 2 次口服。小檗碱（黄连素）片 0.3g，每日 3 次口服。链霉素针剂 0.5g，每日 2 次口服（过敏体质者应先做过敏试验）。呋喃唑酮片 0.1g，每日 3 次口服，10～14 日为一疗程。

【特色疗法】

1. 慢性浅表性胃炎可用维生素 B_1 针剂 100mg，加入 2% 盐酸普鲁卡因针剂 2ml，分别注入上脘、中脘、足三里（双侧）四穴，每次 1ml，3 日一次，7 次为一疗程。慢性萎缩性胃炎用维生素 B_1 针剂 100mg（2ml），加维生素 B_{12} 针剂 1mg，分别注入上脘、中脘、足三里（双侧）四穴，每穴 1ml，3 日一次，7 次为一疗程。

2. 六合汤治疗慢性胃炎

药用百合 30g，乌药 9g，丹参 30g，檀香 9g，砂仁 6g，良姜 9g，香附子 9g，元胡 12g，川楝子 12g，吴茱萸 3g，黄连 10g，白芍 24g，海螵蛸 15g。隔日一剂，水煎服。

3. 药物穴位注射

当归针剂 1ml、红花针剂 1ml、2% 普鲁卡因针剂 2ml，混合注入双侧足三里、胃俞、脾俞。维生素 K_3 针剂 8mg 注入双侧梁丘，局部常规消毒，用 5ml 针管 6 号半针头，抽出药物，垂直刺入穴位 0.5～1 寸，出现酸胀感时，抽无回血，注入药物。一周一次，4 次为一疗程。

4. 穴位埋线

取双侧胃痛穴为埋线点，胃痛穴位于手掌面，大小鱼际交界处，选用3号羊肠线1.5cm放入本穴，皮下组织与肌肉交界处，具体操作同外科。

5. 隔中药湿纱布艾灸法

先把中药吴茱萸15g，砂仁15g，白蔻15g，肉桂15g，丁香15g，公英15g，冰片15g，樟脑15g，共为细末，取30g用4层纱布包成边长为3cm的正方形布垫，然后浇上适量黄酒，以不滴水为度，把湿纱布垫放在中脘穴上，上面用艾柱灸3~5壮，取下即可，隔日一次，7次为一疗程。每次如上法灸中脘、上脘、足三里（双侧）四个穴位。

6. 虚症

饿时及饭后均嗳气，食少，腹胀乏力，大便先干后溏，饭后饱胀，饿时有空洞感，舌淡白苔薄白润，脉弦弱。药用人参100g，土炒白术120g，茯苓120g，炒甘草60g，陈皮100g，姜半夏100g，柴胡120g，生石膏150g，茵陈200g，麸炒木香60g，麸炒枳实200g，代赭石粉200g，土炒扁豆200g，土炒山药200g，炒香附子200g，白及300g，乌贼骨300g，元胡120g，川楝子100g，苏梗150g，藿梗150g，佛手150g，香橼150g，生姜大枣引。

7. 实证

胃中烧灼作痛，呕吐酸苦水，尿黄便干或溏而臭，舌红苔厚腻，脉弦大。麸炒大黄100g，麸炒木香60g，台片120g，麸炒川楝子150g，麸炒元胡100g，柴胡120g，麸炒白芍200g，茵陈300g，麸炒甘草100g，生石膏200g，蒲公英300g，地丁300g，栀子100g，滑石200g，白及300g。

8. 剧烈痉挛疼痛时，排除急腹症及其他疾病后，肌注曲马多针剂1支（50mg）配654－2针剂5mg。或肌注庆大霉素针剂4万单位、氯丙嗪针剂12.5mg、安乃近针剂0.25g、阿托品针剂0.5mg。心脏病、青光眼、前列腺增生者禁止使用654－2、阿托品。有精神障碍者禁用甲氧氯普胺注射液。

9. 胃炎合并肠炎时，结肠炎口服液，每次50~100ml，每日3次，兑入等量热开水后口服。

10. 半个月内没有服过驱虫药的患者，病情稳定期应首先口服左旋咪唑片150mg，果导片0.2g，睡前一次口服（只用一次）。

11. 穴位贴敷

中脘、神阙、足三里（双），外用胶布固定，5日一换。

12. 庆大霉素注射液4万单位、维生素B_{12}注射液1mg，肌肉注射，每日一次，连用10日。

13. 消炎止痛丸、疏肝清胃丸、利胆化石丹、养胃丸。

14. 清胃散300g，每日一剂，水煎服。一直服到舌苔退净，症状消失为止。如果有腹泻便溏现象，可临时配服诺氟沙星胶囊3粒，每日2次。

15. 不服或停服清胃散者，又无烧心和吐酸现象，或萎缩性胃炎，或顽固性消化不良者，可配服养胃合剂，每次50～100ml，每日3次，兑入等量热开水后口服。口服液应常温存放，不能加热、冷藏和冷冻。口服液若有变色或长膜现象，属正常情况。注意密封，不能长时间接触空气。

16. 呕吐和胃中饱胀严重时，或急性胃肠炎，或暴食酒后者，可静脉输液3～5日，用药如下：

（1）0.9%生理盐水250ml，加庆大霉素注射液24万单位、林可霉素注射液2.4g、654－2注射液5mg、10%氯化钾注射液5ml。

（2）0.9%生理盐水250ml，加西咪替丁注射液1g、维生素B_6注射液0.3g、甲氧氯普胺注射液5mg、10%氯化钾注射液5ml（为防止30岁以下年轻女性和15岁以下儿童的甲氧氯普胺注射液锥外系反应，输液前可口服25mg苯海拉明片）。

（3）5%葡萄糖液250ml，加肌苷注射液0.5g、维生素C注射液2g、三磷酸腺苷注射液40mg、辅酶A注射液100单位、门冬氨酸钾镁注射液10ml。

（4）烧心、吐酸水者加用5%葡萄糖液250ml，奥美拉唑注射液40mg。

【疗效判定】

1. 痊愈症状、体征全部消失，各种检查指标均正常，一年以上未复发者。

2. 好转症状、体征基本消失，各种检查指标接近正常，一年以内或有复发，但症状轻微者。

3. 无效症状、体征、各种检查指标未改变。

慢性糜烂性胃炎

【本病概述】

1. 概念

慢性糜烂性胃炎，一般仅见饭后饱胀、泛酸、嗳气、无规律性腹痛等消化不良症状。本病常见于成人，许多病因可刺激胃，均可能引发本病，如饮食不当，病毒和细菌感染、药物刺激等。

2. 临床表现

缺乏特异性症状，可包括恶心，呕吐和上腹部不适。症状的轻重与胃黏膜的病变程度并非一致。大多数病人常无症状或有程度不同的消化不良症状如上腹隐痛、食欲减退、餐后饱胀、反酸等。患者可有贫血、消瘦、舌炎、

腹泻等，个别病人伴黏膜糜烂者上腹痛较明显，并可有出血。

【诊断依据】

1. 多数病人有上腹部疼痛，程度较轻，性质与消化性溃疡相似，以空腹痛为多，与季节有关，且可呈周期性发作。部分病例可有上腹部轻度压痛。其他症状可有食欲不振、恶心、呕吐、上腹不适、烧心感等，有时可发生消化道出血。

2. 可发生于任何年龄及性别。起病往往较急且重，出现上消化道大出血，出现呕血、黑便，休克，出血停止后常易复发。

3. 胃镜检查

（1）胃黏膜表层剥脱，常有白苔，又可分为三型：隆起型，如丘疹状顶端有脐样凹陷；平坦型，不高出周围黏膜；凹隐形，比周围黏膜低。糜烂的周围黏膜常有炎症表现。内镜下显示在增厚的皱襞隆起边缘有点状糜烂，中央有白斑或凹陷，组织学变化多样。

（2）胃镜检查争取于12～24小时内进行，对本病诊断有重要参考价值，镜下可见胃黏膜充血水肿，点片状糜烂，大小不等的多发性溃疡，溃疡面可有新鲜出血块。

4. 除外伤、手术、严重感染等病史外，亦可询问是否应用了某些药物。

【中医治疗】

1. 肝火犯胃

（1）症状：由于恚怒伤肝，疏泄不畅，气机阻滞，日久化火，逆犯胃气，失于和降而致。医学教，育网搜集整理症见吐血鲜红，或呈褐色，便如柏油，嗳气恶心，脘胁胀闷，烦躁易怒。舌质红，少苔，脉象弦数。

（2）治则：清肝泻火，和胃止血。

（3）方药：柴胡20g，白芍20g，枳壳15g，陈皮15g，香附30g，川楝子12g，郁金20g，黄芩12g，山栀12g，川楝子12g，龙胆草6g，吴茱萸6g，仙鹤草20g，甘草6g。

2. 脾气虚损

（1）症状：由于素体虚弱，或久病失养，外感寒邪，内伤生冷，中阳不振，虚寒内生而致。症见胃脘隐痛，呕吐清水，面色萎黄，神疲乏力，甚则呕血，大便色黑。舌质淡胖，苔白腻，脉象沉细无力。

（2）治则：健脾益气，摄血宁神。

（3）方药：党参30g，黄芪30g，白术15g，白芍15g，当归12g，茯神12g，酸枣仁12g，砂仁12g，伏龙肝30g，焦地榆12g，槐花12g，甘草6g。

3. 热伤胃络

（1）症状：由于恣食肥甘，偏嗜辛辣，损伤脾胃，运化失职，水湿停滞，医学教，育网搜集整理日久化热而致。症见脘腹胀闷，衄血呕血，高热汗出，口渴引饮，大便黑干，小便黄赤。舌质绛红，苔黄燥，脉象洪数。

（2）治则：清热泻火。

（3）方药：黄芩15g，黄连12g，大黄10g，赤芍12g，丹皮12g，生石膏30g，知母20g，生地黄12g，侧柏炭20g，大蓟炭20g，甘草6g。

4. 瘀血阻络

（1）症状：由于久病胃痛，反复发作，气机不利，伤及胃络，血瘀阻滞，不通则病而致。症见胃痛拒按，痛处不移，宛如针刺，夜间尤著，或彻胸背，呕血便血。舌质紫黯，或有瘀斑，脉象弦涩。

（2）治则：活血化瘀，理气止痛。

（3）方药：川楝子12g，元胡索20g，丹参30g，五灵脂12g，生蒲黄15g，赤芍12g，广木香10g，佛手20g，制没药6g，制乳香6g，甘草6g。

【西医治疗】

1. 抑制胃酸分泌

（1）H_2受体拮抗剂，如西咪替丁、雷尼替丁、法莫替丁等。

（2）质子泵抑制剂，如奥美拉唑或兰索拉唑。

（3）保护胃黏膜药，如果胶铋胶囊或胃疡灵口服液。

2. 根除幽门螺杆菌克拉霉素口服，甲硝唑口服，疗程半个月。兰索拉唑片、果胶铋胶囊、甲硝唑片、克拉霉素片。如幽门螺杆菌阴性，则不用甲硝唑片，克拉霉素片，可口服法莫替丁。

【特色疗法】

1. 半个月内没有服过驱虫药的患者，病情稳定期应首先口服左旋咪唑片150mg，果导片0.2g，睡前一次口服（只用一次）。

2. 庆大霉素注射液4万单位、维生素B_{12}注射液1mg，肌肉注射，每日一次，连用10日。

3. 消炎止痛丸、疏肝清胃丸、健脾和胃丸、养胃丸。

4. 清胃散300g，每日一剂，水煎服。一直服到舌苔退净，症状消失为止。如果有腹泻便溏现象，可临时配服诺氟沙星胶囊3粒，每日2次。

5. 不服或停服清胃散者，又无烧心和吐酸现象，或萎缩性胃炎，或顽固性消化不良者，可配服养胃合剂，每次50～100ml，每日3次，兑入等量热开水后口服。口服液应常温存放，不能加热、冷藏和冷冻。口服液若有变色或长膜现象，属正常情况。注意密封，不能长时间接触空气。

6. 呕吐和胃中饱胀严重时，或急性胃肠炎，或暴食酒后者，可静脉输液3～5日，用药如下：

（1）0.9%生理盐水250ml，加庆大霉素注射液24万单位、林可霉素注射液2.4g、654-2注射液5mg、10%氯化钾注射液5ml。

（2）0.9%生理盐水250ml，加西咪替丁注射液1g、维生素B_6注射液0.3g、甲氧氯普胺注射液5mg、10%氯化钾注射液5ml（为防止30岁以下年轻女性和15岁以下儿童的甲氧氯普胺注射液锥外系反应，输液前可口服25mg苯海拉明片）。

（3）5%葡萄糖液250ml，加肌苷注射液0.5g、维生素C注射液2g、三磷酸腺苷注射液40mg、辅酶A注射液100单位、门冬氨酸钾镁注射液10ml。

（4）烧心、吐酸水者加用5%葡萄糖液250ml，奥美拉唑注射液40mg。

7. 穴位贴敷

中脘、神阙、足三里（双），外用胶布固定，5日一换。

8. 剧烈痉挛疼痛时，排除急腹症及其他疾病后，肌注曲马多针剂1支（50mg）配654-2针剂5mg。或肌注庆大霉素针剂4万单位、氯丙嗪针剂12.5mg、安乃近针剂0.25g、阿托品针剂0.5mg。心脏病、青光眼、前列腺增生者禁止使用654-2、阿托品。有精神障碍者禁用甲氧氯普胺注射液。

9. 胃炎合并肠炎时，结肠炎口服液，每次50~100ml，每日3次，兑入等量热开水后口服。

10. 人参莲子汤

（1）白人参10g，冰糖30g，莲子10枚。将白人参、莲子（去心）放碗内加水适量泡发。加入冰糖；将碗置蒸锅内，隔水蒸1小时即成。饮汤，吃莲子肉。人参可连续使用3次，次日再加莲子、冰糖和水，如上法蒸服，第3次可连人参一并服用。

（2）功效与宜忌：补脾益气，健胃，止泻。适用于慢性胃炎之脾胃虚弱型。症见胃脘痞闷，少气懒言，倦怠乏力，纳少便溏，神疲等。三药共用，既可以补脾胃之虚弱，又祛其邪气，效果较好。

应忌饮浓茶、咖啡、酒类等；少吃容易胀气的食物，如土豆、红薯、洋葱、煮黄豆等。

11. 仙人掌猪肚汤

仙人掌30~60g，猪肚1个。将仙人掌装入猪肚内，人锅加适量水，以文火炖至热烂。饮汤，食猪肚。功效行气活血，健脾益胃。适用于气滞血瘀，胃痛年久不愈等症。

12. 包心菜粥

包心菜500g，粳米50g。先将包心菜水煮半小时，捞出菜后，入粳米煮粥。温热服，每日服2次。功效缓急止痛。适用于胃部急痛。

13. 土豆粥

新鲜土豆250g（不去皮），蜂蜜适量。将土豆洗净、切碎，用水煮至土豆成粥状即可。服用时加蜂蜜。每日清晨空腹食用，连服15日。功效缓急止痛。适用于胃脘隐痛不适等症。

14. 胡椒葱汤

胡椒粉2g，葱白3g，姜6g。先烧开水，下姜、葱白，煮沸而成姜葱汤。用热姜葱汤，送服胡椒粉，或将胡椒粉放入姜葱汤中即成。胃痛时将汤热饮即可缓解。功效暖胃行气止痛。适用于胃寒痛症。胃热痛者忌服。

15. 桂皮山楂汤

桂皮6g，山楂肉10g，红糖30g。先用水煎山楂肉15分钟，后入桂皮，待山楂肉将熟熄火，滤汁人红糖，调匀即可，趁热饮服。功效温胃消食止痛。适用于胃脘痛症。

16. 芪枣甲鱼汤

（1）甲鱼1只（约500g），黄芪30g，大枣10枚，料酒、生姜、盐适量。将鲜活甲鱼宰杀，去头、足，用沸水烫后，同黄芪、大枣共入砂锅中，加水适量武火烧开；加入料酒、盐、生姜后改用文火炖2个小时，至甲鱼肉烂熟即可食用。去甲壳，吃甲鱼肉及枣，喝汤。

（2）功效与宜忌：温补脾阳。适用于慢性胃炎之脾胃虚寒型。症见胃脘痞闷，四肢不温，泛吐，清水稀涎，纳少神疲等。

【疗效判定】

1. 痊愈症状、体征全部消失，各种检查指标均正常，一年以上未复发者。

2. 好转症状、体征基本消失，各种检查指标接近正常，一年以内或有复发，但症状轻微者。

3. 无效症状、体征、各种检查指标未改变。

慢性萎缩性胃炎

【本病概述】

1. 概念

慢性萎缩性胃炎（简称CAG）是以胃黏膜固有腺萎缩（数量减少，功能减低）为其突出的病变，常伴有肠上皮化生及炎性反应。慢性萎缩性胃炎分为轻度、中度及重度三级，即胃的固有腺（在胃窦部为幽门腺，胃底部为胃底腺，在贲门为贲门腺）减少1/3以内者为轻度，减少1/3～2/3者为中度，减少2/3者以上者为重度。固有膜炎症反应是萎缩性胃炎基本病变之一。萎缩性胃窦炎是胃癌的癌前状态，萎缩性胃贲门炎是贲门癌的癌前状态。属于中医“胃痛”“痞证”的范畴。

2. 中医病因病机

本病病因多与饮食不节、损伤脾胃；或恼怒伤肝，肝失疏泄；或禀赋不足、脾胃虚弱等，其病位在“胃”，但与“脾”“肝”“肾”关系密切，病机特点是虚中夹实。

（1）饮食不节，损伤脾胃：饮食自倍，脾胃乃伤，暴饮暴食，饥饱无常；或恣食生冷，寒积胃脘，损伤脾胃之气，气机升降失常；或过食辛辣肥甘，过饮烈酒，损伤脾胃，而出现胃痛，痞满之症。

（2）抑郁伤肝，横犯脾胃：肝为将军之官，喜条达而恶抑郁，若境遇不遂，忧思恼怒；情怀不畅，肝郁气滞，疏泄失职，横犯脾胃，脾胃乖和，而致胃脘胀满，嘈杂等症。

（3）禀赋不足，脾胃虚寒：素体脾胃虚弱；或劳倦内伤，中伤脾胃；或久病不愈，延及脾胃，脾胃虚弱，阳气不足，胃纳呆纯，脾运失健，而发为胃脘痞满、疼痛。

（4）外感内伤，脾胃湿热：外感暑湿、寒湿，内侵脾胃，水湿内停；或饮酒过度，酿湿生热，损伤胃腑；或肝郁脾虚，脾失运化，蕴生湿热，而致痞满，嘈杂等症。

（5）气滞不爽，瘀血阻络：胃病日久，迁延不愈，气血阻滞胃腑；或术后损脉，瘀血内生，胃络失于滋养；或情绪不畅，肝气郁结，气滞血瘀，瘀阻络脉，而致胃痛久作，嗳气痞满等症发作。

（6）虚火内生，灼伤胃腑：恣食肥甘辛辣，饮酒过度，蕴湿酿热，日久不愈，灼伤胃络；或气滞血瘀，病邪留滞，瘀久化热；或肝气久郁，化而为火，火灼胃阴，炼津灼液；发为胃脘灼痛，经久不愈。

（7）脾虚不运，痰湿内生：因饮食不节，暴饮暴食；或长期饮酒，损伤脾胃，湿浊内蕴；或外感寒湿，内犯胃脾，食积胃肠，聚而生痰；或脾胃素虚，复因肝气横犯，聚湿生痰，痰阻中焦，痞塞不通则出现胃痞等症。

【诊断依据】

1. 症状

（1）主要表现为上腹部饱胀或隐痛不适，食欲减退，恶心，嗳气等，可呈间歇性或持续存在。部分病人可有少量、反复的呕血或黑便。

（2）无特征性表现，少数病人可有消瘦、贫血、脆甲、舌质、舌乳头萎缩。部分病例可有上腹部轻度压痛。

2. 胃镜检查

（1）胃黏膜色泽变淡，呈淡红色、灰色、灰黄色或灰绿色，严重者呈灰白色。

（2）胃黏膜变薄，黏膜皱襞变细变薄。

（3）黏膜下血管显露，静脉呈蓝色，小动脉及毛细血管呈红色。

（4）有时在萎缩的黏膜上，有上皮细胞增生形成的细小颗粒，有时可形成较大的结节。

（5）萎缩性黏膜也易出血，也可出现糜烂。

3. 血化验

血红蛋白减少程度较红细胞为著。活动性出血时血小板可轻度增多。胃切除后贫血有巨幼细胞性贫血或缺铁性贫血。

4. 萎缩性胃炎胃酸多明显降低，亦可在正常范围，空腹时无酸。

【中医治疗】

1. 脾胃虚弱

（1）症状：症见胃脘胀痛或隐痛，以痞满为主，纳少，食后胀甚，嗳气，头晕乏力，神疲倦怠，大便溏薄或先干后稀，舌淡红，苔薄白，脉细弱。

（2）治则：补气健脾，消痞和胃。

（3）方药：人参10g，白术15g，茯苓12g，甘草6g，陈皮12g，半夏12g，木香6g，砂仁12g。

2. 肝胃不和

（1）症状：症见胃脘胀痛，痛连两胁，嗳气频频，甚者呕哕，有时泛酸，口干口苦，心烦急躁，大便不畅，情绪易于激动，每于情志不畅时加重，舌质淡红，苔薄白，脉弦。

（2）治则：疏肝理气，和胃降逆。

（3）方药：柴胡20g，川芎12g，陈皮15g，白芍15g，甘草6g，香附子30g，枳壳15g。

3. 脾胃虚寒

（1）症状：症见胃脘胀满疼痛，遇寒食冷则加重，喜温喜按，纳呆乏力，口淡无味，形寒肢冷，大便稀溏，小便清长，舌质淡体胖，苔薄而白，脉缓弱或沉紧，弦紧。

（2）治则：温中健脾，和胃止痛。

（3）方药：人参15g，附子10g，白术20g，干姜10g，炙甘草10g。

4. 脾胃湿热

（1）症状：症见胃脘痞满，疼痛，食后加重，嗳气不爽，口干口苦或口黏而腻，纳少身困，时有口舌糜烂，大便不爽，小便黄少而赤，舌质红，苔黄腻或黄厚，脉象弦滑。

（2）治则：清热化湿，和胃健脾。

（3）方药：炒山楂30g，炒山药30g，炒麦芽20g，六神曲20g，鸡蛋壳

30g，蒲公英30g，黄连12g，栀子12g，滑石20g，生薏苡仁30g，连翘30g，丹皮12g，败酱草30g。

5. 瘀血阻胃

（1）症状：症见胃脘疼痛，痛有定处，拒按，按之痛甚，食后痛增，呕吐咖啡色胃内容物，大便色黑，舌质暗红，苔薄黄，脉涩细或沉细。

（2）治则：活血化瘀，和胃止痛。

（3）方药：蒲黄20g，五灵脂15g，丹参30g，檀香12g，砂仁12g，大黄10g，甘草6g。

6. 胃阴不足

（1）症状：症见胃脘隐痛胀闷，胃中嘈杂灼热，口干咽燥，纳食无味，消瘦乏力，头昏寐差，大便干结，舌质红或深红，苔花剥或无苔而少津，脉细数或弦细。

（2）治则：养阴益胃，缓急止痛。

（3）方药：养胃合剂。北沙参30g，玉竹30g，麦冬30g，天花粉20g，扁豆30g，桑叶15g，生甘草6g，生地15g，冰糖10g等21味。

7. 痰浊中阻

（1）症状：症见胃脘痞满隐痛，咳吐痰涎，胸膈痞塞不适，纳少嗳气，头身沉困，眩晕嗜卧，舌质淡红，苔白滑或白腻，脉弦滑或沉细滑。

（2）治则：温中化痰，健脾和胃。

（3）方药：半夏15g，天南星10g，橘红20g，枳实20g，赤茯苓15g，甘草6g。

8. 热毒蕴结

（1）症状：症见胃脘灼热闷痛，口苦口渴，烦躁易怒，泛酸呃逆，大便干结，舌质红，苔黄厚或黄腻，脉弦数。

（2）治则：解毒消痈，清热和胃。

（3）方药：黄芪15g，马齿苋20g，乳香6g，没药6g，蒲公英30g，白花蛇舌草30g，半枝莲30g，鱼腥草30g，地榆15g，败酱草30g，地丁30g，皂角刺10g，白芍15g。

【西医治疗】

1. 解痉剂，甲溴阿托品片1～2mg，每日3次口服。654－Ⅱ针剂5～10mg，每日1～2次肌注。

2. 黏膜保护药，蒙脱石散3g，每日3次。硫糖铝片1g，每日3次，口服。

3. 健胃药，多酶片1～3片，每日3次口服。

4. 促胃动力剂，多潘立酮片10mg，每日3次，甲氧氯普胺注射液5～

10mg，日 3 次口服。

5. 促食欲药，赛庚啶片 4mg，每日 1～3 次口服。

6. 弱安定药，安定片 2.5mg，每日 3 次，谷维素片 30mg，每日 3 次口服。

7. 抗幽门螺杆菌药，阿莫西林胶囊 1000mg，每日 3 次，呋喃唑酮片 100mg，每日 2 次口服，连用 2 周。

8. 抗贫血药，硫酸亚铁片 0.3g，每日 3 次，维生素 B_{12} 针剂 0.5mg，每日一次，连用 2 周。

9. 胃酸缺乏或降低者可给予 0.5% 稀盐酸或胃蛋白酶合剂 10ml，每日 3 次口服。合并缺铁性贫血者可口服硫酸亚铁片 0.3g，每日 3 次。维生素 B_{12} 针剂 100ug，每日 1 次肌注。也可用卡尼汀片 100～600mg，每日 3 次口服。

10. 呋喃唑酮片 0.1g，每日 3 次口服，2 周为一疗程。

11. 硫糖铝片 1～2g，4 次/d，餐前 1 小时和睡眠时各服 1 次，疗程 8 周。

【特色疗法】

1. 半个月内没有服过驱虫药的患者，病情稳定期应首先口服左旋咪唑片 150mg，果导片 0.2g，睡前一次口服（只用一次）。

2. 庆大霉素注射液 4 万单位、维生素 B_{12} 注射液 1mg，肌肉注射，每日一次，连用 10 日。

3. 消炎止痛丸、疏肝清胃丸、健脾和胃丸、利胆化石丹、养胃丸。

4. 清胃散 300g，每日一剂，水煎服。一直服到舌苔退净，症状消失为止。如果有腹泻便溏现象，可临时配服次苍片 3 片，每日 2 次。

5. 不服或停服清胃散者，又无烧心和吐酸现象，或萎缩性胃炎，或顽固性消化不良者，可配服养胃合剂，每次 50～100ml，每日 3 次，兑入等量热开水后口服。口服液应常温存放，不能加热、冷藏和冷冻。口服液若有变色或长膜现象，属正常情况。注意密封，不能长时间接触空气。

6. 呕吐和胃中饱胀严重时，或急性胃肠炎，或暴食酒后者，可静脉输液 3～5 日，用药如下：

（1）0.9% 生理盐水 250ml，加庆大霉素注射液 24 万单位、林可霉素注射液 2.4g、654－2 注射液 5mg、10% 氯化钾注射液 5ml。

（2）0.9% 生理盐水 250ml，加西咪替丁注射液 1g、维生素 B_6 注射液 0.3g、甲氧氯普胺注射液 5mg、10% 氯化钾注射液 5ml（为防止 30 岁以下年轻女性和 15 岁以下儿童的甲氧氯普胺注射液锥外系反应，输液前可口服 25mg 苯海拉明片）。

（3）5% 葡萄糖液 250ml，加肌苷注射液 0.5g、维生素 C 注射液 2g、三磷酸腺苷注射液 40mg、辅酶 A 注射液 100 单位、门冬氨酸钾镁注射液 10ml。

（4）烧心、吐酸水者加用 5% 葡萄糖液 250ml，奥美拉唑注射液 40mg。

7. 穴位贴敷

中脘、神阙、足三里（双），外用胶布固定，5 日一换。

8. 剧烈痉挛疼痛时，排除急腹症及其他疾病后，肌注曲马多针剂 1 支（50mg）配 654－2 针剂 5mg。或肌注庆大霉素针剂 4 万单位、氯丙嗪针剂 12.5mg、安乃近针剂 0.25g、阿托品针剂 0.5mg。心脏病、青光眼、前列腺增生者禁止使用 654－2、阿托品。有精神障碍者禁用甲氧氯普胺注射液。

9. 胃炎合并肠炎时，结肠炎口服液，每次 50～100ml，每日 3 次，兑入等量热开水后口服。

10. 黄蜡 30g，鸡蛋 2 个，煎熟食之，每日一次，10 次为一疗程。

11. 经验方

（1）基础方：药用党参 12g，土炒白术 12g，茯苓 12g，炙甘草 10g，陈皮 20g，姜半夏 12g，柴胡 12g 枳壳 12g，茵陈 15g，黑大黄 10g，木香 6g，白及 30g，川楝子 10g，元胡 10g，白芍 30g，生石膏 15g，藿香梗 20g。

（2）加减：急性期加金银花 15g，连翘 30g，蒲公英 20g，地丁 20g；虚热加地骨皮 12g，知母 12g，天门冬 15g；肠化生和不典型增生加白花蛇舌草 30g，半枝莲 30g，败酱草 30g；哽满加莪术 30g，丹参 30g；胃酸缺乏加山楂 30g，乌梅 30g，川木瓜 15g，玉竹 20g 石斛 20g；胀满加炒枳壳 15g，川朴 12g，槟榔 12g；痞满加黄连 10g，黄芩 10g，干姜 6g；疼重加青木香 15g；嗳气加枳实 20g，代赭石 20g，苏梗 20g，旋覆梗 20g；叹气加香橼 30g，佛手 30g，青皮 12g；心嘈加生扁豆 30g，生山药 30g，生香附子 30g；口唇淡白加黄芪 30g，当归 10g；舌淡苔腻而润滑加砂仁 12g，白豆蔻 12g，藿香 20g，川朴 12g，草菓仁 12g；食少加六神曲 20g，山楂 20g，麦芽 20g，鸡内金 20g；吐酸水加煅瓦楞子 30g，桑螵蛸 30g；吐淡水者加干姜 6g；便溏者加生薏苡仁 30g，土炒莲子肉 30g，土炒扁豆 30g，土炒山药 30g；舌红苔少、口干加生地 20g，玄参 20g，麦冬 20g，生扁豆 30g，生山药 30g；烧心加蒲公英 30g，地丁 30g；出血加大黄炭 10g，桑螵蛸 30g，黑蒲黄 30g（包煎）。水煎服，日一剂。

12. 维生素 B_1 针剂 100mg、维生素 B_{12} 针剂 0.5mg，肌内注射，每日一次，连用 2 周。

13. 胎盘针剂 2ml、维生素 B_{12} 针剂 0.5mg，分别注入中脘穴，足三里穴（单侧），每穴注入药物 1.5ml，3 日一次，10 次为一疗程。

14. 下脘透上脘，胃俞透脾俞，用常规埋线法分别埋入羊肠线，3 个月一次，3 次为一疗程。

15. 白蔻仁 10g，砂仁 10g，草果仁 10g，樟脑 10g，冰片 10g，蟾酥 10g 共为细末，敷脐上，外用伤湿止痛膏包扎固定。每周换一次。

16. 木工用的皮胶块加牡蛎粉炒成胶珠，烊化冲服，每次 30g，每日 3 次。

17. 中药离子导入法

（1）器械：普通型电离子导入治疗机一台，纱布垫二个，纱布袋二个。

（2）药物：大黄 30g、元明粉 30g、山栀子 30g、香附子 30g、郁金 30g、黄芩 15g、甘草 15g、滑石 60g、干姜 9g，加水 1500ml 煎煮至沸后 2h 滤出，其药渣内再加水 1500ml，煎煮至沸后 2h 滤出，二次滤出液入锅内浓缩至 500ml 时装瓶备用。

（3）方法：先用一个纱布垫浸透药液，应干湿适中，放于食管疼痛处，另一个纱布垫浸药液后放在食管其他部位，但两个纱布垫不能接触，而后把正电极压在第一个纱布垫上，负极压在另一个纱布垫上，两个电极铅板上面均用纱布袋压好，开启电源，以患者能忍受为度，持续 30min，取下即可。

（4）注意：①孕妇，心脏病患者禁用。②局部起泡者，停止导入，用金万红软膏外涂即可。

18. 养胃合剂每次 100ml，每日三次，口服。

【疗效判定】

1. 痊愈症状、体征全部消失，各种检查指标均正常，一年以上未复发者。

2. 好转症状、体征基本消失，各种检查指标接近正常，一年以内或有复发，但症状轻微者。

3. 无效症状、体征、各种检查指标未改变。

急性胃肠炎

【本病概述】

1. 概念

急性胃肠炎是胃肠黏膜的急性炎症，临床表现主要为恶心、呕吐、腹痛、腹泻、发热等。本病常见于夏秋季，其发生多由于饮食不当，暴饮暴食；或食入生冷腐馊、秽浊不洁的食品。

2. 病因

（1）细菌和毒素的感染：常以沙门菌属和嗜盐菌（副溶血弧菌）感染最常见，毒素以金黄色葡萄球菌常见，病毒亦可见到。常有集体发病或家庭多发的情况。如吃了被污染的家禽、家畜的肉、鱼；或吃了嗜盐菌生长的蟹、螺等海产品及吃了被金黄色葡萄球菌污染了的剩菜、剩饭等而诱发本病。

（2）物理化学因素：进食生冷食物或某些药物如水杨酸盐类、磺胺、某些抗生素等；或误服强酸、强碱及农药等均可引起本病。

3. 临床表现

急性胃肠炎引起的轻型腹泻，一般状况良好，每天大便在10次以下，为黄色或黄绿色，少量黏液或白色皂块，粪质不多，有时大便呈“蛋花汤样”。急性胃肠炎也可以引起较重的腹泻，每天大便数次至数十次。大量水样便，少量黏液，恶心呕吐，食欲低下，有时呕吐出咖啡样物。如出现低血钾，可有腹胀，有全身中毒症状；如不规则低热或高热，烦躁不安进而精神不振，意识蒙眬，甚至昏迷。

【诊断依据】

1. 有细菌、病毒等感染肠道病史，起病较急，潜伏期2~24小时。

2. 急性胃肠炎，有频繁的恶心、呕吐，伴上腹部不适和疼痛。急性肠炎型，腹泻为主，水样便无脓血，每日10余次，伴脐周痛，便有少量黏液，常有里急后重感。急性胃肠炎型，有恶心呕吐、腹痛及腹泻。可有高热、意识障碍、腹痛、脱水等。

3. 上腹部及脐周部压痛，肠鸣音亢进。

4. 白细胞及中性粒细胞可以升高，便常规有黏液及红、白细胞，电解质紊乱，低血钾、低血钠等。

【中医治疗】

1. 肠胃湿热

（1）症状：病起急骤，恶心频发，呕吐吞酸，腹痛阵作，泻下急迫，便行不爽，粪色黄褐而臭，口渴欲饮，心烦，尿短赤少，舌苔黄腻，脉滑数。

（2）治则：清热化湿，理气止泻。

（3）方药：葛根10g，黄芩10g，黄连6g，木香10g，茯苓12g，车前子10g，白扁豆10g，薏苡仁15g，荷叶10g，生甘草6g。

2. 寒湿阻滞

（1）症状：呕吐清水。恶心，腹泻如水，腹痛肠鸣并伴有畏寒发热，颈项或全身关节酸痛，苔薄白或白腻，脉濡。

（2）治则：散寒除湿，和中止泻。

（3）方药：藿香10g，大腹皮10g，白芷10g，紫苏10g，茯苓12g，清半夏10g，白术10g，陈皮10g，厚朴10g，生姜5g，甘草6g。中成药用藿香正气水。

3. 食滞胃肠

（1）症状：恶心厌食，得食愈甚，吐后反快；腹痛，泻下秽臭，气迫不爽，泻后痛减，苔厚腻，脉滑实。

（2）治则：消食化滞，和胃降逆。

（3）方药：焦山楂10g，神曲10g，制半夏10g，茯苓12g，陈皮10g，莱菔子10g，大腹皮10g。中成药用保和丸，香连化滞丸。

4. 脾胃虚弱

（1）症状：禀赋不足，素体脾虚，饮食稍有不慎即吐泻，大便溏薄，呕吐清水，且时作时休，面色不华，乏力倦怠，舌淡，脉弱。

（2）治则：健脾理气，和胃止泻。

（3）方药：人参3g，白术12g，山药10g，茯苓12g，白扁豆12g，陈皮10g，砂仁3g，薏苡仁12g，甘草6g。中成药用人参健脾丸。

【西医治疗】

1. 一般治疗尽量卧床休息，病情轻者口服葡萄糖——电解质液以补充体液的丢失。如果持续呕吐或明显脱水，则需静脉补充5%～10%葡萄糖盐水及其他相关电解质。鼓励摄入清淡流质或半流质食品，以防止脱水或治疗轻微的脱水。

2. 对症治疗必要时可注射止吐药、解痉药：如颠茄片，1日3次。止泻药：如十六角蒙脱石散，1日2～3次。

3. 抗菌治疗抗生素对本病的治疗作用是有争议的。对于感染性腹泻，可适当选用有针对性的抗生素。但应防止滥用。

【特色疗法】

1. 针灸耳针

大肠、小肠、交感、神门。体针：内关、中脘、足三里、合谷、气海。体针应用重刺激法。

2. 刮痧

用边缘光滑的磁匙或铜钱蘸麻油，在脊柱两侧、肋间、胸骨、肘和膝窝等处，自上向下或自背后向胸前刮之，先轻后重，以出现红紫色出血点为度。

3. 消炎止痛丸、疏肝清胃丸、健脾和胃丸、结肠炎丸、养胃丸。

4. 清胃散300g，每日一剂，水煎服。一直服到舌苔退净，症状消失为止。如果有腹泻便溏现象，可临时配服诺氟沙星胶囊3粒，每日2次。

5. 养胃合剂配结肠炎口服液，每次100ml，每日三次。

6.（1）0.9%生理盐水250ml，加庆大霉素注射液24万单位、林可霉素注射液2.4g、654－2注射液5mg、10%氯化钾注射液5ml。

（2）0.9%生理盐水250ml，加西咪替丁注射液1g、维生素B_6注射液0.3g、甲氧氯普胺注射液5mg、10%氯化钾注射液5ml（为防止30岁以下年轻女性和15岁以下儿童的甲氧氯普胺注射液锥外系反应，输液前可口服25mg苯海拉明片）。

（3）5%葡萄糖液250ml，加肌苷注射液0.5g、维生素C注射液2g、三磷酸腺苷针剂40mg、辅酶A注射液100单位、门冬氨酸钾镁注射液10ml。

（4）烧心、吐酸水者加用5%葡萄糖液250ml，奥美拉唑针剂40mg。

7. 穴位贴敷

中脘、神阙、足三里（双），外用胶布固定，5日一换。

8. 剧烈痉挛疼痛时，排除急腹症及其他疾病后，肌注曲马多针剂1支（50mg）配654－2针剂5mg。或肌注庆大霉素针剂4万单位、氯丙嗪针剂12.5mg、安乃近针剂0.25g、阿托品针剂0.5mg。心脏病、青光眼、前列腺增生者禁止使用654－2、阿托品。有精神障碍者禁用甲氧氯普胺注射液。

9. 口服成药。

（1）玉枢丹，每次1g，加生姜汁5～7滴，开水调服，每日2次。本品适用于恶心呕吐明显者。

（2）红灵丹，每次0.5～1g，每天2次。本品适用于热象明显者。

（3）辟瘟丹，每次2～4片（或半包至一包），每日2次。本品适用于寒湿表现者。

（4）纯阳正气丸，每次1.5～3g，每日2次。本品适用于寒证。

（5）藿香正气丸或保和丸，每次1瓶，每日3次。本品适用一般性吐泻轻者。

以上前四品，孕妇忌服。

【疗效判定】

1. 痊愈症状、体征全部消失，各种检查指标均正常，一年以上未复发者。

2. 好转症状、体征基本消失，各种检查指标接近正常，一年以内或有复发，但症状轻微者。

3. 无效症状、体征、各种检查指标未改变。

胃 窦 炎

【本病概述】

1. 概念

胃窦炎是指局限于胃窦部的一种慢性炎症，主要病变多局限于黏膜层，但也漫延至肌层或浆膜层。在病变部分出现水肿、炎症细胞浸润和纤维组织增生，使局部变厚，甚至狭窄；部分病例可有黏膜表面糜烂、肠腺上皮化发生变化。

上腹部有撑胀感、隐痛或剧痛，常呈周期性发作，可伴有嗳气、反酸、上腹烧灼感、恶心、呕吐、消瘦等，少数可有出血，也有无症状者。本病与精神因素关系密切，情绪波动、生气、精神压力或恐惧癌症的紧张心理可使症状加剧。胃窦炎多发于30岁以上的男性。这是其特点之一。

胃窦炎病变多局限于黏膜肌层，亦可蔓延至肌层和浆膜层。胃窦黏膜表现为水肿、充血，炎性细胞浸润和纤维组织增生，其中以黏膜下层最为明显。

2. 常见原因

（1）胃窦炎与精神因素关系密切，情绪波动或恐惧紧张时，可使症状加剧。副交感神经系统兴奋时也易发作。有些胃窦炎患者，上腹疼症状与十二指肠球部溃疡相似。

（2）胃窦炎好发于30岁以上的男性，表现为上腹部饱胀，隐痛或剧痛，常呈周期性发作，可伴有嗳气、反酸、呕吐、纳差、消瘦等，慢性胃窦炎还可表现为厌食，持续性腹痛，失血性贫血等。

（3）胃窦炎病变多局限于黏膜肌层，亦可蔓延至肌层和浆膜层。胃窦黏膜表现为水肿、充血，炎性细胞浸润和纤维组织增生，其中以黏膜下层最为明显。

（4）当有黏膜糜烂，腺体萎缩与肠腺增生，胃窦炎很少单独存在，常与消化性溃疡或胃癌同时存在，因为胃窦炎与萎缩性胃炎、胃溃疡、胃癌关系密切，所以应引起重视。

3. 分类

胃窦炎是发生于胃窦部的慢性炎症，一般可分为浅表性和萎缩性两类。通过多年来的观察研究，发现胃癌与萎缩性胃窦炎之间有着密切的关系。不少学者报道萎缩性胃炎病人的癌变率约为10%，萎缩性胃窦炎癌变的危险性大于正常人20倍，在我国，从胃癌高、低发区的调查中发现，萎缩性胃炎的发病率在胃癌高发区明显增高。对于萎缩性胃窦炎演变成胃癌的机理，一般认为萎缩性胃炎时，胃黏膜功能和结构都发生异常改变，胃液游离酸减少，PH升高，胃内细菌量增加，特别是在硝酸盐还愿酶阳性菌存在的情况下，硝基（NO_3^-）被还原为亚硝基（NO_2^-），而使胃液亚硝基（NO_2^-）含量升高，给胃内合成亚硝基化合物提供了致癌的必要条件，但要萎缩到何种程度，需要多少时间才会癌变，尚不明了。一般说来，胃黏膜活检时伴有重度肠腺上皮化生和间变者，更易癌变。

4. 临床表现

（1）腹胀腹痛：胃窦炎多发于30岁以上的男性，上腹部撑胀感，上腹部隐痛或剧痛，常呈周期性发作，可伴有嗳气、反酸、上腹烧灼感、恶心、呕吐、消瘦等，少数可有出血，也有无症状者。本病与精神因素关系密切，情绪波动、生气、精神压力或恐惧恶变症的紧张心理可使症状加剧。

①胃胀：感到胃部发胀，食物不消化，或者胀气，胃口堵，食物下不去。70%左右的胃窦炎患者有此症状。

②胃痛：有时饭前痛，有时饭后痛，有的人在半夜三更痛。胃痛的感觉可能不剧烈，而是钝痛、压痛或闷痛，胃痛的部位在心脏部位以下至肚之间。85%左右的胃窦炎患者有此症状。

③烧心：胃黏膜充血、胃酸过多，均会造成烧心的感觉，主要是胃部灼热、发烧的感觉。

④反酸：胃酸过多，经常反酸，有胃酸从胃里泛起或满上来的感觉。约占50%的胃窦炎患者有此症状。

⑤食欲不振：没有食欲，吃不下，或看到食物，想吃又不敢吃。

⑥消瘦：有些胃病患者感觉胃口还可以，也能吃饭，但就是人一天天消瘦、体重下降，这说明消化功能不好，虽然吃了，但没充分吸收。

⑦恶心呕吐：慢性胃炎患者往往有恶心等症状，尤其是慢性萎缩性胃炎，恶心呕吐表现更为突出。

⑧胃寒：许多胃病患者不敢吃冷、凉的食物，或天气一变冷、气温下降，胃就疼痛、拉肚子。

⑨无精打采、气色差、睡眠差：胃病患者往往面带病容，白天没精神，晚上睡不香，工作效率下降，对许多事物失去兴趣。

⑩口臭、舌苔发黑：胃病患者常见口臭、口苦、舌苔发黑等症状，同时伴有胃痛、胃胀。

（2）引发胃恶变胃窦炎是发生于胃窦部的慢性炎症，一般可分为浅表性和萎缩性两类。观察研究发现胃恶变与萎缩性胃窦炎、胃窦炎之间有着密切的关系。萎缩性胃窦炎恶变的危险性大于正常人20倍，萎缩性胃炎的发病率在胃恶变高发区明显增高。

（3）导致精神紊乱胃窦炎与精神因素关系密切，情绪波动或恐惧紧张时，可使症状加剧。副交感神经系统兴奋时也易发作。

【诊断依据】

1. 胃窦激惹，表现为幽门前区经常处于半收缩状态，不能像正常那样在蠕动波将到达时如囊状，但能缩小至胃腔呈线状。

2. 黏膜纹增粗、紊乱，可宽达1cm左右，胃窦黏膜纹多呈横行，胃壁轮廓呈规则的锯齿状，锯齿的边缘也甚光滑。

3. 当病变发展至肌层肥厚时，常表现为胃窦向心性狭窄，形态比较固定，一般可收缩至极细，但不能舒张，与正常段呈逐渐过渡或分界比较清楚。狭窄段可显示黏膜纹，多数呈纵行。

【中医治疗】

1. 脾气虚损

（1）症状：由于素体虚弱，或久病失养，外感寒邪，内伤生冷，中阳不振，虚寒内生而致。症见胃脘隐痛，呕吐清水，面色萎黄，神疲乏力，甚则呕血，大便色黑。舌质淡胖，苔白腻，脉象沉细无力。

（2）治则：健脾益气，摄血宁神。

（3）方药：党参30g，黄芪30g，白术12g，白芍15g，当归12g，茯神12g，酸枣仁15g，砂仁15g，伏龙肝30g，焦地榆12g，槐花12g，甘草6g。

2. 肝火犯胃

（1）症状：由于恚怒伤肝，疏泄不畅，气机阻滞，日久化火，逆犯胃气，失于和降而致。医学教，育网搜集整理症见吐血鲜红，或呈褐色，便如柏油，嗳气恶心，脘胁胀闷，烦躁易怒。舌质红，少苔，脉象弦数。

（2）治则：清肝泻火，和胃止血。

（3）方药：柴胡20g，白芍20g，枳壳15g，陈皮15g，香附30g，川楝子12g，郁金30g，黄芩12g，山栀15g，川楝子12g，龙胆草10g，吴茱萸6g，仙鹤草10g，甘草6g。

3. 热伤胃络

（1）症状：由于恣食肥甘，偏嗜辛辣，损伤脾胃，运化失职，水湿停滞，医学教，育网搜集整理日久化热而致。症见脘腹胀闷，衄血呕血，高热汗出，口渴引饮，大便黑干，小便黄赤。舌质绛红，苔黄燥，脉象洪数。

（2）治则：清热泻火。

（3）方药：黄芩15g，黄连12g，大黄10g，赤芍15g，丹皮12g，生石膏30g，知母15g，生地20g，侧柏炭20g，大蓟炭20g，甘草6g。

4. 瘀血阻络

（1）症状：由于久病胃痛，反复发作，气机不利，伤及胃络，血瘀阻滞，不通则病而致。症见胃痛拒按，痛处不移，宛如针刺，夜间尤著，或彻胸背，呕血便血。舌质紫黯，或有瘀斑，脉象弦涩。

（2）治则：活血化瘀，理气止痛。

（3）方药：川楝子15g，元胡索20g，丹参30g，五灵脂15g，生蒲黄15g，赤芍15g，广木香10g，佛手20g，制没药6g，制乳香6g，甘草6g。

【西医治疗】

1. 对嗳气、恶心及胃排空障碍者，可选用甲氧氯普胺注射液10mg每日2～3次，也可选用多潘立酮胶囊20mg每日2～3次，或西沙必利胶囊10mg，每日2～3次。

2. 针对胃窦黏膜炎性病变，可选用麦滋林－S胶囊0.67g，每日3次，连服6～8周。

3. 若患者上腹痛伴反酸，可加用西咪替丁片400mg，每日1次，连服1个月。或法莫替丁片20mg，每晚1次，连服1月。

4. 如慢性胃窦炎的病理诊断有幽门螺杆菌感染，可选用枸橼酸铋钾片2片，每日3次，连服4～6周，或服用阿莫西林胶囊500mg，每日3次，连服4周。

5. 对螺旋杆菌引起胃窦炎应进行药物治疗。当口服抗生素治疗某些炎症性疾病时，应同时饮用酸奶，即补充了营养，又避免了抗生素对人体产生的副作用，因为酸奶中含有大量的活性杆菌，可以使抗生素药物引起的肠道菌群失调现象重新获得平衡，同时保护了胃黏膜。平时一定要把握进餐量，不能因喜好的食物而多吃，一定要少吃多餐，以增进营养，减轻胃部负担为原则，同时要禁忌烟酒。

【特色疗法】

1. 半个月内没有服过驱虫药的患者，病情稳定期应首先口服左旋咪唑片150mg，果导片0.2g，睡前一次口服（只用一次）。

2. 庆大霉素注射液4万单位、维生素B_{12}注射液1mg，肌肉注射，每日一次，连用10日。

3. 消炎止痛丸、疏肝清胃丸、利胆化石丹、养胃丸。

4. 清胃散300g，每日一剂，水煎服。一直服到舌苔退净，症状消失为止。如果有腹泻便溏现象，可临时配服诺氟沙星胶囊3粒，每日2次。

5. 养胃合剂每次100ml，每日三次，口服。

6. （1）0.9%生理盐水250ml，加庆大霉素注射液24万单位、林可霉素注射液2.4g、654－2注射液5mg、10%氯化钾注射液5ml。

（2）0.9%生理盐水250ml，加西咪替丁注射液1g、维生素B_6注射液0.3g、甲氧氯普胺注射液5mg、10%氯化钾注射液5ml（为防止30岁以下年轻女性和15岁以下儿童的甲氧氯普胺注射液锥外系反应，输液前可口服25mg苯海拉明片）。

（3）5%葡萄糖液250ml，加肌苷注射液0.5g、维生素C注射液2g、三磷酸腺苷注射液40mg、辅酶A注射液100单位、门冬氨酸钾镁注射液10ml。

（4）烧心、吐酸水者加用5%葡萄糖液250ml，奥美拉唑注射液40mg。

7. 穴位贴敷

中脘、神阙、足三里（双），外用胶布固定，5日一换。

8. 剧烈痉挛疼痛时，排除急腹症及其他疾病后，肌注曲马多针剂1支（50mg）配654－2针剂5mg。或肌注庆大霉素针剂4万单位、氯丙嗪针剂12.5mg、安乃近针剂0.25g、阿托品针剂0.5mg。心脏病、青光眼、前列腺增生者禁止使用654－2、阿托品。有精神障碍者禁用甲氧氯普胺注射液。

【疗效判定】

1. 痊愈症状、体征全部消失，各种检查指标均正常，一年以上未复发者。

2. 好转症状、体征基本消失，各种检查指标接近正常，一年以内或有复发，但症状轻微者。

3. 无效症状、体征、各种检查指标未改变。

消化性溃疡

【本病概述】

1. 概念

消化性溃疡是指在胃和十二指肠的慢性溃疡。发生在胃的溃疡称为胃溃疡，发生在十二指肠的溃疡称为十二指肠溃疡。溃疡的形成有各种因素，其中酸性胃液对黏膜的消化作用是溃疡形成的基本因素，因此得名。酸性胃液接触的任何部位，如食管下段、胃肠吻合术后吻合口、空肠以及具有异位胃黏膜的憩室。绝大多数的溃疡发生于十二指肠和胃，故又称胃、十二指肠溃疡。本病多属中医的“胃痛”“吐酸”等病证范畴。

慢性过程、周期性发作、规律性疼痛为消化性溃疡的特征。节律性疼痛与进餐有着密切的关系。

2. 中医病因

（1）肝失疏泄，横逆犯胃：多因忧思恼怒，气郁伤肝；或肝病久延，肝郁气结；或脾胃久病不解，累及肝脏，皆可致肝失疏泄，气机郁阻，横犯脾胃，中焦气滞，胃失和降，而见胃痛吐酸等症。

（2）脾胃湿热，阻遏中焦：多因嗜食辛辣、烟酒，或肥甘厚腻，湿热内生，蕴于脾胃；或因劳倦思虑，脾失健运，水湿不化，酿成湿热，阻滞胃腑，壅遏气机，而见胃痛、痞满等症。

（3）脾胃虚弱，中焦寒凝：多因素体脾胃虚弱，复感寒邪；或饥饱失常，过食生冷；或劳力过度，损伤中阳；或久病损及脾胃阳气而致中焦虚寒，阳气衰微，脾胃失于温养，可见胃痛、吐酸等症。

（4）胃火内炽，胃液亏虚：多因胃火素盛，复因过食辛辣之品，耗伤阴液；或大病热病，损伤胃阴；或因老年之体，胃阴自亏，皆致胃火内盛，灼伤胃液，胃体失养，生机不荣，失其润降，而见胃痛等症。

（5）脾失健运，胃气衰弱：多因禀赋不足，胃气素弱，或因劳伤过度，损伤中气；或因思虑太多，耗伤脾气，脾失健运；或因年老自衰，皆可致脾虚失运，胃气不足，生机不荣而见胃脘痞满，胃痛等症。

（6）湿热不化，痰浊中阻：多因过食肥甘；或脾胃本虚，水湿不化，聚饮生痰，滞于胃肠，胃失和降，中州痰阻，而致胃痛、恶心等症。

【诊断依据】

1. 典型症状为长期性、周期性和节律性中上腹部疼痛。病程可达几年，十几年以至数十年，发作期与缓解期交替，发作常具有季节性，以秋末冬初和春季多见。疼痛性质为饥饿样不适、灼痛、绞痛，偶有剧痛。精神紧张、情绪激动、饮食不慎和药物影响常为诱发和加重因素，进食或服用制酸药可使疼痛缓解。胃溃疡的疼痛多位于伤上腹正中或稍偏左，可放射至左下胸和肋弓。十二指肠溃疡的疼痛多位于上腹偏右或正中，较常放射至背部。胃溃疡的疼痛多在餐后 1/2 ~2 小时发生，至下一餐前消失，十二指肠溃疡的疼痛多在餐后 3 ~4 小时出现，持续至下餐前，亦可于睡前或半夜出现，称为夜间痛。其他胃肠道症状尚可有唾液分泌增多、反酸、嗳气、恶心、呕吐等。全身症状可有失眠、多汗、缓脉等神经官能症或自主神经系统不平衡的症状。

2. 球后溃疡的疼痛多位于右上腹，痛较剧烈，且夜间痛和背部放射痛较球部溃疡更为多见，易并发大量出血。幽门管溃疡常缺乏溃疡症状的典型规律，可于餐后立即出现上腹痛，呕吐多见。

3. 在发作期，上腹部可有局限性压痛，程度一般不重，压痛部位大致与溃疡位置相符。

4. 溃疡活动期时大便隐血试验阳性，休息治疗后转阴。

5. 胃溃疡患者胃酸可正常或偏低。

6. 内镜检查

可见溃疡呈圆形，椭圆形或线条形，边界整齐，底部平整，覆从白苔、黄白苔或灰白苔，周围黏膜常见水肿，有时可见皱襞向溃疡集中。

7. 胃溃疡病人胃酸分泌正常或稍低于正常，十二指肠溃疡则多增高。在溃疡活动期，粪便隐血试验可阳性。

【中医治疗】

1. 脾胃虚寒

（1）症状：胃脘隐隐作痛，绵绵不断，喜暖喜按，得食则减，时吐清水，面色无华，便溏乏力，舌质淡苔白，脉沉缓弱。

（2）治则：温中健脾。

（3）方药：香砂六君子汤合良附丸加减。木香 6g，砂仁 12g，党参 12g，白术 12g，茯苓 12g，甘草 9g，陈皮 10g，姜半夏 12g，高良姜 12g，香附子 12g，红豆蔻 12g，白及 30g，乌贼骨 30g。每日一剂，水煎服。

2. 肝胃不和

（1）症状：胃脘胀痛，连及两胁，胸闷嗳气，善太息，每因情志因素而痛作，嘈杂吐酸，口干口苦，舌红脉弦。

（2）治则：疏肝和胃，理气止痛。

（3）方药：柴胡疏肝散合左金丸加减。柴胡 12g，白芍 12g，枳壳 12g，甘草 6g，川芎 12g，香附子 12g，陈皮 12g，黄连 12g，吴茱萸 4g，大黄 10g，木香 6g，川楝子 10g，元胡 10g，白及 30g，乌贼骨 30g，茵陈 30g。每日一剂，水煎服。

3. 瘀血阻络

（1）症状：痛如针刺或刀割，痛处固定不移，拒按，或见吐血便血，舌紫苔白腻，脉缓涩。

（2）治则：止血活血，和胃止痛。

（3）方药：失笑散合丹参饮加减：炒五灵脂 15g，生熟蒲黄各 10g，丹参 30g，檀香 12g，砂仁 12g，黑白芍 30g，黑香附子 15g，醋元胡 12g，川楝子炭 10g，白及 30g，乌贼骨 30g，三七参粉 9g（分 3 次冲服）。每日一剂，水煎服。

4. 肝气犯胃

（1）症状：症见胃脘疼痛或痞满，烧心泛酸，两胁胀痛，痛窜不定，每因情志不舒时加重，伴见嗳气呃逆，嘈杂不适，善太息，急躁易怒，大便不爽，舌质紫暗，苔薄白，脉弦。

（2）治则：疏肝理气，和胃止痛。

（3）方药：柴胡 20g，郁金 20g，川楝子 15g，乌药 12g，丹参 30g，黄芩 12g，百合 30g。

5. 脾胃湿热

（1）症状：症见胃脘痞满，疼痛，痛呈灼热感，纳呆乏力，口苦而腻，恶心欲呕，口干不欲饮水，肢体困重，烦躁身热，大便秘结，小便黄赤，舌质红，苔黄腻，脉濡数或滑数。

（2）治则：清热化湿，健脾和胃。

（3）方药：薏苡仁 30g，黄芩 15g，滑石 30g，枳壳 15g，香附子 30g，白术 12g，生麦芽 30g，莪术 15g，生大黄 10g，鸡内金 30g，象贝 12g，煅瓦楞 30g。

6. 脾胃阳虚

（1）症状：症见胃脘疼痛，痛势绵绵，喜温喜按，饥饿或劳累后加剧，食后痛缓，纳少腹胀，泛吐清水，手足不温，形寒肢冷，倦怠乏力，面色萎黄或苍白，大便溏薄，或下利清谷，舌质淡胖而嫩，苔白或滑，脉沉细无力，或沉细而迟。

（2）治则：温阳健脾，暖胃散寒。

（3）方药：党参30g，干姜15g，白术15g，甘草10g，茯苓15g。

7. 胃阴亏损

（1）症状：症见胃脘隐隐灼痛，嘈杂似饥而不欲饮食，烧心泛酸，口舌咽喉干燥，烦渴思饮；或干呕呃逆，气不接续，形体消瘦，面色干枯，大便秘结，舌质红少津或有裂纹，苔少或苔花剥，脉细数

（2）治则：养阴益胃，滋阴清热。

（3）方药：沙参30g，麦冬30g，生地30g，枸杞子15g，当归15g，川楝子15g。

8. 脾胃虚弱

（1）症状：症见脘腹痞满，食后为甚，或胃脘隐隐，反复发作，神疲乏力，少气懒言，纳少不食，吐酸泛酸，面色萎黄或苍白，大便溏薄，舌质淡嫩，苔薄白，脉细弱无力。

（2）治则：益气健脾，制酸和胃。

（3）方药：党参30g，白术15g，茯苓15g，陈皮15g，甘草10g，扁豆30g，山药30g。

9. 痰热阻胃

（1）症状：症见胃脘灼热胀痛，痛或有时，每与饮酒或食甘味后加重，口干而苦，恶心呕吐，吐出痰涎，烦躁嘈杂，纳谷不香，眩晕心悸，口渴欲饮，大便秘结，舌质红，苔黄腻，或黄厚，脉滑数。

（2）治则：清热化痰，和胃止痛。

（3）方药：半夏15g，陈皮15g，枳实20g，茯苓20g，生姜10g，竹茹20g，甘草6g，连翘30g。

【西医治疗】

1. 休息可促进症状的缓解，饮食要少食多餐，加用抗酸剂，避免用刺激胃液分泌的食物、刺激的调味品、少食油炸食物，戒烟酒、避免使用保泰松、利舍平（利血平）、吲哚美辛、水杨酸类及糖皮质激素类药物。

2. 抗分泌药

西咪替丁片每餐后口服200mg，睡前再服400mg，连服80～100次即可。雷尼替丁胶囊0.15g/次，每日2次口服，或睡前0.3g/次口服。法莫替丁片20mg次，每日2次口服，或睡前40mg/次口服。奥美拉唑胶囊20mg，每日1～2次，口服。

3. 胃黏膜保护剂

甘珀酸胶囊50～100mg，每日3次口服。或用硫糖铝片1g，每日3次，

饭后2小时口服；胃膜素胶囊，每次2g，每日4次口服；维酶素片每次4片，每日3次口服；前列腺素E2针剂每次1mg，加入10ml生理盐水中稀释，每日4次口服。

4. 根除幽门螺旋杆菌

用甲硝唑片400mg，3次/日，口服；阿莫西林500mg，4次/日，口服。

5. 维生素E胶丸，每次400mg，2次/日，佐服复方氢氧化铝片2片，3次/日，4周一疗程。

6. 呋喃唑酮片每次0.1～0.2g，每日3次口服；土霉素片每次0.25～0.5g，每日3次口服；甲硝唑片每次0.2～0.4g，每日3次口服。

7. 舒必利片每日150～300mg，分2～3次应用。甲氧氯普胺（灭吐灵）针剂每次10mg，每日3次口服或肌注。多潘立酮片10mg，每日3次口服。

8. 三钾二枸橼络合铋每次5ml，于三餐前半小时服用，用药过程中不宜饮用牛奶，4～6周为一疗程。也可用乐冲剂或枸橼酸铋钾冲剂，每次1包，每日4次口服。

9. 制酸剂

氢氧化铝凝胶，10ml/次，每日3次口服；氧化镁片2～5片/次，每日3次口服；三硅酸镁片3片/次，每日3次口服；用复方碳酸钙咀嚼片（罗内）4片，3次/日；复方氢氧化铝片2～4片/次，每日3次口服。镁乳口服液10ml/次，每日3次口服。

10. 阿托品片每次0.3～0.6mg；颠茄合剂每次10ml；溴丙胺太林片每次15～30mg，3次/日，饭前口服；甲溴阿托品片每次1～2mg，胃欢片每次15mg；格隆溴铵片每次1～2mg；奥芬溴铵片每次5～10mg；贝那替秦片（胃复康）每次1mg；波尔定片每次4mg；有焦虑症状者用奥芬溴铵或有复康较好。哌仑西平片每次50mg，每日3次口服，连用4周。

11. 丙谷胺片200～400mg，每日3次口服，4～6周为一疗程。

12. 有以下情况者可考虑外科手术治疗：

（1）消化道大出血内科治疗无效。

（2）胃或十二指肠发生急性穿孔。

（3）器质性幽门梗阻。

（4）疑有癌变。

（5）术后复发性溃疡。

（6）胃泌素瘤。

【特色疗法】

1. 三联疗法。

（1）取下脘透中脘至上脘，脾俞透胃俞、胆俞穴（双侧），按常规埋线法植入医用羊肠线。术后用庆大霉素针剂 8 万单位，肌注，2 次/日。胎盘针剂 1 支肌注，2 次/日，均连用 5 天。

（2）并服溃疡 1 号：枳实 60g，白及 60g，白蒺藜 60g，呋喃唑酮 0.1 × 20 片，共为细末，分为 20 小包，早晚各用开水冲服一包，10 天为一疗程。

2. 穴位注射疗法

皮肤先用 75% 酒精棉球常规消毒，待干后，用 5ml 一次性注射器抽吸 2% 普鲁卡因针剂 2ml，注射用水 2ml，共 4ml，针尖垂直刺入穴位，有酸胀感，抽无回血，注入药物，每穴 2ml，分别注入中脘和足三里两穴，而后迅速拔针，用棉球按压局部片刻即可，每周一次，3 次为一疗程。

3. 庆大霉素注射液 4 万单位、维生素 B_{12} 注射液 1mg，肌肉注射，每日一次，连用 10 日。

4. 消炎止痛丸、疏肝清胃丸、利胆化石丹、养胃丸。

5. 如果有胃中饱胀不舒现象时，改为早上服消炎止痛丸，晚上服养胃丸，连服一个月。

6. 清胃散 300g，每日一剂，水煎服。一直服到舌苔退净，症状消失为止。如果有腹泻便溏现象，可临时配服次苍片 3 片，每日 2 次。

7. 穴位贴敷

中脘、神阙、足三里（双），外用胶布固定，5 日一换。

8. 剧烈疼痛时，排除急腹症及其他疾病后，肌注曲马多针剂 1 支（50mg）配 654 - 2 针剂 5mg。或肌注庆大霉素针剂 4 万单位、氯丙嗪针剂 12.5mg、安乃近针剂 0.25g、阿托品针剂 0.5mg。心脏病、青光眼、前列腺增生者禁止使用 654 - 2、阿托品。有精神障碍者禁用甲氧氯普胺注射液。

9. 半夏泻心汤加减治疗

（1）方药：半夏 10g，黄芩 10g，黄连 6g，党参 10g，干姜 3g，枳壳 10g，炒莱菔子 3g，蒲公英 30g，白芍 15g，日一剂，水煎早晚分服。

（2）加减：胃脘灼痛，大便干结加枳实 10g，大黄 10g；胃脘冷痛，大便稀溏加吴茱萸 6g；胃脘胀痛连及两胁，嗳气，加柴胡 12g，乌药 10g，佛手 15g；进食后疼痛加重，伴嗳气吞酸者加三仙各 10g，连翘 10g；便血者加白及 12g，地榆炭 20g。

10. 四逆散加减治疗

（1）方药：杭白芍 20g，蒲公英 20g，枳壳 10g，丹参 10g，川楝子 10g，柴胡 10g，甘草 5g。

（2）加减：寒凝加桔梗、良姜；气血虚加黄芪、当归；嗳气吞酸加黄连、吴萸子、乌贼骨、瓦楞子；食滞加山楂、神曲、麦芽；呕吐加半夏、生姜、砂仁；呕血黑便加白及、三七。

11. 百合汤。百合汤由百合、乌药组成，气滞甚者加四逆散；气郁化火伤阴者配一贯煎；气滞血瘀者配丹参饮，脾胃虚寒者配小建中汤。

12. 白蔻仁 10g，砂仁 10g，草果仁 10g，樟脑 10g，冰片 10g，蟾酥 10g 共为细末，敷脐上，外用伤湿止痛膏包扎固定。每周换一次。

13. 下脘透上脘，胃俞透脾俞，用常规埋线法分别埋入羊肠线，3 个月一次，3 次为一疗程。

14. 木工用的皮胶块加牡蛎粉炒成胶珠，烊化冲服，每次 30g，每日 3 次。

15. 西咪替丁针剂、654 - Ⅱ针浸泡羊肠线 8 小时，然后在无菌下穴位埋入。下脘透上脘，胃俞透脾俞（双侧）。

16. 甲硝唑 0.2g，呋喃唑酮 0.1g，大黄炭 6g，白及 10g，乌贼骨 10g，煅石膏 10g，黄连炭 6g，每日 2 次，开水冲服。

17. 黄蜡 30g，鸡蛋 2 个，煎熟食之，每日一次，10 次为一疗程。

18. 胎盘针 2ml、维生素 B_{12} 针 0.5mg 分别注入中脘穴，足三里穴（单侧）每穴注入药物 1.5ml，三日一次，10 次为一疗程。

【疗效判定】

1. 痊愈症状、体征全部消失，各种检查指标均正常，一年以上未复发者。

2. 好转症状、体征基本消失，各种检查指标接近正常，一年以内或有复发，但症状轻微者。

3. 无效症状、体征、各种检查指标未改变。

上消化道出血

【本病概述】

1. 概念

（1）上消化道出血一般指屈氏韧带以上的食管、胃、十二指肠、上段空肠以及胰管和胆道的出血。属于中医的“吐血”“呕血”“便血”范畴。

（2）溃疡病出血，出血的量与速度取决于被侵袭的血管的种类和内径、血管的舒缩状态，以及患者的凝血机制。毛细血管渗血，每天达到 5 ~ 10ml，方可从粪便中测出潜血阳性。阳性可因饮食中的血红蛋白、肌红蛋白或来自植物中的过氧化物酶所造成。由于血红蛋白经肠管和细菌中酶的氧化作用产生正铁血红蛋白，而呈黑色。血转变为黑色，经过肠管的时间比出血的部位更起决定作用，一般须停留肠内达 8 小时以上。

（3）无论是胃溃疡或十二指肠溃疡均可并发出血，尤其是大溃疡及深溃疡常易腐蚀溃疡基底部的血管而发生出血，幽门管溃疡及十二指肠壶腹后溃疡更易导致出血且出血后常不易止血。

（4）溃疡病史，服水杨酸制剂或激素历史，结合出血的表现，对诊断本病有帮助。90%的溃疡病患者有“胃痛”，但发生出血后，痛反而消失。查体时应避免不必要的手法检查，腹部不宜按压过重必要时应测氧和二氧化碳分压、血容量、并作心电图，测中心静脉压，以了解循环系统状态。留置导尿管以观察每小时尿量，插胃管有诊断和治疗意义，先插至40cm处，抽吸是否有鲜血，以排除食管出血，然后插入胃内，可证实为胃或十二指肠出血，并借以观察出血动态。为进一步确定诊断，须考虑作辅助检查。

2. 中医病因病机

（1）饮食伤中，胃中积热：多因饮食不节，暴饮暴食，反复伤胃；或平素嗜食肥甘，饮酒过多，以致湿热郁结于胃，湿热郁久化火，灼伤胃络；或平素嗜食辛辣之品，燥热蕴结，胃内炽盛，火伤胃络，迫血外溢，血随胃气上逆而致呕血吐血。

（2）疫毒蕴肝，病损及络：多因久患肝瘟，病久失治；或因疫虫（血吸虫等），侵及肝体，治之不当；或因嗜酒过量，酒毒伤肝，皆可导致病邪壅于肝脏，肝络阻滞，肝体失养，甚则肝脉瘀阻，疏泄失调，肝病及胃，食管及胃底络脉受阻，久郁破损，血溢气逆，随致呕吐血液。

（3）肝郁化火，横逆犯胃：禀赋抑郁性格，情志不畅，肝气郁结，郁久化火，火灼胃络；或性情暴躁，一遇拂郁，暴怒伤肝，肝火横犯脾胃；或素体胃热内盛，复因肝炎扰动，损伤胃络，气逆血溢而致吐血。

（4）劳倦内伤，脾虚不摄：多因禀赋不足，脾胃素虚，久虚失治；或因思虑、劳伤太过，损伤脾胃；或因饮食不洁（节），暴饮暴食，反复损伤脾胃，致脾胃虚弱，胃络不荣，则血失固摄，营血上逆，而吐血发作。

（5）寒滞胃络，脾肾阳虚：多因素体阳虚，久患胃病，日久累及脾肾之阳；或因夏日贪凉，寒邪内阻，痹阻脾肾阳气；或因脾肾久虚及胃，致脾肾阳虚，温化失源，水湿不利，阴寒内盛，阻滞胃络，久则腐伤，胃络破损，营血失于温摄而外溢上涌，导致呕血。

（6）外伤误食，损伤胃络：多因跌扑或撞击损伤；或误食锐利异物（如筷子，餐勺等）；或误服毒药、农药及化学腐蚀之剂，皆可导致食管或胃体脉络破损，而致吐血。

（7）瘀血内停，阻滞脉络：多因跌扑挫肭，内脏出血，瘀血阻滞于经脉之中，不能循经运行，影响局部血络愈合，而使出血加重，反复不已；或因血证过用苦寒凉血之品，形成血凝，瘀血阻塞于脉道；或臌胀之病，胸腹青筋暴露，手掌紫红如朱砂，经络瘀血已经外显，其胃底及食道静脉瘀阻，瘀久破损，而致吐血不已。

（8）阴虚火盛，损伤精血：每因吐血便血之证反复发作不已，阴精营血亏损；或色欲过度，损伤精血，肾阴亏虚；或酒毒内热，灼津炼液，肝血不足，肾精亏损，每致阴虚火旺，虚火上浮，冲气上逆，血随虚火冲气上逆而妄行，发生吐血之证。

【诊断依据】

1. 血象

（1）血白细胞及中性粒细胞计数常有轻度增高，血红蛋白及红细胞计数下降（早期可不明显）。

（2）为进一步了解出血和因失血引起的电解质紊乱和心肾功能，须取血查血红蛋白、红细胞和血小板计数，血细胞比容、钠、钾、氯、尿素氮或非蛋白氮、酸碱度或二氧化碳结合力，以及凝血因素等。

（3）血尿素氮：出血后，因肠源性尿素氮升高，可出现肠性氮质血症，如患者肾功能正常，则血尿素氮升高的程度可反映出血量的多少。

2. X 线胃肠钡餐造影

对诊断溃疡病有 70% ~90% 的准确性。但在休克状态下，患者不能站立或胃内存积大量血凝块时，不宜进行。一般主张病情稳定 48 小时以后再作此项检查，而且检查时不宜按压，钡剂存在胃肠中对动脉造影有碍观察其结果，应事先考虑。目前在诊断急性上消化道出血中已不作为首选检查方法，而选择急诊胃镜检查。

3. 胃镜检查

阳性率可达 80% ~95%，在诊断上消化道出血方面比 X 线胃肠钡剂造影优越。纤维内镜检查以出血后 24 ~48 小时内进行为宜。若有休克则应纠正后再进行检查，曲张静脉有活动性出血时则应终止插入。胃镜检查不仅能看见病变的性质，而且可以看到活动或近期出血的可靠征象，即新鲜出血或渗血，病变区呈黑褐色底或附有凝血块。必要时，可在内镜下进行止血治疗。只要患者的血压稳定接近正常，消除患者的顾虑与紧张后，就在病床旁或手术台上进行。检查过程应轻巧、迅速。避免粗暴插镜动作。检查的时间应在出血后 24 ~48 小时内进行。否则一些浅表性黏膜病变如糜烂、浅溃疡、黏膜撕裂等，可由于部分或全部修复而失去诊断征象。检查前并不需要洗胃，若因积血影响观察，可于检查前经胃管用冰水洗胃。观察应该全面，不要满足于发现一处病变即作结论。需对食管、胃、十二指肠细致察看以后，再作出诊断，必要时可取活体做病理检查，但须警惕胃底部的静脉曲张有时呈灰色结节状隆起，然触之柔软有弹性，轻易取活检有引起严重出血危险。

4. 选择性腹腔动脉造影

对急性上消化道大出血也有助于定位诊断，对慢性小量出血阳性率不高。有的医院以此作为首要诊断步骤，失败后再作钡餐或其他检查。

5. 大量呕血、便血，数小时失血量超过1000ml或循环血量的20%。血压、脉搏明显变化；血压低于平时3.99KPa（30mmHg），或每小时输血100ml不能维持血压；脉搏>110次/min。HB降到7g以下；RBC<200万或RBC压积降到28%以下。临床上有心慌、烦躁、冷汗、厥逆的症状。

（1）出血程度估计

①轻度出血：24h<500ml，稍有头晕，心慌。

②中度出血：24h为500~1000ml，血压在11.97KPa，呕血伴有黑便。

③重度出血：24h为1500ml，血压<11.97KPa，有休克。

④致死性出血：24h出血>2000ml，大动脉出血。

（2）继续出血和再出血的诊断

①反复呕血颜色转鲜红，或黑便频数变稀薄，伴肠鸣音亢进。

②周围循环衰竭的表现经补充血容量仍未见改善，或暂时好转又很快恶化。

③无脱水及肾功能不全的证据，但血尿素氮持续或再次升高。

④血红蛋白、红细胞与红细胞压积继续下降。

⑤血中网织红细胞持续增高。

【中医治疗】

1. 胃中实热

（1）症状：胃脘胀闷灼痛，吐血紫暗呈咖啡样混有食物残渣，便黑如漆，口臭口干，喜冷饮，舌红苔黄，脉滑数。

（2）治则：清胃泻火，降逆止血。

（3）方药：大黄10g，茜根炭30g，丹皮12g，黄芩12g，黄连9g，侧柏叶12g，藕节30g，仙鹤草30g，地榆炭30g，白及30g，海螵蛸30g，三七参粉9g（每次冲服3g），生代赭石粉30g，每日一剂，分3次水煎服。

2. 气虚不摄

（1）症状：久病体虚，气短乏力，吐血暗淡，呕血量少，大便漆黑稀溏，面色萎黄，唇甲淡白，心悸头晕，纳食减少，舌淡苔薄白，脉细弱无力。

（2）治则：益气健脾，温中止血。

（3）方药：黄芪30g，黑当归10g，党参30g，炒扁豆30g，炒山药30g，地榆炭30g，白及30g，海螵蛸30g，黑白芍15g，黑香附子15g，艾叶炭30g，白术12g，茯苓10g，甘草6g，仙鹤草30g，乌贼骨15g，阿胶12g，三七参粉9g（分3次冲服），水煎服，每日一剂，分3次服。

3. 湿热伤胃

(1) 症状：症见吐血色红且量多，或紫黯成块，脘腹闷胀，胀痛不舒，恶心呕逆，不思饮食，口苦，小便色赤，便秘或黑便，舌质红，苔黄腻，脉濡数。

(2) 治则：清热化湿，凉血止血。

(3) 方药：大黄9g，黄芩12g，黄连6g，茯苓12g，泽泻9g，白术10g，白及粉12g，生地榆12g，川贝母12g，藕节30g。

4. 肝火犯胃

(1) 症状：症见吐血鲜红或带紫，口苦胁痛，寐少梦多，烦躁易怒，舌质红绛，脉象弦数。

(2) 治则：清肝泻胃，凉血止血。

(3) 方药：大黄9g，黄芩12g，黄连6g，黑栀子10g，芦荟9g，青黛6g，紫珠草60g，生地榆12g，丹皮10g，儿茶6g，侧柏叶15g。

5. 肝气郁结

(1) 症状：症见突然呕血，血如泉涌，吐血盈盆，血色鲜红或紫黑，烦躁易怒，口苦胁痛，表情呆滞，舌质红，脉弦。

(2) 治则：疏肝解郁，凉血止血。

(3) 方药：红木香10g，白及15g，楤木12g，制香附子12g，白芍12g，炙甘草6g，蒲公英30g，大黄9g。

6. 肝胃阴虚

(1) 症状：症见吐血量过多，色红，胃痛隐隐，胃脘灼痛，面色鲜红，五心烦热，眩晕耳鸣，大便色黑，舌质红，少苔，脉细数。

(2) 治则：滋阴清热，凉血止血。

(3) 方药：白及15g，生地15g，白芍12g，旱莲草30g，侧柏炭12g，生地榆12g，黑栀子12g，大黄6g。

7. 脾胃虚寒

(1) 症状：症见吐血色黯，量少，便黑，面色不华，萎黄，形寒怕冷，手足不温，舌质淡，脉细弱。

(2) 治则：温中止血。

(3) 方药：五倍子15g，诃子5g，明矾5g，白及15g，姜炭10g，牡蛎25g，大黄炭9g。

8. 气滞血瘀

(1) 症状：症见吐血紫黑，胃脘疼痛，痛有定处而拒按，痛如针刺或刀割，舌质紫，脉涩。

(2) 治则：化瘀止血。

(3) 方药：三七粉0.75g，炒蒲黄2g，白及5g，大黄1.5g。

9. 气随血脱

(1) 症状：症见呕血便血，面色苍白，汗出如洗，血压下降，四肢发冷，脉微欲绝。

(2) 治则：救逆固脱。

(3) 方药：人参30g，附子9g，白及30g，伏龙肝15g，大黄炭10g。

若病情笃重，可速选参麦针剂30ml加入25%葡萄糖注射液40～60ml中静脉推注，每隔15～30分钟一次，连续3～5次。亦可选用生脉针、参附针等。

10. 胃脘瘀血

(1) 症状：症见吐血，血色紫黑有瘀块，胃脘刺痛，痛处固定，拒按，面色黯晦，口渴但欲漱不欲咽，舌质紫斑，脉弦涩。

(2) 治则：活血化瘀，止血降逆。

(3) 方药：五灵脂15g，蒲黄15g，没药15g，元胡30g，香附子30g。

11. 肝病损络

(1) 症状：多有肝病史，突发呕血，血色紫黯，内挟血块或胃中残食，继而血色鲜红，反复发作；兼见脘胁胀满，或胁部刺痛，面色暗晦，肝体或缩小，或肿大质硬，舌质瘦小而苍老不荣，舌色瘀暗或见瘀斑，苔黄腻，脉细弦。

(2) 治则：清肝和胃，化瘀止血。

(3) 方药：大黄10g，土元15g，桃仁12g，干漆12g，蛴螬12g，水蛭12g，虻虫12g，黄芩15g，杏仁12g，生地20g，芍药20g，甘草6g。

12. 外力伤络

(1) 症状：多有外伤或误食异物史，呕出淡红色水状如血液，内挟胃液食屑，重者呕出鲜红色血液，伴见胃脘疼痛，便血，舌质淡，苔白，脉弦或细弱。

(2) 治则：清热养阴，护胃止血。

(3) 方药：侧柏叶30g，生地30g，荷叶30g，艾叶30g，马勃20g，白及30g，蒲黄30g，甘草6g，丹皮12g，元胡20g。

【西医治疗】

1. 一般处理

(1) 祛除病因，戒酒，避免饮浓茶和浓咖啡，避免使用对胃黏膜有损害作用的药物；积极治疗原发病，纠正缺氧、酸中毒、电解质紊乱及休克等。

(2) 凡发生呕血或便血的溃疡病患者，应住院治疗，患者应平卧休息，保持安静，下肢抬高，呼吸道要通畅，避免呕血时窒息。保温，吸氧，烦躁不安时给予镇静剂，如用10%水合氯醛（水化氯醛）10～20ml灌肠，或肌注安定、异丙嗪等。有活动性出血时应禁食，出血停止后应给予冷流质食物，活动性出血停止后可逐渐改变饮食的质与量。出血严重者应给氧。尽早清除肠内积血，防止血氮增高。每10～30分钟测脉搏、血压、呼吸1次。必要时给镇静药，使患者安静。

（3）查明病因，针对病因治疗。纤维内镜下止血，由专业人员操作。

2. 补充血容量

（1）如为大出血，在运送途中或入院后，应立即着手输血及胶体液。出血量较大引起低血容量性休克，最好输全血。并注意低钙，肺水肿，肝性脑病的发生。并纠正电解质与酸碱平衡失调。

（2）输血特征

①血红蛋白小于7g/dl，红细胞计数小于300万/mm^3。

②收缩压小于12kPa或收缩压比原基准下降5.3kPa。

③脉搏大于120次/min以上。如缺乏血源，可输入血浆或羧甲淀粉。

（3）血容量是否补足，下列指标可供参考

①脉搏以快弱转变为正常而有力。

②收缩压接近正常。

③脉压>4kPa。

④每小时尿量在25ml以上。

⑤四肢末端从冷湿、青紫转为干、暖、红润。

⑥中心静脉压正常。因库存血含氨量较多，故肝硬化患者应输新鲜血。另外，每输血600ml，应静注10%葡萄糖酸钙针剂10ml，以防血钾过高损害心脏和大量枸橼酸引起血凝障碍。

3. 矫正酸中毒：如pH6.13kPa（46mmHg），说明有呼吸性酸中毒，须使呼吸加深，充分换气，以排出存积的二氧化碳。必要时用呼吸器辅助呼吸，甚至作气管内插管以控制呼吸。若二氧化碳结合力偏低，存在代谢性酸中毒，应当按计算静脉输入适量碳酸氢钠溶液。为避免钠离子过多产生组织水肿，可用三羟甲基氨基甲烷（THAM）静脉滴注，既能纠正代谢性酸中毒，也能纠正呼吸性酸中毒。

4. 止血

用8mg去甲肾上腺素针剂加生理盐水100～200ml，冰冻成4℃时一次口服。巴曲酶针剂1单位肌注，6小时后可再肌注1单位，以后每日肌注1单位，约2～3天。酚磺乙胺针剂4g加0.9%NS500ml，静脉点滴。休克时用生脉针剂40ml加5%GS250ml静脉点滴。

5. 用带有外套管的纤维胃镜压迫止血。内镜进入食管，发现曲张静脉出血时，即于出血静脉内及其周围分别注射硬化剂，每处2～3ml，每次总量

20～30ml。可间隔1周重复注射，总量一般不超过300ml。若注射结束后有渗血，可用外套管压迫止血，或用三腔管气囊压迫12～24小时。

6. 抑酸抗酸用西咪替丁针剂1g，加入5% GS250ml中静脉滴入。奥美拉唑，硫糖铝应用。

7. 降低门脉压的药物如垂体后叶素针剂0.4～0.6单位/min，止血后以0.1单位/min，维持12小时停药，静滴疗效为好。

8. 三腔两囊管压迫止血或冰盐水洗胃。可用3～5℃低温盐水，每次500ml，经鼻胃管洗胃，每日数次。

9. 口服硝酸甘油片降低门静脉压0.6mg口服。

10. 肌注维生素K_3针剂8mg、卡巴克洛针剂10mg，每日3次，持续5～7天。

11. 垂体加压素针剂40单位加入10%葡萄糖200ml，以每分钟0.3～0.4单位滴注。酚妥拉明针剂20mg加入10%葡萄糖200ml，每分钟0.2～0.3mg滴速滴注，血压稳定后单用酚妥拉明，然后口服哌若嗪片维持数日，每日2次，每次10mg，递减至每次5mg，最后停用。

12. 硝基血管扩张药

硝酸甘油类作用于血管平滑肌，使动脉压下降，交感神经兴奋释放儿茶酚胺使内脏血管收缩，门脉血流量减少，从而降低门静脉的压力。口服亚硝酸甘油片0.6～1.2mg，7～15分钟即起作用。持续30～150分钟，口服1.2mg平均降低门静脉压22%。

13. 口服8mg/dl去甲肾上腺素针剂30ml，每2小时一次，连服3～5次；或滴注生理盐水500ml加酚磺乙胺针剂3～4g，10%葡萄糖500ml加西咪替丁针剂0.6～0.8g，每日1次；肌注维生素K_3针剂8mg、卡巴克洛针剂10mg，每日3次，持续5～7天。也可胃内灌注去甲肾上腺素，用去甲肾上腺素针剂4～8mg加入生理盐水100ml中，经胃管缓慢分次注入或口服，每隔2～4小时一次。

14. 对消化性溃疡、糜烂出血性胃炎所致的急性上消化道出血有良好的止血作用。可用哌仑西平针剂10mg加10%葡萄糖液250ml内，1～2小时滴完，每日2次即可。

15. 去甲肾上腺素针剂8～16mg加入40ml的生理盐水中，于左下腹脐与髂前上棘连线的1/3或脐旁2cm处作腹腔内注射，而达到止血目的。

16. 止血措施

（1）局部药物止血去甲肾上腺素针剂4～8mg加于100ml生理盐水中，口服或经胃管注入，使胃内血管暂时性收缩而起止血作用。10～15分钟可重复1次。孟氏液是由硫酸亚铁粗粉经硫酸和硝酸的处理加热后，制成的一种碱式硫酸亚铁溶液。纯液呈棕红色，是一种强力收敛剂。溃疡病出血时一般稀释于生理盐水制成5%溶液应用。孟氏液不能口服，须从胃管注入。每次用30~50ml，隔1~2小时重复，可用2~3次。用药后偶尔可出现恶心、呕吐及胃部痉挛性疼痛，用解痉药可缓解。冰水洗胃曾流行一时，每次经胃管注入冰水或冰盐水250ml，然后轻轻缓慢吸出，总量可用到10L的冰水。一般洗至20~30min，抽出的水变清亮为止。尚有人建议经胃管滴注1mmol/ml的碳酸氢钠溶液，以1000mmol/d的速度滴入，兼有中和胃酸的作用。也有的主张在冰水中加入去甲肾上腺素者。

（2）全身药物止血组胺 H_2 受体阻断剂能减少基础胃酸分泌，有助于溃疡病出血的止血和溃疡的愈合。尽管对其疗效仍有不同意见，但作为一种辅助止血疗法仍应用于临床。西咪替丁，稀释于10%葡萄糖液中，静滴。雷尼替丁针剂溶于葡萄糖液中，静滴。生长抑素是一个14种氨基酸的肽，经研究发现静脉滴入可减低腹腔内血流，用于溃疡病及肝硬化食管静脉曲张破裂出血。生长抑素250μg稀释后缓慢静脉滴注，以后每小时注入250μg，治疗8~12小时出血可停止。

（3）内镜下止血随着内镜检查治疗技术的进展，溃疡病出血内镜止血取得良好效果。

17. 还可应用高频电凝止血、内镜激光光凝止血和外科手术治疗。

18. 0.9% NS100ml加西咪替丁针剂0.8g，静滴，每日一次，西咪替丁能抑制夜间胃酸分泌能力和胃蛋白酶的分泌，防止胃及十二指肠黏膜形成溃疡及出血。

19. 垂体后叶素腹腔内注射抢救上消化道大出血。方法：垂体后叶素10单位加0.9% NS50ml从右下腹注入腹腔，转动体位，2小时后出血停止。垂体后叶素腹腔注射，可迅速吸收进入门脉系统，能使药物高度集中在胃肠道，使门静脉血管收缩，血流量减少，门脉压下降，达到止血效果。

20. 外科手术止血

6~8小时内输血600ml以上，血压仍不稳定者，用止血治疗24~48小时，仍继续大出血者应采用手术治疗。

21. 补充血容量

出血量大伴休克者应在止血的同时给以右旋糖酐，血浆代用品以及全血。但右旋糖酐24小时内用量不应超过1000ml，老年患者输液速度不应过快，以免引起急性肺水肿，或加重出血，伴休克时可用5% GS500ml加生脉针剂60ml~80ml静滴。

22. 止血药的应用

止血是抢救上消化道出血的关键，溃疡病和急性胃黏膜病变应控制胃酸，可用0.9% NS500ml 加入西咪替丁针剂1g、维生素 K_3 针剂32mg、维生素 B_6 针剂0.3g、维生素 C 针剂3g，静滴，每日一次。同时应用止血药5% GS500ml 加入酚磺乙胺针剂500mg、氨甲苯酸针剂0.4g，静滴，每日一次。

23. 外科治疗

（1）因溃疡病发生不同程度出血的病例，20%～25%需行外科手术治疗。疗效比较满意，且易成功，因此手术的指征一般较宽，问题在于手术的时机。往往遇到一些转来外科较晚，出血时间较长，血红蛋白仅2～3g的患者。按常规应待出血停止，血红蛋白提高到6～8g后再行手术。若出血仍不停止，只有被迫作紧急手术，这种情况危险性当然很大。

（2）手术治疗的适应症

①老年患者，8小时内已输血500ml而循环状态不稳定，或24小时内失血达1000ml以上。

②经大量输血，但在24～48小时内血红蛋白及红细胞比积仍不见回升者。

③每日输血1000ml以上，连续3日仍未止血者。

④并发急性胃、十二指肠穿孔者。

24. 饮食

在休克状态或胃胀满恶心的情况下无疑该禁食，对非大量出血的患者的饮食问题有争论，但多数趋向于进食，所持的理由为饮食可中和胃酸，容易保持水与电解质平衡，保证营养，而且进食可促进肠蠕动，胃内积血与饮食易往下运行，反而可减少恶心、呕吐。进何种饮食意见也不一致，有主张进流食或单纯牛奶，有主张进一般饮食。流食是否有冲走血凝块的可能，主张进半流动营养丰富且易消化的饮食，或事先经过消化的软食，多数人有此主张，认为这种饮食本身引起出血的可能性很小。

【特色疗法】

1. 内窥镜局部喷洒药物止血法。先清除局部血凝块，暴露出血病灶，然后通过活检孔道插入冲洗管，在直视下向出血病灶喷洒止血药。

（1）可用5%的孟氏液，每次10～50ml，然后观察6分钟，如继续出血，可再喷洒10～20ml，如仍出血不止则应改用其他方法止血，以免导致黏膜损伤。

（2）或用纤维蛋白酶3万单位，或溶血酶200单位溶于20～30ml生理盐水中，在内镜直视下喷洒病灶处，以助血栓形成，并能间隔重复使用。

（3）或用复方诃黄液，取诃子、大黄、枯矾各300g，加水600ml，煎至300ml，过滤浓缩至200ml后加适量防腐剂装瓶备用。每次10～15ml，止血后观察5分钟，未见继续出血即退镜。

（4）或用复方马勃溶液，取马勃100g，浸泡2小时后加水1000ml，煎至

300ml，加大黄50g后再煎至200ml，过滤后加15ml甘油保存。应用时，在内镜直视下对准出血病灶，喷洒20~30ml即可。

2. 止血粉

白及12g，三七粉3g，花蕊石6g，按4：1：2研末混合，分装每包9g，每日3次。4~6小时吞服1包。

3. 若大量吐血，出现厥脱者，可用红参15~30g煎汤频服；或黄芪60~100g，当归15g煎汤频服。可用参麦针剂30ml加入50%葡萄糖注射液40ml静脉注射，每15~30分钟一次，连续3~5次。

4. 奥美拉唑针剂治疗消化性溃疡急性大出血。方法：奥美拉唑针剂40mg，iv，连用3天，必要时第一天予以40mg，2次静推，用5天后，常规补液对症治疗。奥美拉唑可抑制胃酸分泌，增加胃黏膜血流量，从而加速溃疡愈合，以防止出血。止血同时抢救休克保护胃黏膜，抑酸治疗，并注意巩固疗效。

5. 生命体征平稳者，可用去甲肾上腺素针剂8mg加入200ml盐水中经胃管注入，保留30分钟，或注入云南白药。

6. 痔根断有明显的止血、消炎作用。临床用于治疗出血性胃炎、胃溃疡、十二指肠球部溃疡，大便潜血者效果良好，三天见效，一周即愈。用法：痔根断片，每次3片，一日3次。

7. 紫地合剂（紫珠草、地稔草等），每次50ml，每日4次。

8. 大黄醇提片或生大黄粉，每次3g，每日3次内服。

9. 三七粉6g，白及9g，甘草3g，共研细末吞服，每次2g，每3小时1次。云南白药1g，每日4次。

10. 也可用毛巾浸冷水湿敷胃脘部位，每日3次，每次30分钟。

11. 或用三七参粉3g，云南白药0.2g，生大黄粉3g，白及粉6g，海螵蛸粉6g，加冷开水100ml，徐徐咽下，每日3次。

12. 生地黄12g，焦白术10g，黄芩炭5g，上党参10g，熟附片10g，炮姜炭5g，炒谷曲20g，煨白芍10g，灶心土60g。每日1剂，水煎服。主治溃疡病出血。症见上腹部规律性疼痛，胀满不适，嗳气吞酸，恶心嘈杂，不能饮食，吐血，黑便，面色无华，神疲乏力，眩晕，气短汗出，畏寒喜暖，四肢欠温，舌淡，苔白，脉微细或沉细弱。方中熟附片、白术温阳健脾，灶心土暖脾止血，生地黄、白芍养血敛阴，党参益气摄血，黄芩、炮姜二炭色黑止血，谷曲和胃。全方共奏温阳健脾，养血止血之功。

13. 可用血宁冲剂（大黄、黄芩、黄连），每次1袋，每日3~4次。

14. 大黄炭30g，白及30g，三七10g，乌贼骨30g，云南白药10g。研末，每次10g，开水冲服日3次。

15. 消炎止痛丸、疏肝清胃丸、利胆化石丹、养胃丸。

16. 清胃散每日一剂，水煎服。

17. 健脾养胃的食物，如山药、莲子、大豆、谷物、扁豆、薏苡仁、山楂、香蕉、大枣、板栗及猪瘦肉、牛肉、鸡肉、牛奶、豆制品等。补益脾胃的中草药有人参、茯苓、黄芪、白术、甘草等，与食物配制成药膳效果更佳。

18. 新鲜猪肚一只洗净，加适量花生米及粳米，放入锅内加水同煮。煮熟后加盐调味，分几次服完。数日后可重复一次，疗程不限。

19. 花生米浸泡30分钟后捣烂，加牛奶200ml，煮开待凉，加蜂蜜30ml，每晚睡前服用，常服不限。

20. 蜂蜜100g，隔水蒸熟，每天2次饭前服，两个月为一疗程。饮食期间禁用酒精饮料及辛辣刺激食物。

21. 鲜藕洗净，切去一端藕节，注入蜂蜜仍盖上，用牙签固定，蒸熟后饮汤吃藕。另取藕一节，切碎后加适量水，煎肠服用。对溃疡病出血者有效，但宜凉服。

22. 新鲜卷心菜洗净捣烂绞汁，每天取汁200g左右，温服。亦可加适量麦芽糖，每天2次，10天为一疗程。

23. 蛋壳焙黄，研细末过筛，饭前服3g，每日服2～3次。蛋壳含碳酸钙93%、碳酸镁10%、磷酸镁0.5%、有机物5%，有制酸、止痛、收敛的作用。

24. 新鲜马兰头根30g，水煎服，每日1剂。

【疗效判定】

1. 痊愈症状、体征全部消失，各种检查指标均正常，一年以上未复发者。

2. 好转症状、体征基本消失，各种检查指标接近正常，一年以内或有复发，但症状轻微者。

3. 无效症状、体征、各种检查指标未改变。

胃黏膜脱垂症

【本病概述】

1. 概念

胃黏膜脱垂症是指胃窦部黏膜通过进入十二指肠所引起的一系列症状而言。多属中医“胃痛”“呕吐”“便血”范畴。

正常胃蠕动时，就有将幽门处的黏膜挤出幽门而脱入到十二指肠的倾向。本病按病因可分为原发性与继发性。原发性如高度活动的胃皱襞及先天性胃皱襞肥大。继发性又有良性和恶性。良性如急、慢性胃炎、溃疡病、由充血性心力衰竭或低蛋白血症引起的黏膜下水肿；恶性如淋巴性白血病。

2. 中医病因

（1）素体虚弱，脾胃不和：多因先天禀赋不足；或因大病久病，失于调养；或因饮食所伤；或中老年自衰太过，均可致脾失健运，胃失和降，脾胃乖和，胃体黏膜失于固摄，而见胃黏膜下垂。

（2）肝失疏泄，横逆犯胃：多因胃病日久不愈，复感精神抑郁，久郁不散；或肝病日久及胃；或因忧思不畅，均可导致气机不畅，肝气散结，横犯胃腑，胃气失于和降，幽门开合失司，胃膜弛缓，而见胃痛，胀满等证。

（3）脾阳不足，肾失温煦：多因素体阳虚，久虚失治；或因脾胃久病及肾；或年老自衰太过，皆致温煦气化失源，脾胃失其温养，幽门阻滞，胃膜弛缓。饮食不化而见呕吐等。

【诊断依据】

1. 上腹部疼痛常发生于饭后，呈阵发性，没有周期性和节律性，使用碱性药物不能缓解。右侧卧位容易引起疼痛或加重，左侧卧位时则疼痛方可减轻。伴见上腹饱胀，嗳气，恶心呕吐等。有时可伴有幽门梗阻以及上消化道出血症状。也有些患者症状不明显。

2. 体检多无阳性发现，有时可见上腹部压痛。有些病人上腹部可触到柔韧的包块。

3. 大便潜血呈阳性；血常规示不同程度的贫血。高胃酸时易合并十二指肠溃疡。

4. X线检查十二指肠球底部可见蕈状充盈缺损影，呈单侧性或双侧性，像一团皱襞的形状。阴影大小常随黏膜脱垂的程度而改变，有时球部可呈伞状。幽门管增宽，可有数条皱襞通过。胃蠕动增强。若大量黏膜脱垂或幽门肌肥厚，可使幽门管变窄。

5. 胃镜检查

胃舒张时可见胃窦部脱垂的黏膜自幽门口返回至胃内，胃窦部收缩时，黏膜又滑入至十二指肠，有时还可看到脱垂的黏膜将幽门口堵塞。脱垂的黏膜表面可有充血、水肿、出血及糜烂、甚至形成溃疡。

【中医治疗】

1. 脾胃虚弱

（1）症状：胃脘每于食后疼痛，胀满，嗳气泛酸，疲倦乏力，形体消瘦，纳少食减，或呕吐便血，舌质淡，苔白，脉细弱。

（2）治则：健脾和胃，益气升提。

（3）方药：党参30g，白术20g，茯苓15g，陈皮15g，甘草6g，扁豆30g，山药30g。

2. 肝气犯胃

（1）症状：多见于中年，胃脘胀满隐痛，胀及两胁，嗳气泛酸，情志抑郁时加重；或口苦恶心，腹气走窜而痛，矢气较多，大便滞而不爽，面色萎黄或青晦，舌质淡晦或暗红，苔白腻或黄，脉弦细或虚细而弦。

（2）治则：疏肝解郁，和胃调中。

（3）方药：柴胡20g，白芍20g，枳实20g，甘草6g，黄连12g，吴茱萸6g，青皮15g，香附子30g，枳壳15g。

3. 脾肾阳虚

（1）症状：多见于中老年人，以久患胃痛者为常见，病程长久，恶心呕吐，遇寒加重，吐物清冷，脘腹发冷，畏寒怕冷，形体消瘦，精神不振，大便溏薄，小便清长，舌质淡嫩，或虚胖而大，舌苔白腻，脉沉细或沉迟。

（2）治则：温肾升阳，健脾和胃。

（3）方药：附子10g，白术20g，干姜10g，党参30g，茯苓15g，补骨脂20g，肉豆蔻20g，五味子12g，吴茱萸6g。

【西医治疗】

1. 一般治疗

注意饮食，少吃多餐，餐后尽可能避免右侧卧位。戒烟酒，避免刺激性食物。注意体位，治疗时采用左侧卧位，尽量避免右侧卧位；可给予镇静药和抗胆碱能类药物，以抑制过强的胃蠕动以减少脱垂机会。有幽门梗阻者应禁食、胃肠减压，并补液、纠正水电解质紊乱；对伴有胃炎溃疡或上消化道出血者应给予相应的治疗。积极治疗原发病如溃疡病或慢性胃炎等。

2. 手术治疗

如病人有幽门梗阻、严重及反复发作的上消化道出血、剧热上腹疼痛、幽门梗阻伴有持续性呕吐、经内科治疗无效，腹痛不能缓解时，怀疑癌变者应考虑外科手术治疗。至于手术种类，目前认为以胃远端切除术及胃十二指肠吻合术疗效最好。

3. 胃镜下治疗

（1）①微波治疗：在内镜直视下，经活检孔导入微波同轴导线，根据脱垂黏膜体积和长短，导线对准幽门管内及附近脱垂黏膜头端和体部工作电流，每次治疗时间以镜下该处黏膜凝固泛白为止。一般约2～4s，灼疗部位1～8点不等。微波的热效应可使蛋白凝固变性水分汽化蒸发，受治组织收敛缩小，局部组织重新修复变平，故能治疗脱垂黏膜引起的幽门等部分阻塞，总有效率为85.7%。

②高频电刀切除法治疗：术前查出凝血时间，血小板计数及凝血酶原时间；术前30min肌内注射地西泮（安定）及山莨菪碱（654－2）各10mg，

内镜直视下。经活检孔把电凝套环对准幽门管内或附近脱垂黏膜远侧端，张开套环套住脱垂皱襞使被套黏膜高出套环0.5~0.7cm，防止被套组织与其他部位接触，收紧套环使被套组织呈暗红色，切忌用力过猛以免被机械性切断，用PSD-10混合电流“3”~“4”切除被套组织，通电时间<4s若1次通电未能切除可反复多次通电。因胃窦黏膜血管丰富，术后应严密观察，以防止上消化道出血等并发症。

（2）术后要求

①观察5~7天，特别嘱患者注意有否黑便，若有及时复诊。

②在7天以内不宜进食硬性粗糙食物以半流质为宜。

③均使用制酸药，黏膜保护剂及口服抗生素以促进伤或创面愈合。

本病引起症状的只是堵塞了幽门管的一小段黏膜皱襞，PSD-10混合电流具有切和凝的优越性。切除引起症状的小段黏膜即达到治疗的总有效率为95%。

【特色疗法】

1. 消炎止痛丸、疏肝清胃丸、养胃丸。

2. 清胃散300g，每日一剂，水煎服。一直服到舌苔退净，症状消失为止。如果有腹泻便溏现象，可临时配服次苍片3片，每日2次。

3. 不服或停服清胃散者，又无烧心和吐酸现象，或萎缩性胃炎，或顽固性消化不良者，可配服养胃合剂，每次50~100ml，每日3次，兑入等量热开水后口服。口服液应常温存放，不能加热、冷藏和冷冻。口服液若有变色或长膜现象，属正常情况。注意密封，不能长时间接触空气。

4. 呕吐和胃中饱胀严重时，或急性胃肠炎，或暴食酒后者，可静脉输液3~5日，用药如下：

（1）0.9%生理盐水250ml，加庆大霉素注射液24万单位、林可霉素注射液2.4g、654-2注射液5mg、10%氯化钾注射液5ml。

（2）0.9%生理盐水250ml，加西咪替丁注射液1g、维生素B_6注射液0.3g、甲氧氯普胺注射液5mg、10%氯化钾注射液5ml（为防止30岁以下年轻女性和15岁以下儿童的甲氧氯普胺注射液锥外系反应，输液前可口服25mg苯海拉明片）。

（3）5%葡萄糖液250ml，加肌苷注射液0.5g、维生素C注射液2g、三磷酸腺苷注射液40mg、辅酶A注射液100单位、门冬氨酸钾镁注射液10ml。

（4）烧心、吐酸水者加用5%葡萄糖液250ml，奥美拉唑粉针40mg。

5. 剧烈痉挛疼痛时，排除急腹症及其他疾病后，肌注曲马多1支（50mg）配654-2针剂5mg。或肌注庆大霉素注射液4万单位、氯丙嗪注射液12.5mg、安乃近注射液0.25g、阿托品针剂0.5mg。心脏病、青光眼、前列腺增生者禁止使用654－2、阿托品。有精神障碍者禁用甲氧氯普胺注射液。

6. 合并结肠炎时，结肠炎口服液，每次50～100ml，每日3次，兑入等量热开水后口服。

7. 三联疗法

（1）取下脘透中脘至上脘，脾俞透胃俞、胆俞穴（双侧），按常规埋线法植入医用羊肠线。术后用庆大霉素针剂8万单位，肌注，2次/日；胎盘针剂1支肌注，2次/日，均连用5天。

（2）并服溃疡1号：枳实60g，白及60g，白蒺藜60g，呋喃唑酮片0.1×20片，共为细末，分为20小包，早晚各用开水冲服一包，10天为一疗程。

8. 穴位注射疗法

皮肤先用75%酒精棉球常规消毒，待干后，用5ml一次性注射器抽吸2%普鲁卡因注射液2ml，注射用水2ml，共4ml，针尖垂直刺入穴位，有酸胀感，抽无回血，注入药物，每穴2ml，分别注入中脘和足三里两穴，而后迅速拔针，用棉球按压局部片刻即可，每周一次，3次为一疗程。

9. 穴位贴敷

中脘、神阙、足三里（双），外用胶布固定，5日一换。

10. 白蔻仁10g，砂仁10g，草果仁10g，樟脑10g，冰片10g，蟾酥10g共为细末，敷脐上，外用伤湿止痛膏包扎固定。每周换一次。

11. 庆大霉素注射液4万单位、维生素B_{12}注射液1mg，肌肉注射，每日一次，连用10日。

12. 半夏泻心汤加减治疗

（1）方药：半夏10g，黄芩10g，黄连6g，党参10g，干姜3g，枳壳10g，炒莱菔子3g，蒲公英30g，白芍15g，日一剂，水煎早晚分服。

（2）加减：胃脘灼痛，大便干结加枳实10g，大黄10g；胃脘冷痛，大便稀溏加吴茱萸6g；胃脘胀痛连及两胁，嗳气，加柴胡12g，乌药10g，佛手15g；进食后疼痛加重，伴嗳气吞酸者加三仙各10g，连翘10g；便血者加白及12g，地榆炭20g。

13. 四逆散加减治疗

（1）方药：杭白芍20g，蒲公英20g，枳壳10g，丹参10g，川楝子10g，柴胡10g，甘草5g。

（2）加减：寒凝加桔梗、良姜；气血虚加黄芪、当归；嗳气吞酸加黄连、吴萸子、乌贼骨、瓦楞子；食滞加山楂、神曲、麦芽；呕吐加半夏、生姜、砂仁；呕血黑便加白及、三七。

14. 百合汤

百合汤由百合、乌药组成，气滞甚者加四逆散；气郁化火伤阴者配一贯煎；气滞血瘀者配丹参饮，脾胃虚寒者配小建中汤。

15. 西咪替丁针剂、654－Ⅱ针剂浸泡羊肠线8小时，然后在无菌下穴位埋入。下脘透上脘，胃俞透脾俞（双侧）。

16. 甲硝唑片0.2g，呋喃唑酮片0.1g，大黄炭6g，白及10g，乌贼骨10g，煅石膏10g，黄连炭6g，每日2次，开水冲服。

17. 黄蜡30g，鸡蛋2个，煎熟食之，每日一次，10次为一疗程。

18. 胎盘针剂2ml、维生素 B_{12} 针剂0.5mg分别注入中脘穴，足三里穴（单侧）每穴注入药物1.5ml，三日一次，10次为一疗程。

19. 木工用的皮胶块加牡蛎粉炒成胶珠，烊化冲服，每次30g，每日3次。

20. 下脘透上脘，胃俞透脾俞，用常规埋线法分别埋入羊肠线，3个月一次，3次为一疗程。

【疗效判定】

1. 痊愈症状、体征全部消失，各种检查指标均正常，一年以上未复发者。

2. 好转症状、体征基本消失，各种检查指标接近正常，一年以内或有复发，但症状轻微者。

3. 无效症状、体征、各种检查指标未改变。

胃下垂

【本病概述】

1. 概念

站立位时胃的下缘达盆腔，胃小弯弧线最低点降到髂嵴连线以下，称为胃下垂，又称葛莱氏病。属于中医的“胃缓”范畴。

2. 病因病机

（1）禀赋不足，脾虚胃弱：多因先天禀赋不足；或因幼儿时期大病失治；或久病虚损；或饮食过饱，或老年脾胃自衰太过而致脾胃虚弱，胃体不荣，弛缓无力，发为胃缓。

（2）情志抑郁，肝气犯胃：多因胃体素弱，复感情志不畅，久郁不散；或久虑积思，气机不畅，久滞伤胃，胃失和降，筋脉弛缓，发为胃缓。

（3）劳损太过，中气不足：多因禀赋不足，素体虚弱；或因食后过劳，劳伤太过；或久病重病，日久不愈，累及脾胃，中气伤损，久病下虚，筋肉松弛，胃体失固下垂，而致胃缓。

（4）虚火内灼，胃阴不足：多因素体不足，津气而虚；或因重证热病之后；或久泻久吐之后；或老年自衰自过，导致胃腑津液不足，虚火内灼，胃体失养而见胃体下垂。

（5）积饮生痰，阻滞脾胃：多因胃腑久病，伤损脾胃；或因过食肥甘厚味；或术后失于调养，导致脾胃气机壅滞，水湿滞留，聚湿生痰，滞于肠胃，阻遏气机，胃失和降，脾失升运，胃腑下垂而见痞满、嗳气等病证。

【诊断依据】

1. 本病多发生于瘦长体型、经产妇及消耗性疾病进行性消瘦者等。

2. 轻者无明显症状，重者可有上腹不适，多在餐后、站立及劳累后加重，有胞胀、厌食、恶心、嗳气及便秘等症状。亦可出现站立性昏厥、低血压、心悸、乏力、眩晕等“循环无力症”的其他内脏下垂的表现。

3. 肋下角常 $<90°$；站立时腹主动脉搏动明显；振水声，以双手托扶下腹部往上则上腹坠胀减轻；也可同时伴有肝、肾、结肠下垂的现象。

4. X 线检查可见胃角部低于髂嵴连线；胃幽门管低于髂嵴连线；胃呈长钩形或无力型，上窄下宽，胃体与胃窦靠近，胃角变锐。胃的位置及张力均低，整个胃几乎位于腹腔左侧。

5. 胃镜检查

可见胃蠕动减弱，胃腔狭长，可通过镜身插入深度估计下垂程度，同时多伴有慢性胃炎的镜下表现。

【中医治疗】

1. 脾胃虚弱

（1）症状：多见于中老年体虚病人，胃脘每于餐后痞满或胀满，甚则终日不减，嗳气泛酸，或胃脘隐痛，消瘦，神倦乏力，舌淡苔白或黄腻，脉细弱。

（2）治则：健脾益胃，益气升提。

（3）方药：香砂六君子汤加减。人参10g，土白术10g，土茯苓10g，炒甘草6g，麸炒陈皮10g，姜半夏10g，麸炒木香6g，砂仁10g。水煎服，日一剂。嗳气加醋柴胡15g，醋郁金10g，蒸佛手10g，苏梗10g；腹胀加姜厚朴10g，麸炒枳壳10g；腰痛加盐续断15g，盐杜仲15g，淫羊藿20g；舌红加连翘10g。

2. 中气下陷

（1）症状：症见脘腹胀满隐痛，餐后或劳累后加重，午后热甚，腹胀矢气难出，胃体明显下移，甚至入盆腔，肢体困乏，倦怠嗜卧，饮食无味，面黄肌瘦，舌淡胖苔白腻，脉虚大或细弱。

（2）治则：补中益气，升阳固脱。

（3）方药：补中益气汤加减。人参10g，炙黄芪10g，炙甘草10g，土白术10g，土当归10g，麸炒陈皮10g，炙升麻10g，炙柴胡10g，麸炒枳壳10g。水煎服，日一剂。气短者加炙五味子10g；腹胀甚者加麸炒西小茴10g；腰酸者加盐续断20g，盐杜仲20g，炙淫羊藿20g；饭后饱胀加土扁豆20g，土山药20g；舌红苔腻者加炒连翘15g，金银花10g。

3. 痰饮阻胃

（1）症状：症见胃内大量液体潴留，排空迟缓，胃内振水声，嗳气痞满，饮食减少，胃脘部垂坠感，大便黏滞不爽，或伴见眩晕心悸，泛吐痰涎，舌质淡胖，苔白滑，脉弦滑。

（2）治则：化痰逐饮，调气和胃。

（3）方药：二陈汤加减。姜半夏10g，姜竹茹10g，麸炒陈皮10g，土茯苓30g，麸炒甘草9g，麸炒枳壳10g，蒸益母草10g。水煎服，每日一剂。加减：呕吐者加藿香10g；腹胀者加姜厚朴10g；舌淡苔薄白而润滑者加土扁豆20g，土山药20g，土苡米仁20g；舌红者加蒲公英10g。

4. 肝胃郁热

（1）症状：症见胃中烧灼样痛，呕吐酸苦水，尿黄便干，或溏而臭，舌质红苔黄厚，脉弦大有力。

（2）治则：疏肝清胃。

（3）方药：大柴胡汤加减。大黄9g，木香9g，台片9g，川楝子10g，元胡10g，柴胡12g，白芍15g，茵陈30g，甘草3g，生石膏30g。水煎服，日一剂。食少加生麦芽20g，神曲20g，山楂20g；叹气加香橼20g，佛手15g；口干渴加花粉20g，麦冬20g；呕吐酸苦水加黄连12g，吴茱萸4g；嗳气加枳实15g，代赭石30g；胃中撑胀加厚朴12g。

5. 肝郁脾虚

（1）症状：症见病程长，饮食减少，食后胃脘胀满，甚或胀及两肋，嗳气泛酸，情志不畅时加重，精神不振，面色萎黄或青晦，大便滞而不爽，舌质淡晦或暗红，苔白腻或黄，脉细弦。

（2）治则：疏肝健脾，解郁和胃。

（3）方药：柴胡、白芍、当归、白术、茯苓、甘草、生姜、薄荷。

6. 脾胃阴虚

（1）症状：症见胃脘痞满，知饥不欲食，干呕呃逆，纳呆消瘦，食后上症加重，劳则气短，口燥咽干，大便量少而燥，舌质红而瘦小，苔光而少津或花剥，脉细数。

（2）治则：滋养脾阴，和胃生津。

（3）方药：升麻、枳壳、益母草、沙参、麦冬、玉竹、生地、冰糖。

【西医治疗】

1. 加强腹肌锻炼，增强腹肌张力，纠正不良习惯性体位。

2. 饮食应定时定量，下蹲位吃饭较好，睡眠臀高位。

3. 胃动力药物多潘立酮片 10mg，日 3 次，口服。也可选维生素 B_{12} 片 20mg 日 3 次口服。

4. 增加营养，并给予助消化剂。

5. 胎盘针剂 1 支、维生素 B_{12} 针剂 1mg，肌注，每日 1 次，连用一月。

【特色疗法】

1. 五倍子、蓖麻子仁各 10g，共为细末，用蜂蜜调成饼状，敷百会、神阙，外用胶布固定，7 日一换，连用 3 次。

2. 羊肠线用胎盘针剂浸泡 8 小时后，在无菌下穴位植入。下脘透上脘，胃俞透脾俞（双侧）肾俞（双侧）。

3. 党参 12g，白术 12g，当归 6g，炙甘草 6g，陈皮 6g，柴胡 12g，炙黄芪 12g，炙升麻 9g，生姜 6g，大枣 9g，淫羊藿 30g，枳实 10g，紫河车 30g。水煎服，每日一剂，连服 15 日。

4. 黄芪 30g，陈皮 9g，柴胡 12g，升麻 9g，人参 12g，白术 12g，当归 15g，猪肚 1 个、炙甘草 9g，川断 30g，枳实 15g，胎盘粉 30g，淫羊藿 30g，生姜 3 片、大枣 10 枚。

（1）用法：将以上药物装入猪肚中，胃口用线扎紧，放入锅内，加水 2000ml，煎煮至 500ml 时，取出药液，分二次内服，每日煎煮一次，连煎三日，然后把药物扔掉，猪肚亦食之。

（2）机理：饮食劳倦，长期站立，举重过度，身体重震，脾胃气虚，清阳下陷，无力升举，故用补中益气汤，出自《脾胃论》功用补中益气，升阳举陷，以升中阳，支撑胃腑。方中黄芪升阳而补中益气。人参、白术、炙甘草，健脾益气，以固后天之本。升麻、柴胡升举下陷之中气，以恒定胃腑，陈皮、枳实理气降气，与补气药合用，调平中州，升降如常，理降邪气更利于中气复正。当归补血入肝，以助肝调畅全身气机之功能。川断、紫河车大补肾气，助肾阳，填精血，以固元气之根。淫羊藿补肾阳益肾气，加强升举之力而治腰痛，生姜大枣和胃，猪肚乃血肉有情之品，以物补物也。上药合用脾胃得健，元气得固，中气得复，胃腑自然上举如常。

5. 穴位埋线法

（1）穴位

①脾俞：在背部，当第 11 胸椎棘突下，旁开 1.5 寸。

②胃俞：在背部，当第 12 胸椎棘突下，旁开 1.5 寸。

③中脘：在上腹部，前正中线上，当脐中上 4 寸。

④肾俞：在腰部，当第2腰椎棘突下，旁开1.5寸。

(2) 方法：按常规埋线法将医用羊肠线依次埋入四穴，用创可贴包扎即可。

(3) 机理：脾俞穴为脾背俞穴，主治腹胀、呕吐、胃痛、消化不良等，胃俞为胃背俞穴，主治胃痛、腹胀、呕吐等，肾俞为肾背俞穴，主治阳痿、腰背酸痛等，中脘为胃之募穴，八会穴之腑会，主治胃痛、呕吐、腹胀等。羊肠线埋入主要有短期内机械刺激和长期生物性刺激两种作用。当穴位埋线后可起到疏通经络，调和气血，调节神经，增强胃动力，促进胃排空，调节升降，扶正祛邪，保持和恢复胃腑恒定位置。所以常用于治疗本病，效果良好。

6. 维生素 B_1 针剂100mg、维生素 B_{12} 针剂1mg，双侧曲池穴位注射，每周一次。

7. 补中益气丸，每次15粒，每日3次，连用2个月。

8. 消炎止痛丸、疏肝清胃丸、利胆化石丹、养胃丸。

9. 清胃散300g，每日一剂，水煎服。一直服到舌苔退净，症状消失为止。如果有腹泻便溏现象，可临时配服诺氟沙星胶囊3粒，每日2次。

10. 合并胃炎时，口服养胃合剂，每次50～100ml，每日3次，兑入等量热开水后口服。

【疗效判定】

1. 痊愈症状、体征全部消失，各种检查指标均正常，一年以上未复发者。

2. 好转症状、体征基本消失，各种检查指标接近正常，一年以内或有复发，但症状轻微者。

3. 无效症状、体征、各种检查指标未改变。

十二指肠炎

【本病概述】

1. 概念

(1) 十二指肠炎是指十二指肠的炎症，分为原发性和继发性两种，原发性者也称非特异性十二指肠炎。本病临床症状缺乏特征性，主要表现为上腹部疼痛、恶心、呕吐、呕血和黑便，有时和十二指肠溃疡不易区别，单纯临床症状无法确诊，本病常与慢性胃炎、慢性肝炎、肝硬化、胆道疾患或慢性胰腺炎并存。

（2）十二指肠炎属于“胃脘痛”范畴，本病多由饮食失节、损伤脾胃、情志不畅、肝郁气滞或脾胃虚弱、中气不运所致。病位在胃脘，与肝脾关系密切，早期多为实证，其病在脾胃。

2. 病因

（1）原发性十二指肠炎。原因尚不十分清楚。刺激性食物、药物如阿司匹林等、饮酒、放射线照射等均可引起此病。慢性浅表性胃炎、萎缩性胃炎病人多合并有十二指肠炎，提示本病可能与某些慢性胃炎病因相同。

（2）继发性十二指肠炎或特异性十二指肠炎。是一组由各种特异性病因引起的十二指肠炎，包括感染（寄生虫、结核、真菌、霉菌等）、脑血管疾病及心肌梗死引起的出血性十二指肠炎、门脉高压、心力衰竭等，其他如肝炎、胰腺及胆道疾病，由于局部压迫或蔓延，引起的十二指肠供血障碍等。由此可见，本病是一种多病因的疾病，病因不同，发病机理也不大一样。

3. 临床表现

主要表现为上腹部疼痛、恶心。呕吐，常伴有其他消化不良症状，如腹胀、嗳气、反酸等。有时酷似十二指肠球部溃疡，呈周期性、节律性上腹疼痛，空腹胃痛，食物或制酸药可以缓解，并反复有黑便或呕吐咖啡样液，但多自动止血。也有部分患者可无任何症状。

【诊断依据】

1. 症状

类似溃疡病，虽不致发生梗阻、穿孔，但可引起出血。上腹部轻度压痛，部分患者可有舌炎、贫血和消瘦等。

2. X 线钡餐检查

无龛影，无明显变形，十二指肠球部可有激惹痉挛、运动增快、皱襞增粗及紊乱等表现，但也可正常。

3. 纤维内窥镜检查，可分 4 型

（1）浅表型：黏膜充血水肿，反光增强，红白相间，以红为主。

（2）出血糜烂型：黏膜发红，可见点状、片状糜烂灶或出血灶。

（3）萎缩型：黏膜变薄、苍白，以白为主，可见黏膜下血管显露。

（4）增生型：黏膜粗糙不平，细颗粒结节状增殖改变，但无溃疡。

4. 绒毛活检

显示绒毛上皮变性、扁平、萎缩，固有膜内大量炎性细胞浸润，淋巴样增殖及胃上皮化生等。

5. 胃液分析及血胃泌素测定

正常或较高，部分患者与十二指肠壶腹部溃疡相似，但无诊断价值。

【中医治疗】

1. 寒邪犯胃

（1）症状：胃痛暴作，疼痛如绞，畏寒喜暖，遇寒痛甚，得热痛减，多有受寒病史，口淡不渴，舌淡苔白，脉弦紧。

（2）治则：温中散寒、行气止痛。

（3）方药：方选良附丸加减。高良姜10g，香附10g。

2. 宿食停滞

（1）症状：胃脘胀痛拒按，嗳气或矢气则舒，嗳腐吞酸，进食加重，不思饮食或吐不消化食物，吐后痛减，大便不爽，舌苔白厚或厚腻，脉滑等。

（2）治则：消食导滞、理气和胃。

（3）方药：方选保和丸加减。山楂10g，神曲10g，茯苓15g，陈皮10g，莱菔子30g，连翘15g，麦芽10g。

3. 肝胃气滞

（1）症状：胃脘胀满，攻撑作痛，连及两胁，每因情志不遂而加重，嗳气频频，善太息，舌苔薄白，脉象多弦。

（2）治则：疏肝理气、和中止痛。

（3）方药：方选柴胡疏肝散。柴胡15g，芍药15g，枳壳10g，陈皮10g，川芎9g，香附10g，甘草5g。

4. 肝胃郁热

（1）症状：因肝郁蕴热，火热犯胃引起，症状见胃脘灼痛，痛势急迫，嘈杂泛酸，口干口苦，渴喜冷饮，脉弦滑数。

（2）治则：舒肝泄热、和胃止痛。

（3）方药：方选化肝煎。青皮10g，陈皮12g，芍药10g，丹皮10g，泽泻10g，贝母15g。

5. 湿热中阻

（1）症状：因湿热内蕴，阻滞中焦引起，症状见胃脘疼痛，胀满嘈杂，泛酸，口干而苦，口渴不欲饮，尿黄便秘，舌苔黄腻，脉滑数。

（2）治则：清化湿热、理气和胃。

（3）方药：方选黄连温胆汤（黄连6g，半夏10g，茯苓10g，陈皮12g，竹茹10g，蒲公英30g，甘草6g）。

6. 瘀血阻络

（1）症状：胃脘疼痛，痛如针刺或刀割，痛有定处而拒按，面色晦暗无华，唇暗，有呕血、便血，舌质紫暗或有瘀斑、瘀点，脉涩。

（2）治则：活血化瘀、理气止痛。

（3）方药：方选失笑散合丹参饮（蒲黄9g，五灵脂9g，丹参10g，檀香

10g，砂仁 6g）。

7. 脾胃虚寒

（1）症状：胃痛隐隐，喜温喜按，得食痛减，泛吐清水，神疲乏力，面色不华，四肢不温，纳食减少，大便溏薄，舌质淡白或淡胖，脉沉细或细弱。

（2）治则：温阳健脾益气。

（3）方药：方选黄芪建中汤。黄芩 15g，桂枝 10g，芍药 12g，炙甘草 10g，生姜 3 片、饴糖 30g，大枣 5 枚。

8. 胃阴不足

（1）症状：因肝郁化火，灼伤胃阴引起，症状见胃痛隐隐或灼痛，嘈杂似饥，饥不欲食，口干唇燥而不欲饮，舌红少津，脉细数或弦细。

（2）治则：养阴益胃。

（3）方药：方选养胃汤。沙参 10g，麦冬 10g，玉竹 10g，生扁豆 15g，桑叶 10g，甘草 5g。

【西医治疗】

1. 抗酸药

可用氢氧化铝 - 镁乳合剂，每次 15 ~ 30ml，3 次/d，餐后 1 ~ 2h 服用。抗酸药能中和胃酸、降低胃蛋白酶活性，减轻对消化道黏膜的损伤，缓解疼痛。

2. 抗分泌药

可根据病人经济承受能力等因素选用。质子泵抑制剂可用奥美拉唑片 20mg，1 ~ 2 次/d，雷贝拉唑片 10 ~ 20mg，1 ~ 2 次/d 等；H_2 受体拮抗药可用法莫替丁片 20mg，2 次/d 或雷尼替丁片 150mg，2 次/d。抗分泌药能抑制胃细胞分泌胃酸，减轻胃酸对已有炎症的黏膜刺激，可有效改善症状，但不能逆转病理学异常。

3. M 受体拮抗药

可选用派吡氮平片 50mg，2 次/d 或山莨菪碱（654 - 2）片 5mg，3 次/d，口服，可抑制胃酸的分泌。另对胃蛋白酶的分泌也有抑制作用。

4. 黏膜保护剂

胶体铋剂在酸性环境下，能与溃疡和炎症组织的糖蛋白络合形成一层保护膜，阻止胃酸、胃蛋白酶的攻击，并有杀灭幽门螺杆菌的作用，可用胶体铋，50mg，4 次/d。前列腺素能减少胃酸的分泌，加强黏膜抗损伤能力，并有维持黏膜血流、促进黏液分泌等作用。可用米索前列醇 200μg，4 次/d。

5. 胃肠动力药

可予多潘立酮片 10 ~ 20mg，3 次/d，或莫沙必利片 5 ~ 10mg，3 次/d，饭前 15 ~ 30min 口服，可调整胃窦和十二指肠壶腹部的运动，减少胆汁反流刺激胃窦部G细胞分泌胃泌素造成的胃酸分泌。

6. 根除幽门螺杆菌（Hp）治疗

常用的抗Hp药物有阿莫西林、甲硝唑（或替硝唑）、呋喃唑酮、四环素、克拉霉素及铋剂等。单药疗法根除率不足20%，故通常2种以上抗生素与抗分泌药（PPI或H2RA）合用，形成叁联疗法、四联疗法。疗程一般为1～2周。含PPI的叁联疗法是近年来研究得最多的治疗Hp感染的方案。

【特色疗法】

1. 半个月内没有服过驱虫药的患者，病情稳定期应首先口服左旋咪唑片150mg，果导片0.2g，睡前一次口服（只用一次）。

2. 庆大霉素注射液4万单位、维生素B_{12}注射液1mg，肌肉注射，每日一次，连用10日。

3. 消炎止痛丸、疏肝清胃丸、利胆化石丹、养胃丸。

4. 清胃散300g，每日一剂，水煎服。一直服到舌苔退净，症状消失为止。如果有腹泻便溏现象，可临时配服诺氟沙星胶囊3粒，每日2次。

5. 不服或停服清胃散者，又无烧心和吐酸现象，或萎缩性胃炎，或顽固性消化不良者，可配服养胃合剂，每次50～100ml，每日3次，兑入等量热开水后口服。口服液应常温存放，不能加热、冷藏和冷冻。口服液若有变色或长膜现象，属正常情况。注意密封，不能长时间接触空气。

6. 呕吐和胃中饱胀严重时，或急性胃肠炎，或暴食酒后者，可静脉输液3～5日，用药如下：

（1）0.9%生理盐水250ml，加庆大霉素注射液24万单位、林可霉素注射液2.4g、654－2注射液5mg、10%氯化钾注射液5ml。

（2）0.9%生理盐水250ml，加西咪替丁注射液1g、维生素B_6注射液0.3g、甲氧氯普胺注射液5mg、10%氯化钾注射液5ml（为防止30岁以下年轻女性和15岁以下儿童的甲氧氯普胺注射液锥外系反应，输液前可口服25mg苯海拉明片）。

（3）5%葡萄糖液250ml，加肌苷注射液0.5g、维生素C注射液2g、三磷酸腺苷注射液40mg、辅酶A注射液100单位、门冬氨酸钾镁注射液10ml。

（4）烧心、吐酸水者加用5%葡萄糖液250ml，奥美拉唑注射液40mg。

7. 穴位贴敷

中脘、神阙、足三里（双），外用胶布固定，5日一换。

8. 剧烈痉挛疼痛时，排除急腹症及其他疾病后，肌注曲马多针剂1支（50mg）配654－2针剂5mg。或肌注庆大霉素针剂4万单位、氯丙嗪针剂12.5mg、安乃近针剂0.25g、阿托品针剂0.5mg。心脏病、青光眼、前列腺增生者禁止使用654－2、阿托品。有精神障碍者禁用甲氧氯普胺注射液。

9. 胃炎合并肠炎时，结肠炎口服液，每次 50 ~ 100ml，每日 3 次，兑入等量热开水后口服。

10. 少食或不食刺激性食物、饮酒及某些药物（如非甾体抗炎物）。积极治疗原发病，如：克罗恩病、肠结核、寄生虫及真菌性肠炎等。养成好的生活习惯，饮食规律并坚持治疗。

【疗效判定】

1. 痊愈症状、体征全部消失，各种检查指标均正常，一年以上未复发者。

2. 好转症状、体征基本消失，各种检查指标接近正常，一年以内或有复发，但症状轻微者。

3. 无效症状、体征、各种检查指标未改变。

胃神经官能症

【本病概述】

1. 概念

（1）胃神经官能症又称胃肠道功能紊乱，是一组胃肠综合征的总称。系高级神经活动障碍导致自主神经系统功能失常，主要为胃肠的运动与分泌机能失调，无组织学器质性病理改变。不包括其他系统疾病引起的胃肠道功能紊乱。临床表现主要为胃肠道的症状，可伴有其他官能性症状。本病相当常见，以青壮年为多。可表现为神经性呕吐、神经性嗳气（吞气症）和神经性厌食等。多与肠神经官能症并见合称胃肠神经官能症。本病的发病率较高，以女性居多。

（2）胃神经官能症是一种功能性疾病，并没有器质性的病变，又称胃肠道功能紊乱，是一组胃肠综合征的总称。是神经性胃炎、神经性呕吐、神经性厌食的总称。

2. 病因病理

（1）本病以精神因素为起因，以神经失调为病理，而以胃的功能紊乱为主要表现。经研究证实，精神因素致病以植物性神经失调及内分泌失调的变化作为生理基础。

（2）神经因素的致病作用，一方面取决于精神因素的性质和强度，另一方面取决于该类因素对个体引起的情感体验。即使同一因素在不同个体引起的情感体验也存在很大差异，这种差异与个体素质，既往经历以及患者的世界观有关时，这些精神因素均可影响高级神经的正常活动，导致胃神经节的兴奋与抑制作用失调，引起胃的运动消化、分泌等功能障碍，而出现诸端症状。

(3) 胃神经官能症在病原菌理解剖方面没有器质性病变，但诊断本病宜慎重，因有些疾病初期病理改变并不明显，如果贸然断定是单纯的神经调节紊乱，往往会贻误病情，丧失早期治疗机会。同时体内的器质性病变也往往会成为发病因素，因植物性神经和内脏的病灶反过来也可以向中枢神经发出不良刺激，而使高级神经活动发生障碍。这就是说在某种情况下，胃神经官能症可以是器质性病变的继发症，两者可以并存，且又相互影响。此外，在胃肠道器质性疾病痊愈后，少数也可遗留胃肠神经官能症。

3. 临床表现

胃神经官能症起病大多缓慢，病程可积年累月，发病呈持续性或反复发作。临床表现以胃部症状为主，患者常有反酸、嗳气、厌食、恶心、呕吐、剑突下灼热感、食后饱胀、上腹不适或疼痛，可同时伴有神经官能症的其他常见症状如倦怠、健忘、头痛、心悸、胸闷、盗汗、遗精和忧虑等。常见的临床类型有：神经性呕吐、神经性嗳气（吞气症）、神经性厌食等，现分述之。

(1) 神经性呕吐：往往在进食完毕后突然发生呕吐，一般无明显恶心，呕吐并不费力，呕吐量不多，且不影响食欲或食量，常在呕吐后即可进食，因此多无明显营养障碍。神经性呕吐还可伴有癔症的临床表现如夸张、做作、易受暗示、突然发作等，间歇期完全正常，因此也称为“癔症性呕吐”。此外，呕吐也有条件反射性的，不良刺激物如某些食物、药物，甚至某种特定的环境也能引起恶心和呕吐。

(2) 神经性嗳气（吞气症）：有反复发作的连续性嗳气，患者企图通过嗳气来解除胃肠充气所造成的腹部不适或饱胀。事实上是由于不自觉地反复吞入大量空气才嗳气不尽。此病也有癔症表现，多在有人在场时发作或加重。

(3) 神经性厌食：是以厌食、严重的体重减轻（至少超过原体重的20%）和闭经为主要表现。此症在国内外有增多趋势，患者多为青春期女性，对于进食和肥胖有根深蒂固的病态心理。厌食往往出于企图节制饮食以保持体形美的动机。患者多数自觉良好，行动活泼敏捷，对自己的困境处之泰然，有的可自相矛盾地对食物保持兴趣，甚至贪食饱餐而后偷偷呕掉。在少数病例，呕吐是主要的症状。长期少食，体重极度减轻可达原体重的40%～50%而呈恶病质。患者常有神经内分泌功能失调，表现为闭经、低血压、心动过缓、体温过低、饥饿感丧失等。

【诊断依据】

1. 主要有厌食反酸，嗳气，食后饱胀感，上腹不适，恶心，呕吐与疼痛等症状。同时多有头痛，头晕，失眠，心悸，胸闷健忘，忧虑，注意力不集中及手掌多汗等全身性神经管能症的表现。病情常随情绪变化而波动，症状可因精神治疗而暂时好转。

2. 根据不同情况采取 X 线、内镜检查、胃液分析与粪便化验等手段。必要时应行超声、CT 等检查以排除肝、胆、胰等腹腔脏器病变。

3. 胃肠道 X 线检查

（1）显示整个胃肠道的运动加速，结肠袋加深，张力增强，有时因结肠痉挛，降结肠以下呈线样阴影。结肠镜检结肠黏膜无明显异常。

（2）纤维胃镜、上消化道钡餐 X 线检查和胃电图等发现胃蠕动频率变慢，节律紊乱，甚或发生逆蠕动。

4. 本病的实验室及其他检查目主要是为了除外一些器质性病变和及早发现一些其他并发症，协助诊断和治疗。对呕吐物的化验可与食物中毒、感染性胃炎等病鉴别，呕吐严重者须检查电解质，防止低氯性碱中毒的发生。神经性厌食重症状者可见其体重减轻，体温、血压及空腹血糖偏低；后期可针对会出现的各种营养不良的表现，如贫血、血清蛋白下降、浮肿、维生素 K 缺乏等进行相应的检查。还可能借助心电图、脑电图等器械检查来与有可能和神经官能症易混淆的疾病进行鉴别。

5. 类证鉴别

（1）与其他胃部疾病相鉴别：胃神经官能症需在除外其他胃的器质性疾病的基础上才能诊断，故本病的诊断过程就是与其他疾病相鉴别的过程。慢性胃炎、消化性溃疡等大多可通过纤维胃镜诊断；胃癌常有食欲不振，消瘦，晚期出现恶病质，呕吐物中可发现坏死组织，胃镜下一般可见到癌瘤，组织活检可以确诊。

（2）与颅内压增高相鉴别：在呕吐之前，恶心不明显，为喷射性呕吐，可见于脑内占位性病变和脑炎。颅内压增高症病史较长，症状逐渐加重，当肿瘤影响到呕吐中枢可出现剧烈而频繁的呕吐，亦可见到肿瘤压迫其他部位的表现，如神志、语言、视图等改变，脑部 CT 扫描可明确诊断；脑炎结合发病季节、感染史、发热、脑膜刺激征阳性及脑脊液的化验可以确诊。

（3）与早期妊娠反应相鉴别：妊娠反应见于已婚生育期妇女，经期已过，常于晨起发生恶心呕吐，而恶心较明显，与情志变化无关，一般不发生水及电解质紊乱或营养不良，尿妊娠试验阳性。

【中医治疗】

1. 肝胃失和

（1）症状：症见胃脘胀闷作痛，头痛呕吐，下坠欲泻，每因情志变化而痛作，舌淡苔白腻，脉弦。

（2）治则：疏肝降逆。

（3）方药：四逆散加味。柴胡12g，白芍30g，枳实15g，炙甘草9g，姜半夏9g，代赭石30g，厚朴9g，木香6g，扁豆30g，藿香30g，生姜引。舌红加栀子10g，茵陈30g，生石膏30g；眼眶及前额痛加白芷15g；眼珠痛加细辛3g；失眠加炒枣仁30g；吐酸水加黄连12g，吴茱萸3g；心嘈加乌贼骨20g，香附子20g；烧心加连翘30g，煅瓦楞子30g；项强作痛加羌活12g，葛根30g。

2. 肝郁痰扰

（1）症状：此症每遇情志刺激而发作，头晕困痛，性情急躁，口苦胸闷，心烦失眠，脘胀少食，舌边红，苔黄腻，脉弦滑。

（2）治则：疏肝解郁，清热化痰。

（3）方药：黄连温胆汤加味。柴胡6g，郁金10g，香附12g，枳实10g，竹茹10g，橘红10g，茯苓15g，法半夏10g，川芎6g，黄连6g，牡蛎30g（先煎），龙齿30g（先煎），枣仁15g，远志10g，菖蒲10g，大枣5枚、浮小麦30g，丹参15g，甘草6g。水煎服，日一剂。

3. 心脾两虚

（1）症状：症见心悸失眠，食少体倦，胃脘胀闷隐痛，饿时心嘈，舌淡苔薄白润，脉弱。

（2）治则：补益心脾。

（3）方药：归脾汤加减。黄芪15g，远志12g，炒枣仁15g，人参10g，白术12g，当归12g，木香3g，茯神15g，炙甘草9g，山楂30g，扁豆30g，山药30g，生姜大枣引。吐酸水加煅牡蛎30g，煅瓦楞子30g，乌贼骨30g；嗳气加佛手15g，柴胡12g；便血加白及20g，乌贼骨20g，大黄炭10g，灶心土30g，三七参9g。

4. 肝胃阴亏

（1）症状：胃脘胁肋隐痛，似饥而不欲食，口燥咽干，五心烦热，呕吐酸苦水，大便干结，舌红少津，脉弦细。

（2）治则：滋阴柔肝，和中止痛。

（3）方药：一贯煎、芍药甘草汤合益胃汤加减。沙参30g，麦冬30g，石斛30g，花粉30g，生白芍15g，玉竹30g，生扁豆30g，生山药30g，川楝子10g，柴胡10g，佛手10g，香橼15g，山楂30g，生甘草9g，生姜大枣引。气虚加人参10g；胃酸过度缺乏者加川木瓜10g，乌梅10g；嗳气加生代赭石20g，生麦芽20g；失眠加丹参20g；烧心加乌贼骨20g，煅瓦楞子20g；舌红加蒲公英20g，当归10g。

5. 气郁化火

（1）症状：性情急躁易怒，胸肋胀满，口苦咽干，脘闷头痛，嘈杂吞酸，食少嗳气，大便秘结，舌质红苔黄，脉弦数。

（2）治则：疏肝泻热，降逆和胃。

（3）方药：柴胡疏肝散加丹皮、栀子。醋柴胡12g，醋香附子12g，麸炒枳壳12g，陈皮10g，麸炒川芎10g，酒白芍15g，炒甘草6g，丹皮10g，栀子10g。水煎服，日一剂。便秘者加炒大黄10g；口苦呕吐加麸炒黄连10g，麸炒吴茱萸6g；头痛者加菊花10g，钩藤10g，刺蒺藜10g；舌红苔少加麦冬15g，生山药15g。

【西医治疗】

1. 一般治疗

除非患者一般情况很差，无须卧床休息，可参加适量的劳动和工作。生活要有规律，经常参加适当的文娱活动。饮食以少渣、易消化食物为主，避免刺激性饮食和浓烈的调味品。神经性厌食患者须住院治疗，并逐渐培养正常饮食习惯。

2. 调节神经功能，改善睡眠

如有镇静作用的氯氮片（5～10mg，日3次口服）、安定片（2.5～5mg，日3次口服）、氯丙嗪、苯巴比妥、甲丙氨酯或谷维素等；伴有精神抑郁的患者可酌量服用抗抑郁药，如阿米替林片1次25mg，或丙米嗪片25～50mg，日3次口服，每日最大剂量为150mg，或用多塞平片。缓解腹痛可用阿托品片或654－Ⅱ片。

3. 解痉止痛

抗胆碱能药物可使平滑肌松弛，有解痉止痛作用；颠茄制剂、阿托品、溴丙胺太林等也可遵医嘱服用。此外，可试用盐酸双环维林片20mg，餐前1小时和睡前服。

4. 神经性呕吐

可用维生素B_6片10～20mg，每日三次或100mg加入50%葡萄糖40ml静脉注射。呕吐剧烈酌情给予氯丙嗪、异丙嗪、多潘立酮等。病情较重者可采取用鼻饲，即将鼻饲管放入十二指肠，用牛奶等高营养流质持续点滴3～7天，以后可暂停鼻饲管，改用口服，如仍有呕吐，可以再继续鼻饲治疗。

5. 支持疗法

一般无须休息治疗，可适当参加轻度体力、劳力和工作，若为神经性厌食伴营养不良者，可予静脉输入营养药物。

【特色疗法】

1. 柴胡15g，白芍30g，枳壳15g，甘草10g，川芎10g，香附子30g，陈皮15g。呕吐加代赭石30g，藿香30g，竹茹15g，姜半夏15g。头痛加天麻10g，蔓荆子30g，白芷15g，羌活15g；失眠加炒枣仁30g，丹参30g，柏子仁30g，花生叶30g；胃中痛加沉香6g，木香10g。

2. 维生素 B_1 针 100mg（2ml）加维生素 B_{12} 针 1mg，混合后分别注入中脘、太冲、曲池三穴，隔日一次，七次为一疗程。维生素 B_1 具有维持神经及消化系统正常功能的作用，可以纠正自主神经功能紊乱状态。维生素 B_{12} 对肝脏与神经系统功能有一定作用，改善神经细胞代谢，维持神经系统髓鞘的完整。二药合用可改善组织代谢，调节自主神经纠正紊乱状态。曲池穴为合穴，主治腹痛吐泻，中脘穴主治胃痛呕吐，吞酸呃逆，腹胀泄泻，太冲穴主治头痛，呃逆等症。上述药物注入三穴后，可起到疏肝理气，和胃止痛，止吐制酸，调节自主神经，维持胃肠功能正常，增加胃液与胆汁的分泌，促进消化，消除症状，从而达到治疗本病之目的。

3. 三穴定位法

（1）穴位

①曲池：在肘横纹外侧端，屈肘时当尺泽与肱骨外上髁连线中点。

②中脘：在上腹部，前正中线上，当脐中上5寸。

③太冲：在足背侧，当前第1跖骨间隙的后方凹陷处。

（2）操作方法

①针具：一次性10ml无菌注射器，5.5号针头。

②操作：让患者取舒适体位，取注射器抽取适量药液，穴位局部碘附（碘伏）消毒后，右手持注射器对准穴位，快速刺入皮下，然后将针缓慢推进，达一定深度后产生得气感应，如无回血，便可将药液注入，推药不可过快，待注射至一定量时可迅速出针，用酒精棉球按压片刻即可。

（3）注意事项

①向患者说明注射后的正常反应，消除顾虑。

②严格无菌操作，防止感染。

③一般药物不宜注入关节腔，脊髓腔和血管内，应注意避开神经干，以免损伤神经。

④局部瘢痕、溃疡，某些皮肤病等不易注射，孕妇，年老体弱者应慎用。

4. 半个月内没有服过驱虫药的患者，病情稳定期应首先口服左旋咪唑片150mg，果导片0.2g，睡前一次口服（只用一次）。

5. 庆大霉素注射液4万单位、维生素 B_{12} 注射液1mg，肌肉注射，每日一次，连用10日。

6. 消炎止痛丸、疏肝清胃丸、利胆化石丹、养胃丸。

7. 清胃散300g，每日一剂，水煎服。一直服到舌苔退净，症状消失为止。如果有腹泻便溏现象，可临时配服诺氟沙星胶囊3粒，每日2次。

8. 不服或停服疏肝清胃散者，又无烧心和吐酸现象，或萎缩性胃炎，或顽固性消化不良者，可配服养胃合剂，每次50～100ml，每日3次，兑入等量热开水后口服。口服液应常温存放，不能加热、冷藏和冷冻。口服液若有变色或长膜现象，属正常情况。注意密封，不能长时间接触空气。

9. 呕吐和胃中饱胀严重时，或急性胃肠炎，或暴食酒后者，可静脉输液3～5日，用药如下：

（1）0.9%生理盐水250ml，加庆大霉素注射液24万单位、林可霉素注射液2.4g、654－2注射液5mg、10%氯化钾注射液5ml。

（2）0.9%生理盐水250ml，加西咪替丁注射液1g、维生素B_6注射液0.3g、甲氧氯普胺注射液5mg、10%氯化钾注射液5ml（为防止30岁以下年轻女性和15岁以下儿童的甲氧氯普胺注射液锥外系反应，输液前可口服25mg苯海拉明片）。

（3）5%葡萄糖液250ml，加肌苷注射液0.5g、维生素C注射液2g、三磷酸腺苷注射液40mg、辅酶A注射液100单位、门冬氨酸钾镁注射液10ml。

（4）烧心、吐酸水者加用5%葡萄糖液250ml，奥美拉唑注射液40mg。

10. 穴位贴敷

中脘、神阙、足三里（双），外用胶布固定，5日一换。

11. 剧烈痉挛疼痛时，排除急腹症及其他疾病后，肌注曲马多针剂1支（50mg）配654－2针剂5mg。或肌注庆大霉素针剂4万单位、氯丙嗪针剂12.5mg、安乃近针剂0.25g、阿托品针剂0.5mg。心脏病、青光眼、前列腺增生者禁止使用654－2、阿托品。有精神障碍者禁用甲氧氯普胺注射液。

12. 胃炎合并肠炎时，结肠炎口服液，每次50～100ml，每日3次，兑入等量热开水后口服。

【疗效判定】

1. 痊愈症状、体征全部消失，各种检查指标均正常，一年以上未复发者。

2. 好转症状、体征基本消失，各种检查指标接近正常，一年以内或有复发，但症状轻微者。

3. 无效症状、体征、各种检查指标未改变。

应激性溃疡

【本病概述】

1. 概念

应激性溃疡泛指休克，创伤、手术后和严重全身性感染时发生的急性胃炎，多伴有出血症状，是一种急性胃黏膜病变。应激性溃疡的发病率近年来有增高的趋势，主要原因是由于重症监护的加强，生命器官的有效支持，以及抗感染药物的更新，增加了发生应激性溃疡的机会。

2. 病因

（1）严重创伤使机体处于应激状态的创伤有：严重外伤、大面积烧伤、颅内疾病、脑外伤、腹部手术等。

（2）长时间低血压如休克，慢性肾衰竭、多器官衰竭等。

（3）药物使用如抗癌药物和类固醇激素治疗后，阿司匹林、吲哚美辛等的长时间使用。

（4）其他因素

①中枢神经系统兴奋性增高

胃是应激状态下最为敏感的器官，情绪可抑制胃酸分泌和胃蠕动，紧张和焦虑可引起胃黏膜糜烂。

②胃黏膜屏障的损伤

对应激性溃疡来说，胃黏膜屏障的损伤是一个非常重要的发病原因，任何影响胃壁血流的因素都会对胃黏膜上皮细胞的功能产生影响，削弱胃黏膜屏障。大手术、严重创伤、全身性感染等应激状态，特别是休克引起的低血流灌注，均能减少胃壁的血流，发生应激性溃疡。

③胃酸和 H^+ 的作用

胃酸和 H^+ 一直被认为是溃疡病发病的重要因素。胃酸增多显然能加重胃黏膜防卫系统的负荷，但应激性溃疡时胃酸一般不高，甚至减少，尽管如此，仍不能否定 H^+ 在应激性溃疡发病中的作用。由于胃黏膜屏障受损，H^+ 浓度虽不高，仍可逆行扩散，出现胃壁内酸化。则可产生急性胃黏膜损害。

④代谢产物的影响

如 PG 产生减少，而且还会出现其他一些炎性介质的失控等。

⑤幽门螺杆菌感染

据报道，十二指肠溃疡病人 Hp 的检出率为 85%，胃溃疡病人为 53%，但 Hp 是造成溃疡病的病原菌还是溃疡发生后的并存菌还难以确定。现认为

Hp 可造成急性胃炎，但很少产生急性溃疡，也不会引起显性出血。

⑥胆盐的作用

胆盐对胃黏膜的作用不容忽视，胆盐被认为是除阿司匹林和酒精以外造成胃黏膜损害排行第 3 位的物质。

临床上本病不严重时无上腹痛和其他胃部症状，常被忽视，明显的症状是呕血和排柏油样便；大出血可导致休克；反复出血可导致贫血。胃十二指肠发生穿孔时即有腹部压痛、肌紧张等腹膜炎表现。

此外必须注意有无合并的肺、肾等病变（即 MODS）的表现。

【诊断依据】

1. 在严重外伤、烧伤、大手术后或严重疾病过程中突然发生的上消化道出血，或出现急性绞痛和腹膜炎症状等应考虑本病。

2. 实验室检查血常规检查血红蛋白下降，血细胞比容下降。大便隐血试验阳性。

3. 胃镜检查

有特殊重要性，早期在胃的近段黏膜上可见多数散在的苍白斑点，24 ~ 36 小时后即可见多发性浅表红色的糜烂点，以后即可出现溃疡，甚至呈黑色，有的表现为活动性出血。

4. 选择性动脉造影

可确定出血的部位及范围，且可经导管注入药物止血。

【中医治疗】

1. 脾胃虚寒

（1）症状：胃脘隐隐作痛，绵绵不断，喜暖喜按，得食则减，时吐清水，面色无华，便溏乏力，舌质淡苔白，脉沉缓弱。

（2）治则：温中健脾。

（3）方药：香砂六君子汤合良附丸加减。木香 6g，砂仁 12g，党参 12g，白术 12g，茯苓 12g，甘草 9g，陈皮 10g，姜半夏 12g，高良姜 12g，香附子 12g，红豆蔻 12g，白及 30g，乌贼骨 30g。每日一剂，水煎服。

2. 肝胃不和

（1）症状：胃脘胀痛，痛窜不定，连及两胁，胸闷嗳气，呃逆，善太息，每因情志因素而痛作，嘈杂吐酸，烧心，口干口苦，急躁易怒，大便不爽，舌红苔白脉弦。

（2）治则：疏肝和胃，理气止痛。

（3）方药：柴胡疏肝散合左金丸加减。柴胡 12g，白芍 12g，枳壳 12g，甘草 6g，川芎 12g，香附子 12g，陈皮 12g，黄连 12g，吴茱萸 4g，大黄 10g，木香 6g，川楝子 10g，元胡 10g，白及 30g，乌贼骨 30g，茵陈 30g。每日一剂，水煎服。

3. 瘀血阻络

(1) 症状：痛如针刺或刀割，痛处固定不移，拒按，或见吐血便血，舌紫苔白腻，脉缓涩。

(2) 治则：止血活血，和胃止痛。

(3) 方药：失笑散合丹参饮加减：炒五灵脂 15g，生熟蒲黄各 10g，丹参 30g，檀香 12g，砂仁 12g，黑白芍 30g，黑香附子 15g，醋元胡 12g，川楝子炭 10g，白及 30g，乌贼骨 30g，三七参粉 9g（分 3 次冲服）。每日一剂，水煎服。

4. 脾胃湿热

(1) 症状：症见胃脘痞满，疼痛，痛呈灼热感，纳呆乏力，口苦而腻，恶心欲呕，口干不欲饮水，肢体困重，烦躁身热，大便秘结，小便黄赤，舌质红，苔黄腻，脉濡数或滑数。

(2) 治则：清热化湿，健脾和胃。

(3) 方药：苡薏 15g，黄芩 12g，滑石 30g，枳壳 12g，香附子 15g，白术 12g，生麦芽 30g，莪术 12g，生大黄 9g，鸡内金 30g，象贝 15g，煅瓦楞 30g。

5. 胃阴亏损

(1) 症状：症见胃脘隐隐灼痛，嘈杂似饥而不欲饮食，烧心泛酸，口舌咽喉干燥，烦渴思饮；或干呕呃逆，气不接续，形体消瘦，面色干枯，大便秘结，舌质红少津或有裂纹，苔少或苔花薄，脉细数。

(2) 治则：养阴益胃，滋阴清热。

(3) 方药：沙参 15g，枸杞子 12g，麦冬 15g，川楝子 10g，当归 12g，生地 15g。

【西医治疗】

首先是处理原发病，其次是维持胃内 pH 在 4.0 以上。包括以下措施：

1. 全身治疗去除应激因素，纠正供氧不足，维持水、电解质、酸碱平衡，及早给予营养支持等措施。营养支持主要是及早给予肠内营养，在 24 ~ 48 小时内，应用配方饮食，从 25ml/小时增至 100ml/小时。另外还包括预防性应用制酸剂和抗生素的使用，以及控制感染等措施。

2. 静脉应用止血药如巴曲酶、PAMBA、维生素 K_1、垂体后叶素等。另外还可静脉给埃索美拉唑、法莫替丁等抑制胃酸分泌药物。

3. 局部处理放置胃管引流及冲洗或胃管内注入制酶剂，如埃索美拉唑、凝血酶等。可行冰生理盐水或苏打水洗胃至胃液清亮后为止。包括胃肠减压、胃管内注入硫酸铝等保护胃十二指肠黏膜，以及注入 H_2 受体拮抗剂和质子泵抑制剂等。

4. 内镜治疗胃镜下止血，可采用电凝、激光凝固止血以及胃镜下的局部用药等。

5. 介入治疗可用选择性动脉血管造影、栓塞、注入血管收缩药，如加压素等。

6. 手术治疗可进行迷走神经切断术加胃切除术（通常切除胃的70% ~ 75%），连同出血性溃疡一并切除。残留在胃底的出血性溃疡予以缝合结扎。在老年，危险性较大的病人，可行迷走神经切断术加幽门成形术，并将出血性溃疡缝合。

【特色疗法】

1. 庆大霉素注射液4万单位、维生素 B_{12} 注射液1mg，肌肉注射，每日一次，连用10日。

2. 消炎止痛丸、疏肝清胃丸、养胃丸。

3. 如果有胃中饱胀不舒现象时，改为早上服消炎止痛丸，晚上服养胃丸。

4. 清胃散300g，每日一剂，水煎服。一直服到舌苔退净，症状消失为止。如果有腹泻便溏现象，可临时配服诺氟沙星胶囊3粒，每日2次。

5. 三联疗法

（1）取下脘透中脘至上脘，脾俞透胃俞、胆俞穴（双侧），按常规埋线法植入医用羊肠线。术后用庆大霉素针剂8万单位，肌注，2次/日；胎盘针剂1支肌注，2次/日，均连用5天。

（2）并服溃疡1号

枳实60g，白及60g，白蒺藜60g，呋喃唑酮片0.1g×20片，共为细末，分为20小包，早晚各用开水冲服一包，10天为一疗程。

6. 穴位注射疗法

皮肤先用75%酒精棉球常规消毒，待干后，用5ml一次性注射器抽吸2%普鲁卡因注射液2ml，注射用水2ml，共4ml，针尖垂直刺入穴位，有酸胀感，抽无回血，注入药物，每穴2ml，分别注入中脘和足三里两穴，而后迅速拔针，用棉球按压局部片刻即可，每周一次，3次为一疗程。

7. 穴位贴敷

中脘、神阙、足三里（双），外用胶布固定，5日一换。

8. 剧烈疼痛时，排除急腹症及其他疾病后，肌注曲马多注射液1支（50mg）配654－2针剂5mg。或肌注庆大霉素注射液4万单位、氯丙嗪注射液12.5mg、安乃近注射液0.25g、阿托品针剂0.5mg。心脏病、青光眼、前列腺增生者禁止使用654－2、阿托品。有精神障碍者禁用甲氧氯普胺注射液。

9. 半夏泻心汤加减治疗

（1）方药：半夏10g，黄芩10g，黄连6g，党参10g，干姜3g，枳壳10g，炒莱菔子3g，蒲公英30g，白芍15g，日一剂，水煎早晚分服。

（2）加减：胃脘灼痛，大便干结加枳实10g，大黄10g；胃脘冷痛，大便稀溏加吴茱萸6g；胃脘胀痛连及两胁，嗳气，加柴胡12g，乌药10g，佛手15g；进食后疼痛加重，伴嗳气吞酸者加三仙各10g，连翘10g；便血者加白及12g，地榆炭20g。

10. 胎盘针剂2ml、维生素 B_{12} 针剂0.5mg，分别注入中脘穴，足三里穴（单侧）每穴注入药物1.5ml，三日一次，10次为一疗程。

11. 甲硝唑片0.2g，呋喃唑酮片0.1g，大黄炭6g，白及10g，乌贼骨10g，煅石膏10g，黄连炭6g，每日2次，开水冲服。

12. 白蔻仁10g，砂仁10g，草果仁10g，樟脑10g，冰片10g，蟾酥10g共为细末，敷脐上，外用伤湿止痛膏包扎固定。每周换一次。

13. 下脘透上脘，胃俞透脾俞，用常规埋线法分别埋入羊肠线，3个月一次，3次为一疗程。

14. 西咪替丁针剂、654－Ⅱ针剂浸泡羊肠线8小时，然后在无菌下穴位埋入。下脘透上脘，胃俞透脾俞（双侧）。

【疗效判定】

1. 痊愈症状、体征全部消失，各种检查指标均正常，一年以上未复发者。

2. 好转症状、体征基本消失，各种检查指标接近正常，一年以内或有复发，但症状轻微者。

3. 无效症状、体征、各种检查指标未改变。

慢性溃疡性结肠炎

【本病概述】

1. 概念

溃疡性结肠炎的最初表现可有许多形式。血性腹泻是最常见的早期症状。其他症状依次有腹痛、便血、体重减轻、里急后重、呕吐等。偶尔主要表现为关节炎，虹膜睫状体炎，肝功能障碍和皮肤病变。发热则相对是一个不常见的征象，在大多数病人中本病表现为慢性、低恶性，在少数病人（约占15%）中呈急性、灾难性暴发的过程。这些病人表现为频繁血性粪便，可多达30次/d，和高热、腹痛。

2. 临床表现

体征与病期和临床表现直接相关，病员往往有体重减轻和面色苍白，在疾病活动期腹部检查时结肠部位常有触痛。可能有急腹症征象伴发热和肠鸣音减少，在急性发作或暴发型病例尤为明显。中毒性巨结肠时可有腹胀、发热和急腹症征象。由于频繁腹泻，肛周皮肤可有擦伤、剥脱。还可发生肛周炎症如肛裂或肛瘘，虽然后者在Crohn病中更为常见。直肠指检总是疼痛的。在有肛周炎症的病例指检应轻柔。皮肤、黏膜、舌、关节和眼部的检查极为重要，因为如这些部位有病变存在，那么腹泻的原因可能就是溃疡性结肠炎。

【诊断依据】

1. 临床有持续性反复发作性黏液血便，腹痛，伴有不同程度的全身症状，不应忽视少数只有便秘或无血便的患者。既往史及体检中要注意关节、眼、口腔、肝脾等肠道外表现。

2. 肠镜检查所见

（1）黏膜有多发性溃疡伴充血、水肿，病变大多从直肠开始，且呈弥漫性分布。

（2）黏膜粗糙呈细颗粒状，脆易出血，或附有脓血性分泌物。

（3）可见息肉，结肠袋往往变钝或消失。

3. 黏膜活检

呈炎症性反应，同时常可见糜烂，陷窝脓肿，腺体排列异常及上皮不典型增生等变化。

4. 在排除菌痢、阿米巴肠炎、慢性血吸虫病、肠结核等感染性结肠炎及结肠克隆氏病，放射性结肠炎的基础上，可按下列条件诊断。

5. 根据临床，肠镜检查之（1）、（2）、（3）三项中止一项或黏膜活检可以诊断本病。

6. 根据临床及钡灌肠有（1）、（2）、（3）中之一者可以诊断。

7. 临床症状不典型而有典型之肠镜所见或钡灌肠所见者可诊断本病。

8. 临床有典型症状或典型既往史，但结肠镜或钡灌肠检查无典型改变者，应列为“疑诊”随访。

9. 有关本病一个完整全面的诊断，应包括其临床类型严重程度，病变范围及病变分期：

（1）类型：初发型、急性暴发型、慢性复发型、慢性持续型。

（2）病情程度分级：轻度，全身症状很轻或无全身症状；重度，有多次黏液血便及水样泻及发热，脉率增快等全身症状，血沉可显著增快，血浆白蛋白可减轻；中度，界于轻度与重度之间。

（3）病变范围：全结肠、区域性结肠，左半结肠，乙状结肠、直肠。

（4）病变分期：活动期、缓解期。

【中医治疗】

1. 湿热阻滞

（1）症状：症见腹泻腹痛，里急后重，痢下赤白脓血，肛门灼热，烦热口渴，小便短黄，舌红苔黄腻，脉滑数。

（2）治则：清热利湿，活血化瘀。

（3）方药：结肠炎口服液。黄芩12g，黄连12g，葛根60g，二花30g，车前子15g，白芍60g，滑石30g，山楂10g等27味。

2. 肝郁脾虚

（1）症状：症见胸胁胀闷，嗳气食少，每因抑郁恼怒或情绪紧张时，腹痛腹泻，泻后痛减，舌淡红苔白，脉弦。

（2）治则：抑肝扶脾。

（3）方药：痛泻要方加味。药选土炒白术15g，土炒白芍60g，陈皮10g，防风10g，蒲公英15g，白及30g。水煎服。

3. 脾胃虚弱

（1）症状：症见大便时溏时泻，水谷不化，稍进油腻之物则大便次数增多，饮食减少，脘腹胀闷不舒，面色萎黄，倦怠乏力，舌淡苔白，脉弱。

（2）治则：健脾止泻。

（3）方药：参苓白术散加减。药选人参10g，土炒白术12g，茯苓12g，炒甘草10g，土炒扁豆30g，土炒莲子肉30g，土炒山药30g，砂仁10g，土炒苡米仁30g，桔梗10g，陈皮10g，生姜3片、大枣3枚、车前子15g。水煎服，每日一剂。

4. 脾肾阳虚

（1）症状：腹泻多在黎明之前，腹部作痛，肠鸣即泻，泻后则安，形寒肢冷，腰膝酸软，舌淡苔白，脉沉。

（2）治则：健脾温肾，涩肠止泻。

（3）方药：结肠炎丸。制附子10g，茯苓30g，炒白芍30g，土炒白术15g，生姜6g，土诃子30g，炒车前子15g，炙甘草10g等28味。

【西医治疗】

1. 泼尼松片5mg，每日3次口服。甲硝唑片0.2g，每日3次口服。利福平片0.3g，每日3次口服。云南白药胶囊0.5g，每日3次口服。

2. 地塞米松针剂5mg，云南白药胶囊0.5g，庆大霉素针剂8万单位，2%利多卡因针剂2ml，溶于甲硝唑溶液100ml中直肠点滴，每日一次，连用一周。

3. 0.9% NS300ml，加西咪替丁（甲青咪呱）针剂1g、654－2针剂

10mg、维生素 B_6 针剂 0.3g；0.9% NS 针剂 300ml 加 10% 氯化钾针剂 10ml、肌苷针剂 0.5g、ATP 针剂 40mg、辅酶 A 针剂 200 单位、维生素 C 针剂 3g；诺氟沙星针剂 250ml；静滴，每日一次，3 次为一疗程。

4. 地塞米松 5mg、庆大霉素 8 万单位、2% 利多卡因 5ml、锡类散 0.9g，加生理盐水 100ml 直肠点滴，每日一次。

5. 可使用诺氟沙星、泻痢停、小檗碱（黄连素）、654－2、西咪替丁（甲氰咪胍）、地芬诺酯、维生素 K_3 等对症处理。

6. 阿莫西林片 0.5g，甲硝唑片 0.2g，泼尼松片 10mg，654－Ⅱ片 10mg，日 3 次口服。

【特色疗法】

1. 升麻 10g，葛根 60g，土白芍 60g，甘草 10g，车前子 15g，二花 20g，木香 10g，土炒诃子肉 30g，乌梅 30g，黄连 12g，丹参 10g，白及 10g，石榴皮 30g，米壳 10g，垂柳树叶 1000g。上药加水 6kg，煎至 3kg 时滤出入瓷器内，待水温至 37℃时，加建曲 500g，密封保温一周，做成口服液后内服或直肠点滴。内服每次 50～100ml，每日 3 次。直肠点滴每次 100～200ml，每日一次，连用一周。

2. 下脘透上脘，胃俞透脾俞、肾俞（双侧）、大肠俞（双侧）、天枢（双侧）按常规埋线法，埋入医用羊肠线，半年一次。

3. 庆大霉素针 4 万单位（2ml）、654－2 针剂 5mg（1ml）加生理盐水 1ml，共 4ml，混合后分别注入双侧足三里穴，每穴 2ml，隔日一次，连用七次。

4. 百草霜 10g，枯矾 10g，鸡蛋一个，煎熟食之，每日一次，连用 20 日。

5. 黄蜡 20g，鸡蛋 2 个，煎熟食之，每日一次，连用 20 日。

6. 垂柳树叶 10g 开水泡茶喝，可长期服用。

7. 生大黄 200g，制五倍子 100g，血竭 15g 共为细末，过 100 目筛，取 30g 加生理盐水 100ml 直肠点滴用，每日一次，连用七日。

8. 巴豆仁、雄黄各等分，冰片少许，先将雄黄、冰片研细末，再入巴豆仁、芒硝如泥状，取约黄豆大，捏如丸状，贴印堂穴，强壮者 30 分钟，老幼 10 分钟即可去掉，时间过长会起水泡，每日一次，一般 3 日即可。

9. 穴位注射

（1）选穴：脾俞，大肠俞，足三里，上巨虚。

（2）方法

①用胎盘组织液 2ml、亮菌甲素注射液 0.2g、黄芪针剂 4ml、维生素 B_{12} 针剂 100ug，隔日注射 1 次，10 次为一疗程，双侧穴位交替使用。

②足三里注射 654－Ⅱ针剂加庆大霉素针剂，患者平卧或端坐，常规消

毒双侧足三里穴及周围皮肤，用注射器抽吸654－Ⅱ针剂10mg加庆大霉素针剂8万单位，将针头垂直刺入足三里穴2～2.5cm，待获得针感后，回抽无血则迅速注入药液，每侧1.5ml，每日1～2次，若1次即愈，可停止治疗。

③脾俞，大肠俞，上巨虚，足三里，天枢穴，按常规埋线法埋线。

10. 阿莫西林胶囊0.5g，每日3次口服。甲硝唑片0.4g，每日3次口服。泼尼松片10mg，每日3次口服，654－2片10mg，每日3次口服。阿莫西林胶囊抗菌杀菌，利于胃肠吸收。甲硝唑片对肠道具有较好的抗菌活性。泼尼松片可抗肠道内毒素还有脱敏，消肿等作用。654－2片能缓解肠道平滑肌痉挛，减少肠道蠕动，增强水分吸收，扩张肠道毛细血管，以增强肠道消化吸收功能，有利于溃疡愈合。

11. 苦参30g，仙鹤草30g，诃子25g，秦皮炭15g，煎成200ml加地塞米松片5mg，COSMZ片1g，云南白药胶囊0.5g，温热后，每晚睡前直肠点滴，10日为一疗程。

12. 灌肠疗法

地塞米松注射液5mg、庆大霉素注射液8万单位、2%利多卡因注射液5ml、锡类散针剂0.9g加生理盐水100ml，保留灌肠，每晚睡前一次，疗程1～2个月。

13. 中药直肠点滴法。防风30g，黄连50g，白头翁50g，秦皮50g，白及50g，加水1000ml煎至300ml时滤出。药渣再加水1000ml，煎至400ml时滤出。药渣再加水600ml煎至300ml时滤出。最后将三次的滤出液一同倒入净锅内，加热浓缩为100ml，然后直肠点滴用。点滴前药液中加入珍珠粉2g，摇匀即可用，每日一次，每次100ml，7次为一疗程。

14. 利福平胶囊600mg，每日一次，空腹服。异胭肼片0.4mg，维生素B_6片10mg，谷维素片30mg，泼尼松（强地松）片5mg，甲硝唑片0.1g，复合维生素B4片，每日3次饭后服。丽珠得乐胶囊口服，每次1片，每日3次，饭前30分钟温开水冲服。

15. 中药内服方

党参15g，白术10g，吴茱萸10g，山药15g，补骨脂20g，木香10g，黄连10g，苦参15g，白芍15g，桃仁10g，红花10g，丹参20g。每日一剂，连服三周，水煎服。

16. 口服结肠炎丸、养胃丸、健脾和胃丸。

17. 如果大便次数减少，症状改善后，胃中又出现饱胀不舒现象，即合并有慢性胃炎，应服结肠炎散，每日一剂，水煎服。

18. 结肠炎口服液每次50～100ml，每日3次，兑入等量热开水后口服。口服液应常温存放，不能加热、冷藏和冷冻。口服液若有变色或长膜现象，属正常情况。注意密封，不能长时间接触空气。

19. 严重期可用：

（1）环丙沙星注射液 100ml，加硫酸阿米卡星（丁胺卡那）注射液 0.4g、地塞米松注射液 2mg、654－2 注射液 5mg、维生素 K_3 注射液 4mg、西咪替丁注射液 0.2g。

（2）生理盐水 30ml，加利福平胶囊 4 丸，直肠点滴，每日一次，连用一周。

【疗效判定】

1. 痊愈症状、体征全部消失，各种检查指标均正常，一年以上未复发者。

2. 好转症状、体征基本消失，各种检查指标接近正常，一年以内或有复发，但症状轻微者。

3. 无效症状、体征、各种检查指标未改变。

习惯性便秘

【本病概述】

1. 概念

（1）习惯性便秘，又称功能性便秘，是指每周排便少于 3 次，或排便经常感到困难。便秘的人，不仅会因为大便滞留而使毒素吸收过多，也因大便排出缓慢而比正常人吸收过多的胆固醇。因此，长期便秘的人，面色昏黯、臃肿，呈现出一种异常的病态面容。习惯性便秘常见于原发性肠蠕动功能异常，大便蠕动输送延缓，归根到底也就说肠道的菌群失衡。

（2）习惯性便秘是指长期的、慢性功能性便秘，多发于老年人。但亦有学者认为习惯性便秘不仅仅限于功能性便秘，它又包括结肠性便秘与直肠性便秘，因此，患有习惯性便秘的人应及早去医院查明便秘的原因对症治疗。习惯性便秘主要是生活、饮食及排便习惯的改变以及心理因素等原因导致的，对其治疗如果不纠正这些起因，治疗效果往往较差。药物治疗只是临时之举，长期依赖泻药只会逐渐加重便秘程度，生活调摄才是根本治疗。

2. 病因

（1）饮食中含机械或化学刺激物不足，纤维素含量过少。或进食过少。

（2）不良生活习惯、高度精神紧张、高级中枢对肠壁的交感神经作用过强。

（3）各种原因成结肠蠕动减弱或排便动力不足。

3. 形成因素

（1）心理因素：情绪紧张，忧愁焦虑，注意力高度集中于某一工作，或精神上受到惊恐等强烈刺激，导致皮层和自主神经紊乱，引起便意消失；专家介绍肛裂、肛门直肠周围脓肿、痔疮等患者因恐大便疼痛、出血、脱出，常控制排便，延长排便间隔时间；抑郁性精神病和癔症，结肠过敏等，均可引起习惯性便秘。这些心理因素，是形成便秘的主要原因。

（2）胃肠道运动缓慢：缺乏 B 族维生素，甲状腺功能减退，内分泌失调，营养缺乏等，可影响整个胃肠蠕动，使食物通过缓慢，形成便秘。

（3）肠道运动亢进：促进肠蠕动亢进的副交感神经异常兴奋时，可导致肠运动异常，出现痉挛性收缩，可引起便秘或腹泻交替进行，排出被痉挛的结肠切割成的如羊粪一样的硬便。

（4）肠道受到的刺激不足：饮食过少或食物中纤维素和水分不足，肠道受到的刺激量不足，不能引起结肠、直肠的反射性蠕动，结果食物残渣在肠内停留过久，水分被充分吸收，大便干燥，排出困难。西方流行的精神饮食多含有高营养物质，但缺乏纤维素，一次食用量很少，所以容易因肠道受到的刺激不足发生便秘。

（5）排便动力缺乏：手术损伤了肛门部肌肉，年老体弱，久病或产后，致使膈肌、腹肌、提肛肌收缩力减弱，使排便动力缺乏，粪便不易排出，发生便秘。

（6）肠壁的应激性减弱：腹泻之后，肠壁内神经感受细胞为对抗腹泻，保持正常生理，常可应激性降低排粪活动引起便秘。长期使用刺激性泻药也可减弱肠壁的应激性，导致便秘加重。

【诊断依据】

1. 排便次数减少，粪便硬，直肠便秘多成大块，结肠痉挛则成小粒似羊粪状。少数有骶骨部、臀部、大腿后侧隐痛，是由于粪块压迫第三、四、五骶神经根前支所致。胃肠功能紊乱、腹泻、肠鸣、反胃、恶心，长期可引起贫血及营养不良。

2. 左下腹压痛，常可触及粪块及触及痉挛收缩的肠管。

3. 胃肠 X 线检查

可见钡剂到达结肠后运行减慢，在左侧结肠停滞过久，可显示出扩张的直肠壶腹。

4. 直肠镜

乙状结膜镜及纤维结肠镜检查，可见直肠、结肠黏膜充血、水肿，肠管痉挛性收缩。

【中医治疗】

1. 气滞

（1）症状：症见腹胀胸满，气窜顶胀，而时腹痛无定处，有欲便不得之感。便后腹部胀满可缓解，或便后仍觉不爽，或欲便而只是矢气而已，嗳气频作，粪便无臭气，舌淡苔薄，脉沉弦。

（2）治则：理气通便。

（3）方药：四逆散加减。柴胡15g，白芍10g，枳壳15g，甘草10g，香橼20g，佛手20g，杏仁12g，枳实15g，瓜蒌仁15g，香附子30g，青皮15g，生地20g，熟地20g。水煎服，日一剂。

2. 气虚

（1）症状：症见便秘头晕，体弱气短，肢体乏力，易自汗出，食少纳呆，面色白，粪便亦无臭气，时感为软便但不易排出。舌淡苔薄白而润，脉虚弱无力。

（2）治则：补气通便。

（3）方药：补中益气汤加味。人参10g，白术10g，当归10g，炙甘草10g，陈皮15g柴胡15g，炙黄芪30g，炙升麻10g，生姜3片、大枣3枚、生地30g，熟地30g，肉苁蓉30g，生首乌30g，火麻仁15g，郁李仁15g，桃仁12g，杏仁12g。水煎服，日一剂。

3. 津亏

（1）症状：症见便秘干结如羊粪球，排便努挣，肛门裂痛，口干思饮，食少不敢多进，有时失眠心烦，粪便臭气不大，舌淡红或无苔，脉沉细。

（2）治则：滋阴通便。用增液汤加味。

（3）方药：生地30g，玄参30g，麦冬30g，熟地30g，当归10g，火麻仁30g，枳实30g，陈皮20g，杏仁12g，生山药30g，生扁豆30g，生甘草9g。水煎服，每日一剂。

4. 实热

（1）症状：症见大便干结，小便短赤，面红身热，口干口臭，腹胀腹痛，粪便臭气难闻，舌红苔黄脉滑数。

（2）治则：泻热通便。

（3）方药：增液汤加味。药选大黄15g，枳实30g，川朴12g，芒硝30g（冲服），生地30g，玄参30g，麦冬30g，杏仁12g，生麦芽30g。水煎服，日一剂。

【西医治疗】

1. 山梨醇注射液5～10g，2～3次/日口服，为高渗浸剂，量大可致急性腹泻，对慢性便秘量小则可通便缓泻。

2. 60%乳果糖10～30ml，2～3次/日。肠黏膜如缺乏乳果糖酶则肠道不吸收而成高渗性缓泻剂。对肝昏迷患者并有便秘者最合适。

3. 琼脂15～30ml，2次/日。为膨胀性容量缓泻剂，作用较缓，适于慢性便秘患者使用。

4. 润滑性泻药如甘油及液状蜡，每次10～30ml口服。

5. 高渗性泻药如硫酸镁10～20g口服。

6. 刺激性泻药如番泻叶3～6g，蓖麻油10～30ml，通便灵2片口服。

7. 灌肠和栓剂的应用：用温盐水或温水500～1000ml，肥皂水75ml，加温开水至1000ml，甘油栓及开塞露等。

【特色疗法】

1. 生大黄50g，加热开水200ml，密封浸泡40分钟，取澄清液150ml，直肠点滴，每日一次，连用1周，用于各种便秘证。

2. 新鲜猪胆汁500ml，装入盐水瓶内，高压消毒备用，用时取25ml加等量盐水或普通开水，直肠点滴用。

3. 猪牙皂12g，细辛5g。上药研细末，热蜂蜜调匀，制成栓剂，塞入肛门内即可。

4. 疏肝清胃丸，连用2个月。食少腹胀时口服消炎止痛丸。

5. 党参20g，白术12g，当归15g，炙甘草6g，陈皮6g，生姜6g，柴胡12g，炙黄芪30g，炙升麻9g，大枣9g，生何首乌30g，肉苁蓉30g，生地15g，熟地15g，桃仁12g，杏仁12g，水煎服，每日一剂，连服15日。

【疗效判定】

1. 痊愈症状、体征全部消失，各种检查指标均正常，一年以上未复发者。

2. 好转症状、体征基本消失，各种检查指标接近正常，一年以内或有复发，但症状轻微者。

3. 无效症状、体征、各种检查指标未改变。

乙型病毒性肝炎

【本病概述】

1. 概念

乙型病毒性肝炎是由乙肝病毒（HBV）引起的、以肝脏炎性病变为主，并可引起多器官损害的一种疾病。乙肝广泛流行于世界各国，主要侵犯儿童及青壮年，少数患者可转化为肝硬化或肝癌。因此，它已成为严重威胁人类健康的世界性疾病，也是我国当前流行最为广泛、危害性最严重的一种疾病。乙型病毒性肝炎无一定的流行期，一年四季均可发病，但多属散发。近年来乙肝发病率呈明显增高的趋势。

2. 临床表现

（1）全身症状：肝脏会影响人体全身，因肝功能受损，乙肝患者常感到乏力、体力不支、下肢或全身水肿，容易疲劳，打不起精神，失眠、多梦等乙肝症状。少数人还会有类似感冒的乙肝症状。

（2）消化道症状：肝脏是人体重要的消化器官，乙肝患者因胆汁分泌减少，常出现食欲不振、恶心、厌油、上腹部不适、腹胀等明显的乙肝症状。

（3）黄疸：肝脏是胆红素代谢的中枢，乙肝患者血液中胆红素浓度增高，会出现黄疸，皮肤、小便发黄，小便呈浓茶色等乙肝症状。

（4）肝区疼痛：肝脏一般不会感觉疼痛，但肝表面的肝包膜上有痛觉神经分布，当乙肝恶化时，乙肝患者出现右上腹、右季肋部不适、隐痛等乙肝症状。

（5）肝脾肿大：乙肝患者由于炎症、充血、水肿、胆汁瘀积，常有肝脏肿大等乙肝症状。

（6）手掌表现：不少乙肝患者会出现肝掌等乙肝症状。乙肝患者的手掌表面会充血性发红，两手无名指第二指关节掌面有明显的压痛感等乙肝症状。

（7）皮肤表现：不少慢性肝炎患者特别是肝硬化患者面色晦暗或黝黑，称肝病面容，这可能是由于内分泌失调形成的乙肝症状。同时，乙肝患者皮肤上还会出现蜘蛛痣等。

【诊断依据】

以下四项中任何一项阳性就可诊断为乙型肝炎病毒感染。

1. 血清 HBsAg 阳性或伴 HBcAg 阳性者。

2. 血清 HBsAg 阴性，但抗 – HBcIgM 阳性，或抗 – HBs 或抗 – HBc 阳性者。

3. 血清 HBV – DNA 或 DNA 多聚酶或 HBcAg 或抗 HBc 阳性者。

4. HBV 感染指标不明显或只有抗 – HBc 一项指标阳性，肝内 HBcAg，HBsAg 或 HBA、DNA 阳性者。

至于急性乙型肝炎的诊断，由于我国无症状 HBsAg 携带者很多，这些人如再感染非甲非乙型肝炎或其他急性肝炎，极易误诊为急性乙型肝炎，因此需仔细鉴别，特别是进行科研时对急性乙型肝炎的确诊更要慎重，一般可参考以下几点：

（1）发病不久，经灵敏的方法检测 HBsAg 阴性，发病后阳转，且滴度较高者。

（2）急性期血清抗 – HBcIgM 的高滴度，抗 – HBcIgG 低滴度，恢复期恰恰相反者。

（3）急性期 HBsAg 高滴度，恢复期持续阴转者。

（4）急性期抗－HBc 阳转或恢复期抗－HBs 阳转者。

（5）有明确的受染者（如输入 HBsAg 阳性血液），且潜伏期符合，发病后 HBsAg 阳性者。

慢性肝炎的病原学确诊更难，一般分为 HBsAg 阳性和 HBsAg 阴性即可。

无症状 HBsAg 携带者：无任何临床症状及体征、肝功能正常、HBsAg 血症持续阳性 6 个月以上者。

【中医治疗】

一般治疗

1. 脾虚湿阻

（1）症状：症见面色黄胖或浮肿，倦怠乏力，腹胀便溏，食欲不振，口淡乏味，恶心呕吐，舌质淡白舌苔白腻而润滑，脉象缓弱。本证乃因脾虚生化乏源，故面色黄胖而虚浮；气血不足不能充养肢体，脾虚湿困则倦怠乏力；脾虚则运化失职，水湿不化，滞于中焦，气机不畅，升降失常，则腹胀便溏，食欲不振，口淡乏味，或见呕恶。舌淡苔白腻而润滑，脉缓弱乃脾虚湿阻之证。

（2）治则：健脾化湿，疏肝理气。

（3）方药：平胃散加味。药用苍术 10g，厚朴 10g，陈皮 10g，炒甘草 3g，柴胡 10g，白芍 10g，焦三仙各 15g，虎杖 20g，板蓝根 20g，蒲公英 20g，藿香 15g，生姜 2 片，大枣 2 枚。倦怠乏力者加佩兰 15g；腹泻者加扁豆 15g，薏苡仁 15g；面黄者加栀子 15g，茵陈 20g；肝区隐痛者加川楝子 10g，醋元胡 10g；转氨酶高者加败酱草 20g，夏枯草 15g；肿甚者加茯苓 20g，泽泻 15g。

2. 肝胃不和

（1）症状：症见胁肋用痛或隐痛走窜，嗳气吞酸，呕恶食少，面色青黄，舌红苔薄白，脉弦弱。本证乃肝气郁结，横逆犯胃，气机不畅，升降失常；肝郁气滞则胁肋胀痛或走窜隐痛；肝郁化火，横逆犯胃，胃失和降则嗳气吞酸，呕恶食少；肝胆失于疏泄则面色青黄。舌质红苔薄白，脉弦弱乃肝胃不和之兆也。

（2）治则：疏肝和胃，解毒理气。

（3）方药：四逆散加味。药用炙甘草 3g，炒枳实 10g，柴胡 10g，白芍 10g，焦三仙各 15g，青皮 10g，陈皮 10g，蒲公英 20g，板蓝根 20g，白花蛇舌草 20g，夏枯草 15g，茵陈 20g，栀子 10g。胁痛甚者加川楝子 10g，醋元胡 10g；嗳气吞酸者加沉香 3g，乌贼骨 20g；呕恶者加竹茹 10g；面黄者加黄柏 10g。

3. 湿热蕴结

（1）症状：症见身黄，尿黄，目睛黄染，时或发热，腹胀食少，大便或溏，倦怠乏力，口苦少寐，舌质红苔黄腻，脉滑数。本证乃湿热阻滞中焦，上薰肝胆，肝胆疏泄失职，胆汁不循常道，溢于肌肤，故见身黄尿黄目黄三症。湿热蒸于肌表，故时见发热。肝气不疏，中焦失和则腹胀食少。湿阻肠道清浊不分，则大便时溏。湿邪困阻阳气则倦怠乏力，胆热上逆则口苦，热扰心神则少寐，舌红苔黄腻，脉滑数乃湿热蕴结所致。

（2）治则：疏肝解毒，清利湿热。

（3）方药：茵陈蒿汤加味。药用茵陈 20g，栀子 10g，大黄 6g，柴胡 10g，白芍 10g，金银花 15g，连翘 15g，虎杖 15g，板蓝根 20g，蒲公英 20g，地丁 20g，焦三仙各 15g，生甘草 3g。热甚者加黄柏 10g，龙胆草 10g；胁痛者加川楝子 10g，郁金 10g，便溏者加薏苡仁 15g；口苦者加黄芩 10g，少寐者加竹茹 15g。

4. 气血亏虚

（1）症状：症见面色淡黄，气短懒言，倦怠乏力，心悸失眠，食欲不振，舌质淡红，苔薄白，脉细弱。本证乃气血不足，面色失荣，则面色淡黄无华。气虚则气短懒言，倦怠乏力；脾气虚运化无力则食欲不振；血虚心神失养，则心悸失眠。舌淡红苔薄白，脉细弱乃气血亏虚的表现。

（2）治则：疏肝解毒，补益气血。

（3）方药：参芪四物汤加味。药用党参 10g，黄芪 10g，生地 10g，当归 10g，赤芍 10g，川芎 1g，焦三仙各 15g，柴胡 10g，白芍 10g，金银花 15g，公英 15g，虎杖 15g，板蓝根 15g，丹参 20g，甘草 3g。面黄甚者加栀子 10g，茵陈 20g。转氨酶高者加败酱草 20g，白花蛇舌草 20g，夏枯草 20g；手足心发热者加丹皮 10g，地骨皮 10g。

5. 热毒血瘀

（1）症状：症见面色红黄，心烦不寐，皮肤瘀斑，尿赤身热，胁肋刺痛，不得侧卧，舌苔黄干，脉弦数有力。此证因热毒炽盛，阴血被灼，瘀而不行，胆汁外溢故面色红；热扰心神则心烦不寐，血瘀肌肤则皮肤可见瘀斑瘀点；热毒内蒸，则尿黄赤而身热；热毒蕴结肝脏，肝气失疏，瘀血不散，故胁肋刺痛，而不得卧；知红苔黄干，脉弦数有力乃热闹毒之象。

（2）治则：凉血散瘀，清热解毒。

（3）方药：犀角地黄汤加味。药用水牛角 30g，生地 20g，赤芍 12g，丹皮 10g，金银花 20g，连翘 15g，公英 15g，地丁 15g，大青叶 30g，丹参 10g，虎杖 20g，板蓝根 20g，败酱草 20g，茵陈 20g，生甘草 3g。热甚者加大黄 10g，黄芩 10g；肝火旺者加柴胡 10g，栀子 15g；胁肋刺痛加郁金 15g，元胡

15g。

6. 热盛湿阻

（1）症状：症见身目黄色鲜明，身黄如熟橘子色，发热口渴，心烦欲呕，脘腹胀满，食纳减少，大便秘结，小便黄赤，舌质红，苔黄腻或黄糙，脉弦数或滑数。

（2）治则：清热解毒，化湿散结。

（3）方药：黄连6g，黄柏10g，栀子12g，黄芩12g，大黄25g，茵陈90g，金钱草30g，海金沙30g，虎杖30g，板蓝根30g，赤芍30g。

7. 湿盛热壅

（1）症状：症见身目色黄而不鲜明，头身困重，身热不扬，胸脘痞满，食欲减退，口干而不欲饮水，便稀不爽，小便短黄，苔黄厚腻或黄白相间，脉濡缓或弦滑。

（2）治则：化湿解毒。

（3）方药：佩兰10g，苍术9g，猪苓15g，茯苓15g，泽泻12g，茵陈90g，金钱草30g，大黄12g，贯众15g，滑石18g，赤芍30g，虎杖30g，板蓝根30g。

8. 肝胆瘀热

（1）症状：症见身目黄染，胁肋胀痛，高热烦渴，口苦口干，胃纳呆滞，恶心呕吐，腹部胀满，大便秘结，小便短赤，苔黄糙，脉弦滑数。

（2）治则：清肝利胆，化湿退黄。

（3）方药：金银花30g，连翘30g，蒲公英30g，黄芩12g，柴胡10g，大黄25g，玄明粉10g（冲），枳实12g，丹参30g，茵陈30g，金钱草30g，海金沙30g，郁金15g，赤芍25g。

9. 痰气互结

（1）症状：症见身目黄染，色不鲜明，胁肋胀痛或胁下痞闷，纳呆乏味，干呕，身困沉重，大便不爽，舌苔厚腻，脉弦滑。

（2）治则：化痰理气散结。

（3）方药：橘红12g，胆南星8g，半夏12g，枳实12g，石菖蒲12g，硝石9g（冲），矾石9g（冲），三棱6g，莪术9g，鸡内金12g，栀子12g，金钱草30g，香附子12g，郁金12g。

10. 脾胃虚寒

（1）症状：症见黄色晦暗，或如烟熏，纳少脘闷，或见腹胀，大便不实，神疲畏寒，口淡不渴，舌质淡苔腻，脉濡缓或沉迟。

（2）治则：温化寒湿，健脾和胃。

（3）方药：茵陈30g，白术12g，附子9g，干姜9g，炙甘草6g，肉桂

3g，郁金 12g，赤芍 15g，丹参 30g，川芎 9g。

11. 热毒炽盛

（1）症状：症见黄疸急起，迅速加深，高热烦渴，呕吐频频，脘腹胀满，疼痛拒按，大便秘结，小便短少，烦躁不安，舌质红，苔黄糙，脉弦数或洪大。

（2）治则：清热泻火，解毒退黄。

（3）方药：犀角粉 3g（冲），或水牛角粉 30g，大黄 30g，玄明粉 10g（冲），茵陈 30g，黄连 9g，丹参 30g，赤芍 40g，石菖蒲 12g，郁金 30g，山豆根 6g，虎杖 30g，板蓝根 30g，金钱草 30g，海金沙 30g。

12. 瘀血阻滞

（1）症状：症见身目发黄而晦暗，面色黧黑，胁下有积块胀痛，皮肤可见赤纹丝缕，舌质紫或有瘀斑，脉弦涩或细涩。

（2）治则：活血化瘀退黄。

（3）方药：赤芍 40g，丹参 30g，当归 12g，鳖甲 25g，栀子 12g，茵陈 30g，鸡内金 12g，大黄 25g，桃仁 12g，五灵脂 12g，蒲黄 10g，金钱草 30g。

黄疸治疗

1. 阳黄

（1）热重于湿

①症状：症见身目黄色鲜明，黄如熟透之橘皮色，发热口渴，心烦欲呕，脘腹胀满，饮食减退，小便黄赤，大便秘结，苔黄腻或黄燥，舌质红，脉弦数或滑数。

②治则：清热解毒，利湿退黄。

③方药：大黄 25g，栀子 12g，茵陈 60g，黄连 6g，黄芩 12g，贯众 12g，金银花 30g，板蓝根 30g，滑石 18g，虎杖 30g，山豆根 6g，生薏苡仁 30g，金钱草 30g，赤芍 30g，丹皮 9g。

（2）湿重于热

①症状：症见身目色黄，不如热重于湿型光亮，身热不扬，头重身困，脘痞胸闷，食欲减退，口渴不多饮，便溏不爽，小便短黄，苔厚腻或黄白相间，脉濡缓或弦滑。

②治则：利湿解毒，化湿退黄。

③方药：茵陈 30g，白蔻仁 12g，藿香 10g，猪苓 15g，茯苓 15g，板蓝根 30g，山豆根 6g，滑石 18g，金钱草 30g，海金沙 30g，赤芍 30g，陈皮 10g，郁金 12g。

（3）湿热兼表

①症状：症见黄疸初起，轻度目黄或不明显，畏寒发热，头重身疼，倦

怠无力，脘闷不饥，小便黄，苔薄腻，脉浮弦或浮数。

②治则：清热化湿，解表。

③方药：荆芥 10g，防风 10g，连翘 30g，赤小豆 25g，滑石 12g，茵陈 30g，虎杖 30g，白蔻仁 10g，藿香 10g，石菖蒲 12g，贯众 12g。

（4）肝胆瘀热

①症状：症见黄疸胁痛，高热烦躁，口苦口干，胃纳呆滞，恶心呕吐，腹部胀满，大便秘结，小便短赤，苔黄糙，脉弦滑数。

②治则：清热化湿，利胆退黄。

③方药：金银花 30g，连翘 25g，蒲公英 30g，黄芩 12g，柴胡 9g，大黄 15g，玄明粉 10g（冲），枳实 9g，丹参 30g，赤芍 15g，郁金 12g，茵陈 30g，金钱草 25g，海金沙 30g，川楝子 10g，玄胡 12g。

2. 急黄

（1）热毒炽盛

①症状：症见黄疸急剧加重，或黄疸急起，迅速加深，高热烦渴，呕吐频作，脘腹胀满，疼痛拒按，大便秘结，小便短赤而少，烦躁不安，苔黄糙，舌边尖红，扪之干，脉弦数。

②治则：清热解毒，泻火退黄。

③方药：黄连 6g，黄芩 12g，黄柏 10g，栀子 12g，大黄 40g，玄明粉 10g（冲），茵陈 60g，金银花 30g，地丁 30g，虎杖 30g，山豆根 6g，赤芍 40g，红花 10g，藕节 30g，白茅根 60g。

（2）邪毒内陷

①症状：症见起病急骤，变化迅速，身黄如金，高热尿闭，衄血便血，皮下斑疹，或躁动不安，甚则狂乱、抽搐，或神情恍惚，甚则神昏谵语，舌苔秽浊，舌质红绛，脉弦细而数。

②治则：清热解毒，凉血救阴。

③方药：犀角 3g（冲服），黄连 6g，栀子 12g，升麻 12g，茵陈 60g，生地 15g，玄参 12g，石斛 30g，丹皮 12g，钩藤 30g，石决明 25g，寒水石 30g。

3. 阴黄

（1）寒湿困脾

①症状：症见黄色晦暗，脘闷腹胀，食欲减退，大便溏薄，神疲畏寒，苔白腻，质淡体胖，脉沉细迟。

②治则：温化寒湿，健脾和胃。

③方药：茵陈 30g，附子 10g，白术 10g，干姜 10g，茯苓 15g，泽泻 12g，生山楂 40g。

（2）肝郁气滞

①症状：症见两胁胀满或两胁胀痛，嗳气频作，恶心纳呆，胸闷脘胀，急躁易怒，舌质略红，苔薄白，脉弦。

②治则：疏肝理气。

③方药：柴胡10g，白芍12g，川芎10g，香附子10g，枳实9g，栀子10g，神曲30g，生山楂40g，郁金12g，甘草6g。

（3）肝郁脾虚

①症状：症见两胁胀满，脘腹痞闷，食欲不振，恶心呕吐，神疲乏力，面色萎黄，急躁易怒，善太息，大便溏泄，舌质淡，舌体有齿痕，脉弦细。

②治则：疏肝健脾。

③方药：当归12g，白芍12g，柴胡10g，白术12g，茯苓15g，甘草6g，郁金12g，香附子12g，生麦芽30g，生山楂40g，虎杖30g。

（4）脾肾阳虚

①症状：症见畏寒肢冷，面色不华或晦暗，少腹腰膝冷痛，肢胀浮肿，食少腹胀，便溏或完谷不化，或五更泄，小便清长或尿频。舌质淡胖，有齿痕，苔白，脉沉细。

②治则：健脾温肾。

③方药：党参12g，白术12g，茯苓15g，黄芪60g，陈皮12g，大腹皮30g，附子9g，桂枝9g，熟地15g，山药25g，山萸肉15g，丹皮9g，吴茱萸6g，厚朴10g。

（5）肝胃不和

①症状：症见胃脘胀满或疼痛，两胁窜痛，灼心吞酸，嗳气呃逆，纳食减少，恶心呕吐，舌质淡红，苔薄白或薄黄，脉弦滑。

②治则：疏肝和胃。

③方药：柴胡10g，香附子10g，郁金12g，半夏10g，陈皮12g，茯苓15g，麦芽30g，生山楂40g，鸡内金12g，白芍12g，甘草6g，藿香12g。

（6）肝肾阴虚

①症状：症见腰膝酸软，足跟痛，手足心热，头晕目眩，两目干涩，咽干口燥，失眠多梦，右胁隐痛，或见低热，舌质红，少苔，脉细数。

②治则：滋补肝肾。

③方药：生地30g，沙参15g，枸杞15g，麦冬12g，当归12g，川楝子10g，百合10g，鳖甲25g，郁金15g，丹皮10g，白芍12g。

（7）气阴两虚

①症状：症见劳累后胁痛，口干咽燥，五心烦热，全身乏力，心悸气短，面色无华，纳差腹胀，大便溏泄，舌质红或淡，苔薄白或无苔，脉沉细无力。

②治则：益气养阴。

③方药：郁金12g，香附子12g，太子参30g，黄精30g，百合15g，白芍12g，麦冬12g，沙参15g。

（8）气滞血瘀

①症状：症见两胁刺痛或痛有定处，肋下痞块，面色晦暗，赤缕红掌，皮肤甲错，妇女闭经或行经块夹伴小腹腹痛，舌质紫暗或有瘀斑，或舌下青筋怒张，脉弦涩。

②治则：行气活血。

③方药：丹参30g，川芎12g，当归12g，赤芍40g，桃仁12g，红花10g，柴胡10g，香附子10g，瓜络12g，穿山甲12g，玄胡12g，三七6g，郁金12g，姜黄12g，白芍12g，川楝子10g。

（9）痰瘀互结

①症状：症见虚胖无力，纳食香甜，右胁不适，大便黏滞不畅，苔白腻，脉弦滑。

②治则：化痰祛湿活血。

③方药：草决明15g，泽泻10g，制何首乌10g，虎杖30g，茵陈30g，生山楂40g，郁金15g，柴胡10g，丹参30g，赤芍40g，川芎10g。

4. 闭脱证

（1）湿浊内闭

①症状：症见神识似清非清，时清时昏，身黄灰滞，身热不扬，脘腹胀满，大便溏滞不爽，舌苔腻浊，脉弦滑。

②治则：化浊开窍。

③方药：石菖蒲15g，郁金12g，远志12g，茯苓15g，泽泻12g，半夏12g，沉香6g，白蔻仁9g，薏苡仁30g，茵陈30g，大腹皮25g。另服冠心苏合香丸，每日2次，每次1丸。

（2）痰热内闭

①症状：症见神昏谵语，或昏迷不醒，或昏而时醒，黄疸日深，斑疹衄血，或腹胀如鼓，舌绛，苔腻，脉弦数。

②治则：清热化痰，开窍熄风。

③方药：黄连9g，大黄30g，黄芩12g，山栀子10g，半夏12g，陈胆南星9g，石菖蒲12g，郁金12g，远志12g，茵陈30g，石决明25g。另服安宫牛黄丸，每次1粒，每日2次。昏迷时灌服至宝丹，每次1粒，每日2次。烦躁时服紫雪丹，每次1.5g，每日2次。

（3）脱证

①症状：症见病情急剧变化，面色及皮肤苍黄，神情淡漠，呼吸急促，

四肢厥冷，烦躁不安，脉微欲绝。阴脱则伴发热烦躁，口渴喜冷，尿色黄；阳脱则伴目呆口张，瞳孔散大，喉中痰鸣，气少息促，汗出如油，周身俱冷，二便失禁。

②治则：固脱。

③方药：脱选用人参 10g，生石膏 30g，知母 10g，黄芩 12g，大黄 10g，甘草 6g。再选用生脉针剂静滴。阳脱选用人参 9g，附子 10g，麦冬 12g，五味子 10g。或选用参附针剂 10 ~ 20ml 静脉点滴。

【西医治疗】

1. 输液

（1）5% GS 250ml，加复方丹参针剂 20ml、门冬氨酸钾镁针剂 10ml。

（2）10% GS 200ml，清开灵针剂 30ml、鱼腥草针剂 30ml。

（3）5% GS 250ml、甘利欣针剂 80mg。

（4）10% GS 400ml，加葡醛内酯针剂 0. 2g、肌苷针剂 0. 4g、维生素 C 针剂 3g。

（5）10% GS 250ml，复方丹参针剂 20ml、肌苷针剂 0. 5g、ATP 针剂 40mg、辅酶 A 针剂 200 单位、维生素 C 针剂 3g，静脉点滴，每日 1 次。7 天一疗程。

2. 肌肉注射

白细胞介素 -2 注射剂 20 ~ 40 万单位，肌注，连用 7 ~ 14 天。乙肝疫苗粉针 30ug，肌注。每日一次，用半年。适用于肝功能正常者。肝功异常时加用干扰素粉针 300 万单位，肌注，日一次，用一年。

3. α 干扰素粉针（人白细胞干扰素），剂量为 300 万单位/d，肌注，疗程 7 ~ 10 天。

4. 阿糖腺苷与单磷酸阿糖腺苷（Ara - A 及 Ara - AMP）是人工合成的嘌呤腺苷，作用机理是抑制病毒 DNAP 与核糖还原酶，达到抑制 DNA 病毒复制的目的。剂量为 10mg/kg/d，肌注，连用 7 天后剂量减半，再用 21 天，一疗程为 28 天。Ara - AMP，即保持了 Ara - A 的抗病毒活性，又增加了它在水中的溶解度，局部用药时，疗效比 Ara - A 好而毒性小，故可作肌注应用，用法同 Ara - A。

5. 阿昔洛韦针剂 15mg/kg/d，溶于葡萄糖溶液内，分 2 次静脉滴注，上下午各 1 次。疗程为 15 ~ 20 天，必要时间隔 1 周，再重复 1 个疗程。

6. 山豆根注射液（肝炎灵），作深部肌注，每次 1 支，每日 2 次（每 1 支含灭菌溶液 2ml，生物碱 35mg）。疗程为 1 个月左右。治疗慢性活动性肝炎时，疗程为 3 个月。

7. 胰高血糖素——胰岛素疗法（G - I）。

用胰高血糖素针剂 1 ~ 2mg/d、胰岛素针剂 6 ~ 12 单位/d，加入 10% 葡萄糖溶液 500ml 中静滴，2 ~ 3 周为一疗程。

8. 人胎肝细胞悬液输注

将含有新鲜制备的人胎肝细胞悬液的消毒瓶与输血过滤器连接，经静脉滴注。滴速开始稍慢，如 10min 后无反应，可适当加快，一般控制在 2 小时左右滴完。通常每周 2 ~ 3 次，4 ~ 6 次为一个疗程，每次输入量为 1 胎肝制成的悬液。输液前不用免疫抑制剂。极少数有过敏反应者，可口服氯苯那敏片 4mg，滴注过程应密切观察有无副反应。

9. 免疫调节剂的应用

泼尼松片每日 40 ~ 60mg，口服，或地塞米松片 10 ~ 20mg/d，静脉滴注，疗程 7 ~ 10d，好转后逐渐减量。

10. 胸腺素是一种免疫增强剂，主要作用于 T 淋巴细胞，防止发生肝坏死。用法：每日 16 ~ 20mg，肌注或加入 5% ~ 10% 葡萄糖液中静滴，疗程为 2 ~ 3 个月。

11. 改善微循环

可用前列腺素 E1 针剂（PGE1）200ug/次/d，加 10% 葡萄糖液 250 ~ 500ml，缓慢静滴，14 天为一疗程。或用 654 ~ 2 针剂 60 ~ 200mg/d，分次静滴，可与肝素并用。或用复方丹参注射液和川芎嗪注射液适量静滴。

12. 肝支持疗法

有聚丙烯腈膜（PAN 膜）血液透析、“人工细胞膜”包裹活性炭灌流、树脂灌流及血浆交换等方法。

13. 防治并发症

（1）出血的防治：重型肝炎发生大出血的原因，主要是凝血因子的缺乏和 DIC。应给以足量的止血药物（包括凝血因子），如注射维生素 K、酚磺乙胺、卡巴克洛、多次少量输入新鲜血浆、血液、血小板等。复方丹参注射液、低分子右旋糖酐、大剂量双嘧达莫等。

（2）急性肾功能不全的防治：少尿时应采取扩张血容量的措施，如静脉滴注低分子右旋糖酐、血浆及人血白蛋白等。可并用多巴胺等增加肾血流量的药物。必要时可肌注或静脉注射呋塞米。

（3）继发感染的防治：加强基础护理，及时应用足量的抗生素和庆大霉素、氨苄青霉素或第三代头孢霉素等以控制腹腔内及全身性感染，同时应用丙种球蛋白以增强抵抗力。

14. 必要时可行肝移植。

【特色疗法】

临床症状（恶心、呕吐、腹胀、乏力、食欲不振、肝区隐痛等）明显，两对半异常，肝功能不正常，应立即治疗。如果没有临床症状，肝功能又正常，只是两对半异常者，不需治疗。如果没有临床症状，两对半正常，只要肝功能不正常者，也必须治疗。

1. 党参50g，黄芪50g，生地50g，当归50g，赤芍50g，川芎50g，炒神曲100g，炒山楂100g，炒麦芽100g，柴胡50g，白芍50g，二花100g，蒲公英100g，虎杖100g，板蓝根100g，丹参100g，栀子50g，茵陈100g，败酱草100g，白花蛇草100g，夏枯草100g，丹皮50g，地骨皮50g，甘草30g。日1剂，水煎服。

2. 大蒜发泡法

取大蒜三、五瓣（独头蒜或紫皮蒜）捣成泥状加入益肝散（青黛4份，甜瓜秧或蒂2份，冰片1份，前二药焙干与冰片共研细）1g，拌匀取少许敷在上臂臂臑穴上，在敷药前先在穴位上放一块有小孔的纱布，小孔正对穴位，然后敷药于小孔中，随即盖一张不吸水的纸，外用绷带包好。6~8小时后，局部微觉灼痛，皮肤出现红赤色时可将药去掉，用消毒纱布包扎，24小时后去药，皮肤必有水泡，常规消毒后，以注射器吸出水泡中水液，涂甲紫（龙胆紫）液，加消毒纱布保护，一般3~5天后愈合，2~3周敷一次，左右穴位交替使用，连续三次，若未满三次肝功能恢复正常者，即可停止，第二次使用臂臑穴，可稍偏离原疤痕。

3. 乙型肝炎表面抗原阳性的治疗

（1）清利湿热法。适用于有肝胆湿热者。白花蛇舌草、黄毛耳草、半边莲、金钱草、虎杖、白茅根、茯苓各30g，滑石15g，甘草3g。

（2）健脾法。用于脾虚证者。白花蛇舌草、黄毛耳草各30g，党参20g，白术15g，淮山药30g，鸡内金10g，扁豆16g，砂仁10g，陈皮10g，柴胡10g，甘草3g。

（3）补肾法。用于肾虚者。白花蛇舌草30g，黄毛耳草30g，山萸肉20g，枸杞30g，何首乌20g，五味子15g，女贞子30g，旱莲草15g，甘草3g。

（4）祛瘀法。用于血瘀者。白花蛇舌草、黄毛耳草、黄芪各30g，当归、土鳖虫、鸡内金、柴胡各10g，田三七3g，连翘20g，大黄6g。

（5）杀灭病毒期以祛邪之药为主，活血调气为辅。土茯苓、金银花、板蓝根、白花蛇舌草、金钱草、生大黄、虎杖、丹参、柴胡、青皮，水煎服，日1剂。

（6）调肝脾祛余毒期以保肝健脾为主。丹参、白芍、白术、陈皮、柴胡、枳壳、薏苡仁、土茯苓、虎杖、金银花、山楂、甘草。日一剂，水煎服。

（7）巩固疗效期以益气养阴为主，防止反跳。黄芪、黄精、白术、枸杞、沙参、麦冬、熟地、仙灵脾、陈皮、白花蛇舌草。

4. 转氨酶增高的治疗

（1）茵陈、夏枯草、蒲公英各20g，板蓝根、陈皮各15g，大枣3枚。配五味子粉10g。

（2）茵陈、板蓝根、丹参、败酱草、炒白芍各30g，栀子、黄柏、龙胆草、甘草、土茯苓、砂仁各10g。热重加滑石；湿热较重加藿香、佩兰、苍术；胁痛加柴胡、元胡、川楝子；纳差加焦三仙、鸡内金；肝火旺加龙胆草、金钱草、黄芩；腹胀加香橼、佛手、枳壳、陈皮；失眠加枣仁、夜交藤；表面抗原阳性加半枝莲、白花蛇舌草、贯众、蚤休。

5. 浊絮试验阳性的治疗

（1）湿热

①症状：患者并见口苦口黏，胸闷纳呆，肝区热痛，尿黄赤，大便干或溏，舌苔黄厚或黄腻。

②治则：清热化湿降浊。

③方药：茵陈、板蓝根、败酱草、鸡骨草、贯众、虎杖各15g，黄芩、厚朴、苍术各10g，土茯苓、薏苡仁、蚕沙（包）、泽泻各12g。

（2）肝郁气滞

①症状：患者并见两胁胀痛，胸闷脘胀，嗳气频多，每因情志波动而加重。

②治则：疏肝理气降浊。

③方药：柴胡、陈皮、青皮各5g，香附子、郁金、枳壳、白芍、白术、茯苓、川楝子、元胡各10g，大枣5枚。

（3）瘀血

①症状：患者并见面色灰暗，面颈胸部血缕血痣，肝掌，胁部刺痛固定，舌有紫斑。

②治则：活血化瘀降浊。

③方药：当归、郁金、桃仁、泽兰各10g，红花6g，丹参、白芍、益母草、黄芪、鳖甲各10g，生牡蛎10g，柴胡、甘草各5g。

（4）肝血失养

①症状：患者并见胁痛隐痛，低热颧红，口干咽燥，鼻衄齿衄，心烦失眠。

②治则：滋阴养肝降浊。

③方药：生地、玄参、麦冬、石斛、枸杞、女贞子、墨旱莲、地骨皮各12g，茜草根、当归、丹皮、秦艽各10g，乌梅6g。

（5）絮浊异常

蚤休、郁金、鳖甲、穿山甲、白花蛇舌草、丹参、败酱草、制大黄、生黄芪各9g，田三七5g，桃仁6g，生山楂15g，肝区痛加元胡、罂粟壳、沉香；心烦失眠加五味子、枣仁、煅龙齿；齿衄加大蓟、小蓟、丹皮、生地；血瘀加红花、莪术、三棱、赤芍；腹胀腹水加茯苓皮、车前子、白茅根、金钱草、赤小豆、大腹皮。

（6）麝浊异常

当归、白芍、柴胡、白术、茯苓各15g，败酱草、茵陈、丹参、山楂各20g，栀子、甘草各10g。肝区痛加元胡、郁金、川楝子；失眠加枣仁、夜交藤；纳差加焦神曲、焦麦芽、焦槟榔；胸闷加全瓜蒌；气短加党参、黄芪。

（7）浊絮异常

白术、茯苓、甘草、女贞子、白芍、连翘、板蓝根各15g，厚朴、郁金各12g，当归10g，丹参、鸡血藤、黄芪、黄精各30g。气滞加香附子、青皮；脾虚加山药、党参；湿热未尽加茵陈、车前子；血瘀加五灵脂、桃仁血虚加制何首乌、枸杞；血热加丹皮、白茅根。

6. 清开灵针剂30～60ml加10%葡萄糖溶液500ml内静脉点滴，每日一次。茵栀黄针剂20～30ml加5%葡萄糖溶液250ml内静脉点滴，每日一次。

7. 大黄30g，牡蛎25g，食醋50ml，每日1～2次，高位灌肠。

8. 番泻叶30～60g泡茶口服。

9. 疏肝清胃丸，连用3个月。

10. 成药口服

（1）转氨酶高者口服联苯双酯丸8粒，每日3次。

（2）胆红素高者口服茵栀黄胶囊或茵栀黄冲剂，按说明服。

（3）血脂高者口服非诺贝特片，每晚一次，每次0.3g（每片0.1g）。

（4）两对半异常者口服拉咪呋啶片0.1g，每日一次，连服3个月。

（5）同时口服强肝胶囊（每次3粒，每日3次）、护肝片（每次4片，每日3次）、水飞蓟宾片（每次2片，每日3次）、肝太乐片（每次0.1g，每日3次），连服3个月。

（6）两胁撑胀者口服曲美布汀片0.1g，每日3次。

11. 静脉点滴

（1）10%葡萄糖500ml，加维生素C针剂2g、普通胰岛素针剂8单位、10%氯化钾针剂10ml。

（2）5%葡萄糖200ml，加清开灵针剂20ml、CO丹参针剂20ml。

（3）10%葡萄糖200ml，加甘利欣针剂150mg、门冬针剂10ml、维生素C针剂1g（脂肪肝者不用甘利欣）。

（4）5%葡萄糖150ml，加肌苷针剂0.4g、ATP针剂40mg、辅酶A针剂100单位、维生素B_6针剂0.3g。

【疗效判定】

1. 临床治愈症状、体征全部消失，各种检查指标均正常，一年以上未复发者。

2. 好转症状、体征基本消失，各种检查指标接近正常。

3. 无效症状、体征、各种检查指标未改变。

细菌性肝脓肿

【本病概述】

1. 概念

细菌性肝脓肿常继发于人体其他部位的化脓性细菌感染，致病菌以大肠杆菌、金黄色葡萄球菌以及链球菌等为最多见。致病菌可直接侵入肝脏，也可经门静脉系统入肝，或经淋巴系统播散。

2. 病因

病因有胆道系统细菌侵入、肝外伤后继发感染、门静脉系统、肝动脉、来自腹内邻近脏器的直接蔓延以及其他原因。

3. 病理

细菌性肝脓肿的病理变化与细菌的传入途径、种类、毒性、患者的抵抗力的强弱和治疗及时与否等因素有密切关系。因为肝脏血运丰富，在肝脓肿形成过程中，大量毒素被吸收后呈现较严重的毒血症，患者发生寒战、高热、精神萎靡、病情重笃。当脓肿为慢性期后，脓腔四周肉芽组织增生，纤维化，此时临床上毒性症状也可减少或消失。肝脓肿可向膈下、腹腔、胸腔穿破，胆道感染引起的肝脓肿还可发生胆道出血等严重并发症。

4. 中医病机

本病属于中医的“肝病”“胁痛”“黄疸”等范围。病因病机一是恼怒伤肝，古云：恼怒则肝叶开张，肝气大逆之后，肝叶空胀而不平服，再加恼怒，则肝叶不得安，且怒必动肝火，怒益多而火益盛，肝血被灼，肝气大燥，在肝血枯干的情况下，更易发怒，郁结即久，势必成痈。二是七情内郁，古云：肝痈不止恼怒而生，忧郁亦尝不能生痈也。七情内郁，则肝气不得宣，气郁血凝，久结不通，渐渐腐化而成痈脓。三是闪挫扑，损跌于肝脏，伤络血瘀，瘀积日久，可致肝燥血瘀生热之变。四是醇酒炙煿，膏粱厚味，嗜酒过度，肠胃受损，运化失职，胃中积湿生痰蒸热，壅结于肝胆之络，气血乖异，湿痰交阻成痈。五是继发于腹内脏腑疾病或胆道手术之后，本病常可继肠痈、蛔厥、肝胀、结胸发黄，痢疾或肝脏疾病术后。

5. 分期

肝痈为病，按其病机可有初、中、后三期的演变。初期毒聚，由肝郁化火或血瘀化热，致肝叶被烁，腐而成脓；也可由湿痰蒸热，壅结肝胆，交阻日久，而成痈脓。中期毒盛，痈脓已盛，火毒炽盛，耗阴损阳，消气伤血。后期毒溃，火毒盛而正不能胜，或则邪毒扩入营血，导致热厥；或则痈脓不消，毒盛而内溃腹腔，致结胸热实；或溃向胸膈，肝大犯肺；或溃向体表，而流脓旷日。痈脓溃后，邪毒之势虽馁，但病势延绵日久，而致胃阴不足，脾阳虚损，气血益亏。

【诊断依据】

1. 临床表现多见寒战、高热，肝脏增大，肝区常出现持续性钝痛，可见重病容，乏力，纳差，恶心，呕吐，腹胀。肝区叩击时疼痛加重，若肝脓肿移行于肝表面，则其相当部位的皮肤呈红肿，且可触及波动性肿块。右上腹肌紧张，肋间触痛。并发胆道梗阻的患者，可见黄疸。部分患者可见右肺底呼吸音减低，啰音和叩诊浊音。

2. 血化验检查

白细胞明显升高。中性白细胞在90%以上，核左移。严重病例血白细胞反而下降。红细胞有不同程度的下降，血红蛋白多为60～80g。总胆红素轻度升高，有梗阻时明显升高。碱性磷酸酶多增高。血清谷丙转氨酶增高，血浆白蛋白下降，球蛋白增高。

3. X线检查

腹部透视右横膈抬高，活动度比对侧减弱，肝影增大。腹部平片在脓肿附近可发现肠腔积液、充气，肝阴影增大。X线胃肠钡餐摄片当左肝叶存有较大脓肿时，可引起胃小弯及十二指肠球部受压移位。

【中医治疗】

初期（毒聚期）

1. 肝胆火旺

（1）症状：症见发病急骤，肝区疼剧，不能侧卧，恶寒发热，口苦咽干，头晕目眩，两目红赤，舌质红，苔黄，脉弦数。

（2）治则：清肝泻火。

（3）方药：当归12g，白芍12g，金银花30g，栀子10g，甘草6g，龙胆草6g，丹皮10g，柴胡10g，生地12g，赤芍12g，连翘30g，牛蒡子12g，黄芩12g，花粉12g。

2. 气滞血瘀

（1）症状：症见起病急骤，先恶寒战栗，继而高热，右胁肋剧痛，胀痛，或见胁痛引腰，右上腹瘀块，按痛，舌质暗红，苔黄腻，脉弦数。

(2) 治则：活血化瘀，理气疏肝。

(3) 方药：当归12g，赤芍15g，桃仁10g，青皮12g，郁金12g，三七6g，枳壳12g，苏梗12g，泽兰10g，败酱草30g，蒲公英30g，苏木屑9g，生薏苡仁30g，冬瓜仁30g。

中期（毒盛期）

1. 毒热炽盛

(1) 症状：症见后期门穴附近胀痛增剧，胁肋膨满，右上腹出现瘀块，手不可近，按之痛甚，局部皮色或白或红或紫，若瘀块中软，为内痈已成，高热寒战，大汗出，休作有时，舌质红，苔黄糙，脉象弦数。

(2) 治则：清肝解毒。

(3) 方药：生地15g，当归12g，赤芍15g，连翘30g，牛蒡子12g，黄芩12g，栀子10g，花粉12g，大黄9g，地丁30g，败酱草30g，蒲公英30g，薏苡仁30g，冬瓜仁30g。

2. 热毒壅聚

(1) 症状：除一般热毒炽盛的症状外，常见高热持续不退，神昏谵语，伴面目发黄，形体消瘦，倦怠，舌质红，苔黄糙，脉细数或滑数。

(2) 治则：解毒托脓。

(3) 方药：金银花30g，花粉12g，香白芷12g，当归12g，炮穿山甲12g，蒲公英30g，败酱草30g，连翘30g，黄芩12g，皂刺12g，生薏苡仁30g，冬瓜仁30g，生大黄10g，制乳香10g，制没药10g。

后期（毒溃期）

1. 毒溃入血

(1) 症状：右期门穴处痛剧，胁肋胀满，寒战高热，烦躁胸闷，口渴便秘，头痛，神昏谵语，舌质红绛，苔黄糙，脉洪数或弦滑数。

(2) 治则：凉血解毒。

(3) 方药：犀角9g，生地15g，元参9g，麦冬9g，金银花30g，连翘30g，黄连6g，丹参12g，当归12g，桃仁10g，红花10g，黄芪15g，党参12g。

2. 毒溃入胸

(1) 症状：症见寒战高热，右侧胸痛，呼吸不利，咳吐脓血，量多不绝，舌质红，苔黄腻，脉弦数或滑数。

(2) 治则：解毒排脓，凉血止血。

(3) 方药：柴胡10g，生地12g，当归12g，赤芍15g，连翘30g，牛蒡子12g，黄芩12g，黑栀子12g，花粉12g，甘草6g，鲜沙参30g，鲜芦根30g，鱼腥草30g。

3. 脓毒入腹

（1）症状：症见寒战高热不退，全腹剧痛持续，不敢翻侧，腹皮按之石硬，或大便下痢脓血，舌质红绛，苔黄腻，脉滑数。

（2）治则：清肝解毒，通里攻下。

（3）方药：柴胡10g，黄芩12g，枳实10g，白芍12g，川楝子12g，元胡12g，木香10g，蒲公英30g，大黄15g，败酱草30g，白头翁30g。

4. 正虚邪恋

（1）症状：症见少气懒言，倦怠乏力，面色少华，自汗盗汗，纳谷不馨，右胁肋部刺痛，创口流脓，舌质淡红，苔薄白，脉细弱。

（2）治则：补气养血，解毒排脓。

（3）方药：黄芪30g，党参15g，当归15g，白芍10g，川芎10g，金银花15g，黄柏10g，鱼腥草30g，生地15g，花粉15g。

5. 肝胃阴虚

（1）症状：症见形体消瘦，神疲乏力，右胁肋隐痛，五心烦热，口干津少，胃纳不佳，大便秘结，舌质红，少苔，脉细数。

（2）治则：滋肝益胃。

（3）方药：生地15g，北沙参15g，麦冬12g，当归12g，川楝子10g，石斛30g，玉竹15g，鱼腥草30g，蒲公英30g，郁金12g，花粉12g。

6. 脾阳虚损

（1）症状：症见面色萎黄，神疲乏力，腹胀纳差，大便溏泄，舌质淡，苔薄白，脉细弱。

（2）治则：健脾益气。

（3）方药：党参12g，白术12g，茯苓12g，甘草6g，陈皮10g，半夏12g，木香10g，砂仁6g，炒薏苡仁30g，败酱草15g。

7. 气血双亏

（1）症状：症见面色苍白，神疲倦怠，唇甲淡白，气短心悸，纳谷不馨，舌质淡白，苔薄，脉细弱。

（2）治则：补气养血。

（3）方药：党参12g，黄芪15g，白术12g，茯苓12g，熟地15g，当归12g，川芎10g，白芍12g，甘草6g，生薏苡仁30g。

【西医治疗】

1. 青霉素针剂6～12g/d，加庆大霉素针剂24～32万单位/d；或卡那霉素针剂1g/d；或庆大霉素针剂加四环素针剂1g/d或氯霉素针剂1～2g/d；或多粘菌素针剂5万单位/d等静滴。

2. 青霉素针剂G1000万单位/d，次用四环素针剂，1～2g/d，分2～3次静滴。对一直到耐药者首选青霉素针剂Ⅰ、Ⅱ6～8g/d 静滴。次选红霉素针剂、庆大霉素针剂、先锋霉素针剂、卡那霉素针剂等静滴。

3. 用林可霉素针剂0.6～3g/d 与氨基糖甙类或头孢霉素针剂或氨基西林针剂与氨基糖甙类抗生素联合应用。

4. 手术治疗可选切开引流术。常用的手术途径有三种。一是经腹腔切开引流术、二是腹膜外脓肿切开引流术、三是后侧脓肿切开引流术。还可用脓肿穿刺抽脓或置管引流术或肝叶切除术。

【特色疗法】

1. 初起用太乙膏、金黄膏或玉露膏外敷，促其消散。

2. 脓肿外溃者，可用七三丹或五五丹药线引流。

3. 脓尽后用生肌散，红油膏或生肌玉红膏外贴。

4. 清开灵针剂30～60ml 加10%葡萄糖内静脉点滴，每日一次。茵栀黄针剂20～30ml 加葡萄糖内静脉点滴，每日一次。

5. 清胃散每日一剂，水煎服，连用3个月。

【疗效判定】

1. 痊愈症状、体征全部消失，各种检查指标均正常，一年以上未复发者。

2. 好转症状、体征基本消失，各种检查指标接近正常，一年以内或有复发，但症状轻微者。

3. 无效症状、体征、各种检查指标未改变。

脂 肪 肝

【本病概述】

1. 概念

脂肪肝是指各种原因引起的肝细胞内脂肪堆积，是一个常见的临床现象。正常肝脏的脂肪含量约占肝湿重的5%，在脂肪堆积时，肝的脂肪含量可高达肝重的40%～50%，在不同的病因下，堆积在肝内的脂肪可以是甘油三酯、磷脂、糖脂、胆固醇酯或神经酰胺等。由于绝大多数的脂肪肝是甘油三酯的堆积所致，故一般所称的脂肪肝即属此类。

2. 病因

（1）饮酒：长期持续饮酒，尤其饮烈性酒者，肝脏可因长期受乙醇的毒性刺激导致脂肪性变而称为“酒精性脂肪肝”。

（2）肥胖：轻度肝脂肪浸润可见于约半数的肥胖病人，在重度肥胖者脂肪肝的发病率可高达61%～94%。

（3）营养：缺乏蛋白质是引起脂肪肝的重要原因。在缺乏蛋白质后期，线粒体受损，是参与产生脂肪肝的另一因素。食物中氨基酸含量的不平衡也是产生脂肪肝的原因。在载脂蛋白中某些氨基酸含量相对缺乏可能是促成脂肪肝的主要原因。

（4）糖尿病：当糖代谢发生紊乱时，脂肪代谢也相应受到影响。在患糖尿病时发生脂肪肝，就其原因可称“糖尿病性脂肪肝”。

（5）医源性：长期使用损伤肝脏药物如激素类、止痛药、抗结核药、抗菌药物等均可引起肝脏损害而发生脂肪性变。

（6）体内慢性感染：如胰腺炎、肾盂肾炎、胸膜炎、慢性结肠炎等均可成为脂肪肝的原因之一。

（7）妊娠：妊娠后期第 36 ~ 40 周左右，可以发生脂肪肝，其发生脂肪浸润的机理尚不清楚。

3. 病理

脂肪肝的形成与下列因素有关，如血液中游离脂肪酸增多，甘油三酯合成增多，肝脏内蛋白代谢障碍等。肝脏由于受化学性毒物的直接刺激或糖尿病时糖原异生作用加强，将储存的脂肪运至肝内，在肝内水解为脂肪酸与甘油。这样间接地增加了血中甘油三酯量。由于甘油三酯的大量堆积形成脂肪肝。

正常情况下肝内游离脂肪酸被水解为脂肪酸与甘油，若酒精中毒时，肝内水解酶的酯化作用加强，使被酯化的脂肪酸再次酯化为甘油三酯的作用加强。从而减少脂肪酸合成磷脂，使脂肪不能由脂蛋白的形式离开肝脏。如此，脂肪便以甘油三酯形式存在于肝脏。某些药物可对肝脏的内浆网有损害作用，由此而破坏了脂蛋白的合成后，相应在阻碍了脂肪向肝脏以外的运输，导致了肝内脂肪的积聚形成脂肪肝。

4. 分期

脂肪肝的病理改变按其发展可分三个阶段，一为不伴有炎症改变阶段，一为脂肪肝性肝炎阶段，三为脂肪肝性肝硬化阶段。

典型病人肝脏呈均匀一致增大（肝脏外形不变），边缘钝、厚、表面光滑。切面呈黄红色或黄色不等，质地较韧。镜下肝细胞内充满大小不等的脂肪颗粒。细胞核被推移到边缘。几个含有脂肪的肝细胞聚在一起，成为脂肪囊肿。脂肪浸润过程从肝小叶周围开始，最后蔓延整个肝小叶。

5. 中医病机

祖国医学无脂肪肝病名，但可归纳在癥瘕、痰结等病中，其病因多与痰湿、血瘀有一定关系。病因病机多与饮酒过度、饮食不节、肝气郁结、肝络瘀积有关。嗜酒过度，致使温热之邪蕴积中焦，中焦温热，变津液为痰浊；

痰热阻滞，肝气失达，影响疏泄功能而成脂肪肝。饮食不节，过食甘肥食品，或营养缺乏，致脾胃功能运化失司，水湿痰浊停聚中焦，影响肝木之条达而成本病。情志抑郁，或久患肝病，致使肝气郁结，肝失疏泄、条达，痰浊着于肝脏而成痰积之症；肝郁日久，化火伤阴，肝阴不足，久必肝肾俱虚；或见肝郁日久，横克脾土，脾土虚损，土不制水而成脾肾两虚之证。情志不畅，肝气郁结，肝脉瘀阻，瘀血停留于肝；或他病日久，久病入络，瘀血结滞而成癥积之病。

【诊断依据】

1. 第一类

起病隐袭，病程长，病情较轻。表现为肝区不适或隐痛、腹胀、恶心、肝大、质稍硬、有轻度触痛。肝功能有 SGPT 增高等轻度改变。治疗后可逆转。主要见于原发性高脂蛋白血症Ⅱ、Ⅵ、Ⅴ型（高甘油三酯血症），糖尿病，长期酗酒等。以下检查有助诊断：

（1）B 超见肝大，CT 示不同程度肝密度减低，严重者肝 CT 为负值，肝实质密度低于肝内血管密度，轻度肝脂浸润影响检查不易发现。

（2）血脂（甘油三酯为主）往往升高。

（3）肝活检可确诊。光镜下肝细胞内有细胞空泡。

2. 第二类

起病急、病情重，可发生黄疸、腹水、出血倾向、肾功能衰竭、脑病等。肝功能明显异常。见于妊娠急性脂肪肝、肝巨块性脂肪变性、四环素中毒等。急性脂肪肝根据病因及临床表现（包括原发病表现）可以诊断。

【中医治疗】

1. 中焦湿热

（1）症状：症见腹胀，嗳气频发，疲乏无力，肢体困重，大便溏，小便黄，舌质红，苔黄腻，脉濡或见滑数。

（2）治则：清热利湿。

（3）方药：大黄 10g，防风 9g，赤芍 15g，连翘 15g，川芎 9g，当归 10g，石膏 6g，黄芩 9g，滑石 10g，白术 10g，栀子 9g，茯苓 15g，丹参 15g。

2. 脾虚湿阻

（1）症状：症见肢体面部浮肿，腹胀纳差，胃脘痞闷，肢体困重，神疲乏力，大便溏泄，尿少，舌质淡胖，苔白腻，脉沉细。

（2）治则：健脾渗湿。

（3）方药：防己 15g，黄芪 15g，白术 12g，党参 12g，人参 9g，茯苓 15g，姜黄 10g，莪术 10g。

3. 肝气郁结

（1）症状：症见胁肋胀满、疼痛，或见闷胀感，肝脏肿大而质软，急躁易怒，善太息，纳差，失眠多梦，大便正常，舌质淡红，苔薄白，脉弦。

（2）治则：疏肝通络。

（3）方药：当归 12g，赤芍 30g，白芍 12g，柴胡 10g，白术 10g，茯苓 12g，香附子 12g，姜黄 12g，丹参 30g，甘草 6g。

4. 肝络瘀积

（1）症状：症见胁肋胀满，刺痛，固定不移，肝脏肿大质硬，面色暗青，身上有血痣，月经量少有血瘀块，质暗红，多梦，舌质紫暗或见瘀点，脉涩。

（2）治则：活血通络。

（3）方药：桃仁 12g，丹参 30g，赤芍 15g，乌药 12g，元胡 12g，当归 12g，五灵脂 12g，红花 12g，枳壳 9g，香附子 12g，三棱 12g，莪术 12g，姜黄 10g，青皮 10g。

5. 肝肾阴虚

（1）症状：症见胁肋隐痛，眩晕头痛，腰膝酸软，五心烦热，口干，大便干，舌质红，少苔，脉细数。

（2）治则：滋养肝肾。

（3）方药：柴胡 10g，人参 9g，黄芩 10g，半夏 12g，甘草 6g，熟地 12g，山萸肉 12g，山药 15g，丹皮 12g，茯苓 15g，泽泻 9g，枸杞 15g，生地 12g，花粉 12g。

6. 脾肾两虚

（1）症状：症见腹胀纳呆，下肢浮肿，小便短少，神疲乏力，腰膝酸软，阴寒阳痿，舌质淡，苔薄白，脉沉细无力。

（2）治则：健脾温肾。

（3）方药：人参 6g，白术 12g，茯苓 15g，甘草 6g，熟地 15g，山药 25g，山萸肉 12g，丹皮 9g，泽泻 12g，附子 10g，干姜 9g，何首乌 12g。

【西医治疗】

1. 积极治疗原发病及去除病因，如控制糖尿病，治疗肥胖症，戒酒，避免接触各种亲肝性毒物和药物等。

2. 饮食应进高蛋白和富含亲脂性物质（胆碱、蛋氨酸）的膳食。亲脂性物质在牛肉、牛奶、蛋类等食品中含量最高。体征不足者采用正平衡热量。肥胖患者采用负平衡热量。

3. 10% 氯化胆碱糖浆 0.5 ~ 1g/次，3 次/d。此药是卵磷脂的组成部分，在体内参与脂肪代谢和转运，促进肝内脂肪的转运，具有抑制脂肪沉积作用。

4. 蛋氨酸片能促进肝内脂肪代谢和转运，防止脂肪沉积，并能供给甲基，促进胆碱的合成，后者与肝脏的脂肪结合形成卵磷脂，有明显的降脂作用。用法：1～3g/次，3次/d，饭后服。

5. 肌醇片能促进肝脏及其他组织中的脂肪代谢，防止脂肪在肝内沉积，并能降低血清胆固醇，0.5～1g/次，3次/d。

6. 谷维素片可抑制肝内胆固醇的合成，从而降低了肝胆固醇的含量水平，50～150mg/次，3次/d。

【特色疗法】

1. 临床症状（恶心、呕吐、腹胀、乏力、食欲不振、肝区隐痛等）明显，肝功能不正常，应立即治疗。如果没有临床症状，肝功能又正常，不需治疗。如果没有临床症状，只要肝功能不正常者，也必须治疗。

2. 养胃合剂，每次100ml，每日三次，口服。

3. 转氨酶高者口服联苯双酯丸8粒，每日3次。两胁撑胀者口服曲美布汀片0.1g，每日3次。血脂高者口服非诺贝特片，每晚一次，每次0.3g（每片0.1g）。

4. 胆红素高者口服茵栀黄胶囊或茵栀黄冲剂，按说明服。

5. 同时口服强肝胶囊（每次3粒，每日3次）、护肝片（每次4片，每日3次）、水飞蓟宾片（每次2片，每日3次）、肝太乐片（每次0.1g，每日3次），连服3个月。

6. 静脉点滴

（1）10%葡萄糖500ml，加维生素C针剂2g、普通胰岛素针剂8单位、10%氯化钾针剂10ml。

（2）5%葡萄糖200ml，加清开灵针剂20ml、CO丹参针剂20ml。

（3）10%葡萄糖200ml，加甘利欣针剂150mg、门冬针剂10ml、维生素C针剂1g（脂肪肝者不用甘利欣）。

（4）5%葡萄糖150ml，加肌苷针剂0.4g、ATP针剂40mg、辅酶A针剂100单位、维生素B_6针剂0.3g。

7. α干扰素300万单位，肌肉注射，3日一次，连用一个月。

8. 清胃散300g，每日一剂，水煎服。一直服到舌苔退净，症状消失为止。

【疗效判定】

1. 痊愈症状、体征全部消失，各种检查指标均正常，一年以上未复发者。

2. 好转症状、体征基本消失，各种检查指标接近正常，一年以内或有复发，但症状轻微者。

3. 无效症状、体征、各种检查指标未改变。

慢 性 肝 炎

【本病概述】

1. 概念

慢性肝炎是指由病毒、药物或其他原因引起的慢性弥漫性肝脏炎症，其病理通常指超过6个月～1年以上者。肝脏组织改变轻重不一，轻者仅有单核细胞浸润和纤维组织轻度增生，较重者则有门脉区炎症或肝小叶内肝细胞变性坏死，重者甚至有多个肝小叶内片或碎屑样坏死，以及枯否氏细胞肿胀和增生。因此临床有别，患者可以症状乃至表现为全身的虚弱和乏力。慢性肝炎分为慢性持续性肝炎（或称慢性迁延性肝炎）和慢性活动性肝炎两种。

2. 病因

引起慢性持续性肝炎的病因有乙型肝炎病毒、丙型肝炎病毒及丁型肝炎病毒。此外，使用某些药物如异烟肼、双醋酚汀、对乙酰氨基酚（醋氨酚、扑热息痛即）甲基多巴等及麻醉剂、化学物质、黄曲霉素污染的食品，慢性酒精中毒以及某些全身性疾病也可以损害肝脏，继而促进病情的迁延或反复而导致慢性持续性肝炎（即CPH）。

3. 发病机理

（1）本病的发病机理是由于免疫功能减弱，不能消除病因，特别是肝炎病毒，以致病情迁延不愈，而肝组织只表现为轻微炎症反应。病理特征分为三类：一是慢性小叶性肝炎，二是间隔性肝炎，三是慢性门静脉性肝炎。

（2）慢性活动性肝炎是一种由不同的原因所引起的慢性进行性炎症破坏性肝脏疾病。其特征为肝实质的进行性坏死和纤维组织增生，多可导致肝硬化。引起慢性活动性肝炎（即CAH）的病因有病毒感染、自体免疫反应、药物、酒精、其他等。

（3）肝炎病变是由于以细胞免疫为主的免疫反应所致。免疫反应的强弱可能决定肝炎的严重程度。CAH的病理特征分轻、中、重三型。轻型以碎屑状坏死为主要特征，小叶内病变包括点状或灶性坏死，甚或灶性融合性坏死，以及变性和炎性反应。中型有广泛的碎屑状坏死及主动性间隔形成。肝实质变性及坏死严重，或见桥形坏死及被动性间隔形成，但多数小叶结构仍可辨认。重型者桥形坏死范围更广泛，可累及多数小叶并破坏小叶完整性，有时和早期肝硬化难以区别。

（4）慢性肝炎是急性肝炎失治，病程迁延而来。常因湿热之邪留恋，迁延缠绵，日久伤及肝脾肾，导致气血阴阳失调。属祖国医学“胁痛”“积聚”

等范畴。

4. 中医病机

病因病机一是肝胆受累，肝气郁结，横逆犯脾，而致肝脾不调，胃失和降，可见胁痛，纳呆便溏，肢困乏力等证候。二是病邪留恋缠绵，气郁日久，则气机阻滞，血行不畅，以致气结血瘀，壅塞脉络，可见胁下痞块，舌质紫暗等瘀血证候。三是湿热蕴结，耗伤阴精，日久精血内亏，不能滋养肝阴，而见胁肋隐痛，五心烦热等肝肾阴虚证候。四是肝郁气结，脾必受犯，脾病则运化失职而气血生化无源。肝脾病久，伤及于肾，导致脾肾阳虚，出现畏寒肢冷，喜暖怕凉，腹胀纳差，神疲便溏等脾肾阳虚诸证。五是素体脾虚，气血化源不足，日久气血亏虚，血败而不化，色见身目发黄而不泽，脾气不足，可见气短乏力，血虚心失所养而心悸。脾不健运而纳呆便溏等气血俱虚之证候。

【诊断依据】

1. 慢性持续性肝炎临床症状多见神疲乏力，食欲减退，肝区隐痛不适，恶心呕吐，腹胀或便秘，头晕，失眠多梦，生殖期男性可见遗精频繁等，小数偶有低热、体征减轻。

2. 活动性肝炎常见乏力，全身不适，食欲减退，体重减轻，肝区疼痛，腹胀，以及头晕，失眠等，部分患者面部灰暗，性欲减退或阳痿，不育，月经失调并有出血倾向。肝炎病毒所致本病者可有肝外表现，如发热、关节炎、关节痛、皮肤损伤、肾小球肾炎、结节性多动脉炎、血小板减少性紫癜等。

3. 慢性持续性肝炎患者，一般没有黄疸，肝脏可有轻度肿大，质地较软或稍硬，有触痛及叩击痛，少数可触及脾脏。

4. 慢性活动性肝炎患者，常有不同程度皮肤瘙痒和肝性面容，可见到蜘蛛痣、肝掌，肝大明显，质地硬，有触痛及叩击痛，脾也可触及，常呈进行性肿大，部分患者可见睾丸萎缩、男性乳房发育，腋毛及阴毛脱落。

5. 慢性持续性肝炎血清转氨酶活性可轻度或中度升高。急性期明显升高，反复波动，可持续多年。

6. 慢性活动性肝炎患者和肝炎后肝硬化患者，其体内锌、铁的含量可以明显降低而铜的含量可能升高。

7. 慢性活动性肝炎早期在腹腔镜下可观察到肝脏表面正常或呈颗粒状，随着疾病的进展，肝脏表面呈结节状乃至巨结节状。

【中医治疗】

1. 肝郁脾虚

（1）症状：症见两胁胀痛，困倦乏力，腹胀便溏，脘闷纳呆，反酸呃逆，舌淡暗，苔薄白，脉沉弦或无力。

（2）治则：疏肝健脾。

（3）方药：柴胡10g，当归10g，焦白术10g，白芍15g，茯苓20g，炒薏苡仁20g，焦三仙15g，大腹皮10g，陈皮10g，半夏10g，枳壳10g，黄连6g。

2. 气滞血瘀

（1）症状：胁肋刺痛，痛有定处，胁下痞块，面色晦暗，皮肤甲错，赤缕红丝，朱砂掌，散在蜘蛛痣，或皮下出血点，衄血，腹壁静脉怒张，舌质紫暗，或舌边有瘀点，脉弦涩。

（2）治则：益气活血，软坚化瘀。

（3）方药：当归15g，川芎15g，白芍15g，红花10g，桃仁10g，黄芪30g，丹参30g，鳖甲15g，穿山甲15g，香附子10g。若出血明显者，加阿胶30g，槐花炭10g，茜草炭10g，小蓟10g。

3. 肝肾阴虚

（1）症状：症见胁痛隐隐，腰酸腿困，口干唇燥，纳差腹胀，大便时干时溏，小便黄少，手足心热或有低热，头晕，失眠多梦，目干涩，舌质红，少苔或无苔，脉弦细数。

（2）治则：滋肾养肝。

（3）方药：北沙参15g，枸杞15g，麦冬10g，五味子10g，白芍10g，何首乌12g，郁金10g，地骨皮10g，丹皮10g，鳖甲10g，桑寄生15g。腰痛甚者加狗脊15g，川续断15g；烦热盗汗者加乌梅10g，生龙骨30g，生牡蛎30g。失眠多梦明显者加远志15g，夜交藤15g，炒枣仁15g。

4. 脾肾阳虚

（1）症状：症见短气乏力，精神萎靡，畏寒肢冷，喜暖怕凉，阳痿或白带，大便稀溏，小便清长，舌质淡或胖大，舌边有齿痕，脉沉缓，苔白腻。

（2）治则：温补脾肾。

（3）方药：党参15g，黄芪15g，白术10g，当归10g，陈皮10g，升麻6g，柴胡9g，怀山药15g，山萸肉15g，丹皮10g，泽泻10g，茯苓10g，细辛10g，肉桂3g。

5. 脾虚血亏

（1）症状：症见面目肌肤发黄而不泽，黄色较淡，肢软乏力，心悸气短，纳呆便溏，舌质淡，苔薄，脉濡细。

（2）治则：健脾温中，补养气血。

（3）方药：党参15g，白术15g，当归15g，茯苓15g，黄芪20g，五味子10g，远志10g，陈皮10g，炙甘草10g，肉桂3g，炒薏苡仁20g，炒麦芽15g，焦神曲15g。

【西医治疗】

1. 干扰素针剂 α 300 万单位，肌肉注射，3 日一次，连用 3 ~6 个月。

2. 阿糖腺苷针剂 10 ~20mg/kg/d，1 周后减半量，静脉滴注，以 10 ~14 天为一疗程。

3. 聚肌胞针剂 4mg/次，肌肉注射，每周 2 次，3 个月为一疗程，也可每隔 3 天静脉滴注 1 次，10mg/次，2 ~3 个月为一疗程。

4. 左旋咪唑片 25mg/次，3 次/d，每周服药 2 天，疗程 3 个月。

5. 胸腺素针剂 10 ~20mg/d，肌肉注射或静脉滴注，疗程 2 ~3 个月。

6. 特异性免疫核糖核酸针剂 1mg/次，皮下注射，每周 2 次，疗程 4 ~6 个月。

7. 泼尼松注射剂，第一周 30mg/d，第 2 ~3 周，10 ~15mg/d，如症状缓解，各项检查结果恢复正常，可在 6 周内逐渐减量至停药。

8. D－青霉胺胶囊 0.3 ~0.9g/d，6 ~9 个月为一疗程。

【特色疗法】

1. 临床症状（恶心、呕吐、腹胀、乏力、食欲不振、肝区隐痛等）明显，肝功能不正常，应立即治疗。如果没有临床症状，肝功能又正常，不需治疗。如果没有临床症状，只要肝功能不正常者，也必须治疗。

2. 清胃散每日一剂，水煎服，连用 3 个月。

3. 转氨酶高者口服联苯双酯丸 8 粒，每日 3 次。两胁撑胀者口服曲美布汀片 0.1g，每日 3 次。血脂高者口服非诺贝特片，每晚一次，每次 0.3g（每片 0.1g）。

4. 胆红素高者口服茵栀黄胶囊或茵栀黄冲剂，按说明服。

5. 同时口服强肝胶囊（每次 3 粒，每日 3 次）、护肝片（每次 4 片，每日 3 次）、水飞蓟宾片（每次 2 片，每日 3 次）、肝太乐片（每次 0.1g，每日 3 次），连服 3 个月。

6. 静脉点滴

（1）10% 葡萄糖 500ml，加维生素 C 针剂 2g、普通胰岛素针剂 8 单位、10% 氯化钾针剂 10ml。

（2）5% 葡萄糖 200ml，加清开灵针剂 20ml、CO 丹参针剂 20ml。

（3）10% 葡萄糖 200ml，加甘利欣针剂 150mg、门冬针剂 10ml、维生素 C 针剂 1g（脂肪肝者不用甘利欣）。

（4）5% 葡萄糖 150ml，加肌苷针剂 0.4g、ATP 针剂 40mg、辅酶 A 针剂 100 单位、维生素 B_6 针剂 0.3g。

7. 干扰素针剂 α300 万单位，肌肉注射，3 日一次，连用一个月。

8. 口服恩替卡韦片。

【疗效判定】

1. 临床治愈症状、体征基本消失，各种检查指标接近正常，一年以内或有复发，但症状轻微者。

2. 好转症状、体征有所改善，部分检查指标趋于正常。

3. 无效症状、体征、各种检查指标未改变。

药物性肝病

【本病概述】

1. 概念

肝脏是药物浓集、转化、代谢的主要器官，又是人体免疫的重要脏器之一，所以药物性肝炎较为常见。引起肝脏损害的药物，即所谓亲肝性药物，已超过200种，大致分为抗生素类、抗感染化疗药物、抗风湿类药、免疫抑制药与抗肿瘤药、抗癫痫药和镇静药、内分泌与降糖药及其他药物。

药物性肝病的表现可与急或慢性肝炎、肝硬化及梗阻性黄疸相似，临床易误诊，因而是需要高度重视的医源性疾病。

药物所致的肝脏损害，大体可分为两方面，一是药物对肝脏的损害，即本质性肝中毒。二是患者本身的特异情况。

本质性肝中毒系药物对大多数人均有肝脏毒性作用，是能预测的中毒。这类肝损害又可分为直接肝损害和间接肝损害两型。间接损害型又分为细胞毒型和胆汁瘀滞型。

特异性体质用药后仅对敏感的人发生肝损害，故其发病率低，潜伏期长(1 ~4 周)，损害与用药量无关。按其发病情况可分为过敏反应和特异性代谢两型。

2. 临床表现

(1) 药物性肝病的前驱症状

常有发热、恶寒、荨麻疹样或麻疹样皮疹、瘙痒、关节痛或淋巴结肿痛。

(2) 类似病毒性肝炎症状

有无力、厌食、恶心、呕吐、腹痛、轻度黄疸等。还算是者类似急性或亚急性重型肝炎，发生出血倾向，腹水形成，肝昏迷以至死亡。

(3) 药物肝炎的肝外表现

可有溶血性贫血，骨髓损伤、肾损伤、胃肠道溃疡、胰腺炎等以及嗜酸细胞增多、淋巴细胞增多。

(4) 药物性肝炎根据其临床表现的差异可分为急性药物性肝炎和慢性药

物性肝炎两大类。

3. 分类

（1）急性药物性肝炎又分为肝细胞型、肝内瘀胆型、混合型。肝细胞型又分为脂肪肝型、肝炎型。肝内瘀胆型又分为瘀胆伴炎症型、单纯瘀胆型。另有些病变不易分类而称混合型，表现为有肝细胞损害的症状及黄疸，并有其他器官过敏，如皮疹、骨髓和血象改变，间质性心肌炎、肾炎及关节疼痛等。

（2）慢性药物性肝炎分为慢性肝内瘀胆型、慢性肝炎型、肿瘤型、蓄积型和其他类型。

祖国医学虽然无药物性肝炎之病名，根据病人病因病机，证候等，可概括中医学的“黄疸”“胁痛”“癥瘕”“昏迷”等疾病范围内。

4. 中医病因病机

（1）肝郁湿热：药物入胃，内阻中焦，郁而不达，使脾胃运化失常，湿热内蕴，肝失疏泄，胆汁外溢，浸渍于肌肤，下流于膀胱，使面目小便俱黄。

（2）肝胆瘀热：素体情志怫郁，气机不畅，药入中焦，湿浊内生，郁而化热，熏蒸肝胆，致使肝失条达，胆失疏泄，郁而化热，久经煎熬，阻塞胆液，使其不循常道，泛溢于肌肤而发为黄疸。

（3）肝气郁结：肝在胁下，胆附于肝下，其经脉分布于两胁，若肝胆素郁，情志不畅，服入药物，更使肝失条达，疏泄不利，气机阻痹而致胁痛。

（4）肝胃不和：素体脾胃虚弱，药物入胃，脾胃损伤，脾胃壅滞，影响肝之疏泄、条达，而成肝胃不和之证。

（5）急黄昏迷：禀赋虚弱，心气不足，药物入胃，侵及肝胆，肝失条达，浊邪壅滞，上蒙清窍；或见肝气郁滞，肝郁化火，火毒炽盛，迫血妄行，而见昏迷、出血。

【诊断依据】

1. 体征

可有不同程度的皮疹，肝脏肿大，并伴有压痛和叩击痛，脾脏肿大，脂肪肝型肝脏肿大更为明显，肝脏质地较软。多见右上腹部或剑突下腹痛，亦多见黄疸。少数患者有出血倾向，皮肤黏膜改变和关节痛。

2. 血清碱性磷酸酶活性较高。药物瘀胆型肝炎的早期血清转氨酶活性较高，脑絮与麝浊反应一般正常。末梢血中嗜酸细胞 >6%，白细胞总数通常为正常或轻度增多，有时出现白细胞减少，偶尔为粒细胞缺乏症。

3. 具有肝内瘀胆或肝实质细胞损害的病理。

4. 淋巴母细胞转化试验或巨噬细胞（白细胞）移动抑制试验阳性。

5. HBsAg，HBcAg 和抗 – HAV 均阴性。

6. B 型超声检查有肝内损伤现象。

7. 典型病例可有黄疸、剥脱性皮炎、粒细胞缺乏症等三联征。

【中医治疗】

1. 肝胆湿热

（1）症状：症见白睛黄疸（巩膜黄疸），尿色深黄，或见身黄，恶寒，发热，身上瘙痒或见皮疹，头身困重，倦怠，口苦，脘闷不饥，右胁疼痛，舌质红，苔黄腻，脉浮弦或浮数。

（2）治则：清热化湿，利胆疏肝。

（3）方药：茵陈12g，大黄10g，栀子9g，藿香10g，白蔻仁6g，石菖蒲9g，连翘15g，赤小豆30g，滑石12g，车前子15g，赤芍30g，紫草20g，白癣皮10g，薄荷6g。

2. 肝胆瘀热

（1）症状：症见黄疸胁痛，恶心呕吐，胃纳呆滞，腹部满胀，或见脘腹疼痛，口苦口干，大便秘结，小便黄赤，苔黄糙，脉弦滑数。

（2）治则：清肝利胆，化湿退黄。

（3）方药：金银花15g，连翘15g，蒲公英30g，黄柏9g，黄芩9g，栀子10g，大黄10g，枳实10g，丹参30g，赤芍20g，茵陈12g，海金沙20g，金钱草20g，郁金12g，川楝子10g，元胡10g。

3. 肝气郁结

（1）症状：症见胁肋胀痛，或见胁下癥瘕，黄疸，低热，急躁易怒，饮食减少，乏力倦怠，嗳气频作，苔薄，脉弦。

（2）治则：疏肝理气。

（3）方药：当归12g，白芍12g，柴胡10g，香附子10g，青皮10g，白术10g，茯苓15g，甘草6g，丹参20g，栀子10g，赤芍10g，茵陈10g，生山楂30g。

4. 肝胃不和

（1）症状：症见胁肋胀痛，恶心呕吐，腹部隐痛，纳差脘闷，或见黄疸，大便溏泄，舌质红，苔白腻，脉弦滑。

（2）治则：疏肝和胃。

（3）方药：川芎10g，苍术10g，香附子12g，栀子12g，神曲15g，半夏12g，砂仁6g。

5. 急黄昏迷

（1）症状：症见神昏谵语，高热烦躁，口渴口臭。黄疸迅速加深，斑疹，鼻衄，便血，或见腹水，舌质绛，苔黄腻或黄糙，早期有性格和情绪改变，表现为烦躁不安，嗜睡，随后进入昏迷。

（2）治则：清热凉血，开窍醒神。

（3）方药：犀角1g（冲），黄连6g，生地15g，麦冬12g，玄参15g，丹参15g，竹叶心9g，金银花15g，连翘15g，石菖蒲12g，郁金12g。昏迷深重，送服安宫牛黄丸或静脉滴注清开灵。若热邪引动肝风，筋脉瘈疭，见抽搐以羚羊钩藤汤送服紫雪丹。

【西医治疗】

1. 发热、皮疹及嗜酸性粒细胞增多者，应用泼尼松片每日40～60mg，分3次口服，或静脉滴注氢化可的松针剂每日200mg。

2. 皮肤瘙痒者，可给予考来烯胺（胆酪胺）或苯妥英钠。

3. 大量补充维生素E及C，有出血倾向时加用维生素K。

4. 蛋氨酸、胱氨酸可以试用。但蛋氨酸须于大量服用扑热息痛后10小时用。超过10小时，肝细胞的损害已经造成，此时应用蛋氨酸则有诱发肝性脑病的危险。蛋氨酸胶囊首次量2.5g口服，于4小时内共服10g。

5. 胆汁瘀滞型病人，应用苯巴比妥片治疗，能使黄疸消退，每次口服30～60mg，一日4次；与考来烯胺（胆酪胺）片合用疗效更佳。也可用162－氰基－孕烯酮片，作用比苯巴比妥片更好。

6. 暴发性肝功能衰竭时，可按暴肝治疗。如因对乙酰氨基酚片（扑热息痛）等引起者，可用人工肝透析治疗或换血疗法等。

【特色疗法】

1. 临床症状（恶心、呕吐、腹胀、乏力、食欲不振、肝区隐痛等）明显，肝功能不正常，应立即治疗。如果没有临床症状，肝功能又正常，不需治疗。如果没有临床症状，只要肝功能不正常者，也必须治疗。

2. 清胃散每日一剂，水煎服，连用3个月。

3. 转氨酶高者口服联苯双酯丸8粒，每日3次。两胁撑胀者口服曲美布汀片0.1g，每日3次。血脂高者口服非诺贝特片，每晚一次，每次0.3g（每片0.1g）。

4. 胆红素高者口服茵栀黄胶囊或茵栀黄冲剂，按说明服。

5. 同时口服强肝胶囊（每次3粒，每日3次）、护肝片（每次4片，每日3次）、水飞蓟宾片（每次2片，每日3次）、肝太乐片（每次0.1g，每日3次），连服3个月。

6. 干扰素针剂α300万单位，肌肉注射，3日一次，连用一个月。

7. 静脉点滴

（1）10%葡萄糖500ml，加维生素C针剂2g、普通胰岛素针剂8单位、10%氯化钾针剂10ml。

（2）5%葡萄糖200ml，加清开灵针剂20ml、复方丹参针剂20ml。

（3）10%葡萄糖200ml，加甘利欣针剂150mg、门冬针剂10ml、维生素

C 针剂 1g（脂肪肝者不用甘利欣）。

（4）5% 葡萄糖 150ml，加肌苷针 0.4g、ATP 针 40mg、辅酶 A 针 100 单位、维生素 B_6 针 0.3g。

【疗效判定】

1. 痊愈症状、体征全部消失，各种检查指标均正常，一年以上未复发者。

2. 好转症状、体征基本消失，各种检查指标接近正常，一年以内或有复发，但症状轻微者。

3. 无效症状、体征、各种检查指标未改变。

酒精性肝病

【本病概述】

1. 概念

酒精性肝炎的病理改变为坏死、纤维化和急性渗出反应。肝硬化患者中酒精中毒者居多，饮酒的程度与时限与酒精性肝病的发生与否直接相关。葡萄酒也是酒精性肝病的主要原因。本病在中医学中，可归属在“酒黄”“黄疸”“胁痛”“癥瘕”等疾病中。

酒精可影响脂肪代谢的许多方面。当急性酒精中毒时，到达肝脏的大量血浆脂肪酸是来源于脂肪组织，脂肪酸的动用仅仅是在肾上腺皮质激素和垂体激素存在情况下发生。正常肝脏重约 1500g，而酒精性脂肪肝时肝可达 2～2.5kg。如脂肪存积过多，肝重甚至可达 4～6kg。

在酒精中毒中脂肪肝最为常见，一部分严重嗜酒者可发展成酒精性肝炎。

一般情况下，酒精性肝炎呈“红色肝”，表面有均匀的细小颗粒（1～5mm），即传统所谓的小结节性肝硬化或 Laennec 肝硬化。肝脏大小依其纤维化、炎症和脂肪浸润的程度而定，可由 4kg 重至一萎缩而坚硬的小肝。至晚期结节增大至 5～10mm，隔以瘢痕，呈大结节型，与坏死性肝硬化。

2. 中医病因病机

（1）湿热：嗜酒过度，损伤脾胃，以致运化功能失常，湿浊内生，郁而化热，湿热熏蒸于肝胆，胆汁不循常道，熏染肌肤而发黄。古云：因饮食伤脾而得者，曰谷疸；因酒后伤湿而得者，曰酒疸。

（2）肝郁脾虚：肝胆湿热，迁延日久；或嗜酒过多，损伤脾胃，病势日久，而成脾虚，脾土运化功能失常，中焦壅滞，肝失条达成为脾虚肝郁之征。或曰肝郁脾虚。

（3）湿痰着肝：肝胆湿热，或肝郁脾虚，日久迁延，湿痰阻于中焦，蕴于肝胆，湿痰着肝，肝失疏泄，肝气不达而成本病。

（4）肝阴不足：嗜酒过度，或肝胆湿热日久不愈，导致精血亏损。肝阴不足，血虚不能养肝，使肝络失养而发生胁痛之证。

（5）肝血瘀滞：由于饮酒过度，上述四种原因日久未愈，导致肝脾气机阻滞，病由气入血，使血行不畅，经隧不利，脉络瘀阻，气血凝滞，日积月累，凝结成块而成为积证。

【诊断依据】

1. 酒精性脂肪肝

轻症患者可无任何症状，或有食欲不振、恶心、呕吐，见尿色深黄，粪呈浅色，有的病人肝区疼痛。少数病人有黄疸、蜘蛛痣，有的病人黄疸较重，与梗阻性黄疸相似。或见肝脏肿大并有压痛，甚至肝大达到髂嵴，肝质地硬而表面光滑，有轻度压痛，腹水。肝功能检查可见人血白蛋白正常，球蛋白增高；大约25%的病人有高胆红素血症，但不超过20mg/100ml；SGPT常小于100单位，极少高于300单位。血细胞计数一般正常，极少数有白血病样反应。约有半数病人凝血酶原时间延长。部分病人碱性磷酸酶中等度升高。血清中性脂肪、胆固醇前B脂蛋白可以升高。

2. 酒精性肝炎

患者发病前有大量饮酒史，症状轻重不等，但以酒精性脂肪肝为重。轻者可有食欲不振、乏力，间歇性发热，右上腹痛，急性发病时可引起恶心、呕吐、腹痛、黄疸、下肢浮肿乃至肝昏迷。多数病人肝脏肿大有压痛，偶有掌挛缩和腮腺肿胀。多数病人碱性磷酸酶升高。与非酒精性肝病相比较，AST/ALT可增高，而RGT/ALP比值显著增高。血常规检查常有贫血、白细胞增多。肝脏活体检查见肝细胞周围纤维增生，脂肪变性。X线吞钡透视可见食道静脉曲张。

3. 酒精性肝硬化

多发于男性，症状中最常见的是体重下降，软弱无力及食欲不振，多数有黄疸，长期发热。面色黝黑，营养状况差，蜘蛛痣，肝掌，腮腺肿大，掌弯缩，肝脾肿大，质地坚硬，腹水男性乳房、睾丸萎缩，肝性脑病。肝功能可见白蛋白降低，球蛋白增加，血胆红素升高。脾功能亢进时全血成分有不同程度的减少。蛋白电泳示白蛋白减少，β及Y球蛋白增高。免疫球蛋白，包括IgA、IgG及IgM均见增加。门脉高压时X线吞钡透视可见食道静脉曲张。

本病还可并发原发性肝癌、酒精性胰腺炎、营养障碍、腮腺肿胀等。

【中医治疗】

1. 肝胆湿热

（1）症状：症见身黄目黄尿黄，恶心呕吐，食纳减退，胁下疼痛而胀，发热口渴，大便秘结，舌质红，苔黄腻或黄糙，脉弦数或滑数。

（2）治则：清肝利胆，利湿退黄。

（3）方药：金钱草30g，连翘30g，蒲公英15g，黄芩10g，柴胡9g，大黄6g，枳实9g，茵陈12g，海金沙30g，川楝子10g，玄胡12g，郁金12g。

2. 肝郁脾虚

（1）症状：症见胁肋胀痛，每随情志的变化而改变，腹胀且痛，食欲不振，恶心、神疲乏力，面色萎黄，大便溏泄，下肢浮肿，舌质淡，体胖，苔薄白，脉象弦。

（2）治则：疏肝健脾。

（3）方药：当归12g，白芍12g，柴胡10g，白术10g，党参12g，黄芪15g，茯苓12g，甘草6g，香附子10g，山楂15g。

3. 湿痰着肝

（1）症状：症见胁肋痞闷不舒，甚或胀痛，用手按捺捶击稍舒，脘闷纳呆，身困体重，舌质暗红，苔腻，脉弦滑。

（2）治则：疏肝化痰通络。

（3）方药：泽泻20g，何首乌12g，草决明15g，黄精15g，丹参20g，山楂20g，荷叶15g，醋柴胡10g，白芍15g，茯苓15g，胆南星6g，郁金12g，大黄6g，鸡血藤15g。

4. 肝阴不足

（1）症状：胁肋隐痛，其痛绵绵不止，口干咽燥，心中烦热，头晕目眩，胸前血痣，腹大如臌，舌红少苔，脉细数。

（2）治则：养阴柔肝渗湿。

（3）方药：生地15g，山萸肉12g，山药30g，丹皮10g，泽泻10g，茯苓15g，柴胡10g，枳实9g，白芍12g，香附子9g，百合15g，女贞子15g，葛根12g，白茅根30g，车前子15g。

5. 肝血瘀滞

（1）症状：症见胁痛如刺，痛处不移，入夜更甚，胁肋下或见痞块，身上血痣，腹大如臌，脉络暴露，或见呕血便血，低热盗汗，面色黧黑，下肢浮肿，舌质紫暗，脉沉涩。

（2）治则：化瘀软坚。

（3）方药：丹参30g，赤芍40g，桃仁12g，当归12g，五灵脂12g，红花9g，香附子9g，鳖甲30g，龟板30g，玄胡12g，泽泻12g，白茅根30g，乌药

12g。

【西医治疗】

1. 酒精性肝病的治疗首要的是严格禁酒及高蛋白高维生素饮食。症状明显者应适当休息，必要时应住院卧床休息。有肝昏迷先兆者，当然应限制蛋白入量。对有胃肠症状者如恶心呕吐，应予静脉输液以供给充分热量。应注意补给维生素 B 族、维生素 A、C、K 等，应予大量叶酸。

2. 肾上腺皮质激素。泼尼松片 40mg/d。

【特色疗法】

1. 临床症状（恶心、呕吐、腹胀、乏力、食欲不振、肝区隐痛等）明显，肝功能不正常，应立即治疗。如果没有临床症状，肝功能又正常，不需治疗。如果没有临床症状，只要肝功能不正常者，也必须治疗。

2. 清胃散每日一剂，水煎服，连用 3 个月。消炎止痛丸、疏肝清胃丸、养胃丸。

3. 静脉点滴

（1）10% 葡萄糖 500ml，加维生素 C 针剂 2g、普通胰岛素针剂 8 单位、10% 氯化钾针剂 10ml。

（2）5% 葡萄糖 200ml，加清开灵针剂 20ml、CO 丹参针剂 20ml。

（3）10% 葡萄糖 200ml，加甘利欣针剂 150mg、门冬针剂 10ml、维生素 C 针剂 1g（脂肪肝者不用甘利欣）。

（4）5% 葡萄糖 150ml，加肌苷针剂 0. 4g、ATP 针剂 40mg、辅酶 A 针剂 100 单位、维生素 B_6 针剂 0. 3g。

4. 胆红素高者口服茵栀黄胶囊或茵栀黄冲剂，按说明服。

5. 同时口服强肝胶囊（每次 3 粒，每日 3 次）、护肝片（每次 4 片，每日 3 次）、水飞蓟宾片（每次 2 片，每日 3 次）、肝太乐片（每次 0. 1g，每日 3 次），连服 3 个月。

6. 转氨酶高者口服联苯双酯丸 8 粒，每日 3 次。两对半异常者口服拉咪呋啶片 0. 1g，每日一次，连服 3 个月。两胁撑胀者口服曲美布汀片 0. 1g，每日 3 次。血脂高者口服非诺贝特片，每晚一次，每次 0. 3g（每片 0. 1g）。

7. 干扰素粉针剂 α300 万单位，肌肉注射，3 日一次，连用一个月。

【疗效判定】

1. 痊愈症状、体征全部消失，各种检查指标均正常，一年以上未复发者。

2. 好转症状、体征基本消失，各种检查指标接近正常，一年以内或有复发，但症状轻微者。

3. 无效症状、体征、各种检查指标未改变。

肝 性 脑 病

【本病概述】

1. 概念

肝性脑病（肝昏迷）是由于急性或慢性肝细胞衰竭所引起，以代谢紊乱为基础，以意识改变和昏迷为主要表现的中枢神经系统功能紊乱的综合病征。常可伴有门——体静脉的分流。肝性脑病包括肝性昏迷先兆、肝性昏迷和慢性间歇性肝性脑病。

病因有肝脏本身的因素与肝外诱发的因素两大类。肝脏本身因素多见于各种严重的急性和慢性肝病。急性肝病多见重症病毒性肝炎、重症中毒性肝炎和药物性肝病，也可见于妊娠期脂肪肝、Reye 综合征等。肝外诱发因素多见于上消化道出血、水及电解质紊乱、放腹水、高蛋白饮食、感染、药物与手术、过度疲劳、饮酒与便秘。

西医病理有氨中毒学说、血浆氨基酸失衡学说、假性神经介质学说、短链脂肪酸增高学说、其他因素及血脑屏障的改变。

2. 临床表现

（1）一期（前驱期）：轻度性格改变和行为异常，表现为欣快激动或淡漠少言，或行为偶失常态，应答尚准确，但有时吐词不清且较缓慢。可有扑翼样震颤。脑电图多数正常。此期历时数天或数周，有时症状不明显，易被忽视。

（2）二期（昏迷前期）：以意识错乱、睡眠障碍，行为失常为主。第一期的症状加重，定向力和理解力均减退。对时、地、人的概念混乱。多有睡眠时间倒错，昼睡夜醒，甚至有幻觉、恐惧、狂躁。此期可有明显的神经体征，如腱反射亢进、肌张力增高、踝阵挛及阳性 Babinski 征等。扑翼样震颤和脑电图异常均很明显，具有一定的特征性。也可出现不随意运动及运动失调。

（3）三期（昏迷期）：以昏睡和严重精神错乱为主，各种神经体征持续或加重。患者大部分时间呈昏睡状态，但可以唤醒。醒时可答应问话，但常有神志不清和幻觉。扑翼样震颤仍可引出。肌张力增高，四肢被动运动常有抗力。锥体束征常呈阳性，脑电图也有异常发现。

（4）四期（昏迷期）：患者完全丧失神志，不能唤醒。浅昏迷时，对痛刺激和不适体位尚有反应，腱反射和肌张力仍亢进，有时肌张力仍亢进，有时呈张目凝视状；由于患者不能合作，扑翼样震颤无法引出。深昏迷时，各种反射消失，肌张力降低，瞳孔常散大，可出现阵发性惊厥、踝阵挛和换气过度。

肝性脑病，根据其临床表现、体征等，相当于中医学中的“神昏”“昏愦”“闭证”“脱症”等范畴。其基本病机属于本虚标实，本虚以阴虚为多，标实则以热毒炽盛、痰湿瘀血为多见。

3. 中医病因病机

肝病日久，久治不愈，屡用攻下之品，或辛燥之药，内耗肝阴，热灼血络；或突受惊吓，情志内伤；或误服毒物；或感受疫毒热邪等，造成出血、感染，或体内淥紊乱，使人体阴阳之气不相顺接，气机逆乱，甚至阴阳离决。心脏受害，心藏神，主神明，神志活动为心所司。脏为元神之府，是清窍之所在，腑脏清阳之气，均会于此而出五官，故邪陷心营，湿热痰蒙，腑实燥结，瘀热交阻，上扰清阳，闭塞清窍，均可导致神昏。本病多属闭证和脱证的变证和兼证。凡痰浊、热毒、风阳、瘀血等阻塞清窍，导致阴阳逆乱，神明蒙蔽者，多属闭证；凡气血亏耗，阴阳衰竭，不相维系，清窍失养，神无所倚者，多属脱证。

【诊断依据】

1. 血液学方面

肝功能绝大多数均为异常。

2. 尿

氨基酸尿可能出现。

3. 血小板减少

正常值 >10 万/mm^3；肝病时 <5 万/mm^3，有临床意义；凝血酶原时间延长：肝病患者延长一倍以上者，有诊断意义；血浆纤维蛋白原减少：正常值为 200 ~ 400mg/100ml，非肝病患者 <160mg/100ml，肝病患者 <125mg/100ml 有诊断意义。以上三项为筛选试验。如仅两项阳性时加上鱼精蛋白副凝试验（3P 试验）阳性便有确诊意义。

4. 脑脊液

一般正常，可能出现胆红素，蛋白质含量可能增加，细胞数正常。

5. 鲎试验

是利用鲎血细胞溶解物与微量细菌内毒素起凝胶化反应，从而检测微量内毒素的一种实际技术。此试验阳性结果具有重要意义。

6. 脑电图检查

从昏迷前期到昏迷期，脑电图可明显异常，其变化始自额区和中央区，病情发展后扩展到大脑各区，典型的改变为节律变慢。在昏迷前期主要出现普遍性每秒 4 ~ 7 次的 Q 波，有的也出现每秒 1 ~ 3 次的 δ 波，昏迷时两侧同时出现对称性高波幅δ波。

7. 体征

病人有黄疸、蜘蛛痣、肝大或肝小，肝脏质地坚硬、脾大，腹水、下肢浮肿、肝臭等。昏迷前期肌张力增加，扑翼样震颤及有各种病理反射。昏迷后，肌张力减弱、瞳孔放大、各种反射消失。

【中医治疗】

1. 瘀热交结

（1）症状：症见神昏深重，谵语昏狂，烦躁不安，发热欲揭衣被，大便秘结，舌紫绛而润，脉弦数。

（2）治则：清热活瘀，开窍醒神。

（3）方药：犀角1g（冲服），生地30g，丹皮10g，赤芍10g，连翘10g，白茅根30g，枳实10g，石菖蒲10g，玄参10g，郁金12g，大黄10g。

2. 热结肠胃

（1）症状：症见神昏谵语，声重气粗，高热或日晡潮热，面红俱赤，腹满拒按，大便干燥，舌质红绛，苔黄腻，脉滑数。

（2）治则：清泄阳明热结。

（3）方药：生大黄10g（后下），玄明粉10g（冲），枳实10g，厚朴10g，胆南星10g，郁金10g，黄芩10g，紫雪丹（冲）。

3. 痰火扰心

（1）症状：症见神志错乱，胡言乱语，躁扰如狂，渐至昏迷，呼吸气粗，喉间痰鸣，痰黄稠黏，便秘溲赤，舌质红，苔黄腻，脉滑数。

（2）治则：清热化痰，开窍醒神。

（3）方药：黄连6g，陈皮10g，竹茹12g，瓜蒌30g，枳实10g，胆南星10g，黄芩12g，浙贝母10g，安宫牛黄丸（冲）。

4. 湿蒙清窍

（1）症状：症见神志痴呆，语文错乱或意识蒙眬，语言不清，甚则重度昏迷，面色垢滞，恶心呕吐，舌苔白腻，脉沉滑。

（2）治则：涤痰开窍。

（3）方药：大腹皮30g，陈皮12g，茵陈15g，茯苓12g，白蔻仁10g，薏苡仁30g，郁金12g，石菖蒲12g，太子参30g，胆南星9g，天竺黄9g。

5. 肝阳暴涨

（1）症状：四肢抽搐，躁扰不安，高热谵语，大便秘结，面红目赤，舌质红绛，脉弦数。

（2）治则：平肝潜阳。

（3）方药：大黄10g（后下），黄连10g，石菖蒲10g，石决明30g，茵陈

15g，郁金 12g，钩藤 30g，羚羊角 1g（冲），龟板 25g，白芍 12g。

6. 瘀血阻滞

（1）症状：症见神昏谵语，躁扰不宁，面色晦滞，大便色黑如柏油，舌质紫暗，脉弦涩。

（2）治则：祛瘀开窍。

（3）方药：大黄 10g，郁金 12g，牡蛎 25g，赤芍 40g，红花 10g，石菖蒲 12g，三七粉 3g（冲）。

【西医治疗】

1. 肝性脑病开始数日应禁食蛋白质，每日供给热量 1500 千卡和足量维生素，食物成分以碳水化合物为主。可用 15% 葡萄糖液 1000 ~ 1500ml，在输液的同时可加入必要的营养素及其他物质，可给维生素 C 针剂 3 ~ 5g，三磷酸腺苷针剂 20 ~ 40mg，辅酶 A 针剂 100 ~ 200 单位，肌苷针剂 400 ~ 600mg，适量胰岛素针剂（每 4 ~ 8g 葡萄糖加 1 单位胰岛素）及氯化钾针剂等。

2. 清洁肠道或导泻

可清除肠道积血和积粪，促进铵和氮质的排出，降低肠道氮的吸收。可用大量生理盐水（2 ~ 3L）灌洗结肠，也可用食醋 30 ~ 50ml 加生理盐水灌肠，每日 1 ~ 2 次。导泻药多口服碳酸镁。忌用肥皂水灌肠，因氨在碱性环境下吸收增加。

3. 抑制肠菌生长

用新霉素片 4 次/每日，分 4 次口服或鼻饲，如不能口服时，可作保留灌肠，剂量相同。肾功能不全的可选用巴龙霉素片 0. 5g，4 次/每日。也可用甲硝唑片（灭滴灵）0. 2g，每日 4 次口服。或用卡那霉素针剂 0. 5 ~ 1g，肌肉注射。

4. 改变肠道内环境

乳果糖 10 ~ 30ml，加水口服。每日 3 次，以每日排 2 次软便为宜。

5. 氨中毒的治疗

临床常用谷氨酸钠或钾针剂 23 ~ 25g 及盐酸精氨酸针剂 10 ~ 20g 溶于葡萄糖液中静脉点滴，每日 1 次。

6. 纠正氨基酸代谢障碍

FO – 80 液（含有支链氨基酸的溶液）250ml 与等量 10% 葡萄糖液串联缓慢滴注，每日 2 次（静滴过快可有恶心、头晕、头痛、面红等副作用）。

国产制剂有 14 – 氨基酸注射液 – 800 及 6 – 氨基酸 – 400 注射液，疗效与用法与 FO – 80 类似。主张开始可每日 3 次，5 日内不清醒停用。清醒后改为每日1 ~ 2 次。

另外，国产制剂肝活命口服液（Falkamin）为口服复方氨基酸制剂，其成分中含有人体必需氨基酸及维生素、微量元素，钠和钾的含量也符合肝性脑病的要求。

7. 左旋多巴针剂 0.5 ~ 1g 溶于葡萄糖液中，每日一次静滴，也可用 2.5 ~5g 溶于温水中作保留灌肠。本品如加用卡比多巴（脱酸酶抑制剂）可使左旋多巴的作用加强，并能减少其副作用。但不能与维生素 B_6 联用。

【特色疗法】

1. 胰高糖素 - 胰岛素疗法

胰高糖素针剂 1mg 和胰岛素针剂 10 单位加入葡萄糖液 500ml 中静脉点滴，约 2 小时滴完较规范，输完后可酌给支链氨基酸针剂静滴，旨在以前者为动力，后者为原料。

2. 醋酸锌和醋酸亚铅

用醋酸锌片 200mg，每日 3 次口服。

3. 前列腺素和胸腺素

前列腺素 E1 注射液 50 ~ 100mg/d 加于 10% 葡萄糖液 350 ~ 500ml 内 2 ~ 3 小时滴完，10 ~ 30 天为一疗程。胸腺素有调整免疫功能，防止肝细胞坏死的作用，用其 30mg 加入 10% 葡萄糖液中静滴，每日一次，10 ~ 30 天为一疗程。

4. 换血方法

换血装置是应用等积交换法，以防止发生严重血流动力学的改变而导致不良后果。通过一对动静脉插管，新鲜全血经过预热、肝素化后利用泵将血液输入患者静脉。与此同时从动脉（一般采用肱动脉）放出等体积的血液。每次换血量在成人为 3000 ~ 9000ml，换血速度先以 50ml/min 开始，逐渐增至 120 ~ 150ml/min。每次换血间隔时间为 24 小时。

5. 换血浆

采用血浆治疗急性肝功能不全。先取患者的血液，清除其血浆，并将其压紧的红细胞连同输血员的冰冻新鲜血浆回输给患者。现在的方法是：在插入动静脉分流导管后，每次取血 500ml，离心去掉血浆，这样连续重复，每次置换量可达 6000ml，如用改进的方法则需要一台血液自动分离装置，经动静脉分流器，血液可连续离心分离，去掉血浆并等量置换重新输注，操作由装置连续自动完成，可在 6 小时换血浆 10000ml。

6. 全身灌洗

此法可以清除体内的有害物质。

7. 血液透析方法

此法对重症肝火引起的肝性脑病有一定疗效。

8. 交叉透析法

正常人（一般为亲属）的血液直接办理给患者，通过患者与正常人（一般为亲属）的血液直接交叉循环。此法可以重复进行，治疗的效果取决于交叉循环的速度。

9. 脑水肿治疗

可用20% ~25% 甘露醇 250ml 或山梨醇溶液静脉内滴注，每次 1 ~ 2g/kg。每 6 ~ 8 小时一次，半小时左右滴完。

10. 人血白蛋白输入

人血白蛋白低于正常时，可用人体人血白蛋白注射液，用法为每日 25g。可根据情况间歇使用。

11. 镇静剂使用

有狂躁不安情况时，可用安定注射液 10mg，肌注，或其他抗组织胺药。应小剂量开始使用，防止“药源性”昏迷。

12. 腹水及水肿治疗

可用呋塞米片 20 ~ 40mg，每日 3 次。也可以与螺内酯片 10 ~ 30mg/d，或氨苯喋啶片 50 ~ 100mg/d 联合使用，或者与双氢克尿噻片 25 ~ 50mg/d，交替间歇使用。

13. 必要时可给患者多次输新鲜血液。

14. 清肝注射液每次 20 ~ 30ml，加入 10% 葡萄糖注射液 200 ~ 300ml 中，静滴。

15. 50% 大黄注射液，每次 40 ~ 80ml，加入 10% 葡萄糖液 200 ~ 300ml，静滴，每日 1 ~ 2 次。

16. 由安宫牛黄丸改制而成的清开灵注射液，每次 20 ~ 40ml，溶于100 ~ 200ml 等渗葡萄糖注射液内静滴，每日 1 ~ 2 次。

17. 菖蒲郁金注射液，每次 2ml 肌注，每日 4 ~ 6ml，或每次 10 ~ 20ml，加入 10% 葡萄糖注射液内静滴，每日一次。

18. 石菖蒲注射液，每次 20 ~ 40ml，溶于 10% 葡萄糖注射液内静滴，每日一次。

19. 醒脑注射液，每次 10 ~ 20ml 溶于等渗葡萄糖液 500ml 中，静滴。

20. 生大黄 30 ~ 60g，加食醋适量，煎成 100 ~ 200ml，高位保留灌肠，每日 1 ~ 2 次。

21. 生大黄 30g，乌梅 15g，牡蛎 30g，蒲公英 30g，煎成 100 ~ 200ml，高位保留灌肠，每日 1 ~ 2 次。

【疗效判定】

1. 痊愈症状、体征全部消失，各种检查指标均正常，一年以上未复发者。

2. 好转症状、体征基本消失，各种检查指标接近正常，一年以内或有复发，但症状轻微者。

3. 无效症状、体征、各种检查指标未改变。

肝 硬 化

【本病概述】

1. 概念

肝硬化是一种常见的由不同病因引起的慢性进行性弥漫性肝病。其病理特点为广泛的肝细胞变性和坏死，纤维组织弥漫性增生，并有再生小结节形成，正常肝小叶结构和血管解剖的破坏，导致肝脏逐渐变形，变硬而成为肝硬化。

2. 症状体征

（1）肝病面容，面色灰暗，肝掌、蜘蛛痣，腹壁静脉怒张。

（2）腹水、下肢水肿、甚者胸水。

（3）肝脏变硬，表面呈结节状，可有触痛或叩击痛，脾脏不同程度的肿大。

（4）可伴见黄疸、消瘦、贫血、阳痿、乳房发育等症。

（5）代偿期症状。轻度乏力，食欲不振、恶心、厌油、嗳气、腹胀等非特异性的消化道症状。

（6）失代偿期症状。食欲减退，体重减轻，疲倦乏力、腹泻、腹胀大，齿龈出血等。

3. 病理

肝硬化时肝内血管系统受到严重破坏和改建，导致肝内血管网减少和异常吻合支形成，同时肝实质细胞病变进行性加重，所以临床上常出现明显的门脉高压症及肝功能不全。

4. 并发症

肝硬化往往因并发症而死亡，常见的并发症有感染，上消化道出血，肝性脑病，肝肾综合征，原发性肝癌等。

5. 中医病机

祖国医学虽无肝硬化之病名，但根据临床表现来看，在中医学“胁痛”“癥瘕”“积聚”“臌胀”“单腹胀”等证候中，对本病有较全面的认识。多由情志不舒、酒食不节、劳欲过度、感染蛊毒、黄疸失治、久泻久痢、营养不良等，导致肝脾肾三脏功能障碍，气滞、血瘀、水停而成。

情志不畅，肝失条达，肝气郁结，气机阻滞，血行不畅，以致气滞血瘀，壅塞脉络，日久积瘀成块。可见胁下癥瘕，身上血痣，面色黝黑等。

肝气郁结，横逆脾胃；或饮酒过度，或嗜食肥甘厚味，煎煿辛辣，损伤脾胃或感染蛊毒，脾失健运，湿停中焦，湿邪郁久化为热，湿热中阻，阻塞气机，气机被阻，气滞血瘀，以致成为湿热瘀阻之征。

肝病日久或黄疸失治，肝病及脾，脾失健运，气血生化之源不充，中气不足，血失推动，以致造成瘀血内停，而致脾虚血瘀之征。多见体质消瘦枯萎，胁下不适，皮肤紫斑等。

肝气郁结，郁而化火，耗伤肝阴，或肝病日久，内耗阴血，不能滋养肝阴；肝阴不足，阴虚火旺，炼液为痰，阻塞脉络，以致成为阴虚血瘀之征。

肝病日久，累及脾肾，脾肾阳虚，阳气不足，血失温煦，阴血凝滞，脉络被阻，成为阳虚血瘀之征。

寒湿、湿热等多种外邪及邪毒如果长期地作用于人体，或侵袭人体之后留着不去，均可以导致受病脏腑失和，气血运行不畅，痰浊内生，日久而形成癥瘕。

【诊断依据】

失代偿期肝硬化诊断不难，肝硬化的早期诊断较困难。

1. 代偿期

慢性肝炎病史及症状可供参考。如有典型蜘蛛痣、肝掌应高度怀疑。肝质地较硬或不平滑及（或）脾大>2cm，质硬，而无其他原因解释，是诊断早期肝硬化的依据。肝功能可以正常。蛋白电泳或可异常，单氨氧化酶、血清P－Ⅲ－P升高有助诊断。必要时肝穿病理检查或腹腔镜检查以利确诊。

2. 失代偿期

症状、体征、化验皆有较显著的表现，如腹腔积液、食管静脉曲张，贫血，脾功能亢进时白细胞与血小板明显减少。有黄疸及腹水时，可出现胆红素和尿胆原增加，有时可见蛋白尿、血尿及管型。明显脾肿大有脾功能亢进及各项肝功能检查异常等，不难诊断。但有时需与其他疾病鉴别。

3. 化验

血清总胆红素与直接胆红素均升高，总胆固醇降低。白蛋白降低，球蛋白升高，白球比值倒置或降低。血清谷丙转氨酶（ALT）显著升高。肝细胞严重坏死时，则谷草转氨酶（AST）活力高于ALT。若血清胆红素明显上升，ALT及AST正常，排除胆管阻塞因子，则表明肝脏功能已耗竭，为预后不良的指征。

4. 甲胎蛋白（AFP）

肝硬化时AFP可增高、活动性肝硬化时增高明显。

5. 超声波检查

早期可见肿大的肝脏，肝实质回声致密，增强增粗。晚期肝脏缩小，表面凹凸不平，脾脏肿大，门脉内经 >13mm，伴腹水时可见液平段。

6. 腹水液检查

一般为淡黄色漏出液，如有并发自发性腹膜炎时，则透明度降低，比重增高，利瓦特试验阳性，白细胞数增多；腹水呈血性时，应考虑结核性腹膜炎或癌变，宜做细胞学检查。当疑腹膜炎时，要及时送腹水液培养和药敏试验，作为选用抗生素参考。

7. 食管吞钡 X 线检查

食管静脉曲张时，X 线可见虫蚀样或蚯蚓状充盈缺损，纵行黏膜皱襞增宽；胃底静脉曲张时，可见菊花样充盈缺损。

8. 纤维内镜检查

可直接窥见静脉曲张及其部位和程度，阳性率较 X 线检查为高；并发上消化道出血时，急诊胃镜检查对判明出血部位和病因均有重要意义。

9. 肝穿刺活组织检查

在严格掌握指征的情况下，取活组织做病理检查，若有假小叶形成，对鉴别肝硬化、慢性肝炎和原发性肝癌以及明确肝硬化的病因很有帮助。

10. 免疫学检查

由慢性活动性肝炎转变为肝硬化者，血 Igg，IgA、IgM 均可增高，以 IgG 最为显著。肝炎病毒标记物可呈阳性。部分患者可出现非特异性自身抗体，如抗核抗体（ANA）、抗平滑肌抗体（SMA）、抗线粒体抗体（AMA）和类风湿因子（RF）等。

11. 鉴别诊断

（1）肝脾肿大如血液病、代谢性疾病引起的肝脾肿大，必要时可做肝穿刺活检。

（2）腹腔积液腹腔积液有多种病因，如结核性腹膜炎、缩窄性心包炎、慢性肾小球肾炎等。根据病史及临床表现、有关检查及腹腔积液检查，与肝硬化腹腔积液鉴别并不困难，必要时做腹腔镜检查常可确诊。

（3）肝硬化并发症如上消化道出血、肝性脑病、肝肾综合征等的鉴别诊断。

【中医治疗】

1. 肝郁脾虚

（1）症状：症见食少，胸腹满闷，两肋胀痛，嗳气，倦怠乏力，便溏，面萎黄，肝脏肿大，质中硬，舌红体胖边有齿痕，脉弦虚。

（2）治则：疏肝健脾，兼以活血。

（3）方药：柴胡10g，枳壳10g，香附子10g，川芎10g，白术10g，白芍10g，茯苓15g，太子参15g，炙甘草6g，川朴10g，山楂30g。日1剂，水煎服。

2. 水湿内阻

（1）症状：症见腹胀如鼓，按之坚满，两肋胀痛，胸闷纳呆，恶心欲吐，尿少便溏，苔白腻，脉弦细。

（2）治则：运脾利湿，理气行水。

（3）方药：苍术10g，川朴10g，泽泻10g，陈皮10g，木香10g，柴胡10g，茯苓15g，白术15g，车前子30g，陈葫芦瓢60g，川楝子10g，沉香9g，炒莱菔子15g，赤芍15g，丹参15g。日1剂，水煎服。

3. 气滞水裹

（1）症状：症见胸胁闷满撑胀，畏食少进，嗳气不爽，溲短尿少，腹大按之不坚，苔白腻，脉弦而滑。

（2）治则：疏肝消水。

（3）方药：厚朴12g，枳实10g，黄芩6g，黄连5g，知母9g，半夏12g，人参9g，甘草6g，陈皮12g，茯苓15g，泽泻12g，砂仁8g，干姜6g，姜黄12g，白术12g。

4. 寒湿困脾

（1）症状：腹部胀大如囊裹水，胸闷腹胀，得热则减，神疲困倦，怯寒懒动，溲短便溏，口干不思饮水，苔白，脉缓滑。

（2）治则：温中利水。

（3）方药：附子9g，干姜6g，草果6g，白术12g，甘草6g，大腹毛30g，茯苓皮30g，厚朴12g，广木香10g。

5. 湿热蕴结

（1）症状：腹大坚满，脘胀撑急疼痛，烦热口干，渴不欲饮，便秘溏垢，尿赤而短，或身目俱黄，苔黄厚腻或灰褐，脉弦滑数。

（2）治则：清热利湿逐水。

（3）方药：黑牵牛40g，白牵牛40g，白茅根30g，半枝莲30g，半边莲30g，谷芽30g，麦芽30g，丹参30g，当归10g，鸡内金12g。

6. 气滞血瘀

（1）症状：腹部胀大，按之坚满，叩之有声，嗳气频作，矢气后腹胀稍减，急躁易怒，面色暗黑，身上有血痣，唇色紫黑，大便色黑，舌质紫暗或有瘀点，脉涩。

（2）治则：行气活瘀利水。

（3）方药：柴胡9g，红花9g，䗪虫9g，赤芍12g，当归10g，桃仁10g，川楝子 10g，丹参 12g，葶苈子 15g，牡蛎 24g，桔梗 6g，椒目 6g。

7. 寒凝血瘀

（1）症状：腹部胀大，胸闷腹满得热则减，神疲困倦，胁下癥块，身上有血痣，舌质紫暗或有瘀点，脉涩或弦。

（2）治则：温里化瘀利水。

（3）方药：附子 60g（先煎 2～3 小时），党参 15g，茯苓 15g，郁金 15g，三棱 16g，莪术 15g，土元 15g，白术 15g，陈皮 12g，甘草 6g，大腹皮 20g，白茅根 30g。

8. 肝脾血瘀

（1）症状：症见腹大坚满，胁胀攻痛，青筋暴露，面色黧黑，头颈血痣，红丝赤缕，掌赤唇紫褐，口渴不欲饮，舌质紫暗，脉细涩。

（2）治则：调理肝脾，活血化瘀。

（3）方药：大黄 10g，䗪虫 10g，大腹皮 30g，牛膝 15g，莪术 10g，槟榔 15g，鸡内金 15g，桃仁 12g，水蛭 12g，三棱 20g，虎杖 30g，猪苓 30g。

9. 脾虚水困

（1）症状：症见腹部胀满，肠鸣便溏，面色萎黄，神疲乏力，四肢无力，少气懒言，舌质淡胖有齿痕，脉沉弱。

（2）治则：健脾利水。

（3）方药：黄芪 30g，山药 15g，炒白术 10g，猪苓 10g，连皮茯苓 10g，大腹皮 10g，生熟薏苡仁 30g，陈葫芦瓢 30g，车前子 30g，茜草 10g。

10. 脾肾阳虚

（1）症状：症见腹部胀满，入暮较甚，脘闷纳呆，神疲怯寒，肢冷浮肿，小便短少，面色萎黄或㿠白，舌质淡，体胖嫩有齿痕，脉沉细或弦大重按无力。

（2）治则：健脾温肾，利水化气。

（3）方药：炒党参 15g，山药 15g，泽泻 15g，当归 15g，枸杞 15g，车前子 15g，土炒白术 50g，地骷髅 50g，茯苓 20g，熟地 20g，干姜 6g，淡附片 10g，山萸肉 10g，怀牛膝 12g，陈葫芦 30g。

11. 肝脾两虚

（1）症状：症见腹部胀满，下肢浮肿，神疲乏力，面色萎黄纳少，便溏尿少，眩晕眼花，四肢抽搐，爪甲不荣，舌质淡，脉弦细。

（2）治则：健脾益肝，利水消肿。

（3）方药：黄芪 50g，党参 30g，山药 30g，丹参 30g，杭白芍 20g，当归 15g，枸杞 15g，椒目 9g，赤芍 15g，猪苓 15g，泽泻 15g，赤小豆 30g。

12. 肝肾阴虚

（1）症状：症见腹大坚满，甚则青筋暴露，形体消瘦，面色黧黑，唇紫口燥，心烦掌心热，齿鼻有时衄血，小便短赤，舌质红绛少津，脉弦细数。

（2）治则：滋养肝肾，利水消肿。

（3）方药：女贞子15g，旱莲草15g，白芍15g，牛膝15g，苍术10g，白术10g，阿胶（烊化）10g，益母草30g，白茅根30g，汉防己20g，黄芪20g，大腹毛8g，桑白皮8g。

13. 湿热瘀阻

（1）症状：症见胁肋胀满，肋下癥瘕，脘闷纳差，恶心呕吐，或见发热，白睛黄染，下肢浮肿，口干口苦，面色灰黄，腹壁脉络曲张，牙龈衄血，小便黄赤，舌质暗红，苔黄腻，脉弦滑。

（2）治则：清热利湿化瘀。

（3）方药：茵陈30g，败酱草15g，丹参15g，五灵脂9g，木通6g，郁金10g，茯苓10g，炒白术10g，泽兰叶15g，车前子15g（包煎），金银花30g。

14. 脾虚血瘀

（1）症状：胁下不适，面色萎黄，消瘦枯萎，神疲乏力，食纳减退，下肢浮肿，皮肤紫斑，牙龈出血，大便溏泄，小便短少，有肝掌，舌质淡暗，有齿痕，苔白，脉虚弦。

（2）治则：健脾化瘀。

（3）方药：山药30g，扁豆30g，薏苡仁30g，神曲10g，谷芽10g，三棱15～30g，莪术15～30g，生蒲黄10g，丹参30g，赤芍30g。

15. 阴虚血瘀

（1）症状：症见胁肋隐痛，或见胁下癥瘕，形体消瘦，面色黧黑，口干心烦，小便短赤，手足心热或有低热，脉络显露，或齿鼻衄血，身上血痣，舌质红绛，或暗紫，少苔或无苔，脉弦数。

（2）治则：养阴活血。

（3）方药：生地18g，枸杞15g，北沙参15g，川楝子15g，丹参15g，郁金15g，泽兰15g，麦冬12g，当归12g，桃仁9g，赤芍9g，五灵脂9g，元胡9g，丹皮9g，枳壳12g，红花6g，川芎6g。

16. 阳虚血瘀

（1）症状：症见腹部胀满，脘闷纳呆，腹壁静脉曲张，困倦乏力，形寒肢冷，便溏尿少，肢体浮肿，舌质淡胖，有齿痕，苔白，脉沉细。

（2）治则：温阳活血。

（3）方药：干姜9g，桂枝9g，党参10g，黄芪60g，白术12g，赤芍40g，丹参30g，三棱15g，莪术15g，大腹毛30g，五灵脂12g，穿山甲9g。

17. 瘀血阻滞

（1）症状：症见胁下癥块，疼痛较剧，固定不移，面色黧黑，腹壁脉络暴露，身上有血痣，牙龈衄血，舌质紫暗，脉涩。

（2）治则：活血破瘀。

（3）方药：丹参30g，桃仁12g，红花12g，阿魏9g，鳖甲20g，当归12g，水蛭9g，地鳖虫12g，玄胡12g，柴胡10g，莪术15g，五灵脂12g，川芎10g，大黄6g，黄芪30g。

【西医治疗】

1. 注意休息，以高热量、高蛋白质、维生素丰富而易消化的食物为宜，严禁饮酒。肝功能减退或肝昏迷先兆时限制蛋白质饮食。有腹水时应少纳盐或无钠盐饮食。有食道－胃底静脉曲张者，忌进食坚硬，粗糙的食物。

2. 秋水仙碱片0.5g，日2次口服。水飞蓟宾片2片，日3次。复合维生素B 2片，日2次，口服，维生素C片0.2g，日3次口服。

3. 10% GS250ml，复方丹参针剂20ml、ATP针剂40ml、辅酶A针剂100单位、静脉点滴，日1次。

4. 卡托普利片25mg，每日3次口服，连用1～3周。卡托普利的作用机理是：可能是抑制血管紧张素Ⅰ转变为血管紧张素Ⅱ（AT－Ⅱ），AT－Ⅱ深度降低，对周围血管作用减弱，周围血管阻力下降，血管扩张，增加有效循环血流量，有利于肝肾微循环的改善；且使醛固酮分泌减少，肾脏排钠增加，达到利尿消除腹水作用；同时，AT－Ⅱ减少，对肾上腺皮质球状带的刺激减弱，醛固酮分泌减少，钠水潴留减少，有利腹水减少；应用本药后，使血浆中心钠素升高，心钠素具有强大的利尿作用，心钠素能降低血管末梢循环阻力，使微循环得以改善；抑制激肽酶Ⅱ，导致激肽积聚，引起血管扩张；使前列腺素E（E2）的代谢增加，血管扩张。以上原因造成肝肾血流量增加，其微循环改善，对肝肾功能的恢复有良好作用，对临床症状的改善大有好处。

5. 酚妥拉明治疗难治性肝硬化。酚妥拉明针剂20～40mg，缓慢静脉滴注，每日1次，7天为一疗程。同时加用利尿剂。

6. 20%甘露醇250ml，呋塞米针剂20～60mg、10%氯化钾针剂10ml，静脉点滴。每日1次。

7. 黄体酮针剂40mg，肌注，每日1次，连用6次，然后每周2次，继之每周1次。

8. 多巴胺针剂40mg加入10%葡萄糖溶液300ml中静注，每日1次，连用2周，可与螺内酯联用。

9. 复方丹参针剂60～80mg，肌注或静注。日1次；654－2针剂20mg加入10%葡萄糖500ml中静滴，日1次。

10. 复方丹参针剂10ml加入5%葡萄糖500ml中静滴，10天为一疗程。黄体酮针剂40mg/日，肌注，一周后改为40mg，每周2次。腹水消退后，每周1次维持2周停用。

11. 呋塞米针剂40mg、多巴胺针剂20mg，于病人左下腹或右下腹部注入腹腔，每隔48小时重复注射1次，同时口服螺内酯片40mg，每日3次。

12. 甘露醇导泻。20%甘露醇125ml，日2次口服。

13. 自身腹水回输法

本法既能扩容，能减少蛋白的丢失，有利于腹水的消除。

（1）腹水直接回输法：将腹水引流至无菌输液瓶中，立即从静脉输入。为防止输液反应，输入前静注地塞米松针剂5mg。腹水回输以每分钟5～10ml速度输入。输入200～300ml后尚无尿量增多者静注呋塞米针剂20～80mg。视病人耐受情况每次回输1000～6000ml，如腹水未消退，可每隔3～7天回输一次，直至腹水消退或回输8次无效停止。

（2）体外腹水－静脉回流插管术：常用Leveen氏法，建立永久性腹腔静脉间通路，并装置活瓣，使腹水单向的由腹腔通过植入皮下管道流入上腔静脉，即腹腔——颈内静脉分流术。

（3）腹水超滤浓缩回输术：将腹水引入超滤器内，滤出部分水分和小分子物质后的浓缩腹水，在密闭系统中经静脉连续回输。每次浓缩术抽取腹水4000～6000ml，每小时浓缩1000ml，浓缩平均123±51倍后，静脉回输，每周1～2次。

（4）聚乙二醇与赛璐芬管腹水浓缩回输：即无菌下抽放腹水2000ml左右引入消毒过的赛璐芬管内，两端用橡皮筋结扎后，置于装有PEG溶液的塑料袋内浸泡，将此袋放入冰箱内，低温下浓缩6～18小时，过滤后静滴。

（5）自身腹水回输法的禁忌症

①腹腔内感染或肝硬化癌变者。

②近期上消化道出血者。

③有全身出血倾向或凝血酶原时间延长者。

④心律失常或心功能不全者。

14. 低分子右旋糖酐250ml加复方丹参注射液20ml静滴，1次/d，30天为一疗程。其机理是丹参能扩张外周血管，降低门脉压力，使肝内循环得以改善；另外丹参具有抗凝、抑制血小板聚集、抑制血栓形成与促进纤溶作用；丹参还能促进胶原的降解和吸收，抑制胶原的合成，因而有抗肝纤维化的作用。低分子右旋糖酐能改善微循环，预防并消除红细胞凝集及微血栓形成。

【特色疗法】

1. 取食盐填满脐窝，放一艾炷置盐面上点燃灸之，并加灸水分穴。

2. 将水红花籽 50g 捣碎，水煎浓汁加阿魏 30g，樟脑 10g，调成膏，敷贴肝脾区，外加胶布固定，3 日一次。

3. 甘遂末适量，连头葱白 5 根，捣如泥，先以汁涂脐部，再敷药泥纱布覆盖固定，2 日一次。

4. 甘遂末 6g，肉桂 9g，车前子 30g，大蒜头 2 枚、葱白一撮，捣烂水调敷脐热熨，每日一次。

5. 肝脾肿大者同服鳖甲煎丸或大黄䗪虫丸。

6. 大浮萍、糖各 60g，清水 3 碗，煎成一碗，分 2 次，忌盐。

7. 水苋菜 30g，石菖蒲 15g，水煎服。

8. 治肝散。核桃仁、大枣（去核）、黑豆、白矾、谷芽、车前子各 500g，杏仁 300g。将上药烘干，研末，每次 9g，每日 2 次。

9. 复方䗪蜈合剂

䗪虫、三七、琥珀、三棱、莪术、沉香、当归各 15g，大蜈蚣 8 条，紫河车 30g，丹参 30g。共研细末，分成 10 份，每日 1 份，分 2 次早晚空腹开水送服。

10. 清胃散，每日一剂，水煎服。

【疗效判定】

1. 临床治愈症状、体征基本消失，各种检查指标接近正常，一年以内或有复发，但症状轻微者。

2. 好转症状、体征有所改善，部分检查指标趋于正常。

3. 无效症状、体征、各种检查指标未改变。

胆道蛔虫病

【本病概述】

1. 概念

胆道蛔虫症是蛔虫从小肠逆行进入胆道，引起胆管和 oddi 括约肌痉挛，使病人突然感到剧烈右上腹疼痛的急症疾病，是最常见的急腹症之一。好发于青少年，病者可有排蛔虫或吐蛔虫病史。发作性上腹部绞痛或钻顶痛，突起突止，近期有吐蛔虫史，剑突下有压痛，但无肌紧张。

本病病因多因蛔虫生活环境改变引起。由于身体内在机能失调，影响消化功能紊乱，胃酸减少，肠管蠕动失常，有利于蛔虫上窜，钻入胆道而发病。合并胆道感染时，可有持续性右上腹痛、发热、黄疸及白细胞增高，局部出现肌紧张。大便内找到蛔虫卵。腹壁柔软，或剑突下、右上腹压痛，无肌紧张。胀痛间歇期可无任何体征。典型特点为初期胀痛剧烈而腹部体征轻微。

胆道蛔虫症属于中医的蛔厥范畴，本病以心窝部钻顶痛，伴四肢厥逆为特点。

2. 中医病因病机

(1) 虫积：素有食蛔史，即因误食未经洗净沾有蛔虫卵的生冷瓜果蔬菜，及其他不洁饮食，或手指爪甲，衣服等附着的蛔虫卵，随饮食入口而积于肠，是发生本病的基础，蛔虫性喜团聚，并具钻窜习性，故易致蛔厥。

(2) 脏寒：古云：蛔厥者，其人当吐蛔，今病者静而复时烦，此为脏寒。脏寒、胃虚是蛔虫上入于膈，引起蛔厥的重要原因。

(3) 胃热：古云：有因胃火而吐蛔者，以内热之甚蛔无所容而出也。又云：但清其火，火清而蛔自静。

(4) 寒热错杂：古云：厥阴之发病，消渴，气上撞心，心中疼热，饥而不欲食，食则吐蛔，下之利不止。

(5) 饮食不节：饮食过度，克伤脾胃，产生湿热，造成诸虫适宜繁殖生存的条件。有因过饥，食廪空虚，蛔虫因食而上出也，此胃气大虚之候，或驱蛔药服用不当；或妊娠时，均易致蛔虫逆上咽膈或误入胆道。

【诊断依据】

1. 发作性上腹部绞痛或钻顶痛，突起突止，近期有吐蛔虫史，剑突下有压痛，但无肌紧张。

2. 合并胆道感染时，可有持续性右上腹痛、发热、黄疸及白细胞增高，局部出现肌紧张。

3. 大便内找到蛔虫卵。

4. 手术检查、十二指肠镜或 X 线检查证明肠道或十二指肠内有蛔虫者可确诊。

5. 血化验见白细胞、中性粒细胞计数多属正常，合并感染时增高。

6. B 超示胆总管扩张及胆囊肿大，并可判断蛔虫在胆总管或肝胆管的部位、数量、蠕动或死亡情况。

7. 十二指肠引流时在引流的胆汁中可查到蛔虫卵。

【中医治疗】

1. 蛔厥

(1) 症状：症见卒然胁腹剧痛阵发，痛引肩背，恶心呕吐，甚则吐蛔，汗出肢冷，苔薄，脉沉弦或沉伏。

(2) 治则：缓急止痛安蛔。

(3) 方药：乌梅 12g，细辛 6g，干姜 9g，当归 12g，附子 6g，川椒 9g，桂枝 9g，黄连 6g，黄柏 9g，川楝子 10g，元胡 12g，香附子 12g，白芍 12g，

生丝瓜子50粒。

2. 寒痛

（1）症状：症见胀痛绵绵，喜温喜按，时觉恶心，口吐清涎，或吐虫，或便虫，手足不温，畏寒神怯，面色苍白，溲清便溏，舌淡，脉细弱。

（2）治则：温中安蛔。

（3）方药：人参9g，白术10g，茯苓10g，川椒6g，乌梅10g，干姜9g，苦楝皮15g。

3. 寒热错杂

（1）症状：腹痛时作，喜暖喜按，或腹部瘕聚，坐卧不安，四肢冷厥，心烦喜呕，或吐蛔虫，面色乍赤乍白，唇常红，或口渴欲饮，得食痛甚，或得食即呕，舌苔白或黄，脉弦。

（2）治则：寒温并治。

（3）方药：乌梅12g，川椒6g，细辛6g，黄连6g，黄柏9g，桂枝9g，附子6g，干姜6g，人参9g，当归9g，白芍10g，苦楝皮15g，牵牛子10g。

4. 胃热

（1）症状：症见腹痛时作，不欲饮食，食则吐蛔，身热或厥逆，面赤心烦，口渴欲饮，溲赤便秘，舌质红，脉弦数。

（2）治则：清热安蛔。

（3）方药：乌梅12g，川椒6g，雷丸9g，槟榔12g，胡黄连10g，黄柏10g。

5. 肝胆瘀滞

（1）症状：症见右胁下钻顶样痛阵作，掣引肩背，恶心呕吐，并可吐蛔，痛止一如常人，腹软，急躁易怒，舌苔薄白，舌质可见虫点，脉弦紧或沉弦。

（2）治则：疏肝行气，安蛔止痛，利胆驱虫。

（3）方药：乌梅15g，白芍30g，枳实9g，甘草9g，黄连9g，花椒6g，柴胡10g，细辛6g，当归9g，附子6g，桂枝9g，黄柏10g，干姜6g，人参9g，使君子9g，苦楝皮9g，大黄9g。

6. 肝胆湿热

（1）症状：症见右上腹钻顶样痛阵发，掣引肩背，恶心呕吐，并见吐蛔，发热往来寒热，口苦咽干，肌肤发热，大便干结或不爽，小便黄赤短少，脘腹拘急，耻骨下压痛拒按，苔白腻或黄腻，脉弦滑，或弦数。

（2）治则：清热，通里排虫。

（3）方药：茵陈10g，大黄9g，枳实10g，厚朴12g，当归10g，龙胆草6g，栀子10g，槟榔10g，川楝子10g，乌梅10g。

7. 肝胆火毒

（1）症状：症见在肝胆湿热的基础上，伴见高热、神志恍惚，脘腹痛重，腹皮硬，手不可近，或可触及瘀块，甚则厥深热深，四肢厥冷，脉微欲绝。

（2）治则：清热解毒，燥湿、通下驱蛔。

（3）方药：茵陈12g，大黄10g，枳实10g，厚朴15g，芒硝6g（冲），黄连6g，黄柏10g，黄芩12g，栀子12g，苦楝皮12g，槟榔10g，连翘30g，败酱草30g。

8. 肝胆气滞

（1）症状：无明显症状及体征，或有胃脘持续闷胀及钝痛，食后加重，恶心纳呆，脘腹压之隐痛不适，胆道静脉造影显示胆道有条状透亮影。

（2）治则：疏肝理气排虫。

（3）方药：柴胡9g，茵陈10g，牡蛎15g，栀子10g，木香9g，枳壳9g，郁金12g，苦楝皮12g，槟榔10g，乌梅12g，使君子10g，大黄6g。

9. 瘀血阻滞

（1）症状：症见腹部硬痛，痛不可近，腹有癥块，大便不通，舌质红，苔黄糙，脉数实。

（2）治则：活瘀通里。

（3）方药：桂枝9g，桃仁10g，大黄10g，芒硝6g，乌梅10g，川楝子10g，黄连10g，枳实10g，厚朴15g。

【西医治疗】

1. 解痉、利胆、止痛法

（1）抗胆碱能药。可用颠茄片，每次8～16mg，3～4次/d；颠茄合剂，每次10ml，3～4次/d，阿托品片0.5～1mg，3次/d。

（2）山莨菪碱（654－2）针剂每次10mg，3～4次/d，肌注，静脉注射10～20mg/次。

（3）阿托品无效时，可用吗啡针剂10mg/次，但吗啡可增强平滑肌的张力，加剧oddi括约肌痉挛，因而应与抗胆碱能药合用，并应密切注意由于解痛而掩盖并发症。

（4）硫酸镁口服液5～10ml/次，3次/d，饭前或两餐间服用。

（5）维生素K_1针剂20mg或K_3针剂8mg，肌注，亦可用K_3针剂4～8mg加50%葡萄糖40ml缓慢静注。

（6）维生素C针剂2.5g加50%葡萄糖20ml缓慢静注，2次/d，2日为一疗程；或口服维生素C片0.5～1g，3～4次/d。

（7）阿司匹林片0.5～1g，3～4次/d口服，首次量可加倍。哮喘、消化性溃疡、出血倾向者禁用。

（8）酚妥拉明针剂按每分钟 0.5mg 剂量加入 10% 葡萄糖或 5% 糖盐水中静滴，24 小时总量 100～120mg。低血糖症、肾功能减退者禁用。

（9）食醋 30～50ml，口服，4～6 小时/次，或稀醋酸 50～200ml，口服。

（10）0.5%～2% 普鲁卡因针剂在剑突下疼痛点皮内或皮下注射或局部封闭。

2. 驱虫或排虫法

（1）枸橼酸哌嗪片，4～5g/d，分 3 次饭前一小时服或晚睡前服，24 小时后重复一次服用。

（2）噻吩嘧啶片，成人一次服 4～5 片（每片 0.36g），晚睡前一次顿服，不必加泻药。

（3）左旋咪唑片 1.5mg/kg/次，一周后重复同剂量一次。

（4）阿苯达唑片 400mg 一次吞服。

（5）用氧气驱虫，通过胃管或十二指肠引流管徐徐注入氧气 150ml，两小时后用 50% 硫酸镁液体导泻或 2% 盐水灌肠。

（6）胃内注入空气。取半卧位，插入胃管，束紧裤带，以延缓胃内排空。成人注入 700～1000ml。

（7）可在超声波引导下，用胃镜或十二指肠镜夹取出蛔虫。

（8）抗感染可用庆大霉素片 14～24 万单位/d；或氯霉素片 1～1.5g/d；或氨苄西林片 4～6g/d，分 2～3 次应用。

（9）严重并发症型胆道蛔虫时，可考虑外科手术治疗。

【特色疗法】

1. 指压右侧肩胛下角缓解胆绞痛方法：病人取坐位，术者以右手拇指，指压患者右侧肩胛下角处，待酸胀感出现后，再持续压迫 1～3 分钟，再加局部按摩，直至疼痛缓解。

2. 按摩疗法

用手指于剑突下或剑突旁稍偏右，相当肝外胆道最高部位，沿其方向由上至下向十二指肠推压，手法由浅入深，循序渐进，有利于蛔虫退出胆道。

3. 短波或超短波理疗亦能解除胆道痉挛、麻痹蛔虫，增加胆汁分泌。

4. 纠正水、电解质平衡失调

由于胆道蛔虫病而频繁呕吐，病人不能进食，又进行胃肠道减压，引流出大量消化液，可导致血容量减低和体液丢失，应补充液体，一般 24 小时内需补液 200～3000ml，其中钾的补充尤应注意，每日给钾不应少于 3g。

5. 大黄、芒硝各 75g，冰片 25g，研末醋调，外敷右上腹痛处。

6. 腹部热敷法

食盐 500g（糠麸亦可），加入食醋 50～100ml，放锅内炒热，用两层纱布包，令病人仰卧屈膝，放于腹部热敷，冷时又加温，约 1 小时左右。适用于蛔虫引起的梗阻证。

7. 陈醋 60g，加花椒粉少许，加温吞服。

8. 食醋疗法

取食醋一汤匙，口服，1 日 3 次。或 30% 醋精稀释成 100ml，每服 50～100ml。

9. 槟榔粉 8g，生大黄粉、黑白丑各 4g，以蜜加温调和，分数次在 1～2 小时内服完，儿童用量酌减。

10. 剧烈痉挛疼痛时，排除急腹症及其他疾病后，肌注曲马多针剂 1 支（50mg）配 654－2 针剂 5mg。或肌注庆大霉素针剂 4 万单位、氯丙嗪针剂 12.5mg、安乃近针剂 0.25g、阿托品针剂 0.5mg。

11. 清胃散，每日一剂，水煎服。消炎止痛丸、疏肝清胃丸。

【疗效判定】

1. 痊愈症状、体征全部消失，各种检查指标均正常，一年以上未复发者。

2. 好转症状、体征基本消失，各种检查指标接近正常，一年以内或有复发，但症状轻微者。

3. 无效症状、体征、各种检查指标未改变。

急性胆囊炎

【本病概述】

1. 概念

急性胆囊炎是由于胆囊管阻塞和细菌侵袭而引起的胆囊炎症；其典型临床特征为右上腹阵发性绞痛，伴有明显的触痛和腹肌强直。约 95% 的病人合并有胆囊结石，称为结石性胆囊炎；5% 的病人未合并胆囊结石，称为非结石性胆囊炎。

2. 病因

（1）机械性炎症：由于胆囊腔内压力升高，使胆囊壁及黏膜受压缺血引起；

（2）化学性炎症：磷脂酶作用于胆汁内的卵磷脂，产生溶血卵磷脂，产生化学炎症；

（3）细菌性炎症：由大肠杆菌、克雷白杆菌属、链球菌、葡萄球菌等积存于胆囊内，发生细菌性炎症。细菌性炎症占急性胆囊炎的 50%～80%。

3. 症状

腹痛为最主要症状，常在进油腻事物之后。开始时可为剧烈的疼痛，位于上腹中部，80% ~90%患者伴有恶心、呕吐。在绞痛发作后便转为右上腹部持续性疼痛，疼痛可放散至右肩或右腰背部，也可向左右肩部同时放散，极少向左肩部放散。随着病情的加重，常有畏寒、发热，若出现寒战高热，则病情已发展至急性化脓性胆囊炎或合并有胆道炎。

右上腹部压痛和肌紧张，Murphy 征阳性，常可触及肿大而有压痛的胆囊。如病程较长，在右上腹及触及一边界不清楚的炎性肿块（肿大的胆囊被大网膜所包裹）。20%患者可出现黄疸，以隐性黄疸，即血清胆红素 5 ~ 20ml/L 为多见。黄疸是由于并发的胆管炎或胰腺炎，以及胆道管结石、炎症、水肿、Oddi 氏括约肌痉挛所引起。少数患者出现腹部胀气，严重者可出现肠麻痹。

【诊断依据】

1. 痛为最主要症状，常在进油腻事物之后。开始时可为剧烈的疼痛，位于上腹中部，80% ~90%患者伴有恶心、呕吐。在绞痛发作后便转为右上腹部持续性疼痛，疼痛可放散至右肩或右腰背部，也可向左右肩部同时放散，极少向左肩部放散。随着病情的加重，常有畏寒、发热，若出现寒战高热，则病情已发展至急性化脓性胆囊炎或合并有胆道炎。

2. 右上腹部压痛和肌紧张，Murphy 征阳性，常可触及肿大而有压痛的胆囊。如病程较长，在右上腹及触及一边界不清楚的炎性肿块（肿大的胆囊被大网膜所包裹）。20%患者可出现黄疸，以隐性黄疸，即血清胆红素 5 ~ 20ml/L 为多见。黄疸是由于并发的胆管炎或胰腺炎，以及胆道管结石、炎症、水肿、Oddi 氏括约肌痉挛所引起。少数患者出现腹部胀气，严重者可出现肠麻痹。

3. B 型超声检查

可发现胆囊肿大、壁厚、胆石光团及声影，有时可见胆囊壁水肿这一特征性现象。

4. 实验室检查

白细胞总数及中性粒细胞数均增高，并与病变的严重程度及有无并发症有关。白细胞计数异常升高时须考虑有胆囊坏死和穿孔的存在。如合并急性胰腺炎，血清、尿及腹腔渗液淀粉酶或脂肪酶含量增高。血清 SGPT 及 SGOT 值常增高。ALP 和 LAP 亦可增高。

【中医治疗】

1. 肝胆气郁

（1）症状：症见右肋胀满疼痛，连及右肩，遇怒加重，胸闷善太息，嗳气频作，吞酸嗳腐，苔白腻，脉弦大。

（2）治则：疏肝利胆，理气通降。

（3）方药：柴胡疏肝散加减。醋柴胡10g，酒白芍30g，酒川芎10g，麸炒枳壳15g，麸炒香附子15g，麸炒陈皮15g。水煎服，每日一剂。痛重加紫苏梗15g，麸炒青皮10g，醋郁金15g，麸炒木香10g，麸炒川楝子10g；大便干燥加麸炒大黄10g，麸炒槟榔10g；腹部胀满加姜厚朴10g，麸炒草豆蔻10g；口苦加麸炒黄芩10g，炒栀子10g；嗳气呕吐加生代赭石粉30g，沉香6g（分2次冲服）；伴结石者加鸡内金20g，金钱草20g，海金砂20g。

2. 胆腑郁热

（1）症状：症见右肋部灼热疼痛，口苦咽干，面红目赤，大便秘结，小便短赤，心烦失眠易怒，舌红苔黄厚而干，脉弦数。

（2）治则：清泻肝胆之火，解郁止痛。

（3）方药：清胆汤加减。麸炒大黄10g，炒栀子10g，麸炒黄连10g，醋柴胡10g，酒白芍30g，蒲公英10g，金钱草30g，瓜蒌10g，醋郁金15g，醋元胡10g，麸炒枳壳10g，麸炒木香10g，麸炒川楝子10g。水煎服，日一剂。心烦失眠加丹参15g，炒枣仁15g；黄疸加茵陈30g，麸炒枳壳10g，麸炒黄柏10g，蒲公英30g；口渴加天花粉20g，麦冬20g；恶心呕吐加姜半夏10g，姜竹茹10g。

3. 肝胆湿热

（1）症状：症见右肋胀满疼痛，胸闷纳呆，恶心呕吐，口苦心烦，大便黏滞，或见黄疸，舌红苔黄腻，脉弦滑。

（2）治则：清热利湿，疏肝利胆。

（3）方药：茵陈蒿汤加减。茵陈30g，炒栀子10g，麸炒大黄10g。水煎服，日一剂。痛重者加醋柴胡10g，麸炒木香10g，麸炒川楝子10g，醋元胡10g；呕吐加姜半夏10g，姜竹茹10g，生石膏10g；口苦加麸炒黄芩10g，醋郁金15g；伴结石者加鸡内金20g，沙炒穿山甲10g，海金砂15g，金钱草15g；小便黄赤加滑石15g，车前子15g，白通草10g，鲜茅根30g；苔白腻者加藿香10g，白蔻仁10g，姜厚朴10g。

【西医治疗】

1. 流质或半流质饮食，重症禁食并行胃肠减压。

2. 解痉镇痛用阿托品，654－Ⅱ等。

3. 控制感染用青霉素，氨苄西林。

4. 维生素B、C、K的应用。

5. 禁食控制感染

青霉素针剂480万单位～960万单位加入生理盐水500ml静滴，日一次，亦可选用庆大霉素、红霉素、氯霉素等。

6. 解痉镇痛

阿托品针剂0.5mg，肌注，或给予硝酸甘油片0.6mg含舌下，必要时加用哌替啶针剂50mg，肌注。氨茶碱针剂0.25g加入25%GS针剂20ml，静脉注射。

7. 利胆药物

去氢胆酸片0.25g/次，3～4次/日；50%硫酸镁液体10ml，3次/日；金胆片、消炎利胆片也可应用。

【特色疗法】

1. 经验方

（1）茵陈60g，柴胡15g，枳壳15g，木香6g，白芍30g，醋郁金30g，制半夏10g，炒川楝子10g，炒黄芩10g，炒黄连10g，炒大黄10g，甘草10g，醋元胡12g，蒲公英30g。生姜引。

（2）加减

黄疸加龙胆草12g；发热加公英30g，板蓝根30g，二花30g；有虫加乌梅15g，川椒10g，使君子仁10g，苦楝皮15g；体虚加党参10g，当归10g；四肢厥冷，冷汗出加熟附子6g，桂枝10g；腹胀便秘加槟榔10g，加大大黄用量。每日一剂，水煎服，连用至症状消失。

（3）方解

方中茵陈清热而利胆，柴胡疏肝解郁，枳壳宽中下气与柴胡合用调中气之升降，助气机之调畅。木香理气止痛，白芍平肝，与柴胡合用以维持肝疏泄功能之正常。郁金、川楝子解肝郁清热而止痛。半夏降逆止呕与枳壳相配助通腑之用。黄连、黄芩、大黄三黄泻三焦之实热，以除胆胃之热根。柴胡、白芍、郁金、川楝子疏肝解郁，以散胆之热郁。枳壳、半夏、木香、大黄理气降逆以湊腑气宣通之功。生姜、甘草和胃调药。上药合用，胆胃热去，疏泄升降如常。则疼痛自止，加龙胆草除湿热以退黄疸。公英、板蓝根、二花清热解毒而除发热。乌梅、川楝、使君子仁、苦楝根皮以杀虫，党参、当归以补虚，熟附子、桂枝温阳去厥冷，槟榔去腹胀便秘。

2. 针刺阳陵泉，胆囊穴（阳陵泉下3～5cm），中脘、太冲、合谷、曲池、内关。

3. 输液

（1）0.9%生理盐水250ml，加头孢哌酮舒巴坦针剂2g。

（2）0.9%生理盐水250ml，加西咪替丁注射液0.8g、甲氧氯普胺注射液5mg、维生素B_6注射液0.3g、10%氯化钾注射液5ml。

（3）乳酸左氧氟沙星注射液200ml（每100ml含0.1g）。每日一次，连用7日。

4. 消炎止痛丸、疏肝清胃丸、利胆化石丹、养胃丸。

5. 剧烈痉挛疼痛时，排除其他急腹症后，肌注曲马多针剂1支（50mg）配654－2针剂5mg。或肌注庆大霉素针剂4万单位、氯丙嗪针剂12.5mg、安乃近针剂0.25g、阿托品针剂0.5mg。

6. 清胃散300g，每日一剂，水煎服。一直服到舌苔退净，症状消失为止。

【疗效判定】

1. 痊愈症状、体征全部消失，各种检查指标均正常，一年以上未复发者。

2. 好转症状、体征基本消失，各种检查指标接近正常，一年以内或有复发，但症状轻微者。

3. 无效症状、体征、各种检查指标未改变。

慢性胆囊炎

【本病概述】

1. 概念

慢性胆囊炎是由急性或亚急性胆囊炎反复发作，或长期存在的胆囊结石所致胆囊功能异常，约25%的患者存在细菌感染，其发病基础是胆囊管或胆总管梗阻。根据胆囊内是否存在结石，分为结石性胆囊炎与非结石性胆囊炎。非结石性胆囊炎是由细菌、病毒感染或胆盐与胰酶引起的慢性胆囊炎。

2. 病因

（1）慢性结石性胆囊炎与急性胆囊炎一样，胆囊结石可引起急性胆囊炎反复小发作，即慢性胆囊炎与急性胆囊炎是同一疾病不同阶段。

（2）慢性非结石性胆囊炎在尸检或手术时发现，占所有胆囊病变的2%～10%。

（3）伴有结石的慢性萎缩性胆囊炎又称瓷瓶样胆囊，结石引起的炎症刺激，导致胆囊壁钙化而形成，钙化可局限于黏膜，肌层或两者皆有，多见于65岁以上的女性病人。

（4）黄色肉芽肿样胆囊炎少见，系由胆汁脂质进入胆囊腔的结缔组织致炎性反应而成。

3. 症状

临床症状常不典型，有时可能与胆囊结合完全相同。但大多数病人既往有胆绞痛病史。可见上腹饱闷、嗳气、腹胀、厌油食等消化不良症状。有时出现右季肋、腰背部不适感、持续性钝痛或右肩胛区放射性痛，很少有畏寒、发热和黄疸。由于慢性胆囊炎的急性发作或胆囊内结石或浓厚黏液进入胆囊管或胆总管而引起梗阻，可出现急性胆囊炎或胆石症的典型症状。

右上腹压痛和叩击痛，Murphy 征阳性。胆壁增厚，胆囊缩小或膨大，如显出结石影则可明确诊断。CT 诊断价值类似 B 超。腹部 X 线平片可能显示胆石，膨大或缩小的胆囊、胆囊钙化或胆囊乳状不透明阴影等。

【诊断依据】

1. 临床症状常不典型，有时可能与胆囊结合完全相同。但大多数病人既往有胆绞痛病史。可见上腹饱闷、嗳气、腹胀、厌油食等消化不良症状。有时出现右季肋、腰背部不适感、持续性钝痛或右肩胛区放射性痛，很少有畏寒、发热和黄疸。由于慢性胆囊炎的急性发作或胆囊内结石或浓厚黏液进入胆囊管或胆总管而引起梗阻，可出现急性胆囊炎或胆石症的典型症状。

2. 右上腹压痛和叩击痛，Murphy 征阳性。

3. 胆壁增厚，胆囊缩小或膨大，如显出结石影则可明确诊断。CT 诊断价值类似 B 超。

4. 腹部 X 线平片可能显示胆石，膨大或缩小的胆囊、胆囊钙化或胆囊乳状不透明阴影等。

【中医治疗】

1. 肝郁气滞

（1）症状：症见右胁隐痛或胀痛，时轻时重，时作时止，脘腹胀满，口苦恶心，纳食减少，嗳气频作，苔薄白脉弦。

（2）治则：疏肝利胆，行气解郁，健脾和胃。

（3）方药：柴胡 10g，枳壳 10g，鸡内金 10g，郁金 15g，白芍 15g，金钱草 15g，木香 6g，甘草 6g，元胡 10g，川楝子 10g，半夏 10g，砂仁 10g。

2. 湿热蕴结

（1）症状：症见右胁痛甚，腹满拒按，发热畏寒，身目黄染，小便黄赤，大便秘结，恶心呕吐，胸脘痞闷，口苦咽干，舌红苔黄腻，脉弦滑数。

（2）治则：清热化湿，利胆通腑。

（3）方药：茵陈 30g，柴胡 10g，栀子 10g，黄芩 10g，枳壳 10g，大黄 6g，芒硝 6g，青皮 6g，陈皮 6g，木香 6g，二花 30g，黄柏 10g，败酱草 30g，金钱草 30g，鸡内金 15g，元胡 15g，川楝子 10g，竹茹 10g，姜半夏 10g。

【西医治疗】

1. 利胆药物用 50% 硫酸镁液体，每次 10ml，每日 3 次，口服或去氢胆酸片，每次 0.25g，每日 3 次口服。有结石用熊去氧胆酸或鹅去氧胆酸。

2. 驱虫治疗。

3. 急性发作时应控制感染，并应用解痉止痛药物。

4. 5% GNS250ml，庆大霉素针剂16万单位；甲硝唑注射液200mL；静脉滴注，每日1次，连用15日。

【特色疗法】

1. 或用柴胡10g，黄芩10g，法半夏10g，枳实10g，生姜10g，大枣10g，大黄15g，白芍15g，茵陈20g，郁金10g，蒲公英15g。连服一月。

2. 健猪胆20个、鲜绿豆500g，大黄50g，甘草20g后三味中药共入猪胆中，悬吊于干燥通风处，干后取出，研末，装瓶备用，每次10g，每日3次，开水冲服。15天为一疗程。适应于急性胆囊炎及胆石症。

3. 输液

（1）0.9%生理盐水250ml，加头孢哌酮舒巴坦针剂2g。

（2）0.9%生理盐水250ml，加西咪替丁注射液0.8g、甲氧氯普胺注射液5mg、维生素B_6注射液0.3g、10%氯化钾注射液5ml。

（3）乳酸左氧氟沙星注射液200ml（每100ml含0.1g）。每日一次，连用7日。

4. 清胃散每日一剂，水煎服，连用2个月。消炎止痛丸、疏肝清胃丸、利胆化石丹、养胃丸。

5. 经验方

（1）茵陈60g，柴胡15g，枳壳15g，木香6g，白芍30g，醋郁金30g，制半夏10g，炒川楝子10g，炒黄芩10g，炒黄连10g，炒大黄10g，甘草10g，醋元胡12g，蒲公英30g。生姜引。

（2）加减：黄疸加龙胆草12g；发热加公英30g，板蓝根30g，二花30g；有虫加乌梅15g，川椒10g，使君子仁10g，苦楝皮15g；体虚加党参10g，当归10g；四肢厥冷，冷汗出加熟附子6g，桂枝10g；腹胀便秘加槟榔10g，加大大黄用量。每日一剂，水煎服，连用至症状消失。

（3）方解：方中茵陈清热而利胆，柴胡疏肝解郁，枳壳宽中下气与柴胡合用调中气之升降，助气机之调畅。木香理气止痛，白芍平肝，与柴胡合用以维持肝疏泄功能之正常。郁金、川楝子解肝郁清热而止痛。半夏降逆止呕与枳壳相配助通腑之用。黄连、黄芩、大黄三黄泻三焦之实热，以除胆胃之热根。柴胡、白芍、郁金、川楝子疏肝解郁，以散胆之热郁。枳壳、半夏、木香、大黄理气降逆以凑腑气宣通之功。生姜、甘草和胃调药。上药合用，胆胃热去，疏泄升降如常。则疼痛自止，加龙胆草除湿热以退黄疸。公英、板蓝根、二花清热解毒而除发热。乌梅、川楝、使君子仁、苦楝根皮以杀虫，党参、当归以补虚，熟附子、桂枝温阳去厥冷，槟榔去腹胀便秘。

6. 针刺阳陵泉，胆囊穴（阳陵泉下3～5cm），中脘、太冲、合谷、曲池、内关。

【疗效判定】

1. 痊愈症状、体征全部消失，各种检查指标均正常，一年以上未复发者。

2. 好转症状、体征基本消失，各种检查指标接近正常，一年以内或有复发，但症状轻微者。

3. 无效症状、体征、各种检查指标未改变。

急性胰腺炎

【本病概述】

1. 概念

急性胰腺炎是由胰腺消化酶对本器官自身消化所引起的化学性炎症，引起其发生的原因很多，主要有胆道疾病，十二指肠病变，胰管梗阻，酗酒和暴饮暴食，急性传染病，手术和外伤等等。在病理上，本病可分为水肿型（间质型）和出血坏死型。前者以急性腹痛、恶心、呕吐及血清，尿淀粉酶升高为主要表现，预后良好，后者病情严重，可有休克或腹膜炎等。

2. 病理

水肿型，大体上见胰腺肿大，水肿，分叶模糊，质脆病变累及部分或整个胰腺，周围少量脂肪坏死。出血坏死型大体上表现为红褐色或灰褐色，并有新鲜出血区，分叶结构消失。较大范围脂肪坏死和钙化斑，病程长者可并发脓肿，假性囊肿或瘘管形成。

3. 症状

腹痛多呈突然发作，常于饱餐或饮酒后发生。恶心呕吐，多数病人腹痛同时伴恶心呕吐，主要是反射性呕吐，剧烈者可吐出胆汁。呕吐后腹痛不减轻。发热多为中度以上发热。少数为高热，一般持续3~5天。如发热持续不退或逐渐升高，提示合并感染或并发胰腺脓肿。黄疸一般较轻，多在病后一到二天出现，数日内消退。若不退多由胆道疾病引起，重症患者可伴有低血压休克，肠麻痹，急性呼吸衰竭，急性肾功能衰竭，循环功能衰竭，胰性脑病，代谢异常，腹水，电解质紊乱等病证。

4. 体征

轻者上腹部轻压痛，局限性肌紧张。重症可有弥漫性腹膜炎（满腹压痛，反跳痛，肌紧张）腹部皮肤瘀斑，手足抽搐。

发作前常有慢性胆系病史，多发生于酒后或饱餐之后。水肿型常突然发生上腹或左上腹疼痛，向左腰部放射，伴见发热，恶心呕吐。出血坏死型病情严重，除上述症状外还可见到休克，腹膜炎、胸膜炎、麻痹性肠梗阻、消化道出血，腰部以及脐部皮肤可出现瘀斑。少数患者可伴有呼吸窘迫综合征，急性肾功能衰竭，脑病等。有些患者可并发胰腺假性囊肿。

【诊断依据】

1. 发作前常有慢性胆系病史，多发生于酒后或饱餐之后。

2. 水肿型常突然发生上腹或左上腹疼痛，向左腰部放射，伴见发热，恶心呕吐。出血坏死型病情严重，除上述症状外还可见到休克，腹膜炎、胸膜炎、麻痹性肠梗阻、消化道出血，腰部以及脐部皮肤可出现瘀斑。少数患者可伴有呼吸窘迫综合征，急性肾功能衰竭，脑病等。有些患者可并发胰腺假性囊肿。

3. 实验室检查

血清淀粉酶发病6～8小时后开始升高，48小时达高峰，3～5日内恢复正常。正常值为40单位～180单位，大于500单位即有诊断价值。但急性出血坏死型不高，甚至下降。

尿淀粉酶发病8～12小时后开始升高，持续1～2周后恢复正常，>300单位/升。胸水、腹水淀粉酶明显增高。淀粉酶肌酐清除比率成倍增加。血脂肪酶有时也可增高。出血坏死型血、尿淀粉酶可不增高，但血糖增高，血钙降低，高铁血红蛋白阳性。

4. B超

胰腺普遍增大肿胀，光点增多。

【中医治疗】

1. 湿热壅滞

（1）症状：症见腹部胀痛，痞满拒按，胸闷不舒，烦渴引饮，大便秘结，或溏滞不爽，身热自汗，小便短赤，苔黄燥或黄腻，脉滑数。

（2）治则：通腑泄热。

（3）方药：大承气汤加减。麸炒大黄10g，玄明粉20g（分2次冲服），姜厚朴10g，麸炒枳实10g。水煎服，日一剂。湿热较重者加栀子10g，麸炒黄芩10g，麸炒黄柏10g；嗳气者加醋柴胡10g；痛甚加麸炒木香10g，麸炒川楝子10g，醋元胡10g；食欲不振加鸡内金10g，炒六神曲10g，生麦芽10g，呕吐加藿香10g，生石膏10g，姜半夏10g，姜竹茹10g。

2. 气机郁滞

（1）症状：症见脘胀疼痛，胀满不舒，攻窜两肋，痛引少腹，时聚时散，得嗳气矢气则舒，遇忧思恼怒则剧，苔薄白，脉弦。

（2）治则：疏肝解郁，理气止痛。

（3）方药：柴胡疏肝散加减。醋柴胡 10g，麸炒枳壳 10g，酒香附子 10g，酒白芍 30g，麸炒甘草 10g，醋川芎 10g。水煎服，日一剂。痛甚加麸炒川楝子 10g，醋郁金 30g；嗳气加佛手 15g，麸炒香橼 15g；舌尖红加金银花 15g，蒲公英 15g，连翘 15g；腹痛肠鸣加土白术 10g，麸炒防风 6g。

【西医治疗】

1. 控制炎症发展

（1）禁食，胃肠减压。

（2）减少胰腺分泌用阿托品、西咪替丁、奥美拉唑等。

（3）减低胰酶活性，用抑肽酶针剂 8 ~ 12 万单位/日，静脉滴注，氟尿嘧啶针剂 500mg 加入 5% GS500ml 中静滴。

（4）抗菌药物。氧氟沙星胶囊 200 ~ 400mg/次，日 2 ~ 3 次口服，静滴 400mg/d；环丙沙星胶囊 250 ~ 500mg/次，2 ~ 3 次/日，口服。静脉给药 400mg/d；克林霉素针剂 0.6g/d 静滴；此外头孢噻肟钠，哌拉西林钠等也可应用，应联合甲硝唑或替硝唑。

2. 对症支持疗法

（1）解痉止痛。阿托品，654 – Ⅱ 等，痛剧者可加用派替啶（50 ~ 100ml），吲哚美辛亦可应用。

（2）补充营养。每日用 5% 葡萄糖盐水 1000ml 及 10% GS1000ml，静滴。

（3）抗休克。本病易发生低血容量性休克，应大量补液，应给予血浆，白蛋白，鲜血，羧甲淀粉制品，血压低者酌情应用升压药或强心剂。

（4）糖皮质激素应用，短期内可选用地塞米松，氢化可的松等。

（5）奥曲肽针剂治疗坏死型效好，100ug/次，静脉注射，然后静滴维持

3. 654 –2 针剂 20mg 加入 5% GS 针剂 500ml，静脉点滴。

4. 5 – 氟尿嘧啶针剂 500mg 时加入 5% GS500ml，静脉点滴。

5. 安定针剂 10mg，肌注。或苯巴比妥纳针剂 0.1g 肌注。

6. 0.25% 普鲁卡因生理盐水 500ml，静脉点滴，每日 1 次，重症用哌替啶针剂 100mg 肌注，6 小时 1 次。

7. 控制感染。氨苄西林针剂 3g 加入 0.9% NS40ml 静脉注射，8 小时一次，或氧氟沙星针剂 0.2g 静滴。

8. 抗休克可输鲜血、血浆、低分子右旋糖酐注射液，中毒明显者短期内大量应用激素，并注意电解质及酸碱度的平衡。

9. 清开灵针剂 60ml 加 10% GS500ml，静脉点滴，每日 1 次。

10. 抑肽酶针剂 10 万单位，静脉滴注一日 2 次。

11. 普鲁卡因针剂 0.5 ~1g 加入 0.9% NS1000ml，静脉点滴。

【特色疗法】

1. 大黄60g加热开水200ml，浸泡40分钟，取浸泡液直肠点滴。

2. 麸炒大黄10g，麸炒木香10g，麸炒乌药片10g，麸炒川楝子10g，醋元胡10g，醋柴胡10g，酒白芍30g，茵陈30g，炒甘草3g，生石膏30g。水煎服，日一剂。加减：食少加生麦芽20g，炒神曲20g，麸炒山楂20g；叹气加麸炒香橼20g，佛手15g；口渴加花粉20g，麦冬20g；呕吐加麸炒黄连12g，姜竹茹12g；嗳气加麸炒枳实15g，生代赭石粉30g；胃中胀满加姜厚朴12g。

3. 甲硝唑注射液250ml，加头饱哌酮钠针剂3g；0.9% NS250ml加清开灵注射液40ml；5% GS250ml加西咪替丁针剂（甲氰咪呱）1g、25%硫酸镁注射液10ml，静脉滴注，每日一次。

4. 针刺阳陵泉，胆囊穴（阳陵泉下3～5cm），中脘、太冲、合谷、曲池、内关。

5. 消炎止痛丸、疏肝清胃丸、利胆化石丹。

6. 清胃散300g，每日一剂，水煎服。一直服到舌苔退净，症状消失为止。如果有腹泻便溏现象，可临时配服诺氟沙星胶囊3粒，每日2次。

7. 下列输液方可选用：

（1）奥美拉唑针剂2支、奥硝唑针剂2瓶。

（2）丙氨酰谷氨酰胺针剂1瓶、低分子右旋糖酐针剂1瓶。

（3）碘海醇针剂1瓶、复方氨基酸针剂1袋。

（4）复方二氯醋酸二异丙胺针剂2支、复方氯化钠针剂1瓶。

（5）复合辅酶针剂2支、果糖针剂1袋。

（6）还原型谷胱甘肽针剂4支、氯化钾葡萄糖针剂3瓶。

（7）氯化钠针剂4瓶、门冬氨酸钾镁针剂2支。

（8）生长抑素针剂2支、维生素C针剂2支。

（9）左氧氟沙星针剂2瓶、呋塞米针剂1支。

（10）复方氨基酸针剂2袋、复方二氯醋酸二异丙胺针剂6支。

（11）复方氯化钠针剂1瓶、复合辅酶针剂4支。

（12）果糖针剂2袋、还原型谷胱甘肽针剂8支。

（13）氯化钾葡萄糖针剂4瓶、氯化钠针剂5瓶。

（14）门冬氨酸钾镁针剂2支、生长抑素针剂2支。

（15）维生素C针剂4支、胰岛素（指：普通胰岛素）针剂1支。

（16）丙氨酰谷氨酰胺针剂10g、氯化钠葡萄糖针剂500ml、普通胰岛素注射液4单位，静脉点滴，日/次。

（17）复方氨基酸针剂（500ml），静脉点滴，日/次。

（18）0.9%氯化钠注射液（100ml），奥美拉唑针剂（奥西康40mg）静脉点滴/bid。

(19) 还原性谷胱甘肽针剂2.4g、果糖注射液静脉点滴/qd。

(20) 维生素C针剂2g、复方二氯醋酸针剂40mg~80mg、氯化钠葡萄糖针500ml、复合辅酶针剂（贝科能4200IU），静脉点滴/qd。

(21) 低分子右旋糖酐针剂500ml、普通胰岛素注射液4单位，静脉点滴/qd。

(22) 复方氯化钠注射液500ml、门冬氨酸钾镁针剂20ml，静脉滴注/qd。

(23) 左氧氟沙星（左克）注射液0.3g，静脉滴注/bid。

(24) 奥硝唑注射液（奥立）0.5g，静脉点滴/bid。

(25) 0.9%氯化钠注射液100ml×2瓶、头孢噻肟钠粉针剂2g×2支。

(26) 葡萄糖注射液100ml，奥美拉唑钠针剂40mg×1支、奥曲肽针剂1ml（0.1mg）×4支。

(27) 乳酸钠林格注射液500ml，氯化钾针剂10ml（1g）×1支、葡萄糖酸钙针剂10ml（1g）×1支、10%氯化钠针剂10ml×7支。

(28) 5%葡萄糖注射液500ml×3瓶，氯化钾针剂10ml（1g）×3支。

(29) 5%葡萄糖注射液250ml，丹香冠心针剂2ml×6支、氯化钠针剂10ml×1支、头孢噻肟钠针剂2g×1支。

(30) 10%葡萄糖注射液500ml，50%葡萄糖注射液20ml×4支、氯化钾针剂10ml（1g）×1支、亚硫酸氢钠甲萘醌针剂4mg×5支、山莨菪碱针剂10mg×1支、硫酸镁针剂10ml（2.5g）×1支。

(31) 复方氨基酸15AA针剂250ml。

(32) 10%葡萄糖注射液500ml×3瓶，氯化钾针剂10ml（1g）×3支、50%葡萄糖注射液20ml×12支、葡萄糖酸钙针剂10ml（1g）×1支、10%氯化钠针剂10ml×9支。

(33) 左氧氟沙星针剂100ml。

(34) 5%葡萄糖注射液250ml，川芎嗪粉针剂40mg×3支。

(35) 5%葡萄糖注射液250ml，还原型谷胱甘肽粉针剂0.9g×2支。

(36) 5%葡萄糖注射液250ml，硫酸镁针剂10ml（2.5g）×1支、亚硫酸氢钠甲萘醌针剂4mg×3支。

(37) 0.9%氯化钠注射液100ml×2瓶，阿莫西林钠克拉维酸钾粉针剂1.2g×2支。

(38) 0.9%氯化钠注射液250ml，复方甘草酸苷注射液20ml×5支。

(39) 5%葡萄糖注射液500ml，前列地尔针剂5ug×2支。

【疗效判定】

1. 痊愈症状、体征全部消失，各种检查指标均正常，一年以上未复发者。

2. 好转症状、体征基本消失，各种检查指标接近正常，一年以内或有复发，但症状轻微者。

3. 无效症状、体征、各种检查指标未改变。

慢性胰腺炎

【本病概述】

1. 概念

慢性胰腺炎是由于胆道疾病或酒精中毒等因素导致的胰腺实质进行性损害和纤维化，常伴钙化、假性囊肿及胰岛细胞减少或萎缩。主要表现为腹痛、消瘦、营养不良、腹泻或脂肪痢，后期可出现腹部包块、黄疸和糖尿病等。可用中西医药物治疗。

2. 病因

（1）梗阻因素：在欧洲、亚洲及我国较多见。最常见的梗阻原因是胆结石。引起 Vater 壶腹部阻塞的原因有：胆结石通过或嵌顿于 Vater 壶腹，胆道蛔虫，十二指肠乳头水肿，壶腹部括约肌痉挛，壶腹部狭窄等；胆胰共同通路的梗阻，导致胆汁反流进入胰管，造成胆汁诱发的胰实质损伤。单纯胰管梗阻也足以引起胰腺损害。

（2）过量饮酒：在美国都市中过量饮酒是急性胰腺炎的主要原因。在我国此种情况也不少见。过量饮酒与急性胰腺炎的发病有密切关系。

（3）暴饮暴食：尤其过食高蛋白、高脂肪食物．加之饮酒．可刺激胰液的过量分泌，在伴有胰管部分梗阻时，可发生急性胰腺炎。

（4）高脂血症：也是急性胰腺炎的一个病因：高脂血症可继发于肾炎，去势治疗及应用外源性雌激素，以及遗传性高脂血症（I 型、V 型）。

（5）高钙血症：常发生于甲状旁腺功能亢进的病人。钙能诱导胰蛋白酶原激活使胰腺自身破坏；高钙可产生胰管结石造成胰管梗阻；高钙还可刺激胰液分泌增多。经腹膜吸收入血液，使血淀粉酶和脂肪酶升高；大量胰酶入血可导致肝、肾、心、脑等器官的损害，引起多器官功能不全综合征。

3. 临床表现

（1）腹痛：是主要临床症状。腹痛剧烈，起始于中上腹，也可偏重于右上腹或左上腹，放射至背部；累及全胰则呈腰带状向腰背部放射痛。饮酒诱发的胰腺炎常在醉酒后 12～48 小时期间发病，出现腹痛。胆源性胰腺炎常在饱餐之后出现腹痛。

（2）恶心、呕吐：常与腹痛伴发，呕吐剧烈而频繁。呕吐物为胃十二指肠内容，偶可伴咖啡样内容。

（3）腹胀：早期为反射性肠麻痹，严重时可由腹膜后蜂窝织炎刺激所致。邻近胰腺的上段小肠和横结肠麻痹扩张。腹胀以上腹为主。腹腔积液时腹胀更明显：病人排便、排气停止。肠鸣音减弱或消失。

（4）腹膜炎：体征水肿性胰腺炎时，压痛只限于上腹部，常无明显肌紧张。出血坏死性胰腺炎压痛明显，并有肌紧张和反跳痛，范围较广或延及全腹。

（5）其他：初期常呈中度发热，约38℃左右。合并胆管炎者可伴寒战、高热。胰腺坏死伴感染时，高热为主要症状之一。黄疸可见于胆源性胰腺炎。或者由于胆总管被水肿的胰头压迫所致。重症胰腺炎病人出现脉搏细速、血压下降，低血容量，乃至休克。伴急性肺功能衰竭者有呼吸急促，呼吸困难和发绀。还可有精神症状，包括感觉迟钝，意识模糊，易怒，精神变态和昏迷。少数重症胰腺炎可于左腰部有青紫色斑，在脐周也可有青紫色斑。胃肠出血时可发生呕血和便血。血钙降低时，可出现手足抽搐。

【诊断依据】

1. 上腹部疼痛或无痛，消化不良，上腹压痛，消瘦等。

2. 胰酶测定

血清淀粉酶测定是被最广泛应用的诊断方法。血清淀粉酶增高在发病后24小时内可被测得，血清淀粉酶值明显升高 >500 单位/dl（正常值40～180单位/dl，Somogyi法），其后7天内逐渐降至正常。尿淀粉酶测定也为诊断本病的一项敏感指标。尿淀粉酶升高稍迟但持续时间比血清淀粉酶长。尿淀粉酶明显升高（正常值80～300单位/dl，Somogyi法）具有诊断意义。淀粉酶的测值愈高，诊断的正确率也越高。但淀粉酶值的高低，与病变的轻重程度并不一定成正比。血清脂肪酶明显升（正常值23～300单位/L）是诊断急性胰腺炎较客观的指标。

3. 实验室其他项目检查

包括白细胞增高，高血糖，肝功能异常，低血钙、血气分析及DIC指标异常等。诊断性穿刺偶尔用于诊断，穿刺液呈血性混浊。淀粉酶和脂肪酶升高有诊断意义，由于本方法的侵袭性和可能的并发症，因此并不是理想的诊断方法。

4. 胸部X线片

左肺下叶不张，左半膈肌升高，左侧胸水等反映膈肌周围及腹膜后的炎症。支持急性胰腺炎的诊断但缺乏特异性，是辅助性诊断指标。

5. 腹部平片

可见有胰腺钙化和导管结石，可见十二指肠充气，表示近段空肠麻痹扩张。还可见结肠中断征，表示横结肠麻痹扩张，脾曲结肠和远段结肠内无气体影。或可见到胆结石影和胰管结石影，及腰大肌影消失等。是急性胰腺炎的辅助诊断方法。

6. 腹部B超

可帮助诊断。B超扫描能发现胰腺水肿，胰周液体的积聚，胰腺钙化，胰管结石，胰管扩张，胰腺局限性或弥漫性增大或萎缩。还可探查胆囊结石，胆管结石。但受局部充气肠袢的遮盖．限制了其应用。

7. 增强CT扫描

是近年来被广泛接受的敏感的确诊急性胰腺炎的方法。胰腺的改变包括弥漫性或局灶性胰腺增大、水肿、坏死液化，胰腺周围组织变模糊，增厚，并可见积液。还可发现急性胰腺炎的并发病，如胰腺脓肿，假囊肿或坏死等，增强CT扫描坏死区呈低密度（<50Hu）。对诊断和治疗方案的选择有很大的帮助。

8. MRI

可提供与CT相同的诊断信息。

【中医治疗】

1. 气机郁滞

（1）症状：症见脘胀疼痛，胀满不舒，攻窜两肋，痛引少腹，时聚时散，得嗳气矢气则舒，遇忧思恼怒则剧，苔薄白，脉弦。

（2）治则：疏肝解郁，理气止痛。

（3）方药：柴胡疏肝散加减。醋柴胡10g，麸炒枳壳10g，酒香附子10g，酒白芍30g，麸炒甘草10g，醋川芎10g。水煎服，日一剂。痛甚加麸炒川楝子10g，醋郁金30g；嗳气加佛手15g，麸炒香橼15g；舌尖红加金银花15g，蒲公英15g，连翘15g；腹痛肠鸣加土白术10g，麸炒防风6g。

2. 湿热壅滞

（1）症状：症见腹部胀痛，痞满拒按，胸闷不舒，烦渴引饮，大便秘结，或溏滞不爽，身热自汗，小便短赤，苔黄燥或黄腻，脉滑数。

（2）治则：通腑泄热。

（3）方药：大承气汤加减。麸炒大黄10g，玄明粉20g（分2次冲服），姜厚朴10g，麸炒枳实10g。水煎服，日一剂。湿热较重者加栀子10g，麸炒黄芩10g，麸炒黄柏10g；嗳气者加醋柴胡10g；痛甚加麸炒木香10g，麸炒川楝子10g，醋元胡10g；食欲不振加鸡内金10g，炒六神曲10g，生麦芽10g，呕吐加藿香10g，生石膏10g，姜半夏10g，姜竹茹10g。

【西医治疗】

1. 继发性胰腺感染的手术治疗

（1）剖腹清除坏死组织，放置多根多孔引流管，以便术后持续灌洗，然后将切口缝合。

（2）剖腹清除坏死组织、创口部分敞开引流术。经腹途径容易显露，尤其采用上腹横切口更易术中显露和操作。术中清除充满组织碎屑的稠厚的脓汁及感染坏死组织，不作规则性胰腺切除术，避免用锐器解剖防止胰管损伤。区域引流要充分，放置多根引流管以备术后灌洗。创口部分敞开引流，除引流充分外，尚便于术后多次清除继续坏死的胰腺组织。水中可同时行胃造瘘、空肠造瘘（用于肠内营养支持）及胆道引流术。偶有单发脓肿或感染性胰腺假囊肿可采用经皮穿刺置管引流治疗。

2. 胆源性胰腺炎的处理

在重症胆源性胰腺炎，伴有壶腹部嵌顿结石，合并胆道梗阻或胆道感染者，应该急诊手术或早期（72 小时内）手术，解除胆道梗阻，取出结石，畅通引流，并根据病情需要选择作胆囊切除术或小网膜腔胰腺区引流术。在有条件的情况下，可经纤维十二指肠镜 Oddi 括约肌切开取石，其疗效显著，并发症少。如果病人无胆道梗阻或感染，应行非手术支持治疗，待病情缓解后，于出院前作择期胆道手术，以免出院后复发。部分病人可能在住院期间自行排石，无须再手术。也可选择在急性胰腺炎治愈后 2 ~ 4 周再入院作胆道手术。

3. 急性胰腺炎的初期，轻型胰腺炎及尚无感染者均应采用非手术治疗。方法为：

（1）禁食、鼻胃管减压：持续胃肠减压，防止呕吐和误吸。给全胃肠动力药可减轻腹胀。

（2）补充体液，防治休克：全部病人均应经静脉补充液体、电解质和热量，以维持循环稳定和水电解质平衡。预防出现低血压，改善微循环，保证胰腺血流灌注对急性胰腺炎的治疗有益。

（3）解痉止痛：诊断明确者，发病早期可对症给予止痛药（哌替啶）。但宜同时给解痉药（山莨菪碱、阿托品）。禁用吗啡，以免引起 Oddi 括约肌痉挛。

（4）抑制胰腺外分泌及胰酶抑制剂：胃管减压、H_2 受体阻滞剂（如西咪替丁）、抗胆碱能药（如山莨菪碱、阿托品）、生长抑素等，但后者价格昂贵，一般用于病情比较严重的病人。胰蛋白酶抑制剂如抑肽酶、加贝酯等具有一定的抑制胰蛋白酶的作用。

（5）营养支持：早期禁食，主要靠完全肠外营养（TPN）。当腹痛、压痛和肠梗阻症状减轻后可恢复饮食。除高脂血症病人外，可应用脂肪乳剂作为热源。

（6）抗生素的应用：早期给予抗生素治疗，在重症胰腺炎合并胰腺或胰周坏死时，经静脉应用广谱抗生素或选择性经肠道应用抗生素可预防因肠道菌群移位造成的细菌感染和真菌感染。

【特色疗法】

1. 慢性胰腺炎病程迁延，病人应树立战胜疾病的信心，要积极配合治疗，并坚持不懈。

2. 如遇急性发作，要及时到医院就诊，并按急性胰腺炎作进一步处理。如无急性发作也定期到医院检查。

3. 有伴糖尿病者应根据医嘱控制饮食，应用降糖药物。

4. 有腹泻者应采用高糖、高蛋白、低脂肪饮食，或加用胰酶片等药物，不要滥用抗菌药物。

5. 如有胆道疾病要积极治疗，必要是作外科手术治疗，以利胰腺疾病的康复。

6. 必须禁酒、戒烟。避免过食、饱餐，以免进一步损伤胰腺功能。

7. 在呕吐基本控制的情况下，通过胃管注入中药，注入后夹管 2 小时。常用如复方清胰汤加减：银花 30g，连翘 30g，黄连 12g，黄芩 12g，厚朴 12g，枳壳 12g，木香 9g，红花 12g，生大黄 12g（后下）。也可单用生大黄 15g 胃管内灌注。每天 2 次。

8. 苗岭胰腺汤易于人体吸收，能快速、有效地作用到人体病症部位，可迅速缓解胰腺炎患者的疼痛、腹胀等症状；强效排除体内毒素，消除炎症，快速治愈胰腺炎，更有扶正固本之功。

9. 清胃散每日一剂，水煎服。消炎止痛丸、疏肝清胃丸、利胆化石丹、养胃丸。

【疗效判定】

1. 痊愈症状、体征全部消失，各种检查指标均正常，一年以上未复发者。

2. 好转症状、体征基本消失，各种检查指标接近正常，一年以内或有复发，但症状轻微者。

3. 无效症状、体征、各种检查指标未改变。

原发性肝癌

【本病概述】

1. 概念

原发性肝癌是指肝细胞或肝内胆管细胞发生的癌肿。起病隐匿，早期可无任何表现，故易误诊。主要表现为肝区疼痛，进行性肝大。

2. 病因病理

肝细胞癌常在肝硬化基础上发生。尤其与乙型肝炎、丙型肝炎引起的大结节性肝硬化关系更密切，特别易发生在再生结节大且纤维结缔组织束细的肝硬化病人。

化学致癌物质有黄曲霉素、亚硝胺类，偶氮苯类，四氯化碳等化学物质可诱发肝癌。黄曲霉素中以 AFB1 的肝毒性最高，与肝癌的关系亦最密切。其他有环境因素、乙醇、寄生虫病、遗传因素、营养不良，以及中药的八角茴香、肉豆蔻、生姜、月桂、肉桂中的黄樟素等与肝癌发病也有一定关系。

3. 分型

（1）块状形。直径≥5cm，若≥10cm 者为巨块型。巨块型瘤体多为单一巨块，癌组织易发生坏死，引起肝脏破裂出血。

（2）结节型。最常见。直径最大≤5cm。呈大小不等的癌结节，常伴有肝硬化。

（3）弥漫型。多数小癌灶弥漫性浸润全肝，易发生肝功能衰竭。

（4）小肝癌。直径≤3cm。手术切除率高约 96%。

4. 临床表现

本病起病隐匿，早期常无自觉症状。晚期才有肝区疼痛，上腹肿块，纳差，乏力，消瘦等。

肝区痛是最早出现且常见的症状（57%～69%），多为持续或间歇性钝痛、胀痛和剧痛。是由于肝瘤增长绷紧肝包膜牵拉引起疼痛。疼痛常位于右上腹。如突然剧烈腹痛且伴有腹膜刺激征，血性腹水、休克等多由于癌肿破裂引起。

肝脏呈进行性肿大，肋缘下可及少部分于膈顶部向横膈生长。消化道常有食欲减退、腹胀、恶心、呕吐及腹泻。癌肿可转移至胸膜、肺、脊柱等。还有腹水、体征减轻、全身乏力、发热、黄疸、呕血、急腹痛、呼吸困难、贫血、腹壁静脉怒张、乳房增大和类白血病反应。

5. 中医病机

祖国医学虽然没有原发性肝癌的病名记载，但早在汉代以前就有类似肝癌的症状，体征及成因的论述，如《灵枢》中的“肥气”；《难经》中的“脾积”“息贲”；《诸病源候论》中的“肝积”“癖黄”等病证，都分别记述了类似肝癌的症状等。现代中医根据其临床特点，多从“积聚”“癥瘕”“臌胀”“黄疸”“胁痛”等辨证论治。

6. 中医病因

肝癌的形成，中医认为有内因、外因两个方面。外由六淫邪毒，内侵脏腑，邪毒内结，气阴两亏，日久成积。古云：壮人无积，则虚人有之。因此，其病因虽有内外之分，然外邪之入侵是由于正气虚损，脏腑功能失调，受损，气滞血瘀，瘀血内阻，凝聚成块；且肝之病，势必伐脾，肝失调达，脾亦失健运，湿热郁结而成黄疸；湿邪困脾，水气不化，小便不利，而致腹胀；肝为刚脏，体阴而用阳，若肝阳有余，肝阴不足，势必累及与肝，同源之肾，肝肾阴虚日久，正虚邪实，热邪逆传心包则神昏谵语，肝藏血，人静则血归于肝，由于阴精耗损，肝不藏血，血不归肝，肝络破裂则引起大出血。肝癌晚期，气血双亏，阴阳失调，形体日衰，而疸、胀、痛、积日彰，虚实夹杂，多因衰弱而告终。

【诊断依据】

1. 肝区疼痛

为肝区钝痛，常可放射至右肩部，偶可放射至左侧肩部。居于深部的癌肿，其疼痛较轻，位于近肝包膜处则疼痛较重，如有肝周围炎或肝脏增大迅速，肝包膜急剧伸展，疼痛较著。如肝癌结节在包膜下破裂出血，可发生剧烈疼痛并出现上腹部或全腹部腹膜刺激征。

2. 胃肠道症状

肝癌患者常有胃肠道症状表现，如嗳气、腹胀、呕吐及消化不良等现象，食欲减退显著。

3. 体重减轻

在早期时可能不明显，随着癌肿的生长与增大，患者消瘦甚快，体重日渐减轻，最后终成恶病质状态。病情发展快的患者从医师诊断确定后 1 ~ 3 个月已非常消瘦。

4. 乏力

肝癌患者常感乏力。乏力的原因可能与肝脏的新陈代谢降低，癌细胞产生的毒素及癌组织坏死后产生毒素、摄入热量不足等因素有关。

5. 发热

一般为不规则低热。发热的原因可能由于癌组织成为一种异体蛋白，或者对体内的原胆烷醇酮等物质在肝脏内灭活减少引起低热，或由于肝癌患者的抵抗力减低，身体某部位有感染等原因所致。

6. 脾脏肿大

一般肝癌患者的脾脏并不肿大，如果肝癌患者伴有肝硬化而引起门静脉内压力增高，则可有脾脏肿大的现象。如果患者并不伴有肝硬化而脾脏肿大，应考虑到门静脉内有癌栓形成。

7. 黄疸

一般仅属轻度或中度，较多见于胆管细胞癌的患者。

8. 腹水

肝癌患者常有腹水形成，可能由于并发肝硬化和门静脉高压、癌肿结节压迫门静脉、肝外转移至腹膜或者转移至淋巴结压迫门静脉、门静脉血栓形成等原因所致。腹水量一般可达 3 ~ 4L。腹水符合漏出液的特点，呈淡黄色或草黄色，有的呈血色，少数为乳糜色。

9. 呕血

常因并发肝硬化引起门静脉高压、食管静脉曲张及 < 或 > 胃底静脉曲张发生破裂所致，也可以有黑便。也可有鼻、牙龈出血或皮下出血等症状发生。

10. 贫血

早期由于红细胞生成家分泌增多并不引起贫血。晚期常有贫血，可能因进食少、骨髓有转移所致。

11. 甲胎蛋白测定

正常人血清中低于 25ng/ml，若高于 400ng/ml（放射免疫法及火箭电泳法）持续一个月以上，并能排除妊娠、肝炎、肝硬化，少数消化道癌（胃、胰、胆管、结肠癌）及生殖腺胚胎性肿瘤（睾丸癌、卵巢癌），可做出原发性肝癌诊断。

12. 碱性磷酸酶（ALP）

同工酶Ⅰ ALP－Ⅰ多在中、晚期患者才增高。V－GT－Ⅱ rGT 同工酶Ⅱ对肝癌的特异性不低于 AFP。灵敏度还高于 AFP，对 AFP 阳性或低值的肝癌更有价值。

13. 超声波检查

可进行正确查出癌结节的大小、形态、分布和部位且能查出小肝癌。内部回声取决于癌肿组织的病理变化，一般的规律为：<2cm 常呈低回声；2 ~ 3cm 常从低回声至边缘低回声，内部呈等回声；>4cm 及块状形常呈强回声—低回声的混合回声改变，癌肿愈大，中心坏死也愈严重且强回声愈多见。超声对肝癌的分辨率较高，对≤3cm 小肝癌能早期诊断，最小的 1cm 癌结节也偶尔检出，超声或 CT 结合 AFP 使诊断率更高。

14. CT 检查

肝癌的 CT 多表现为密度减低区约占 87%，其余为等密度，无高密度者。扩张型单结节多呈低密度，弥漫小结节型呈等密度，大肝癌因为坏死，常为密度低且不均匀。注射造影剂可增强组织对比度，使检出率更高。

15. 磁共振（MRI）

肝癌以低信号和高信号多见。癌结节 T1 时间长，肝硬化结节 T1 时间短。

16. 肝动脉造影

能清楚地显示肝癌的大小、数目、部位及肝动脉的解剖、变异。

【中医治疗】

1. 肝郁气滞

（1）症状：症见肋下癥瘕，肝区隐痛，脘胁胀满，嗳气泛酸，口淡食少，或有恶心，大便溏泄，急躁易怒，善太息，舌质淡，苔薄白，脉弦细。

（2）治则：疏肝理气消癥。

（3）方药：柴胡 10g，陈皮 10g，三棱 9g，苍术 10g，红花 10g，白术 12g，茯苓 15g，白芍 15g，莪术 18 ~ 70g，丹参 20g，郁金 20g，甘草 3g，八月扎 12g，半枝莲 30g，白花蛇舌草 30g。

2. 脾气虚弱

（1）症状：症见胁下癥块，面色萎黄，气短乏力，腹胀纳差，大便溏泄，舌质淡，舌体胖大，有齿痕，苔薄白，脉细弱。

（2）治则：健脾益气消癥。

（3）方药：党参 25g，白术 10g，茯苓 30g，制香附子 15g，甘草 3g，陈皮 10g，制半夏 10g，木香 10g，砂仁 10g，黄芪 30g，当归 12g，三棱 12g，莪术 15g，白花蛇舌草 30g，半枝莲 30g。

3. 肝经湿热

（1）症状：症见右胁下癥块坚硬，目肤黄染，日渐加重，皮肤瘙痒，口干唇燥，脘腹胀满，消瘦，乏力，小便短赤如茶色，舌质红，苔黄腻，脉弦。

（2）治则：清热利湿，化瘀散结。

（3）方药：茵陈 20g，茯苓 20g，薏苡仁 20g，栀子 10g，熟大黄 12g，半枝莲 30g，白花蛇舌草 30g，滑石 15g，丹参 15g，郁金 18g，泽泻 12g，三七 6g。另用清开灵针剂 30ml，静滴，每日 1 次。

4. 气滞血瘀

（1）症状：症见右胁下癥块，表面结节或光滑、肝区疼痛明显，胸脘胀闷，纳少乏力，肝掌，蜘蛛痣，形瘦色晦，舌质暗红，瘀斑，苔薄黄，脉弦。

（2）治则：活血化瘀，软坚散结。

（3）方药：制马钱子 25g，五灵脂 30g，明矾 30g，莪术 30g，郁金 30g，干漆12g，火硝36g，枳壳60g，仙鹤草90g，公丁香50g，土元50g，蜘蛛80g。上药各研面，和匀，贮瓶中密封，勿泄气。每服3g，每日2次，温开水送下。与此同时水煎内服：丹参30g，三棱12g，莪术12g，蚤休12g，一枝黄花15g，八月扎12g，郁金15g，平地木12g，茵陈12g，娑罗子9g，半枝莲30g，黄连6g。

5. 肝阴不足

（1）症状：症见癥块高臌，背胁疼痛，午后低热，或有不规则间歇高热，口干咽痛，烦热盗汗，形瘦衰弱，大便干燥，小便黄涩。舌质鲜红，少津，舌苔薄黄或光剥，脉细数。

（2）治则：清热养阴，散瘀止痛。

（3）方药：生地12g，炙龟板12g，制何首乌12g，夜交藤12g，蚤休12g，赤芍12g，白芍12g，麦冬12g，地骨皮12g，青蒿9g，牡蛎18g，炙鳖甲18g，沙参18g，珍珠母30g，白花蛇舌草30g，甘草3g。

【西医治疗】

1. 手术治疗适应症

（1）肝硬化但肝功能良好。

（2）全身情况良好，能耐受手术者。

（3）肿瘤未侵犯肝门血管者。

（4）心、肺、肾无严重疾病者。若肝癌难以切除者，可采用肝动脉栓塞或结丸。采用肝动脉栓塞可缩小癌块、症状改善，生存期明显延长。其方法可经肝动脉插管注入吸收性明胶海绵小片为栓塞剂或用乙烯纤维素包入丝裂霉素制作225um胶囊，含其丝裂霉素20～60mg，5周1次。这既达栓塞的目的又可缓慢释出化疗药物。肝动脉栓塞只能使癌肿70%～80%缺血坏死。其剩余者成为以后发展的根源。

肝癌的血供主要来自肝动脉，肝动脉结扎后可造成肝组织大部或全部坏死，对于正常肝组织损伤较轻。结扎肝动脉后侧支循环即形成，影响疗效。因此，现多采用肝动脉栓塞治疗。

另外，还可采用冷冻、激光疗法、微波加温法、肝移植术等。

2. 非手术治疗主要采用放疗、化疗、免疫治疗、酒精注射等。其中以放疗有及肝动脉插管化疗效果最佳。化疗分单一药物全身化疗和肝动脉插管化疗及联合治疗三种方法。

（1）常用5－氟尿嘧啶针剂250～500mg静脉注射。每周2～3次，也可用500mg静滴，每日一次连用3～5日减半使用，总量5～10g。肝动脉插管用量250～500mg，1～2日一次，10总量～20g，甚至出现反应为止。

（2）丝裂霉素针剂4～6mg，每周1～2次静注，总量40～60mg，也可用

20mg 自动脉插管注射，每 2 ~3 周一次。

（3）阿霉素针剂 40 ~60mg/m^2，每周 3 次。全身及局部化疗剂量相同。

羟喜树碱、斑蝥素联合顺铵氯铂经肝动脉栓塞疗法。

肝动脉灌注复方丹参针剂：经肝动脉插管的塑料导管注入 10% 葡萄糖 20ml 加复方丹参针剂 8ml，每 2 天 1 次，2 周为一疗程。并给予静脉滴入能量合剂，适当的输血、保肝、维生素及防止感染等。

另外还可用口服顺铵氯铂、氨甲蝶呤、噻替哌等。

3. MFV 方案

（1）长春新碱针剂 1mg 静脉冲入（先是）第 1 天。

（2）丝裂霉素针剂 6mg 静脉冲入，第 1 天。

（3）5 - 氟尿嘧啶针剂 500mg 静滴（最后）第 1 天。

（4）0. 9% 生理盐水 500ml 静滴。

每周用药 1 次。6 ~8 次为一疗程。

4. VAF 方案

（1）长春新碱针剂 1mg 静脉冲入，第 1、8 天。

（2）阿霉素针剂 30mg 静脉冲入，第 1、8 天。

（3）5% 葡萄糖 500mg，静脉滴注。

用药 2 周，休息 3 周，共 6 个疗程。此方案还用于肿瘤坏死因子治疗。每日 50mg 静注，连用 4 次，停一周，为一小疗程。可使肿体缩小，延长生命，全身毒性反应较小。

5. 免疫疗法

（1）常用卡介苗、干扰素、混合淋巴因子、单克隆抗体、白细胞介素Ⅱ（ⅠJ -2）。

（2）卡介苗可增强自然杀伤细胞、巨噬细胞、T 淋巴细胞免疫活性，改善机体免疫功能。

（3）干扰素、白细胞介素Ⅱ和淋巴混合因子能抑制癌细胞生长，调整免疫功能，并能提高和恢复病人周围血 NKADCC 效应和淋转率。

（4）单克隆抗体和多克隆的 AFP 抗体，即可用核素标记作 AFP 阳性者诊断肝癌用，还可以多克隆 AFP 抗体作化疗药物载体，作导向治疗，这可减小药物用量，使其毒副作用减轻。

6. 酒精注射疗法

酒精可使肝癌坏死，对小肝癌可在 B 超或在 CT 引导下穿刺肿瘤局部注射无水酒精，每次 2 ~5ml，4 ~6 次为一疗程。

【特色疗法】

1. 癞蛤蟆、雄黄外敷。取癞蛤蟆1只，去内脏，把雄黄30g放其腹内并加温水少许调成糊状，敷在肝区疼痛最明显处，癞蛤蟆腹部贴至痛处，然后固定。夏天敷6~8小时换1次，冬天24小时换1次。

2. 雄黄、明矾、青黛、皮硝、乳香、没药各60g，冰片10g，血竭30g。共为细末，和匀，分成60g一包，或30g一包，用米醋和猪胆汁各半，将药1包调成糊状，外敷患处，药干后再蘸以醋胆汁，使药面保持湿润，每日一次，每次敷8小时左右。夜间敷优于白天。

3. 药以丙酮2000ml入小口瓶内，然后放入雷公藤根皮90g，五灵脂20g，皂刺20g，白芥子30g，大黄30g，穿山甲30g。浸7天后，滤出药渣，加入乒乓球30个（剪碎），阿魏90g。待药完全液化后即可外用。用棉球蘸药液擦肝癌肿块部皮肤。1日3次，勿内服。功用消除肿块，止痛。

4. 制乳香、没药、密陀僧、干蟾皮各30g，龙胆草、铅丹、冰片、公丁香、雄黄、细辛各15g，煅寒水石60g，大黄、姜黄各50g，生胆南星20g，各研细面，和匀。用时取适量，调入凡士林内，摊于纱布上敷肿块部，隔日一换。如局部出现血疹、水泡则停用，待皮肤正常后再用。

5. 穿山甲珠、蜈蚣各30g，制乳香、没药、生南星、白僵蚕、制半夏、朴硝各10g，红芽大戟20g，甘遂15g，蟾酥、麝香各2g，铜绿、阿魏少量。共研细面，瓷瓶收贮。视肿块大小取药粉，与凡士林调，搽肿块处，外敷纱布固定，1日1换。

6. 清胃散，每日一剂，水煎服。

【疗效判定】

治后生存期（治后生存率），是作为疗效评定的主要标准。所谓治后生存期，是指从治疗日开始，至死亡或末次诊治日期为止。

癌灶客观疗效评定标准：

1. 治愈

B超或CT随访中，癌灶消失，并持续1年以上。

2. 显效

B超或CT随访中，癌灶缩小在50%以上，并持续3个月以上。

3. 有效

Ⅰ级：B超或CT随访中，癌灶缩小10%以上、50%以下，并持续6个月以上。

Ⅱ级：B超或CT随访中，癌灶稳定或缩小10%以下，并持续6个月及6个月以上。

4. 无效

癌灶扩大，生存期中，Ⅰ期不满2年，Ⅱ期不满1年，Ⅲ期不满2个月。

胆囊结石

【本病概述】

1. 概念

胆石症指发生于胆囊、胆总管及肝内胆管的结石症。肝内胆管结石是发生在左右肝管及分支的结石，其发生率和年龄有关，肝总管结石分为两类：原发性和继发性。原发性指胆囊切除后，结石发生在胆总管内。继发性结石多来自胆囊。结石通过胆囊管进入胆总管。由于胆道内结石的存在可引起右上腹绞痛、黄疸、发烧等临床症状。

西医病因多因胆汁成分改变、胆盐浓度减低、胆固醇超饱和、胆汁中糖蛋白含量增高、胆囊排空功能障碍和胆汁流体动力学改变等。

本病可概括在中医的“胁痛”“黄疸”等疾病中。

2. 中医病因病机

（1）饮食不节：恣食油腻肥甘，则克伐脾胃，致使运化失健，湿浊内生。脾胃之湿浊可阻碍肝胆气机之疏泄。肝胆气郁，进而则气郁化热或气郁血瘀而化热，煎熬胆之精汁而为结石。

（2）痰浊凝积：肝胆郁热若与脾胃湿浊蕴蒸，湿热胶结，缠绵不愈，凝结为痰，痰凝日久而成为石。

（3）蛔虫上扰：平素饮食不洁，蛔虫居于肠中，再因蛔虫病患者由于多种因素导致脾胃虚寒，蛔虫的习性是喜温恶寒，遇寒则骚动不安，上扰入“膈”，阻碍肝胆之气机疏泄。肝胆气郁，即能气郁化热或气郁血瘀而化热。其热与脾虚所生之湿热蕴蒸，可酿成本病。

（4）情志因素：肝主疏泄，性喜条达，胆附于肝，肝胆经脉互相络属而为表里，民疏泄通畅为顺，若情志刺激，导致肝胆疏泄不畅，肝胆气郁，一方面横克脾胃，脾失健运，湿浊内生，一方面气郁进而化热或气郁血瘀而化热。肝胆之湿热与脾胃之湿热蕴蒸，就成为本病。

一般来说，肝胆气郁，气血运行不畅，“不通则痛”是本病的基本病机，胁脘疼痛是本病的最觉症状。若病情进一步发展，就会导致气滞血瘀，即能瘀血作痛，甚则瘀积成块。气郁与血瘀又均可化热，肝胆之热与脾胃之热蕴蒸，致成肝胆湿热。如病情进一步发展，则气郁、血瘀和湿热搏结不散，致使血败肉腐，蕴而成脓，乃成肝胆脓毒之症。

【诊断依据】

1. 右上腹闷胀不适及慢性胆囊炎症状，较小的结石每于饱食油腻或夜间平卧时阻塞胆囊管，引起胆绞痛或急性胰腺炎，此时胆囊仍保持其正常的吸收浓缩功能，也可长期阻塞胆囊管而不发生感染，仅形成胆囊积水，周身之炎反应不明显。一旦结石进入胆总管，则阻塞性黄疸将为主要症状，如胆管阻塞不能迅速消失，则因继发性感染将有高热寒战症状，可出现胆囊积液积脓和胆囊肠道内瘘。约0.5%～1%的胆囊结石病人可发生胆囊癌。胆囊和胆道的感染、阻塞性黄疸、化脓性胆管炎、肝功能损害等常见，此时胆囊功能明显低下或丧失。

2. 右上腹轻微压痛或触及无明显压痛的肿大胆囊，若有感染造成胆囊积脓可触及肿大压痛明显的胆囊。有时可伴肝脏肿大。胆绞痛的发作时间常在餐后3～4小时及晚间8点至次日凌晨3点左右发作频繁。疼痛部位多在右上腹或剑突下，有时可放射至肩背部。疼痛从上腹部开始，而后固定于右上腹多为胆囊结石。典型的胆绞痛多为胆囊结石。常为发作性疼痛。

3. 超声显像对胆囊结石诊断的准确率很高，声影是诊断胆囊结石的一个最可靠征象，当发现结石回声随体位的改变而在胆囊内移动时，诊断的准确率可高达90%～100%，多数情况下胆囊疾病的CT诊断价值不如超声，但CT对胆囊窝内肿物的诊断价值较高，对黄疸的鉴别诊断有较大价值。

【中医治疗】

1. 湿热蕴结

（1）症状：症见右胁或上腹部疼痛拒按，脘腹胀满，身热口渴或恶寒发热，或恶心呕吐，或见面目皮肤、小便俱黄，舌质红，苔黄腻，或黄燥，脉弦数或滑数。

（2）治则：清热渗湿，利胆消石。

（3）方药：利胆化石丹：金钱草25g，茵陈25g，蒲公英25g，败酱草30g，金银花12g，连翘20g，川厚朴12g，川楝子10g，元胡10g，芒硝9g等26味。

2. 肝气郁滞

（1）症状：症见右胁或胆囊区隐隐作痛，腹胀，有时腰背处及右肩部亦感疼痛，口苦咽干，易怒，厌油腻，恶心，有的伴低烧易疲乏，大便秘结或正常，苔薄白或腻，脉弦细。

（2）治则：疏肝利胆，排石。

（3）方药：金钱草60g，海金沙15g，郁金12g，枳壳12g，鸡内金10g，赤芍10g，槟榔10g，青皮10g，陈皮10g，大黄9g，九香虫9g，谷芽9g，麦芽9g。

3. 痰浊凝结

（1）症状：症见右上腹或上腹不适，或痞闷，形体肥胖，身体困重，神疲乏力，咳吐痰涎，纳食旺盛，或见纳呆，舌质胖，苔腻，脉滑。

（2）治则：化痰软坚，溶石。

（3）方药：制半夏12g，金钱草30g，青皮12g，郁金12g，陈皮12g，草决明10g，皂角子9g，大黄12g，枳实12g，三棱10g，青礞石12g，莪术10g，桃仁10g，硝石、皂矾各等份。

4. 瘀血积聚

（1）症状：症见右上腹疼痛较剧，固定不移，面色晦暗，舌质紫暗，脉涩或弦。

（2）治则：活血破石。

（3）方药：当归12g，赤芍30g，桃仁12g，制半夏12g，虎杖30g，炒枳实12g，金钱草30g，郁金15g，决明子15g，制何首乌12g，大黄30g，元胡12g，皂角子12g。

5. 热毒壅盛

（1）症状：症见胁脘疼痛，恶寒发热，身目黄疸，恶心呕吐，或见胁痛引及肩背，持续不解，疼痛局部拒按，手可触及包块，大便秘结，小便黄浊或短少，舌苔黄腻或黄厚，脉弦滑或滑数。

（2）治则：清热利湿，通里攻下。

（3）方药：枳壳12g，枳实12g，木香10g，茵陈12g，黄芩12g，金银花30g，虎杖30g，栀子12g，金钱草30g，元胡12g，大黄30g，芒硝9g（冲服）。

6. 肝胆脓毒

（1）症状：症见胁脘疼痛严重，痛引肩背，持续不解，范围较广，局部拒按或可触及包块，伴腹满硬痛，寒战高热，口干唇燥，黄疸色深，大便燥结，小便黄赤量少，甚者无表情淡漠或神昏谵语，皮肤瘀斑，鼻衄齿衄，舌质红绛或紫，或有瘀斑，舌苔黄干，灰黑或无苔，脉滑数或细数。

（2）治则：清热解毒，通里攻下。

（3）方药：柴胡12g，黄芩12g，栀子10g，郁金12g，蒲公英30g，金银花30g，板蓝根30g，龙胆草9g，茵陈12g，金钱草30g，黄连9g，半夏12g，木香10g，大黄30g，芒硝10g（冲服）。

【西医治疗】

1. 胆绞痛急性发作时可舌下含化硝酸甘油片0.6mg或硝苯地平片（心痛定）10mg舌下含化，阿托品针剂0.5mg皮下注射。疼痛难忍者可肌注哌替啶针剂50～100mg。

2. 溶石治疗。鹅去氧胆酸（CDCA）为 13 ~ 15mg/kg/d，熊去氧胆酸（UDCA）为 10mg/kg/d。

3. 必要时可选腹腔镜胆囊切除术。

4. 内科无法治疗及治疗失败或治疗后再形成结石病人易手术治疗。肝内胆管结石主要治疗方法是手术治疗。

【特色疗法】

1. 核桃冰糖。核桃 5 ~ 9 个，香油和冰糖适量。用香油将核桃仁炸酥，研末与冰糖调成糊状。每日一剂，随时服用。

2. 单味金钱草 120 ~ 240g，煎水代茶饮用。

3. 大黄 30 ~ 60g，水煎服。适用于肝胆湿热型的胆石症。

4. 消石散。郁金粉 0.6g，白矾粉 0.4g，火硝粉 0.9g，滑石粉 2g，甘草粉 0.3g。混合均匀，温开水送服，每日 1 ~ 2 次。适用于肝胆气郁症的胆囊结石。

5. 消炎止痛丸、疏肝清胃丸、养胃丸。

6. 利胆化石丹，每次 15 粒，每日三次，口服。

7. 剧烈痉挛疼痛时，排除急腹症及其他疾病后，肌注曲马多针剂 1 支（50mg）配 654 - 2 针剂 5mg。或肌注庆大霉素针剂 4 万单位、氯丙嗪针剂 12.5mg、安乃近针剂 0.25g、阿托品针剂 0.5mg。

8. 0.9% NS500ml，青霉素针剂 800 万单位、氨苄西林针剂 4g；5% GS250ml，清开灵针剂 40ml；5% GS250ml，西咪替丁（甲氰咪呱）针剂 0.8、甲氧氯普胺注射液 10mg、维生素 B_6 针剂 0.3g；每日一次，静滴。

【疗效判定】

1. 痊愈症状、体征全部消失，各种检查指标均正常，一年以上未复发者。

2. 好转症状、体征基本消失，各种检查指标接近正常，一年以内或有复发，但症状轻微者。

3. 无效症状、体征、各种检查指标未改变。

病毒性胃肠炎

【本病概述】

1. 概念

病毒性胃肠炎又称病毒性腹泻，是一组由多种病毒引起的急性肠道传染病。临床特点为起病急、恶心、呕吐、腹痛、腹泻，排水样便或稀便，也可有发热及全身不适待症状，病程短，病死率低。各种病毒所致胃肠炎的临床表现基本类似。与急性胃肠炎有关的病毒种类较多，其中较为重要的、研究较多的是轮状病毒和诺沃克类病毒。

2. 发病机理与病理变化

轮状病毒主要侵犯小肠绒毛上皮细胞，使上皮细胞脱落，代之以缺乏消化酶的鳞形或方形上皮细胞。因此正常肠黏膜上存在的绒毛酶如麦芽糖酶、蔗糖酶、乳糖酶均减少，导致吸收功能障碍。由于乳糖及其他双糖不能被消化吸收而滞留在肠内，造成肠黏膜与肠腔渗透压的改变，使液体进入肠腔而造成渗透性腹泻。

病变部位主要位于十二指肠及空肠，上皮细胞可变为方形或不整形，但多数肠黏膜细胞尚正常。肠绒毛上皮细胞内空泡变性，内质网中有多量轮状病毒颗粒。

3. 临床表现

普通轮状病毒胃肠炎潜伏期 1～3 天。病情差别较大，6～24 月龄小儿症状重，而较大儿童或成年人多为轻型或亚临床感染。起病急，多先吐后泻，伴轻、中度发热。腹泻每日十到数十次不等，大便多为水样，或呈黄绿色稀便，常伴轻或中度脱水及代谢性中毒。部分病例在出现消化道症状前常有上呼吸道感染症状。本病为自限性疾病，病程约 1 周左右。但少数患儿短期内仍有双糖尤其是乳糖吸收不良，腹泻可持续数周，个别可长达数月。

成人腹泻轮状病毒胃肠炎潜伏期 2～3 天，起病急，多无发热或仅有低热，以腹泻、腹痛、腹胀为主要症状。腹泻每日 3～10 次不等，为黄水样或米汤样便，无脓血。部分病例伴恶心、呕吐等症状。病程 3～6 天，偶可长达 10 天以上。

少数患者可并发肠套叠、直肠出血，溶血尿毒综合征、脑炎及 Reye 综合征等。

【诊断依据】

1. 流行病学

注意发病年龄与季节，病前不洁饮食史、肠炎患者接触史。在秋冬季发生的水样腹泻，尤其有较多病例同时发生，应考虑有本病可能；临床表现急性水样腹泻，中毒症状较轻，病可自限。

2. 病史

注意起病情况，有无发热、恶心、呕吐、腹痛、腹泻等症状，大便次数、性状和量；有无咳嗽及流涕等表现。

3. 体检

注意精神状态、体温、脉搏、呼吸、血压及失水程度，腹部压痛部位、肠鸣音情况。须注意有无并发肠套叠、胃肠出血、过敏性紫癜、脑炎、肺炎、心肌炎等情况。

4. 大便标本

（1）大便常规。

（2）酶联免疫吸附试验。

（3）核酸电泳图谱分析（PAGE），鉴别轮状病毒组别（A、B、C）、型别（长型、短型）。

（4）电镜或免疫学方法直接查病毒。

5. 血标本

双份血测轮状病毒抗体有否4倍以上升高。大便病毒颗粒阳性者，必须结合临床及血清结果才能确诊，注意排除带病毒者。

6. 鉴别诊断

该病与细胞菌、寄生虫性腹泻的鉴别不难，与其他病毒性胃肠炎的鉴别有赖于特异性诊断检查。

【中医治疗】

1. 寒湿

（1）症状：泄泻清稀，甚或水样，腹痛肠鸣，脘闷恶心，或兼恶寒发热，头痛鼻塞，肢体酸痛，舌苔薄白或微腻，脉濡缓。

（2）治则：芳香化湿，解表散寒。

（3）方药：藿香正气散加减。藿香12g，厚朴6g，陈皮12g，茯苓15g，苍术12g，法半夏10g，苡仁15g，白芷12g，车前子16g，甘草6g。

2. 湿热

（1）症状：泄泻腹痛，泻下急迫，或泻而不爽，粪色黄褐，肛门灼热，烦热口渴，苔黄腻，脉濡数或滑数。

（2）治则：清热化湿，升清降浊。

（3）方药：葛根芩连汤加减。葛根15g，黄连9g，黄芩12g，银花30g，茯苓12g，神曲15g，车前子12g，甘草6g。

以上证型中，可酌加藿香、佩兰、腹皮、郁金、白芍、马齿苋；夏季可加扁豆花、鲜荷叶等。

【西医治疗】

1. 发热高时物理降温，必要时给予解热药。腹痛重者给予解痉镇痛剂。

2. 蒙脱石散每次3～6g，日3次口服，小儿减半。

3. 微生态调节剂如双歧三联活菌，用于恢复期。

4. 维持水和电解质平衡重症者需静脉补液。输液量为生理需要量加吐泻等丢失量。能口服时，轻、中度脱水者均可给口服ORS液（葡萄糖针剂20g、氯化钠针剂3.5g、碳酸氢钠针剂2.5g、氯化钾针剂1.5g，水加至1000ml）。

5. 必要时可用 α - 干扰素治疗及中草药如马蹄香煎剂。

【特色疗法】

1. 针灸治疗腹痛甚者，可针或灸足三里，灸神阙，中脘，天枢等；呕甚者，灸内关、中脘等。

2. 藿香正气水，5~10ml，3 次/日，口服；香连片，每次 3~4 粒，2~3 次/日，口服。

3. 饮食疗法吐泻剧者禁食 12h，禁食期间静脉补液，症状减轻后，逐渐改给米汤或脱脂奶；此后，随病情好转增加奶量或饮食。

4. 口服结肠炎丸，阿昔洛韦。

5. 如果大便次数减少，症状改善后，胃中又出现饱胀不舒现象，即合并有慢性胃炎，应服养胃合剂配结肠炎口服液，每次 100ml，每日三次。

6. 结肠炎口服液每次 50~100ml，每日 3 次，兑入等量热开水后口服。口服液应常温存放，不能加热、冷藏和冷冻。口服液若有变色或长膜现象，属正常情况。注意密封，不能长时间接触空气。

7. 严重期可用：

（1）环丙沙星针剂 100ml，加硫酸阿米卡星（丁胺卡那）针剂 0.4g、地塞米松注射液 2mg、654-2 注射液 5mg、维生素 K_3 注射液 4mg、西咪替丁注射液 0.2g。

（2）生理盐水 30ml，加利福平胶囊 4 丸，直肠点滴，每日一次，连用一周。

【疗效判定】

1. 痊愈症状、体征全部消失，各种检查指标均正常，一年以上未复发者。

2. 好转症状、体征基本消失，各种检查指标接近正常，一年以内或有复发，但症状轻微者。

3. 无效症状、体征、各种检查指标未改变。

急性梗阻性化脓性胆管炎

【本病概述】

1. 概念

急性梗阻性化脓性胆管炎（AOSC）是由于胆管梗阻和细菌感染，胆管内压升高，肝脏胆血屏障受损，大量细菌和毒素进入血循环，造成以肝胆系统病损为主，合并多器官损害的全身严重感染性疾病，是急性胆管炎的严重形式。

本病的特点是在胆道梗阻的基础上伴发胆管急性化脓性感染和积脓，胆道高压，胆道梗阻，大量细菌内毒素进入血液，导致多菌种、强毒力、厌氧与需氧菌混合性败血症、内毒素血症、氮质血症、高胆红素血症、中毒性肝炎、感染性休克以及多器官功能衰竭等一系列严重并发症。其中感染性休克，胆源性肝脓肿、脓毒败血症及多器官功能衰竭为导致病人死亡的主要原因。

2. 临床表现

重症急性胆管炎的基本临床表现与其主要病理过程相一致。

(1) 第一阶段：多有胆道疾病或胆道手术史，在此基础上发生胆道梗阻和感染，出现腹痛、发热、黄疸等急性症状。但由于胆道梗阻部位有肝内与肝外之别，腹痛与黄疸的程度差别甚大。而急性胆道感染的症状则为各类胆管炎所共有。

(2) 第二阶段：由于严重胆道化脓性炎症，胆道高压，内毒素血症，脓毒败血症，病人表现为持续弛张热型，或黄疸日渐加重，表示肝功能受到损坏，神志改变，脉快而弱，有中毒症状。

(3) 第三阶段：病情向严重阶段发展，微循环障碍，水、电解质及酸碱平衡失调，病人表现为感染性休克，血压下降，少尿，内环境稳态逐渐失去代偿，各主要脏器功能发生障碍。

(4) 第四阶段：主要为多器官系统衰竭，肝、肾、心、肺、胃肠、凝血等相继或交替出现功能受损，构成严重的组合。如果病情进一步发展，胆道梗阻与胆道高压不解除，则危及病人生命。

依据典型的 Charcot 三联征及 Reynold 五联征，AFC 的诊断并不困难。但应注意到，即使不完全具备 Reynold 五联征，临床也不能完全除外本病的可能。

【诊断依据】

1. B 超

是最常应用的简便、快捷、无创伤性辅助诊断方法，可发现胆道结石，胆管梗阻增粗，口服或静脉胆囊造影，显示胆管扩大范围和程度以估计梗阻部位，可发现结石、蛔虫、大于 lcm 直径的肝脓肿、膈下脓肿等。

2. 胸、腹 X 线片

有助于诊断脓胸、肺炎、肺脓肿、心包积脓、膈下脓肿、胸膜炎等。胆肠吻合手术后反流性胆管炎的患者，腹部 X 线片可见胆道积气。上消化道钡餐示肠胆反流。腹 X 线片还可同时提供鉴别诊断，如排除肠梗阻和消化道穿孔等。

3. CT 扫描

AFC 的 CT 图像，不仅可以看到肝胆管扩张、结石、肿瘤、肝脏增大、萎缩等的征象，有时尚可发现肝脓肿。若怀疑急性重症胰腺炎，可作 CT 检查。

4. 经内镜逆行胆管引流（ERBD）、经皮肝穿刺引流（PTCD）

既可确定胆道阻塞的原因和部位，又可做应急的减压引流，但有加重胆道感染或使感染淤积的胆汁溢漏进腹腔的危险。

5. 磁共振胆胰管成像（MRCP）

可以详尽地显示肝内胆管树的全貌、阻塞部位和范围。图像不受梗阻部位的限制，是一种无创伤性的胆道显像技术，已成为目前较理想的影像学检查手段。

6. 除老弱和机体抵抗力很差者外，多有血白细胞计数显著增多，常达 20 $\times 10^9$/L，其上升程度与感染严重程度成正比，分类见核左移；胆道梗阻和肝细胞坏死可引起血清胆红素、尿胆红素、尿胆素、碱性磷酸酶、血清转氨酶、γ-谷氨酰转肽酶、乳酸脱氢酶等升高。如同时有血清淀粉酶升高，表示伴有胰腺炎。血小板计数减少和凝血酶原时间延长，提示有 DIC 倾向。此外，常可有低氧血症、代谢性酸中毒、低血钾、低血糖等。血细菌培养阳性，细菌种类与胆汁中培养所得一致。门静脉和周围静脉血中内毒素浓度超过正常人数 10 倍（正常值小于 50pg/ml）。

重症急性胆管炎病人检查外周静脉血血小板量，血小板聚集率（AGG），结果表明，重症急性胆管炎患者血小板量及 AGG 明显下降。指出血小板量及聚集性改变与病理程度和预后密切相关。临床测定血小板量及 AGG 对判定病情程度和预后评价具有重要意义。

7. 临床可见黄疸、高热、疼痛以及常有早期休克征象。

【中医治疗】

1. 肝胆湿热

（1）症状：急起发热，右胁胀痛，右胁下肿块，身目黄染，口渴口苦，恶心欲呕，大便秘结，小便短黄，舌红，苔黄腻，脉弦数。

（2）治则：清利肝胆湿热。

（3）方药：龙胆草 10g，黄芩 15g，山栀子 15g，泽泻 12g，木通 6g，车前子 15g，当归 15g，生地黄 20g，柴胡 20g，生甘草 10g，银花 30g，连翘 30g，藿香 12g，延胡索 15g，郁金 20g，茵陈 30g。

2. 热毒瘀肝

（1）症状：右胁肋胀痛，局部微肿起，或皮色微红，压痛，恶寒发热或寒热往来，呼吸不利，口苦咽干，头晕目眩，舌质红，苔薄黄，脉弦数。

（2）治则：清肝泻火、解毒化瘀。

（3）方药：川芎 12g，当归 12g，白芍 30g，生地黄 30g，柴胡 20g，黄芩

15g，山栀20g，天花粉20g，防风9g，牛蒡子12g，连翘30g，甘草节6g，金银花30g，野菊花30g，蒲公英30g，紫花地丁30g，紫背天葵子30g。

3. 正虚邪恋

（1）症状：右胁下肿痛，日久不愈，消瘦纳差，神疲短气，四肢乏力，口渴欲饮，五心烦热，尿短黄，舌红，苔少，脉细数。

（2）治则：养阴益气、清热解毒。

（3）方药：人参10g，炒黄芪15g，酒当归12g，川芎12g，炒芍药20g，炒白术10g，陈皮10g，茯苓15g，金银花30g，连翘30g，白芷12g，甘草9g，银柴胡15g，胡黄连15g，鳖甲15g，山药15g，山楂炭15g，扁豆20g，麦冬20g，玄参20g，花粉20g。

4. 气阴亏虚

（1）症状：身热渐退，右胁微痛，五心烦热，心烦口渴，神疲乏力，自汗盗汗，舌红，少苔，脉细数。

（2）治则：益气滋阴。

（3）方药：熟地30g，炒山药30g，炒扁豆30g，炙甘草6g，茯苓12g，炒芍药20g，五味子12g，人参10g，炒白术10g，麦冬30g，生地20g，知母20g。

5. 热毒酿脓

（1）症状：右胁痛增剧，右上腹出现包块，手不可近，包块逐渐变软，高热口渴，大汗出，便秘尿黄，舌红，苔黄燥，脉弦滑数。

（2）治则：清热解毒、化瘀排脓。

（3）方药：大黄18g，牡丹皮9g，桃仁12g，冬瓜子30g，芒硝9g，薏苡仁30g，败酱草30g，鱼腥草30g。

【西医治疗】

1. 非手术治疗

（1）抗休克治疗：针对感染性休克给予补液扩容，纠正水、电解质、酸碱平衡紊乱；及时给予肾上腺皮质激素；输新鲜血或血浆；必要时应用以扩张血管为主的升压药。

（2）抗感染治疗：应给予足量有效、有针对性的抗生素。在胆道梗阻时，许多抗生素不能进入胆汁，而影响其疗效。因此，只有及时地解除胆道梗阻，才能充分发挥抗生素的效用。由于重症胆管炎病人多有不同程度的肝、肾功能损害，应尽可能选用对肝脏和肾脏毒性较小的抗生素。

（3）对重要脏器的保护治疗：急性化脓性胆管炎导致的感染休克容易对肝、肾功能造成损伤，治疗中应重点注意维持肝脏、肺脏、肾脏、心脏等重要脏器的功能，给予能量合剂，大剂量维生素C、B、K，低分子右旋糖酐，利尿剂，以维持尿量，排出毒素，防止胆色素在肾小管内形成胆栓。

2. 非手术治疗中转手术

在急性重症胆管炎的非手术治疗期间，必须严密观察生命体征以及神志方面的改变、每小时尿量、血常规、血清电解质、血气分析、心电图以及腹部体征。如果在严密的观察下进行非手术治疗，腹痛不缓解、持续寒战、高热或体温 <36℃、神志淡漠、血压下降，应立即进行手术治疗。

3. 手术治疗

基本方法为胆总管切开引流术。并发胆囊积脓及结石者，可同时取出胆石并作胆囊造口引流术，待病情改善后，再作第二次手术。手术时宜先探查胆总管，取出胆管内的结石，放置 T 形引流管。若肝管开口处梗阻，则必须将其扩大或将狭窄处切开。尽量取出狭窄上方的结石，然后将引流管的一臂放至狭窄处上方肝管内，才能达到充分引流的目的。但病情危重者，不宜作过于复杂的手术。

【特色疗法】

1. 清胆消痈方能够最大限度发挥药材清热解毒、消痈排脓、利胆退黄的功效。药效通过消化道的吸收，随血液运送至病灶，强效消除高热、腹痛、黄疸等症状，彻底杀灭病毒、清除胆管炎症，还扶正固本，增强抵抗病邪之力，既治标又治本，从而治好胆管炎症，有效抑制复发。

2. 经验方

（1）茵陈60g，柴胡15g，枳壳15g，木香6g，白芍30g，醋郁金30g，制半夏10g，炒川楝子10g，炒黄芩10g，炒黄连10g，炒大黄10g，甘草10g，醋元胡12g，蒲公英30g。生姜引。

（2）加减：黄疸加龙胆草12g；发热加公英30g，板蓝根30g，二花30g；有虫加乌梅15g，川椒10g，使君子仁10g，苦楝皮15g；体虚加党参10g，当归10g；四肢厥冷，冷汗出加熟附子6g，桂枝10g；腹胀便秘加槟榔10g，加大大黄用量。每日一剂，水煎服，连用至症状消失。

（3）方解：方中茵陈清热而利胆，柴胡疏肝解郁，枳壳宽中下气与柴胡合用调中气之升降，助气机之调畅。木香理气止痛，白芍平肝，与柴胡合用以维持肝疏泄功能之正常。郁金、川楝子解肝郁清热而止痛。半夏降逆止呕与枳壳相配助通腑之用。黄连、黄芩、大黄三黄泻三焦之实热，以除胆胃之热根。柴胡、白芍、郁金、川楝子疏肝解郁，以散胆之热郁。枳壳、半夏、木香、大黄理气降逆以凑腑气宣通之功。生姜、甘草和胃调药。上药合用，胆胃热去，疏泄升降如常。则疼痛自止，加龙胆草除湿热以退黄疸。公英、板蓝根、二花清热解毒而除发热。乌梅、川楝、使君子仁、苦楝根皮以杀虫，党参、当归以补虚，熟附子、桂枝温阳去厥冷，槟榔去腹胀便秘。

3. 输液

(1) 0.9%生理盐水250ml，加头孢哌酮舒巴坦针剂2g。

(2) 0.9%生理盐水250ml，加西咪替丁注射液0.8g、甲氧氯普胺注射液5mg、维生素B_6注射液0.3g、10%氯化钾注射液5ml。

(3) 乳酸左氧氟沙星注射液200ml（每100ml含0.1g）。每日一次，连用7日。

4. 消炎止痛丸、疏肝清胃丸、利胆化石丹。

5. 针刺阳陵泉，胆囊穴（阳陵泉下3～5cm），中脘、太冲、合谷、曲池、内关。

6. 清胃散300g，每日一剂，水煎服。一直服到舌苔退净，症状消失为止。如果有腹泻便溏现象，可临时配服诺氟沙星胶囊3粒，每日2次。

7. 剧烈痉挛疼痛时，肌注曲马多针剂1支（50mg）配654－2针剂5mg；或肌注庆大霉素针剂4万单位、氯丙嗪针剂12.5mg、安乃近针剂0.25g、阿托品针剂0.5mg。

【疗效判定】

1. 痊愈症状、体征全部消失，各种检查指标均正常，一年以上未复发者。

2. 好转症状、体征基本消失，各种检查指标接近正常，一年以内或有复发，但症状轻微者。

3. 无效症状、体征、各种检查指标未改变。

弥漫性食管痉挛

【本病概述】

1. 概念

弥漫性食管痉挛是以高压型食管蠕动异常为动力学特征的原发性食管运动障碍疾病，病变主要在食管中下段，表现为高幅的、为时甚长的、非推进性的重以慢性间歇性胸痛和吞咽困难为主要症状，任何年龄均可发病，多见于50岁以上，无明显性别差异，其病因及发病机制尚不十分清楚。本病多见于50岁以上的人，但任何年龄的成年人均可发病。无明显性别差异。

目前认为可能与以下因素有关：食管的神经和肌肉变性，部分患者迷走神经食管支可见退行性变和纤维断裂，亦有报道迷走神经背核和脊前神经元出现病变；精神因素，本病患者常常有精神创伤史，且常于情绪激动后发病；其他因素，黏膜刺激如胃食管反流、食管念珠菌病、冷食刺激等。

2. 临床表现

胸痛是最具有特征性的症状，见于80% ~90%的患者。特别是在老年人，疼痛位于胸骨后并向背及肩胛骨区域放射，因而有时酷似心绞痛。疼痛轻重不等，可相当剧烈，有时需用麻醉药才能使之缓解。疼痛不一定与吞咽动作有关，有时可为进食过热或过冷液体所诱发。咽下困难也常见，见于30% ~60%的患者。呈发作性，非进行性加重，不一定伴有胸痛。与进食食物性状无关，吞咽固体食物或液体食物均可感到困难，过冷或过热饮食更易诱发。反食，食管内潴留的大量食物及液体可反流入口中及鼻咽部，反食后胸痛可缓解，也可造成误吸而致吸入性肺炎。此外，部分患者可有烧心症状。

【诊断依据】

1. 病史中的胸痛和间歇性咽下困难是可疑线索。体格检查无阳性发现。内镜检查主要是用来排除其他疾病。确诊有赖X线检查和测压检查。

2. 食管测压

显示食管体部同时发生非推动性、不协调的收缩及间歇性正常蠕动。这种不协调收缩所引起的平均压力可以和正常蠕动波所引起者相似，但有时可显著增高，收缩的持续时间也可异常延长。食管上1/3的功能正常，LES（食管下括约肌）的压力多正常，但有时也增高。

3. X线检查

胸部平片无异常发现，食管X线钡剂检查可见蠕动波，仅达主动脉弓水平，食管下2/3为一种异常强烈的、不协调的、非推进性收缩所取代，因而食管腔出现一系列同轴性狭窄，致使食管呈螺旋状或串珠状。但病人症状的严重程度与X线异常的程度和范围没有平行关系，甚至病人毫无症状，仅在检查其他疾病时意外地被发现。

4. 固体食团食管闪烁造影

此法可用于食管测压和X线检查正常的吞咽困难患者。病人仰卧在连有电脑的γ照相机下，给予99m锝酸盐75MBq的固态胶块4ml和水15ml同时一次咽下。用连接电脑的标绘仪记录食团从环状软骨水平至胃的传输图像。以一次检查中出现食团卡住2次，或其输送时间长于9.7s者作为异常。

5. 内镜检查

某些食管器质性病变，如肿瘤浸润食管壁时，也可产生食管痉挛样X线表现。因此，弥漫性食管痉挛诊断前必须行食管及胃的内镜检查。

【中医治疗】

1. 痰气交阻

（1）症状：症见吞咽困难，食后复出，呕吐痰涎，吐后觉舒，胸膈痞满，时有疼痛。舌质淡，苔白腻，脉象弦滑。由于忧思伤脾，运化失职，水湿停聚，痰浊内生，气机不畅，交阻食管而致。

（2）治则：理气化痰，和胃降逆。

（3）方药：四七调气汤化裁。药用紫苏30g，厚朴15g，陈皮15g，半夏15g，枳实30g，砂仁12g，竹茹15g，莱菔子20g，紫苏子25g。

2. 肝郁气滞

（1）症状：症见进食哽噎，食入吐出，时轻时重，遇怒更甚，胸胁疼痛，胃脘胀闷，善作太息，饮食减少。舌质淡红，苔薄，脉象弦细。由于情志不畅，肝气郁结，疏泄不利，触犯胃腑，胃气失降，上逆食管而致。

（2）治则：疏肝理气，利膈宽胸。

（3）方药：金铃逍遥汤。药用川楝子15g，郁金30g，柴胡20g，白芍20g，白术10g，茯苓15g，枳壳15g，苏梗15g。

3. 脾胃阴虚

（1）症状：症见咽下不利，食后即吐，胸胁疼痛，胃脘灼热，口干唇燥，大便干结。舌质红少津，脉象细数。由于素体虚弱，偏嗜辛燥，伤及脾胃，耗竭阴津，食管失养，难以咽下而致。

（2）治则：养阴清热，益胃生津。

（3）方药：益胃汤化裁。药用北沙参30g，麦冬30g，玉竹30g，生地20g，石斛30g，半夏15g，沉香10g，天花粉20g，鸡内金30g，白蜂蜜15g。

【西医治疗】

首先，应使病人意识到本病为良疾病并可通过积极预防减少发病。注意避免情绪激动、紧张诱因，调节饮食习惯，免食过冷、过热等刺激性强的食物，细嚼慢咽。在疼痛或不适发作时，可选用镇静药物，钙通道阻滞剂，硝酸甘油等对抗焦虑、松弛括约肌。缓解症状；抗胆碱药物疗效多不肯定。症状较顽固的病人可考虑行内镜下气囊扩张术，或施行食管下段纵行肌层切开术。并发于其他疾病者应同时行原发病的治疗。

1. 一般性治疗

（1）心理治疗：病人常有心理障碍，应予以治疗。可向病人讲明疾病的良性性质，解除心理包袱，保持良好心态，避免进食时情绪激动等。适当的镇静剂有时对防止发作有效。

（2）饮食治疗：避免诱发症状发作的饮食，如冷、酸性或碱性食物等，放慢进餐速度也可减少痉挛的发作。

（3）生物反馈疗法：有作者报道少数病人应用生物反馈治疗有效。方法是使病人进行双重吞咽，用第2次吞咽对Ⅰ期食管蠕动波的抑制作用来减少可能的食管痉挛。

2. 药物治疗

（1）抗胆碱能药物：静脉注射抗胆碱能药物可缓解痉挛症状，但口服几乎毫无疗效。常用的药物有阿托品、东莨菪碱、山莨菪碱等。

（2）钙离子通道阻断药：舌下含服或口服钙离子通道阻断药能明显地抑制食管壁的收缩压力，减少食管收缩频率而不影响收缩振幅，也可减轻症状，中止胸痛发作。常用的药物有维拉帕米、硝苯地平、地尔硫卓等。

（3）亚硝酸盐：从理论上讲亚硝酸盐可松弛食管平滑肌，对解除食管痉挛有效，但其临床应用效果尚有争议。方法为舌下含服硝酸甘油片或硝酸异山梨酯片等。可间断或规则用药，一般餐前应用效果好。

（4）抗焦虑药：有时应用镇静剂或安眠药可以缓解由于食管异常收缩产生的胸痛，但不降低食管压力，对精神紧张引起的食管源性胸痛有明显疗效。

（5）其他药物：肼屈嗪能制止氯贝胆碱引起的食管痉挛和疼痛；普萘洛尔能减少肌肉收缩频率，或可有益。

3. 食管扩张疗法

有人主张对于症状严重而内科药物治疗效果不明显者，可采用器械和气囊扩张食管。食管气囊扩张治疗可以改善食管的通过功能、缓解吞咽困难症状而减轻食管源性胸痛，少数病人可以恢复正常食管蠕动。可用治疗贲门失弛缓症所使用的扩张器进行扩张，有时需要反复扩张多次才能获得或维持疗效。但其总的疗效不如贲门失弛缓症的扩张治疗效果。

4. 手术治疗。

【特色疗法】

1. 避免冷食和过于黏稠的食物。个别病人在就餐前应用硝酸甘油片可使症状得到满意的控制。抗胆碱能药往往无效。在症状严重而顽固，且有括约肌功能异常的病人，可以采用扩张疗法扩张 LES。整个食管远端的纵行肌切开术可作为缓解症状的最后手段。对于并发于其他疾病的弥漫性食管痉挛，尚应治疗其原发病。

2. 可静脉点滴 0.9% 生理盐水 250ml，青霉素注射液 960 万单位；0.9% 生理盐水 250ml，清开灵注射液 20 ~ 30ml；5% 葡萄糖 250ml，西咪替丁针剂 1g、维生素 B_6 针剂 0.3g、甲氧氯普胺注射液 10mg、10% 氯化钾针剂 5ml。每日一次，连用 3 ~ 7 日。

3. 中药离子导入法

（1）器械：普通型电离子导入治疗机一台，纱布垫二个，纱布袋二个。

（2）药物：大黄 30g，元明粉 30g，山栀子 30g，香附子 30g，郁金 30g，黄芩 15g，甘草 15g，滑石 60g，干姜 9g，加水 1500ml 煎煮至沸后 2h 滤出，其药渣内再加水 1500ml，煎煮至沸后 2h 滤出，二次滤出液入锅内浓缩至

500ml 时装瓶备用。

（3）方法：先用一个纱布垫浸透药液，应干湿适中，放于食管疼痛处，另一个纱布垫浸药液后放在食管其他部位，但两个纱布垫不能接触，而后把正电极压在第一个纱布垫上，负极压在另一个纱布垫上，两个电极铅板上面均用纱布袋压好，开启电源，以患者能忍受为度，持续 30min，取下即可。

（4）注意：①孕妇，心脏病患者禁用。②局部起泡者，停止导入，用金万红软膏外涂即可。

4. 消炎止痛丸、疏肝清胃丸、养胃丸。

5. 盐酸普鲁卡因针剂 2ml，加开水口服，每日 3 次。

6. 庆大霉素针剂 4 万单位，加开水口服，每日 3 次。

【疗效判定】

1. 痊愈症状、体征全部消失，各种检查指标均正常，一年以上未复发者。

2. 好转症状、体征基本消失，各种检查指标接近正常，一年以内或有复发，但症状轻微者。

3. 无效症状、体征、各种检查指标未改变。

缺铁性吞咽困难

【本病概述】

1. 概念

缺铁性吞咽困难，是指食管腔内的一层薄的隔膜，根据其在食管的部位不同分为上食管蹼、中食管蹼、下食管蹼，其中以上食管蹼多见。多数食管蹼病人无症状，有症状者主要表现为间歇性吞咽困难，多在吃硬食时出现。男女均可发病，国内报告罕见。

2. 病因

本病的病因目前尚不清楚。多数人认为缺铁是本病最基本的因素。这是因为铁的不足引起上皮层的改变，导致吞咽困难。例如患缺铁性贫血病人往往同时有上食管蹼。临床治疗采用铁剂而不必扩张食管即可使吞咽困难消失，这是对这个理论的有力支持。在流行病调查中，发现正常人和没有贫血者有食管蹼存在；或者患有吞咽困难但并不贫血。这说明缺铁与吞咽困难关系不完全一致。

3. 症状

主要症状为间歇性吞咽困难，多数是在吃硬食时出现，吃流食一般无症状，病人感到有食物停留在上胸部。Plummer－Vinson 综合征病人常有消瘦、苍白，时有发红，舌质红而光滑，舌乳头消失，多数缺齿或完全无牙，口角皲裂，匙状指甲，脾大甚至巨脾。如果病人诉说吞咽困难则诊断肯定。

【诊断依据】

1. 实验室检查

血红蛋白、红细胞、平均红细胞血红蛋白量（MCH）、平均红细胞容积（MCV）、平均血红蛋白浓度（MCHC）均减少，血清铁降低，结合铁升高，呈现缺铁性小细胞性贫血。部分病例出现血清中维生素 B_{12} 和 B_6 浓度减低，胃酸缺乏，严重者可发生恶性贫血。

2. 其他辅助检查

（1）X 线检查如疑有食管蹼，需依靠荧光电影检查，常在上食管侧位前壁发现为偏心性、宽度不足2mm，连续拍片即可见到。罕见的有一个以上的蹼，此类病人有可能并发口腔癌。

（2）内镜检查食管蹼像是一个光滑的、有色的隔膜状孔，有偏心的开口，位于环咽肌水平以下，为薄膜状蹼，有时薄到未能被检查者发现。罕见的蹼很粗硬，阻碍食物通过。必要时进行细胞刷或活检，以除外炎症性狭窄和癌。Plummer－Vinson 综合征病人约 40% 并发萎缩性胃炎，30% 恶性贫血，还有 50% 黏液性水肿。部分病人血液中可检出甲状腺和胃壁细胞抗体。食管蹼也可呈现在某些皮肤病人中，如大疱性表皮松解症、干燥综合征。

3. 有吞咽困难者结合 X 线检查及内镜检查可做出诊断。

【中医治疗】

1. 津亏热结

（1）症状：症见吞咽梗涩而痛，水饮可下，食物难进，食后复出，胃脘灼痛，形体消瘦，肌肤枯燥，五心烦热，口燥咽干，渴欲冷饮，大便干结，舌红而干或有裂纹，脉弦细数。痰气郁结，日久化火，灼伤胃津，胃阴亏耗，食道失于濡润，故胃脘灼痛，吞咽梗涩而痛，进固体食物尤甚；热结津伤，胃气失濡，故口干咽燥，或渴欲冷饮，大便干结；热结痰凝，阻于食道，胃不受纳，无以化生精微而充养形体，故逐渐消瘦；病久累及肝肾之阴，故见五心烦热，舌质红干带裂纹，脉弦细数等津亏热结之象。

（2）治则：滋阴生津，清热散结。

（3）方药：沙参麦冬汤合五汁安中饮加减。药用沙参 20g，麦冬 20g，石斛 20g，玉竹 20g，花粉 20g，生地 20g，玄参 20g，熟地 20g，当归 20g，首乌 20g，乌梅 20g，芦根 15g，白蜜 15g，竹茹 15g，生姜汁 15g，半枝莲 30g，诃子 15g，栀子 15g，黄连 12g，火麻仁 15g，瓜蒌仁 15g，甘草 10g。

2. 痰气交阻

（1）症状：症见咽食哽噎，有时口臭，吐痰，时有胸痛，舌淡红，苔白腻，脉弦滑。多由痰气交结于食管，故咽食哽噎、吐痰；气机郁结，气血不畅，不通则痛，故胸痛；痰气久郁，化热之势，故口臭；舌苔白腻、脉弦滑也为痰气交结之象。

（2）治则：开郁化痰，润燥降气。

（3）方药：启膈散加减。丹参30g，郁金30g，砂仁12g，贝母12g，沙参30g，茯苓20g，荷叶蒂30g，枳壳20g，佛手30g，瓜蒌30g，竹茹15g，杵头糠30g，半夏15g，陈皮15g。

3. 瘀血内结

（1）症状：症见吞咽梗阻，胸膈疼痛，食不得下，甚则滴水难进，食入即吐，肌肤枯燥，形瘦骨立，大便坚如羊屎，或吐下物如赤豆汁，或便血，舌质紫暗，或舌红少津，脉细涩。痰热凝聚，津伤血燥，致痰瘀互结，阻于食道，使食管窄隘，甚则闭塞不通，故胸膈疼痛，食不得下，食入即吐，甚至滴水难进；病久阴血更伤，肠失润泽，故大便坚如羊屎；长期食不得入，化源告竭，故形瘦骨立，肌肤枯燥；瘀热伤络，血渗于外，故吐出如赤豆汁；舌红少津或带青紫，脉象细涩，为血亏之征。

（2）治则：散瘀破结，滋阴养血。

（3）方药：通幽汤加减。药用生地30g，当归20g，桃仁12g，红花12g，丹参30g，三七12g，五灵脂15g，乳香6g，没药6g，赤芍30g，三棱20g，莪术20g，土元20g，水蛭20g，贝母12g，瓜蒌30g，黄药子20g。

【西医治疗】

首先应治疗贫血，多数经补铁治疗可逆转贫血、脾大及食管上皮变化，吞咽困难亦迅速改善。少数大而厚的食管蹼单纯补铁，吞咽困难不能消失，可用内镜电灼治疗或用内镜扩碎或扩张器扩张治疗。由于膈膜坚韧而需外科手术者比较罕见。

【特色疗法】

1. 八仙膏

藕汁、姜汁、梨汁、萝卜汁、白果汁、甘蔗汁、竹沥、蜂蜜各等份，和匀蒸熟，任意食之。用于吞咽困难，饮食难下者之辅助治疗。

2. 八角金盘汤

八角金盘10g，八月扎30g，石见穿、急性子、半枝莲各15g，丹参、青木香、山楂各12g，水煎服，每日一剂，适用于邪毒热盛，气滞血瘀型。

3. 山慈姑120g，洗净剖开，入水浓煎后加蜂蜜120g，熬成膏状液，每次15ml，每日服3次。

4. 干守宫若干只，煅存性为末，每次 2～3g，每日 3 次，开水送服。

5. 消炎止痛丸、疏肝清胃丸、养胃丸。

6. 中药离子导入法

（1）器械：普通型电离子导入治疗机一台，纱布垫二个，纱布袋二个。

（2）药物：大黄 30g、元明粉 30g、山栀子 30g、香附子 30g、郁金 30g、黄芩 15g、甘草 15g、滑石 60g、干姜 9g，加水 1500ml 煎煮至沸后 2h 滤出，其药渣内再加水 1500ml，煎煮至沸后 2h 滤出，二次滤出液入锅内浓缩至 500ml 时装瓶备用。

（3）方法：先用一个纱布垫浸透药液，应干湿适中，放于食管疼痛处，另一个纱布垫浸药液后放在食管其他部位，但两个纱布垫不能接触，而后把正电极压在第一个纱布垫上，负极压在另一个纱布垫上，两个电极铅板上面均用纱布袋压好，开启电源，以患者能忍受为度，持续 30min，取下即可。

（4）注意：①孕妇，心脏病患者禁用。②局部起泡者，停止导入，用金万红软膏外涂即可。

7. 庆大霉素注射液 4 万单位、维生素 B_{12} 注射液 1mg，肌肉注射，每日一次，连用 10 日。

【疗效判定】

1. 痊愈症状、体征全部消失，各种检查指标均正常，一年以上未复发者。

2. 好转症状、体征基本消失，各种检查指标接近正常，一年以内或有复发，但症状轻微者。

3. 无效症状、体征、各种检查指标未改变。

食管良性溃疡

【本病概述】

1. 概念

食管良性溃疡是由多种原因所引起，可为单发性或多发性，常呈圆形或椭圆形，大小深浅不一。最常见者为反流性食管炎引起，也可见于食管消化性溃疡、严重创伤或烧伤、食管感染（如病毒、结核、梅毒或白色念珠菌等感染）、食管贲门失弛缓症、食管放射治疗后、食管异物损伤和腐蚀剂损伤等。

2. 临床表现

主要临床症状为咽下困难。进食时胸骨后或心窝部疼痛，摄入过热、过冷、酸性、粗糙食物或饮酒时加剧。疼痛剧烈时，可放射至胸、肩、颈或肩胛区。可伴有恶心、呕吐、食物反流等消化道症状和体重减轻。严重者可有消化道出血和食管穿孔；出血量一般不大，偶有大量呕血和黑粪，甚至出血性休克。急性穿孔可导致纵隔炎、心包炎、脓胸、肺坏疽，可危及生命。病程长者，溃疡愈合可引起瘢痕收缩和管腔狭窄。

3. 并发症

本病除可致食管狭窄、出血、溃疡等并发症外，反流的胃液尚可侵蚀咽部、声带和气管而引起慢性咽炎、慢性声带炎和气管炎，临床上称之Delahunty综合征。胃液反流和吸入呼吸道尚可致吸入性肺炎。近年来的研究已表明GER与部分反复发作的哮喘、咳嗽、夜间呼吸暂停、心绞痛样胸痛有关。

【诊断依据】

确诊有赖于食管镜检查和活组织病理学检查。食管X线钡餐检查可见食管壁龛及局限性痉挛。

【中医治疗】

1. 肝胃不和

（1）症状：胃脘胀痛，连及两胁，胸闷嗳气，善太息，每因情志因素而痛作，嘈杂吐酸，口干口苦，舌红脉弦。

（2）治则：疏肝和胃，理气止痛。

（3）方药：柴胡疏肝散合左金丸加减。柴胡12g，白芍12g，枳壳12g，甘草6g，川芎12g，香附子12g，陈皮12g，黄连12g，吴茱萸4g，大黄10g，木香6g，川楝子10g，元胡10g，白及30g，乌贼骨30g，茵陈30g。每日一剂，水煎服。

2. 瘀血阻络

（1）症状：痛如针刺或刀割，痛处固定不移，拒按，或见吐血便血，舌紫苔白腻，脉缓涩。

（2）治则：止血活血，和胃止痛。

（3）方药：失笑散合丹参饮加减：炒五灵脂15g，生熟蒲黄各10g，丹参30g，檀香12g，砂仁12g，黑白芍30g，黑香附子15g，醋元胡12g，川楝子炭10g，白及30g，乌贼骨30g，三七参粉9g（分3次冲服）。每日一剂，水煎服。

3. 脾胃湿热

（1）症状：症见胃脘痞满，疼痛，痛呈灼热感，纳呆乏力，口苦而腻，恶心欲呕，口干不欲饮水，肢体困重，烦躁身热，大便秘结，小便黄赤，舌质红，苔黄腻，脉濡数或滑数。

（2）治则：清热化湿，健脾和胃。

（3）方药：薏苡仁12g，黄芩12g，滑石20g，枳壳12g，香附子30g，白术12g，生麦芽30g，莪术10g，生大黄10g，鸡内金30g，象贝12g，煅瓦楞30g。

4. 胃阴亏损

（1）症状：症见胃脘隐隐灼痛，嘈杂似饥而不欲饮食，烧心泛酸，口舌咽喉干燥，烦渴思饮；或干呕呃逆，气不接续，形体消瘦，面色干枯，大便秘结，舌质红少津或有裂纹，苔少或苔花剥，脉细数

（2）治则：养阴益胃，滋阴清热。

（3）方药：沙参20g，枸杞子15g，麦冬20g，当归15g，生地20g，川楝子12g。

【西医治疗】

1. 一般治疗

饮食宜少量多餐，裤带不宜束得过紧，避免各种引起腹压过高状态。

2. 多巴胺拮抗剂

此类药物能促进食管、办的排空，增加LES的张力。此类药物包括甲氧氯普胺注射液和多潘立酮，均为10～20mg，每天3～4次，睡前和餐前服用。前者如剂量过大或长期服用，可导致锥体外系神经症状，故老年患者慎用；后者长期服用亦可致高催乳素血症，产生乳腺增生、泌乳和闭经等不良反应。

3. 西沙必利

通过肠肌丛节后神经能释放乙酰胆碱而促进食管、胃的蠕动和排空，从而减轻胃食管反流。10～20mg，每天3～4天，几乎无不良反应。

4. 拟胆碱能药

氯贝胆碱能增加LES的张力，促进食管收缩，加快食管内酸性食物的排空以改善症状，每次25mg，每天3～4次。本口能刺激胃酸分泌，长期服用要慎重。

5. 降低胃酸

（1）制酸剂：可中和胃酸，从而降低胃蛋白酶的活性，减少酸性胃内内容物对食管黏膜的损伤。碱性药物本身也还具有增加LES张力的作用。氢氧化铝凝胶10～30ml及氧化镁0.3g，每日3～4次。藻朊酸泡沫剂含有藻朊酸、藻酸钠及制酸剂，能漂浮于胃内容物的表面，可阻止胃内容物的反流。

（2）组胺H_2受体拮抗剂：西咪替丁、呋硫硝胺和法莫替丁等均可选用，其剂量分别为200mg，3～4/d；150mg，2次/d和30mg/d。疗程均为6～8周。本类药物能强烈抑制胃酸分泌而改善胃食管的酸反流。上述症状如不能改善时，可增加剂量至2～3倍。

（3）质子泵抑制剂：此类药物能阻断壁细胞的 H^+-K^+-ATP 酶而美拉唑和兰索拉唑已广泛使用于临床，前者 20mg/d，后者 30mg/d，即可改善其症状。

6. 联合用药

促进食管、胃排空药和制酸剂联合应用有协同作用，能促进食管炎的愈合。亦可用多巴胺拮抗剂或西沙必利与组胺 H_2 受体拮抗剂或质子泵抑制剂联合应用。

本病在用经好转而停药后，由于其 LES 张力未能得到根本改善，故约 80% 病例在 6 个月内复发。如在组胺 H_2 受体拮抗剂、质子泵抑制剂或多巴胺任选一种维持用药，或有症状出现时及时用药，则可取得较好疗效。

7. 手术治疗

主要适用于食管瘢痕狭窄（可行扩张术或手术纠正术）以及内科治疗无效，反复出血，反复并发肺炎等病情。

【特色疗法】

1. 消炎止痛丸、疏肝清胃丸、养胃丸。
2. 庆大霉素针剂 4 万单位，加开水口服，每日 3 次。
3. 盐酸普鲁卡因针剂 2ml，加开水口服，每日 3 次。
4. 严重期可静脉点滴：5% 葡萄糖 250ml，西咪替丁针剂 1g、维生素 B_6 针 0.3g、甲氧氯普胺注射液 10mg、10% 氯化钾针剂 5ml；0.9% 生理盐水 250ml，青霉素注射液 960 万单位；0.9% 生理盐水 250ml，清开灵注射液20～30ml。每日一次，连用 3～7 日。
5. 郁热型

白及 30g，陈皮 9g，半夏 10g，竹茹 10g，黄连 15g，栀子 15g，连翘 15g，蒲公英 20g，败酱草 20g，赤芍 12g，生甘草 5g，海螵蛸 30g，枳实 15g，生代赭石 15g，每日一剂，水煎服，连用 10 日。

6. 气滞型

白及 30g，柴胡 12g，白芍 15g，枳壳 15g，炒甘草 9g，川芎 12g，香附子 20g，陈皮 15g，射干 15g，金银花 30g，麦冬 15g。日一剂，水煎服。

7. 中药离子导入法

（1）器械：普通型电离子导入治疗机一台，纱布垫二个，纱布袋二个。

（2）药物：大黄 30g，元明粉 30g，山栀子 30g，香附子 30g，郁金 30g，黄芩 15g，甘草 15g，滑石 60g，干姜 9g，加水 1500ml 煎煮至沸后 2h 滤出，其药渣内再加水 1500ml，煎煮至沸后 2h 滤出，二次滤出液入锅内浓缩至 500ml 时装瓶备用。

（3）方法：先用一个纱布垫浸透药液，应干湿适中，放于食管疼痛处，另一个纱布垫浸药液后放在食管其他部位，但两个纱布垫不能接触，而后把正电极压在第一个纱布垫上，负极压在另一个纱布垫上，两个电极铅板上面均用纱布袋压好，开启电源，以患者能忍受为度，持续30min，取下即可。

（4）注意：①孕妇，心脏病患者禁用。②局部起泡者，停止导入，用金万红软膏外涂即可。

8. 食道溃疡患者加强营养应选用易消化、含足够热量、蛋白质和维生素丰富的食物。如稀饭、细面条、牛奶、软米饭、豆浆、鸡蛋、瘦肉、豆腐和豆制品；富含维生素A、B、C的食物，如新鲜蔬菜和水果等。这些食物可以增强机体抵抗力，有助于修复受损的组织和促进溃疡愈合。

9. 食道溃疡患者忌食多渣食物、油煎、油炸食物以及含粗纤维较多的芹菜、韭菜、豆芽、火腿、腊肉、鱼干及各种粗粮。这些食物不仅粗糙不易消化，但经过加工制成菜泥等易消化的食物可以食用。

10. 食道溃疡患者忌食刺激性大的食物，禁吃刺激胃酸分泌的食物，如肉汤、生葱、生蒜、浓缩果汁、咖啡、酒、浓茶等，以及过甜、过酸、过咸、过热、生、冷、硬等食物。

11. 食道溃疡患者忌食过热食品。过热食物刺激溃疡面，引起疼痛，致使溃疡面血管扩张而引起出血；辛辣食物刺激溃疡面，使胃酸分泌增加；过冷、过硬食物不消化，可加重病情。

12. 食道溃疡患者应戒烟。另外，溃疡病人还应戒烟，烟草中的尼古丁能改变胃液的酸碱度，扰乱胃幽门正常活动，诱发或加重溃疡病。

13. 烹调要恰当以蒸、烧、炒、炖等法为佳。煎、炸、烟熏等烹制的菜不易消化，在胃内停留时间较长，影响溃疡面的愈合。

【疗效判定】

1. 痊愈症状、体征全部消失，各种检查指标均正常，一年以上未复发者。

2. 好转症状、体征基本消失，各种检查指标接近正常，一年以内或有复发，但症状轻微者。

3. 无效症状、体征、各种检查指标未改变。

食 管 癌

【本病概述】

1. 概念

食管癌是常见的消化道肿瘤，全世界每年约有30万人死于食管癌。其发病率和死亡率各国差异很大。我国是世界上食管癌高发地区之一，每年平均病死约15万人。男多于女，发病年龄多在40岁以上。食管癌典型的症状为进行性咽下困难，先是难咽干的食物，继而是半流质食物，最后水和唾液也不能咽下。

2. 病因

食管癌的人群分布与年龄、性别、职业、种族、地域、生活环境、饮食生活习惯、遗传易感性等有一定关系。已有调查资料显示食管癌可能是多种因素所致的疾病。已提出的病因如下：

（1）化学病因亚硝胺：这类化合物及其前体分布很广，可在体内、外形成，致癌性强。在高发区的膳食、饮水、酸菜、甚至病人的唾液中，测亚硝酸盐含量均远较低发区为高。

（2）生物性病因真菌：在某些高发区的粮食中、食管癌病人的上消化道中或切除的食管癌标本上，均能分离出多种真菌，其中某些真菌有致癌作用。有些真菌能促使亚硝胺及其前体的形成，更促进癌肿的发生。

（3）缺乏某些微量元素：钼、铁、锌、氟、硒等在粮食、蔬菜、饮水中含量偏低。

（4）缺乏维生素：缺乏维生素A、维生素B_2、维生素C以及动物蛋白、新鲜蔬菜、水果摄入不足，是食管癌高发区的一个共同特点。

（5）烟、酒、热食、热饮、口腔不洁等因素：长期饮烈性酒、嗜好吸烟，食物过硬、过热、进食过快，引起慢性刺激、炎症、创伤或口腔不洁、龋齿等均可能与食管癌的发生有关。

（6）食管癌遗传易感因素。

3. 临床表现

（1）早期：症状常不明显，但在吞咽粗硬食物时可能有不同程度的不适感觉，包括咽下食物哽噎感，胸骨后烧灼样、针刺样或牵拉摩擦样疼痛。食物通过缓慢，并有停滞感或异物感。哽噎停滞感常通过吞咽水后缓解消失。症状时轻时重，进展缓慢。

（2）中晚期：食管癌典型的症状为进行性咽下困难，先是难咽干的食物，继而是半流质食物，最后水和唾液也不能咽下。常吐黏液样痰，为下咽的唾液和食管的分泌物。患者逐渐消瘦、脱水、无力。持续胸痛或背痛表示为晚期症状，癌已侵犯食管外组织。当癌肿梗阻所引起的炎症水肿暂时消退，或部分癌肿脱落后，梗阻症状可暂时减轻，常误认为病情好转。若癌肿侵犯喉返神经，可出现声音嘶哑；若压迫颈交感神经节，可产生Horner综合征；若侵入气管、支气管，可形成食管、气管或支气管瘘，出现吞咽水或食物时剧烈呛咳，并发生呼吸系统感染。最后出现恶病质状态。若有肝、脑等脏器转移，可出现黄疸、腹腔积液、昏迷等状态。

体格检查时应特别注意锁骨上有无增大淋巴结、肝有无包块和有无腹腔积液、胸腔积液等远处转移体征。

4. 检查

对可疑病例，均应做食管吞稀钡 X 线双重对比造影。早期可见：

（1）食管黏膜皱襞紊乱、粗糙或有中断现象。

（2）小的充盈缺损。

（3）局限性管壁僵硬，蠕动中断。

（4）小龛影。中、晚期有明显的不规则狭窄和充盈缺损，管壁僵硬。有时狭窄上方口腔侧食管有不同程度的扩张。B 超检查是否有肝脏等脏器转移。实验室检查贫血程度和癌胚抗原检测。CT 检查有无脑部、肺部等处转移。

【诊断依据】

1. 早期偶有下咽不畅，胸骨后疼痛或不适感，晚期可见进行性下咽困难。

2. 食管镜检查可见病灶处黏膜粗糙，溃疡或有菜花样突起等。活检可以确诊。

3. 食管细胞检查可查到癌细胞。

【中医治疗】

1. 津亏热结

（1）症状：症见吞咽梗涩而痛，水饮可下，食物难进，食后复出，胃脘灼痛，形体消瘦，肌肤枯燥，五心烦热，口燥咽干，渴欲冷饮，大便干结，舌红而干或有裂纹，脉弦细数。痰气郁结，日久化火，灼伤胃津，胃阴亏耗，食道失于濡润，故胃脘灼痛，吞咽梗涩而痛，进固体食物尤甚；热结津伤，胃气失濡，故口干咽燥，或渴欲冷饮，大便干结；热结痰凝，阻于食道，胃不受纳，无以化生精微而充养形体，故逐渐消瘦；病久累及肝肾之阴，故见五心烦热，舌质红干带裂纹，脉弦细数等津亏热结之象。

（2）治则：滋阴生津，清热散结。

（3）方药：沙参麦冬汤合五汁安中饮加减。药用沙参 30g，麦冬 30g，石斛 30g，玉竹 30g，花粉 30g，生地 30g，玄参 30g，熟地 30g，当归 15g，首乌 15g，乌梅 15g，芦根 15g，白蜜 15g，竹茹 15g，生姜汁 15g，半枝莲 30g，诃子 30g，栀子 15g，黄连 12g，火麻仁 10g，瓜蒌仁 10g。

2. 痰气交阻

（1）症状：症见咽食哽噎，有时口臭，吐痰，时有胸痛，舌淡红，苔白腻，脉弦滑。多由痰气交结于食管，故咽食哽噎、吐痰；气机郁结，气血不畅，不通则痛，故胸痛；痰气久郁，化热之势，故口臭；舌苔白腻、脉弦滑也为痰气交结之象。

（2）治则：开郁化痰，润燥降气。

（3）方药：启膈散加减。丹参30g，郁金30g，砂仁12g，贝母12g，沙参20g，茯苓20g，荷叶蒂30g，枳壳20g，佛手30g，瓜蒌30g，竹茹15g，杵头糠30g，半夏15g，陈皮15g。

3. 瘀血内结

（1）症状：症见吞咽梗阻，胸膈疼痛，食不得下，甚则滴水难进，食入即吐，肌肤枯燥，形瘦骨立，大便坚如羊屎，或吐下物如赤豆汁，或便血，舌质紫暗，或舌红少津，脉细涩。痰热凝聚，津伤血燥，致痰瘀互结，阻于食道，使食管窄隘，甚则闭塞不通，故胸膈疼痛，食不得下，食入即吐，甚至滴水难进；病久阴血更伤，肠失润泽，故大便坚如羊屎；长期食不得入，化源告竭，故形瘦骨立，肌肤枯燥；瘀热伤络，血渗于外，故吐出如赤豆汁；舌红少津或带青紫，脉象细涩，为血亏之征。

（2）治则：散瘀破结，滋阴养血。

（3）方药：通幽汤加减。药用生地20g，当归20g，桃仁15g，红花15g，丹参30g，三七10g，五灵脂12g，乳香10g，没药10g，赤芍15g，三棱15g，莪术15g，土元15g，水蛭15g，贝母12g，瓜蒌20g，黄药子20g。

【西医治疗】

1. 手术治疗

争取早期诊断，手术治疗。越接近食管下端的癌肿，切除率越高，疗效也越佳。

2. 放射治疗

适用于上段食管癌及不能切除的中、下段食管癌。也可采用手术前放射治疗，使癌瘤缩小，有利于提高手术切除率及5年存活率。

3. 化学药物治疗

常用于补充手术疗法，在术前、术中和术后使用，以抑制癌细胞的扩散和杀伤残存癌细胞微栓，以提高手术疗效。对不能施行手术者，化疗起姑息治疗的作用，可减轻症状，延长寿命。常用5－氟尿嘧啶针剂500～750mg，隔日一次，静脉注射；或15mg/kg，溶于5%葡萄糖液中滴注2～8小时，每日一次，连续5天，以后剂量减半，隔日一次，直至出现毒性反应。丝裂霉素4～6mg，用注射用水或生理盐水10～20ml溶解，1～2次/周，40～60mg为一疗程。

【特色疗法】

1. 罹患食管癌，而有咽下困难、呕吐等症状时，可取半夏18g，附子1.5～3g，栀子9g，甘草6g，干姜6g。水煎取汁，分3次服。

2. 有吞咽困难，并发喘咳症状时，除了可服用上两剂之外，也可以取茯苓18g，杏仁12g，桑白皮3g，水煎取汁服用。此方剂对于咽喉痛、喘咳、吞咽困难非常有效。

3. 北沙参18g，丹参9g，当归12g，川贝6g，杏仁9g，瓜蒌皮9g，砂仁壳4.5g，桃仁9g，红花4.5g，荷叶蒂9g，杵头糠9g，郁金9g，吉林参6g，生地150g，茯苓60g，半夏曲60g。浓煎取汁，兑入白蜜约500g，炼蜜收膏。每服1匙，一日两次，温开水冲服。

4. 板蓝根30g，猫眼草30g，人工牛黄6g，硇砂3g，威灵仙60g，制南星9g，制成浸膏干粉。每日4次，每次服1.5g。

5. 硼砂60g，礞石45g，火硝30g，硇砂、冰片、上沉香各9g。上药共研细面，过一百目筛，密贮瓶内备用。用时取约1g含化咽下，不可用开水送服，每30分钟含咽一次；直到肿消，痰涎吐尽，饮水得下时，即改为3小时服一次，再服3次即停止。注意不可多服常服。本方适应各种食管癌晚期，突然食道出现堵塞、滴水不能下咽时服用。

6. 治疗食管癌偏方

瓜蒌、浙贝、清半夏、橘红各30g，半枝莲、蚤休、白术各20g，生薏苡米、露蜂房、砂仁、酒大黄各10g，黄连6g，胆南星、旋覆花（包煎）各15g。每日1剂，水煎服。有燥湿化痰、宽胸启膈之功效。

7. 党参、北沙参、白术、丁香、广木香、白豆蔻、麦芽、青皮、陈皮、沉香、厚朴、藿香、姜半夏、桃仁、土贝母、丹参、急性子、红花、当归、蜂房、蜀羊泉各50g。每日1剂，水煎服。能理气化痰，活血散瘀，对食道癌有疗效。

8. 斑蝥1只，鸡蛋1只。先将斑蝥塞进鸡蛋内，蒸煮半小时，取出鸡蛋中斑蝥服食，每日1只；硇砂10g，月石30g，朴硝20g，青黛20g，冰片5g，木香1g。共研细末，每次服3，每日2次。有软坚散结之功，适用于治疗晚期食管癌严重梗阻者。

9. 斑蝥2g，蜈蚣10条，大枣（去核）12g，山豆根炭125g，广木香9g，白糖75g。共为细粉，炼蜜为丸，每丸重9g，每次服1丸，每日3次。适用于晚期食管癌。

10. 淮山枸杞圆鱼汤

鳖500g，淮山30g，枸杞子15g，红枣5枚，生姜3片。将淮山洗净，先浸半小时；枸杞子、红枣（去核）洗净；用热水把鳖烫死，使其排尿，切开，去肠杂，洗净，斩块；把全部用料一齐放入炖盅内，加开水适量，盐少许，文火隔水炖2小时。随意食用。

11. 枸杞乌骨鸡

枸杞30g，乌骨鸡100g，调料适量。将枸杞乌骨鸡加调料后煮烂，然后打成匀浆或加适量淀粉或米汤，成薄糊状，煮沸即成，每日屡次服用。具有补虚强身，滋阴退热，适用于食道癌体质虚弱者。

12. 蒜鲫鱼

活鲫鱼1条（约300g），大蒜适量。

鱼去肠杂留鳞，大蒜切成细块，填入鱼腹，纸包泥封，晒干。炭火烧干，研成细末即成。每日3g，每次3g，用米汤送服，具有解毒、消肿、补虚作用。适宜于食管癌初期。

13. 紫苏醋散

紫苏30g，醋适量。将紫苏研成细末加水1500ml，水煮过滤取汁。加等量醋后再煮干。每日3次，每次1.5g。具有利咽、宽中作用。适于食道癌吞咽困难者。

14. 鸡蛋菊花汤

鸡蛋1个，菊花5g，藕汁适量，陈醋少许。鸡蛋液与菊花、藕汁、陈醋调匀后，隔水蒸炖熟后即成，每日1次。具有止血活血，消肿止痛。适用于食道癌咳嗽加重、呕吐明显者。

15. 阿胶炖肉

阿胶6g，瘦猪肉100g，调料适量。先加水炖猪肉，熟后加胶炖化，加调料即成，每日1次。具有补血、活血、滋阴润肺作用。适用于出血日久，身体虚弱，有贫血等症的食道癌患者。

16. 瓜蒌饼

去籽瓜蒌瓤250g，白糖100g，面粉800g。以小火煨熬蒌瓤，拌匀压成馅备用。面粉做成面团，包馅后制成面饼，烙熟或蒸熟食用，常常服食。具有清热、止咳作用。适用于食道癌咳喘不止者。

17. 生芦根粥

鲜芦根30g，红米50g。用清水1500ml煎煮芦根，取汁1000ml，加米于汁中煮粥即成。常常食用，此药粥可清热，生津。

18. 刀豆梨

大梨1个，刀豆49粒，红糖30g。将梨挖去核，放满刀豆，再封盖好，连同剩余的刀豆同放碗中。入笼1小时，去净刀豆后即成，常常服用，吃梨喝汤。具有利咽消肿功效。

19. 消炎止痛丸、疏肝清胃丸。

20. 中药离子导入法

（1）器械：普通型电离子导入治疗机一台，纱布垫二个，纱布袋二个。

（2）药物：大黄30g，元明粉30g，山栀子30g，香附子30g，郁金30g，黄芩15g，甘草15g，滑石60g，干姜9g，加水1500ml煎煮至沸后2h滤出，其药渣内再加水1500ml，煎煮至沸后2h滤出，二次滤出液入锅内浓缩至500ml时装瓶备用。

（3）方法：先用一个纱布垫浸透药液，应干湿适中，放于食管疼痛处，另一个纱布垫浸药液后放在食管其他部位，但两个纱布垫不能接触，而后把正电极压在第一个纱布垫上，负极压在另一个纱布垫上，两个电极铅板上面均用纱布袋压好，开启电源，以患者能忍受为度，持续30min，取下即可。

（4）注意：①孕妇，心脏病患者禁用。②局部起泡者，停止导入，用金万红软膏外涂即可。

【疗效判定】

1. 临床治愈症状、体征基本消失，各种检查指标接近正常，一年以内或有复发，但症状轻微者。

2. 好转症状、体征有所改善，部分检查指标趋于正常。

3. 无效症状、体征、各种检查指标未改变。

急性糜烂性胃炎

【本病概述】

1. 概念

急性糜烂性胃炎是以胃黏膜多发性糜烂为特征的急性胃炎，又称急性胃黏膜病变或急性糜烂出血性胃炎。引起急性单纯性胃炎的各种外源性刺激因子，尤其是乙醇与非甾体类抗炎药均可破坏胃黏膜屏障，使H及胃蛋白酶逆向弥散入黏膜而导致胃黏膜的急性糜烂。但一些危重疾病，如严重创伤、大面积烧伤、败血症、颅内病变、休克及重要器官的功能衰竭等严重应激状态更是常见的病因。

2. 临床表现

发病前有服用非甾体类消炎镇痛药、酗酒以及烧伤、大手术、颅脑外伤、重要脏器功能衰竭等应激状态病史，临床症状多为上腹部的隐痛或剧痛，伴恶心等症状，由药物所致者，也称为药物性胃炎。少数患者由于原发病症状较重，因此出血前的胃肠道症状，如上腹部隐痛不适、烧灼感常被忽视或无明显症状，常以上消化道出血为首发症状，表现为呕血和（或）柏油样便，出血常为间歇性，部分患者表现为急性大量出血，病情较重，可出现失血性休克。

【诊断依据】

患者表现为呕吐和（或）柏油样便及部分患者急性大量出血时，血红蛋白总量下降，大便及呕吐物潜血实验均阳性。

1. X线检查胃肠道钡餐检查常不能发现糜烂性病变，且不适用于急性活动性出血患者，因为钡剂可涂布于黏膜表面，使近期不能作内镜或血管造影检查；在急性出血时肠系膜上动脉超选择性血管造影术可做出出血的定位诊断，出血间歇时则常为阴性。

2. 急诊内镜检查在出血后的24～48小时内作急诊内镜检查，可见以多发性糜烂和出血灶为特征的急性胃黏膜病变，有确诊价值。

【中医治疗】

1. 气滞血瘀

（1）症状：症见脘腹隐痛、刺痛，痛处固定不移，常与手术瘢痕部位相近，或疼痛日久不愈，纳少，呃逆，口苦而干，大便秘结，或有干黑便，舌紫，苔薄，脉弦涩不爽。

（2）治则：行气活血，化瘀和胃。

（3）方药：丹参30g，檀香12g，砂仁12g，乌药12g，百合30g，败酱草30g，连翘30g，蒲公英30g，白及30g，乌贼骨30g。

2. 肝气犯胃

（1）症状：症见胃脘持续性胀痛，痛连两胁，痛无定处，嗳气稍舒，每因情志因素而加重，食欲减退，恶心呕吐苦水，大便不爽，舌质淡红，苔薄白，脉弦。

（2）治则：疏肝理气，和胃降逆。

（3）方药：柴胡20g，枳壳15g，川芎12g，香附子30g，芍药30g，甘草10g，陈皮15g，旋覆花30g（包煎），代赭石粉30g，黄连12g，栀子12g，连翘30g，白及30g。

3. 寒热互结

（1）症状：症见胃脘痞闷胀痛，恶心呕吐，嗳气频频，肠鸣下利，口苦而干，小便黄少，舌苔薄黄而腻，脉弦细而数。

（2）治则：辛开苦降，和胃降逆。

（3）方药：半夏15g，枳实30g，干姜10g，黄连12g，黄芩12g，党参12g，大枣10g，代赭石粉30g，旋覆花20g（包煎），甘草6g，白及30g。

4. 脾胃虚弱

（1）症状：症见胃脘隐隐痞满，呕吐苦水时作时止，面色苍白，食欲不振，倦怠乏力，口干而不欲饮，四肢不温，大便溏薄，舌质淡红，苔白，脉缓和或濡弱。

（2）治则：温中健脾，和胃降逆。

（3）方药：人参10g，白术12g，黄连12g，栀子12g，白及30g，乌贼骨30g，茯苓15g，甘草6g，陈皮12g，半夏12g，木香10g，砂仁12g。

【西医治疗】

1. 一般治疗

去除诱发病因，治疗原发病。患者应卧床休息，禁食或流质饮食，保持安静，烦躁不安时给予适量的镇静药如地西泮；出血明显者应保持呼吸道通畅，必要时吸氧；加强护理，密切观察神志、呼吸、脉搏、血压变化及出血情况，记录24小时出入量。

2. 黏膜保护药

无明显出血者，可应用黏膜保护药，如硫糖铝混悬剂口服1g，每6小时1次口服；或铝碳酸镁口服，有黏膜保护作用，可对抗胃蛋白酶的损害作用，并可促进内源性前列腺素释放。近年来多应用替普瑞酮胶囊口服；或前列腺素E2衍生物米索前列醇餐前和睡前口服；还可选用胶体果胶铋、吉法酯或复方谷氨酰胺（麦滋林－S）颗粒等黏膜保护药。

3. H_2受体拮抗药

轻者可口服H_2受体拮抗药，如西咪替丁口服；雷尼替丁口服；法莫替丁口服，重者可静脉滴注用药。H_2受体拮抗药可有效抑制胃酸的分泌，减轻H＋逆弥散，使用中须注意H_2受体拮抗药的副作用。

4. 质子泵抑制药

一般而言，其抑酸作用要强于H_2受体拮抗药，轻者可选用口服制剂，如奥美拉唑、兰索拉唑、泮托拉唑。近年来抑酸作用更强的制剂已应用于临床，主要有雷贝拉唑，因其药动学的特点属非酶代谢（即不完全依赖肝细胞色素P450同工酶CYP2C19进行代谢），故其抑酸效果无显著个体差异性；埃索美拉唑，口服，该药是奥美拉唑的左旋异构体。

5. 大出血者应积极采取以下治疗措施：

（1）补充血容量：对伴上消化道大出血者应立即建立静脉通道，积极补液，酌量输注新鲜血液，迅速纠正休克及水电解质紊乱。输液开始宜快，可选用生理盐水、林格液、右旋糖酐40（低分子右旋糖酐）等，补液量根据失血量而定，但右旋糖酐40（低分子右旋糖酐）24小时不宜超过1000ml。输血指征为：

①血红蛋白$<70g/L$，红细胞计数$<3\times10^{12}/L$或血细胞比容$<30\%$。

②收缩压$<80mmHg$。

③脉率>140次/分钟。

（2）局部止血：留置胃管，可观察出血情况、判断治疗效果、降低胃内压力，也可经胃管注入药物止血。

①去甲肾上腺素加生理盐水 100ml 中，分次口服或胃内间歇灌注。

②凝血酶 1000 ~4000 单位加水稀释，分次口服或胃管注入。

③云南白药 0.5g 加水溶解后口服。

④冰盐水注入 3 ~5℃冰盐水，每次约 500ml，反复冲洗，直至冲洗液清亮，总量不超过 3000ml，可清除胃内积血，使黏膜下层血管收缩，有利于止血。

（3）止血药：①卡巴克洛可以减低毛细血管的渗透性，并增加断裂毛细血管断端回缩作用。

②酚磺乙胺能促使血小板凝血活性物质的释放，并增加其集聚活性与黏附性，可用 5% 葡萄糖溶液或生理盐水中输入。

③也可酌情选用巴曲酶、氨基己酸、氨甲苯酸等药物。

（4）抗分泌药：抗分泌药可以减少胃酸分泌，防止 H + 逆向弥散，pH 上升后，可使胃蛋白酶失去活性，有利于凝血块的形成，从而达到间接止血的目的。

①H_2 受体拮抗药如西咪替丁、法莫替丁，加入葡萄糖或生理盐水中静脉滴注。

②质子泵抑制药奥美拉唑静脉滴注；泮托拉唑 40mg 静滴。

（5）生长抑素：人工合成的生长抑素具有减少胃酸和胃蛋白酶分泌内脏血流量的作用，常用奥曲肽，皮下或静脉注射，然后以 20 ~50μg/h 的速度静脉维持 24 ~48 小时；生长抑素静脉注射，再以 250μg/小时静脉持续滴注，必要时剂量可加倍。

（6）内镜下止血：可用 5% ~10% 孟氏液 30 ~50ml 或去甲肾上腺素、凝血酶局部喷洒止血，也可酌情选用电凝、激光、微波凝固止血，常规止血方法无效时可选用内镜下止血方法。

（7）选择性动脉内灌注垂体后叶素：常规止血方法无效时可考虑应用放射介入治疗，方法为经股动脉穿刺插管，将垂体后叶素灌注入腹腔动脉及肠系膜上动脉，每 5 分钟 0.1 ~0.3 单位，维持 18 ~24 小时。近年来多选用特利加压素每次 1 ~2mg 灌注，疗效更好且副作用少。

（8）手术治疗：单纯的广泛糜烂出血性胃炎不宜手术治疗。少数伴有应激性溃疡出血者，经 24 ~48 小时内科积极治疗仍难以控制出血时，在急诊胃镜检查后基本明确诊断的基础上，可选用外科手术治疗。手术前准备要充分，并补充足够血容量。

6. 制酸剂

经鼻胃管给予制酸剂如氢氧化铝、氢氧化镁、碱式碳酸铋等，每小时 1 次以维持胃内 pH 值在 3.5 以上，可有效地预防胃黏膜出血。

【特色疗法】

1. 穴位贴敷。中脘、神阙、足三里（双），外用胶布固定，5 日一换。

2. 消炎止痛丸、疏肝清胃丸、健脾和胃丸、利胆化石丹、养胃丸。

3. 清胃散 300g，每 2 日一剂，纱布包水煎 4 次，口服。一直服到舌苔退净，症状消失为止。如果有腹泻便溏现象，可临时配服诺氟沙星胶囊 3 粒，每日 2 次。或把 300g 分做 2 剂，每日 150g，生姜 3 片，大枣 3 枚为引，水煎 2 次，口服。

4. 剧烈痉挛疼痛时，排除急腹症及其他疾病后，肌注曲马多针剂 1 支（50mg）配 654－2 针剂 5mg。或肌注庆大霉素针剂 4 万单位、氯丙嗪针剂 12.5mg、安乃近针剂 0.25g、阿托品针剂 0.5mg。心脏病、青光眼、前列腺增生者禁止使用阿托品及 654－2。有精神障碍者禁用甲氧氯普胺注射液。

5. 可静脉输液 3～5 日，用药如下：

（1）0.9% 生理盐水 250ml，加庆大霉素注射液 24 万单位、林可霉素注射液 2.4g、654－2 注射液 5mg、10% 氯化钾注射液 5ml。

（2）0.9% 生理盐水 250ml，加西咪替丁注射液 1g、维生素 B_6 注射液 0.3g、甲氧氯普胺注射液 5mg、10% 氯化钾注射液 5ml（为防止 30 岁以下年轻女性和 15 岁以下儿童的甲氧氯普胺注射液锥外系反应，输液前可口服 25mg 苯海拉明片）。

（3）5% 葡萄糖液 250ml，加肌苷注射液 0.5g、维生素 C 注射液 2g、三磷酸腺苷注射液 40mg、辅酶 A 注射液 100 单位、门冬氨酸钾镁注射液 10ml。

（4）烧心、吐酸水者加用 5% 葡萄糖液 250ml，奥美拉唑针剂 40mg。

6. 中药离子导入法

（1）器械：普通型电离子导入治疗机一台，纱布垫二个，纱布袋二个。

（2）药物：大黄 30g，元明粉 30g，山栀子 30g，香附子 30g，郁金 30g，黄芩 15g，甘草 15g，滑石 60g，干姜 9g，加水 1500ml 煎煮至沸后 2h 滤出，其药渣内再加水 1500ml，煎煮至沸后 2h 滤出，二次滤出液入锅内浓缩至 500ml 时装瓶备用。

（3）方法：先用一个纱布垫浸透药液，应干湿适中，放于胃脘疼痛处，另一个纱布垫浸药液后放在胃脘其他部位，但两个纱布垫不能接触，而后把正电极压在第一个纱布垫上，负极压在另一个纱布垫上，两个电极铅板上面均用纱布袋压好，开启电源，以患者能忍受为度，持续 30min，取下即可。

（4）注意：①孕妇，心脏病患者禁用。②局部起泡者，停止导入，用金万红软膏外涂即可。

7. 经验方

（1）黄芪 30～60g，蒲公英 15～45g，生姜 3 片（干姜 5～10g），半夏

10g，黄连 10～15g，黄芩 10～20g，党参 10～45g，甘草 3～10g，大枣 3～5 枚。

（2）加减：热偏盛者加大蒲公英、黄芩、黄连用量；气虚偏重者加大黄芪、党参、甘草用量；气虚寒盛者以干姜易生姜且加大黄芪、党参用量。

（3）用法：水煎服，每日 1 剂。10 天为 1 疗程。治疗前后检查胃镜。

（4）功效主治：辛开苦降，寒热并用，益气和胃，清热除腐。

8. 养胃合剂每次 100ml，每日三次，口服。

【疗效判定】

1. 痊愈症状、体征全部消失，各种检查指标均正常，一年以上未复发者。

2. 好转症状、体征基本消失，各种检查指标接近正常，一年以内或有复发，但症状轻微者。

3. 无效症状、体征、各种检查指标未改变。

胃石症

【本病概述】

1. 概念

进食不能消化的某种含纤维的物品、食物或异物，在胃内积聚而形成固体性团块，或和胃黏液凝结成硬块，称为胃石症，以柿胃石多见。属于中医的“积聚”“食积”“胃痛”等症范畴。

西医病因多见植物性胃石、毛石症、化学物或无机物构成的胃石症。

2. 中医病因

（1）饮食不节，食滞凝聚：多见于一次进食过多如：柿子、黑枣、毛发等物，损伤脾胃、滞于胃腑，并与食物残渣聚积不消，愈积愈大，形成团块，导致胃石症产生。

（2）过食生冷，中焦寒凝：多见于夏秋贪凉饮冷，嗜食瓜果，损伤中阳，中焦寒凝，凝滞不化，使含纤维食物或物品及其他异物，逐渐沉积于胃腑，形成固体性团块，最终导致胃石症的产生。

（3）气滞血瘀，结聚成积：多见情志抑郁，复食含纤维量多之食物，肝郁气滞，血瘀不行，结聚成团，形成结块，发为胃石。

【诊断依据】

1. 临床可见餐后上腹部不适、饱胀或疼痛，两餐间完全缓解。上腹部压痛，胃石较大进可扪及光滑且能移动的硬块，可引起黏膜损伤致溃疡及出血，严重者可导致穿孔和腹膜炎。

2. 化验检查

部分患者可呈小细胞低色素性贫血。柿胃石症初发期粪中可见柿皮样物。有出血者大便潜血可呈阳性。

3. X 线检查

胃充气情况下示不透光胃石侵犯气泡的团块；透光胃石则需作胃钡剂造影，表现为游离可动的团块使胃呈现充盈缺损。柿胃石体积较大，有时可分成数块，形态不一。

4. 胃镜检查

柿胃石在胃镜下呈褐黑或黑黄颜色不均的略圆团块，表面凹凸不平，有透明黏液包绕，其在胃腔内的位置随体位的改变而变动。

【中医治疗】

1. 食积胃脘

（1）症状：症见胃脘疼痛不适或沉坠胀满感，多发于食入柿子、黑枣、异物后，恶心呕吐，吐出少量清液或黏液，平卧时上腹隆起，边缘清楚，质硬，触之可移，甚或腹痛如绞，呕血、黑便，舌质紫，苔白厚，脉弦滑而实。

（2）治则：消食导滞，化积开胃。

（3）方药：苍术 12g，厚朴 12g，陈皮 12g，大黄 10g，芒硝 10g，枳实 30g，三棱 30g，莪术 30g，焦山楂 30g，炒麦芽 30g，鸡内金 30g，焦六神曲 30g，甘草 6g。

2. 脾胃虚寒

（1）症状：多见于青少年食过柿子等物后，出现腹痛胃痛，呕吐恶心，厌食，上腹部不定型活动性包块，边缘清晰，遇寒加重，四肢不温，面色萎黄，大便溏薄，X 线检查见片状或椭圆形阴影，舌暗淡体胖，苔白厚而腻，脉沉缓而实。

（2）治则：温中化湿，消积和胃。

（3）方药：党参 12g，白术 12g，茯苓 12g，干姜 12g，三棱 30g，莪术 30g，鸡内金 30g，白芍 12g，牡蛎 30g。

3. 瘀血阻胃

（1）症状：多见于生食柿子等物后胃脘疼痛，恶心欲呕，胀满嗳气，反复发作，日久不愈，触之可见上腹部活动性积块，边缘清，推之可动，有压痛，平卧时上腹隆起，病久体重下降，精神衰退，面色黯，大便不爽，舌质紫暗有瘀块，苔薄黄，脉弦涩而实，或弦而有力。

（2）治则：活血化积，消导散结。

（3）方药：三棱15g，莪术15g，芒硝10g，酒大黄10g，苍术12g，厚朴12g，陈皮12g，半夏12g，石菖蒲12g，槟榔12g，焦山楂30g，焦神曲30g，炒麦芽30g，鸡内金30g，甘草6g。

【西医治疗】

1. 可口服碳酸氢钠片2g，每日3次，或氢氧化铝胶10ml，每日3次。因碱性药物可软化柿石，便于排出。

2. 以5%苏打水反复灌注冲洗，并适力腹部外加压，使黏着的黏液逐渐溶解，胃石因而缩小，以便自幽门排出。亦可用番木瓜蛋白酶500mg，加碳酸氢钠溶液胃内滴入。

3. 胃镜治疗

可用活检钳捣碎或用胃内微爆炸碎胃石，促其从肠道排出。

4. 手术治疗

胃石过大，有以上方法治疗无效，或出现并发症时，可考虑手术治疗。

【特色疗法】

1. 刮痧

用边缘光滑的磁匙或铜钱蘸麻油，在脊柱两侧、肋间、胸骨、肘和膝窝等处，自上向下或自背后向胸前刮之，先轻后重，以出现红紫色出血点为度。

2. 针灸

（1）耳针：大肠、小肠、交感、神门。

（2）体针：内关、中脘、足三里、合谷、气海。体针应用重刺激法。

3. 穴位贴敷

中脘、神阙、足三里（双），外用胶布固定，5日一换。

4. 下脘透上脘，胃俞透脾俞，用常规埋线法分别埋入羊肠线，3个月一次，3次为一疗程。

5. 白蔻仁10g，砂仁10g，草果仁10g，樟脑10g，冰片10g，蟾酥10g共为细末，敷脐上，外用伤湿止痛膏包扎固定。每周换一次。

6. 剧烈痉挛疼痛时，排除急腹症及其他疾病后，肌注曲马多1支（50mg）配654－2针剂5mg。或肌注庆大霉素针剂4万单位、氯丙嗪针剂12.5mg、安乃近针剂0.25g、阿托品针剂0.5mg。心脏病、青光眼、前列腺增生者禁止使用阿托品及654－2的片剂和针剂。有精神障碍者禁用甲氧氯普胺注射液。

7. 消炎止痛丸、疏肝清胃丸、利胆化石丹、养胃丸。

【疗效判定】

1. 痊愈症状、体征全部消失，各种检查指标均正常，一年以上未复发者。

2. 好转碎石后症状、体征基本消失，各种检查指标接近正常，一年内或有复发，但症状轻微者。

3. 无效症状、体征、各种检查指标未改变，伴并发症者。

急性胃扩张

【本病概述】

1. 概念

急性胃扩张是指胃及十二指肠内有大量内容物不能排出，而发生胃及十二指肠极度膨胀而言，多因术后引起，也可因暴饮暴食而致。当十二指肠、幽门附近由于炎症、肿瘤、狭窄、亦可引起梗阻，而发生急性胃扩张。

2. 中医病因

（1）饮食不节，滞伤胃腑：多因胃气素虚，食入难化；或因饮食不节，反复暴饮暴食；或酒浆过量，皆可致食积胃脘，阻滞胃气，难于克化腐熟，而见胃体扩张盈满，呕吐骤作，脘胀胀满。

（2）胃肠久病，气结血瘀：多因胃腑久病失治；或因十二指肠球部溃疡，瘢痕收缩；或因胃腑肿瘤，皆可引起气结血瘀，幽门挛急或狭窄，饮食难入小肠，积滞胃中，胃气上逆，胃体扩张，而见呕吐，胀满，甚或吐出棕色血性胃液。

【诊断依据】

1. 本病大多突然发病，上腹饱胀，持续性疼痛，阵发性加剧。伴见呃逆，频繁呕吐，呕吐物为棕绿色或咖啡样物，吐后症状不缓解。严重者可伴见口渴、脱水、呼吸急促、脉细数，血压下降以及休克等。体查可见上腹膨胀，有巨大胃型，局部压痛，叩诊可为高度鼓音，或为震水音。若并发胃穿孔，则可伴见急性腹膜炎体征。

2. 血化验示胃穿孔后白细胞可明显增多并有核左移。明显失水后因血液浓缩血红蛋白升高，红细胞亦升高。重者还可出现蛋白尿、管型，血中尿素氮增加；也可出现低钾、低氯及代谢紊乱。

3. 腹部平片或立位透视，可发现胃阴影明显扩大，胃泡大，有气液平面等症状。服小量钡剂后，可迅速降到胃的最低处而发现扩大的胃轮廓，胃排空迟缓甚至完全潴留。因胃扩大可使左横膈上升，部分病人同时有小肠麻痹。

4. 可有低钾、低钠、低氯血症等。

【中医治疗】

1. 食积伤胃

（1）症状：多见于青壮年，多有饮食不节史，呕吐常见于食后1～2小时，先感胃脘胀满不适，或脘闷恶心，继则呕吐酸腐物，内为未消化饮食，甚或见褐色胃内容物，胃脘部膨隆，扪之如鼓，苔白厚腻，脉弦滑或弦实。

（2）治则：消食导滞，和胃止呕。

（3）方药：大黄15g，厚朴15g，枳实30g，山楂30g，神曲30g，莱菔子20g，半夏15g，陈皮20g，茯苓12g，连翘30g。

2. 胃肠瘀结

（1）症状：多见于久罹胃病者，反胃呕吐，食入即吐，或朝食暮吐，吐物为未消化食物，或棕褐色液体，形体消瘦，精神萎靡，面色萎黄而晦暗，二便量少，舌质淡瘦而瘀暗，苔白腻，脉沉涩，或弦细而滑。

（2）治则：消结化瘀，扶脾益胃。

（3）方药：水蛭15g，虻虫15g，桃仁15g，生大黄15g，枳实30g，白术12g。

【西医治疗】

1. 禁食，积极治疗原发病，胃肠减压。

2. 补充液化纠正电解质紊乱，注意补钾，有休克者积极抗休克治疗。

3. 禁用胆碱能阻断剂如阿托品、溴丙胺太林等。亦不宜应用氯丙嗪等药物。

4. 有下列情况者，需外科手术治疗：

（1）饱餐后发生极度胃扩张，胃内容物无法吸出时。

（2）用内科治疗8～12小时无明显效果时。

（3）有十二指肠机械性梗阻因素存在者。

（4）合并有胃穿孔、大量出血者。

（5）胃功能长期不能恢复，稍进食胃即扩张潴留，静脉长期输液营养不能维持者。

【特色疗法】

1. 大黄40g，热开水200ml，密封浸泡40分钟后，取过滤液直肠点滴，每日一次，连用1周。

2. 大黄30g，栀子30g，芒硝30g，干姜30g，樟脑20g，冰片10g，共为细末，蜂蜜调成硬膏状，敷中脘穴。七日一换。

3. 中药离子导入法

（1）器械：普通型电离子导入治疗机一台，纱布垫二个，纱布袋二个。

（2）药物：大黄30g、元明粉30g、山栀子30g、香附子30g、郁金30g、黄芩15g、甘草15g、滑石60g、干姜9g，加水1500ml煎煮至沸后2h滤出，其药渣内再加水1500ml，煎煮至沸后2h滤出，二次滤出液入锅内浓缩至500ml时装瓶备用。

（3）方法：先用一个纱布垫浸透药液，应干湿适中，放于胃脘处，另一个纱布垫浸药液后放在胃脘其他部位，但两个纱布垫不能接触，而后把正电极压在第一个纱布垫上，负极压在另一个纱布垫上，两个电极铅板上面均用纱布袋压好，开启电源，以患者能忍受为度，持续30min，取下即可。

（4）注意：①孕妇，心脏病患者禁用。②局部起泡者，停止导入，用金万红软膏外涂即可。

4. 清胃散300g，水煎三次的滤出液，浓缩成100ml，直肠点滴。

【疗效判定】

1. 痊愈症状、体征全部消失，各种检查指标均正常，一年以上未复发者。

2. 好转症状、体征基本消失，各种检查指标接近正常，一年以内或有复发，但症状轻微者。

3. 无效症状、体征、各种检查指标未改变。

溃疡病穿孔

【本病概述】

1. 概念

胃、十二指肠溃疡向深部发展，可穿通胃或十二指肠壁，为溃疡病的常见并发症，但比出血要少一半，约占溃疡病住院治疗病人的20%~30%。溃疡病穿孔根据其临床表现可分为急性、亚急性和慢性3种。穿孔的类型主要取决于溃疡的部位，其次决定于溃疡发展的进程与周围组织器官。十二指肠溃疡发生率高于胃溃疡。溃疡病穿孔在发生穿孔的初期，病人面色苍白，四肢发凉，出冷汗，脉搏快而弱，血压下降，体温不升，呼吸短促。约1~4h以后，病人觉四肢温暖，面色恢复常态，脉搏有力，血压回升，体温可略高于正常。此时如不来就诊常延误诊断。一般穿孔12h以后，多转变成细菌性腹膜炎，全身软弱，口干、恶心、呕吐，由于刺激横膈而引起呃逆、体温升高、心悸气短、尿量减少，血压开始下降，病情不断恶化，以至发展到真正休克。

2. 疾病病因

（1）精神状态战时或突击完成任务时，由于过分紧张地工作，可使溃疡病恶化而发生穿孔。

（2）压力增加如饮食过饱或从事重体力劳动者，可因胃内压力突然增加，引起胃壁薄弱处穿破。

（3）药物作用长期服阿司匹林，水杨酸制剂或激素者，往往引起溃疡病急性发作并发展至穿孔。

（4）失眠、劳累可增加迷走神经的紧张度，从而使溃疡病恶化。

（5）吸烟与饮酒，烟可直接刺激胃黏膜，酒精可降低黏膜受胃酸侵蚀的抵抗力，促进穿孔。

（6）汽车司机、战场上的士兵和外科医师等，容易激发溃疡穿孔。

3. 生理病理

穿孔的口径以 3～6mm 多见，最小者似针尖，超过 10mm 者亦很少。一般胃溃疡穿孔比十二指肠溃疡的穿孔大，且多位于幽门附近小弯侧。胃溃疡的位置愈高，预后效果愈不良。贲门下的溃疡穿孔，病死率可达 80%。大弯侧的溃疡多属恶性。急性穿孔，起初是由于胃与十二指肠内容引起的化学性腹膜炎。炎症的范围与程度决定于穿孔的大小。注入腹腔的量与性质，以及病人的健康状态与反应性强弱。一般经 8～12h 后，转变为细菌性腹膜炎，若注入腹腔的内容物完全无菌，甚至 24h 后腹腔渗出液培养仍为阴性。腹膜炎发生后，不论是化学性或细菌性，势必引起渗出反应。注入腹腔的内容愈多，刺激性愈强和时间愈长，则腹腔内渗液愈多，炎症愈明显，并发肠麻痹愈严重。亚急性穿孔由于孔小或已被堵塞，腹腔漏出量少，因此仅限于右上腹有炎症病变。慢性穿孔实际上是在未穿破之前，周围已经愈合。如穿入胰腺，可引起局部胰腺炎症反应；如穿入小网膜腔，由于漏出量很少，经网膜包裹后形成小网膜腔脓肿；如与胆囊或肝之脏面愈合，可形成胃胆囊瘘或十二指肠胆囊瘘，或肝下脓肿，而其他部位完全无炎症反应。

4. 症状体征

穿孔发生之前数天，往往胃痛加重。但约 10% 的病人可无疼痛，这并非溃疡发展迅速，而是早已存在，临床上可无自觉症状。另有 15% 左右的病人溃疡病史不很清楚，故一般只有 3/4 的病人能从病史中提示溃疡病穿孔的可能性。一旦溃疡突然穿破，病人顿觉上腹部剧痛，难以忍受，以至被迫卧床，因此病人多能清楚地回忆起发作的时间和地点以及当时的情景。疼痛可放散至后背或右肩，根据胃肠内容在腹腔扩散的量与方向而定。刺激横膈的顶部，病人觉肩部酸痛；刺激胆囊后方的膈肌与腹膜，病人觉右肩胛骨下方疼痛；刺激小网膜腔，病人仅觉相应下背痛。当胃肠内容弥散至全腹时，则引起全腹持续性剧痛。由于大量胃肠内容是沿右结肠旁沟流至右髂窝，故此处的症状特别明显，易误诊为阑尾炎。疼痛发作后，伴随恶心、呕吐；若吐出物中带有鲜血，对诊断溃疡病穿孔有提示意义。由于在不同的时期有不同的临床表现，故可分为以下 3 期：

（1）初期：在发生穿孔的初期，往往出现戏剧性的变化。突然猛烈的刺激，引起神经循环系统的立即反射，可产生神经性或原发性休克。病人面色苍白，四肢发凉，出冷汗，脉搏快而弱，血压下降，体温不升，呼吸短促。一般历时不长即自行好转。

（2）反应期：约 1～4h 以后，腹痛减轻，病人主观感觉良好，自认为危机已过，如此时来到急诊常常容易误诊。病人觉四肢温暖，面色恢复常态，脉搏有力，血压回升，体温可略高于正常。此时病人能起立行动，思饮，但呼吸仍困难，拒绝牵涉腹肌的动作。如不来就诊常延误诊断。

（3）腹膜炎期：一般穿孔 12h 以后，多转变成细菌性腹膜炎，临床表现与任何原因引起的细菌性腹膜炎相似。全身软弱，口干、恶心、呕吐，由于刺激横膈而引起呃逆、体温升高、心悸气短、尿量减少，血压开始下降，病情不断恶化，以至发展到真正休克。体征呈焦虑不安状、唇干、舌干有苔，眼球内陷。因腹式呼吸受抑制，故呼吸急促并有青紫。全腹肌紧张如板状，压痛显著，拒按，全腹可引出反跳痛。有的压痛与反跳痛在右下腹比较明显，亦为误诊为阑尾炎的原因。腹胀，晚期多能叩出移动性浊音。一般病程进入细菌性腹膜炎的阶段，腹腔常有 1000～2000ml 的液体。肝浊音消失，但胀气的横结肠位于肝与前腹壁之间时，亦出现鼓音。为鉴别腹腔有无游离气体存在，可令病人左侧卧位，如于侧腹肝区仍叩出鼓音，则可否定为横结肠积气造成之假象，能进一步说明膈下有游离气体。通常肠鸣音完全消失，若腹膜炎不十分广泛，还可能有节段肠蠕动，则仍能听到少量肠鸣音，或低调气过水声。直肠指诊，可于右前壁引出触痛，但不比阑尾炎穿孔的触痛明显。亚急性穿孔的临床表现一般较轻，肌紧张限于上腹部，下腹部仍软。压痛与反跳痛亦只在上腹部可以引出，下腹部仍能听到肠蠕动音。慢性穿孔表现为持续性疼痛代替既往规律性胃痛，而程度亦较过去为重，且限于一个小的范围内。上腹有局限性深压痛，有的能触及肿块。

【诊断依据】

1. 突然上腹持续剧痛，迅速扩散到全腹，伴见恶心呕吐，同时合并休克。常有溃疡病史，近期溃疡症状加重以及有暴饮暴食等诱因。

2. 典型的病例在诊断上比较容易。但有一些病人可能因穿孔较小，表现并不典型，如腹痛部位比较局限，肌紧张程度及膈下积气不明显等，此时需结合病史排除其他相似疾病后做出诊断。在腹腔渗液较多时，还可通过腹腔穿刺抽液作涂片镜检，若找到食物残渣可协助诊断。

3. 腹膜刺激征明显，肠鸣音减弱或消失，肝浊音界缩小或消失，并可见到移动性浊音。

4. X 线立位平片检查

可发现膈下有半月形的游离气体影。约 80% 病人可见膈下积气。

5. 血化验

白细胞总数和中性粒细胞百分数均增高。

6. B 超检查

可发现腹腔脓肿病变。

【中医治疗】

（略）

【西医治疗】

溃疡病穿孔的治疗原则主要是禁食、早期手术、抗休克，抗感染等。

1. 禁食

一经确诊为溃疡病急性穿孔，即禁任何饮食，包括各种药品，目的是尽量减少胃内容物及胃内分泌。

2. 止痛

由于溃疡穿孔的疼痛剧烈难忍，有些患者可因疼痛而休克，故一旦明确诊断，即可肌注哌替啶等止痛针剂，解除患者痛苦。

3. 胃肠减压

及早放置胃管，抽吸胃内容物，减轻胃肠压力，防止外溢腹腔继续污染。

4. 静脉输液

可根据患者呕吐轻重、尿量多少、体温变化、胃肠减压量及血压改变情况等，及时补充调整输液量和电解质，并加强营养等支持治疗。

5. 抗感染

多采用抗菌能力强且抗菌谱广的抗生素，如先锋霉素类、氨苄西林等。

【特色疗法】

1. 手术后，少量多餐，每日 5 ~ 6 餐，注意定时定量，避免过饥过饱，选用易消化、营养价值高及保护胃的食物。

2. 术后避免用过甜、过酸、过冷、过热及辛辣食物。

3. 术后忌用粗纤维多、硬而不易消化的食物。

【疗效判定】

1. 痊愈症状、体征全部消失，各种检查指标均正常。

2. 好转溃疡症状、体征基本消失，各种检查指标接近正常。

3. 无效手术后溃疡症状、体征及各种检查指标未改变，随时有复发可能。

幽门梗阻

【本病概述】

1. 概念

幽门梗阻，指的是胃的幽门部位，由于溃疡或癌瘤等病变所致的食物和胃液通过障碍。是消化道最狭窄的部位，正常的直径约1.5cm，因此容易发生梗阻。由于幽门通过障碍，胃内容物不能顺利入肠，而在胃内大量潴留，导致胃壁肌层肥厚，胃腔扩大及胃黏膜层的炎症，水肿及糜烂。临床上因病人长期不能正常进食，并大量呕吐，导致严重的营养不良，低蛋白血症及贫血，并有严重脱水、低钾及碱中毒等水、电解质紊乱。

2. 分类

（1）痉挛性梗阻：幽门附近溃疡，刺激幽门括约肌反射性痉挛所致。

（2）炎症水肿性梗阻：幽门区溃疡本身炎症水肿。

（3）瘢痕性梗阻：溃疡胼胝硬结，溃疡愈后瘢痕挛缩。

（4）粘连性梗阻：溃疡炎症或穿孔后引起粘连或牵拉。

3. 病因

（1）消化性溃疡所致

①痉挛性梗阻：幽门附近溃疡，刺激幽门括约肌反射性痉挛所致；②炎症水肿性梗阻：幽门区溃疡本身炎症水肿；③瘢痕性梗阻：溃疡胼胝硬结，溃疡愈后瘢痕挛缩。临床表现有：呕吐，痛节律变为持续、制酸剂失效，腹胀、胃内有振水声；④粘连性梗阻：溃疡炎症或穿孔后引起粘连或牵拉。

（2）肿瘤所致：恶性肿瘤所致的PO（某些幽门部或胃窦部癌肿，恶性淋巴瘤十二指肠癌向幽门区浸润、胰头癌之巨大的瘤体压迫胃出口时均可导致PO）；良性肿瘤所致的PO（胃异位胰腺，有人报道胰腺假性囊肿所致的胃出口梗阻）。

（3）炎症所致：如胆总管并发胆囊压迫性幽门梗阻。

（4）先天性病变所致：幼儿先天性肥厚性幽门狭窄（HPS），成人HPS，胃黏膜隔，环状胰腺，先天性幽门闭锁。

（5）其他原因所致：腐蚀性狭窄，常发生于吞食腐蚀性物质后；手术后狭窄胃手术后吻合口缝得较小，伴明显水肿或术中胃网膜弓被破坏，大网膜坏死炎症，包绕并缩窄吻合口可引起梗阻。

4. 病理生理

（1）痉挛性幽门狭窄位于幽门或幽门附近的溃疡，可以因为黏膜水肿或因溃疡引起反射性幽门环行肌收缩，致使幽门通过障碍，其梗阻为间歇性。

（2）水肿性幽门狭窄由于溃疡活动，黏膜炎症水肿，可使幽门通过受阻，但炎症水肿吸收后，即可缓解，这种梗阻为暂时性。

（3）瘢痕性幽门狭窄较常见。慢性溃疡所引起的黏膜下纤维化，形成瘢痕性狭窄引起的幽门通过受阻，致使食物和胃液不能顺利地通过，这种梗阻属永久性，常需手术治疗。

5. 临床表现

（1）腹疼痛及饱胀感：幽门梗阻多在进食后发生，入晚尤甚，暖气带有臭味。常于餐后上腹疼痛加重，随着胃潴留的出现，变为上腹弥漫性胀痛或饱胀不适。

（2）呕吐：为幽门梗阻最突出的症状，呕吐多发生在下午和晚间，梗阻程度愈重，呕吐次数愈多。呕吐物含有宿食，又叫隔夜食，故有酸臭味。患者于呕吐后症状减轻或完全消失，故喜自行诱发呕吐。

（3）上腹膨隆：由于胃内排空障碍，胃内容物潴留过多，致使胃处于扩张状态。所以相当一部分患者可看到呈半球形隆起，即扩大的胃型轮廓。

（4）蠕动波与震水者：胃内容物通过幽门困难，胃肌强烈收缩，有时可见胃蠕动波，蠕动波由左向右，走向幽门方向，止于该处。在空腹时，轻轻用手扶双侢腰部，然后左右摇动，可听见胃内水的振动声音。一般正常人在空腹时是没有振水音的，而大约 2/3 幽门梗阻患者可有明显的振水音，这提示胃内积聚液多，排空不畅。

（5）脱水征：由于呕吐过多可致患者营养不良及脱水，病人表现为皮肤干燥，弹性差，消瘦及衰弱面容。

（6）碱中毒：由于患者频繁呕吐，丢失大量的水与电解质，而发生脱水及电解质紊乱，引起碱中毒。有时可出现四肢抽搐、嗜睡、肌肉软弱、腱反射消失，以致昏迷。

（7）尿少、便秘、脱水、消瘦，严重时呈现恶病质。口服钡剂后，钡剂难以通过幽门。胃扩张、蠕动弱、有大量空腹潴留液，钡剂下沉出现气、液、钡三层现象。

【诊断依据】

1. 病人可反复出现呕吐，呕吐物多为宿食，吐后上腹部感舒适。病人因惧怕腹胀，晚间常不敢进食；进食后，胃部可逐渐扩张，上腹饱满，并可出现移动性包块（胃型）。由于呕吐次数增加，导致水与电解质丢失，可呈现消瘦乏力、皮肤干燥、丧失弹性，产生手足搐搦，严重者可伴发惊厥、尿量减少，最后导致昏迷。

2. 钡餐透视，胃镜检查可确诊。

在中国医学中幽门梗阻属“反胃”“停饮”的范畴。曾有记载：反胃者，饮食倍增，尽入于胃矣，但朝食暮吐，暮食朝吐，或一两时而吐，或积至一日一夜，腹中胀闷不可忍而复吐，原物酸臭不化，此已入胃而反出，故曰反胃。中医在治疗因幽门括约肌痉挛或幽门附近炎症水肿所引起的幽门梗阻有较好的办法。往往采用中西医结合的办法，经过禁食、补液、胃减压，同时配以中药治疗，可促进幽门水肿的消退和解除幽门痉挛，还能促进胃的排空，调整脾胃功能。

【中医治疗】

1. 肝气犯胃

（1）症状：症见胃脘持续性胀痛，痛连两胁，痛无定处，嗳气稍舒，每因情志因素而加重，食欲减退，恶心呕吐苦水，大便不爽，舌质淡红，苔薄白，脉弦。

（2）治则：疏肝理气，和胃降逆。

（3）方药：柴胡20g，枳壳20g，枳实30g，川芎12g，香附子12g，芍药30g，甘草16g，陈皮20g，旋覆花20g（包煎），代赭石粉30g。

2. 湿热壅滞

（1）症状：症见胃脘胀痛而痞满，有灼热感，纳少，口苦，口渴不欲饮，时呕苦水，嗳气频作，便稀不爽，小便黄赤，舌暗红，苔薄黄腻，脉弦滑。

（2）治则：清热利湿，行气导滞。

（3）方药：黄连15g，栀子15g，厚朴15g，生石膏30g，茵陈30g，蒲公英30g，藿香12g，苍术12g，木香10g，檀香12g，砂仁12g，白蔻仁12g，陈皮20g，甘草6g。

3. 瘀血内结

（1）症状：症见吞咽梗阻，胸膈疼痛，食不得下，甚则滴水难进，食入即吐，肌肤枯燥，形瘦骨立，大便坚如羊屎，或吐下物如赤豆汁，或便血，舌质紫暗，或舌红少津，脉细涩。痰热凝聚，津伤血燥，致痰瘀互结，阻于食道，使食管窄隘，甚则闭塞不通，故胸膈疼痛，食不得下，食入即吐，甚至滴水难进；病久阴血更伤，肠失润泽，故大便坚如羊屎；长期食不得入，化源告竭，故形瘦骨立，肌肤枯燥；瘀热伤络，血渗于外，故吐出如赤豆汁；舌红少津或带青紫，脉象细涩，为血亏之征。

（2）治则：散瘀破结，滋阴养血。

（3）方药：通幽汤加减。药用生地30g，当归30g，桃仁15g，红花15g，丹参30g，三七10g，五灵脂15g，乳香10g，没药10g，赤芍30g，三棱30g，莪术30g，贝母12g，瓜蒌30g。

【西医治疗】

1. 非手术疗法

幽门痉挛或炎症水肿所致梗阻，应以非手术治疗，方法是：胃肠减压，保持水电解质平衡及全身支持治疗。

2. 手术疗法

瘢痕所致幽门梗阻和非手术治疗无效的幽门梗阻应视为手术适应症。手术的目的是解除梗阻，使食物和胃液能进入小肠，从而改善全身状况。常用的手术方法有：

（1）胃空肠吻合术：方法简单，近期效果好，死亡率低，但由于术后吻合溃疡发生率很高，故现在很少采用。对于老年体弱，低胃酸及全身情况极差的患者仍可考虑选用。

（2）胃大部切除术：患者一般情况好，为最常用的术式。

（3）迷走神经切断术：迷走神经切断加胃窦部切除术或迷走神经切断加胃引流术，对青年患者较适宜。

（4）高选择性迷走神经切断术：高选择性迷走神经切除及幽门扩张术，取得满意效果。

幽门梗阻患者术前要做好充分准备。术前2～3天行胃肠减压，每日用温盐水洗胃，减少胃组织水肿。输血、输液及改善营养，纠正水电解质紊乱。

【特色疗法】

1. 化瘀通幽汤

黄芪20g，枳壳15g，瓦楞子30g，丹参10g，桃仁10g，桂枝15g，炒莱菔子15g，白芍25g，大黄10g。

2. 大黄40g，热开水200ml，密封浸泡40分钟后，取过滤液直肠点滴，每日一次，连用1周。

3. 清胃散每日一剂，水煎服。食少腹胀时口服消炎止痛丸。

4. 中药离子导入法

（1）器械：普通型电离子导入治疗机一台，纱布垫二个，纱布袋二个。

（2）药物：大黄30g、元明粉30g、山栀子30g、香附子30g、郁金30g、黄芩15g、甘草15g、滑石60g、干姜9g，加水1500ml煎煮至沸后2h滤出，其药渣内再加水1500ml，煎煮至沸后2h滤出，二次滤出液入锅内浓缩至500ml时装瓶备用。

（3）方法：先用一个纱布垫浸透药液，应干湿适中，放于幽门处，另一个纱布垫浸药液后放在幽门其他部位，但两个纱布垫不能接触，而后把正电极压在第一个纱布垫上，负极压在另一个纱布垫上，两个电极铅板上面均用纱布袋压好，开启电源，以患者能忍受为度，持续30min，取下即可。

（4）注意：①孕妇，心脏病患者禁用。②局部起泡者，停止导入，用金万红软膏外涂即可。

5. 清胃散300g，水煎三次的滤出液，浓缩成100ml，直肠点滴。

6. 输液

（1）0.9%生理盐水250ml，加庆大霉素注射液24万单位、林可霉素注射液2.4g、654－2注射液5mg、10%氯化钾注射液5ml。

（2）0.9%生理盐水250ml，加西咪替丁注射液1g、维生素B_6注射液0.3g、甲氧氯普胺注射液5mg、10%氯化钾注射液5ml（为防止30岁以下年轻女性和15岁以下儿童的甲氧氯普胺注射液锥外系反应，输液前可口服25mg苯海拉明片）。

（3）5%葡萄糖液250ml，加肌苷注射液0.5g、维生素C注射液2g、三磷酸腺苷针剂40mg、辅酶A注射液100单位、门冬氨酸钾镁注射液10ml。

（4）烧心、吐酸水者加用5%葡萄糖液250ml，奥美拉唑针剂40mg。

【疗效判定】

1. 痊愈症状、体征全部消失，各种检查指标均正常，一年以上未复发者。

2. 好转症状、体征基本消失，各种检查指标接近正常，一年以内或有复发，但症状轻微者。

3. 无效症状、体征、各种检查指标未改变。

胃空洞症

【本病概述】

1. 概念

胃空洞症俗称“饥饱痨”，不定时发作，饿时易作，发作时先有饥饿感，随即出现四肢软瘫无力、头汗出、急欲饮食，饮食或休息后缓解，一如常人。可排除低血糖、心肌缺血、十二指肠溃疡、糜烂性胃炎等。各项检查指标均正常。

2. 发病原因

中医认为是因中气不足、胃腑失养所致。现代医学认为，可能是胃黏膜暂时性缺血引起。

【诊断依据】

1. 饿时发作，似嘈非嘈，似饥非饥，自汗出，身乏力，急欲饮食，胃中空慌感，饮食或休息后方可缓解。反复发作，久而不愈。脉缓弱，舌质淡，舌苔白而润滑。

2. 不伴有低血糖，心肌缺血，十二指肠溃疡和糜烂性胃炎等并发症。

【中医治疗】

人参 10g，白术（麸炒）10g，麸炒当归 10g，炙甘草 10g，麸炒陈皮 10g，炙柴胡 10g，炙黄芪 15g，炙升麻 10g，麸炒桂枝 10g，麸炒白芍 30g，酒香附 10g，土扁豆 20g，土山药 20g，生姜 3 片、大枣 3 枚。水煎服，日一剂。

【西医治疗】

1. 呋喃唑酮片 0.1g，每日早晚各服一次，连用 3 周。654 – Ⅱ片 5mg，每日早晚各服一次，连用 3 周。

2. 胎盘注射液 4ml、维生素 B_{12}针剂 1mg，混合肌肉注射，每日一次，连用十日。

3. 西咪替丁片（甲氰咪呱）0.2g，盐酸普鲁苯辛片 15mg，呋喃唑酮片 0.1g，每日 3 次，内服。

4. 庆大霉素注射液 4 万单位、维生素 B_{12}注射液 1mg，肌肉注射，每日一次，连用 10 日。

【特色疗法】

1. 补中益气丸、人参健脾丸，内服，日 3 次。

2. 养胃丸、疏肝清胃丸、利胆化石丹、健脾和胃丸。

3. 清胃散 300g，每日一剂，水煎服。若有腹泻便溏现象，可临时配服诺氟沙星胶囊 3 粒，每日 2 次。

4. 维生素 B_1 针剂 100mg、维生素 B_{12}针剂 0.5mg，双侧曲池穴注射，每穴注入 1.5ml，每周一次。

【疗效判定】

1. 痊愈症状、体征全部消失，各种检查指标均正常，一年以上未复发者。

2. 好转症状、体征基本消失，各种检查指标接近正常，一年以内或有复发，但症状轻微者。

3. 无效症状、体征、各种检查指标未改变。

胃 肠 息 肉

【本病概述】

1. 概念

胃黏膜的腺瘤是一种上皮性良性胃肿瘤，也是最常见的良性胃肿瘤，因肿瘤多呈息肉样隆起，故又称胃息肉。本病多见于慢性萎缩性胃炎。多发性息肉的恶变率比单个息肉高，体积越大癌变率越高。属于中医“胃脘痛”“积聚”范畴。

2. 中医病因

情志抑郁，气滞血瘀

（1）多因精神不爽，境遇不遂，情志抑郁，积思久虑，久郁不解，气机郁滞，阻遏血行，瘀血停积胃腑，结于胃体，而致息肉赘生。

（2）痰瘀内阻，邪积胃体

多因烟酒热毒痰积，或瘀血浊质，久积不解；或胃病日久不愈，变生积块、癥瘕、而见胃脘痞满、疼痛等症。

【诊断依据】

1. 胃息肉常伴有慢性萎缩性胃炎，腹部不适，疼痛等症状。息肉可因溃疡而出血。伴巨大胃黏膜皱襞肥厚症如因丢失蛋白质而致低蛋白血症时，可出现浮肿。

2. 血常规可见贫血，有隐性出血者大便潜血试验可呈阳性。

3. 胃镜检查发现息肉多在胃黏膜皱襞的顶点，或在皱襞之间，多为孤立性的，有蒂或无蒂。结合活检即可确诊。

4. 大肠息肉呈无痛性，间断性便血。或有遗传病史。纤维结肠镜检查结合活检即可确诊。

【中医治疗】

1. 气滞血瘀

（1）症状：症见胃脘隐痛，痛点固定，嗳气恶心，纳少，食后胀满，反复发作，日久不愈，大便不爽，甚或见黑便，舌质紫暗，苔白或薄白，脉弦细或细涩。

（2）治则：活血化瘀，行气止痛。

（3）方药：当归 30g，丹参 30g，乳香 10g，没药 10g，檀香 12g，砂仁 12g，陈皮 30g，半夏 15g，三棱 30g，莪术 30g。

2. 痰积瘀滞

（1）症状：症见病程日久，迁延不愈，脘腹胀满，恶心呕吐，甚或胃肠闭阻，幽门梗死，呕血或便血，形体消瘦，精神萎靡，大便难出，舌质瘀暗，口唇暗红，苔厚腻，脉弦涩而细。

（2）治则：化痰祛瘀，软坚散结。

（3）方药：苍术12g，槟榔12g，厚朴12g，陈皮30g，法半夏15g，菖蒲30g，三棱30g，莪术30g，鸡内金30g，焦神曲30g，焦山楂30g，炒麦芽20g，芒硝10g，大黄10g，甘草6g。

【西医治疗】

本病的治疗多选手术切除与内镜下治疗。多发性、广泛性息肉以及大于2cm的宽基底息肉选外科手术治疗，其他则进行内镜下治疗。

1. 药物注射法

即用注射针在直视下将95%的酒精或丝裂霉素等抗癌药物分点分次注入息肉或息肉蒂部，使息肉自行坏死脱落。

2. 冷冻法

是将液氮、压缩二氧化碳或氟利昂等制冷气体经特制导管通过纤维镜直接喷于息肉表面，并装置恒压器以保证喷射时胃内压力过高。

3. 单纯机械摘除法

包括活检钳咬切法及圈套器单纯套切法。

4. 高频电凝切除法

即用高频电流发生器经胃镜用电热能将息肉凝固止血并切割。根据实际情况可选用电灼法、电活检钳法、电圈套法。

5. 激光治疗

即用YAG激光机经胃镜使激光通过导光纤维对息肉表面照射或插入息肉内凝灼法治疗。

6. 微波治疗

微波是作为生物效应能量，使极性分子随微波频率旋转摆动，同时其中的离子及所带的胶状粒，随微波产生热能而达治疗目的。治疗时将微波仪的治疗天线通过胃镜，使天线头部接触息肉进行点灼治疗。

【特色疗法】

1. 大黄䗪虫丸，每次30粒，日3次口服。
2. 增生平每次8片，日3次口服。
3. 养胃丸、疏肝清胃丸、消炎止痛丸、健脾和胃丸。
4. 清胃散300g，每日一剂，水煎服。一直服到舌苔退净，症状消失为止。如果有腹泻便溏现象，可临时配服诺氟沙星胶囊3粒，每日2次。

5. 中药离子导入法

（1）器械：普通型电离子导入治疗机一台，纱布垫二个，纱布袋二个。

（2）药物：大黄30g、元明粉30g、山栀子30g、香附子30g、郁金30g、黄芩15g、甘草15g、滑石60g、干姜9g，加水1500ml煎煮至沸后2h滤出，其药渣内再加水1500ml，煎煮至沸后2h滤出，二次滤出液入锅内浓缩至500ml时装瓶备用。

（3）方法：先用一个纱布垫浸透药液，应干湿适中，放于胃肠息肉处，另一个纱布垫浸药液后放在息肉处其他部位，但两个纱布垫不能接触，而后把正电极压在第一个纱布垫上，负极压在另一个纱布垫上，两个电极铅板上面均用纱布袋压好，开启电源，以患者能忍受为度，持续30min，取下即可。

（4）注意：①孕妇，心脏病患者禁用。②局部起泡者，停止导入，用金万红软膏外涂即可。

【疗效判定】

1. 痊愈症状、体征全部消失，各种检查指标均正常，一年以上未复发者。

2. 好转症状、体征基本消失，各种检查指标接近正常，一年以内或有复发，但症状轻微者。

3. 无效症状、体征、各种检查指标未改变。

急性出血性坏死性肠炎

【本病概述】

1. 概念

急性出血性坏死性肠炎是一种危及生命的暴发性疾病，病因不清，其发病与肠道缺血、感染等因素有关，以春秋季节发病为多。病变主要累及小肠，呈节段性，但少数病例可有全部小肠及结肠受累，以出血、坏死为特征。主要临床表现为腹痛、腹胀、呕吐、腹泻、便血，重症可出现败血症和中毒性休克。

2. 病因

本病的病因尚未完全阐明。现认为本病的发病与感染产生B毒素的Welchii杆菌（C型产气荚膜杆菌）有关，B毒素可致肠道组织坏死，产生坏疽性肠炎。本病的发生除了进食污染有致病菌的肉类食物外，也还有其他饮食因素，如饮食习惯突然改变，从多吃蔬菜转变为多吃肉食，使肠内生态学发生改变，有利于Welchii杆菌的繁殖；或如饮食以甘薯为主，肠内胰蛋白酶抑制因子的大量存在，使 B 毒素的破坏减少。

本病主要病理改变为肠壁小动脉内类纤维蛋白沉着、栓塞而致小肠出血和坏死。病变部位以空肠及回肠为多见且严重；有时也可累及十二指肠、结肠及胃；少数病例全胃肠道均可受累。病变常呈节段性，可局限于肠的一段，也可呈多发性。病变常起始于黏膜，表现为肿胀、广泛性出血，皱襞顶端被覆污绿色的假膜，但病变与正常黏膜分界清楚。病变可延伸至黏膜肌层，甚至累及浆膜。病变肠壁明显增厚、变硬、严重者可致肠溃疡和肠穿孔。镜下可见病变黏膜呈深浅不一的坏死改变，轻者仅及绒毛顶端，重者可累及黏膜全层。黏膜下层除有广泛出血外，亦可有严重的水肿和炎症细胞浸润。肌层及浆膜层可有轻微出血。肠平滑肌可见肿胀、断裂、玻璃样变及坏死。血管壁则呈纤维素样坏死，也常可有血栓形成。肠壁肌神经丛细胞可有营养不良性改变。除肠道病变外，尚可有肠系膜局部淋巴结肿大、软化；肝脏脂肪变性、急性脾炎、间质性肺炎、肺水肿；别病例尚可伴有肾上腺灶性坏死。

3. 分型

（1）胃肠炎型见于疾病的早期有腹痛、水样便、低热，可伴恶心、呕吐。

（2）中毒性休克型出现高热、寒战、神志淡漠、嗜睡、谵语、休克等表现，常在发病 1～5 天内发生。

（3）腹膜炎型有明显腹痛、恶心呕吐、腹胀及急性腹膜炎征象，受累肠壁坏死或穿孔，腹腔内有血性渗出液。

（4）肠梗阻型有腹胀、腹痛、呕吐频繁，排便排气停止，肠鸣音消失，出现鼓肠。

（5）肠出血型以血水样或暗红色血便为主，量可多达 1～2 升，有明显贫血和脱水。

4. 临床表现

（1）病史：起病急，发病前多有不洁饮食史。受冷、劳累、肠道蛔虫感染及营养不良为诱发因素。

（2）腹痛：起病急骤，突然出现腹痛，也常可为最先症状，多在脐周。病初常表现为逐渐加剧的脐周或中上腹阵发性绞痛，其后逐渐转为全腹持续性痛并有阵发性加剧。

（3）腹泻便血：腹痛发生后即可有腹泻。粪便初为糊状而带粪质，其后渐为黄水样，继之呈白水状或呈赤豆汤和果酱样，甚至可呈鲜血状或暗红色血块，粪便少而且恶臭。无里急后重。出血量多少不定，轻者可仅有腹泻，或仅为粪便隐血阳性而无便血；严重者一天出血量可达数百毫升。腹泻和便血时间短者仅 1～2 天，长者可达一月余，且可呈间歇发作，或反复多次发作。腹泻严重者可出现脱水和代谢性酸中毒等。

（4）恶心、呕吐：常与腹痛、腹泻同时发生。呕吐物可为黄水样、咖啡样或血水样，亦可呕吐胆汁。

（5）全身症状：起病后即可出现全身不适、软弱和发热等全身症状。体温一般在38～39℃，少数可达41～42℃，但发热多于4～7天渐退，而持续2周以上者少见。

（6）腹部体征：相对较少。有时可有腹部饱胀、见到肠型。脐周和上腹部可有明显压痛。早期肠鸣音可亢进，而后可减弱或消失。

【诊断依据】

1. 诊断主要根据临床症状。突然腹痛、腹泻、便血及呕吐，伴中等度发热，或突然腹痛后出现休克症状，应考虑本病的可能。

2. 血常规

周围血白细胞增多，以中性粒细胞增多为主，常有核左移。红细胞及血红蛋白常降低。

3. 粪便检查

外观呈暗红或鲜红色，或隐血试验强阳性，镜下见大量红细胞，偶见脱落的肠黏膜。可有少量或中等量。有条件可做粪便产气荚膜杆菌培养和内毒素检测。

4. X线检查

腹部平片可显示肠麻痹或轻、中度肠扩张。钡剂灌肠检查可见肠壁增厚，显著水肿，结肠袋消失。在部分病例尚可见到肠壁间有气体，此征象为部分肠壁坏死，结肠细菌侵入所引起；或可见到溃疡或息肉样病变和僵直。部分病例尚可出现肠痉挛、狭窄和肠壁囊样积气。

【中医治疗】

1. 肠道湿热

（1）症状：腹痛阵发剧烈，呕吐频繁，大便水泻或为鲜红或暗红血便，恶臭，发热面赤，或高热谵语，烦躁或抽搐，舌红，苔黄腻，脉弦数或濡数。

（2）治则：清利肠道湿热。

（3）方药：葛根30g，黄连5g，黄芩20g，炙甘草5g，槐花30g，百草霜30g，水牛角尖30g，丹皮12g，银花30g，赤芍12g，蒲黄30g，丹参20g，西洋参15g，麦冬20g，山药20g，扁豆20g。

2. 肠道瘀滞

（1）症状：腹部胀满，腹痛阵作较剧，呕吐频繁，腹泻鲜红或暗红血便，舌紫暗或有斑点，苔黄腻，脉弦涩。

（2）治则：行气化瘀、和络止血。

（3）方药：延胡索20g，没药6g，当归12g，川芎6g，赤芍6g，蒲黄9g

（包煎），炒五灵脂20g，黑蒲黄20g（包煎），葛根30g，黄连12g，黄芩12g，藿香12g。

3. 脾气下陷

（1）症状：腹胀痛，食欲不振，恶心呕吐，神疲倦息，少气懒言，面色萎黄，大便稀溏带黏液，或为淡红色血便，或滑脱失禁，舌淡红，苔薄白，脉弱。

（2）治则：补益中气。

（3）方药：黄芪30g，人参15g，白术10g，炙甘草15g，当归10g，陈皮6g，升麻6g，柴胡12g，生姜9g，大枣9g，乌梅12g，赤石脂20g，禹余粮20g，麦冬20g，石斛20g。

4. 气阴亏虚

（1）症状：神志淡漠，烦躁不安，面色苍白或潮红，唇甲青紫，气短息微或气促，汗出涔涔，大便稀溏如赤豆汤或便血如注，舌红或淡红，苔薄黄，脉弱而数。

（2）治则：益气滋阴、涩肠固脱。

（3）方药：党参30g，麦冬20g，五味子15g，生扁豆20g，生山药20g，石斛20g，黄芪30g，丹参30g，三七10g，降香10g，黄连12g，藿香12g，佩兰12g，苍术12g，丹皮12g，赤芍12g，黑蒲黄30g（包煎）。

【西医治疗】

本病治疗以非手术疗法为主，加强全身支持疗法、纠正水电解质失常、解除中毒症状、积极防治中毒性休克和其他并发症。必要时才予手术治疗。

1. 一般治疗

休息、禁食，腹痛、便血和发热期应完全卧床休息和禁食。直至呕吐停止、便血减少、腹痛减轻时方可进流质饮食，以后逐渐加量。禁食期间应静脉输入高营养液，如10%葡萄糖、复方氨基酸和水解蛋白等。过早摄食可能导致疾病复发，但过迟恢复进食又可能影响营养状况，延迟康复。腹胀和呕吐严重者可做胃肠减压。腹痛可给予解痉剂。

2. 纠正水电解质紊乱

本病失水、失钠和失钾者较多见。可根据病情酌定输液总量和成分。

3. 抗休克

迅速补充有效循环血容量。除补充晶体溶液外，应适当输血浆、新鲜全血或人血白蛋白等胶体液。血压不升者可配合血管活性药物治疗，如α－受体阻滞剂、β－受体兴奋剂或山莨菪碱等均可酌情选用。

4. 抗生素

控制肠道内感染可减轻临床症状，常用的抗生素包括氨基青霉素、氯霉素、庆大霉素、卡那霉素、舒他西林、头孢他啶或多粘菌素和头孢菌素等，一般选两种联合应用。

5. 肾上腺皮质激素

可减轻中毒症状，抑制过敏反应，对纠正休克也有帮助，但有加重肠出血和促发肠穿孔之危险。一般应用不超过3～5天，均由静脉滴入。

6. 对症疗法

严重腹痛者可给予哌替啶；高热、烦躁者可给予吸氧、解热药、镇静药或予物理降温。

7. 抗毒血清

采用Welchii杆菌抗毒血清静脉滴注，有较好疗效。

8. 手术治疗

下列情况可考虑手术治疗：

（1）肠穿孔。

（2）严重肠坏死，腹腔内有脓性或血性渗液。

（3）反复大量肠出血，并发出血性休克。

（4）肠梗阻、肠麻痹。

（5）不能排除其他急需手术治疗的急腹症。

【特色疗法】

1. 针灸疗法。艾条灸脐中、双足三里，也可针刺长强。

2. 蒜黄硝散外敷：生大蒜6～7个（去皮），大黄30g，芒硝末30g，米醋适量，调成稠糊状，敷脐周腹部，下垫凡士林纱布2层，防皮肤发红、起泡。

3. 大黄炭40g，热开水200ml，密封浸泡40分钟后，取过滤液直肠点滴，每日一次，连用1周。

4. 结肠炎口服液，每次100ml，每日三次。

5. 结肠炎丸、养胃丸、健脾和胃丸。

6. 中药离子导入法

（1）器械：普通型电离子导入治疗机一台，纱布垫二个，纱布袋二个。

（2）药物：大黄30g、元明粉30g、山栀子30g、香附子30g、郁金30g、黄芩15g、甘草15g、滑石60g、干姜9g，加水1500ml煎煮至沸后2h滤出，其药渣内再加水1500ml，煎煮至沸后2h滤出，二次滤出液入锅内浓缩至500ml时装瓶备用。

（3）方法：先用一个纱布垫浸透药液，应干湿适中，放于病变处，另一个纱布垫浸药液后放在病变其他部位，但两个纱布垫不能接触，而后把正电极压在第一个纱布垫上，负极压在另一个纱布垫上，两个电极铅板上面均用纱布袋压好，开启电源，以患者能忍受为度，持续30min，取下即可。

（4）注意：①孕妇，心脏病患者禁用；②局部起泡者，停止导入，用金万红软膏外涂即可。

【疗效判定】

1. 痊愈症状、体征全部消失，各种检查指标均正常，一年以上未复发者。

2. 好转症状、体征基本消失，各种检查指标接近正常，一年以内或有复发，但症状轻微者。

3. 无效症状、体征、各种检查指标未改变。

阿米巴性结肠炎

【本病概述】

1. 概念

阿米巴结肠炎由溶组织阿米巴原虫寄生于人体结肠内引起。病人可有腹痛腹泻，粪便不成形或稀便，混有黏液和未消化的食物，臭味较大。潜伏期长短不一，1～2周或数月以上。可因食入的包囊数量、致病力以及机体抵抗力强弱不同，而出现不同的临床表现。

2. 临床表现

起病缓慢，全身中毒症状轻，大便呈暗红色果酱样，有特殊腥臭，粪质较多，含血及黏液，常反复发作。

【诊断依据】

在病人的新鲜粪便中，特别是在血性黏液处仔细寻找阿米巴原虫，一旦找到了活动的吞噬有红细胞的溶组织阿米巴滋养体，即可确诊。一次未找到，应重复多次检查并争取做细菌及阿米巴培养。镜检时应注意保温，否则阿米巴滋养体不活动，不易和巨噬细胞区别。乙状结肠镜检查对诊断，特别是鉴别诊断很有帮助。急性期可看到其烧瓶样溃疡，溃疡间黏膜正常。慢性期可看到肠黏膜增生肥厚、肉芽肿及息肉等，可在病变处取活体组织送病理检查，进一步确定其性质。

1. 实验室检查

粪便检查是确诊的重要依据。发现病原体后尚需鉴别非致病性阿米巴原虫。目前血清学检查发展很快，用已知病原检测患者血清中的抗体，是诊断阿米巴病的关键性实验，阿米巴痢疾的阳性率约为60%～80%，阿米巴肝脓肿时阳性率可达90%以上，且痊愈后可持续数月至数年。可通过ELISA、免疫荧光抗体法、间接血凝试验及酶联免疫吸附试验等检测不同滴度的抗体。PCR 诊断技术为十分有效、敏感及特异的方法。WHO 专门委员会建议，镜下检获含四核的包囊，应鉴定为溶组织内阿米巴或迪斯帕内阿米巴；粪中检测含红细胞的滋养体，应高度怀疑为溶组织内阿米巴；血清学检查高滴度阳性，应高度怀疑为溶组织内阿米巴感染。阿米巴病仅由溶组织内阿米巴引起。

2. 结肠镜检查

对那些显微镜检查、粪检阴性、血清学及 PCR 检查均未获阳性结果，而临床高度怀疑的病例，可行乙状结肠镜检查或纤维肠镜检查。约 2/3 有症状病例中，直肠和乙状结肠黏膜可见大小不等的散在溃疡，表面覆有黄色脓液，边缘整齐，略突出，稍充血，周围有时可见一圈红晕，溃疡与溃疡之间的黏膜正常。从溃疡面刮取材料作涂片及活检，发现滋养体机会较多。

3. X 线钡剂灌肠检查

病变部有充盈缺损、痉挛及壅塞现象。此种发现虽无特异性，但有助于阿米巴瘤与肠癌的鉴别。

4. 粪便检查

取急性期患者新鲜粪便（以自然排出、无尿液掺混的新鲜粪便为佳）的血液或黏液部分，立即送检（寒冷季节需注意保暖），镜下可见活动的、吞噬红细胞的阿米巴滋养体及大量凝集成团的红细胞、少量白细胞和夏科 - 雷登结晶。慢性期患者或带包囊，或先经硫酸锌离心漂浮法浓集包囊后，再经碘染色镜检包囊，可提高包囊的检出率。

【中医治疗】

1. 湿热阻滞

（1）症状：症见腹泻腹痛，里急后重，痢下赤白脓血，肛门灼热，烦热口渴，小便短黄，舌红苔黄腻，脉滑数。

（2）治则：清热利湿，活血化瘀。

（3）方药：升麻葛根汤合葛根芩连汤加减。黄芩 12g，黄连 12g，葛根 60g，二花 30g，车前子 15g，白芍 60g，丹参 10g，木香 10g，黑大黄 6g，滑石 30g，山楂 10g。水煎服。

2. 肝郁脾虚

（1）症状：症见胸胁胀闷，嗳气食少，每因抑郁恼怒或情绪紧张时，腹痛腹泻，泻后痛减，舌淡红苔白，脉弦。

（2）治则：抑肝扶脾。

（3）方药：痛泻要方加味。土炒白术 15g，土炒白芍 60g，陈皮 10g，防风 10g，蒲公英 15g，白及 30g。水煎服。

3. 气血亏虚

（1）症状：下痢时发时止，日久不愈，发作时大便间有赤白黏冻或果酱样，里急后重，常遇饮食不当、受凉或劳累而发，休止时倦怠疲乏，食少，腹胀或隐痛，舌质淡，苔腻，脉细或濡软。

（2）治则：益气行滞。

（3）方药：人参10g，白术12g，干姜6g，炙甘草12g，黄连12g，茯苓12g，木香6g，槟榔12g，枳实6g，当归12g，白芍20g，附子6g，大黄6g。

【西医治疗】

选用抗阿米巴药物的原则，不单是消除症状（消灭滋养体），还应消除其传染性（消灭包囊），以达到彻底治愈病人并消灭传染源的目的。过去常用依米丁和喹碘方合并疗法，现在仍然适用。近10多年来又有一些新方药：于临床，疗效好而毒性小。

1. 甲硝唑对阿米巴滋养体和包囊都有效，很少毒性作用，已为国内外广泛采用。剂量3次/d，每次800mg，连服5～10天，可取得90%左右的疗效。有些治疗效果不好，可能和用量较小，致使肠腔达不到有效浓度有关。

2. 替硝唑能杀灭阿米巴滋养体，对包囊也有一定的作用。剂量2次/d，每次1g，连服3～5天，可获90%以上的疗效，副作用有腹部不适、恶心、呕吐、便秘或腹泻，但出现率低且较轻。对心、肝、肾、血液均未见不良影响。

3. 二氯尼特（二氯散糠酸酯）对肠道的滋养体和包囊均有效。3次/d，每次500mg，连服10天，疗效在80%左右。副作用可有胃肠胀气。未见有何毒性作用。

4. 氯苯草酰胺其特点是口服不吸收，杀虫效力比甲硝唑高。每天口服20mg/kg，可获80%左右的疗效，目前临床应用的报道尚不多。

【特色疗法】

1. 少纤维、低脂肪食物有促进肠蠕动、刺激肠壁的作用，但不易消化，对肠道不利，故应限制。多油及脂肪类食物，除不易消化外，其滑肠作用又可使腹泻加重，所以油炸、烹调、油煎及肥肉类和食用油应控制用量。

2. 注意补充蛋白质及维生素。在日常饮食中应选用一些易消化的优质蛋白质食品，如鱼、蛋、豆制品及富含维生素的新鲜嫩叶菜等。最好食用菜汁，以减少纤维的摄入，因为慢性肠炎病人的消化吸收功能差，应采用易消化的半流少渣饮食、少量多餐的方法，以增加营养，改善症状。慢性结肠炎急性发作时，应食粥类、精米面类、鱼虾、蛋及豆制品和易消化的食物，以使肠道得以休息。

3. 慢性肠炎如有脱水低钠现象时，应及时补充淡盐水，食用菜叶汤以补充水、盐和维生素的丢失。

5. 排气、腹泻过强时，应少食糖及易产生发酵的食物：薯类、豆类、牛奶等。柿子、石榴、苹果都含有鞣酸及果胶成分，均有收敛止泻作用，慢性结肠炎可适量食用。

6. 慢性肠炎病人多是身体虚弱、抵抗力差，尤其胃肠道易并发感染，因而更应注意饮食卫生，不吃生冷、坚硬及变质的食物，禁酒及辛辣刺激性强的调味品。

7. 慢性结肠炎病人还应密切观察自己对各种食品的适应性，注意个体差异。一些本不应对肠道造成影响的食品，如鸡蛋、牛奶等，但食后腹泻加重，过敏源一时也分辨不清，因此发现问题，要找出原因，摸索规律，尽量不要食用。

8. 结肠炎丸、养胃丸、健脾和胃丸。

9. 如果大便次数减少，症状改善后，胃中又出现饱胀不舒现象，即合并有慢性胃炎，应服结肠炎汤，每日一剂，水煎服。

10. 结肠炎口服液每次50～100ml，每日3次，兑入等量热开水后口服。口服液应常温存放，不能加热、冷藏和冷冻。口服液若有变色或长膜现象，属正常情况。注意密封，不能长时间接触空气。

11. 严重期可用：

（1）环丙沙星针剂100ml，加硫酸阿米卡星针剂（丁胺卡那）0.4g、地塞米松注射液2mg、654－2注射液5mg、维生素K_3注射液4mg、西咪替丁注射液0.2g。

（2）生理盐水30ml，加利福平胶囊4丸，直肠点滴，每日一次，连用一周。

【疗效判定】

1. 痊愈症状、体征全部消失，各种检查指标均正常，一年以上未复发者。

2. 好转症状、体征基本消失，各种检查指标接近正常，一年以内或有复发，但症状轻微者。

3. 无效症状、体征、各种检查指标未改变。

过敏性结肠炎

【本病概述】

1. 概念

过敏性结肠炎是以便秘、腹泻或便秘与腹泻交替发生，即以通便异常和伴发腹痛、胀气等为主的综合征。是一种最常见的消化系统疾病之一，属于胃肠功能障碍性疾病，其发病与精神、心理、饮食、环境等因素有关。此病多见于青年，女性多于男性。

2. 临床表现

主要表现为腹痛、腹胀、腹泻、便秘、黏液便等，以腹痛和慢性腹泻为主要表现看最多见。腹痛以左下腹及下腹部为主，轻重不等，排便或排气后可缓解。大便次数增多，每日 2 ~6 次或更多，多为糊状便或稀便，但不带血。还有一些患者 4 ~7 天排便一次，大便干结，排便困难。此外，可有上消化道症状如上腹不适、嗳气、反酸、烧心等。许多患者还合并有乏力、身体消瘦、失眠、焦虑、头昏、头痛等自主神经功能紊乱的症状。临床上，将过敏性结肠炎分为四个主要类型：腹泻型、腹痛型、腹泻便秘交替型和黏液便型。

为腹部不适或长期反复发作腹痛，腹痛部位多在左下腹，一般为持续性钝痛，可持续数分钟到数日不等。在排便、排气后可暂时得到缓解。还可有些头痛、乏力、失眠、心悸、出汗等神经血管不稳定症状以及嗳气症。过敏性结肠炎是消化系统最常见的疾病之一，属于胃肠功能障碍性疾病，其发病与精神、心理、饮食、环境等因素有关。

由于该症不属感染性腹泻，因此不宜轻易反复用抗生素。滥用抗生素容易导致肠道菌群紊乱，甚至二重感染，反而会加重腹泻。

过敏性结肠炎的最明显表现就是腹痛、腹泻，多位于左下腹，一般为持续性钝痛，可长期反复发作。除此之外，还有一些连带性表象也不容忽视。

3. 病因

过敏性结肠炎病因不明，至今尚无定论，普遍认为，过敏性结肠炎与精神、心理、饮食、环境等都有必然联系。其致病因子主要有两个来源，一是来自于自身氧化代谢过程，二是来自于环境污染、辐射、不良生活习惯等。

过敏性结肠炎系指一种原因不明的肠道运动功能改变、X 线和内窥镜检查未发现器质性改变。一般认为可能与高级神经功能失调有关，部分病例也可能是变态反应在结肠的表现。

【诊断依据】

1. 钡餐检查

由于肠管痉挛收缩，排空迅速，肠管显得很细。服钡 6 小时后即可到达乙状结肠、直肠，甚至大量钡剂被排除。尚可见“线样征”，说明肠管内有大量黏液存留，少量钡剂附着于黏稠的黏液上所致。

2. 钡剂灌肠检查

表现为肠管痉挛收缩，紧张力增强，并有局部肠壁的频繁激惹，即在同一病例检查中，在充盈相的黏膜皱襞所见的表现各异，故黏膜皱襞易变性为其特征。

【中医治疗】

1. 宿食停滞证

（1）症状：胃脘胀痛拒按，嗳气或矢气则舒，嗳腐吞酸，进食加重，不思饮食或吐不消化食物，吐后痛减，大便不爽，舌苔白厚或厚腻，脉滑等。

（2）治则：消食导滞、理气和胃。

（3）方药：方选保和丸加减。山楂 10g，神曲 10g，茯苓 15g，陈皮 10g，莱菔子 30g，连翘 15g，麦芽 10g。

2. 肝郁脾虚

（1）症状：症见胸胁胀闷，嗳气食少，每因抑郁恼怒或情绪紧张时，腹痛腹泻，泻后痛减，舌淡红苔白，脉弦。

（2）治则：抑肝扶脾。

（3）方药：痛泻要方加味。药选土炒白术 15g，土炒白芍 60g，陈皮 10g，防风 10g，蒲公英 15g，白及 30g。水煎服。

3. 脾肾阳虚

（1）症状：腹泻多在黎明之前，腹部作痛，肠鸣即泻，泻后则安，形寒肢冷，腰膝酸软，舌淡苔白，脉沉。

（2）治则：健脾温肾，涩肠止泻。

（3）方药：真武汤加减。制附子 10g，茯苓 30g，炒白芍 30g，土炒白术 15g，生姜 6g，土诃子 30g，炒车前子 15g，炙甘草 10g。每日一剂，水煎服。

4. 寒湿阻滞

（1）症状：呕吐清水。恶心，腹泻如水，腹痛肠鸣并伴有畏寒发热，颈项或全身关节酸痛，苔薄白或白腻，脉濡。

（2）治则：散寒除湿，和中止泻。

（3）方药：藿香 10g，大腹皮 10g，白芷 10g，紫苏 10g，茯苓 12g，清半夏 10g，白术 10g，陈皮 10g，厚朴 10g，生姜 5g，甘草 6g。

【西医治疗】

1. 抗生素消炎止痛，抗感染治疗。

2. 口服氯化钾缓释片，每日一次，每次 2 片。硫酸亚铁片，每日一次，每次 2 片。

【特色疗法】

1. 过敏性结肠炎骶管疗法

骶管注射特效药物加穴位埋线是针对病因治疗的一种有效方法。药物中含有吸收迅速的利多卡因，可以阻止疾病进程及阻断恶性循环。

2. 骶管注射药物后，快速缓解症状，是从心理因素治疗的一个重要方面。

3. 穴位注射埋线温和的巩固，是防止复发的关键因素。疗程：7 天注射一次，2 次为 1 疗程，一般需要 1 ~2 个疗程。

4. 结肠炎丸、养胃丸、健脾和胃丸。

5. 如果大便次数减少，症状改善后，胃中又出现饱胀不舒现象，即合并有慢性胃炎，应服结肠炎散，每日一剂，水煎服。

6. 结肠炎口服液每次 50 ~100ml，每日 3 次，兑入等量热开水后口服。口服液应常温存放，不能加热、冷藏和冷冻。口服液若有变色或长膜现象，属正常情况。注意密封，不能长时间接触空气。

7. 严重期可用：

（1）环丙沙星注射液 100ml，加硫酸阿米卡星（丁胺卡那）针剂 0.4g、地塞米松注射液 2mg、654 –2 注射液 5mg、维生素 K_3 注射液 4mg、西咪替丁注射液 0.2g。

（2）生理盐水 30ml，加利福平胶囊 4 丸，直肠点滴，每日一次，连用一周。

8. 制附子、干姜、肉桂、吴茱萸、川椒、细辛、丁香、毕拨、高良姜、樟脑、白芷各等分，共为细末，用生蜂蜜调成硬膏，置于膏药托上，贴敷中脘处，外加暖贴。

【疗效判定】

1. 痊愈症状、体征全部消失，各种检查指标均正常，一年以上未复发者。

2. 好转症状、体征基本消失，各种检查指标接近正常，一年以内或有复发，但症状轻微者。

3. 无效症状、体征、各种检查指标未改变。

阿米巴性肝脓肿

【本病概述】

1. 概念

阿米巴肝脓肿是阿米巴肠病的并发症。可分别于痢疾期、痢疾后形成，潜伏期可达数年。阿米巴原虫通常经门静脉或淋巴系统进入肝内或通过肠壁直接侵入肝脏引起肝实质损害，继之局部液化、坏死，约经历 1 个月左右形成脓肿。脓腔多位于肝右叶顶部，多为单发灶，大者直径可超过 10cm，小者仅 3 ~5cm。少数病灶可位于左叶。

阿米巴肝炎和肝脓肿的病原体，是溶组织内阿米巴（痢疾变形虫）。

溶组织内阿米巴按其生活史，可分滋养体和包囊两个时期。滋养体又分为大、小两型。

包囊为溶组织阿米巴的传播型，小滋养体可在肠腔内形成包囊，随粪便排出而传播。

原发病变部位多在回盲部结肠，重者亦可侵及回肠末端。继发溃疡的部位，以回盲部及乙状结肠最为常见，其次为结肠弯曲部分。

饮酒是一种致病因素，饥饿、食物不当、忧虑、愤怒、肝脏损害，以及其他可以降低抵抗力的因素，都能引起肝脓肿的发生。

在肠黏膜下层或肌层的滋养体，可侵入静脉，经肠系膜上静脉，门静脉血流进入肝脏。肝组织的营养障碍、瘀血及细菌感染，有利于滋养体的侵袭。最初出现弥漫性炎性变化，随后滋养体栓塞，致循环障碍，使肝组织缺氧坏死。滋养体从破坏的血管内逸出，引起灶状坏死，液化成小脓肿。小脓肿互相融合成大脓肿。

2. 中医病因病机

（1）肝经湿热：饮食不节，过食肥甘厚味或嗜酒过度或痢疾治疗不当或不及时，邪气留恋，则湿热疫毒壅滞胃肠，内伤于肝，肝失疏泄，肝气郁滞，气郁化火，熏灼肝脉，脉络失和，气滞血瘀，瘀血日久，结成癥块，结于胁下。气血阻滞，肝叶失养，久之血败肉腐，蕴而成脓，发为肝痈。

（2）热毒成痈：肝经热盛，热盛化火，火盛成毒，火毒炽盛，正邪相争，肝叶液化成脓。

（3）正虚邪恋：病程缠绵日久不愈，日久耗气伤阴，正虚邪恋而成气阴两虚之征；若正气不足，阳气虚损亦会造成阳虚湿恋之征。

【诊断依据】

1. 临床多见发热，体温38～39℃，热型不规则。常伴乏力、纳差、恶心及呕吐，继发感染或肝脓肿穿破可出现稽留热性高热及寒战。多见肝区痛及肝大，肝区持续性钝痛，向右肩部放射，有刺激右膈产生右下胸痛。右季肋区有明显压痛及叩击痛，肋下可触及肝大，质中等硬，边缘钝。

2. 并发症可见胸膜炎、脓胸、肺脓肿、胸－肺－支气管瘘、腹膜炎及心包炎。

3. 血化验检查可见白细胞及中性粒细胞中度增高，贫血，血沉增快。

4. 粪便检查可找到溶组织阿米巴滋养体或包囊。

5. X线检查示右侧膈肌抬高，运动受限，右侧胸腔少量积液，右肺中、下野可有炎症盘状肺不张。

6. B超示肝内边界清楚的液性暗区或低回声区，有密集细小回声或伴较强回声，后回声加强。早期内回声不均匀。超声引导穿刺可确诊。

7. 肝脓肿区表现为均匀的 CT 值减低区，轮廓清晰。造影剂增强扫描，脓肿周围出现一圈环状密度增高影，而脓肿区 CT 密度无改变，可与肝癌鉴别。

8. 肝穿刺。典型脓汁可呈巧克力色。镜检白细胞不多，少数可找到阿米巴滋养体。若继发感染，脓液呈黄绿色或乳白色，有臭味。

【中医治疗】

1. 肝经湿热

（1）症状：症见往来寒热，或见恶寒发热，或身热不扬，时起时伏，日久不愈，口苦而黏，胁下胀痛，或大便黏垢臭秽，小便黄赤，舌苔黄腻，脉弦数或滑数。

（2）治则：清肝利湿，泻火解毒。

（3）方药：龙胆草 10g，黄芩 10g，栀子 10g，车前子 10g，黄柏 10g，连翘 30g，败酱草 30g，冬瓜仁 30g，生薏苡仁 30g，桃仁 10g，生甘草 6g，川楝子 10g，苏木 10g，鸦胆子仁（龙眼肉包裹）5 粒。

2. 热毒成痈

（1）症状：症见寒战高热，心烦口渴，右胁肋肿痛明显，或有跳痛，皮肤呈现红紫色，疼痛拒按，大便秘结，小便短赤，舌质红，苔黄腻，脉滑数或洪数。

（2）治则：解毒泻火，活血排脓。

（3）方药：黄连 6g，黄芩 10g，黄柏 10g，栀子 10g，柴胡 10g，大黄 10g（后下），枳实 10g，赤芍 10g，金银花 30g，紫花地丁 20g，连翘 30g，薏苡仁 30g，穿山甲 30g，浙贝母 30g，皂角刺 30g，白芷 10g，当归 10g。

3. 正虚邪恋

（1）症状：症见低热不退，少气懒言，倦怠无力，面色少华，自汗盗汗，胁下癥块坚硬，刺痛，疮口流脓，舌质淡红，苔薄白，脉细弱或细数无力。

（2）治则：补气养血，解毒排脓。

（3）方药：黄芪 10g，党参 10g，当归 10g，白芍 10g，川芎 10g，鱼腥草 30g，炙鳖甲 15g，柴胡 10g，秦艽 10g，生地 10g，知母 10g，白头翁 30g，花粉 15g。

4. 阳虚湿恋

（1）症状：症见神疲懒言，面色苍白，右胁下癥块，疼痛拒按，舌质淡，苔微黑而腻，脉细数无力。

（2）治则：温里祛湿。

（3）方药：薏苡仁20g，蒲公英30g，紫花地丁30g，败酱草30g，冬瓜子仁30g，红藤20g，金银花15g，桃仁12g，丹皮10g，柴胡10g，黄芪20g，当归10g。

【西医治疗】

1. 甲硝唑片成人每次口服400～600mg，3次/d，连服10为一疗程。儿童每日每公斤体重50mg，分3次服，7是为一疗程。重症可用针剂甲硝唑1g加入5%葡萄糖液500ml，静脉缓滴，1次/d，3天后可改为口服，10天为一疗程。

2. 依米丁针剂成人每日60mg，分次肌肉注射，6～10日为一疗程。只毒性较大，可引起心肌损害、心律失常等。

3. 甲硝乙基磺硝咪唑片每次800mg，3次/d，连服5天；或视肝脓肿病情决定疗程。

4. 磷酸氯喹片成人每次口服0.5g，2次/d，2日后改为0.25g，2次/d，14～20日为一疗程。偶有胃肠道反应，头昏，皮肤瘙痒。和依米丁片联用疗效更好。

【特色疗法】

1. 疏肝清胃丸、消炎止痛丸。

2. 清胃散300g，每日一剂，水煎服。

3. 大黄30g，栀子30g，芒硝30g，干姜30g，樟脑20g，冰片10g。共为细末，蜂蜜调成硬膏，敷贴于肝区皮肤上，七日一换。

4. 0.9% NS500ml，青霉素针剂800万单位、氨苄西林针剂4g；5% GS250ml，清开灵针剂40ml；5% GS250ml，西咪替丁（甲氰咪胍）针剂0.8g、甲氧氯普胺注射液10mg、维生素B_6针剂0.3g；5%葡萄糖液250ml，加肌苷注射液0.5g、维生素C注射液2g、三磷酸腺苷针剂40mg、辅酶A注射液100单位、门冬氨酸钾镁注射液10ml；每日一次，静滴。

5. 中药离子导入法

（1）器械：普通型电离子导入治疗机一台，纱布垫二个，纱布袋二个。

（2）药物：大黄30g、元明粉30g、山栀子30g、香附子30g、郁金30g、黄芩15g、甘草15g、滑石60g、干姜9g，加水1500ml煎煮至沸后2h滤出，其药渣内再加水1500ml，煎煮至沸后2h滤出，二次滤出液入锅内浓缩至500ml时装瓶备用。

（3）方法：先用一个纱布垫浸透药液，应干湿适中，放于肝区疼痛处，另一个纱布垫浸药液后放在肝区其他部位，但两个纱布垫不能接触，而后把正电极压在第一个纱布垫上，负极压在另一个纱布垫上，两个电极铅板上面均用纱布袋压好，开启电源，以患者能忍受为度，持续30min，取下即可。

（4）注意：①孕妇，心脏病患者禁用；②局部起泡者，停止导入，用金万红软膏外涂即可。

【疗效判定】

1. 痊愈症状、体征全部消失，各种检查指标均正常，一年以上未复发者。

2. 好转症状、体征基本消失，各种检查指标接近正常，一年以内或有复发，但症状轻微者。

3. 无效症状、体征、各种检查指标未改变。

原发性小肠溃疡

【本病概述】

1. 概念

原发性小肠溃疡亦称非特异性小肠溃疡、单纯性小肠溃疡，本病少见，主要特征为小肠有一个或多个小溃疡。凡不能用小肠先天发育不良、感染、炎症性疾病、创伤、血管异常、化学刺激、新生物及神经系统疾病解释的小肠溃疡均属本病范畴。

2. 病因

（1）半数以上患者有服用噻嗪类利尿药和氯化钾病史。

（2）推测任何原因引起肠壁局部缺血都有可能发生溃疡。人们还注意到此病发生年龄多在50岁以上，罹患动脉硬化、高血压心脏病者多。老年人出现小肠溃疡可能与血管硬化、肠供血不足、肠的小血管血栓有关。临床观察发现，溃疡大部分位于系膜对侧，这也提示与供血不足有关。

（3）20世纪80年代以来，随着肠溶性阿司匹林的广泛应用，本病的发生率有上升趋势。因此，有学者认为肠溶性非甾体类固醇药与本病发生有关。

（4）某些致病因素如致病微生物（可为细菌、病毒或其他）、毒素及胆酸得以进入肠黏膜，导致溃疡形成。

3. 临床表现

常见症状为腹胀、嗳气、恶心、呕吐、肠鸣、脐周阵发性绞痛。空肠溃疡和回肠溃疡临床症状差异很大。空肠溃疡有类似十二指肠壶腹部溃疡疼痛的规律，空腹脐周发生疼痛，进食和碱性药物能有所缓解；回肠溃疡腹痛部位多在下腹部或脐周，且与饮食无关。

【诊断依据】

1. 有反复发作的消化性溃疡症状，而胃镜和X线钡餐检查未发现胃十二指肠溃疡。

2. 消化道出血或长期大便潜血阳性，但食管、胃、结肠内镜和X线钡剂检查未发现病变。

3. 不明原因的小肠梗阻或肠穿孔。

4. 正在或近期服用氯化钾和利尿药，出现腹痛、恶心、呕吐、腹胀，应高度怀疑小肠溃疡。

5. 对有手术指征者，可行开腹探查术。术中发现小肠溃疡，术后排除其他特异性小肠溃疡有确诊价值。

6. X线检查

X线钡剂造影可发现肠狭窄等病变，但不易显示溃疡。肠梗阻时X线片可见小肠襻扩张和液平面。X线小肠气钡双重造影可显示溃疡，提高诊断阳性率。远端回肠的病变也可用灌肠法检查。

7. 小肠镜可直接观察病变并可取活组织检查。

【中医治疗】

1. 湿热阻滞

（1）症状：症见腹泻腹痛，痢下赤白脓血，里急后重，肛门灼热，烦热口渴，小便短黄，舌红苔黄腻，脉滑数。

（2）治则：清热利湿，活血化瘀。

（3）方药：升麻葛根汤合葛根芩连汤加减。药选黄芩12g，黄连12g，葛根60g，二花30g，车前子15g，白芍60g，丹参10g，木香10g，黑大黄6g，滑石30g，山楂10g，白及30g，乌贼骨30g。水煎服。

2. 肝郁脾虚

（1）症状：症见腹痛腹泻，泡沫白冻，泻后痛减，胸胁胀闷，嗳气食少，每因抑郁恼怒或情绪紧张时，舌淡红苔白，脉弦。

（2）治则：抑肝扶脾。

（3）方药：痛泻要方加味。药选土炒白术15g，土炒白芍60g，陈皮10g，防风10g，蒲公英15g，白及30g。水煎服。

3. 脾胃虚弱

（1）症状：症见大便时溏时泻，水谷不化，稍进油腻之物则大便次数增多，饮食减少，脘腹胀闷不舒，面色萎黄，倦怠乏力，舌淡苔白，脉弱。

（2）治则：健脾止泻。

（3）方药：参苓白术散加减。药选人参10g，土炒白术12g，茯苓12g，炒甘草10g，土炒扁豆30g，土炒莲子肉30g，土炒山药30g，砂仁10g，土炒苡米仁30g，桔梗10g，陈皮10g，生姜3片、大枣3枚、车前子15g，白及30g，乌贼骨30g。水煎服，每日一剂。

4. 脾肾阳虚

（1）症状：腹泻多在黎明之前，腹部作痛，肠鸣即泻，泻后则安，形寒肢冷，腰膝酸软，舌淡苔白，脉沉。

（2）治则：健脾温肾，涩肠止泻。

（3）方药：真武汤加减。制附子10g，茯苓30g，炒白芍30g，土炒白术15g，生姜6g，土诃子30g，炒车前子15g，炙甘草10g，白及30g，乌贼骨30g，黄连12g。每日一剂，水煎服。

【西医治疗】

对有长期服用肠溶性非甾体类固醇药或肠溶性氯化钾片者，应暂时停用。如原有疾病需要服药者，可在本病治愈后改换其他药物或其他剂型。甲硝唑也被推荐用于本病，这是基于该药能杀灭厌氧菌及其他小肠致病菌。一旦出现肠梗阻或肠穿孔，应急诊手术治疗。消化道出血内科治疗无效，可行紧急血管造影确定出血部位，行局部药物灌注或栓塞，仍出血不止者，可行手术治疗。术式以病变肠段切除加小肠端端吻合术为主。

【特色疗法】

1. 口服结肠炎汤，每日一剂，水煎服。结肠炎丸、养胃丸、健脾和胃丸。

2. 如果大便次数减少，症状改善后，胃中又出现饱胀不舒现象，即合并有慢性胃炎，应服养胃丸。

3. 结肠炎口服液每次50～100ml，每日3次，兑入等量热开水后口服。口服液应常温存放，不能加热、冷藏和冷冻。口服液若有变色或长膜现象，属正常情况。注意密封，不能长时间接触空气。

4. 严重期可用：

（1）环丙沙星注射液100ml，加硫酸阿米卡星（丁胺卡那）注射液0.4g、地塞米松注射液2mg、654－2注射液5mg、维生素K_3注射液4mg、西咪替丁注射液0.2g。

（2）生理盐水30ml，加利福平胶囊4丸，直肠点滴，每日一次，连用一周。

【疗效判定】

1. 痊愈症状、体征全部消失，各种检查指标均正常，一年以上未复发者。

2. 好转症状、体征基本消失，各种检查指标接近正常，一年以内或有复发，但症状轻微者。

3. 无效症状、体征、各种检查指标未改变。

慢性假性肠梗阻

【本病概述】

1. 概念

假性肠梗阻（IPO）是由于神经抑制，毒素刺激或肠壁平滑肌本身的病变，导致的肠壁肌肉运动功能紊乱，临床具有肠梗阻的症状和体征，但无肠内外机械性肠梗阻因素存在，故又称动力性肠梗阻，是无肠腔阻塞的一种综合征，按病程有急性和慢性之分，麻痹性肠梗阻和痉挛性肠梗阻属于急性假性肠梗阻，慢性假性肠梗阻有原发性和继发性两种。本病可发生在任何年龄，女性多于男性，有家族史。

2. 分类

一般认为，慢性假性肠梗阻是肠肌肉或神经发生病变所引起，可分为以下两类。

（1）原发性慢性假性肠梗阻：又称慢性特发性假性肠梗阻，其病因不清楚，可能与染色体显性遗传有关，许多病人具有家庭史，且可累及胃肠道以外的一些脏器（如膀胱），故有人称之为家族性内脏疾病或遗传性空肠内脏疾病，根据肠壁的病变情况可分为以下3种。

①肌病性假性肠梗阻（内脏疾病）：病变主要在肠壁平滑肌，可分家族性或散发性，其主要病理变化是肠壁环行肌或纵行肌的退行性变，以后者为甚，有时肌肉完全萎缩，并被胶原代替；②神经病性假性肠梗阻（内脏神经病）：病变主要在肠壁肌肉间神经丛的神经，可为散发性或家族性，其病理变化主要发生在肠壁肌间神经丛，表现为神经元和神经元突起的退行性变和肿胀，有些病例尚有神经系统的其他部分受累；③乙酰胆碱受体功能缺陷性假性肠梗阻：无肌肉或神经的器质性异常发现，但生理试验测定有肠运动功能的异常，部分病例的发生可能与肠平滑肌的毒蕈碱乙酰胆碱受体功能的缺陷有关。

（2）继发性慢性假性肠梗阻：多继发于其他疾病或因滥用药物所致，与慢性假性肠梗阻有关的疾病和药物有：

①小肠平滑肌疾病：胶原血管性疾病硬皮病，进行性全身性硬化症，皮肌炎，多发性肌炎，全身性红斑狼疮。浸润性肌肉疾病淀粉样变。原发性肌肉疾病强直性肌营养不良，进行性肌营养不良。其他蜡样色素沉着症，非热带口腔炎腹泻；②内分泌疾病：甲状腺功能减退。糖尿病。嗜铬细胞瘤；③神经性疾病：帕金森病，家族性自主性功能失调，精神病，小肠神经节病；

④药物性原因：毒性药物铅中毒，蘑菇中毒。药物副作用酚噻嗪类，三环抗抑郁药，抗帕金森病药，神经节阻滞剂，可乐定；⑤电解质紊乱：低血钾，低血钙，低血镁，尿毒症；⑥其他：空回肠旁路，空肠憩室，脊索损伤，恶性肿瘤。

其中以系统性硬化症致慢性假性肠梗阻为多见，其主要病理变化为肠壁平滑肌萎缩和纤维化，又以环行肌的病变为甚；淀粉样变性可见肠壁肌层内有大量淀粉沉积；黏液性水肿肠壁肌层有黏液性水肿物质；糖尿病在肠壁肌肉和肌间神经丛常无明显改变。

3. 临床表现

主要为慢性或反复发作的恶心，呕吐，腹痛，腹胀，腹痛常位于上腹部或脐周，呈持续性或阵发性，常伴有不同程度的腹泻或便秘，有的腹泻和便秘交替出现，或有吞咽困难，尿潴留，膀胱排空不完全和反复尿道感染，体温调节功能障碍，瞳孔散大等，体格检查有腹胀，压痛，但无肌紧张，可闻及振水音，肠鸣音减弱或消失，体重下降，营养不良常见。本病诊断较困难，常常是在反复剖腹探查后，未发现机械性肠梗阻病因时才考虑本病。

【诊断依据】

1. 肠梗阻病症在儿童或青春期即开始出现，在肠梗阻发作的间歇期腹胀不能完全消失。

2. 家族中有类似病人。

3. 有吞咽困难或排尿无力者。

4. 恶病质。

5. 患有能引起假性肠梗阻的疾病或服用过可能引起假性肠梗阻的药物。

6. 空肠憩室病。

7. 有雷诺现象或硬皮病体征。

8. 腹部X线影像不显示有机械性肠梗阻所出现的肠胀气与气液面；消化道测压显示食管，胃肠道功能异常；小肠组织学检查Smith银染色阳性，可明确诊断。

【中医治疗】

1. 肝气犯胃

（1）症状：症见胃脘持续性胀痛，痛连两胁，痛无定处，嗳气稍舒，每因情志因素而加重，食欲减退，恶心呕吐苦水，大便不爽，舌质淡红，苔薄白，脉弦。

（2）治则：疏肝理气，和胃降逆。

（3）方药：柴胡20g，枳壳12g，川芎12g，香附子20g，芍药20g，甘草6g，陈皮12g，旋覆花12g，代赭石粉15g，二花30g，黄连12g，败酱草30g。

2. 湿热壅滞

（1）症状：症见胃脘胀痛而痞满，有灼热感，纳少，口苦，口渴不欲饮，时呕苦水，嗳气频作，便稀不爽，小便黄赤，舌暗红，苔薄黄腻，脉弦滑。

（2）治则：清热利湿，行气导滞。

（3）方药：黄连12g，栀子15g，厚朴12g，生石膏30g，茵陈30g，蒲公英30g，藿香15g，苍术12g，木香10g，檀香12g，砂仁12g，白蔻仁12g，陈皮12g，甘草6g。

3. 瘀血内结

（1）症状：症见吞咽梗阻，胸膈疼痛，食不得下，甚则滴水难进，食入即吐，肌肤枯燥，形瘦骨立，大便坚如羊屎，或吐下物如赤豆汁，或便血，舌质紫暗，或舌红少津，脉细涩。痰热凝聚，津伤血燥，致痰瘀互结，阻于食道，使食管窄隘，甚则闭塞不通，故胸膈疼痛，食不得下，食入即吐，甚至滴水难进；病久阴血更伤，肠失润泽，故大便坚如羊屎；长期食不得入，化源告竭，故形瘦骨立，肌肤枯燥；瘀热伤络，血渗于外，故吐出如赤豆汁；舌红少津或带青紫，脉象细涩，为血亏之征。

（2）治则：散瘀破结，滋阴养血。

（3）方药：通幽汤加减。药用生地30g，当归30g，桃仁12g，红花12g，丹参30g，三七10g，五灵脂12g，乳香12g，没药12g，赤芍12g，三棱12g，莪术12g，贝母12g，瓜蒌12g。

4. 蛔厥

（1）症状：症见卒然胁腹剧痛阵发，痛引肩背，恶心呕吐，甚则吐蛔，汗出肢冷，苔薄，脉沉弦或沉伏。

（2）治则：缓急止痛安蛔。

（3）方药：乌梅12g，细辛6g，干姜9g，当归12g，附子6g，川椒9g，桂枝9g，黄连6g，黄柏9g，川楝子10g，元胡12g，香附子12g，白芍12g，生丝瓜子50粒。

5. 食滞胃肠

（1）症状：恶心厌食，得食愈甚，吐后反快；腹痛，泻下秽臭，气迫不爽，泻后痛减，苔厚腻，脉滑实。

（2）治则：消食化滞，和胃降逆。

（3）方药：焦山楂10g，神曲10g，制半夏10g，茯苓12g，陈皮10g，莱菔子10g，大腹皮10g。中成药可用保和丸，香连化滞丸。

【西医治疗】

1. 非手术治疗

本病目前尚无特效治疗，可采取降低小肠扩张，使用抗生素，恢复胃肠正常蠕动功能和全胃肠外营养等综合治疗。

（1）饮食疗法：要求低脂肪，低乳糖和低纤维素饮食，因为病人的症状和体征与小肠扩张程度密切相关，而小肠扩张程度与所进食物容量和类型有关，吸收不良的脂肪可被小肠内的细菌分解为脂肪酸，它刺激小肠大量分泌，使小肠扩张，本病常伴有不同程度的小肠黏膜损伤，使乳糖的分解代谢受影响，从而使肠腔产气和液体分泌增多，加重小肠扩张，此外蠕动功能紊乱的肠袢内长期食物积聚，尤其是纤维素多的食物可形成粪石，可在假性肠梗阻的基础上产生机械性肠梗阻，要适量补充维生素 B_{12}，维生素 D，维生素 K 和微量元素等，急性发作时应禁食，持续胃肠减压。

（2）抗生素：治疗小肠内细菌过度繁殖可引起脂肪吸收不良，发生脂肪泻，用抗生素治疗可减轻症状，抗生素的选择最好是根据小肠液培养的结果而定。

（3）药物治疗：目的在于刺激小肠收缩，恢复正常小肠的蠕动功能，西沙比利是一种新的非胆碱能刺激剂，它选择性作用于胃肠道，使其肌间神经丛释放乙酰胆碱，从而增加肌肉的收缩活动，而且避免了全身副作用，临床应用效果较好，红霉素具有胃动素样作用，可有效促进胃肠蠕动，治疗假性小肠梗阻有一定疗效。

（4）全胃肠外营养（TPN）：由于本病均有不同程度的吸收障碍，营养不良，加之饮食和药物治疗效果不佳，外科手术也只对一部分病人有效，因此大部分病人需要 TPN 治疗，尤其是重症病人，长期 TPN 治疗是维持生命的唯一方法。

2. 外科治疗

本病一旦确诊，原则上不施行手术，但是对症状持续存在而不能完全除外机械性肠梗阻时，剖腹探查是必要的，术中若未发现机械性肠梗阻原因时，应进行病变肠段全层切除，行组织学检查以明确性质，对不同部位病变采用不同的手术方法，当食管症状为主时，可行气囊扩张术；以胃的症状为主时，可行迷走神经切断加胃窦切除，胃空肠 Roux－en－Y 吻合术；若十二指肠扩张为主时，可行小肠悬吊式造瘘减压术，联合 TPN 效果更好，有报道小肠造瘘联合应用肠道刺激剂，对肌病性假性肠梗阻病人，可恢复其肠道平滑肌收缩能力，若病变局限于一段小肠时，可行短路术，根治性切除病变肠段是较理想的治疗，若小肠病变较广泛，小肠近全切除后需联合长期 TPN 治疗，实际上难于办到，对于严重病人，小肠移植可能是一种有前途的治疗方法，但目前仅有动物实验，尚未见临床应用报道。

【特色疗法】

1. 化瘀通幽汤

黄芪 20g，枳壳 15g，瓦楞子 30g，丹参 10g，桃仁 10g，桂枝 15g，炒莱菔子 15g，白芍 25g，大黄 10g。

2. 大黄 40g，热开水 200ml，密封浸泡 40 分钟后，取过滤液直肠点滴，每日一次，连用 1 周。

3. 清胃散每日一剂，水煎服，连用 2 个月。食少腹胀时口服消炎止痛丸。

4. 中药离子导入法

（1）器械：普通型电离子导入治疗机一台，纱布垫二个，纱布袋二个。

（2）药物：大黄 30g、元明粉 30g、山栀子 30g、香附子 30g、郁金 30g、黄芩 15g、甘草 15g、滑石 60g、干姜 9g，加水 1500ml 煎煮至沸后 2h 滤出，其药渣内再加水 1500ml，煎煮至沸后 2h 滤出，二次滤出液入锅内浓缩至 500ml 时装瓶备用。

（3）方法：先用一个纱布垫浸透药液，应干湿适中，放于病变部位，另一个纱布垫浸药液后放在病变其他部位，但两个纱布垫不能接触，而后把正电极压在第一个纱布垫上，负极压在另一个纱布垫上，两个电极铅板上面均用纱布袋压好，开启电源，以患者能忍受为度，持续 30min，取下即可。

（4）注意：①孕妇，心脏病患者禁用。②局部起泡者，停止导入，用京万红软膏外涂即可。

【疗效判定】

1. 痊愈症状、体征全部消失，各种检查指标均正常，一年以上未复发者。

2. 好转症状、体征基本消失，各种检查指标接近正常，一年以内或有复发，但症状轻微者。

3. 无效症状、体征、各种检查指标未改变。

急性阑尾炎

【本病概述】

1. 概念

急性阑尾炎是外科常见病，居各种急腹症的首位。转移性右下腹痛及阑尾点压痛、反跳痛为其常见临床表现，但是急性阑尾炎的病情变化多端。其临床表现为持续伴阵发性加剧的右下腹痛、恶心、呕吐，多数病人白细胞和嗜中性粒细胞计数增高。右下腹阑尾区（麦氏点）压痛，则是该病重要体征。急性阑尾炎一般分四种类型：急性单纯性阑尾炎，急性化脓性阑尾炎，坏疽及穿孔性阑尾炎和阑尾周围脓肿。

2. 病因

（1）梗阻：阑尾为一细长的管道，仅一端与盲肠相通，一旦梗阻可使管腔内分泌物积存、内压增高，压迫阑尾壁阻碍远侧血运。在此基础上管腔内细菌侵入受损黏膜，易致感染。梗阻为急性阑尾炎发病常见的基本因素。

（2）感染：其主要因素为阑尾腔内细菌所致的直接感染。阑尾腔因与盲肠相通，因此具有与盲肠腔内相同的以大肠杆菌和厌氧菌为主的菌种和数量。若阑尾黏膜稍有损伤，细菌侵入管壁，引起不同程度的感染。

（3）其他：被认为与发病有关的其他因素中有因腹泻、便秘等胃肠道功能障碍引起内脏神经反射，导致阑尾肌肉和血管痉挛，一旦超过正常强度，可以产生阑尾管腔狭窄、血供障碍、黏膜受损，细菌入侵而致急性炎症。此外，急性阑尾炎发病与饮食习惯、便秘和遗传等因素有关。

3. 分类

（1）急性单纯性阑尾炎：为早期的阑尾炎，病变以阑尾黏膜或黏膜下层较重。阑尾轻度肿胀、浆膜面充血、失去正常光泽。黏膜上皮可见一个或多个缺损，并有嗜中性粒细胞浸润和纤维素渗出。黏膜下各层有炎性水肿。

（2）急性蜂窝织炎性阑尾炎：又称急性化脓性阑尾炎，常由单纯阑尾炎发展而来。阑尾显著肿胀，浆膜高度充血，表面覆以纤维素性渗出物。镜下可见炎性病变呈扇面形由表浅层向深层扩延，直达肌层及浆膜层。阑尾壁各层皆为大量嗜中性粒细胞弥漫浸润，并有炎性水肿及纤维素渗出。阑尾浆膜面为渗出的纤维素和嗜中性粒细胞组成的薄膜所覆盖，即有阑尾周围炎及局限性腹膜炎表现。

（3）急性坏疽性阑尾炎：是一种重型的阑尾炎。阑尾因内腔阻塞、积脓、腔内压力增高及阑尾系膜静脉受炎症波及而发生血栓性静脉炎等，均可引起阑尾壁血液循环障碍，以致阑尾壁发生坏死。此时，阑尾呈暗红色或黑色，常导致穿孔，引起弥漫性腹膜炎或阑尾周围脓肿。

4. 临床表现

（1）腹痛：典型的急性阑尾炎初期有中上腹或脐周疼痛，数小时后腹痛转移并固定于右下腹。早期阶段为一种内脏神经反射性疼痛，故中上腹和脐周疼痛范围较弥散，常不能确切定位。当炎症波及浆膜层和壁腹膜时，疼痛即固定于右下腹，原中上腹或脐周痛即减轻或消失。因此，无典型的转移性右下腹疼痛史并不能除外急性阑尾炎。

单纯性阑尾炎常呈阵发性或持续性胀痛和钝痛，持续性剧痛往往提示为化脓性或坏疽性阑尾炎。持续剧痛波及中下腹或两侧下腹，常为阑尾坏疽穿孔的征象。有时阑尾坏疽穿孔，腹痛反而有所缓解，但这种疼痛缓解的现象是暂时的，且其他伴随的症状和体征并未改善，甚至有所加剧。

（2）胃肠道症状：单纯性阑尾炎的胃肠道症状并不突出。在早期可能由于反射性胃痉挛而有恶心、呕吐。盆腔位阑尾炎或阑尾坏疽穿孔可有排便次数增多。

（3）发热：一般只有低热，无寒战，化脓性阑尾炎一般亦不超过38℃。高热多见于阑尾坏疽、穿孔或已并发腹膜炎。伴有寒战和黄疸，则提示可能并发化脓性门静脉炎。

（4）压痛和反跳痛：腹部压痛是壁腹膜受炎症刺激的表现。阑尾压痛点通常位于麦氏点，即右髂前上棘与脐连线的中、外1/3交界处。随阑尾解剖位置的变异，压痛点可相应改变，但关键是右下腹有一固定的压痛点。反跳痛也称Blumberg征。在肥胖或盲肠后位阑尾炎的病人，压痛可能较轻，但有明显的反跳痛。

（5）腹肌紧张：阑尾化脓即有此体征，坏疽穿孔并发腹膜炎时腹肌紧张尤为显著。但老年或肥胖病人腹肌较弱，须同时检查对侧腹肌进行对比，才能判断有无腹肌紧张。

（6）皮肤感觉：过敏在早期，尤其在阑尾腔有梗阻时，可出现右下腹皮肤感觉过敏现象，范围相当于第10～12胸髓节段神经支配区，位于右髂嵴最高点、右耻骨嵴及脐构成的三角区，也称sheren三角，它并不因阑尾位置不同而改变，如阑尾坏疽穿孔则在此三角区的皮肤感觉过敏现象即消失。

该病相当于中医学历代医家所记述之肠痈。多因饮食失节，寒温不调，情志所伤，暴急奔走等所诱发。证见初起时上腹部或脐腹部走窜疼痛，但经数小时后疼痛多固定于右下腹部，局部有压痛及反跳痛，多数患者全身寒热不适，恶心呕吐，不思食饮。若证治或失治，则热盛肉腐，瘀结成块，形成阑尾周围脓肿。若热毒炽盛，正虚邪实，则易因阑尾穿孔而形成弥漫性胸膜炎，严重者并发中毒性休克，出现亡阴亡阳症状。如治不如法而使病势延，下焦湿热未尽，则可遗有盆腔脓肿。如病后气血失和，瘀阻肠道，可还形成粘连性肠梗阻。中西医结合治疗该病通常分为三期，即瘀滞期、蕴热期、毒热期。瘀滞期以行气活血，辅以清热解毒；蕴热期则以清热解毒及行气活血并举，辅以通便或利湿药物；毒热期应以大剂清热解毒为主，通里攻下，行气活血为辅。

【诊断依据】

1. 转移性右下腹或固定性右下腹，呈持续性疼痛，阵发性加剧。右下腹麦氏点或右侧下腹部固定压痛明显。严重时出现反跳痛或肌紧张。伴见发热，恶心呕吐，便秘或腹泻。

2. 血常规

急性阑尾炎病人白细胞计数增多，约占病人的90%，是临床诊断中重要依据。一般在（10～15）$\times 10^9$/L。随着炎症加重，白细胞数随之增加，甚至可超过20×10^9/L。但年老体弱或免疫功能受抑制的病人，白细胞数不一定增多。与白细胞数增多的同时，中性粒细胞数也有增高。二者往往同时出现，但也有仅中性粒细胞明显增高，具有同样重要意义。

3. 尿常规

急性阑尾炎病人的尿液检查并无特殊，但为排除类似阑尾炎症状的泌尿系统疾病，如输尿管结石，常规检查尿液仍属必要。偶有阑尾远端炎症并与输尿管或膀胱相粘连，尿中也可出现少量红、白细胞。

4. 超声检查

阑尾充血、水肿、渗出，在超声显示中呈低回声管状结构，较僵硬，其横切面呈同心圆似的靶样显影，直径≥7mm，是急性阑尾炎的典型图像。但坏疽性阑尾炎或炎症已扩散为腹膜炎时，大量腹腔渗液和肠麻痹胀气影响超声的显示率。超声检查可显示盲肠后阑尾炎，因为痉挛的盲肠作为透声窗而使阑尾显示。超声检查也可在鉴别诊断中起重要作用，因为它可显示输尿管结石、卵巢囊肿、异位妊娠、肠系膜淋巴结肿大等，因此对女性急性阑尾炎的诊断和鉴别诊断特别有用。

5. 腹腔镜检查

该项检查是急性阑尾炎诊断手段中能得到最肯定结果的一种方法。因为通过下腹部插入腹腔镜可以直接观察阑尾有无炎症，也能分辨与阑尾炎有相似症状的邻近其他疾病，不但对确定诊断可起决定作用，并可同时进行治疗。

【中医治疗】

1. 湿热内蕴，气滞血瘀

（1）症状：腹痛始于上腹或绕脐周，随后转移至右下腹天枢穴附近，呈持续性隐痛，可阵发性加剧，痛处拒按，两侧阑尾穴有压痛。可伴不同程度腹皮挛急，常有发热，恶心欲吐，嗳气纳呆，大便秘结，小便清或黄，舌苔腻，脉弦滑或兼数。

（2）治则：通腑泄热，行气化瘀。

（3）方药：大黄牡丹汤合红藤煎加减。川楝子15g，木香10g，丹皮15g，桃仁15g，玄胡30g，白花蛇舌草30g，金银花30g，红藤30g，生大黄

10g，甘草6g，败酱草30g，连翘30g。

2. 积热不散，肉腐成脓

（1）症状：腹痛加剧，右下腹压痛，反跳痛，有较重的腹皮挛急，甚则扩至全腹，右下腹可摸及包块，壮热不退，恶心欲吐，纳呆，便秘或腹泻，小便短赤，舌苔黄腻而厚，脉洪数。

（2）治则：通腑泄热，解毒透脓。

（3）方药：大黄牡丹汤加减。大黄15g，丹皮15g，川楝子15g，桃仁15g，冬瓜仁30g，薏苡仁30g，金银花30g，蒲公英30g，红藤30g，皂角刺30g。

3. 阳明腑实，热盛伤阴

（1）症状：腹痛扩展至全腹，腹皮挛急更甚，全腹压痛，反跳痛明显，腹胀，恶心呕吐，大便似痢不爽，小便频数似淋，甚则腹部膨胀，转侧闻水声，兼见时时汗出，身皮甲错，二目下陷，口干而臭，舌质红，苔黄糙，脉细数。

（2）治则：通腑排脓，养阴清热。

（3）方药：大黄牡丹汤合增液汤加减。大黄15g，牡丹皮15g，冬瓜仁30g，天花粉30g，玄参30g，红藤30g，生地30g，麦冬30g，蒲公英30g，板蓝根30g。

【西医治疗】

1. 阿托品针剂0.5mg、氯丙嗪针剂25mg，肌注。

2. 抗感染用青霉素针剂、庆大霉素针剂、氨苄西林针剂。

3. 维生素K_3针剂8mg，皮下注射，每日2~3次。

4. 阿托品针剂0.5mg、哌替啶针剂50mg、氯丙嗪针剂25mg，肌注。

5. 左旋咪唑片25mg×6片，用以驱虫。

6. 5%GS250ml，哌替啶针剂50mg、氯丙嗪针剂25mg、异丙嗪针剂25mg，静脉点滴。

7. 维生素C针剂5g加入5%GNS500ml，静脉点滴。

【特色疗法】

1. 方药可采用大黄牡丹皮汤及红藤煎加减。亦可配合使用针灸疗法及局部外敷中药。若体虚无大热者，可选用薏苡附子败酱散。同时在治疗过程中须严密观察患者血象、体温、体征等变化，必要时配合使用抗生素、输液等。

2. 氯丙嗪针剂12.5mg、阿托品针剂0.5mg、安乃近针剂0.25g，混合后分别注入足三里、太冲两穴，每日一次。

3. 大黄15g，木香10g，茵陈30g，甘草10g，水煎服。

4. 大黄50g，加热开水200ml，浸泡40分钟，取浸出液作直肠点滴用。

5. 舌下静脉放血疗法。

6. 不论脓未成或已成，均可选用玉露膏、金黄膏或大黄苏打片醋调敷；双柏散水蜜调制，土大黄全草捣烂，四黄散温水调制外敷右下腹，每日1~2次。

7. 针刺疗法。主穴选双侧足三里或双阑尾穴；配穴选右下腹压痛最明显的阿是穴；恶心呕吐重者还可加上脘、内关；有发热者加曲池、合谷；肿块加天枢；腹胀不舒者加大肠俞、次髎。均取泻法，每次留针半小时至1小时，每15分钟强刺激1次，每日2次。

8. 清胃散每日一剂，水煎服。

9. 中药离子导入法

（1）器械：普通型电离子导入治疗机一台，纱布垫二个，纱布袋二个。

（2）药物：大黄30g、元明粉30g、山栀子30g、香附子30g、郁金30g、黄芩15g、甘草15g、滑石60g、干姜9g，加水1500ml煎煮至沸后2h滤出，其药渣内再加水1500ml，煎煮至沸后2h滤出，二次滤出液入锅内浓缩至500ml时装瓶备用。

（3）方法：先用一个纱布垫浸透药液，应干湿适中，放于阑尾处，另一个纱布垫浸药液后放在阑尾其他部位，但两个纱布垫不能接触，而后把正电极压在第一个纱布垫上，负极压在另一个纱布垫上，两个电极铅板上面均用纱布袋压好，开启电源，以患者能忍受为度，持续30min，取下即可。

（4）注意：①孕妇，心脏病患者禁用。②局部起泡者，停止导入，用京万红软膏外涂即可。

10. 大黄60g，芒硝60g，栀子60g，樟脑10g，冰片10g，大蒜30g，葱白30g，加适量蜂蜜共捣如泥，敷患处。七日一换。

11. 输液

（1）0.9% NS500ml，青霉素针剂800万单位、氨苄西林针剂4g；5% GS250ml，清开灵针剂40ml。

（2）0.9%生理盐水250ml，加西咪替丁注射液1g、维生素B_6注射液0.3g、甲氧氯普胺注射液5mg、10%氯化钾注射液5ml（为防止30岁以下年轻女性和15岁以下儿童的甲氧氯普胺注射液锥外系反应，输液前可口服25mg苯海拉明）。

（3）5%葡萄糖液250ml，加肌苷注射液0.5g、维生素C注射液2g、三磷酸腺苷注射液40mg、辅酶A注射液100单位、门冬氨酸钾镁注射液10ml。每日一次，静滴。

【疗效判定】

1. 治愈：症状消失，经抗生素治疗或行阑尾切除术，伤口一期愈合无其他并发症。

2. 好转：阑尾未切，经非手术治疗症状明显缓解。

3. 未愈：阑尾未切除，症状体征无改善甚至加重，或出现其他严重并发症。

慢性阑尾炎

【本病概述】

1. 概念

慢性阑尾炎是指阑尾急性炎症消退后而遗留的阑尾慢性炎症病变，如管壁纤维结缔组织增生、管腔狭窄或闭塞、阑尾扭曲，与周围组织粘连等。慢性阑尾炎分为原发性和继发性 2 种。原发性慢性阑尾炎起病隐匿，症状发展缓慢，间断发作，病程持续较长，几个月到几年。病初无典型的急性发作史，病程中也无反复急性发作的现象。继发性慢性阑尾炎是首次急性阑尾炎发病后，经非手术治疗而愈或自行缓解，其后遗留有临床症状，久治不愈，病程中可再次或多次急性发作。

2. 临床表现

（1）腹部疼痛右下腹部疼痛，其特点是间断性隐痛或胀痛，时重时轻，部位比较固定。多数病人在饱餐，运动，劳累，受凉和长期站立后，诱发腹痛发生。病程中可能有急性阑尾炎的发作。

（2）胃肠道反应病人常有轻重不等的消化不良、食欲下降。病程较长者可出现消瘦、体重下降。一般无恶心和呕吐，也无腹胀，但老年病人可伴有便秘。

（3）腹部压痛压痛是唯一的体征，主要位于右下腹部，一般范围较小，位置恒定，重压时才能出现。无肌紧张和反跳痛，一般无腹部包块，但有时可触到胀气的盲肠。

（4）间接体征各种特定的压痛点如麦氏点、兰氏点及腰大肌征、罗氏征，在慢性阑尾炎的诊断中不一定出现。

【诊断依据】

1. 有急性阑尾炎病史以及反复发作的右下腹疼痛史。右下腹麦氏点处局限性压痛。

2. X 线钡剂灌肠检查

钡剂灌肠检查不仅可明确压痛点是否位于阑尾处，重要还在于排除可与慢性阑尾炎相混淆的其他疾病，如溃疡病、慢性结肠炎、盲肠结核或癌肿、内脏下垂等。该检查对无典型发作史的病人有重要意义。检查可见阑尾腔内钡剂排空迟缓，或处于固定状态。

3. 超声检查

用以排除最易与慢性阑尾炎相混淆的慢性胆囊炎、慢性肠系膜淋巴结炎、女性的慢性附件炎及慢性泌尿系感染、泌尿系结石等。

【中医治疗】

湿热内蕴

1. 症状

腹痛始于上腹或绕脐周，随后转移至右下腹天枢穴附近，呈持续性隐痛，可阵发性加剧，痛处拒按，两侧阑尾穴有压痛。可伴不同程度腹皮挛急，常有发热，恶心欲吐，嗳气纳呆，大便秘结，小便清或黄，舌苔腻，脉弦滑或兼数。

2. 治则

通腑泄热，行气化瘀。

3. 方药

大黄牡丹汤合红藤煎加减。炒大黄 10g，川楝子 12g，木香 10g，丹皮 10g，桃仁 12g，冬瓜仁 30g，芒硝 10g，玄胡 20g，白花蛇舌草 30g，连翘 30g，蒲公英 30g，紫花地丁 30g，金银花 30g，败酱草 30g，红藤 30g，柴胡 15g，黄芩 12g，甘草 6g。

【西医治疗】

慢性阑尾炎如果诊断明确应早期手术切除，手术方法及术后治疗与急性阑尾炎相同。如术中发现阑尾病变不明显，应详细检查附近器官，如盲肠、回肠末端、肠系膜淋巴结、输卵管等，以便发现病变做相应的处理。如估计粘连较多，或诊断不能完全明确时，应采用右中下腹直肌切口，以改善暴露和便于探查其他脏器。属于功能性因素引起的，不宜做阑尾切除术，给中西医药物调理功能。抗感染可用青霉素、庆大霉素、氨苄西林等。

阑尾切除术后，慢性阑尾炎所引起的腹痛等症状应即消失，如术前症状仍然存在，必须进一步检查以明确腹痛的病因。

当穿刺获得脓液后即应将切口缝线拆除引流。要求引流口足够大，引流通畅。如果病人临床有发热，应适当应用抗菌药物。一般来说，当感染的切口引流后体温很快恢复正常，即可停用抗菌药。如果体温仍然不降，可能为切口引流不畅或伴有其他部位的感染灶存在。

切口引流后需每日换药。换药中应注意以下几点：

1. 应仔细清除各种异物（如缝线）和坏死组织。

2. 局部尽量不用抗生素。

3. 引流数天后，当创面干燥、渗液不多时可考虑将创面对合。一般采用蝶形胶布对拢伤口。

4. 如果切口引流物有粪样物，则可能为粪瘘形成，做相应的处理。

【特色疗法】

1. 针刺疗法

主穴选双侧足三里或双阑尾穴；配穴选右下腹压痛最明显的阿是穴；恶心呕吐重者还可加上脘、内关；有发热者加曲池、合谷；肿块加天枢；腹胀不舒者加大肠俞、次髎。均取泻法，每次留针半小时至1小时，每15分钟强刺激1次，每日2次。

2. 大黄40g，热开水200ml，密封浸泡40分钟后，取过滤液直肠点滴，每日一次，连用1周。

3. 清胃散每日一剂，水煎服，连用2个月。食少腹胀时口服消炎止痛丸。

4. 不论脓未成或已成，均可选用玉露膏、金黄膏或大黄苏打片醋调敷；双柏散水蜜调制，土大黄全草捣烂，四黄散温水调制外敷右下腹，每日1～2次。

5. 氯丙嗪针剂12.5mg、阿托品针剂0.5mg、安乃近针剂0.25g，混合后分别注入足三里、太冲两穴，每日一次。

6. 大黄15g，木香10g，茵陈30g，甘草10g，水煎服。

7. 大黄60g，芒硝60g，栀子60g，樟脑10g，冰片10g，大蒜30g，葱白30g，加适量蜂蜜共捣如泥，敷患处。七日一换。

8. 中药离子导入法

（1）器械：普通型电离子导入治疗机一台，纱布垫二个，纱布袋二个。

（2）药物：大黄30g、元明粉30g、山栀子30g、香附子30g、郁金30g、黄芩15g、甘草15g、滑石60g、干姜9g，加水1500ml煎煮至沸后2h滤出，其药渣内再加水1500ml，煎煮至沸后2h滤出，二次滤出液入锅内浓缩至500ml时装瓶备用。

（3）方法：先用一个纱布垫浸透药液，应干湿适中，放于阑尾处，另一个纱布垫浸药液后放在阑尾其他部位，但两个纱布垫不能接触，而后把正电极压在第一个纱布垫上，负极压在另一个纱布垫上，两个电极铅板上面均用纱布袋压好，开启电源，以患者能忍受为度，持续30min，取下即可。

（4）注意：①孕妇，心脏病患者禁用；②局部起泡者，停止导入，用金万红软膏外涂即可。

【疗效判定】

1. 痊愈症状、体征全部消失，各种检查指标均正常，一年以上未复发者。

2. 好转症状、体征基本消失，各种检查指标接近正常，一年以内或有复发，但症状轻微者。

3. 无效症状、体征、各种检查指标未改变。

胆囊息肉

【本病概述】

1. 概念

胆囊息肉样病变是泛指胆囊壁向腔内呈息肉状生长的所有非结石性病变总称，在我国，随着B超技术的广泛普及，胆囊息肉样病变检出率越来越高，其临床、病理特点和手术时机选择得到广泛的研究。如胆囊息肉大于10mm时，最好先行手术治疗，以杜绝癌症的发生。

胆囊息肉在病理上属乳头状腺瘤，是各种胆囊黏膜良性隆起的总的简称，可单发，但常呈多发性。胆囊息肉病变主要包括：胆固醇息肉、炎性息肉、腺瘤样息肉、腺肌瘤、混合性息肉等。

2. 临床表现

大多数胆囊息肉的症状与慢性胆囊炎相似，主要表现为右上腹轻度不适，伴有结石时可出现胆绞痛，但也有相当数量的患者并无症状，只是在做健康体检时才被发现。一般认为，胆囊息肉是胆囊癌的诱发因素，近些年来国内外也有许多关于胆囊息肉癌变的报道，尤其在伴有结石时，癌变概率会明显提高。

胆囊息肉在临床上可分三个时期即：活跃增长期、相对稳定期、吸收消散期。在治疗中，一般都要经过“活跃增长期－相对稳定期－吸收消散期”的过程。

胆囊隆起样病变，该病临床症状无特异性，大部分患者为查体时所发现。主要症状为中上腹部隐痛（46.9%），发病年龄30～50岁者占57.8%，以中青年为主。主要依靠B超检查诊断胆囊息肉。但常难以定性，临床对其良恶性的鉴别诊断亦较困难。

3. 原因

中医认为，胆囊息肉的形成原因有二：一是由于肝郁气滞，疏泄失常，气血运行不畅，久郁成瘀而致；二是因肠胃积滞，运化失常，水湿内停，蕴而化热，上蒸肝胆，使肝失疏泄，久郁成瘀而致。肝胆经络循行两胁，肝失疏泄，气滞不行故两胁胀痛；木郁克土使脾胃气滞故脘腹胀满或疼痛；湿热内蕴，肝胆气逆故见口苦咽干、烧心。舌苔黄腻乃肝脾湿热上蒸所致。

原则应以疏肝利胆、清热泻火、健脾祛湿为主。双花连胆汤方中金银花、野菊花、黄连、龙胆草清热泻火；柴胡、制香附、青皮疏肝利胆；厚朴、前胡、白芍、甘草理气行滞、解痉止痛；茯苓、茵陈清热利湿。合用，共奏清热泻火、疏肝利胆、健脾祛湿之功效。除了上述方法外，还可以用护胆调息方来调节。

【诊断依据】

1. 隐痛

一些胆囊息肉的患者不会出现像胆结石发病时类似胆绞痛的症状，反而症状比较不典型，多表现为右上腹轻度不适。多数胆囊息肉患者不了解该症状，就为胆囊癌的发生筑造了有利条件。

2. 无症状

胆囊息肉多无症状，85%以上的患者都是在例行体检中发现。需要提起大家注意的是，无症状胆囊息肉的治疗是不容忽视的，因为多数胆囊息肉在癌变中乃至癌变后都无明显症状，在不知不觉中癌变是胆囊息肉的一大特点。在这种情况下可以判断胆囊息肉的方法：

(1) 超声检查

对<5mm者的检出率可达90%以上，诊断的灵敏度和准确率均较高，为胆囊息肉的首选检查方法。但B超检查对本病的诊断、定性及鉴别诊断又有一定局限性和假阴性率，如当病变小且位于胆囊颈部时或伴有胆囊结石时易造成漏诊，且对定性和鉴别亦有一定困难。

(2) 胆囊造影

诊断价值有限，可了解胆囊的功能。现在临床上已经很少用此项目进行检查胆囊息肉。如果是腺肌瘤，胆囊造影可以表现为弥漫性、节段型、局限型三种改变；如果胃炎性息肉，口服造影剂后效果较好，可以表现为弥漫型和息肉型。

(3) CT检查

直径小于1cm的息肉，CT的检出率仅为25%以下，病变位于胆囊颈部时与胆结石可以做出鉴别。

【中医治疗】

1. 肝气郁结

(1) 症状：右胁隐痛或胀痛、走窜不定、时轻时重、时作时止、脘腹胀满、性郁抑郁或易怒、口苦、恶心、胸闷、喜叹息、嗳气、舌苔薄白、脉沉弦。

(2) 治则：疏肝解郁、软坚散结。

(3) 方药：柴胡疏肝散合海藻玉壶汤加减。三棱20g，莪术20g，柴胡

20g，陈皮20g，贝母12g，郁金20g，夏枯草30g，半夏15g，黄药子20g，玄参20g，海藻30g，昆布30g，连翘30g，枳壳15g，香附子30g。

2. 瘀血阻滞

（1）症状：右胁部刺痛，痛有定处，入夜较甚、面色晦暗，苔薄黄、舌质紫暗瘀斑，脉细而涩。

（2）治则：活血通络、软坚散结。

（3）方药：通气散坚丸加减。陈皮30g，半夏15g，茯苓30g，皂角刺20g，甘草6g，石菖蒲20g，炒枳实20g，人参10g，胆南星10g，天花粉20g，桔梗12g，川芎15g，海藻30g，昆布30g，当归12g，贝母15g，香附30g，酒炒黄芩12g，王不留30g，三棱20g，莪术20g。

3. 肝胆湿热

（1）症状：右上腹或剑突下，胀痛明显，腹满而拒按，口苦、咽干、恶心、呕吐、少食、小便黄赤、大便秘结、胸脘痞闷、发热畏寒、舌质红、苔黄而腻，脉弦滑而数。

（2）治则：清热化湿、通腑软坚。

（3）方药：大柴胡汤加减。柴胡20g，黄芩15g，半夏15g，败酱草30，生姜10g，大枣10g，白芍30g，枳实30g，三棱20g，莪术20g，丹参30g，檀香12g，砂仁12g，牡蛎30g，鳖甲30g，海藻30g，昆布30g，金钱草30g，郁金20g，茵陈20g，栀子15g。

【西医治疗】

胆囊息肉病变临床并不少见，手术是根治的方法，但并非所有胆囊息都需手术治疗。因其病变类型不同，大小不一，疾病转归亦不尽相同，因此其手术适应症各家掌握也不一致。

手术时机选择：胆囊息肉样病变术前有时难以定性。根据胆囊息肉样病变恶变可能性的高危因素我们提出下列手术指征：

1. 单发病变，大于10mm，蒂粗大者，尤其是位于胆囊颈部，年龄大于50岁。

2. 多发病变，伴有胆囊结石，有症状，年龄大于50岁。

3. 单发病变，小于10mm，无症状，年龄小于50岁，允许观察、随访；病变增大或形态有变化则应手术治疗。

4. 多普勒彩超检查病变有丰富血供提示为恶性新生物。

5. CEA（肿瘤标记物），测值明显升高且除外其他胃肠道肿瘤者。

6. 胆囊息肉样病变，有明显症状且反复发作者。

7. 对直径小于5mm无症状病人应间隔3到5个月随访检查。一旦病变增大或症状明显亦须行手术治疗。

【特色疗法】

1. 禁酒及含酒精类饮料

酒精在体内主要通过肝脏分解、解毒，所以，酒精可直接损伤肝功能，引起肝胆功能失调，使胆汁的分泌、排出过程紊乱，从而刺激胆囊形成新的息肉及/或使原来的息肉增长、变大，增加胆囊息肉的癌变系数。

2. 饮食要规律、早餐要吃好

规律饮食、吃好早餐对胆囊息肉患者极其重要。人体内肝脏主管分泌胆汁，分泌的胆汁存储入胆囊内，而胆汁的功能主要是消化油性食物。如果不吃早餐，则晚上分泌的胆汁利用不上，存留于胆囊内，胆汁在胆囊内滞留时间过长，即可刺激胆囊形成胆囊息肉或使原来的息肉增大、增多，所以早餐最好吃些含植物油的食品。

3. 低胆固醇饮食

胆固醇摄入过多，可加重肝胆的代谢、清理负担，并引起多余的胆固醇在胆囊壁结晶、积聚和沉淀，从而形成息肉，所以，胆囊息肉患者应降低胆固醇摄入量，尤其是晚上，应避免进食高胆固醇类食品如：鸡蛋（尤其是蛋黄）、肥肉、海鲜、无鳞鱼类、动物内脏等食品。

4. 大黄䗪虫丸，每次 30 粒，日 3 次口服。

5. 增生平每次 8 片，日 3 次口服。

6. 芹菜小汤

芹菜 150g，奶油 50ml，牛奶 150ml，面粉适量，芹菜用相同重量的水煮开，并将食盐、奶油及 2 匙面粉调入牛奶内，一起倒入芹菜汤后，煮开即成，佐餐食用。益气养血，利胆止痛。

7. 芹菜粳米粥

芹菜 40g，粳米 50g，葱白 5g，花生油适量，食盐少许，味精少许。先在锅中倒入花生油，待油烧热后倒入切好的葱白，爆炒片刻，再加入粳米、清水、食盐，一起煮粥，最后加入芹菜同煮。待粥熟后，调入味精，盛出食用。佐餐食用。益胆养阴。

8. 决明子 15g，杭菊花 10g，山楂 10g。将上述三种药材放入锅中，加水浸泡片刻，然后以文火煎煮至沸腾。滤出，代茶服用。每日 1 付。

9. 双花连胆汤

金银花 20g，野菊花 20g，制香附 15g，白芍 15g，青皮 15g，元胡 15g，柴胡 15g，厚朴 15g，茵陈 15g，茯苓 15g，龙胆草 10g，甘草 10g，黄连 10g。将上述药材全部放入锅中，加水稍作浸泡后再行煎煮，煮至沸腾后滤出，分 3 次服用。每日 1 剂。

10. 丹参田鸡汤

田鸡 250g，丹参 30g，大枣 10g。丹参用干净的纱布包好，大枣洗净、去核，田鸡去皮、洗净。将以上三味材料一同放入锅中，加入清水，以文火炖至田鸡熟透，捞去药包，加入食盐、味精等调味品后食用。每日 1 剂。

11. 逐瘀消症汤

白花蛇舌草 30g，金钱草 30g，煅蛤壳 30g，炙鳖甲 20g，醋浸炒香附 15g，当归 15g，桃仁 15g，五灵脂 10g，凌霄花 10g，赤芍 10g，莪术 10g。将上述药材全部放入锅中，注意五灵脂要用干净的纱布包好再放入。开文火煎煮，待煮至沸腾后滤出，分 2 次服用。每日 1 剂。

12. 温胆汤

陈皮 90g，半夏 60g，竹茹 60g，枳实 60g，茯苓 45g，炙甘草 30g，生姜 5 片，大枣 1 枚。将上述材料全部置于锅中，加入适量的清水，然后以文火煮至沸腾，去渣取汁后服用。每日 1 付。

13. 蒲公英粥

干品蒲公英 40～60g 或者鲜品蒲公英 60～90g，粳米 50～100g。将干品或者鲜品的蒲公英带根洗净，切碎，然后放入锅中加水煎汁，去渣取汁。将取得的蒲公英汁倒入装有粳米的锅中，同煮为稀粥。分 2～3 次稍温服用。

14. 桃仁炖墨鱼

桃仁 6g，当归 10g，墨鱼 1 条。先将墨鱼去头、骨，洗净，切丝，放入锅中；再将桃仁、当归一起用干净的纱布包好，同样放入锅内。往锅中倒入适量的清水，开文火煮沸，撇去浮沫，文火煮至墨鱼熟透，捞去纱布包，调味后食用。

15. 牛蒡炒肉丝

胡萝卜丝 100g，猪瘦肉 150g，牛蒡子 10g，淀粉适量，素油适量，调味品适量。先将牛蒡子单独放入锅中，加水煎取汁，备用。再把猪瘦肉洗净、切丝，置于碗中，倒入牛蒡子汁、淀粉等腌渍、调味。在锅中放素油，烧热，下调好的肉丝，爆炒，然后下切好的胡萝卜丝以及其他调味品，翻炒至熟，盛出食用。每日 1 剂。

16. 饮食停滞型

主要表现为胁肋疼痛、胃脘胀满，或恶心欲呕、大便不爽、苔厚腻、脉滑。当以理气消食、和胃导滞为治，可选用：

（1）山楂山药饼：山楂、山药、白糖各适量。将山楂去核，同山药共蒸熟，冷后加白糖搅匀，压为薄饼服食，1 日 1 剂。

（2）干姜胡椒砂仁肚：干姜、胡椒、砂仁各 6g，肉桂、陈皮各 3g，猪肚 1 个，调料适量。将猪肚洗净，诸药布包，加水同煮至猪肚烂熟后，去渣取汁饮服，猪肚取出切片，调味服食，2 日 1 剂。

17. 肝气犯胃型

主要表现为胁肋疼痛，胃脘胀满，攻撑作痛，嗳气频繁，大便不畅，每因情志因素而疼痛发作，舌苔薄白，脉弦。当以疏肝理气为治，可用陈皮煮槟榔：陈皮 20g，槟榔 200g，丁香、豆蔻、砂仁各 10g。将诸药洗净，放入锅中。加清水适量，武火煮沸后，转文火慢煮；煮至药液干后，停火候冷。待药液冷后，将槟榔取出，用刀剁为黄豆大小的碎块备用。每次饭后含服少许。

18. 肝胃郁热型

主要表现胁肋疼痛、胃脘胀满灼痛，烦躁易怒、泛酸嘈杂、口干口苦、舌质红苔黄、脉弦或数。当以疏肝泄热，行气止痛为治，可用金币竹叶粥：金币草 30g，竹叶 10g，大米 50g，白糖适量。将金币草、竹叶择净，放入锅中，加清水适量，浸泡 5 ~ 10 分钟后。水煎取汁，加大米煮粥，待熟时，调入白糖，再煮两沸即成。每日 1 剂。

19. 瘀血停滞

主要表现为胁肋疼痛、痛有定处而拒按、胃脘胀满疼痛、舌质紫暗、脉涩。当以活血化瘀，理气止痛为治，可选用：

（1）山楂三七粥：山楂 10g，三七 3g，大米 50g，蜂蜜适量。将三七研为细末，先取山楂、大米煮粥，待沸时调入三七、蜂蜜，煮至粥熟服食，每日 1 剂，早餐服食。

（2）无花果木耳红枣瘦肉羹：猪瘦肉 250g，无花果 60g，红枣 5 枚，黑木耳 15g，调料适量。将猪肉洗净、切片；大枣去核；黑木耳发开洗净，与无花果等同放锅中，加清水适量煮沸后，调入葱、姜、椒、盐等。待熟后，味精调服，每日 1 剂。

20. 乌梅 60g，威灵仙 60g，干姜 60g，芒硝 60g，樟脑 20g，冰片 10g，急性子 30g，食醋调膏，外敷患处。七日一换。

21. 养胃丸、疏肝清胃丸、利胆化石丹、消炎止痛丸。

22. 中药离子导入法

（1）器械：普通型电离子导入治疗机一台，纱布垫二个，纱布袋二个。

（2）药物：大黄 30g、元明粉 30g、山栀子 30g、香附子 30g、郁金 30g、黄芩 15g、甘草 15g、滑石 60g、干姜 9g，加水 1500ml 煎煮至沸后 2h 滤出，其药渣内再加水 1500ml，煎煮至沸后 2h 滤出，二次滤出液入锅内浓缩至 500ml 时装瓶备用。

（3）方法：先用一个纱布垫浸透药液，应干湿适中，放于胆囊处，另一个纱布垫浸药液后放在胆囊其他部位，但两个纱布垫不能接触，而后把正电极压在第一个纱布垫上，负极压在另一个纱布垫上，两个电极铅板上面均用纱布袋压好，开启电源，以患者能忍受为度，持续30min，取下即可。

（4）注意：①孕妇，心脏病患者禁用；②局部起泡者，停止导入，用金万红软膏外涂即可。

【疗效判定】

1. 痊愈症状、体征全部消失，各种检查指标均正常，一年以上未复发者。

2. 好转症状、体征基本消失，各种检查指标接近正常，一年以内或有复发，但症状轻微者。

3. 无效症状、体征、各种检查指标未改变。

胰腺囊肿

【本病概述】

1. 概念

胰腺囊肿包括真性囊肿、假性囊肿和囊性肿瘤。真性囊肿有先天性单纯囊肿、多囊病、皮样囊肿、潴留囊肿等，囊肿内壁覆有上皮。囊性肿瘤有囊性腺瘤和囊性癌。假性囊肿的囊壁为纤维组织构成，不覆有上皮组织，临床上胰腺囊肿以假性囊肿最多见。

2. 病因

胰腺假性囊肿是外溢的血液和胰液进入胰周组织，或于少见的情况下进入小网膜囊内发生包裹形成的囊肿。假性囊肿与真性囊肿的差别在于后者发生于胰腺组织，囊肿在胰腺内，囊内层为腺管或腺泡上皮细胞组成；而前者是胰腺周围组织形成囊壁将积液包囊形成的囊肿，囊壁内没有上皮细胞，故名为假性囊肿。

含有多种消化酶的胰液自坏死的胰腺组织渗出至胰腺周围腹膜后间隙，引起炎性反应和纤维素沉着，经一周至数周后形成纤维包膜，后腹膜构成囊肿的前壁。或者胰液直接渗入小网膜囊内，Wins10w孔往往由于炎症而封闭，囊肿则在小网膜内形成。有时胰液沿着组织间隙进入其他部位形成特殊部位的囊肿，如纵隔内、脾内、肾内及鼠蹊部的假性胰腺囊肿等。

3. 分型

（1）炎症后假性囊肿。见于急性胰腺炎和慢性胰腺炎。

（2）外伤后假性囊肿。见于钝性外伤、穿透性外伤或手术外伤。

（3）肿瘤所致假性囊肿。

（4）寄生虫性假性囊肿。蛔虫或包囊虫引起。

（5）特发性或原因不明性。

4. 临床表现

少数假性囊肿无症状，仅在B超检查时发现。大多数病例临床症状系由囊肿压迫邻近脏器和组织所致。80%～90%发生腹痛。疼痛部位大多在上腹部，疼痛范围与囊肿位置有关，常向背部放射。疼痛的发生系由于囊肿压迫胃肠道、后腹膜、腹腔神经丛，及囊肿和胰腺本身炎症所致。有恶心、呕吐者20%～75%；食欲下降者有10%～40%。体重下降见于20%～65%的病例。发热常为低热。腹泻和黄疸较为少见。囊肿如果压迫幽门可导致幽门梗阻；压迫十二指肠可引起十二指肠郁积及高位肠梗阻；压迫胆总管可引起阻塞性黄疸；压迫下腔静脉引起下腔静脉梗阻症状及下肢浮肿；压迫输尿管可引起肾盂积水等。纵隔内胰腺假性囊肿可有心、肺和食道压迫症状，发生胸痛、背痛、吞咽困难、颈静脉怒张等。如果假性囊肿伸展至左腹股沟、阴囊或直肠子宫隐窝等处，可出现直肠及子宫受压症状。体格检查时，50%～90%患者上腹部或左季部有包块可扪及。包块如球状，表面光滑，鲜有结节感，但可有波动感，移动度不大，常有压痛。

【诊断依据】

1. 实验室检查

少数患者血清淀粉酶、血糖增高，大便中有较多脂肪颗粒。

2. 胃肠钡餐检查

十二指肠套增大，胃、十二指肠、横结肠受压移位。

3. B型超声检查

显示圆球形，边缘光滑且清晰的病损区，其间无光点反射的暗区或显示囊肿与消化道间形成的内瘘。

4. 血管造影

可见血管呈鸟笼样受压现象，毛细血管像胰腺囊肿周围所表现的均匀一致淡染特征或见囊肿与血管形成的内瘘。

5. 胰腺扫描

75Se－甲硫氨酸胰腺闪烁扫描显示无聚集现象。

6. CT

可见圆形，椭圆形，边缘清晰的低密度阴影，CT值接近水的密度。

7. 在急性胰腺炎或胰腺外伤后出现持续上腹、恶心呕吐、体重下降和发热等，腹部扪及囊性肿块时，应首先考虑假性胰腺囊肿形成的可能。及时进行检查，做出诊断。

【中医治疗】

1. 湿热

（1）症状：脘腹痞闷，呕恶纳呆，肢体困重，大便溏泄，小便短黄，或面目肌肤发黄，或皮肤发痒，或身热起伏，汗出热不解，左上腹胀痛，舌红苔黄腻，脉濡数。

（2）治则：清利湿热，消癥止痛。

（3）方药：柴胡 20g，白芍 30g，生大黄 10g，黄芩 15g，胡黄连 15g，木香 10g，元胡 30g，芒硝 10g，龙胆草 10g，三棱 20g，莪术 20g，海藻 20g，昆布 20g，鳖甲 30g，牡蛎 30g，皂角刺 30g。

2. 实热

（1）症状：胃脘灼痛、拒按，渴喜冷饮，或消谷善饥，或食入即吐，或见口臭、牙龈肿痛、齿衄，大便秘结，小便短黄，舌红苔黄，脉滑数。

（2）治则：泻热通腑，止痛消积。

（3）方药：栀子 15g，丹皮 15g，赤芍 30g，败酱草 30g，大黄 15g，木香 10g，厚朴 12g，元胡 30g，三棱 30g，莪术 30g，海藻 30g，昆布 30g，鳖甲 30g，芒硝 20g，枳实 30g。

3. 瘀血

（1）症状：胸胁胀满，性情抑郁或急躁，并兼胁下痞块刺痛拒按，舌质紫暗或有紫斑，脉弦涩。

（2）治则：活血化瘀，散结除癥。

（3）方药：元胡 30g，川楝子 12g，大黄 10g，芒硝 10g，赤芍 30g，柴胡 20g，枳实 30g，三棱 30g，莪术 30g，海藻 30g，昆布 30g，鳖甲 30g，姜黄 30g，黄芩 15g，银花 30g。

【西医治疗】

1. 急症手术囊肿破裂、出血、继发感染等危及生命时，行急症外引流（切开引流或囊袋缝合术），注意补充水、电解质及全身治疗。待瘘管形成后再次手术。

2. 择期手术假性囊肿形成后 2～4 月，根据病变程度、范围选定手术。居于胰尾部可行胰尾脾脏切除术；位于胰头、体部行囊肿胃吻合术、囊肿十二指肠吻合术、囊肿空肠 Roux－Y 吻合术。吻合口应足够大，防止逆流感染。内瘘存在时，术前应清洁肠道，口服新霉素，同时肌注维生素 K。

真性囊肿一般与周围组织粘着不紧，较易剥离，也可连同囊肿切除部分胰腺。

3. 药物治疗生长抑素对胰外分泌具有显著抑制作用。合成的生长抑素类似品奥曲肽体内半衰期长，应用胰外瘘病人，可促进瘘管闭合。Landen 等在

4 例假性囊肿引流后和 1 例胰癌切除后发生胰瘘的患者予以奥曲肽治疗，初期 50μg，一日 2 次，逐渐增加至 150μg，一日 2 次，连用 2～6 周。治疗后第 2 天瘘管排液量平均减少 52%，3 天后减少 70%，所有瘘管在 7～44 天内闭合。未见明显副作用。

【特色疗法】

1. 山楂荷叶茶

山楂 30g；荷叶 12g。上两药加清水 2 碗，煎至 1 碗，去渣分服。能升清消导，助消化，可治疗慢性胰腺炎消化不良。

2. 苗岭胰肿汤

柴胡、三七、黄芪、党参、活血丹等苗疆纯天然药材。水煎内服，每日一次，每次一碗为宜。具有清热解毒、活血散瘀、利水消肿，调和五脏之功效。

3. 草决海带汤

海带 20g，草决明 10g。上两料加水 2 碗，煎至上碗，顿服，每日 2 次。有利于慢性胰腺炎的。

4. 经验方

大黄 15g，郁金 15g，丹皮 18g，浙贝 10g，夏枯草 15g，三棱 15g，昆布 20g，木香 15g，莪术 15g，柴胡 18g，茵陈 12g，猪爪草 18g，云苓 15g，白术 15g。每日一剂，水煎服。

5. 大黄 30g，王不留行 20g，乳没各 15g，青黛、菖蒲、郁金各 10g 等共研细末，以蛋清调如膏状，敷于腹部剧痛部位可止痛。

6. 芙蓉叶、大黄各 210g，黄芩、黄连、黄柏、泽兰叶各 240g，冰片 9g 共研细末，用黄酒或酒精调敷于脓肿或囊肿处。

7. 针刺足三里、阳陵泉、梁门、内关、三阴交、下巨虚等穴位。

8. 单味生大黄灌肠。

9. 乌梅 60g，威灵仙 60g，干姜 60g，芒硝 60g，樟脑 20g，冰片 10g，急性子 30g，食醋调膏，外敷患处。七日一换。

10. 中药离子导入法

（1）器械：普通型电离子导入治疗机一台，纱布垫二个，纱布袋二个。

（2）药物：大黄 30g、元明粉 30g、山栀子 30g、香附子 30g、郁金 30g、黄芩 15g、甘草 15g、滑石 60g、干姜 9g，加水 1500ml 煎煮至沸后 2h 滤出，其药渣内再加水 1500ml，煎煮至沸后 2h 滤出，二次滤出液入锅内浓缩至 500ml 时装瓶备用。

（3）方法：先用一个纱布垫浸透药液，应干湿适中，放于胰腺处，另一个纱布垫浸药液后放在胰腺其他部位，但两个纱布垫不能接触，而后把正电极压在第一个纱布垫上，负极压在另一个纱布垫上，两个电极铅板上面均用纱布袋压好，开启电源，以患者能忍受为度，持续30min，取下即可。

（4）注意：①孕妇，心脏病患者禁用；②局部起泡者，停止导入，用金万红软膏外涂即可。

11. 清胃散，每日一剂，水煎服。养胃丸、疏肝清胃丸，消炎止痛丸。

【疗效判定】

1. 痊愈症状、体征全部消失，各种检查指标均正常，一年以上未复发者。

2. 好转症状、体征基本消失，各种检查指标接近正常，一年以内或有复发，但症状轻微者。

3. 无效症状、体征、各种检查指标未改变。

非溃疡性消化不良

【本病概述】

1. 概念

非溃疡性消化不良是指有消化不良的症状而发现有胃肠道溃疡及肿瘤，并排除食管炎及肝、胆、胰疾病的患者。消化不良是指患者有上腹部疼痛、不适、饱胀、嗳气、反酸、呃逆、烧心、恶心、呕吐等临床表现而言。非溃疡性消化不良包括慢性胃炎、十二指肠炎及胃神经官能症等多种疾病。

2. 分型

（1）类胃食管反流型：具有典型的反流，如胸骨后不适，烧心（特别在餐后），仰卧或弯腰前倾位时尤为明显，抗酸药物可暂时缓解症状，但周期性加剧，此型有反流症状，但内镜常未发现有食管炎症的病例。

（2）动力障碍型：有腹胀、上腹不适、重压感，恶心、无固定位置的上腹痛，夜间可以缓解等症状。

（3）类溃疡型：较局限的上腹疼痛、夜间痛、周期发作，食物及抗酸药物可以缓解，症状虽类似溃疡，但内镜不能发现有溃疡。

（4）吞气症型：与精神因素关系密切，餐后饱胀，频繁干吞，吞咽颈向前移动。

临床上以典型的溃疡样症状和不典型的上腹胀症状两种。

本病属于中医“嘈杂”“呃逆”“胃痛”“痞证”范畴。

3. 中医病因病机

（1）情志不畅，肝气郁结：多因情志抑郁，久郁伤肝犯胃；或因脾胃久病累及肝脏等因素，而致肝失疏泄，气机阻滞，横逆犯胃，中焦气滞，胃失和降，而出现嗳气、痞满等症。

（2）内伤外感，湿热中阻：多因外感湿热；或因外感湿热；或因食辛燥饮食；或因脾胃素有湿热阻滞，皆可致湿遏胃阳，湿滞久郁化热，湿热壅滞胃腑，阻滞气机，胃失和降，而出现嗳气，痞满等症。

（3）饮食不节，食滞胃脘：多因脾胃素弱，食滞难化；或因老年脾胃自衰；或因暴饮暴食，反复伤胃，食阻肠胃难以克化，阻滞气机，升降失常而见痞满、吐酸、呃逆等症。

（4）禀赋不足，脾胃虚弱：多因禀赋不足，脾虚胃弱；或因劳伤过度，损伤脾胃；或因大病久病，延及脾胃而致中气虚乏，食入不化，升降失司，浊气滞留胃脘，出现上腹隐痛、胀满、纳呆等症。

（5）日久失治，寒热错杂：多因少阳病误下，邪滞胃腑；或因久患胃病，寒热杂投；或因辛辣冷食之物，均可化寒化热，寒热互结，阻遏中焦，升降失司，而致胃脘隐痛，泛酸，或腹泻便秘。

（6）水湿不行，痰火滞胃：多因痰湿内盛，复因嗜酒抽烟，损伤脾胃，水湿内停；或因脾胃久病，津液布散转输失常，水湿内聚；或因过食肥甘厚味，致脾胃气机壅滞，水湿滞留，聚湿生痰，痰滞久郁，化热生火，痰火阻滞胃肠，而致嘈杂，恶心，泛酸等症。

（7）虚火内盛，胃阴不足：多因素体阴虚，胃阴亏损；或因脾胃病日久不愈，累及胃阴；或误投、过量应用辛燥药物，灼伤胃腑津液；或过食辛辣燥烈食物，嗜酒抽烟，均可致胃体津虚，虚火内盛，更灼胃液，升降失序，而出现嘈杂、胃痛等症。

【诊断依据】

1. 消化不良

指上腹部或胸骨后疼痛、不适、烧心、恶心、呕吐或其他与近端消化道有关的症状。

2. 器质性消化不良

由器质性病变引起的上述症状，如消化性溃疡、反流性食管炎、胃癌、胆石症等。

3. 非溃疡性消化不良

指非器质性病变引起的上述症状，病程必须超过 4 周。

4. 纤维内镜检查

正常或见到慢性胃炎、慢性十二指肠炎征象，但排除了糜烂、溃疡及肿瘤等器质性病变。

5. 幽门螺杆菌检查

约半数非溃疡性消化不良的患者可检出幽门螺旋菌。

【中医治疗】

1. 肝气犯胃

（1）症状：症见病程长，胃脘痞满，闷胀不舒，胀及两胁，嗳气泛酸，口干口苦；或心烦急躁，两胁气窜走痛，舌质暗红，苔薄白或白厚，脉弦或细弦。

（2）治则：理气解郁，和胃降逆。

（3）方药：柴胡12g，枳壳12g，川芎12g，香附子12g，芍药20g，甘草6g，陈皮12g，沉香6g，木香6g，藿香叶20g，人参10g，甘草6g，白术12g，白檀香12g，肉豆蔻20g，砂仁12g，槟榔12g，陈橘皮12g，白豆蔻12g，白茯苓12g，枳实6g。

2. 湿热阻滞

（1）症状：多见于长期嗜酒抽烟者，胃脘痞满，胀闷不舒，纳差食少，头身沉重，肢软乏力，嗳气不爽，口苦吐酸，大便不爽而滞，小便黄赤，舌红，苔黄厚或黄腻，脉濡数或细数。

（2）治则：清热化湿，理气和胃。

（3）方药：生薏苡仁30g，白蔻仁15g，半夏12g，厚朴12g，通草12g，滑石15g，淡竹叶12g，藿香15g，川朴15g，赤茯苓12g，杏仁6g，猪苓12g，淡香豉15g，泽泻12g。

3. 食滞伤胃

（1）症状：多有伤食病史，胃脘痞满，食后尤甚，噫气频出，厌食畏食，口出浊气，矢气较多，大便不爽，其味腐臭，舌质淡，苔白腻或腐腻，脉弦滑。

（2）治则：健脾和胃，消食导滞。

（3）方药：山楂30g，神曲30g，莱菔子20g，半夏15g，陈皮15g，茯苓15g，连翘30g，枳实12g，厚朴12g，大黄6g。

【西医治疗】

1. 营养支持治疗

根据消化吸收障碍程度和低营养状态来选择。每日粪脂肪量30g以上为重度消化吸收障碍，7～10g为轻度，两者之间为中度。血清总蛋白和总胆固醇同时低下者应视为重度低营养状态。轻度时仅用饮食疗法可改善病情，饮食当选用低脂（10g/d）、高蛋白〔1.5g/（kg/d）〕、高热量〔10032～12540kJ（2400～3000kcal）/d或167～209kJ（40～50kcal）/（kg/d）〕、低纤维。对脱水、电解质紊乱、重度贫血和低蛋白血症等应采用静脉补液、输血来纠正。重度消化吸收障碍且肠道营养补给困难者，应进行中心静脉营养。

2. 胰源性消化障碍为消化酶类药物的绝对适应证。消化酶用量宜大，为常用量的3～5倍。

3. 对因回肠末端切除等原因所致胆汁酸性腹泻，可用考来烯胺10～15g/d。

4. 肠淋巴管扩张症脂肪转运障碍者限制长链脂肪酸摄入并给予中链脂肪酸。

5. 麦胶性肠病避免进食麦胶饮食、如大麦、小麦、燕麦及稞麦等，可将面粉中的面筋去掉再食用。

6. 乳糖酶缺乏和乳糖吸收不良者限制含乳糖食物，乳糖酶制剂按1g对10g乳糖的比例给予。

7. 抗酸治疗。可选用选择性抗毒蕈碱药物哌仑西平，对腹痛、烧心症状的消除有良好效果。

8. 用三钾二枸橼络合铋（TDB或De－Nol）、德诺片、得乐或枸橼酸铋钾（迪乐）冲剂、羟氨苄西林混悬液、呋喃唑酮、庆大霉素、甲硝唑等。

9. 西沙必利5～10mg，每日3次餐后口服。

【特色疗法】

1. 按消化系统疾病护理常规。进食少渣低脂易消化饮食；属乳糜泻者，忌食小麦、大麦、燕麦等含麦胶食品；乳糖酶缺乏者忌食乳类食品。病情严重者可静脉高营养疗法，给予脂肪乳剂、复方氨基酸、白蛋白等，必要时输血浆。补充各种维生素：如维生素A、D、K、B_{12}及其他B族维生素和叶酸等。缺铁性贫血者可服用硫酸亚铁丸或速力菲等。

2. 对症治疗

腹泻严重者给予碱式碳酸铋、复方地芬诺酯或洛派丁胺等治疗，同时纠正水电解质平衡紊乱。危重患者如已排除感染或癌肿疾病，可试用糖皮质激素治疗。

3. 针对病因积极治疗

惠普尔病、热带斯泼鲁和盲襻综合征等引起的吸收不良，需用抗生素，如四环素、氧氟沙星和甲硝唑等治疗。乳糜泻可用激素治疗。淋巴瘤和克罗恩病等引起的吸收不良可手术治疗。胰源性吸收不良可用胰酶片或动物胰腺焙干治疗。

4. 口服结肠炎丸、养胃丸、健脾和胃丸。

5. 如果大便次数减少，症状改善后，胃中又出现饱胀不舒现象，即合并有慢性胃炎，应服养胃丸、疏肝清胃丸、消炎止痛丸。

6. 结肠炎口服液配养胃合剂，每次100ml，每日3次。

【疗效判定】

1. 痊愈症状、体征全部消失，各种检查指标均正常，一年以上未复发者。

2. 好转症状、体征基本消失，各种检查指标接近正常，一年以内或有复发，但症状轻微者。

3. 无效症状、体征、各种检查指标未改变。

丙型肝炎

【本病概述】

1. 概念

丙型病毒性肝炎，简称为丙型肝炎、丙肝，是一种由丙型肝炎病毒（HCV）感染引起的病毒性肝炎，主要经输血、针刺、吸毒等传播，据世界卫生组织统计，全球 HCV 的感染率约为 3%，估计约 1.8 亿人感染了 HCV，每年新发丙型肝炎病例约 3.5 万例。丙型肝炎呈全球性流行，可导致肝脏慢性炎症坏死和纤维化，部分患者可发展为肝硬化甚至肝细胞癌（HCC）。未来 20 年内与 HCV 感染相关的死亡率（肝衰竭及肝细胞癌导致的死亡）将继续增加，对患者的健康和生命危害极大，已成为严重的社会和公共卫生问题。

2. 原因

丙型肝炎病毒感染是致病根本原因，在外界因素的影响下，如饮酒，劳累，长期服用有肝毒性的药物等，可促进病情的发展。丙肝的病理改变与乙肝极为相似，以肝细胞坏死和淋巴细胞浸润为主。慢性肝炎可出现汇管区纤维组织增生，严重者可以形成假小叶即成为肝硬化。

HCV 感染的发病机制主要包括免疫介导和 HCV 直接损伤两种，病毒因素包括病毒的基因型、复制能力、病毒多肽的免疫原性等；宿主因素包括人体的先天性免疫反应、体液免疫和细胞免疫反应等。饮酒、免疫抑制剂的使用等因素对 HCV 的感染病程也有影响。

3. 临床表现

（1）急性丙型病毒性肝炎：成人急性丙型肝炎病情相对较轻，多数为急性无黄疸型肝炎，ALT 升高为主，少数为急性黄疸型肝炎，黄疸为轻度或中度升高。可出现恶心，食欲下降，全身无力，尿黄眼黄等表现。单纯丙肝病毒感染极少引起肝功能衰竭。在自然状态下，其中仅有 15% 的患者能够自发清除 HCV 达到痊愈，在不进行抗病毒治疗干预的情况下，85% 的患者则发展为慢性丙型肝炎；儿童急性感染丙型肝炎病毒后，50% 可自发性清除 HCV。

（2）慢性丙型病毒性肝炎：症状较轻，表现为肝炎常见症状，如容易疲劳，食欲欠佳，腹胀等。也可以无任何自觉症状。化验 ALT 反复波动，HCVRNA 持续阳性。有 1/3 的慢性 HCV 感染者肝功能一直正常，抗 HCV 和 HCVRNA 持续阳性，肝活检可见慢性肝炎表现，甚至可发现肝硬化。

（3）肝硬化：感染 HCV20～30 年有 10%～20% 患者可发展为肝硬化，1%～5% 患者会发生肝细胞癌（HCC）导致死亡。肝硬化一旦出现失代偿情况，如出现黄疸，腹腔积液，静脉曲张破裂出血，肝性脑病等，其生存率则急剧下降。

HCV 传播途径：接吻、拥抱、喷嚏、咳嗽、食物、饮水、共用餐具和水杯、无皮肤破损及其他无血液暴露的接触一般不传播 HCV。HCV 主要通过以下途径传播：

（1）血液传播

①经输血和血制品传播：由于抗－HCV 存在窗口期、抗－HCV 检测试剂的质量不稳定及少数感染者不产生抗－HCV，因此，无法完全筛出 HCV 阳性者，大量输血和血液透析仍有可能感染 HCV。

②经破损的皮肤和黏膜传播：这是目前最主要的传播方式，在某些地区，因静脉注射毒品导致 HCV 传播占 60%～90%。使用非一次性注射器和针头、未经严格消毒的牙科器械、内镜、侵袭性操作和针刺等也是经皮传播的重要途径。一些可能导致皮肤破损和血液暴露的传统医疗方法也与 HCV 传播有关；共用剃须刀、牙刷、文身和穿耳环孔等也是 HCV 潜在的经血传播方式。

（2）性传播。

（3）母婴传播

抗－HCV 阳性母亲将 HCV 传播给新生儿的危险性为 2%，若母亲在分娩时 HCVRNA 阳性，则传播的危险性可高达 4%～7%；合并 HIV 感染时，传播的危险性增至 20%。HCV 病毒高载量可能增加传播的危险性。

（4）其他途径：见于 15%～30% 的散发性丙型肝炎，其传播途径不明。

本病可分为湿热中阻、肝郁脾虚、肝肾阴虚、瘀血阻络、脾肾阳虚及证型不明者六型。由于丙型肝炎多经输血传播，易于慢性化，因此有的认为其病机特点是毒邪直入营血、毒邪易聚、肾虚者易感，据此主张治以活血解毒、疏肝化痰、补益肝肾、升举阳气为主。亦有主张以清肝、凉血、泄毒、扶正托邪、化瘀和络为主要治法者。

【诊断依据】

1. 抗 HCV

即丙肝病毒抗体，目前是诊断丙型病毒性肝炎的主要指标。但因感染 HCV 后抗 HCV 出现较慢，一般在发病后 2～6 个月，甚至 1 年才转阳，故不能作为早期诊断的方法。而且 1 次阴性，也不能直接否定诊断。当各型病毒性肝炎特异性标志检测阴性，临床症状及单项 ALT 升高，提示急性病毒性肝炎时，应考虑是否为丙型病毒性肝炎。

2. HCV - RNA

即丙型肝炎病毒的核糖核酸，是 HCV 的遗传物质，是表示体内感染 HCV 的直接指标，能了解丙肝病毒复制的活跃程度。目前用 PCR 方法可以直接检测血中的 HCV - RNA，可用于 HCV 感染的早期诊断。因其较丙型肝炎抗体出现早，故是丙型肝炎病原学诊断和判断传染性的一项有用的指标。

3. 肝功能

包括血清 ALT、AST，总胆红素、直接胆红素、间接胆红素，白蛋白、球蛋白，胆碱酯酶、碱性磷酸酶、转肽酶等。

4. 影像学

腹部肝胆脾超声检查了解肝脏有无慢性损伤。必要时行腹部增强 CT 或 MRI 检查，以了解病情损伤程度。

5. 肝脏瞬时弹性波扫描

是一种无创检查可用于慢性丙型肝炎患者肝脏纤维化程度评估。丙型肝炎患者评估肝脏纤维化程度对于确定治疗方案非常重要。

6. 肝组织活检

是评估患者肝脏炎症分级与纤维化分期的金标准。

总之，对有典型临床表现且其发病与输血及血制品密切相关，已排除其他肝炎的可疑丙型病毒性肝炎患者，可进一步查 HCV - RNA 及抗 HCV，如 HCV - RNA 及抗 HCV 均阳性或 HCV - RNA 单独阳性即可确诊为丙型病毒性肝炎。

7. 鉴别诊断

主要鉴别疾病包括其他各型病毒性肝炎：乙型、丁型、戊型肝炎、EBV 性肝炎、CMV 性肝炎。鉴别诊断主要依据特异性血清学检查。

【中医治疗】

1. 肝郁脾虚

（1）症状：面色黄胖或见浮肿，倦怠乏力，腹胀便溏，食欲不振，口淡乏味，恶心呕吐，舌质淡白舌苔白腻而润滑，脉象缓弱。

（2）治则：疏肝健脾。

（3）方药：柴胡 20g，郁金 30g，香附 30g，黄芪 15g，扁豆 30g，连翘 30g，枳实 10g，杭芍 20g，白术 10g，甘草 6g，丹参 30g，鸡骨草 30g，垂盆草 30g。

2. 热毒内蕴

（1）症状：身黄，尿黄，目睛黄染，时或发热，腹胀食少，大便或溏，倦怠乏力，口苦少寐，舌质红苔黄腻，脉滑数。

（2）治则：清热解毒。

（3）方药：花蛇舌草30g，白茅根15g，夏枯草30g，板蓝根30g，山豆根30g，甘草6g，银花30g，黄芩12g，黄柏12g，连翘30g，茵陈30g，佩兰15g。

3. 肝肾亏虚

（1）症状：面色淡黄，气短懒言，倦怠乏力，腰膝酸软，心悸失眠，食欲不振，舌质淡红苔薄白，脉细弱。

（2）治则：补益肝肾。

（3）方药：丹参30g，鸡血藤30g，黄精30g，生地20g，女贞子20g，沙参20g，当归15g，川楝子12g，郁金30g，田基黄30g，玄参20g，枸杞子15g，乌梅15g，丹皮12g，茯苓15g，泽泻12g，麦冬15g，白芍15g，旱莲草30g，石斛20g，佛手20g。

4. 瘀血阻滞

（1）症状：面色红黄，心烦不寐，皮肤瘀斑，尿赤身热，胁肋刺痛，不得侧卧，舌红苔黄干，脉弦数有力。

（2）治则：活血化瘀。

（3）方药：丹参30g，当归15g，桃仁12g，莪术15g，水牛角15g，白芍30g，川楝子12g，柴胡20g，鸡内金30g，柏子仁15g，丹皮12g，鬼箭羽30g，小蓟30g，枸杞子15g，女贞子20g，生黄芪15g，红枣10g，炙甘草6g，参三七10g，乳香10g，没药10g，蚕蛹15g，党参20g，血竭6g，炙鳖甲30g，赤芍20g。

【西医治疗】

1. 抗病毒治疗方案

在治疗前应明确患者的肝脏疾病是否由HCV感染引起，只有确诊为血清HCVRNA阳性的丙型病毒性肝炎患者才需要抗病毒治疗。抗病毒治疗目前得到公认的最有效的方案是：长效干扰素PEG－IFNα联合应用利巴韦林，也是现在EASL已批准的慢性丙型病毒性肝炎治疗的标准方案（SOC），其次是普通IFNα或复合IFN与利巴韦林联合疗法，均优于单用IFNα。聚乙二醇（PEG）干扰素α（PEG－IFNα）是在IFNα分子上交联无活性、无毒性的PEG分子，延缓IFNα注射后的吸收和体内清除过程，其半衰期较长，每周1次给药即可维持有效血药浓度。

直接作用抗病毒药物（DAA）蛋白酶抑制剂博赛匹韦（BOC）或特拉匹

韦（TVR），与干扰素联合利巴韦林的三联治疗，2011 年 5 月在美国开始批准用于临床，推荐用于基因型为 1 型的 HCV 感染者，可提高治愈率。博赛匹韦（BOC）饭后，每天三次（每 7 ~ 9 小时），或特拉匹韦（TVR）饭后（非低脂饮食），每日三次（每 7 ~ 9 小时）。期间应密切监测 HCVRNA，若发生病毒学突破（血清 HCVRNA 在最低值后上升 >110g），应停用蛋白酶抑制剂。

2. 一般丙型病毒性肝炎患者的治疗

（1）急性丙型病毒性肝炎：有确切证据提示干扰素治疗能够降低急性丙型病毒性肝炎的慢性化比率，可在 HCV 感染急性肝炎发作后 8 ~ 12 周进行，疗程为 12 ~ 24 周。

（2）慢性丙型病毒性肝炎：应在治疗前评估患者肝脏疾病的严重程度，肝功能反复异常者或肝穿组织学有明显炎症坏死（G≥2）或中度以上纤维化（S≥2）者，易进展为肝硬化，应给予抗病毒治疗。

（3）丙型病毒性肝炎肝硬化

①代偿期肝硬化患者，尽管对治疗的耐受性和效果有所降低，但为使病情稳定、延缓或阻止肝衰竭和 HCC 等并发症的发生，建议在严密观察下给予抗病毒治疗。

②失代偿期肝硬化患者，多难以耐受 IFNα 治疗的不良反应，有条件者应行肝脏移植术。

3. 特殊丙型病毒性肝炎患者的治疗

（1）儿童和老年人：有关儿童慢性丙型病毒性肝炎的治疗经验尚不充分。初步临床研究结果显示，IFNα 单一治疗的 SVR 率似高于成人，对药物的耐受性也较好。65 岁或 70 岁以上的老年患者原则上也应进行抗病毒治疗，但一般对治疗的耐受性较差。因此，应根据患者的年龄、对药物的耐受性、并发症（如高血压、冠心病等）及患者的意愿等因素全面衡量，以决定是否给予抗病毒治疗。

（2）酗酒及吸毒者：慢性酒精中毒及吸毒可能促进 HCV 复制，加剧肝损害，从而加速发展为肝硬化甚至 HCC，的进程。由于酗酒及吸毒患者对于抗病毒治疗的依从性、耐受性和 SVR 率均较低，因此，治疗丙型肝炎必须同时戒酒及戒毒。

（3）合并 HBV 或 HIV 感染者：合并 HBV 感染会加速慢性丙型病毒性肝炎向肝硬化或 HCC 的进展。对于 HCVRNA 阳性/HBVDNA 阴性者，先给予抗 HCV 治疗；对于两种病毒均呈活动性复制者，建议首先以 IFNα 加利巴韦林清除 HCV，对于治疗后 HBVDNA 仍持续阳性者可再给予抗 HBV 治疗。对此类患者的治疗尚需进行深入研究，以确定最佳治疗方案。

合并 HIV 感染也可加速慢性丙型病毒性肝炎的进展，抗 HCV 治疗主要取决于患者的CD4+细胞计数和肝组织的纤维化分期。免疫功能正常、尚无即刻进行高活性抗反转录病毒治疗（HAART）指征者，应首先治疗HCV感染；正在接受HAART治疗、肝纤维化呈S2或S3的患者，须同时给予抗HCV治疗；但要特别注意观察利巴韦林与抗HIV核苷类似物相互作用的可能性，包括乳酸酸中毒等。对于严重免疫抑制者（CD4+阳性淋巴细胞<2×108/L），应首先给抗HIV治疗，待免疫功能重建后，再考虑抗HCV治疗。

（4）慢性肾功能衰竭：对于慢性丙型病毒性肝炎伴有肾功能衰竭且未接受透析者，不应进行抗病毒治疗。已接受透析且组织病理学上尚无肝硬化的患者（特别是准备行肾移植的患者），可单用IFNα治疗（应注意在透析后给药）。由于肾功能不全的患者可发生严重溶血，因此，一般不应用利巴韦林联合治疗。

（5）肝移植后丙型病毒性肝炎复发：HCV相关的肝硬化或HCC患者经肝移植后，HCV感染复发率很高。IFNα治疗对此类患者有效果，但有促进对移植肝排斥反应的可能，可在有经验的专科医生指导和严密观察下进行抗病毒治疗。

丙型病毒性肝炎抗病毒治疗疗程长，副作用较大，需要在有经验的专家评估指导下安全用药；在治疗期间需及时评估疗效，根据应答指导治疗，并同时密切监控药物的不良反应，尽量避免严重不良反应的发生。

4. 抗病毒治疗的禁忌证

（1）干扰素绝对禁忌证：妊娠；精神病史如严重抑郁症；未能控制的癫痫，未戒掉酗酒或吸毒者；未经控制的自身免疫性疾病；失代偿期肝硬化；有症状的心脏病；治疗前粒细胞 $<1.0\times10^9/L$；治疗前血小板 $<50\times10^9/L$；器官移植者急性期（肝移植除外）。

（2）干扰素相对禁忌证甲状腺疾病、视网膜病、银屑病，既往抑郁病史，未控制的糖尿病，未控制的高血压。

（3）利巴韦林的绝对禁忌证妊娠、严重心脏病、肾功能不全、血红蛋白病，HB<80g/L。

（4）利巴韦林的相对禁忌证未控制的高血压，未控制的冠心病，HB<100g/L。

【特色疗法】

1. 大黄䗪虫丸，每次一丸，每日三次，口服。

2. 消炎止痛汤、疏肝清胃丸，利胆化石丹，养胃丸。

3. 干扰素粉针剂300万单位，每周一次，肌肉注射。

4. 临床症状（恶心、呕吐、腹胀、乏力、食欲不振、肝区隐痛等）明显，肝功能不正常，应立即治疗。转氨酶高者口服联苯双酯8粒，每日3次。

两胁撑胀者口服曲美布汀片0.1g，每日3次。血脂高者口服非诺贝特片，每晚一次，每次0.3g（每片0.1g）。胆红素高者口服茵栀黄胶囊或茵栀黄冲剂，按说明服。口服恩替卡韦片。

5. 同时口服强肝胶囊（每次3粒，每日3次）、护肝片（每次4片，每日3次）、水飞蓟宾片（每次2片，每日3次）、肝太乐片（每次0.1g，每日3次），连服3个月。

6. 静脉点滴

（1）10%葡萄糖500ml，维生素C针剂2g、普通胰岛素针剂8单位、10%氯化钾针剂10ml。

（2）5%葡萄糖200ml，清开灵针剂20ml、CO丹参针剂20ml。

（3）10%葡萄糖200ml，甘利欣针剂150mg、门冬氨酸钾镁针剂10ml、维生素C针剂1g（脂肪肝者不用甘利欣）。

（4）5%葡萄糖150ml，肌苷针剂0.4g、ATP针剂40mg、辅酶A针剂100单位、维生素B_6针剂0.3g。

7. 清胃散300g，每日一剂，水煎服。

8. 养胃合剂，每次100ml，每日三次。

【疗效判定】

1. 临床治愈症状、体征全部消失，各种检查指标均正常，一年以上未复发者。

2. 好转症状、体征基本消失，各种检查指标接近正常。

3. 无效症状、体征、各种检查指标未改变。

肝囊肿

【本病概述】

1. 概念

单纯性肝囊肿为先天性、非遗传性肝内囊性病变。囊腔通常不与肝内胆管系交通，囊肿是由上皮细胞排列组成的闭合腔隙，内含液体，可为单发性或多发性。本病属于肝囊肿的一种主要类型。一般认为本病是起源于肝内迷走胆管的一种滞留性囊肿，属于先天性发育异常。肝囊肿生长缓慢，多数病人无明显症状，仅在体检时被偶然发现。巨大的肝囊肿可出现明显的压迫症状。若合并感染，可出现畏寒、发热、腹痛等类似肝脓肿的症状。

2. 病因

肝囊肿的发生被归因于异位胆管。囊肿壁上有异位的胆管组织及长方形上皮细胞内衬。这类囊肿起源于肝内肝内迷走胆管或肝内胆管和淋巴管的发育障碍，导致管腔内容物停滞潴留而成。近年来有人提出后天肝组织退行性改变的说法。

3. 临床表现

肝囊肿因生长缓慢可长期或终身无症状，常在 B 超检查时偶然发现。其主要临床表现随囊肿位置、大小、数目、有无压迫邻近器官和有无并发症而异。单纯性肝囊肿相对少见，发病女多于男，男女之比为 1∶4。约 20% 患者有症状，最常见的首发症状为腹围增大，其初发症状可始于任何年龄，但多发生在 20～50 岁。临床上较常见的其他症状和体征如下：

（1）胃肠道症状：当囊肿增大并压迫胃、十二指肠和结肠时，可引起餐后饱胀、食欲减退、恶心和呕吐等症状。

（2）腹痛：大而重的囊肿可引起上腹膨胀不适、隐痛或轻度钝痛。突发剧痛或出现腹膜炎的症状体征时，提示有囊肿出血或破裂等并发症发生，并可出现畏寒、发热。

（3）腹部包块：发现腹部包块是许多患者的主要初发表现。

（4）黄疸：肝门邻近的囊肿压迫肝管或胆总管可引起轻度黄疸，其发生率较低，仅在约 5% 的病例中出现。

（5）体检：腹部触及随呼吸移动的包块是主要体征，包块表面光滑，通常质硬，仅部分呈囊性，有波动感。其位置随囊肿发生的部位而定，但多数位于右上腹。

4. 中医病机

肝囊肿肝囊肿属中医“癥瘕”“积聚”范畴，病程较长，多因肝郁气滞，湿浊虫积日久，导致气滞血瘀。中医治疗肝囊肿，一般是通过内服药物汤剂，使有效的药材成分被释放并与病变组织紧密融合，对病变组织产生较强的修复性与清除性，发挥强大的活血通络作用，扩张肝血管，作用于囊肿部位，并使原有囊液逐渐被重吸收和排出体外，缩小囊肿，进而减小肝脏组织的压迫性，逐渐修复肝组织功能。

5. 中医治法

选用《金匮要略》桂枝茯苓丸加味，意在活血化瘀，消癥散结的同时，加强疏肝理气，化湿导滞之功。方中桂枝通血脉而消瘀血，助气化而行津液，为君药；桃仁活血，茯苓渗湿，川楝子行气，皂角刺散结，共为臣药；丹皮、赤芍、郁金、大腹皮凉血消瘀，行气止痛，利水消肿，共为佐药；甘草调和诸药，为使药。诸药合用，共奏活血化瘀、化湿导滞、消癥散结之功。现代药理研究证实：桂枝茯苓丸能改善微循环状态，增强机体免疫力，抑制慢性增生性炎症。

【诊断依据】

1. 一般无症状，囊肿较大时可有上腹胀痛不适感。肝不大，或有不同程度肿大。部分患者可触及单个或多个囊肿，可有波动感，但多无压痛。有的可触及因合并多囊肾而肿大的肾脏。合并多囊肾者可有蛋白尿，血尿或慢性肾功能不全表现。

2. 肝功能及 AFP 正常。

3. B 型超声

B 型超声检查诊断肝囊肿具有敏感性高、无创伤、简便易行等优点，<1cm 的囊肿也易检出，准确率达 98%，而且能确定囊肿的性质、部位、大小、数目及累及肝脏的范围，为本病的首选检查方法。肝囊肿的声像图表现为肝内有圆形或椭圆形液性暗区，囊壁菲薄，边缘整齐光滑，与周围组织境界清楚，囊肿后壁及深部组织回声增强，壁常伴折射声影。

4. X 线检查

X 线表现可因囊肿的大小、位置而异，可有肝脏增大、膈肌抬高和胃肠受压移位等现象。单发囊肿有时囊壁出现钙化影。

5. CT 扫描

CT 检查能准确显示肝囊肿的部位、大小、范围及性质，确诊率达 98%。CT 片上肝囊肿为境界清楚、密度均匀、圆形或椭圆的低密度区，静脉造影后无增强表现。

6. 核素扫描

核素扫描有助于肝囊肿的定位诊断，显示肝内有边缘整齐光滑的占位性病变，但与肝脓肿、肝癌的扫描结果相似，难以鉴别，临床上已很少使用。

7. 腹腔镜检查

腹腔镜检查对表浅的单纯性囊肿的诊断有价值，并可指导穿刺抽液。

8. 选择性血管造影

肝动脉造影见肝囊肿呈圆形、边缘清晰的无血管区，其周围血管被推移呈弓形。

【中医治疗】

1. 气滞血瘀

（1）症状：胸胁胀满，走窜作痛，或肝区隐痛，可随情志而改变，嗳气，食少腹胀，舌紫暗，脉弦涩。

（2）治则：活血化瘀，止痛消癥。

（3）方药：通气散坚丸加减。陈皮 20g，柴胡 20g，半夏 15g，香橼 30g，佛手 30g，茯苓 30g，甘草 6g，石菖蒲 20g，炒枳实 30g，人参 10g，胆南星 10g，天花粉 30g，桔梗 10g，川芎 15g，海藻 30g，昆布 30g，当归 15g，贝母

15g，香附30g，酒炒黄芩10g，三棱30g，莪术30g。

2. 肝胆湿热

（1）症状：胁肋腹痛，或肝区隐痛，胃脘痞满，甚或黄染，口苦尿黄，纳呆腹胀，大便不调，苔黄腻，脉滑数。

（2）治则：清利湿热，理气消癥。

（3）方药：大柴胡汤加减。柴胡20g，黄芩15g，半夏15g，生姜10g，大枣10g，白芍30g，枳实30g，三棱30g，莪术30g，丹参30g，檀香12g，砂仁12g，牡蛎30g，鳖甲30g，海藻30g，昆布30g，金钱草30g，郁金20g，茵陈30g，栀子15g。

【西医治疗】

肝囊肿的治疗应视其大小、性质及有无并发症而定。直径5cm并出现压迫症状者可在超声引导下穿刺抽液，以缓解压迫症状。但抽液后不久囊肿又会增大，需反复抽液。此法操作简便，不需剖腹，对不能耐受手术的巨大肝囊肿患者仍不失为一种可行的治疗方法。囊肿有感染时宜行外引流术。当有并发症出现如囊肿破裂、囊蒂扭转、囊内出血或囊肿巨大压迫邻近器官影响进食者需外科手术治疗，手术治疗应尽可能完全切除囊肿，如不能则做次全切除或至少切除1/3囊壁，使囊液引流入腹腔。如胆汁进入囊腔，后一种手术则不适用，可采取囊肿－空肠吻合术。术中应造影确定有无交通，如囊肿为多房性，引流前应尽量去除其分隔。囊壁病理检查要仔细除外恶变。

【特色疗法】

1. 患上肝囊肿多吃抗癌，抗肿瘤，提高免疫力的食物。补充足量的蛋白质。其中硒、铁含量丰富的菠菜，海类食品，鸡蛋等可以适当多食，具有较好的抗癌防癌功效。每天应保证摄入足够的蛋白质，豆制品、牛奶、瘦肉中蛋白质含量丰富。如山药、乌龟、香菇、猕猴桃、无花果、苹果、沙丁鱼、蜂蜜、牛奶、猪肝、蜂蜜、葡萄等可提供机体所需的维生素及矿物质，增强机体免疫力，保证囊肿处于生长缓慢，不癌变的状态。同时调料品中的大蒜具备很好的抗癌，防癌，助消化作用可适当食用。

2. 肝囊肿的患者还要注意不要饮食要偏向清淡，不要食用辛辣刺激、油炸、烟熏性食物，发酵性食物。特别严禁烟酒，否则很可能加速囊肿生长。

3. 疏肝清胃丸、消炎止痛丸、养胃丸、利胆化石丹。

4. 清胃散300g，每日一剂，水煎服。

5. 增生平每次8片，日3次口服。

6. 大黄䗪虫丸，每次30粒，日3次口服。

7. 乌梅60g，威灵仙60g，干姜60g，芒硝60g，樟脑20g，冰片10g，急性子30g，食醋调膏，外敷患处。七日一换。

8. 中药离子导入法

（1）器械：普通型电离子导入治疗机一台，纱布垫二个，纱布袋二个。

（2）药物：大黄 30g、元明粉 30g、山栀子 30g、香附子 30g、郁金 30g、黄芩 15g、甘草 15g、滑石 60g、干姜 9g，加水 1500ml 煎煮至沸后 2h 滤出，其药渣内再加水 1500ml，煎煮至沸后 2h 滤出，二次滤出液入锅内浓缩至 500ml 时装瓶备用。

（3）方法：先用一个纱布垫浸透药液，应干湿适中，放于囊肿处，另一个纱布垫浸药液后放在囊肿其他部位，但两个纱布垫不能接触，而后把正电极压在第一个纱布垫上，负极压在另一个纱布垫上，两个电极铅板上面均用纱布袋压好，开启电源，以患者能忍受为度，持续 30min，取下即可。

（4）注意：①孕妇，心脏病患者禁用；②局部起泡者，停止导入，用金万红软膏外涂即可。

【疗效判定】

1. 痊愈症状、体征全部消失，各种检查指标均正常，一年以上未复发者。

2. 好转症状、体征基本消失，各种检查指标接近正常，一年以内或有复发，但症状轻微者。

3. 无效症状、体征、各种检查指标未改变。

第六章　以症论治

呃　逆

呃逆，又叫膈肌痉挛，俗称“打呃”。是气逆上冲，喉间呃忒有声，声短而频，难以自制的病证。虚证呃逆用人参、白术、茯苓、炙甘草、枳实、代赭石、陈皮、姜半夏、藿香梗、旋覆梗、紫苏梗。实证呃逆用枳实、代赭石、柿蒂、沉香。气郁证呃逆用柴胡、佛手、香橼、合欢皮、绿萼梅、枳壳、八月札。寒证呃逆用生姜、肉桂、灶心土。热证呃逆用生石膏、枳实、竹茹。

嗳　气

嗳气，又叫“打饱嗝”。多见于消化性溃疡、各种急慢性胃炎、肝胆疾患。虚证嗳气用党参、白术、茯苓、甘草、陈皮、半夏、枳实、代赭石。实证嗳气用枳实、代赭石、紫苏梗、旋覆梗、藿香梗、沉香。寒证嗳气用生姜、枳实。热证嗳气用大黄、枳实、竹茹、代赭石。

叹　气

叹气，又叫压气、长出短气、引长一息。是自觉胃脘处压气不舒，长出气后，暂感舒畅，不久又觉压气的一种症状。为肝气郁结所致。多见于各种慢性胃炎、胃神经官能症。常用柴胡、白芍、枳壳、甘草、川芎、陈皮、香附子、茯苓、白术、当归、薄荷、煨生姜、佛手、香橼、生麦芽。

烧　心

烧心，是食管炎的主症，饮食热物时食管有明显的烧灼热辣感，甚者如刀割。多见于胃炎、食管炎、乙肝等。常用二花、连翘、蒲公英、地丁、半枝莲、射干、瓦楞子、乌贼骨、煅牡蛎、陈皮、半夏、赤芍、黄连、栀子、败酱草。

心　嘈

心嘈，是指胃脘部感到“似饥非饥，似痛非痛”，难以名状的病证。俗称“嘈杂”“布好”。多见于胃空洞症、慢性胃炎、消化性溃疡。虚寒证用党参、黄芪、白术、茯神、酸枣仁、龙眼、木香、炙甘草、当归、远志、生姜、大枣、香附子、生扁豆、生山药。实热证用白及、乌贼骨、瓦楞子、牡蛎、大黄、茵陈、生石膏。

口　苦

口苦，即口中有苦味。胆气上逆所致。多见于胆道蛔虫、胆囊炎、胆结石、胆汁反流性胃炎、急性胰腺炎、肝功能异常者等。常用柴胡、黄芩、姜半夏、人参、甘草、生姜、大枣、枳实、大黄、白芍、龙胆草、金钱草、苦丁茶、栀子、茵陈。

口　黏

口黏，即自觉口舌黏腻，涩滞不爽，甚至食不知味的症状。脾胃湿热所致。多见于各种慢性胃炎、胆囊炎、胆结石、慢性胰腺炎、肝功能异常者等。常用黄连、栀子、丹皮、大黄、砂仁、白蔻仁、草果仁、藿香、川厚朴、佩兰、生薏米仁。

口　甜

口甜，即口中自觉有甜味。脾虚有湿所致。多见于消化性溃疡、各种慢性胃炎等。常用党参、白术、茯苓、甘草、陈皮、半夏、生薏米、扁豆、山药、栀子。

口　淡

口淡，即口中无味。脾胃虚弱所致。多见于各种慢性胃炎、消化性溃疡等。常用人参、白术、茯苓、甘草、陈皮、半夏、砂仁、白豆蔻、六神曲、山楂。

口 臭

口臭，即口中有臭气，或苦臭气。胆胃湿热所致。多见于胆胃综合征、慢性胃炎、牙齿疾患。常用柴胡、黄芩、姜半夏、党参、甘草、生姜、大枣、金钱草、郁金、茵陈、栀子、黄连、苦丁茶、大黄。

舌裂淡沟

舌裂淡沟，属脾虚。多见于各种慢性胃炎、消化性溃疡、胃空洞症、饥嘈证、消化不良等。常用人参、茯苓、白术、桔梗、山药、甘草、白扁豆、莲子肉、砂仁、薏苡仁。

舌淡白而痛

舌淡白而痛，又叫脾虚舌痛证。脾胃虚弱，络脉失养所致。此症状可独立出现。常用人参、白术、茯苓、炙甘草、陈皮、姜半夏、扁豆、山药、茵陈、白及、黄连。

呕 吐

呕吐是指胃气上逆，迫使胃内容物从口而出的病证。虚证呕吐用党参、白术、甘草、陈皮、半夏、砂仁、石斛。实证呕吐用藿香、紫苏梗、枳实、代赭石、六神曲、建曲、炒莱菔子。寒证呕吐用生姜、灶心土、吴茱萸、肉桂、红豆蔻、砂仁。热证呕吐用生石膏、竹茹、代赭石、枳实。

吐酸水

吐酸水，又称“吐酸”“泛酸”或“吞酸”，是指胃酸过多，随胃气上逆而出现的病症。多见于消化性溃疡、高酸性慢性胃炎。虚寒吐酸证用白及、瓦楞子、牡蛎、乌贼骨、红豆蔻。实热吐酸证用黄连、吴茱萸、白及、乌贼骨、瓦楞子。

吐淡水

吐淡水，又称泛吐清水。脾胃虚寒所致。多见于各种慢性胃炎、消化性溃疡等。常用人参、白术、炙甘草、干姜、红豆蔻、生姜、大枣、砂仁。

吞吐饮食

吞吐饮食，是胃气上逆所致，胃容物随嗳气上达咽喉部位又返回胃中的一种症状。多见于各种慢性胃炎、幽门梗阻、胃神经官能症。虚证用人参、白术、茯苓、甘草、陈皮、半夏、枳实、代赭石、连翘。实证用大黄、枳实、代赭石、沉香、紫苏梗、藿香梗、旋覆梗。寒证用生姜、肉桂、砂仁、红豆蔻、香附子、高良姜、吴茱萸。热证用二花、连翘、蒲公英、地丁、大黄、枳实、代赭石。

隔夜吐食

隔夜吐食，又称反胃、胃反、翻胃。因胃中无火，不能腐熟水谷，乃致朝食暮吐，暮食朝吐，吐出宿食，方觉舒适。俗言寒不受食也。多见于幽门梗阻、胃神经官能症、胃癌。常用人参、白术、丁香、木香、沉香、半夏、吴茱萸、砂仁、白蔻仁、麦芽、神曲、旋覆花、代赭石、肉桂、石斛。

呕吐蛔虫

呕吐蛔虫，多见于胆道蛔虫症。蛔虫内居，复因饮食不节，感受寒热，引起蛔虫扰动不安，上窜胆道。肝胆失疏，气机不利，不通则痛，且痛势剧烈。蛔虫性喜窜动，故有钻顶感。气机逆乱，不相顺接，以致四肢厥冷。上逆入胃，胃气失和，故恶心呕吐，甚则吐蛔。常用乌梅、黄连、川椒、附子、干姜、大黄、大白、苦楝根皮、二丑、茵陈、连翘、黄芩、蒲公英、川楝子、元胡、郁金、陈皮、半夏、使君子仁、木香、乌药。

呕吐酸苦水

呕吐酸苦水，是肝胆湿热，横逆犯胃所致。多见于胆汁反流性胃炎、急性胰腺炎、胆囊炎、肝功能异常者等。常用大黄、川楝子、元胡、柴胡、白芍、茵陈、甘草、生石膏、白及、乌贼骨、金钱草、黄芩、郁金、黄连、栀子、苦丁茶。

呕血伴恶心呕吐

呕血伴恶心呕吐，多见于胃出血。常用灶心土、生姜、炒五灵脂、黑蒲黄、川楝子、醋元胡、黑当归、黑白芍、白及、乌贼骨、大黄炭、三七、云南白药、栀子炭。

吐血杂烂肉

吐血杂烂肉，多见于食道癌。蓄瘀内留，阻滞食道，管道狭窄，甚或闭塞不通，因而痛有定处，食入即吐，甚至水饮难下。食道、胃络损伤，血渗络外，则吐出物如赤豆汁，甚如烂肉。常用生地、当归、桃仁、红花、丹参、三七、五灵脂、乳香、没药、蜣螂虫、海藻、昆布、贝母、瓜蒌、莪术、瓦楞子、海蛤粉、半夏、生姜汁、云南白药。

食不当吐黏条

食不当吐黏条，多见于食道癌。中阳衰微，化源已绝，水津输布无权，浊气上逆，故饮食不当，口吐黏条。常用人参、黄芪、白术、半夏、陈皮、茯苓、干姜、大枣、甘草、代赭石、旋覆花、吴茱萸、肉桂。

隐　　痛

隐痛，指疼痛隐隐而作，或时隐时现。隐痛多主虚，常因阴血亏损，或阳气不足，使经脉失养所致。多见于萎缩性胃炎、浅表性胃炎、消化性溃疡。阳气虚用桂枝、白芍、青木香、炙甘草、黄芪、生姜、大枣。阴血虚用当归、白芍、甘草、川楝子、元胡、木香、乌药、沉香、石斛、麦冬。

绞　　痛

绞痛，指痉挛性的剧烈疼痛并伴有闷塞的感觉。多见于胃痉挛、慢性胃炎急性发作、胆道蛔虫、胆结石、急性胰腺炎、肠扭转等。气滞证常用柴胡、白芍、川楝子、元胡、木香、乌药、沉香、青木香、枳实。寒凝证常用高良姜、生姜、干姜、肉桂、炮附子、木香、乌药。

闷　　痛

闷痛，即胃脘疼痛伴有闷闷不舒，阻塞不通感。多见于各种急慢性胃炎。虚证闷痛用陈皮、半夏、木香、乌药、沉香。实证闷痛用大黄、木香、乌药、枳实、沉香。寒证闷痛用干姜、红豆蔻、砂仁、木香、肉桂。热证闷痛用川楝子、元胡、大黄、木香、沉香、枳实、连翘。寒热闷痛用黄连、黄芩、干姜、半夏、木香、沉香。瘀血闷痛用莪术、丹参、川厚朴、木香、沉香、没药。气郁闷痛用柴胡、白芍、枳壳、川芎、香附子、木香、川楝子、元胡、香橼、佛手、生麦芽。

灼　　痛

灼痛，指疼痛有灼热之感，而且喜冷恶热。常因火邪窜络，或阴虚火旺，组织被灼所致。多见于慢性胃炎、消化性溃疡等。虚证灼痛用赤芍、白芍、甘草、桂枝、生山药、生扁豆、沙参、麦冬、石斛、木香、川楝子、元胡。热证灼痛用二花、连翘、黄连、栀子、蒲公英、地丁、败酱草、木香、乌药、沉香、生石膏。阴虚灼痛用沙参、玉竹、麦冬、甘草、桑叶、生扁豆、花粉、生地、黄连、栀子、蒲公英。

胁　　痛

胁痛，临床上左胁痛、右胁痛、两胁痛。左胁痛向左肩背放射者，多见于急慢性胰腺炎、脾肿大。右胁痛向右肩背放射者，多见于各种急慢性肝炎、胆囊炎、胆结石、急性化脓性胆管炎。两胁痛伴胃脘痛者多见于各种慢性胃炎、消化性溃疡、胃神经官能症。左胁痛常用大黄、木香、乌药、川楝子、元胡、柴胡、白芍、茵陈、甘草、生石膏、枳实、二花、连翘、蒲公英、地丁、黄连、栀子。右胁痛常用大黄、木香、乌药、川楝子、元胡、柴胡、白芍茵陈、甘草、生石膏、郁金、虎杖、金钱草、蒲公英、地丁、败酱草、板蓝根、鸡内金。两胁痛常用大黄、木香、乌药、川楝子、元胡、柴胡、白芍、茵陈、甘草、生石膏、枳实、川芎、香附子、陈皮、沉香、香橼、佛手、黄连、栀子、白及、乌贼骨。

刺　　痛

刺痛，是胃脘部出现类似针刺疼痛的病症。为瘀阻脉络所致。多见于上消化出血。常用炒蒲黄、炒五灵脂、川楝子、醋元胡、丹参、檀香、砂仁、黑白芍、黑当归、黑香附子、三七、大黄炭、云南白药、白及、乌贼骨、木香。

空　　痛

空痛，自觉胃中疼痛伴见虚空感。气虚不能支撑胃腑所致。多见于各种慢性胃炎、消化性溃疡、胃神经官能症。常用炙黄芪、炙甘草、人参、当归、陈皮、炙升麻、柴胡、白术、生姜、大枣、丹参、同学、砂仁、黄连、栀子、生地、熟地、扁豆、山药、木香、乌药。

胀　　痛

胀痛，胃脘疼痛伴见胀闷不舒。肝郁气滞，横逆反胃所致。多见于急慢性胃炎、胃神经官能症、消化性溃疡。常用柴胡、白芍、枳实、甘草、陈皮、香附子、川芎、丹参、檀香、砂仁、川楝子、元胡、沉香、黄连、栀子、蒲公英。

冷　　痛

冷痛，胃脘部位疼痛伴见冰冷感。遇寒痛重。多见于消化性溃疡、胃神经官能症、各种急慢性胃炎、胃痉挛。常用高良姜、香附子、生姜、肉桂、干姜、木香、砂仁、檀香、沉香、红豆蔻、甘草、白芍。

牵 涉 痛

牵涉痛，即用左手掌平放于患者肝胆区，用右手握拳锤击左手背。若病人肝区出现疼痛感，而胃脘部位没有反应，为肝胆疾患。若病人肝区没有反应，因震动而引起胃脘部位疼痛，为胃部疾患。肝区疼痛多见于肝炎、胆囊炎、胆结石。常用大黄、木香、乌药、川楝子、元胡、柴胡、白芍、甘草、生石膏、鸡内金、金钱草、虎杖、郁金、败酱草、板蓝根、蒲公英、茵陈、丹参、檀香、砂仁。胃脘疼痛多见于消化性溃疡、各种急慢性胃炎、胃神经官能症。常用大黄、木香、乌药、川楝子、元胡、柴胡、白芍、茵陈、甘草、生石膏、丹参、檀香、砂仁、枳实、半夏、沉香、白及、乌贼骨、瓦楞子、蒲公英、连翘。

绵绵作痛

绵绵作痛，胃中阳气不足所致。多见于各种慢性胃炎、消化性溃疡、胃神经官能症。常用黄芪、桂枝、白芍、炙甘草、生姜、大枣、木香、砂仁、檀香。

走窜作痛

走窜作痛，即胃脘疼痛，走窜不定，嗳气频作。肝气犯胃所致。多见于各种急慢性胃炎、消化性溃疡、胃神经官能症、幽门梗阻、肋间神经痛。常用柴胡、白芍、枳实、炙甘草、川芎、香附子、陈皮、丹参、檀香、砂仁、川楝子、元胡、香橼、佛手、生麦芽。

时痛时止

时痛时止，胃脘虚中夹实，寒热阻滞，时通时滞，故时痛时止。多见于消化性溃疡、各种慢性胃炎。常用柴胡、白芍、党参、白术、茯苓、甘草、陈皮、半夏、木香、乌药、丹参、檀香、砂仁、川楝子、元胡、沉香、黄连、干姜、枳实、白及、乌贼骨、连翘。

得热痛剧

得热痛剧，即内有实热，遇热则疼痛加重。多见于胆道蛔虫、胆结石、急性胰腺炎、肠梗阻、阑尾炎、急性胃炎、慢性胃炎急性发作等。常用大黄、木香、乌药、川楝子、元胡、生石膏、芒硝、枳实、川厚朴。

得寒痛剧

得寒痛剧，即内有实寒，遇寒则疼痛加重。多见于消化性溃疡、急慢性胃炎。常用生姜、红糖、干姜、肉桂、吴茱萸、红豆蔻、木香、高良姜、香附子。

气郁头痛

气郁头痛，又叫神经官能症。多见于胃神经官能症。常用柴胡、白芍、枳壳、枳实、甘草、川芎、陈皮、香附子、藁本、生石膏、白芷、羌活、葛根、蔓荆子、黄连、栀子、乌贼骨。

平卧痛减

平卧痛减，多见于胃下垂。饮食后胃部胀大，下垂加重，胃腑排空减慢，蠕动迟缓，气机阻滞而发疼痛。平卧时胃排空改善，蠕动增强，故痛感减轻。常用人参、黄芪、白术、甘草、当归、陈皮、升麻、柴胡、胎盘、仙灵脾、鹿角胶、川续断、枳实。

左下腹压痛

左下腹压痛，多见于慢性溃疡性结肠炎、痢疾、习惯性便秘。慢性溃疡性结肠炎常用葛根、黄芩、黄连、甘草、滑石、木香、山楂、神曲、麦芽。习惯性便秘气郁热盛用枳实、大黄、杏仁、火麻仁、郁李仁、瓜蒌仁、元参、沉香、木香、乌药、厚朴、大白、川楝子、香附子。湿热瘀阻用大黄、厚朴、枳实、木香、槟榔、柴胡、香附子、青皮、陈皮、枳实、川芎、芍药、甘草、沉香、乌药。

右下腹压痛

右下腹压痛，多见于肠痈。包括急慢性阑尾炎、阑尾周围脓肿等。是外科急腹症常见的一种疾病。因肠腑血络损伤，瘀血凝滞，肠腑化热，瘀热互结，导致血败肉腐而成痈脓。临床以右下腹固定压痛，肌紧张，反跳痛为特征。常用大黄、牡丹皮、桃仁、冬瓜子、芒硝、薏苡仁、炮山甲、红藤、败酱草。

胃中痛而喜按

胃中痛而喜按，即胃中虚寒，阳气不足，胃失温养，气血阻滞，不通则痛，按则暂通，故喜热喜按。多见于各种急慢性胃炎、消化性溃疡、胃神经官能症。常用黄芪、桂枝、白芍、生姜、大枣、砂仁、红豆蔻、木香、高良姜、香附子。

胃中痛而拒按

胃中痛而拒按，即胃中实邪，气滞不通，按则阻滞气机，疼痛加剧。多见于各种急慢性胃炎、胃痉挛、幽门梗阻、肠梗阻、阑尾炎、胆囊炎、胰腺炎等。气滞证用枳实、枳壳、沉香、木香、川厚朴、川楝子、青皮、香附子、香橼、佛手、乌药。食滞证用六神曲、山楂、麦芽、炒莱菔子、枳实、连翘、鸡内金、大白。瘀血证用三棱、莪术、黑当归、黑白芍、丹参、赤芍、黑香附、大黄炭、乌贼骨、白及、木香、乌药、五灵脂、蒲黄、三七。寒积证用炮姜、肉桂、高良姜、香附子、砂仁、红豆蔻、木香。湿热证用黄连、栀子、茵陈、丹皮、生薏米、连翘、滑石、板蓝根、砂仁、白豆蔻、川厚朴、草果仁、木香、川楝子、元胡。实热证用大黄、枳实、厚朴、芒硝、木香、沉香。

胃脘点状压痛

胃脘点状压痛，多见于胃及十二指肠溃疡。常用白及、乌贼骨、瓦楞子、牡蛎、黄连、木香、沉香、栀子、二花、蒲公英、地丁。

胃脘弥漫性压痛

胃脘弥漫性压痛，多见于胃穿孔、十二指肠穿孔、腹膜炎、各种慢性胃炎。胃穿孔、十二指肠穿孔、腹膜炎需手术配合西医治疗。各种慢性胃炎常用大黄、木香、乌药、川楝子、元胡、柴胡、白芍、茵陈、生石膏、沉香、乌贼骨、白及、枳实、甘草、莪术、丹参。

痛在脐周

痛在脐周，多见于蛔虫病。常用大黄、木香、川楝子、元胡、川椒、细辛、使君子仁、苦楝皮、白芍、乌梅、甘草、茵陈、大白。

痛在脐两侧

痛在脐两侧，多见于肾结石、输尿管结石。常用海金沙、鸡内金、金钱草、虎杖、威灵仙、木通、瞿麦、车前子、萹蓄、滑石、炙甘草、栀子、大黄、生石膏、枳实、芒硝。

痛在耻骨上端

痛在耻骨上端，多见于膀胱炎、前列腺增生、前列腺炎。常用木通、瞿麦、车前子、萹蓄、滑石、炙甘草、栀子、大黄、生石膏、莪术、丹参、蟋蟀、土元、蝼蛄、海藻、昆布、王不留。

痛向左肩背放射

痛向左肩背放射，多见于急慢性胰腺炎。常用大黄、木香、乌药、柴胡、白芍、川楝子、元胡、生石膏、甘草、蒲公英、败酱草、连翘、二花、桑白皮、地骨皮、茵陈、郁金、金钱草。

痛向右肩背放射

痛向右肩背放射，多见于胆囊炎、胆结石、胆道蛔虫、胆管炎、急慢性肝炎。常用大黄、木香、乌药、川楝子、元胡、柴胡、白芍、茵陈、甘草、生石膏、金钱草、鸡内金、丹皮、丹参、败酱草、虎杖、板蓝根、海金沙、五味子、郁金。

痛向正背部放射

痛向正背部放射，多见于胃及十二指肠溃疡。常用黄连、白及、党参、黄芪、枳实、白术、瓦楞子、乌贼骨、煅牡蛎、木香、沉香、川楝子、元胡、乌药、香附子、青木香。

痛在两胁伴叹气

痛在两胁伴叹气，多见于各种慢性胃炎、胆囊炎。常用柴胡、白芍、枳壳、甘草、川芎、陈皮、香附子、佛手、香橼、川楝子、元胡、木香、沉香。

痛在胃左侧伴胸闷气短

痛在胃左侧伴胸闷气短，多见于心肌缺血、心绞痛。常用柴胡、白芍、枳壳、炙甘草、人参、麦冬、五味子、川楝子、元胡、丹参、砂仁、檀香、薤白、全瓜蒌、降香、川牛膝、桔梗。

饿时嗳气

饿时嗳气，即饥饿时打饱嗝。脾胃虚弱，胃气上逆所致。多见于慢性胃炎、十二指肠溃疡。常用人参、白术、茯苓、甘草、陈皮、半夏、枳实、代赭石、旋覆梗、藿香梗、紫苏梗、柴胡、白芍、沉香。

饭后嗳气

饭后嗳气，因胃中实邪，气滞不通，胃排空减慢，饮食后实邪更重，故饭后嗳气。多见于各种慢性胃炎、幽门梗阻。常用陈皮、六神曲、山楂、茯苓、连翘、姜半夏、炒莱菔子、枳实、代赭石、沉香。

饭后绞痛

饭后绞痛，多见于胆结石。胆囊结石在早期通常没有明显症状，大多在常规体检中发现。有时可伴有轻微不适被误认为是胃病而没有及时就诊。部分单发或多发的胆囊结石，在胆囊内自由存在，不易发生嵌顿，很少产生症状，被称为无症状胆囊结石。胆囊内的小结石可嵌顿于胆囊颈部，引起临床症状，尤其在进食油腻饮食后胆囊收缩或睡眠时由于体位改变，可使症状加剧。当胆石嵌于胆囊颈部时，造成急性梗阻，导致胆囊内压力增高，胆汁不能通过胆囊颈和胆囊管排出，从而引起临床症状，通常表现为胆绞痛。呈持续性右上腹痛，阵发性加剧，可以向右肩背放射，往往会伴有恶心、呕吐。如果胆囊结石嵌顿持续不缓解，胆囊会继续增大，甚至会合并感染，从而进展为急性胆囊炎，如果治疗不及时，少部分患者可以进展为急性化脓性胆囊炎，严重时可以发生胆囊穿孔，临床后果严重。应积极手术治疗，手术后常服利胆药物。常用金钱草、海金沙、鸡内金、芒硝、火硝、滑石、石膏、威灵仙、大黄、木香、乌药、川楝子、元胡、柴胡、白芍、茵陈、甘草、枳实。

饭后痛重

饭后痛重，是指内有实邪，气滞不通，饮食后气滞更重，故疼痛加剧。多见于各种急慢性胃炎。气滞证用川楝子、元胡、沉香、木香、柴胡、白芍、枳实。食滞证用六神曲、陈皮、南山楂、茯苓、姜半夏、连翘、莱菔子、木香、枳实。瘀滞证用莪术、丹参、川楝子、元胡、木香。虚痞证用党参、白术、茯苓、甘草、陈皮、半夏、木香、沉香、枳实、砂仁、白豆蔻。实热痞证用黄连、干姜、川楝子、木香、青皮。

饭后痛减

饭后痛减，由胃中阳气不足所致。多见于胃空洞症、糜烂性胃炎、十二指肠溃疡等。常用黄芪、人参、白术、茯苓、炙甘草、木香、乌药、川楝子、桂枝。

饭后饱胀

饭后饱胀，是指胃有实邪，气滞不通，食后气滞加重，故饱胀加剧。多见于急慢性胃炎、幽门梗阻、胃柿石证、胃神经官能症、肠梗阻、阑尾炎、急性胰腺炎、胆结石、肝功能异常者等。气滞证用川楝子、元胡、木香、乌药、沉香、青木香、香橼、佛手、枳壳、青皮、香附子、厚朴。食滞证用枳实、枳壳、六神曲、建曲、山楂、麦芽、炒莱菔子、连翘、川楝子。虚寒证用黄芪、桂枝、白芍、枳实、白术、川厚朴。寒热互结证用黄连、干姜。瘀血阻滞证用莪术、三棱、丹参、赤芍、川楝子、元胡。

饱胀失眠

饱胀失眠，是指胃中不舒，难以入睡的一种病症。即胃不和，夜不安也。常见于胃神经官能症、各种慢性胃炎、肝功能异常者等。气滞证用柴胡、川楝子、青皮、香附子、枳壳、佛手、生麦芽、木香、沉香、炒枣仁、夜交藤、朱麦冬、丹参、郁金。痰热证用石菖蒲、郁金、远志、胆南星、枳实、陈皮、半夏、茯神、竹茹、龙齿、夜交藤、炒柏子仁。

矢气胀除

矢气胀除，多见于胆结石。饭后或活动后，脘腹胀满，左侧卧位，矢气后缓解。常用大黄、木香、乌药、川楝子、元胡、柴胡、白芍、茵陈、甘草、生石膏、金钱草、海金沙、鸡内金、芒硝、威灵仙、黄连、滑石、郁金、栀子、枳实。

下午腹胀

下午腹胀，多见于消化性溃疡、各种慢性胃炎。下午腹部逐渐胀满，傍晚最甚，晨起缓解，久而不愈。常用人参、白术、茯苓、炙甘草、陈皮、半夏、柴胡、白芍、白及、乌贼骨、瓦楞子、黄连、栀子、连翘、枳实、木香、厚朴。

下午下肢肿甚

下午下肢肿甚，多见于消化不良性水肿。晨起肿消，下午肿甚，长期不愈。水湿困脾，伤及脾阳，脾不制水，反为水侮，故水肿日久不退。水湿内停，留滞于下，故腰腹以下肿剧，按之凹陷难复。常用附子、干姜、草果、白术、茯苓、泽泻、桂枝、川椒目、厚朴、木香、大腹皮、党参、黄芪、鸭肉、泽兰、茯苓皮、桑白皮、生姜皮、陈皮、生薏米、扁豆、山药。

腹内包块

腹内包块，即腹内出现包块，或胀或痛。正气不足，脏腑失和，气滞血瘀，痰浊凝结而致。多见于肝癌、胆管癌、胰头癌、贲门癌、胃窦癌、腹腔肿瘤、肝脾肿大、不完全肠梗阻等。时聚时散常用木香、砂仁、苍术、厚朴、甘草、乌药、生姜、枳壳、香附子、青皮。固定不移者常用当归、川芎、桃仁、红花、赤芍、五灵脂、元胡、香附子、乌药、枳壳、丹参、莪术、三棱、鳖甲、煅瓦楞子。

饥饿症

饥饿症，即食或不食，食多食少，都呈持续饥饿状态，需不断进食，方可维持。为中气不足所致。是独立存在的一种症状，与胃空洞症的不定时发作不同。常用炙黄芪、炙甘草、人参、当归、陈皮、炙升麻、柴胡、白术、生姜、大枣、生地、熟地。

食入即饥

食入即饥，多见于糖尿病。上消为肺热，口渴不止。中消为胃热，食入即饥。下消为肾虚，饮一溲二。因热郁于胃，消灼胃液，故食入即饥。即热易杀谷，寒不受食也。食入即饥，即多食易饥。常用黄连、黄芩、栀子、地骨皮、知母、天花粉、芦根、生地、玄参、麦冬、北沙参、石斛、生石膏。

胃空洞症

胃空洞症，俗称“饥饱痨”。为胃黏膜暂时性缺血所导致。常用黄芪、白术、人参、炙甘草、桂枝、鸡血藤。

黄疸

黄疸，即脾胃虚弱，运化失职，水湿不化，聚湿生热，湿热阻滞中焦，上熏肝胆，胆汁不循常道，溢于肌肤而发黄疸。多见于各种急慢性肝炎、急慢性胰腺炎、胆结石、胆汁反流性胃炎等。颜色鲜明者常用茵陈、栀子、大黄、黄柏、赤小豆、连翘、蒲公英、板蓝根。颜色晦暗者常用猪苓、茯苓、桂枝、泽泻、白术、茵陈、栀子、郁金。颜色淡黄者常用人参、白术、茯苓、甘草、陈皮、半夏、生薏米、茵陈、栀子、蒲公英、金钱草。颜色红黄者常用犀角、生地、赤芍、丹皮、败酱草、金钱草、板蓝根、大黄、茵陈、栀子、郁金、丹参。颜色黑黄者常用茵陈、栀子、黄柏、鳖甲、龟板、牡蛎、三棱、莪术、土元、海藻、昆布、党参。

贫血

贫血，是指全身循环血液中红细胞总量减少至正常值以下的一种病症。多见于胃出血、十二指肠出血、慢性胃炎、慢性萎缩性胃炎等。常用熟地、白芍、当归、川芎、人参、白术、茯苓、炙甘草、黄芪、肉桂、阿胶、三七。

硬　　满

硬满，是自觉胃中胀闷不舒，外形不大，按之如石板，皮肉隔离，压痛明显，有抵抗感，为瘀血阻滞所致。多见于慢性浅表性胃炎、胆汁反流性胃炎、红斑渗出性胃炎、糜烂性胃炎、萎缩性胃炎等。常用三棱、莪术、丹参、赤芍、枳实、半夏、连翘。

胀　　满

胀满，是指自觉胃中胀闷不舒，外形胀大，敲之如鼓，压痛明显，有抵抗感，为肝郁气滞所致。多见于急慢性胃炎、胃神经官能症、幽门梗阻、肠梗阻、胆结石、肝功能异常者等。常用柴胡、白芍、川楝子、元胡、麦芽、山楂、川厚朴、六神曲、木香、沉香、枳壳、青皮。

痞　　满

痞满，是指自觉胃中胀闷不舒，外形不大，按之濡软，无压痛，无抵抗感，为寒热阻滞中焦所致。多见于各种慢性胃炎。常用黄连、干姜、黄芩、半夏、枳实、栀子、连翘、木香、沉香。

胃　　型

胃型，由于胃内排空障碍，胃内容物潴留过多，致使胃处于扩张状态，胃部可见半球形隆起，即扩大的胃型轮廓。多见于不完全幽门梗阻。其病因多是幽门部溃疡、炎症、痉挛、瘢痕、肿瘤、无力所引起。常用大黄、黄柏、炒黑丑、炒青皮、炙厚朴、槟榔、炒枳实、砂仁、炒三棱、炙莪术、炒神曲、当归、橘皮、炙香附、黄芩、炒山楂、木香。

肠　　型

肠型，多见于不完全性肠梗阻。肠梗阻时可见肠型及肠蠕动波，肠鸣音亢进或减弱。麻痹性肠梗阻时全腹膨胀显著，但不伴有肠型。常用厚朴、炒莱菔子、枳实、桃仁、赤芍、大黄、芒硝。

肠鸣腹泻

肠鸣腹泻，是腹泻的一种症状。由食滞和肾虚所致。多见于过敏性结肠炎、慢性溃疡性结肠炎。食滞常用神曲、谷芽、麦芽、山楂、莱菔子、陈皮、半夏、茯苓、连翘。肾虚用补骨脂、肉豆蔻、吴茱萸、五味子、附子、炮姜、党参、白术。

上吐下泻

上吐下泻，多见于急性胃肠炎。食中阻，损伤肠胃健运功能，以致升降失调，清浊相干，乱于肠胃。脾不能升清，湿浊下趋肠道，则腹泻。胃不能降浊，浊邪上逆则呕吐。寒湿证用藿香、苏叶、白芷、桔梗、半夏、茯苓、厚朴、砂仁、杏仁、人参、炙甘草、扁豆、香薷、厚朴、生姜、大枣。里寒阳虚证用附子、炮姜、党参、白术、甘草、苍术、藿香、苏叶、半夏、茯苓、木瓜。湿热证用葛根、黄芩、黄连、栀子、半夏、通草、豆豉、佩兰、藿香、川厚朴、白蔻仁、滑石、生薏苡仁。

气郁则泻

气郁则泻。忧思恼怒或情绪紧张，致肝气不舒，失于条达，横逆犯脾，则中气郁滞而腹痛。脾运无权，水谷下趋则腹泻。多见于慢性溃疡性结肠炎、过敏性结肠炎。常用白芍、防风、白术、陈皮、枳壳、乌药、玫瑰花、柴胡、当归、茯苓、炙甘草、薄荷、煨生姜、车前子。

得油食即泻

得油食则泻。脾胃虚弱，运化无权，水谷不归正化，下趋肠腑所致。多见于消化性溃疡、慢性胃炎、过敏性结肠炎、慢性溃疡性结肠炎。常用党参、白术、扁豆、薏苡仁、茯苓、木香、砂仁、陈皮、车前子、黄连、厚朴。

肛门灼热

肛门灼热，肠胃湿热下注所致。多见于慢性溃疡性结肠炎、痢疾、腹泻等。常用二花、黄连、栀子、滑石、大黄、葛根、黄芩、木香。

肛门灼热而泻

肛门灼热而泻。湿热伤及肠胃，运化失常，发生泄泻。肠中有热，热邪类火，火性急迫，故见泻下急迫，肛门灼热。多见于过敏性结肠炎、慢性溃疡性结肠炎、痢疾、腹泻等。常用葛根、黄芩、黄连、滑石、甘草、马齿苋、茯苓、木香、山楂。

大便干腥如羊粪

大便干腥如羊粪球，即大便干燥，坚如羊屎。是胃津耗伤，肠道失于润泽所致。多见于食道癌、贲门癌、胃癌。常用沙参、麦冬、玉竹、石斛、生地、熟地、当归、生首乌、竹茹、生姜、蜂蜜、半枝莲、诃子。

大便干燥有臭气

大便干燥有臭气，即大便干燥难解，并伴有臭气的一种病症。是肠胃积热，津液耗伤所致。多见于不完全肠梗阻、习惯性便秘。常用枳实、大黄、芒硝、川厚朴、番泻叶、连翘、蒲公英。

大便先干后软无臭气

大便先干后软无臭气，即大便开始时较干，后为软便，无臭气。为中气不足所致。多见于慢性萎缩性胃炎、各种慢性胃炎、消化性溃疡、慢性虚弱性病人。常用人参、黄芪、白术、甘草、当归、陈皮、升麻、柴胡、生地、熟地、扁豆、山药。

大便先干后溏

大便先干后溏，即大便开始时较干，后为溏便，不成形。脾虚有湿所致。多见于消化性溃疡、各种慢性胃炎、慢性虚弱性患者等。常用人参、茯苓、白术、桔梗、山药、甘草、白扁豆、莲子肉、砂仁、薏苡仁、车前子。

大便时干时稀

大便时干时稀，多见于慢性溃疡性结肠炎。为肝脾不调所致。多因情志不遂，郁怒伤肝，肝失条达而横乘脾土；或由饮食劳倦等，损伤脾气，脾不健运而影响肝之疏泄，以致肝郁脾虚、肝脾失调。肝郁气滞，脾气不和，故大便时干时稀。常用白芍、防风、白术、陈皮、枳壳、乌药、乌梅、木瓜、诃子、党参、茯苓、柴胡、当归、炙甘草、煨生姜。

大便软欲解不得

大便软欲解不得，即软便且有便意，却难解。是气虚无力送便所致。多见于各种慢性胃炎、消化性溃疡以及长期卧床不起的虚弱性病人。常用人参、黄芪、白术、甘草、当归、陈皮、升麻、柴胡、桃仁、杏仁、生地、熟地、肉苁蓉、生首乌、枳实。

大便后气短乏力

大便后气短乏力，指大便后头冒冷汗，气短无力，四肢软瘫。气虚所致。多见于慢性萎缩性胃炎、老年习惯性便秘、慢性消化性溃疡等。常用人参、黄芪、白术、甘草、当归、陈皮、升麻、柴胡、仙灵脾、熟地、萘萸肉、山药。

大便后下鲜血

大便后下鲜血，是内痔的一种表现。久站久坐，嗜食辛辣厚味，嗜烟酒，湿热毒瘀，凝聚所致。常用黄连、地榆、茜草、槐角、三七、二花炭、大黄炭、栀子炭、黄柏炭、黑黄芩、黑当归、黑蒲黄。

大便色白

大便色白，多见于胆道梗阻、急性化脓性胆管炎。胆道梗阻是指胆道的任何一段因胆道腔内病变、管壁自身疾病、管壁外浸润压迫等疾病，造成胆汁排泄不畅甚至完全堵塞的胆道机械性梗阻。大便色白，兼见纳差，腹胀者，多属脾虚，或胆气不舒；若兼胁胀，纳差，肤目发黄者，是为黄疸。因胆道阻塞，肠内胆汁缺乏或全无，致使大便色白。治宜通里攻下、清热利胆。常用柴胡、黄芩、黄连、大黄、栀子、枳实、郁金、二花、茵陈、金钱草、芒硝、香附、木香、蒲公英、板蓝根、生石膏。

大便里外皆黑

大便里外皆黑，为胃及十二指肠出血。多见于各种慢性胃炎、消化性溃疡等。瘀血常用炒五灵脂、黑蒲黄、黑当归、黑白芍、黑香附子、乌药、川楝子、醋元胡、三七、云南白药、大黄炭、白及、乌贼骨。虚寒常用灶心土、白术、附子、甘草、生地、阿胶、黄芩、白及、乌贼骨、三七、花蕊石、鹿角霜、炮姜、艾叶。

大便内黄外带鲜血

大便内黄外带鲜血，为直肠炎。湿毒壅于直肠所致。常用黑当归、黑荆芥、黑大黄、栀子炭、黄芩炭、茜草炭、二花炭、地榆炭、三七。

大便时脱出紫肉

大便时脱出紫肉，为内痔的一种表现。气滞血瘀所致。常用秦艽、桃仁、皂角子、苍术、防风、黄柏、当归尾、泽泻、槟榔、熟大黄。

大便时脱出淡肉

大便时脱出淡肉，为脱肛的一种表现。脾虚气陷所致。常用诃子、五倍子、山萸肉、覆盆子、人参、黄芪、白术、甘草、当归、陈皮、升麻、柴胡、仙灵脾、扁豆、山药、鹿角胶。

大便时腹中绞痛

大便时腹中绞痛，类似于胃肠痉挛。多见于急性胃炎、慢性胃炎急性发作、过敏性结肠炎。常用高良姜、干姜、紫苏、乌药、香附子、陈皮、大黄、枳实、神曲、黄连、木香、莱菔子、大白。

大便长期潜血

大便长期潜血，为气虚或湿热所致。多见于消化性溃疡、各种慢性胃炎。气虚用党参、黄芪、白术、茯神、酸枣仁、龙眼、木香、炙甘草、当归、远志、生姜、大枣、槐花、地榆、白及、仙鹤草。湿热用地榆、茜草、栀子、黄芩、黄连、茯苓、槐角、防风、枳壳、当归、阿胶、黑白芍。

大便时里急后重

大便时里急后重，湿热阻滞大肠，气机不畅所致。湿热蕴结大肠，热迫气滞，大便时腹痛里急后重。多见于慢性溃疡性结肠炎、痢疾等。常用黄连、黄芩、大黄、当归、白芍、甘草、木香、槟榔、肉桂、金银花、山楂。

大便杂风沫

大便杂风沫，为慢性溃疡性结肠炎的一种症状。正虚邪恋，湿热蕴结，肠腑气血壅滞所致。常用党参、白术、干姜、甘草、黄连、大白、木香、枳实、白头翁、黄柏、茯苓、陈皮、半夏、砂仁、山药、生薏米、扁豆、白芍、当归、防风。

大便杂脓血黏冻

大便杂脓血黏冻，湿热留滞肠胃，气血壅滞，伤及气血，热腐为脓，伤气则下白冻，伤血则下赤冻。多见于慢性溃疡性结肠炎。常用黄芩、黄连、大黄、白芍、甘草、当归、木香、枳壳、大白、肉桂、二花。

大便夹脓而腥臭

大便夹脓而腥臭，便溏味腥，多因脾胃虚寒。多见于慢性溃疡性结肠炎、结肠癌。常用人参、白术、炙甘草、干姜、附子、吴茱萸、肉桂、黄连、砂仁、木香、川厚朴。

小便时大便出

小便时大便出，多见于慢性虚弱性患者。若见于病久体弱，或久泄不愈，或年事甚高，多系肾之阳气虚衰，不能约束后阴之故。二便属肾，阳气虚衰，不能固摄，故小便时大便随之排出。常用人参、黄芪、白术、甘草、当归、陈皮、升麻、柴胡、补骨脂、肉豆蔻、吴茱萸、五味子、附子、炮姜、仙灵脾、诃子、肉桂、鹿角霜、胎盘、川续断。

第七章 胃肠病论文精选

大柴胡汤加减配服养胃胶囊治疗浅表性胃炎的临床体会

三十年来，笔者用大柴胡汤加减配服养胃胶囊（自制）治疗浅表性胃炎万例，均获良效，治愈率达96%。

慢性浅表性胃炎，多属于中医“胃脘痛”“嘈杂”“痞满”等范畴，其基本病变是上皮细胞变性，小凹上皮增生及固有膜炎细胞浸润，病变较浅，仅局限于黏膜的三分之一，但有时亦可累及全层。

临床表现以上腹痛多见，隐痛为主，其次为上腹饱胀不适，嗳气，食欲不振，泛酸和恶心。

胃液分析胃酸分泌量多在正常范围内，可稍低或偏高。胃镜检查发现黏液增多，黏膜充血水肿，黏膜红白相间和糜烂，甚至出血等。胃黏膜活检可见浅层炎性细胞浸润，腺体正常，黏膜厚度正常。

慢性浅表性胃炎的诊断标准为上腹部不适，疼痛，胀满，饭后加重，食欲不振，恶心等。内镜检查胃黏膜黏液附着较多，红白相间呈雀斑状，有水肿、糜烂等，其病变局限于胃黏膜的上三分之一，不影响腺管部分。

慢性浅表性胃炎，与肝胆脾胃有关，多因平素忧思恼怒，气郁伤肝，肝失疏泄，横逆犯胃，气机阻滞而致胃病。或嗜食辛辣厚味，饮食自倍，热郁胃腑，影响肝胆之疏泄，气机不畅，脾胃升降失调所成。

胃受纳腐熟功能失常，气机受阻则上腹不适，疼痛胀满。胃蠕动缓慢，排空延迟，则饭后加重，食欲不振。胃失和降，气逆于上，则恶心、呕吐、呃逆、嗳气。胃腑湿热伤及气血，腐蚀肌肉，则局部水肿糜烂。肝胃郁热，逆而上冲，则泛酸嘈杂。肝热挟胆火上乘，则口苦口干，舌质红苔黄。肝气郁结，日久化热，邪热犯胃则胃脘灼痛。

总之，肝胆疏泄失职，脾胃升降失常，乃胃炎发生之根本。

据临床观察，大柴胡汤能抑制十二指肠液反流入胃，降低胃内胆酸含量，抑制胃酸分泌和胃蛋白酶的活性，从而有较好的抗胃炎作用。

大柴胡汤出自《金匮要略》具有和解少阳、内泻热结之功。为少阳、阳明合病而设。今加减后用于治疗慢性浅表性胃炎，意取柴胡疏肝解郁，以利于脾胃正常之升降，并具有镇静、镇痛、抗炎作用。黄芩归胆胃，泻火止血，除胆胃之湿热，消痈肿，利胆解痉，镇静，松弛平滑肌。白芍归肝脾，敛阴柔肝而止痛。半下归脾胃，降逆止呕，消痞散结。枳实归脾胃，消积除痞，止痞痛，促进胃肠蠕动。大黄归脾胃，泻热毒破积滞，行瘀血消痞满，利胆消肿。加生石膏以清胃热。茵陈除胆胃之湿热，利胆而促进胆汁分泌。木香解除平滑肌痉挛，行气而止痛。台片顺气开郁，消宿食而止痛，止吐食而治反胃。川楝子除湿热，清肝火而止痛。代赭石降逆止呕以除噫气。甘草调和诸药。

柴胡、白芍、川楝子疏肝平肝，以解脾胃之瘀滞。半下、枳实、大黄、代赭石降逆泻积，除痞散结，使胃气降、痞气散、腑气以通。黄芩、大黄、茵陈、生石膏泻胆胃大肠之热，清火解毒以消水肿。柴胡、黄芩、枳实、代赭石疏肝利胆，降逆以使胆汁正常排泄而不至于上逆入胃。

综观全方柴胡、黄芩、白芍、半夏、枳实、大黄、生石膏、茵陈、木香、台片、川楝子、代赭石、甘草疏肝和胃，散结除痞，泻热通腑，理气止痛，可使诸证悉除。

同时配服养胃胶囊，使肝气疏，脾气升，胃气降以理善后，达治愈之目的。

摘自《河南卫生报》2000 年 6 月 30 日

四逆散合左金丸配服养胃胶囊治疗胆汁反流性胃炎

笔者 30 多年来，运用四逆散合左金丸配服养胃胶囊（自制）治疗胆汁反流性胃炎，实属得心应手。

胆汁反流性胃炎是由于十二指肠内容物经常反流入胃与胃黏膜接触而引起的胃黏膜炎症。也叫作碱性反流性胃炎。这种胃炎主要是因为胆酸破坏胃黏膜屏障所引起。胆汁反流进入胃中，胆酸使胃黏膜表面的黏液剥脱损伤，胃液中的氢离子渗入胃黏膜，使胃黏膜遭到损坏。同时胆汁酸也通过损伤处直接进入胃黏膜，刺激肥大细胞释放组胺，引起血管扩张，黏膜充血和毛细血管渗透性增加，从而使黏膜发生水肿、出血、发炎，甚至急性糜烂或形成溃疡。

发病机制主要是幽门括约肌功能障碍和胃排空能力低下。幽门管肌肉收缩，是防止十二指肠内容物反流入胃的主要因素。但由于幽门管肌肉的收缩力较弱，很易受到各种器质性因素影响而引起收缩不全，失去生理功能而导致本病。

其病变主要以黏膜上皮及腺体的活跃增生为主，一般性炎症较轻为特点。

主要临床表现为上腹部灼热性疼痛，但碱性药物不能缓解。疼痛进食后可加剧，呕吐后又可减轻。呕吐肠液及胆汁胃容物，量少且苦。胃切除后的患者呕吐常为单纯胆汁。时呕吐物带血或呕血，伴见恶心、黑便，缺铁性贫血，体重下降等。

胃液分析，空腹胃液 pH > 7，胃液中有胆汁存在。胃镜下可发现胃黏膜炎症，或术后的吻合口炎症及残胃炎。可有不同程度的胆汁汤液反流现象。同时可见黏膜明显水肿、充血、粗糙、脆弱、表面较污浊，附有黄绿色的胆汁。黏液糊内含有大量胆汁。

胆汁反流性胃炎类似于中医的胆胃不和证。邪在胆，逆在胃，胆液泄则苦，胃气逆则呕吐苦水。其原因为肝气郁结，疏泄失职，气机不畅，木乘土位，胆气上犯。或因脾胃升降失常，胃气不降挟胆气上逆。或因脾胃虚弱，运化迟缓，幽门收缩无力。或因手术疤痕，胃蠕动受阻，排空减慢。或平素嗜烟酒，食高脂饮食而致湿热蕴结中焦，热壅肉腐，幽门水肿、溃疡或糜烂，皆可致幽门功能紊乱，而使胆汁反流入胃而形成。

肝气不舒，郁而化火，胆胃不和，气机阻滞，故上腹部灼热疼痛。进食后胆汁分泌增多，对胃黏膜刺激增大，故饮食则疼痛加剧。胃中含胆汁容物呕吐后，胃黏膜刺激暂缓，故呕吐后疼痛则减。胃气上逆则见呕恶。胆汁味苦故呕吐苦水。长期畏痛而拒食则体重下降。

总之，胆气上逆，胃失和降，为胆汁反流性胃炎发生的基本病机。

据临床观察，四逆散具有镇静解痉、镇痛与抗炎作用，能增强胃部收缩，增加胃的张力，改善胃窦部和十二指肠的协调作用，加速胃排空，缩短胃肠道内半固体或固体食物的转运时间。左金丸具有健胃止呕，抗菌消炎、镇痛的作用。合而用之，保持了十二指肠分泌的缩胆囊素与胰泌素同胃窦部分泌的胃泌素之间的平衡。

四逆散出自《伤寒论》，具有透邪解郁，舒肝理脾之功。左金丸出自《丹溪心法》，具有清泻肝火，降逆止呕之用。专治肝火犯胃证。养胃胶囊主要成分为人参、黄连、沉香、三七等，具有健脾降逆，消肿止痛，止血散痈的功效。今合而用之，治疗胆汁反流性胃炎，取其柴胡疏肝解郁。白芍柔肝理脾。枳实理气破结，降逆消痞。甘草和中益脾，调和诸药。黄连苦寒泻火，清肝胃之热。吴茱萸入肝降逆，和调肝胃，辛开苦降。人参健脾益胃。沉香降逆止痛。三七止血化瘀之功。

柴胡、白芍、甘草疏肝平肝，调胆之疏泄，缓解痉挛，解除疼痛。枳实、吴茱萸、沉香入肝胃，降逆止痛，促进胃排空，减少胆汁和胃黏膜接触机会，促进胃蠕动，缩短胆酸与胃黏膜接触时间，从而减轻损害。人参、甘草益气健脾，增强胃蠕动，加快胃排空，增加幽门括约肌收缩力，并有抗溃疡作用。黄连、三七消肿止血，以利溃疡和糜烂之愈合。

四逆散合左金丸配服养胃胶囊，具有疏肝胆，清郁火，和胆胃，降逆气，健脾胃，调气机。诸证方愈。

摘自《综合临床医学》1999 年 12 月中国环境科学出版社

四君子汤加味配服养胃胶囊治疗萎缩性胃炎的体会

慢性萎缩性胃炎是一种稳定性大、发展缓慢的慢性病。笔者 30 多年来，用四君子汤加味配服养胃胶囊（自制）治疗取得了很好的效果。

萎缩性胃炎的基本病变是胃黏膜明显萎缩变薄，其病变可累及胃体部，或产生在胃窦部位。常伴有肠上皮化生或不典型增生，以及炎性反应。

主要临床表现为嗳气、食少、失眠，自觉胃中撑胀，闷闷隐痛不舒，便溏次多，胃脘部压痛，消瘦乏力，面色白，舌质紫暗，舌苔白而润滑，脉缓弱。

胃镜下可见胃黏膜色淡，呈淡红色、灰色、灰黄色或灰绿色，严重者呈灰白色。胃黏膜变薄，黏膜皱襞变细变薄。黏膜下血管显露，静脉呈蓝色，小动脉及毛细血管呈红色。萎缩的黏膜上还可见到上皮细胞增生形成的细小颗粒，或较大的结节。黏膜易出血，或出现糜烂。实验检查，由于固有腺体萎缩，胃液分泌量减少。壁细胞减少明显时，泌酸不足或无酸。血和尿中胃蛋酶原测定其含量低下。

本病类似于中医的“痞满”证，严重时与中医的“硬满”证相仿。多因平素脾胃虚弱，运化失健，气血乏源，胃腑失养。或脾胃升降失常，水湿不化，聚生痰软，阻于胃中，气机不畅，发而为痞。或气虚血运无力，阻滞经脉，新血不得归经，胃黏膜失于濡养而成。或气滞血瘀，血为寒凝，瘀阻胃腑，胃失和降而为满。

萎缩性胃炎与肝脾胃有关。肝气郁滞，胃失和降则嗳气食少。脾胃升降失调，气机不畅，阻滞中焦则胃中饱胀闷闷隐痛不舒。脾失运化，清气不升则便溏次多。气滞血瘀，凝结胃腑则胃脘部压痛而有硬感。脾胃虚弱，气血生化不足，心神失养则失眠。面失荣则白。气血不能充养肌肉，则消瘦乏力。舌紫暗苔白而润滑，乃气虚血脉瘀滞之证。

总之，萎缩性胃炎的发生机理是脾胃功能不足，气虚血瘀胃腑。

据临床观察，四君子汤能够纠正胃肠功能紊乱，增加机体免疫功能，有抗贫血，抗突变和抗肿瘤的作用。同时还可有抗乙酰胆碱及抗组织胺的能力。还能够调整自主神经功能紊乱。用于治疗胃肠功能减退，慢性胃炎和消化性溃疡，有很好的功效。

四君子汤出自《和剂局方》，具有益气健脾之功，用于脾胃气虚证。今加味治疗萎缩性胃炎，取其人参为君，大补元气，健脾养胃。白术苦温，健胃燥湿。茯苓甘淡，渗湿健脾。炙甘草甘温调中。加陈皮理气健脾，化痰去滞。半夏降逆祛痰。厚朴行气除胀。莪术破血祛瘀，行气消积。丹参祛瘀生新。黄连消水肿厚肠胃。枳实降气消痞。黄酒温通气血。

人参、白术、茯苓、甘草、陈皮、半夏、黄酒益气健脾，温通血脉，和胃化痰。助气血生化之源，以固后天之本。营养胃黏膜，改善萎缩现象，促进胃部血液循环。厚朴、莪术、枳实、陈皮降气消痞，除痰逐瘀，散痞满以治其标。消除肠上皮化生，以及不典型增生状态。黄连、半夏辛开苦降，以祛痰热之壅塞，纠正炎性反应。枳实、白术消痞健脾，调节胃肠功能，增加胆汁分泌，消除胃扩张。有升有降，维持了脾胃功能的动态平衡。

观其全方：人参、白术、茯苓、炙甘草、陈皮、半夏、厚朴、莪术、丹参、黄连、枳实、黄酒健脾胃，益气血，祛痰浊，化瘀血，消痞满，养胃腑，从而使之痊愈。

配服养胃胶囊，以巩固疗效，调理善后。

摘自《综合临床医学》1999 年中国环境科学出版社

六君子汤加味配服养胃胶囊治疗十二指肠溃疡的临床体会

30 年来，笔者用六君子汤加味配服养胃胶囊（自制）治疗十二指肠溃疡万例，屡收良功，治愈率达97%。

十二指肠溃疡多属于中医“胃脘痛”“嗳气”“吐酸”等范畴。其基本病变是由于胃酸－胃蛋白酶对黏膜的消化作用而形成的黏膜缺损。多发生在十二指肠球部，以前壁为多。溃肠多为单发，亦有多发者，可深达黏膜肌层。边缘整齐，表现为炎性水肿、细胞浸润，纤维组织增生等。底部洁净，覆有灰白纤维渗出物。溃疡继续发展可导致穿孔，大出血等并发症。

临床表现以上腹部疼痛为最主要的症状。腹痛特点呈长期性、周期性、节律性。其部位多在剑突下偏右。疼痛一般可以忍受，多为灼痛或饥饿样痛。或饿时作痛，饮食则减，甚至夜间疼醒。发作时溃疡处可有局限性压痛。疼痛剧烈时可向腰背部放射。疼痛与季节、饮食、精神、劳累、药物刺激等因素有关。常伴有反酸、嗳气。

胃液分析胃酸分泌量多增高，以空腹和夜间明显。胃镜检查发现溃疡多呈圆形或椭圆形。底部平整，覆以白色或灰白色苔状物。边缘似钻凿状，锐而光整。没有结节状突出，周围黏膜轻度红肿。

十二指肠溃疡的诊断标准为长期反复发生的周期性、节律性、慢性上腹部疼痛，用碱性药物可缓解。上腹部有局限性深压痛。X 线征象为龛影，间接征象为激惹，十二指肠球变形，黏膜皱襞集中。

本病与肝脾胃有关。多因平素情志不舒，气郁伤肝，郁而化火，酸本属肝，肝火盛而酸生。或脾虚食滞，积生湿热，化腐生酸，胃酸过多腐蚀肠膜。或饮食自倍，胃肠乃伤。或脾胃虚弱，饮食不足，气血乏源，肠腑失养。或因食辛辣、嗜烟酒以及药物刺激损伤黏膜而成。

肝郁脾虚，木乘土位，气机阻滞则上腹部疼痛，而呈长期性。空腹和夜间胃酸过多故夜间疼醒，或饿时作痛。饮食可缓解胃酸的刺激故饮食则减。肝郁化火，脾虚食停，热腐为酸，木不疏泄，横逆犯胃，胃气上逆则可伴见嗳气、反酸。

总之，肝郁化火，脾胃虚弱，乃十二指肠溃疡发生之根本。

据临床观察，六君子汤有抗炎、抗溃疡、解痉和镇吐的作用。对黏膜炎症、溃疡和糜烂有治疗效果。同时可调节神经系统，使胃肠道功能恢复正常，促进溃疡愈合，还能增强机体免疫功能。

六君子汤出自《医学正传》，具有益气补中，健脾和胃，理气降逆之功。今加味后用于治疗十二指肠溃疡，取其人参归脾胃，治脾胃之阳气不足，泻脾胃中之火邪，改善消化吸收功能，增进食欲。白术归脾胃，除胃热强脾胃，消水肿破宿食，止反胃除呕逆，燥湿而和中。茯苓渗湿以利水，益脾和胃，开胃止呕。甘草和中缓急，以治脾胃虚弱，长肌肉而解毒，补血养胃抗溃疡，调节自主神经，消除溃疡病灶。陈皮理气调中，益脾胃破滞气，除反胃祛嘈杂。半夏降逆止呕，消肿开胃。加柴胡舒肝解郁，下气消食，有镇痛抗炎作用。白芍养血柔肝，缓中止痛，消肿以收胃气，泻肝以补于脾。黄连归肝胃，泻火解毒，调胃厚肠。治痈肿疮毒，长肌肉，止血又治吞酸，具有抗菌作用。吴茱萸归肝胃，开郁化滞，治呕逆而止吞酸。白及止血消肿，生肌敛疮，以治溃疡疼痛。海螵蛸制酸止血，又且敛疮，治胃痛与吞酸。瓦楞子散瘀消积，制酸止痛，而疗溃疡。扁豆健脾和中，暖脾胃以除湿热。山药长肌肉健脾胃。乳香调气和血，生肌而消肿。生姜大枣以和胃气。

六君子汤加扁豆、山药健脾和胃，养肉生肌，助气血之化生。黄连、吴茱萸、白及、海螵蛸、瓦楞子止酸又杜生酸之源。柴胡、白芍舒肝平肝，以利脾胃之升降。白术、茯苓、白及、乳香以消水肿。白及配乳香以保护溃疡疮面。黄连消炎以利生肌。甘草、黄连、白及、山药、乳香长肌肉，促溃疡之愈合。柴胡、白芍、陈皮疏肝理气，缓急以止痛。白及、海螵蛸以止血而敛疮。柴胡、白芍、黄连、吴茱萸以除肝郁之火。

综观全方人参、白术、茯苓、甘草、陈皮、半夏、柴胡、白芍、黄连、吴茱萸、白及、海螵蛸、瓦楞子、扁豆、山药、乳香、生姜、大枣健脾和胃，疏肝清热，收敛生肌，止血制酸，理气止痛，可使诸证悉除。

同时配服养胃胶囊，使肝气疏，脾气升，胃气降以理善后，达治愈之目的。

摘自《中国民间疗法》2000 年第 6 期

补中益气汤加味配服养胃胶囊治疗胃空洞症的心得

笔者用补中益气汤加味配服养胃胶囊（自制），30 多年来，治疗胃空洞症三千余例，效果显著。

胃空洞症，目前中西医均无此病名。但临床却屡见不鲜。胃空洞症但症而见，不伴有低血糖、心肌缺血、十二指肠溃疡和糜烂性胃炎等并发症。基本病理是胃体血液循环障碍，胃黏膜血流量不足。

其病的主要临床表现为饿时发作，似嘈非嘈，似饥非饥，自汗出，身乏力，急欲饮食，胃中空慌感，饮食或休息后方可缓解。反复发作，久而不愈。脉缓弱，舌质淡，舌苔白而润滑。

本病与脾胃有关。多因素体脾胃虚弱，升降失常，受纳运化失职，气血生化乏源，不得充养胃腑。或因长期饮食量少，或饮食偏嗜，或长期腹泻，以致营养亏乏，胃腑失于气血濡养而成。

由于平素中气亏虚，饥饿时胃腑失于谷气充养，胃黏膜血流量降低，则饿时易作。进食后可化生气血，益中气营养于胃，加快血流，故饮食则减。气不足卫外不固则自汗出。气虚不能充养四肢肌肉则全身软瘫无力。中气不足，胃腑失充所以胃中有空慌感。脉缓弱，舌质淡，苔白而润滑乃属脾虚之证。

总之，中气不足，胃腑失养是胃空洞症发生的根本机理。

根据临床观察，补中益气汤可以抑制胃酸分泌，抑制胃运动，增加胃黏膜血流量，从而对胃空洞症有明显的治疗作用。

补中益气汤出自《脾胃论》一书，具有补中益气，升阳举陷之功，主治脾胃气虚证。形气衰少，乃谷气不充。以甘温之剂补其中升其阳。今用以加味治疗胃空洞症，取其黄芪入脾经，补中益气，主气虚血脱，治脾胃虚弱，益卫固表而止汗。人参大补元气，治久虚自汗，补胃气治脾胃阳气之不足。白术归脾胃，补脾益胃，治脾胃气弱，疗自汗少气。当归补血活血，治五脏不足。甘草入脾胃，益精养气，补血养胃。陈皮理气调中，主脾不能消谷。柴胡疏肝升阳而益气力。升麻归脾胃，升阳而治中气下陷。加桂枝温中行血，健脾燥胃。白芍敛阴收汗，治自汗益气阴，收胃气治脾虚，调养肝脾。香附益血中之气。扁豆健脾和中，补五脏而治脾虚。山药补中益气，治脾虚泄泻。生姜益脾胃。大枣甘温，补脾胃益气生津，调营卫补中益气，温以补脾经不足，甘以缓阴血，和阴阳。

黄芪、人参、白术、甘草、扁豆、山药、生姜、大枣补中焦脾胃之元气，以充养胃腑。陈皮理气，可使补而不滞，顺利于补。升麻、柴胡升达清阳之气，固气于中焦而不至于下陷。人参、黄芪、白术、当归、桂枝、香附，气行血行，气旺血充，气血充足，濡养胃体，促进胃腑血液循环。柴胡、白芍疏肝平肝，调脾胃之升降，助脾胃之运化，以利于气血之化生。

观其全方，人参、白术、当归、甘草、陈皮、柴胡、黄芪、升麻、桂枝、白芍、香附、扁豆、山药、生姜、大枣健脾胃，补中气，升清阳，通血脉，养胃腑，可使诸证悉除。

同时配服养胶囊，调理善后，以防再复。

摘自《综合临床医学》1999 年 12 月中国环境科学出版社

柴胡疏肝散合左金丸加味治疗反流性食管炎的临床应用

笔者用柴胡疏肝散合左金丸加味治疗反流性食管炎，多年来临床观察，疗效可靠。

反流性食管炎是指胃内容物反流进入食管而发生的食管黏膜消化性炎症。主要由于胃酸、胃蛋白酶等损伤食管黏膜而致。其原因是食管下端括约肌功能失调，关闭不全。

镜下可见齿状线模糊，食管下端黏膜充血、水肿、脆而易出血。或见上皮剥脱、糜烂和溃疡。严重时可见到食管挛缩，食道狭窄或局限性穿透性溃疡。

活检可见鳞状上皮的基底细胞增生，乳突延伸至上皮的表面层，并有血管增生，固有层有中性柱细胞浸润。

食管炎的主要临床症状是烧心，饮食热性食物时食管处有烧灼热辣感，甚则刀割样灼痛，或胸骨后经常灼热烧痛。伴见吞酸、吐酸，吞咽障碍，吐血，舌质红，舌苔厚，脉弦大。

本病类似于中医的“吞酸”“吐酸”“噎食”“胸痛”“噎膈”“吐血”等证范畴。病虽在食管，但与肝脾胃有关。多因平素肝气郁结，郁而化火，横犯于胃，酸来自肝，胃气上逆，挟酸上侵食管。或嗜食肥甘厚味，碍脾胃之运化，升降失常，积湿生热，热腐为酸，随胃气上犯食管。或因情志不舒，肝气郁滞，气机不畅，木不制土，脾胃升降失调，皆可致食管下端括约肌关闭不全，或功能失常而形成。

肝郁胃逆，胃酸上犯则烧心，吞吐酸水。食管黏膜水肿糜烂，饮热食则加重刺激和损伤，故饮热则有烧灼热辣感，或刀割样作痛。热盛肉腐则吐血。

食管黏膜肿胀，失于蠕动，则吞咽时有哽噎感。舌红苔厚脉弦大，为肝胃郁热之证。

总之，肝郁化火，胃气上逆是反流性食管炎发生的根本机理。

根据现代药理研究表明：柴胡疏肝散具有镇痛、解痉、解热、抗损害以及抗炎抗菌作用。左金丸具有健胃止呕，抗菌消炎，解热镇痛等作用。用于溃疡病及急慢性胃炎。

柴胡疏肝散出自《景岳全书》，具有疏肝解郁，行气止痛之功，用于肝气郁滞证。左金丸出自《丹溪心法》，具有清泻肝火，降逆止呕之用，专治肝火犯胃证。今二方合用加味治疗反流性食管炎。取其柴胡疏肝解郁。白芍养阴柔肝。枳壳、陈皮理气行滞。川芎活血止痛。香附子理气疏肝。甘草调和诸药。黄连清肝胃之热。吴茱萸入肝降逆，和调肝胃。代赭石降逆止呕止血。白及收敛止血，消肿生肌。乌贼骨收敛止血，制酸止痛，收湿敛疮。瓦楞子消痰化瘀。败酱草清热解毒，消痈排脓，祛瘀止痛的作用。

柴胡、白芍、枳壳、甘草、川芎、香附、陈皮疏肝理气，活血治痛。缓解痉挛，解除疼痛，以利食管下端括约肌之闭合。柴胡、白芍、黄连、吴茱萸疏肝平肝，除肝郁之火，制酸之生成。枳壳、陈皮、吴茱萸、代赭石理气降逆，防酸之反流。黄连、败酱草清热解毒，以消除水肿，制止充血。瓦楞子、乌贼骨、黄连有解毒生肌之功用。甘草缓痉，能降低胃酸及胃蛋白酶活性，并有抗溃疡作用。白及抑菌止血，防护黏膜受损。和煅瓦楞、乌贼骨、甘草相配，中和胃酸可形成碱性液体，附于黏膜增强屏障作用。黄连、败酱草、白及、乌贼骨相合，消水肿，除充血，以利生肌，疗溃疡与糜烂。

察全方柴胡、白芍、枳壳、甘草、川芎、香附、陈皮、黄连、吴茱萸、代赭石、白及、乌贼骨、瓦楞子、败酱草疏肝清热，解毒消肿，缓痉止血，降逆制酸，收敛生肌，诸证而瘥。

摘自《综合临床医学》1999 年 12 月中国环境科学出版社

举元煎加味配服养胃胶囊治疗胃下垂

人站立时胃的下缘达盆腔，胃小弯弧线最低点降到髂嵴连线以下称为胃下垂。笔者三十年来，用举元煎加味配服养胃胶囊（自制）治疗胃下垂，效果显著。

胃下垂多见于无张力型胃，产生的主要原因与膈肌悬吊力不足，隔胃、肝胃韧带松弛，腹内压下降及腹肌松弛等因素有关。

胃下垂的程度，一般以小弯切迹低于两髂嵴连线水平 1～5cm 为轻度，6～10cm 为中度，11cm 以上为重度。

其主要症状表现为上腹不适，餐后加重，胃脘中有下坠感，平卧则减。伴见胃中饱胀、痞满、嗳气、厌食，消瘦乏力等症。

本病属中医“胃缓”的范畴。病位在胃，但与肝脾肾关系密切。多因素体脾胃虚弱，化源不足，中气亏虚，无力支撑胃腑。或因肝郁气滞，横逆犯胃，胃排空延迟，饮食久留胃中。或因肾阳不振，水反侮土，中焦气机不畅，胃腑失衡。或因饭后劳力过度，或因久坐震动之物，皆可使胃腑下垂，失于常态。

中气不足，胃腑下垂，无力蠕动，排空减慢，中焦气滞则上腹不适，餐后加重，胃脘中有下坠感，饱胀、痞满、嗳气。平卧后胃腑上移，促进排空故平卧则减。长期食少，气血生化不足则消瘦乏力。

总之，中气不足，无力升举为胃下垂发生的根本机理。

据临床观察，举元煎具有兴奋中枢，调整胃肠运动功能紊乱，增强机体免疫能力，加强肠道平滑肌张力的作用。对胃下垂有很好的治疗功效。

举元煎出自《景岳全书》，由人参、黄芪、炙甘草、升麻、白术组成。功能益气升提，用于气虚下降等证。本方补元气，益中气，升提健脾，加强腹内压力，增强膈肌悬吊力。加柴胡疏肝解郁以利脾胃之升降，解痉挛调平衡。枳壳降浊气以利中气之升，促进胃蠕动，加快胃排空，减轻胃内容物对胃的压力。淫羊藿补肾阳益气力，以助元气之根，防中气再陷。

总观全方，人参、黄芪、炙甘草、升麻、白术、柴胡、枳壳、淫羊藿。药虽八味，然可使元气充，中气盛，肝气疏，脾气升，胃气降，胃腑自复。

配服养胃胶囊，健脾和胃，巩固疗效。

摘自《中国民间疗法》2000 年第八期

升麻葛根汤加味配服养胃胶囊治疗溃疡性结肠炎

笔者用升麻葛根汤加味配服养胃胶囊（自制）治疗溃疡性结肠炎，临床观察三十多年，均收良功。

溃疡性结肠炎又叫作非特异性结肠炎，世界卫生组织称为特发性结肠炎。其病变部位多发生于直肠黏膜和乙状结肠黏膜。以溃疡为主，严重时可累及整个结肠。病程较长，反复发作。炎症主要位于黏膜层，少数达黏膜下层。

结肠镜检查可见结肠黏膜呈多发性浅表溃疡，伴有充血、水肿。粗糙不平，呈细颗粒状，脆易出血，覆盖有脓性分泌物，似薄苔状。黏膜皱襞消失，血管走向不清。慢性期黏膜多萎缩，黏膜下层瘢痕化。

其临床主要表现为腹痛、腹泻、里急后重、黏液脓血便。大便次数每日数次或十数次，伴肠鸣，左下腹压痛，贫血等。

溃疡性结肠炎与中医的“痢疾”“泄泻”等症类似。病位在肠，但与脾胃肝肾有关。多因感受暑湿寒热之邪，伤及肠胃，运化失司，水谷混杂而下。或饮食所伤，损伤脾胃，水湿内停，清浊不分。或忧郁恼怒，肝气横逆犯脾，运化失常。或素体脾肾阳虚，脾失温煦，无力化谷，开合失职而成。但日久易于化热，故湿热滞于大肠者多见。

湿热之邪蕴结肠中，气机阻滞，故腹痛、里急后重。脾胃运化失职，清浊混杂而下故腹泻，肠鸣，大便次数增多。湿热之邪久滞肠中，伤及气血，热腐为脓，故大便杂黏液，或为脓血便。左侧肠膜水肿，则左下腹压痛明显。长期脾胃运化功能失常，气血化生不足，故见贫血现象。

总之，湿热阻滞在肠，传导失职为溃疡性结肠炎的主要病机。

现代药理研究表明：升麻葛根汤具有解热、抗菌、镇静、抗惊厥等作用。临床用于治疗肠炎、痢疾等证。

升麻葛根汤出自《阎氏小儿方论》，功效为辛凉解肌，透疹解毒。主治麻疹初起。今加味治疗溃疡性结肠炎，取其升麻升阳举陷，清胃火解热毒。葛根升阳，主治湿热泻痢。白芍养血敛阴，柔肝止痛，疗肝气不和，脘腹疼痛。甘草补脾益气，缓急止痛又且解毒。加车前子利水，止泄泻祛暑湿。乌梅涩肠，主治久泻久痢。诃子涩肠，以疗泻痢不止。木香行气止痛，能除里急后重，健脾消食。黄连清热燥湿，泻火解毒，清胃火解热毒为湿热郁火之主药。金银花清热解毒，凉血止痢。

方中升麻、葛根、甘草益气升阳。白芍、甘草、木香缓急止痛，理气而除后重。乌梅、诃子、车前子敛肠止泻，利小肠实大便。黄连、金银花除肠中湿热，厚肠胃而止痢以消水肿。

总观全方升麻、葛根、白芍、甘草、木香、乌梅、诃子、车前子、黄连、金银花。药仅十味然能清湿热、除水肿、调气机、益中阳、止泻痢而使病愈。

同时配服养胃胶囊巩固疗效，以防复发。

摘自《中国民间疗法》2000 年第 7 期

养胃胶囊治疗胃病的临床体会

常见的胃病包括胃及十二指肠溃疡，胃神经官能症，浅表性胃炎，萎缩性胃炎，胆汁反流性胃炎，糜烂性胃炎，胃下垂等。二十多年来笔者用养胃胶囊治疗均获良效，现报道如下：

1. 临床资料 1000 例中，男，692 例，女，308 例。年龄最小者 12 岁，最大者 69 岁。患病时间最长者 20 年，最短者半年。胃溃疡 19 例，十二指肠溃疡 71 例，胃神经官能症 30 例，浅表性胃炎 380 例，萎缩性胃炎 29 例，胆汁反流性胃炎271例，糜烂性胃炎157例，胃下垂43例。全部病例均符合国家规定的诊断标准。

2. 治疗方法养胃胶囊（0.5g），每次三丸，每日三次，开水冲服。有时可根据中医辨证分型配服中药。

3. 治疗结果痊愈（症状全部消失，胃镜检查正常）896例，显效（症状消失，胃镜检查基本正常）104例，有效率100%。

4. 典型病案李某，男，工人。患病13年，胃痛常在饿时或夜间出现，有时夜间痛醒，食少，泛吐酸水。胃镜查确诊为十二指肠球部溃疡。常服西咪替丁、雷尼替丁等胃药，轻而不愈，停药即复。今口服养胃胶囊，每日3次，每次3丸，症状消失后改为每晚睡前服3丸，共服200丸，镜查正常，10年后随访无恙。

5. 体会养胃胶囊（自制）由苍术、白术、六曲、山楂、麦芽等三十多味中药经过炮制加工浓缩而成。具有疏肝健脾，理气和胃，清热解毒，收敛生肌，止血治痛之效。可以调节自主神经，增强胃肠功能，改善紊乱状态，促进溃疡愈合，消除黏膜充血、水肿现象，具有很好的治疗和防复发作用。

摘自《中医研究》2000年8月增刊

直肠点滴治疗溃疡性结肠炎

近年来笔者用直肠点滴法治疗溃疡性结肠炎取效满意，现报道如下：

1. 临床资料100例中，男71例，女29例。年龄最小者23岁，最大者58岁，平均年龄42岁。患病时间最长者8年，最短者2年，平均6年。所有病例均符合《实用中西医结合诊断治疗学》溃疡性结肠炎的诊断标准。

2. 治疗方法①先让患者排空大小便，然后左侧卧位，稍屈双膝，精神放松。②充分暴露肛门，局部消毒。③事先将点滴液装入高温瓶中，加温至摄氏40℃。④用输液管去掉针头部分，接上导尿管，导尿管头部涂上适量红霉素软膏，以起润滑消炎作用。⑤同输液的办法，排净管内空气，关闭控制阀，将导尿管缓慢插入肛门内15cm，用胶布固定。⑥把开关打开，以每分钟30～40滴的速度开始点滴。⑦点滴完毕后拔出导尿管，让患者平卧2小时，2小时内尽量不大便使其充分吸收。⑧每日1次，每次200ml，七日为一疗程，不愈者，隔五日再进行第二疗程。

3. 疗效观察痊愈（症状全部消失，肠镜检查正常）82例，显效（症状消失，肠镜检查基本正常）18例，有效率100%。

4. 典型病例陈某，男，58岁，干部，河南省鲁山县人。自述腹痛腹泻8年，每日排便次数4～6次，黏液性血便，里急后重，乏力，服碱式硝酸铋

（次硝酸铋）片、诺氟沙星、补脾益肠丸等常用药未果。肠镜检查发现肠黏膜弥漫性充血、水肿，脆性增高，易出血，伴有糜烂和大小不等的多发性溃疡，附着脓性分泌物。确诊为慢性溃疡性结肠炎。用直肠点滴法治疗，一次见效，七次而愈，一年后随访未见复发。

5. 讨论慢性溃疡性结肠炎属于祖国医学“泄泻”“痢疾”的范畴，其病机为气虚血瘀，湿热下注，热蕴肉腐。直肠点滴液由葛根、黄芩、黄连、赤芍等十八种中药加工炮制而成，具有健脾和胃，清热解毒，收敛生肌，化瘀止血，涩肠止泻之功。可以除去局部炎症，消除水肿、充血现象，加快溃疡愈合，改善肠道功能，促进局部血液循环，减少瘢痕形成，故能瘥而不复。

摘自《中医研究》2000 年 8 月增刊

平行针透穴药线植入法治疗消化性溃疡 100 例

［摘要］目的：观察平行针透穴药线植入法治疗消化性溃疡的疗效。方法：将医用羊肠线用黄连酒精液浸泡后，采取透穴法，用三角半弯直针将药线植入胃俞至脾俞（双侧）、下脘至上脘等穴位的脂肪层内。结果：100 例患者中，治愈 98 例，好转 2 例。治愈率为 98%，有效率为 100%。结论：平行针透穴药线植入法治疗消化性溃疡疗效显著，简单实用，值得用于临床。

［关键词］消化性溃疡；中医外治法；针刺法；平行针透穴法；药线
2001 年以来，本院采用平行针透穴药线植入疗法治疗胃及十二指肠溃疡 100 例，疗效显著，现报道如下。

一、一般资料

100 例中，男 72 例，女 38 例；年龄 16～72 岁；病程 2～18 年；其中胃溃疡患者 33 例，十二指肠溃疡患者 67 例；伴有浅表性胃炎者 29 例，胆汁反流者 38 例，胃窦炎者 21 例，胃神经官能症者 18 例。

二、治疗方法

1. 羊肠线的中药拮抗剂处理[1]　用中药黄连 80g 洗去尘土后，放入玻璃器皿中，加入 95% 酒精 500ml，密封一个月后，滤出酒精溶液。把药酒精放入另一个消过毒的玻璃器皿中，再放入一米长的 2 号医用羊肠线 10 根，密封一个月后取出羊肠线，用生理盐水冲洗后即可植入人体。

2. 取穴[2]　胃俞透脾俞（双侧），下脘透上脘，太冲（单侧），每次共取 5 个穴位。

3. 操作方法　选准穴位，做好标记，局部常规消毒，铺无菌孔巾，一般在距穴位 0.5cm 处作为埋线的进、出针点，用 2% 的利卡多因注射液局部麻醉。用三角半弯直针穿插 2 号用中药拮抗剂处理过的医用羊肠线（双线），由下边的穴位旁处进针，穿入两穴位间的脂肪层内。

针进入皮下脂肪层内以后，要让针体在脂肪层内平行前进，不得深亦不得浅，禁止上刺皮肤下刺肌肉，只准把肠线平行的埋在脂肪层内。

由上穴旁边出针后，为了加强穴位刺激，可提起羊肠线两端来回抽拉数次。待患者有酸、麻、胀感后，用止血钳挟紧进针处羊肠线的尾部，持针器挟紧针柄，向上提起适度，用手轻扒进针处皮肤，使羊肠线的尾部全部进入皮下。然后，先从出针处贴近皮肤，剪断羊肠线，以剪后羊肠线进入皮下为好。再松开止血钳，轻扒进针处皮肤，使其线头进入皮下。

再轻轻提捏两针口处皮肤，使线头彻底回缩到皮下。用酒精棉球局部按压消毒后，创可贴包扎即可。

4. 疗程　3 个月 1 次，1 次为 1 疗程。一般埋 1 ~2 次。

三、疗效观察

1. 诊断依据　①慢性病程，周期性发作，常与季节、精神因素、饮食不当有关；发作时有上腹灼痛、钝痛、胀痛或隐痛，服碱性药物后可缓解。典型胃溃疡疼痛部位在剑突下偏左，好发于餐后半小时到 2 小时；十二指肠溃疡疼痛位于上中腹偏右，好发于餐后 3 ~4 小时或半夜，进食后可缓解，常伴有嗳气、反酸。②X 线钡餐检查可见龛影及黏膜皱襞集中征象，单纯局部压痛、激惹或变形为间接征象。③内镜检查：可在胃、十二指肠发现圆形、椭圆形、线形、不整形或霜降样溃疡，底部平整，覆有白色或灰白色苔，边缘多整齐，无结节状隆起，周围黏膜充血水肿，有时可见皱襞向溃疡集中。活检及细胞组织学检查可排除恶性病变。

具备以上 1、2 或 1、3 项者可以确诊。

2. 疗效判断标准　参照《常见疾病的诊断与疗效判定标准》的标准进行疗效评定。治愈：临床症状消失，食欲正常，胃酸分泌正常。胃镜所见，溃疡愈合及黏膜组织学改变基本恢复正常。好转：症状基本消失或减轻，胃酸分泌接近正常，胃镜所见溃疡及黏膜组织学改变减轻，或溃疡面缩小达 50% 以上。

3. 治疗结果　所有观察病例均只埋 1 次，埋线 7 日后症状消失，3 个月后观察疗效。其结果 100 例患者中，治愈 98 例，好转 2 例。治愈率为 98%，有效率为 100%。

四、典型病例

王某某，男，48 岁。因饮食没有规律，嗜烟酒。于 1998 年 3 月开始出现剑突下偏右的部位呈周期性、节律性，并长期反复发生的慢性疼痛。多在空腹时发作。轻则可以忍受，重则呈烧灼饥饿样疼痛，饮食或服碳酸氢钠可以缓解。2000 年 6 月 8 日 8 时，来本院就诊。体检；十二指肠球部有局限性深压痛。粪便隐血试验阳性。纤维胃镜检查：发现圆形溃疡面，底部平整，覆有白苔，边缘钻凿状，锐而光整，但无结节状突出，周围黏膜充血水肿。诊断：十二指肠球部溃疡活动期。下午 3 时，用平行针透穴药线植入法把药线穿入平行针孔内，从下脘透上脘，胃俞透脾俞（双侧）。分别植入下脘到上脘，脾俞到胃俞之间的脂肪层中，用创可贴包扎。植线后停服其他一切药物。术后第 3 日上午 11 时又发作 1 次，但疼痛短暂而轻微，此后未再发作。2001 年 1 月 3 日，来院胃镜复查：镜下可见白色瘢痕及黏膜皱襞集中征象，确诊为溃疡愈合。2005 年 12 月 8 日随访时，患者自述自从药线植入后，疼痛一直未复，饮食正常，身体非常健康。

五、体会

消化性溃疡通常是指胃、十二指肠的慢性溃疡。是由于胃酸、胃蛋白酶的自身消化作用而形成的。为一种常见病、多发病[3]。

今用平行针埋线法能够透穴，减少了埋线的部位，使多个穴位同时起到了治疗作用，提高了疗效。同时平行针能够用 2 号双股线，吸收时间长，疗效持久。羊肠线又用具有抗菌消炎、生肌长肉、制酸消肿功效的中药拮抗剂特殊处理，具有立即止痛，愈合迅速的效果。

脾俞穴，健脾和胃化湿。胃俞穴健脾和胃降逆。下脘穴和中理气，消积化滞。上脘穴和中降逆，清热化痰。太冲穴平肝镇惊，泄热理血。诸穴合用，健脾和胃，疏肝理气，降逆止痛，制酸生肌[4]。故临床用之屡收良效。但是手术时使用的器械以及手术室，必经严密消毒，切防感染。术后一周内注意休息，生活要有规律，勿劳动，禁止皮肤出汗。埋线后可以灵活自如地轻微活动，使肠线很自然地符合体内。一周内伤口有红肿疼痛时，可用碘酒局部消毒，1 日 3 次。十日内勿食辛辣鱼虾等刺激性食物，且忌烟酒。线头露出皮肤外的部分必须用消毒剪刀剪除，否则伤口不易愈合。平行针药线植入疗法简单易学，痛苦小，治愈率高，值得推广。

参考文献

［1］张文义著．直肠点滴疗法与平行针药线植入技术．北京：中医古籍出版社，2006：167

［2］张文义著．无防腐剂口服液与张文义八字针法．北京：中医古籍出版社，2006：98

［3］张文义著．中医临床荟萃．北京：中医古籍出版社，2008：278

［4］张文义著．中西医结合论治疑难病．北京：中医古籍出版社，2006：268

摘自《中国针灸》2008 年 2 月

直肠点滴疗法治疗慢性溃疡性结肠炎100例

［摘要］目的：观察直肠点滴疗法治疗慢性溃疡性结肠炎的疗效。方法：采用黄连、升麻、葛根等中药，用黄酒煎出液直肠点滴，每日一次，每次100ml，连用7次为一疗程。疗程与疗程之间间隔三日。一般使用2至4个疗程。结果：100例患者中，临床治愈93例，好转7例。治愈率为93%，有效率为100%。结论：直肠点滴疗法治疗慢性溃疡性结肠炎疗效显著，简单实用，值得用于临床。

［关键词］慢性溃疡性结肠炎；中药疗法；外治法；直肠点滴疗法

近年来，我院采用中药煎剂浓缩液直肠点滴给药，治疗慢性溃疡性结肠炎，取得良效，现报道如下。

一、临床资料

1. 一般资料　100例中，男68例，女32例。年龄18～63岁，平均39岁。病程1～5年者13例，5～10年者17例，10～15年者20例，15～20年者46例，20年以上者4例。其中，轻型者18例，中型者43例，重型者39例。仅为直肠炎者12例，有肠易激综合征症状表现者18例，累及全结肠者28例。

2. 诊断标准[1]　①多数发病缓慢，病程呈反复发作。发作间期症状缓解。主要症状为持续性或间歇性下腹痛或左下腹痛，腹泻，血便，脓血便或黏液便。急性发病或重症者有发热、贫血、消瘦。仅为直肠炎者症状较轻，仅有便血或鲜血黏附粪便表面，下坠、里急后重，无腹泻甚至为便秘，或仅表现为肠易激综合征样症状。②粪便培养无致病菌。常规检查无阿米巴滋养体。③纤维结肠镜检查可见直肠、结肠弥漫性病变。黏膜有多发性浅溃疡伴充血水肿或粗糙呈细状隆起，脆而易出血，附有脓血性分泌物，或可见多发性假息肉。肠袋变钝或消失，管腔失去正常三角形轮廓而呈管状。④黏膜活检除炎性反应外可见糜烂、隐窝脓肿，腺体排列紊乱、数量减少及上皮不典型增生等变化。⑤钡剂灌肠可见肠黏膜粗乱或有细颗粒样外观，肠壁因多发性溃疡呈锯齿状，或有多数假息肉形成的充盈缺损，晚期肠管狭窄缩短呈铅管状。⑥轻型者腹泻<4次/每日，不含或只含少量血。脉搏<90次/每分钟，血细胞比容正常，体重无减轻，体温正常，血沉正常，人血白蛋白正常。中型者病情介于轻型与重型之间。重型者腹泻>6次/每日，脉搏100次/每分钟，血细胞比容<30%，体重下降>10%，体温>38°C/，血沉>30mm，人血白蛋白<30g/L。⑦病变侵犯范围，轻型一般只累及直肠及乙状结肠，重型的病变广泛，多为全结肠炎。以上病例全部符合此诊断标准。

二、治疗方法

1. 药物配制　麸炒黄连12g，升麻9g，葛根60g，麸炒白芍60g，炒甘草6g，金银花30g，麸炒木香9g，乌梅30g，土炒诃子肉30g，炒车前子15g，丹参10g，白及10g，加黄酒5000ml，用文火加热，煎至黄酒大约为1000ml时，离火过滤，去掉药渣，取药液入净锅中继续加热，待药液为700ml时，取出装瓶密封备用。

2. 操作方法[2]　①先让患者排空大小便，精神放松，左侧卧位，右下肢屈曲，左下肢伸直，充分暴露肛门，局部消毒。②取以上药液100ml，装入消过毒的高温瓶中，密封后放在热水中加温至40°C时，挂在输液架上。③用一次性输液管插入药液瓶中，去掉针头部分，接上头部涂有红霉素软膏的橡皮导尿管。排尽管内空气后插入患者肛门内14～16cm，用胶布固定。④把开关打开，开始点滴，每分钟30～40滴。滴后让患者平卧30分钟，3小时内尽量不解大便，以便使药液充分吸收。

三、疗效观察

1. 疗效判断标准[1]

（1）近愈标准：临床症状消失，纤维结肠镜检查或钡剂灌肠显示黏膜病变基本恢复正常，观察6～12个月无复发。

（2）好转标准：症状消失或明显减轻，肠镜或钡剂灌肠显示病变减轻。

2. 疗程　每日一次，每次直肠点滴以上药液100ml，连用7次为一疗程。以上病例均用4个疗程，疗程与疗程之间间隔3日。治疗和观察期间停用其他一切药物和治法。

3. 结果　所有病例均单用此法4个疗程，停药8个月后观察疗效，其结果近愈93例，好转7例。治愈率为93%，有效率为100%。

四、典型病例

陈某，男，58岁，干部，河南鲁山县人。自述腹痛腹泻8年，每日排便4～6次，黏液性血便，里急后重，乏力。曾服碱式硝酸铋（次硝酸铋）片、诺氟沙星、补脾益肠丸等常用药物未果。肠镜检查发现肠黏膜弥漫性充血、水肿，脆性增高，易出血，伴有糜烂和大小不等的多发性溃疡，附着脓性分泌物。确诊为慢性溃疡性结肠炎。采用以上药物直肠点滴疗法治疗，1次见效，2个疗程而愈，1年后随访未见复发。

五、讨论

慢性溃疡性结肠炎属于祖国医学“泄泻”“痢疾”的范畴，其病机要点为气虚血瘀，湿热下注，热蕴肉腐所成[3]。今用升麻清胃火而解毒，升达下陷之气。葛根生津养阴，升达阳明之气，又为止痢之要药。白芍缓急止痛，益血而和营，其味酸收敛而调血。除便脓血而止泻痢。甘草泻火解毒而调和诸药。车前子止泻痢，利小便而实大便。乌梅味酸而收敛，涩肠而治久痢。木香理气止痛，调其气而除后重，健脾而治痢。诃子肉涩肠止泻。黄连清热解毒，厚肠胃而止泻痢，生肌长肉而疗溃疡[4]。金银花清热解毒，寒而不伤胃腑，为治痢之要。丹参活血化瘀，改善局部循环，与白芍配伍调其血而便脓自愈，防止溃疡愈合后瘢痕形成。白及收敛生肌，消肿止血，与黄连相配，以促进溃疡之愈合。与黄连、金银花相伍能消除局部充血水肿状态。黄酒煎中药一则药效容易溶出，二则黄酒味酸能收敛止泻痢，三则黄酒能够温通血脉，改善局部循环[5]，与丹参、白芍相配，可减轻溃疡愈合后的瘢痕程度。四则酒助药力，以增强上提清气之功。诸药合用具有健脾和胃，清热解毒，收敛生肌，化瘀止血，涩肠止泻之效。

同时，又采用了直肠点滴给药途径，使药物经直肠黏膜直接吸收，直达病灶之处，药效快捷，见效迅速，是内服、输液之法无法比拟的。另外，药液进入肠道后由直肠的中、下静脉、肛管静脉系统直接进入血液循环。避免了由于肝脏的代谢、胃酸以及消化酶对药物的破坏，减少了首过效应，提高了生物的利用度。所以，用酒制药液直肠点滴疗法治疗溃疡性结肠炎，可以除去局部炎症，消除水肿充血现象，加快溃疡愈合，改善肠道功能，促进局部的循环，减轻瘢痕形成，故能瘥而不复。

参考文献

[1] 孙传兴主编. 临床疾病诊断依据治愈好转标准. 北京：人民军医出版社，2002：75

[2] 张文义著. 直肠点滴疗法与平行针药线技术. 北京：中医古籍出版社，2006：170

[3] 张文义著. 中西医结合论治疑难病. 北京：中医古籍出版社，2006：38

[4] 张文义著. 中医临床荟萃. 北京：中医古籍出版社，2008：296

[5] 张文义著. 无防腐剂口服液与张文义八字针法. 北京：中医古籍出版社，2007：281

摘自《中国民间疗法》2008 年 5 月

自拟疏肝清胃汤治疗慢性浅表性胃炎

[摘要] 目的：观察自拟疏肝清胃汤治疗慢性浅表性胃炎的疗效。方法：采用中药大黄、木香、乌药、川楝子等 10 味中药水煎内服，每日 1 剂，7 剂为一个疗程。结果：100 例患者中，临床治愈 89 例，好转 11 例。治愈率为

98%，有效率为100%。结论：自拟疏肝清胃汤治疗慢性浅表性胃炎疗效显著，简单实用，值得用于临床。

［关键词］慢性浅表性胃炎；中医药；内服法；疏肝清胃汤

笔者20年来，常用自拟疏肝清胃汤治疗慢性浅表性胃炎，临床用之皆效，现根据病例整理报道如下。

一、一般资料

100例中，男79例，21例；年龄最小者16岁，最大者66岁，平均年龄46岁；患病时间最短者1年，最长者9年，平均患病时间为6年。由于病变程度的不同，其中轻度者42例，中度者38例，重度者20例。以上全部病例均符合《常见疾病的诊断与疗效判定标准》[1]的诊断标准。

二、治疗方法

1. 处方[2]　大黄10g，木香6g，乌药10g，麸炒川楝子10g，醋元胡10g，柴胡15g，炒白芍15g，茵陈30g，生石膏30g，炒甘草6g。

2. 用法　将以上中药入锅中，加水600ml，煎至200ml时滤出，每日2次，早晚各服100ml。

3. 疗程　每日1剂，连服7剂为一个疗程。一般可服2～4个疗程。

三、疗效观察

1. 诊断标准[1]　无症状或有上腹痛、饱胀、嗳气、食少等，偶有上消化道出血。X线钡餐检查缺乏阳性征象。胃酸正常或稍高。内镜检查可见黏膜红白相间（红相为主），水肿，有黏稠黏液附着，可有糜烂与出血。黏膜活检为浅层炎性细胞浸润，腺体正常。并依据炎性病变的深浅分为轻度、中度及重度。即胃黏膜自表面至深部分成3等分，炎症细胞浸润累及表浅1/3者，相当于小凹以上部分为轻度，累及2/3以内者为中度，超过2/3者为重度。

2. 疗效判定标准[1]　治愈：症状消失、胃酸分泌正常。内镜检查及黏膜活检基本恢复正常。好转：症状基本消失或减轻，胃酸分泌接近正常。内镜检查及黏膜活检组织学改变减轻或病变范围缩小。

3. 治疗结果　100例中，临床治愈89例，好转11例。治愈率为89%，有效率为100%。

四、典型病例

患者，女，36岁，河南叶县人。因上腹部经常隐隐作痛，饭后饱胀不适，嗳气，食欲不振，恶心泛酸6年，近期服西咪替丁、654－2、甲硝唑、硫糖铝、甲氧氯普胺注射液等胃药无效，于1998年2月6日来我院就诊。经检查发现：黏液量增多不易脱落，黏膜充血、水肿，黏膜红白相间，伴有糜烂和出血。红点与红点之间的黏膜呈苍白色，水肿处黏液反光强，糜烂部位的表层黏膜剥脱，其周围黏膜有炎症表现。炎细胞浸润较重，范围达黏膜的

2/3 以上，甚至达全层。上皮细胞变性明显，且有坏死及胃小凹扩张、变长、变深以及肠腺化生现象。舌质红，苔白厚腻，脉弦大。诊断：慢性浅表性胃炎（重度）。水煎内服疏肝清胃汤 25 剂而痊愈，于 2002 年 3 月 9 日随访时，患者一直未复。

五、讨论

慢性浅表性胃炎属于中医“胃脘痛”“痞满”“吞酸”“嘈杂”等病证的范畴。其基本病变是上皮细胞变性，小凹上皮增生及固有膜系细胞浸润。轻者病变较浅，仅局限于黏膜浅表的 1/3，但严重时可累及全层。中医认为该病的发生与肝胆脾胃有关。多因平素忧思恼怒，气郁伤肝，肝失疏泄，横逆犯胃，气机阻滞而致胃病。或嗜食辛辣厚味，饮食自倍，热郁胃腑，影响肝胆之疏泄，气机不畅，脾胃升降失调而成。

胃受纳腐熟功能失常，气机阻滞，则上腹不适，疼痛胀满。胃蠕动缓慢，排空延迟，则饭后加重，食欲不振。胃失和降，气逆于上，则恶心、呕吐、嗳气。胃腑湿热伤及气血。腐蚀肌肉，则局部水肿、糜烂。肝胃郁热，逆而上冲，则泛酸嘈杂。肝热挟胆火上乘，则舌红苔黄。总之，肝胆疏泄失职，脾胃升降失常，为胃炎发生之根本。治以疏肝理气，清胃通腑为其原则。今用大黄[3]有抗感染作用，对多种革兰氏阳性和阴性细菌均有抑制作用，其中最敏感为葡萄球菌和链球菌，尤其对幽门螺旋杆菌的抑制效果最好。同时具有健胃和利胆作用，有止血保肝的功效。木香对胃肠道有兴奋或抑制的双向作用。有促进消化液分泌及抑制痢疾杆菌、大肠杆菌的作用。乌药对胃肠道平滑肌有兴奋和抑制的双向调节作用，能促进消化液的分泌。川楝子能兴奋肠管平滑肌，使其张力和收缩力增加。元胡有镇痛作用，并有镇静和安定作用。尚有轻度中枢性镇吐作用。柴胡[4]具有镇静、安定、镇痛的中枢抑制作用。有较好的利胆抗炎作用，还有抗肝损伤，增强机体免疫的作用。白芍[5]有较好的解痉作用，有一定的镇静、镇痛作用，可治疗因痉挛而引起的疼痛。茵陈有显著的解痉作用，增加胆汁分泌的同时，增加胆汁中固体物、胆酸和胆红素的排泄量。甘草对组织胺引起的胃酸分泌过多有抑制作用，并有抗酸和缓解胃肠平滑肌痉挛作用。石膏[6]能缩短血凝时间，促进胆汁排泄的作用。上药合用，疏肝和胃，泻热通腑，理气止痛，消水肿，除充血，可使诸证悉除。

参考文献

［1］吴少祯．常见疾病的诊断与疗效判定标准．［M］北京；中国中医药出版社，1999. 290 ~291.

［2］张文义．中西医结合论治疑难病．［M］北京：中医古籍出版社；

2006. 98.

[3] 雷载权．中药学．[M] 上海；上海科学技术出版社，1995：99

[4] 张文义．中西医结合论治疑难病 [M]．北京：中医古籍出版社，2006. 102

[5] 张文义．无防腐剂口服液与张文义八字针法 [M]．北京：中医古籍出版社，2007. 186

[6] 张文义．中医临床荟萃 [M]．北京：中医古籍出版社，2008. 139

穴位注射配合胃康胶囊治疗胆汁反流性胃炎100例疗效观察

摘要　目的：观察穴位注射配合胃康胶囊治疗胆汁反流性胃炎的临床疗效。方法：取穴中脘、足三里、太冲，以2%盐酸普鲁卡因注射液穴位注射，并口服胃康胶囊。结果：100例中，治愈79例，好转21例，总有效率100%。结论：穴位注射配合胃康胶囊治疗胆汁反流性胃炎疗效较好，值得临床推广。

关键词：胃炎；胆汁反流；穴位疗法；水针；胃康胶囊笔者近年来用穴位注射疗法，配合自拟胃康胶囊治疗胆汁反流性胃炎100例，取效满意，现报道如下。

一、临床资料

本组100例中，男72例，女28例；年龄最小23岁，最大68岁，平均36岁；病程最短8个月，最长3年，平均1年9个月。所有病例均未做过胃及胆囊手术，并均以胃镜及病理检查确诊。诊断标准参照《实用中西医结合诊断治疗学》[1]胆汁反流性胃炎的标准。

二、治疗方法

1. 穴位治疗　穴位：中脘、足三里、太冲。方法：2%盐酸普鲁卡因注射液2ml，加注射用水2. 5ml。使用一次性5ml注射器，5. 5号针头。常规皮肤消毒后，排净针管内空气，选准穴位，垂直刺入，以患者有酸胀感时，抽无回血，注入药物（每穴1. 5ml）。而后迅速拔针，用75%酒精棉球按压针孔片刻即可。每周1次，共注射3～4次。

2. 药物治疗　内服胃康胶囊，每粒0. 5g（每粒内含人参0. 01g，黄连、大黄、白及、沉香各0. 12g，呋喃唑酮0. 01g，以上药物共为细末，装入0号空心胶囊中），每次服5粒，每天3次。20天为1疗程，可服1～2疗程。

3. 注意事项　①穴位注射前应使患者，精神放松，配合治疗。②先做普鲁卡因过敏试验，有阳性反应者禁用。③进针不要太深，防止伤及血管和神经。④注射后患者平卧休息30分钟为宜，以防意外。

三、疗效标准与治疗结果

1. 疗效标准　参照《实用中西医结合诊断治疗学》[1]胆汁反流性胃炎的疗效评定标准。

2. 治疗效果　100 例患者中，治愈 79 例，好转 21 例，治愈率为 79%，总有效率为 100%。

四、病案举例

患者，女，46 岁，农民，1998 年 2 月 26 日初诊。2 年前因上腹部灼痛，经县人民医院胃镜诊断为胆汁反流性胃炎。口服西咪替丁、丙谷胺、甘珀酸、多潘立酮等药效果不佳。自述上腹部经常灼痛，饮食不当则呕吐酸苦水，体重下降。胃镜下发现符合炎症表现，胃内有胆汁肠液反流。病理检查可见：上皮乳头状增生，胃小凹延长，深达黏膜肌层；并有腺体萎缩和腺体囊性扩张现象；慢性炎细胞呈点状、片状、散在于固有膜层。舌质红、苔白厚腻，脉弦大有力。诊断：胆汁反流性胃炎。用以上穴位注射法，每周 1 次，共注射 4 次，并口服胃康胶囊治疗 46 天。其自觉症状完全消失，胃镜下无胆汁反流，病理检查大有好转。后嘱患者调情志，忌恼怒，禁烟酒，戒辛辣，注意饮食。于 2009 年 9 月 29 日随访，一直未复发。

五、体会

胆汁反流性胃炎是由于十二指肠内容反流入胃，与胃黏膜接触而产生的病变。临床表现为上腹部灼痛，呕吐胆汁性液体，甚至体重下降或出血等。主要原因是幽门管肌肉收缩功能失调。中医学认为其病位在肝、胆、胃，病机为肝失疏泄，胃失和降，胆气上泛。所以治疗应疏肝利胆，健脾和胃，降逆止呕，清热解毒。

治疗用注射用水加普鲁卡因穴位注射，取其注射用水对穴位有较强的刺激作用，能使穴位处酸、胀等针感保持较久。普鲁卡因注射液有抑制神经纤维传导和扩张微血管作用。注射取穴中脘是胃的募穴，可调理中焦，行气活血，清热化滞；足三里是胃的合穴，可调理脾胃，扶正培元，痛经活络；太冲平肝镇惊，泄热理血。三穴共奏疏肝理气，调胃止痛之功。穴位药物注射，可通过针刺和药液的刺激及药效作用，从而调整机体的功能，改善病理状态，起到穴位、针刺、药物三结合的作用。同时口服胃康胶囊，方中黄连对胃肠道平滑肌有兴奋作用，又有利胆作用，泻火解毒，止吞酸，除痞满；大黄有促进胆汁分泌和抗菌作用，泻热毒，平胃下气；人参补气健脾，消食开胃，止反胃吐食；沉香降气和胃，治呕吐呃逆，脘腹胀痛；白及收敛止血，消肿生肌。呋喃唑酮对胃黏膜有明显的保护作用，可抑制幽门螺杆菌，消除局部炎症。以上中西药合用，再加上穴位注射，起到了平肝利胆、健脾和胃、生肌收敛、降逆止呕的作用，能够控制胆汁反流，消除胃部炎症，促进糜烂愈合，恢复幽门功能，且疗效持久。故用此法治疗胆汁反流性胃炎能屡收良效。

参考文献

[1] 陈贵迁，杨思澎．实用中西医结合诊断治疗学［M］．北京：中国医药科技出版社，1991. 434.

摘自《新中医》2003 年 5 月

第八章　胃肠病验案

典型病例 1

何某某，女，53 岁。反流性食管炎，红斑渗出性胃炎。

一诊：0.9% NS 250ml，庆大霉素针剂 24 万单位、林可霉素针剂 2.4g、654－2 针剂 5mg、10% 氯化钾针剂 5ml；0.9% NS 250ml ，西咪替丁针剂 0.8g、甲氧氯普胺注射液 10mg、VB_6 针剂 0.3g、10% 氯化钾针剂 5ml；静滴，每日 1 次，用 5 日。清胃散 10 剂，每日 1 剂，水煎服。疏肝清胃丸，每日 3 次，每次 15 粒。消炎止痛丸，每日 2 次，早上、中午各服 15 粒。养胃丸，每晚服 15 粒。

二诊：清胃散 10 剂，每日 1 剂，水煎服。疏肝清胃丸，每日 3 次，每次 15 粒。消炎止痛丸，每日 2 次，早上、中午各服 15 粒。养胃丸，每晚服 15 粒。

三诊：疏肝清胃丸，每日 3 次，每次 15 粒。消炎止痛丸，每日 2 次，早上、中午各服 15 粒。养胃丸，每晚服 15 粒。利胆化石丹，每晚服 15 粒。3 年后随访未复发。

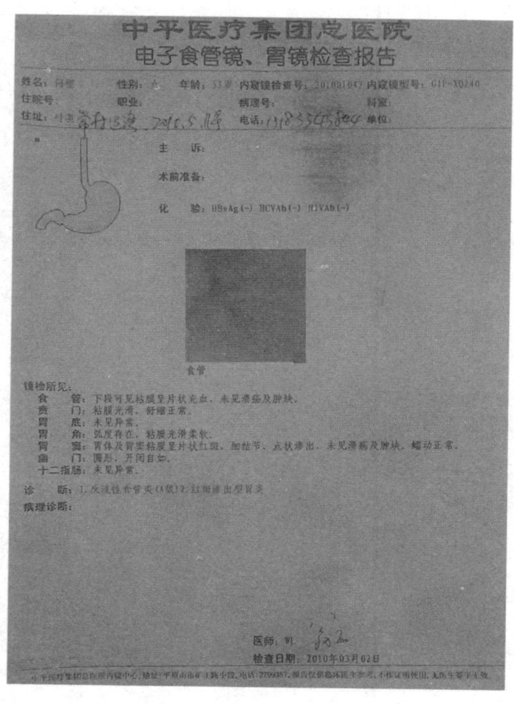

中平医疗集团总医院
电子食管镜、胃镜检查报告

姓名：何某　性别：女　年龄：53岁　内窥镜检查号：2010001047　内窥镜型号：GIF-XQ240
住院号：　职业：　病理号：　科室：
住址：　电话：　单位：

主　　诉：
术前准备：
化　　验：HBsAg(－) HCVAb(－) HIVAb(－)

食管

镜检所见：
食　　管：下段可见粘膜呈片状充血，未见溃疡及肿块。
贲　　门：粘膜光滑，舒缩正常。
胃　　底：未见异常。
胃　　角：弧度存在，粘膜光滑柔软。
胃　　窦：胃体及胃窦粘膜呈片状红斑、细结节、点状渗出，未见溃疡及肿块，蠕动正常。
幽　　门：圆形，开闭自如。
十二指肠：未见异常。

诊　　断：1.反流性食管炎(A级)2.红斑渗出型胃炎
病理诊断：

医师：
检查日期：2010年03月02日

典型病例 2

王某某，女，41 岁。反流性食管炎，慢性红斑性全胃炎。

一诊：庆大霉素注射液 4 万单位、维生素 B_{12} 注射液 1mg，肌肉注射，每日 1 次，连用 10 日；0.9% 生理盐水 250ml，加庆大霉素注射液 24 万单位、林可霉素注射液 2.4g、654－2 注射液 5mg、10% 氯化钾注射液 5ml；0.9% 生理盐水 250ml，加西咪替丁注射液 1g、维生素 B_6 注射液 0.3g、甲氧氯普胺注射液 5mg、10% 氯化钾注射液 5ml；5% 葡萄糖液 250ml，加肌苷注射液 0.5g、维生素 C 注射液 2g、三磷酸腺苷针剂 40mg、辅酶 A 注射液 100 单位、门冬氨酸钾镁注射液 10ml；5% 葡萄糖液 250ml，奥美拉唑针剂 40mg；静滴，每日 1 次，连用 7 日。清胃散 10 剂，每日 1 剂，水煎服。疏肝清胃丸，每日 3 次，每次 15 粒。消炎止痛丸，每日 2 次，早上、中午各服 15 粒。养胃丸，每晚服 15 粒。

二诊：清胃散 10 剂，每日 1 剂，水煎服。疏肝清胃丸，每日 3 次，每次 15 粒。消炎止痛丸，每日 2 次，早上、中午各服 15 粒。养胃丸，每晚服 15 粒。

三诊：疏肝清胃丸，每日 3 次，每次 15 粒。消炎止痛丸，每日 2 次，早上、中午各服 15 粒。养胃丸，每晚服 15 粒。利胆化石丹，每日 2 次，每次 15 粒。3 年后随访未复发。

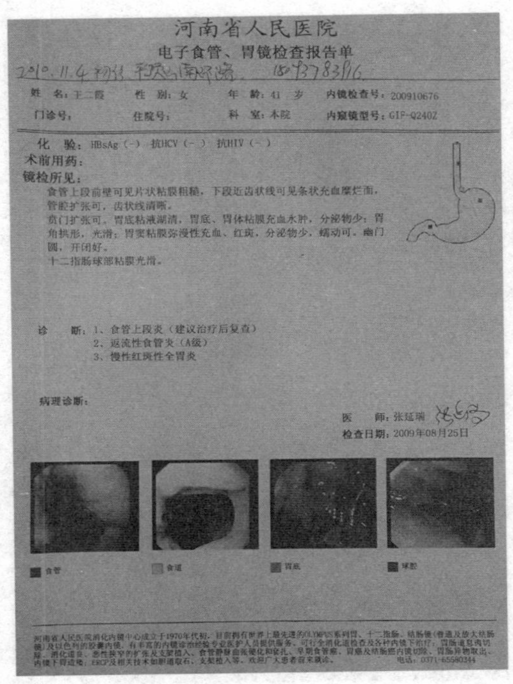

河南省人民医院

电子食管、胃镜检查报告单

2010.11.4 [illegible]

姓　名：王二霞　性　别：女　年　龄：41 岁　内镜检查号：200910676

门诊号：　住院号：　科　室：本院　内窥镜型号：GIF-Q240Z

化　验：HBsAg（－）抗HCV（－）抗HIV（－）

术前用药：

镜检所见：

食管上段前壁可见片状粘膜粗糙，下段近齿状线可见条状充血糜烂面，管腔扩张可，齿状线清晰。

贲门扩张可，胃底粘液湖清，胃底、胃体粘膜充血水肿，分泌物少；胃角拱形，光滑；胃窦粘膜弥漫性充血、红斑，分泌物少，蠕动可。幽门圆，开闭好。

十二指肠球部粘膜光滑。

诊　断：1、食管上段炎（建议治疗后复查）

2、返流性食管炎（A级）

3、慢性红斑性全胃炎

病理诊断：

医　师：张延瑞

检查日期：2009年08月25日

食管　食道　胃底　球腔

河南省人民医院消化内镜中心成立于1970年代初，目前拥有世界上最先进的OLYMPUS系列胃、十二指肠、结肠镜（普通及放大结肠镜）及以色列的胶囊内镜，有丰富的内镜诊治经验专业医护人员提供服务，可行全消化道检查及各种内镜下治疗：胃肠道息肉切除、消化道出血、恶性狭窄的扩张及支架植入、食管静脉曲张硬化和套扎、早期食管癌、胃癌及结肠癌内镜切除、胃肠异物取出、内镜下胃造瘘；ERCP及相关技术如胆道取石、支架植入等。欢迎广大患者前来就诊。　电话：0371-65580344

典型病例 3

任某某，女，55 岁。糜烂性胃炎，十二指肠球炎伴胆汁反流。

一诊：庆大霉素针剂 4 万单位、维生素 B_{12} 针剂 1mg，肌肉注射，每日 1 次。0.9% 生理盐水 250ml，加庆大霉素注射液 24 万单位、林可霉素注射液 2.4g、654－2 注射液 5mg、10% 氯化钾注射液 5ml；0.9% 生理盐水 250ml，加西咪替丁注射液 1g、维生素 B_6 注射液 0.3g、甲氧氯普胺注射液 5mg、10% 氯化钾注射液 5ml；5% 葡萄糖液 250ml，加肌苷注射液 0.5g、维生素 C 注射液 2g、三磷酸腺苷针剂 40mg、辅酶 A 注射液 100 单位、门冬氨酸钾镁注射液 10ml；5% 葡萄糖液 250ml，奥美拉唑针剂 40mg；静滴，每日 1 次，连用 7 日。清胃散 10 剂，每日 1 剂，水煎服。疏肝清胃丸，每日 3 次，每次 15 粒。消炎止痛丸，每日 2 次，早上、中午各服 15 粒。养胃丸，每晚服 15 粒。

二诊：清胃散 10 剂，每日 1 剂，水煎服。疏肝清胃丸，每日 3 次，每次 15 粒。消炎止痛丸，每日 2 次，早上、中午各服 15 粒。养胃丸，每晚服 15 粒。

三诊：疏肝清胃丸，每日 3 次，每次 15 粒。消炎止痛丸，每日 2 次，早上、中午各服 15 粒。养胃丸，每晚服 15 粒。健脾和胃丸，每日 1 次，每次 15 粒。骨刺消炎膏外贴胃脘处。3 年后随访未复发。

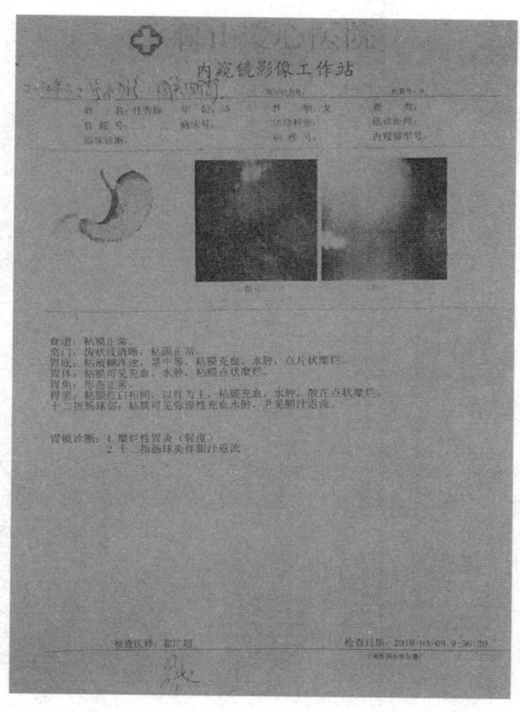

内窥镜影像工作站

性　别：女

食道：粘膜正常。
贲门：齿状线清晰，粘膜正常。
胃底：粘液湖清亮，量中等，粘膜充血、水肿，点片状糜烂。
胃体：粘膜可见充血、水肿，粘膜点状糜烂。
胃角：形态正常。
胃窦：粘膜红白相间，以红为主，粘膜充血、水肿，散在点状糜烂。
十二指肠球部：粘膜可见弥漫性充血水肿，并见胆汁返流。

胃镜诊断：1. 糜烂性胃炎（轻度）
2. 十二指肠球炎伴胆汁返流

检查医师：[illegible]　检查日期：2010-03-09 9:56:20

典型病例 4

王某某，女，37 岁。红斑渗出性胃炎。

一诊：庆大霉素注射液 4 万单位、维生素 B_{12} 注射液 1mg，肌肉注射，每日 1 次，连用 10 日。0.9% 生理盐水 250ml，加庆大霉素注射液 24 万单位、林可霉素注射液 2.4g、654－2 注射液 5mg、10% 氯化钾注射液 5ml；0.9% 生理盐水 250ml，加西咪替丁注射液 1g、维生素 B_6 注射液 0.3g、甲氧氯普胺注射液 5mg、10% 氯化钾注射液 5ml；5% 葡萄糖液 250ml，加肌苷注射液 0.5g、维生素 C 注射液 2g、三磷酸腺苷针剂 40mg、辅酶 A 注射液 100 单位、门冬氨酸钾镁注射液 10ml；5% 葡萄糖液 250ml，奥美拉唑针剂 40mg；静滴，每日 1 次，连用 7 日。清胃散 10 剂，每日 1 剂，水煎服。疏肝清胃丸，每日 3 次，每次 15 粒。消炎止痛丸，每日 2 次，早上、中午各服 15 粒。养胃丸，每晚服 15 粒。

二诊：清胃散 10 剂，每日 1 剂，水煎服。疏肝清胃丸，每日 3 次，每次 15 粒。消炎止痛丸，每日 2 次，早上、中午各服 15 粒。养胃丸，每晚服 15 粒。

三诊：疏肝清胃丸，每日 3 次，每次 15 粒。消炎止痛丸，每日 2 次，早上、中午各服 15 粒。养胃丸，每晚服 15 粒。利胆化石丹，每晚服 15 粒。3 年后随访未复发。

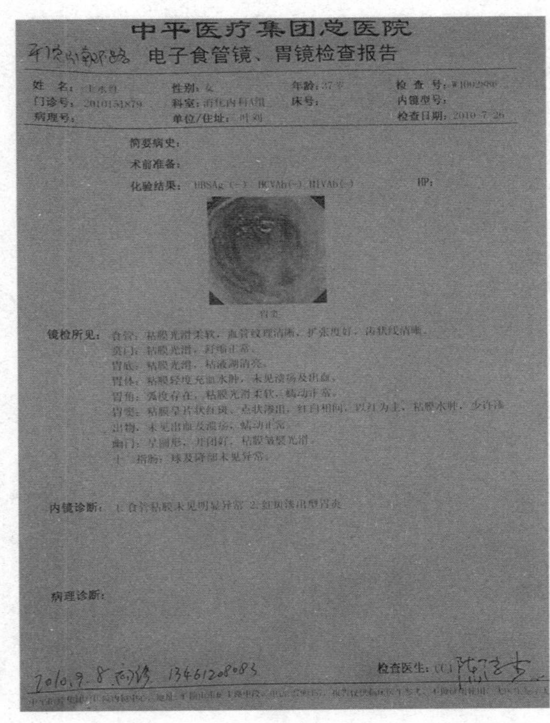
中平医疗集团总医院

电子食管镜、胃镜检查报告

姓名：　　性别：女　　年龄：37岁　　检查号：
门诊号：　　科室：消化内科A组　　床号：　　内镜型号：
病理号：　　单位/住址：　　检查日期：2010-7-26

简要病史：

术前准备：

化验结果：HBSAg(-) HCVAb(-) HIVAb(-)　　HP：

胃窦

镜检所见：食管：粘膜光滑柔软，血管纹理清晰，扩张度好，齿状线清晰。
贲门：粘膜光滑，舒缩正常。
胃底：粘膜光滑，粘液湖清亮。
胃体：粘膜轻度充血水肿，未见溃疡及出血。
胃角：弧度存在，粘膜光滑柔软，蠕动正常。
胃窦：粘膜呈片状红斑、点状渗出，红白相间，以红为主，粘膜水肿，少许渗出物，未见出血及溃疡，蠕动正常。
幽门：呈圆形，开闭好，粘膜皱襞光滑。
十二指肠：球及降部未见异常。

内镜诊断：1. 食管粘膜未见明显异常 2. 红斑渗出型胃炎

病理诊断：

2010.9.8　13461208083

检查医生：

典型病例 5

娄某某，男，57 岁。慢性反流性胃炎。

一诊：庆大霉素注射液 4 万单位、维生素 B_{12} 注射液 1mg，肌肉注射，每日 1 次，连用 10 日。0.9% 生理盐水 250ml，加庆大霉素注射液 24 万单位、林可霉素注射液 2.4g、654－2 注射液 5mg、10% 氯化钾注射液 5ml；0.9% 生理盐水 250ml，加西咪替丁注射液 1g、维生素 B_6 注射液 0.3g、甲氧氯普胺注射液 5mg、10% 氯化钾注射液 5ml；5% 葡萄糖液 250ml，加肌苷注射液 0.5g、维生素 C 注射液 2g、三磷酸腺苷针剂 40mg、辅酶 A 注射液 100 单位、门冬氨酸钾镁注射液 10ml；5% 葡萄糖液 250ml，奥美拉唑针剂 40mg；静滴，每日 1 次，连用 7 日。清胃散 10 剂，每日 1 剂，水煎服。疏肝清胃丸，每日 3 次，每次 15 粒。消炎止痛丸，每日 2 次，早上、中午各服 15 粒。养胃丸，每晚服 15 粒。

二诊：清胃散 10 剂，每日 1 剂，水煎服。疏肝清胃丸，每日 3 次，每次 15 粒。消炎止痛丸，每日 2 次，早上、中午各服 15 粒。养胃丸，每晚服 15 粒。

三诊：疏肝清胃丸，每日 3 次，每次 15 粒。消炎止痛丸，每日 2 次，早上、中午各服 15 粒。养胃丸，每晚服 15 粒。利胆化石丹，每日 2 次，每次 15 粒。3 年后随访未复发。

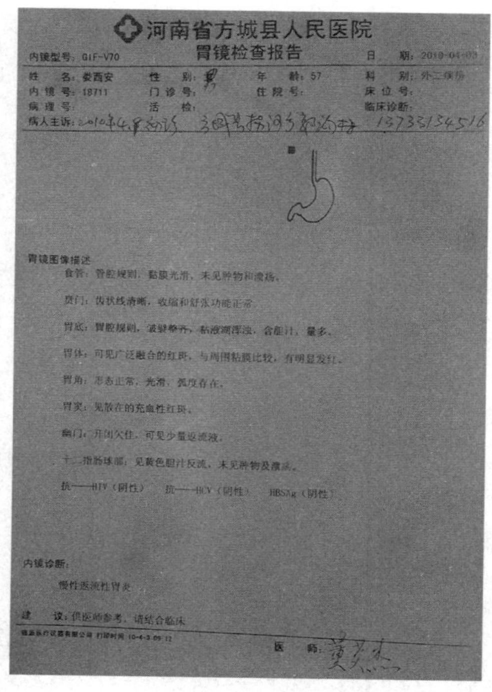

河南省方城县人民医院
胃镜检查报告

内镜型号：GIF-V70　　日　期：2010-04-[illegible]

姓　名：娄西安　性　别：男　年　龄：57　科　别：外二病房
内 镜 号：18711　门 诊 号：　住 院 号：　床 位 号：
病 理 号：　活　检：　临床诊断：
病人主诉：[illegible]

胃镜图像描述
食管：管腔规则，黏膜光滑，未见肿物和溃疡。
贲门：齿状线清晰，收缩和舒张功能正常。
胃底：胃腔规则，波皱整齐，黏液湖浑浊，含胆汁，量多。
胃体：可见广泛融合的红斑，与周围黏膜比较，有明显发红。
胃角：形态正常，光滑，弧度存在。
胃窦：见散在的充血性红斑。
幽门：开闭欠佳，可见少量返流液。
十二指肠球部：见黄色胆汁反流，未见肿物及溃疡。
抗——HIV（阴性）　抗——HCV（阴性）　HBSAg（阴性）

内镜诊断：
慢性反流性胃炎

建　议：供医师参考，请结合临床

[illegible]医疗仪器有限公司 打印时间 10-4-3 09:12　医　师：[illegible]

典型病例 6

师某某，男，53 岁。平坦糜烂性胃炎，十二指肠球部多发息肉。

一诊：庆大霉素注射液 4 万单位、维生素 B_{12}注射液 1mg，肌肉注射，每日 1 次，连用 10 日。0.9% 生理盐水 250ml，加庆大霉素注射液 24 万单位、林可霉素注射液 2.4g、654－2 注射液 5mg、10% 氯化钾注射液 5ml；0.9% 生理盐水 250ml，加西咪替丁注射液 1g、维生素 B_6 注射液 0.3g、甲氧氯普胺注射液 5mg、10% 氯化钾注射液 5ml；5% 葡萄糖液 250ml，加肌苷注射液 0.5g、维生素 C 注射液 2g、三磷酸腺苷针剂 40mg、辅酶 A 注射液 100 单位、门冬氨酸钾镁注射液 10ml；5% 葡萄糖液 250ml，奥美拉唑针剂 40mg；静滴，每日 1 次，连用 7 日。清胃散 10 剂，每日 1 剂，水煎服。疏肝清胃丸，每日 3 次，每次 15 粒。消炎止痛丸，每日 2 次，早上、中午各服 15 粒。养胃丸，每晚服 15 粒。

二诊：清胃散 10 剂，每日 1 剂，水煎服。疏肝清胃丸，每日 3 次，每次 15 粒。消炎止痛丸，每日 2 次，早上、中午各服 15 粒。养胃丸，每晚服 15 粒。

三诊：疏肝清胃丸，每日 3 次，每次 15 粒。消炎止痛丸，每日 2 次，早上、中午各服 15 粒。养胃丸，每晚服 15 粒。健脾和胃丸，每日 1 次，每次 15 粒。骨刺消炎膏外贴胃脘处。3 年后随访未复发。

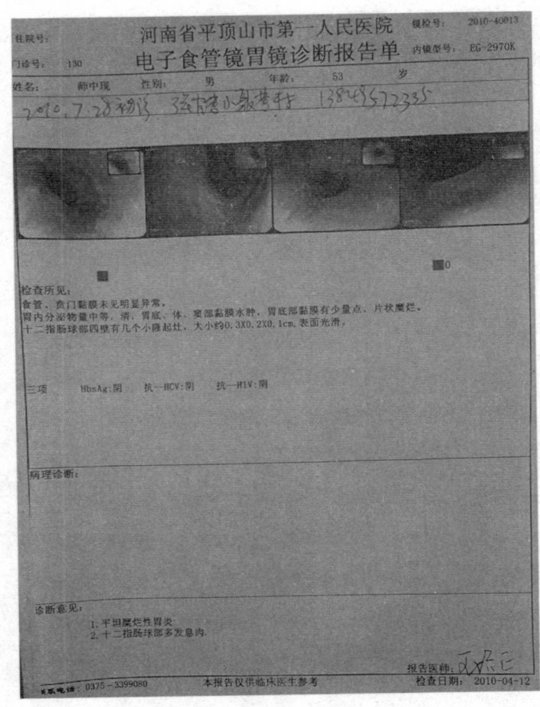

河南省平顶山市第一人民医院
电子食管镜胃镜诊断报告单

住院号：　　镜检号：2010-40013
门诊号：130　　内镜型号：EG-2970K
姓名：师中现　性别：男　年龄：53 岁

检查所见：
食管、贲门黏膜未见明显异常。
胃内分泌物量中等，清，胃底、体、窦部黏膜水肿，胃底部黏膜有少量点、片状糜烂。
十二指肠球部四壁有几个小隆起灶，大小约0.3X0.2X0.1cm，表面光滑。

三项　HbsAg:阴　抗—HCV:阴　抗—HIV:阴

病理诊断：

诊断意见：
1. 平坦糜烂性胃炎
2. 十二指肠球部多发息肉.

报告医师：
联系电话：0375－3399080　本报告仅供临床医生参考　检查日期：2010-04-12

典型病例 7

阮某某，女，37 岁。隆起糜烂性胃炎伴胃底多发息肉。

一诊：0.9% NS 250ml，庆大霉素针剂 24 万单位、林可霉素针剂 2.4g、654－2 针剂 5mg、10% 氯化钾针剂 5ml；0.9% NS 250ml，西咪替丁针剂 0.8g、甲氧氯普胺注射液 10mg、VB_6 针剂 0.3g、10% 氯化钾针剂 5ml；静滴，每日 1 次，连用 5 日。清胃散 10 剂，每日 1 剂，水煎服。疏肝清胃丸，每日 3 次，每次 15 粒。消炎止痛丸，每日 2 次，早上、中午各服 15 粒。养胃丸，每晚服 15 粒。

二诊：清胃散 10 剂，每日 1 剂，水煎服。疏肝清胃丸，每日 3 次，每次 15 粒。消炎止痛丸，每日 2 次，早上、中午各服 15 粒。养胃丸，每晚服 15 粒。

三诊：疏肝清胃丸，每日 3 次，每次 15 粒。消炎止痛丸，每日 2 次，早上、中午各服 15 粒。养胃丸，每晚服 15 粒。健脾和胃丸，每日 1 次，每次 15 粒。骨刺消炎膏外贴胃脘处。3 年后随访未复发。

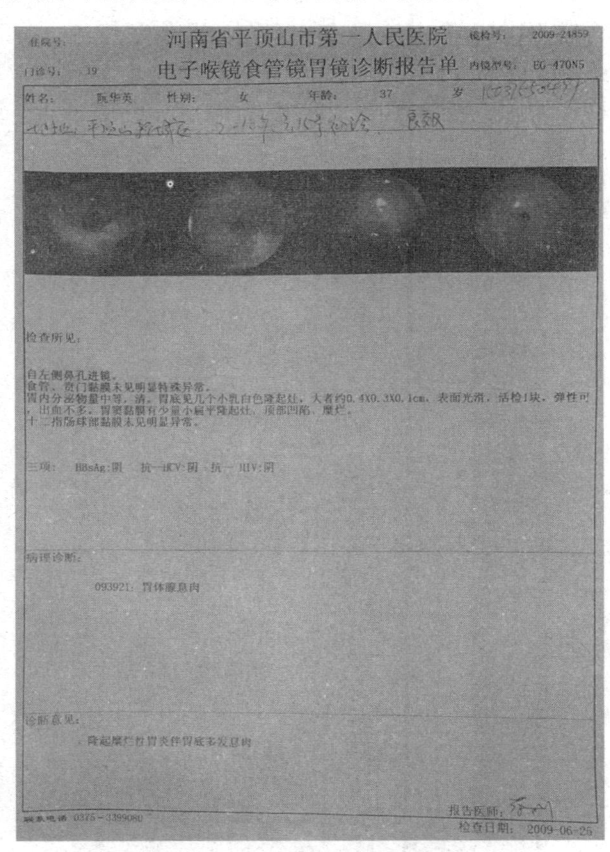

住院号：　　河南省平顶山市第一人民医院　　镜检号：2009-24859

门诊号：19　　电子喉镜食管镜胃镜诊断报告单　　内镜型号：EG-470N5

姓名：阮华英　性别：女　年龄：37 岁

检查所见：

自左侧鼻孔进镜。
食管、贲门黏膜未见明显特殊异常。
胃内分泌物量中等，清。胃底见几个小乳白色隆起灶，大者约0.4X0.3X0.1cm，表面光滑，活检1块，弹性可，出血不多。胃窦黏膜有少量小扁平隆起灶，顶部凹陷、糜烂。
十二指肠球部黏膜未见明显异常。

三项：HBsAg:阴　抗－HCV:阴　抗－HIV:阴

病理诊断：

093921：胃体腺息肉

诊断意见：

隆起糜烂性胃炎伴胃底多发息肉

联系电话 0375－3399080　　报告医师：

检查日期：2009-06-26

典型病例 8

黄某某，男，46 岁。出血性胃炎。

一诊：庆大霉素注射液 4 万单位、维生素 B_{12} 注射液 1mg，肌肉注射，每日一次，连用 10 日。0.9% 生理盐水 250ml，庆大霉素注射液 24 万单位、林可霉素注射液 2.4g、654－2 注射液 5mg、10% 氯化钾注射液 5ml；0.9% 生理盐水 250ml，西咪替丁注射液 1g、维生素 B_6 注射液 0.3g、甲氧氯普胺注射液 5mg、10% 氯化钾注射液 5ml（为防止 30 岁以下年轻女性和 15 岁以下儿童的甲氧氯普胺注射液锥外系反应，输液前可口服 25mg 苯海拉明片剂）；5% 葡萄糖液 250ml，肌苷注射液 0.5g、维生素 C 注射液 2g、三磷酸腺苷针剂 40mg、辅酶 A 注射液 100 单位、门冬氨酸钾镁注射液 10ml；5% 葡萄糖液 250ml，奥美拉唑针剂 40mg；静滴，每日 1 次，连用 7 日。清胃散 10 剂，每日 1 剂，水煎服。疏肝清胃丸，每日 3 次，每次 15 粒。消炎止痛丸，每日 2 次，早上、中午各服 15 粒。养胃丸，每晚服 15 粒。

二诊：清胃散 10 剂，每日 1 剂，水煎服。疏肝清胃丸，每日 3 次，每次 15 粒。消炎止痛丸，每日 2 次，早上、中午各服 15 粒。养胃丸，每晚服 15 粒。

三诊：疏肝清胃丸，每日 3 次，每次 15 粒。消炎止痛丸，每日 2 次，早上、中午各服 15 粒。养胃丸，每晚服 15 粒。利胆化石丹，每晚服 15 粒。3 年后随访未复发。

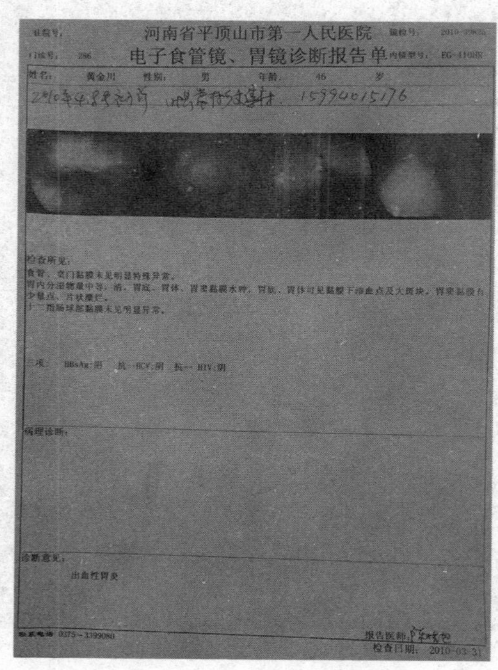

河南省平顶山市第一人民医院

电子食管镜、胃镜诊断报告单

门诊号：286　　内镜型号：EG-410HR

姓名：黄金川　性别：男　年龄：46 岁

检查所见：

食管、贲门黏膜未见明显特殊异常。

胃内分泌物量中等，清。胃底、胃体、胃窦黏膜水肿，胃底、胃体可见黏膜下渗血点及大斑块，胃窦黏膜有少量点、片状糜烂。

十二指肠球部黏膜未见明显异常。

三项：HBsAg:阴　抗－HCV:阴　抗－HIV:阴

病理诊断：

诊断意见：

出血性胃炎

联系电话 0375－3399080　　报告医师：

检查日期：2010-03-31

典型病例 9

张某某，男，65 岁。慢性浅表性胃炎，十二指肠球部溃疡伴不完全梗阻。

一诊：半个月内没有服过驱虫药的患者，病情稳定期应首先口服左旋咪唑片剂 150mg，果导片 0.2g，睡前 1 次口服（只用 1 次）。0.9% 生理盐水 250ml，青霉素注射液 960 万单位；0.9% 生理盐水 250ml，清开灵注射液20～30ml；5% 葡萄糖 250ml，西咪替丁针剂 1g、维生素 B_6 针剂 0.3g、甲氧氯普胺注射液 10mg、10% 氯化钾针剂 5ml；每日 1 次，连用 3～7 日。庆大霉素针剂 4 万单位、盐酸普鲁卡因针剂 2ml，加开水口服，每日 3 次。清胃散 10 剂，每日 1 剂，水煎服。疏肝清胃丸，每日 3 次，每次 15 粒。消炎止痛丸，每日 2 次，早上、中午各服 15 粒。养胃丸，每晚服 15 粒。

二诊：清胃散 10 剂，每日 1 剂，水煎服。疏肝清胃丸，每日 3 次，每次 15 粒。消炎止痛丸，每日 2 次，早上、中午各服 15 粒。养胃丸，每晚服 15 粒。

三诊：疏肝清胃丸，每日 3 次，每次 15 粒。消炎止痛丸，每日 2 次，早上、中午各服 15 粒。养胃丸，每晚服 15 粒。利胆化石丹，每晚服 15 粒。3 年后随访未复发。

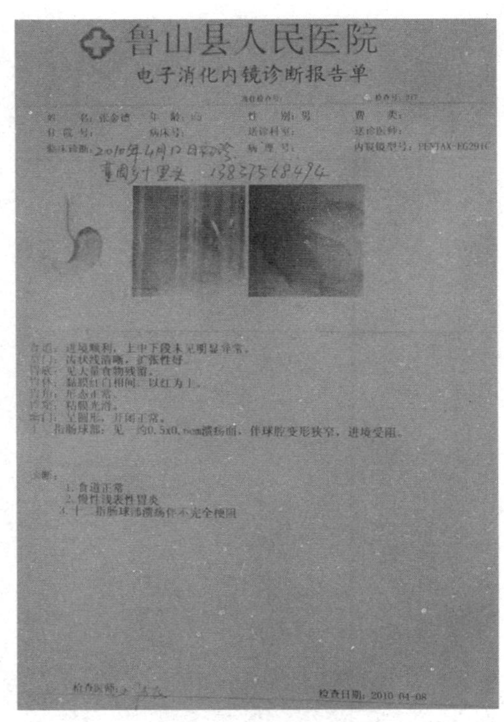

鲁山县人民医院

电子消化内镜诊断报告单

内镜型号：PENTAX-EG2910

诊断：

1. 食道正常
2. 慢性浅表性胃炎
3. 十二指肠球部溃疡伴不完全梗阻

检查日期：2010-04-08

典型病例 10

钟某，男，46 岁。胆汁反流性胃炎，十二指肠球部多发息肉。

一诊：庆大霉素注射液 4 万单位、维生素 B_{12} 注射液 1mg，肌肉注射，每日 1 次，连用 10 日。0.9% 生理盐水 250ml，加庆大霉素注射液 24 万单位、林可霉素注射液 2.4g、654－2 注射液 5mg、10% 氯化钾注射液 5ml；0.9% 生理盐水 250ml，加西咪替丁注射液 1g、维生素 B_6 注射液 0.3g、甲氧氯普胺注射液 5mg、10% 氯化钾注射液 5ml；5% 葡萄糖液 250ml，加肌苷注射液 0.5g、维生素 C 注射液 2g、三磷酸腺苷针剂 40mg、辅酶 A 注射液 100 单位、门冬氨酸钾镁注射液 10ml；5% 葡萄糖液 250ml，奥美拉唑针剂 40mg；静滴，每日 1 次，连用 7 日。增生平按说明服 3 个月。清胃散 10 剂，每日 1 剂，水煎服。疏肝清胃丸，每日 3 次，每次 15 粒。消炎止痛丸，每日 2 次，早上、中午各服 15 粒。养胃丸，每晚服 15 粒。

二诊：清胃散 10 剂，每日 1 剂，水煎服。疏肝清胃丸，每日 3 次，每次 15 粒。消炎止痛丸，每日 2 次，早上、中午各服 15 粒。养胃丸，每晚服 15 粒。

三诊：疏肝清胃丸，每日 3 次，每次 15 粒。消炎止痛丸，每日 2 次，早上、中午各服 15 粒。养胃丸，每晚服 15 粒。利胆化石丹每日 2 次，每次 15 粒。3 年后随访未复发。

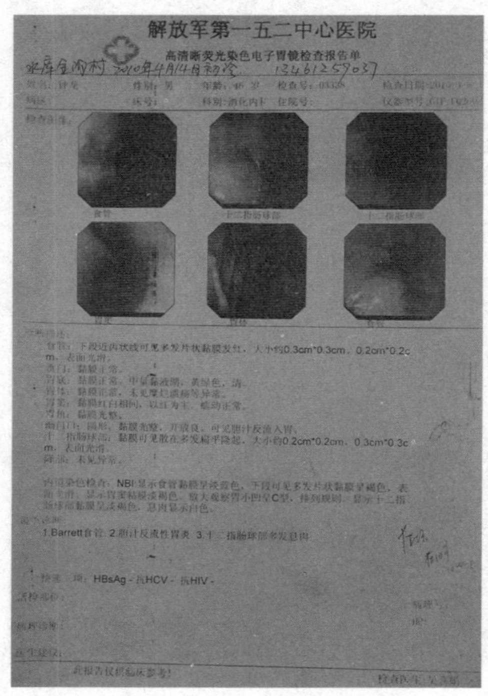

解放军第一五二中心医院

高清晰荧光染色电子胃镜检查报告单

性别：男　年龄：46 岁

食管：下段近齿状线可见多发片状黏膜发红，大小约0.3cm*0.3cm、0.2cm*0.2cm，表面光滑。
贲门：黏膜正常。
胃底：黏膜正常，中量黏液湖，黄绿色，清。
胃体：黏膜正常，未见糜烂溃疡等异常。
胃窦：黏膜红白相间，以红为主，蠕动正常。
胃角：黏膜光整。
幽门：圆形，黏膜光整，开放良，可见胆汁反流入胃。
十二指肠球部：黏膜可见散在多发扁平隆起，大小约0.2cm*0.2cm、0.3cm*0.3cm，表面光滑。
降部：未见异常。

内镜染色检查：NBI显示食管黏膜呈淡蓝色，下段可见多发片状黏膜呈褐色，表面光滑，显示胃窦黏膜淡褐色，放大观察胃小凹呈C型，排列规则，显示十二指肠球部黏膜呈淡褐色，息肉显示白色。

1.Barrett食管 2.胆汁反流性胃炎 3.十二指肠球部多发息肉

HBsAg - 抗HCV - 抗HIV -

此报告仅供临床参考！

典型病例 11

王某某，男，53 岁。平坦糜烂胃炎。

一诊：庆大霉素注射液 4 万单位、维生素 B_{12} 注射液 1mg，肌肉注射，每日 1 次，连用 10 日。0.9% 生理盐水 250ml，加庆大霉素注射液 24 万单位、林可霉素注射液 2.4g、654－2 注射液 5mg、10% 氯化钾注射液 5ml；0.9% 生理盐水 250ml，加西咪替丁注射液 1g、维生素 B_6 注射液 0.3g、甲氧氯普胺注射液 5mg、10% 氯化钾注射液 5ml；5% 葡萄糖液 250ml，加肌苷注射液 0.5g、维生素 C 注射液 2g、三磷酸腺苷针剂 40mg、辅酶 A 注射液 100 单位、门冬氨酸钾镁注射液 10ml；5% 葡萄糖液 250ml，加奥美拉唑针剂 40mg；静滴，每日 1 次，连用 7 日。清胃散 10 剂，每日 1 剂，水煎服。疏肝清胃丸，每日 3 次，每次 15 粒。消炎止痛丸，每日 2 次，早上、中午各服 15 粒。养胃丸，每晚服 15 粒。

二诊：清胃散 10 剂，每日 1 剂，水煎服。疏肝清胃丸，每日 3 次，每次 15 粒。消炎止痛丸，每日 2 次，早上、中午各服 15 粒。养胃丸，每晚服 15 粒。

三诊：疏肝清胃丸，每日 3 次，每次 15 粒。消炎止痛丸，每日 2 次，早上、中午各服 15 粒。养胃丸，每晚服 15 粒。健脾和胃丸，每日 1 次，每次 15 粒。骨刺消炎膏外贴胃脘处。3 年后随访未复发。

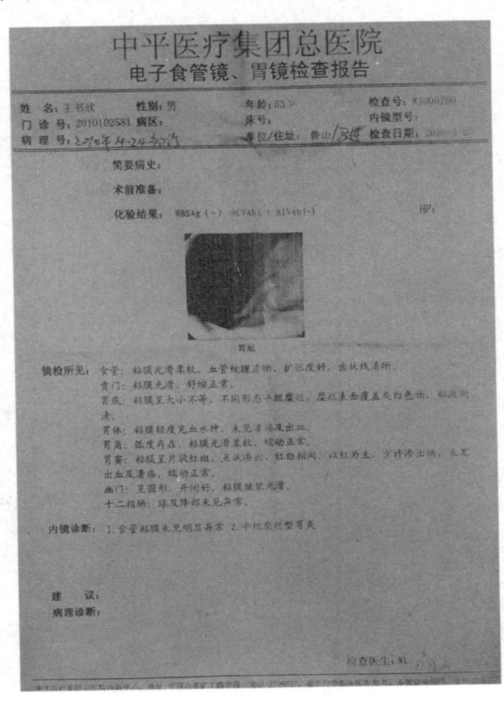

中平医疗集团总医院
电子食管镜、胃镜检查报告

姓　名：王书欣　性别：男　年龄：53 岁　检查号：
门诊号：2010102581　病区：　床号：　内镜型号：
病理号：　单位/住址：　检查日期：

简要病史：

术前准备：

化验结果：HBSAg（－）HCVAb（－）HIVAb（－）　HP：

胃底

镜检所见：食管：粘膜光滑柔软，血管纹理清晰，扩张度好，齿状线清晰。
贲门：粘膜光滑，舒缩正常。
胃底：粘膜呈大小不等，不同形态平坦糜烂，糜烂表面覆盖灰白色物，粘液湖清。
胃体：粘膜轻度充血水肿，未见溃疡及出血。
胃角：弧度存在，粘膜光滑柔软，蠕动正常。
胃窦：粘膜呈片状红斑，点状渗出，红白相间，以红为主，少许渗出物，未见出血及溃疡，蠕动正常。
幽门：呈圆形，开闭好，粘膜皱襞光滑。
十二指肠：球及降部未见异常。

内镜诊断：1. 食管粘膜未见明显异常　2. 平坦糜烂型胃炎

建　议：
病理诊断：

检查医生：

典型病例 12

闫某某，男，35 岁。食管炎，浅表性胃炎。

一诊：半个月内没有服过驱虫药的患者，病情稳定期应首先口服左旋咪唑片剂 150mg，果导片 0.2g，睡前 1 次口服（只用 1 次）。0.9% 生理盐水 250ml，青霉素注射液 960 万单位；0.9% 生理盐水 250ml，清开灵注射液20 ~ 30ml；5% 葡萄糖 250ml，西咪替丁针剂 1g、维生素 B_6 针剂 0.3g、甲氧氯普胺注射液 10mg、10% 氯化钾注射液 5ml；静滴，每日 1 次，连用 3 ~ 7 日。庆大霉素注射液 4 万单位、盐酸普鲁卡因针剂 2ml，加开水口服，每日 3 次。清胃散 10 剂，每日 1 剂，水煎服。疏肝清胃丸，每日 3 次，每次 15 粒。消炎止痛丸，每日 2 次，早上、中午各服 15 粒。养胃丸，每晚服 15 粒。

二诊：清胃散 10 剂，每日 1 剂，水煎服。疏肝清胃丸，每日 3 次，每次 15 粒。消炎止痛丸，每日 2 次，早上、中午各服 15 粒。养胃丸，每晚服 15 粒。

三诊：疏肝清胃丸，每日 3 次，每次 15 粒。消炎止痛丸，每日 2 次，早上、中午各服 15 粒。养胃丸，每晚服 15 粒。利胆化石丹，每晚服 15 粒。3 年后随访未复发。

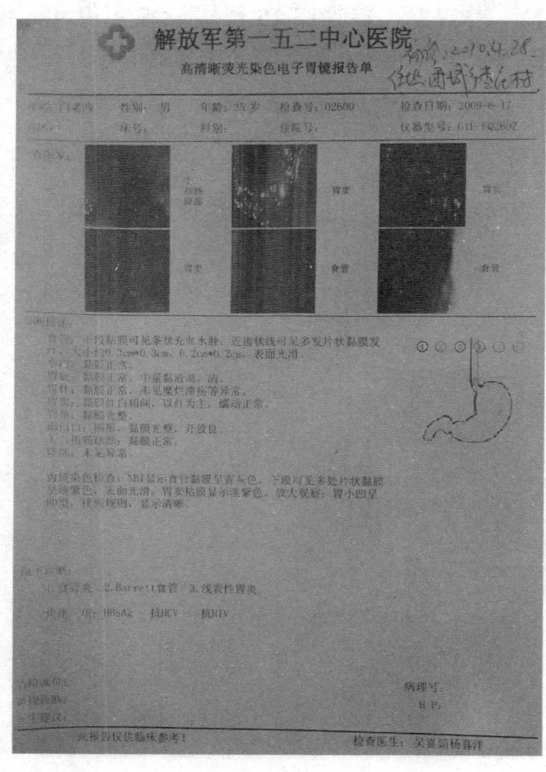

解放军第一五二中心医院

高清晰荧光染色电子胃镜报告单

性别：男　年龄：35 岁　检查号：02600　检查日期：2009-6-17

床号：　科别：　住院号：　仪器型号：GIF-FQ260Z

大小约0.3cm*0.3cm、0.2cm*0.2cm，表面光滑。

胃底：黏膜正常，中量黏液湖，清。

胃体：黏膜正常，未见糜烂溃疡等异常。

胃角：黏膜光整。

十二指肠球部：黏膜正常。

1. 食管炎　2. Barrett食管　3. 浅表性胃炎

病理号：

H P：

此报告仅供临床参考！　检查医生：吴宣娟杨鼎洋

典型病例 13

任某某，女，42 岁。糜烂性胃炎。

一诊：庆大霉素注射液 4 万单位、维生素 B_{12}注射液 1mg，肌肉注射，每日一次，连用 10 日。0.9%生理盐水 250ml，加庆大霉素注射液 24 万单位、林可霉素注射液 2.4g、654－2 注射液 5mg、10%氯化钾注射液 5ml；0.9%生理盐水 250ml，加西咪替丁注射液 1g、维生素 B_6 注射液 0.3g、甲氧氯普胺注射液 5mg、10%氯化钾注射液 5ml；5%葡萄糖液 250ml，加肌苷注射液 0.5g、维生素 C 注射液 2g、三磷酸腺苷针剂 40mg、辅酶 A 注射液 100 单位、门冬氨酸钾镁注射液 10ml；5%葡萄糖液 250ml，奥美拉唑针剂 40mg；静滴，每日 1 次，连用 7 日。清胃散 10 剂，每日 1 剂，水煎服。疏肝清胃丸，每日 3 次，每次 15 粒。消炎止痛丸，每日 2 次，早上、中午各服 15 粒。养胃丸，每晚服 15 粒。

二诊：清胃散 10 剂，每日 1 剂，水煎服。疏肝清胃丸，每日 3 次，每次 15 粒。消炎止痛丸，每日 2 次，早上、中午各服 15 粒。养胃丸，每晚服 15 粒。

三诊：疏肝清胃丸，每日 3 次，每次 15 粒。消炎止痛丸，每日 2 次，早上、中午各服 15 粒。养胃丸，每晚服 15 粒。健脾和胃丸，每日 1 次，每次 15 粒。骨刺消炎膏外贴胃脘处。3 年后随访未复发。

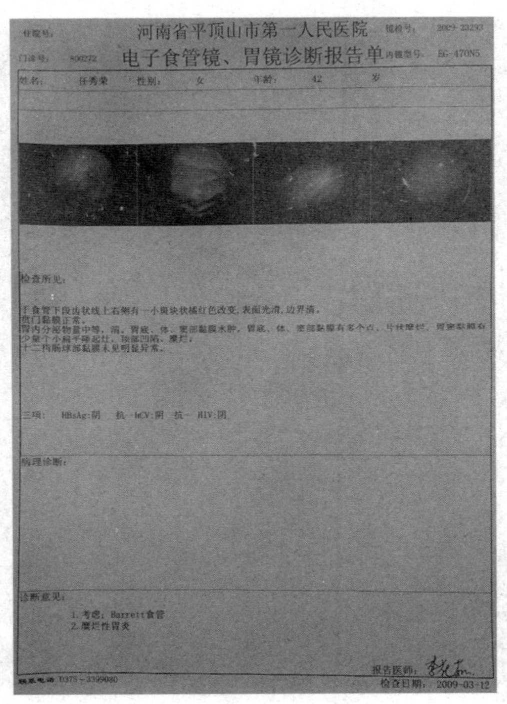

住院号：　河南省平顶山市第一人民医院　镜检号：2009-23293

门诊号：800272　电子食管镜、胃镜诊断报告单　内镜型号：EG-470N5

姓名：任秀荣　性别：女　年龄：42 岁

检查所见：

于食管下段齿状线上右侧有一小斑块状橘红色改变，表面光滑，边界清。
贲门黏膜正常。
胃内分泌物量中等，清。胃底、体、窦部黏膜水肿，胃底、体、窦部黏膜有多个点、片状糜烂，胃窦黏膜有少量个小扁平隆起灶，顶部凹陷、糜烂。
十二指肠球部黏膜未见明显异常。

三项：HBsAg:阴　抗-HCV:阴　抗-HIV:阴

病理诊断：

诊断意见：

1. 考虑：Barrett食管
2. 糜烂性胃炎

报告医师：

联系电话 0375-3399080　检查日期：2009-03-12

典型病例 14

张某，男，50 岁。重度红斑渗出性胃炎，十二指肠球炎。

一诊：庆大霉素注射液 4 万单位、维生素 B_{12}注射液 1mg，肌肉注射，每日 1 次，连用 10 日。0.9% 生理盐水 250ml，加庆大霉素注射液 24 万单位、林可霉素注射液 2.4g、654－2 注射液 5mg、10% 氯化钾注射液 5ml；0.9% 生理盐水 250ml，加西咪替丁注射液 1g、维生素 B_6 注射液 0.3g、甲氧氯普胺注射液 5mg、10% 氯化钾注射液 5ml；5% 葡萄糖液 250ml，加肌苷注射液 0.5g、维生素 C 注射液 2g、三磷酸腺苷针剂 40mg、辅酶 A 注射液 100 单位、门冬氨酸钾镁注射液 10ml；5% 葡萄糖液 250ml，奥美拉唑针剂 40mg；静滴，每日 1 次，连用 7 日。清胃散 10 剂，每日 1 剂，水煎服。疏肝清胃丸，每日 3 次，每次 15 粒。消炎止痛丸，每日 2 次，早上、中午各服 15 粒。养胃丸，每晚服 15 粒。

二诊：清胃散 10 剂，每日 1 剂，水煎服。疏肝清胃丸，每日 3 次，每次 15 粒。消炎止痛丸，每日 2 次，早上、中午各服 15 粒。养胃丸，每晚服 15 粒。

三诊：疏肝清胃丸，每日 3 次，每次 15 粒。消炎止痛丸，每日 2 次，早上、中午各服 15 粒。养胃丸，每晚服 15 粒。利胆化石丹，每晚服 15 粒。3 年后随访未复发。

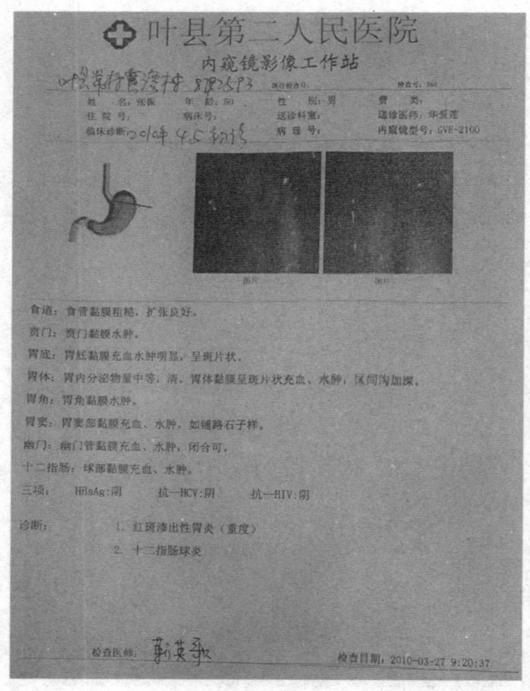

叶县第二人民医院

内窥镜影像工作站

检查号：360

姓　　名：张振　　年　龄：50　　性　　别：男　　费　　类：

住 院 号：　　病床号：　　送诊科室：　　送诊医师：华爱莲

临床诊断：　　病 理 号：　　内窥镜型号：GVE-2100

食道：食管黏膜粗糙，扩张良好。

贲门：贲门黏膜水肿。

胃底：胃底黏膜充血水肿明显，呈斑片状。

胃体：胃内分泌物量中等，清。胃体黏膜呈斑片状充血、水肿，区间沟加深。

胃角：胃角黏膜水肿。

胃窦：胃窦部黏膜充血、水肿，如铺路石子样。

幽门：幽门管黏膜充血、水肿，闭合可。

十二指肠：球部黏膜充血、水肿。

三项：　HBsAg：阴　抗—HCV：阴　抗—HIV：阴

诊断：

1. 红斑渗出性胃炎（重度）
2. 十二指肠球炎

检查医师：

检查日期：2010-03-27 9:20:37

典型病例 15

任某，女，42 岁。反流性食管炎，慢性浅表性胃炎。

一诊：半个月内没有服过驱虫药的患者，病情稳定期应首先口服左旋咪唑片剂 150mg，果导片 0.2g，睡前 1 次口服（只用 1 次）。0.9% 生理盐水 250ml，青霉素注射液 960 万单位；0.9% 生理盐水 250ml，清开灵注射液20～30ml；5% 葡萄糖 250ml，西咪替丁针剂 1g、维生素 B_6 针剂 0.3g、甲氧氯普胺注射液 10mg、10% 氯化钾针剂 5ml；静滴，每日 1 次，连用 3～7 日。庆大霉素针剂 4 万单位、盐酸普鲁卡因针剂 2ml，加开水口服，每日 3 次。清胃散 10 剂，每日 1 剂，水煎服。疏肝清胃丸，每日 3 次，每次 15 粒。消炎止痛丸，每日 2 次，早上、中午各服 15 粒。养胃丸，每晚服 15 粒。

二诊：清胃散 10 剂，每日 1 剂，水煎服。疏肝清胃丸，每日 3 次，每次 15 粒。消炎止痛丸，每日 2 次，早上、中午各服 15 粒。养胃丸，每晚服 15 粒。

三诊：疏肝清胃丸，每日 3 次，每次 15 粒。消炎止痛丸，每日 2 次，早上、中午各服 15 粒。养胃丸，每晚服 15 粒。利胆化石丹，每晚服 15 粒。3 年后随访未复发。

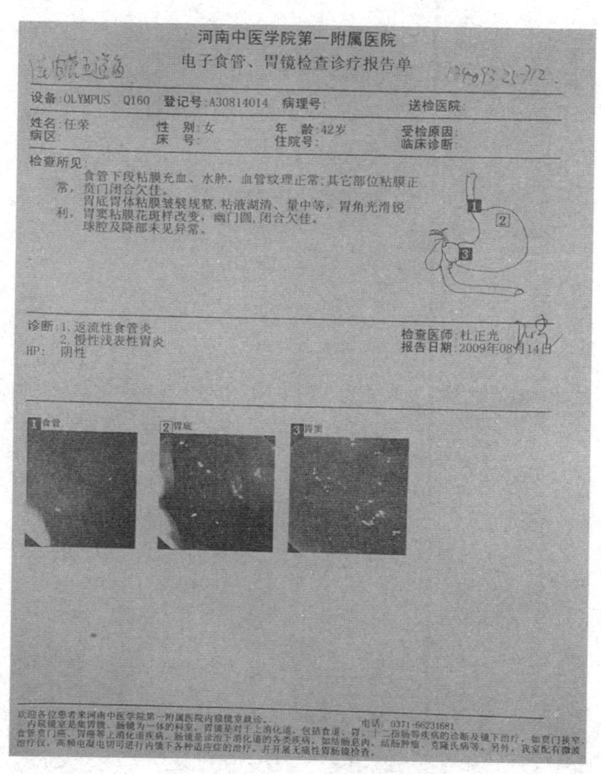

河南中医学院第一附属医院

电子食管、胃镜检查诊疗报告单

设备：OLYMPUS　Q160　登记号：A30814014　病理号：　送检医院：

姓名：任荣　性　别：女　年　龄：42岁　受检原因：

病区：　床　号：　住院号：　临床诊断：

检查所见：

食管下段粘膜充血、水肿，血管纹理正常；其它部位粘膜正常，贲门闭合欠佳。

胃底胃体粘膜皱襞规整，粘液湖清、量中等，胃角光滑锐利，胃窦粘膜花斑样改变，幽门圆，闭合欠佳。

球腔及降部未见异常。

诊断：1. 返流性食管炎

2. 慢性浅表性胃炎

HP：　阴性

检查医师：杜正光

报告日期：2009年08月14日

欢迎各位患者来河南中医学院第一附属医院内窥镜室就诊。　电话：0371-66231681

内窥镜室是集胃镜、肠镜为一体的科室。胃镜是对于上消化道，包括食道、胃、十二指肠等疾病的诊断及镜下治疗，如贲门狭窄、食管贲门癌、胃癌等上消化道疾病。肠镜是诊治下消化道的各类疾病，如结肠息肉、结肠肿瘤、克隆氏病等。另外，我室配有微波治疗仪、高频电凝电切可进行内镜下各种适应症的治疗，并开展无痛性胃肠镜检查。

典型病例 16

胡某某，男，50 岁。食管炎，平坦糜烂性胃炎。

一诊：0.9% 生理盐水 250ml，青霉素注射液 960 万单位；0.9% 生理盐水 250ml，清开灵注射液 20～30ml；5% 葡萄糖 250ml，西咪替丁针剂 1g、维生素 B_6 针剂 0.3g、甲氧氯普胺注射液 10mg、10% 氯化钾针剂 5ml；静滴，每日 1 次，连用 3～7 日。庆大霉素针剂 4 万单位、盐酸普鲁卡因针剂 2ml，加开水口服，每日 3 次。清胃散 10 剂，每日 1 剂，水煎服。疏肝清胃丸，每日 3 次，每次 15 粒。消炎止痛丸，每日 2 次，早上、中午各服 15 粒。养胃丸，每晚服 15 粒。

二诊：清胃散 10 剂，每日 1 剂，水煎服。疏肝清胃丸，每日 3 次，每次 15 粒。消炎止痛丸，每日 2 次，早上、中午各服 15 粒。养胃丸，每晚服 15 粒。

三诊：疏肝清胃丸，每日 3 次，每次 15 粒。消炎止痛丸，每日 2 次，早上、中午各服 15 粒。养胃丸，每晚服 15 粒。健脾和胃丸，每日 1 次，每次 15 粒。骨刺消炎膏外贴胃脘处。3 年后随访未复发。

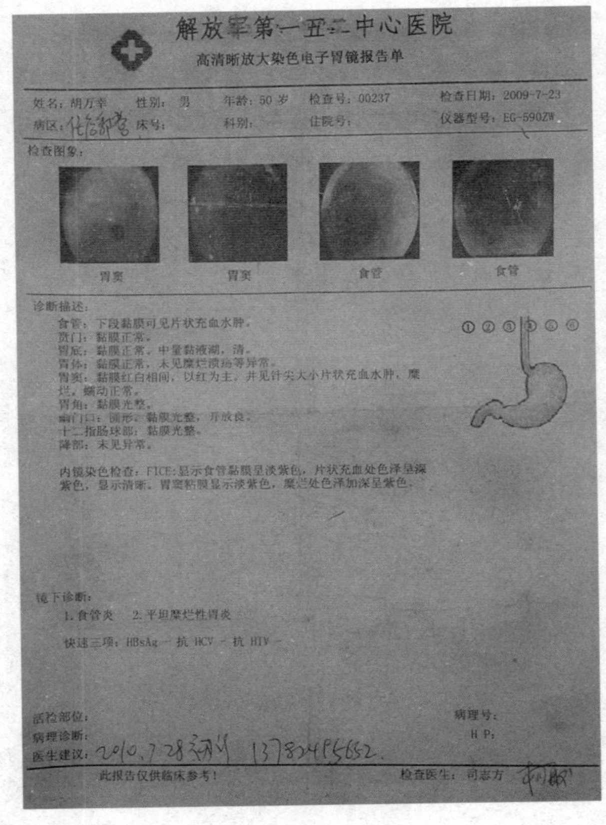

解放军第一五二中心医院

高清晰放大染色电子胃镜报告单

姓名：胡万幸　性别：男　年龄：50 岁　检查号：00237　检查日期：2009-7-23

病区：　床号：　科别：　住院号：　仪器型号：EG-590ZW

检查图象：

胃窦　胃窦　食管　食管

诊断描述：

食管：下段黏膜可见片状充血水肿。
贲门：黏膜正常。
胃底：黏膜正常，中量黏液湖，清。
胃体：黏膜正常，未见糜烂溃疡等异常。
胃窦：黏膜红白相间，以红为主，并见针尖大小片状充血水肿，糜烂，蠕动正常。
胃角：黏膜光整。
幽门口：圆形，黏膜光整，开放良。
十二指肠球部：黏膜光整。
降部：未见异常。

内镜染色检查：FICE：显示食管黏膜呈淡紫色，片状充血处色泽呈深紫色，显示清晰。胃窦黏膜显示淡紫色，糜烂处色泽加深呈紫色。

镜下诊断：

1. 食管炎　2. 平坦糜烂性胃炎

快速三项：HBsAg －　抗 HCV －　抗 HIV －

活检部位：　病理号：

病理诊断：　H P：

医生建议：

此报告仅供临床参考！　检查医生：司志方

典型病例 17

毛某某，女，53 岁。十二指肠球部多发性溃疡。

一诊：庆大霉素注射液 4 万单位、维生素 B_{12}注射液 1mg，肌肉注射，每日 1 次，连用 10 日。清胃散 10 剂，每日 1 剂，水煎服。疏肝清胃丸，每日 3 次，每次 15 粒。消炎止痛丸，每日 2 次，早上、中午各服 15 粒。养胃丸，每晚服 15 粒。

二诊：清胃散 10 剂，每日 1 剂，水煎服。疏肝清胃丸，每日 3 次，每次 15 粒。消炎止痛丸，每日 2 次，早上、中午各服 15 粒。养胃丸，每晚服 15 粒。

三诊：疏肝清胃丸，每日 3 次，每次 15 粒。消炎止痛丸，每日 2 次，早上、中午各服 15 粒。养胃丸，每晚服 15 粒。利胆化石丹，每晚服 15 粒。3 年后随访未复发。

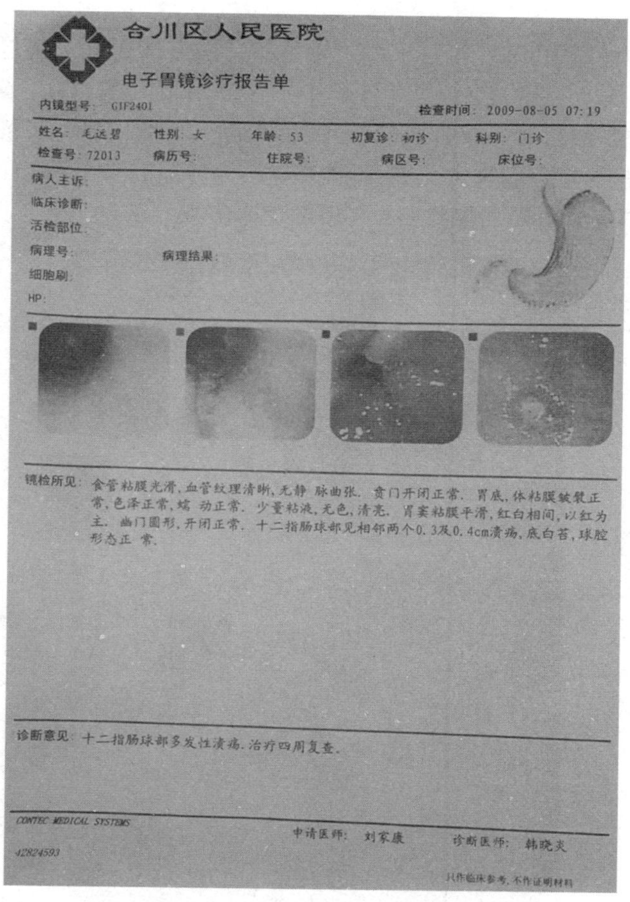

合川区人民医院

电子胃镜诊疗报告单

内镜型号：GIF2401　　检查时间：2009-08-05 07:19

姓名：毛远碧　性别：女　年龄：53　初复诊：初诊　科别：门诊

检查号：72013　病历号：　住院号：　病区号：　床位号：

病人主诉：

临床诊断：

活检部位：

病理号：　病理结果：

细胞刷：

HP：

镜检所见：食管粘膜光滑，血管纹理清晰，无静脉曲张。贲门开闭正常。胃底，体粘膜皱襞正常，色泽正常，蠕动正常。少量粘液，无色，清亮。胃窦粘膜平滑，红白相间，以红为主。幽门圆形，开闭正常。十二指肠球部见相邻两个0.3及0.4cm溃疡，底白苔，球腔形态正常。

诊断意见：十二指肠球部多发性溃疡。治疗四周复查。

CONTEC MEDICAL SYSTEMS

申请医师：刘家康　诊断医师：韩晓炎

42824593

只作临床参考，不作证明材料

典型病例 18

铁某某，女，45 岁。隆起糜烂性胃炎。

一诊：庆大霉素注射液 4 万单位、维生素 B_{12} 注射液 1mg，肌肉注射，每日 1 次，连用 10 日。0.9% 生理盐水 250ml，加庆大霉素注射液 24 万单位、林可霉素注射液 2.4g、654－2 注射液 5mg、10% 氯化钾注射液 5ml；0.9% 生理盐水 250ml，加西咪替丁注射液 1g、维生素 B_6 注射液 0.3g、甲氧氯普胺注射液 5mg、10% 氯化钾注射液 5ml；5% 葡萄糖液 250ml，加肌苷注射液 0.5g、维生素 C 注射液 2g、三磷酸腺苷注射液 40mg、辅酶 A 注射液 100 单位、门冬氨酸钾镁注射液 10ml；5% 葡萄糖液 250ml，奥美拉唑注射液 40mg；静滴，每日 1 次，连用 7 日。清胃散 10 剂，每日 1 剂，水煎服。疏肝清胃丸，每日 3 次，每次 15 粒。消炎止痛丸，每日 2 次，早上、中午各服 15 粒。养胃丸，每晚服 15 粒。

二诊：清胃散 10 剂，每日 1 剂，水煎服。疏肝清胃丸，每日 3 次，每次 15 粒。消炎止痛丸，每日 2 次，早上、中午各服 15 粒。养胃丸，每晚服 15 粒。

三诊：疏肝清胃丸，每日 3 次，每次 15 粒。消炎止痛丸，每日 2 次，早上、中午各服 15 粒。养胃丸，每晚服 15 粒。健脾和胃丸，每日 1 次，每次 15 粒。骨刺消炎膏外贴胃脘处。3 年后随访未复发。

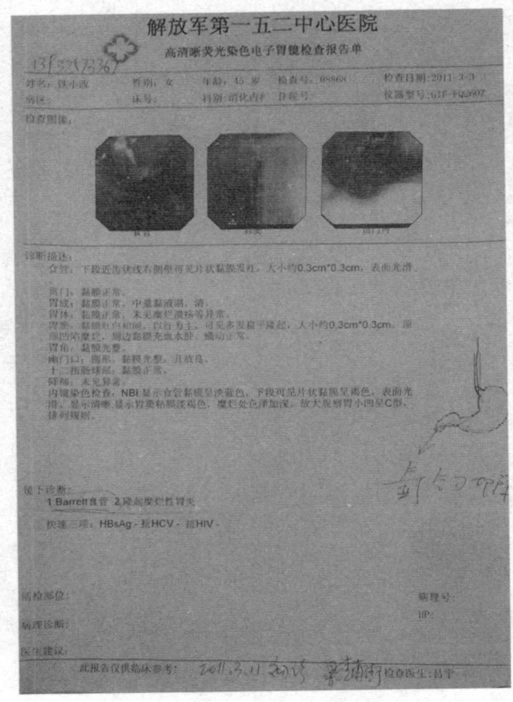

解放军第一五二中心医院

高清晰荧光染色电子胃镜检查报告单

姓名：铁小波　性别：女　年龄：45 岁　检查号：08868　检查日期：2011-3-3

病区：　床号：　科别：消化内科　住院号：　仪器型号：GIF-FQ260Z

检查图像：

诊断描述：

食管：下段近齿状线右侧壁可见片状黏膜发红，大小约0.3cm*0.3cm，表面光滑。

贲门：黏膜正常。

胃底：黏膜正常，中量黏液湖，清。

胃体：黏膜正常，未见糜烂溃疡等异常。

胃窦：黏膜红白相间，以红为主，可见多发扁平隆起，大小约0.3cm*0.3cm，顶部凹陷糜烂，周边黏膜充血水肿，蠕动正常。

胃角：黏膜光整。

幽门口：圆形，黏膜光整，开放良。

十二指肠球部：黏膜正常。

降部：未见异常。

内镜染色检查：NBI显示食管黏膜呈淡蓝色，下段可见片状黏膜呈褐色，表面光滑，显示清晰，显示胃窦粘膜淡褐色，糜烂处色泽加深，放大观察胃小凹呈C型，排列规则。

镜下诊断：

1 Barrett食管 2 隆起糜烂性胃炎

快速三项：HBsAg - 抗HCV - 抗HIV -

活检部位：　病理号：

HP：

病理诊断：

医生建议：

此报告仅供临床参考：　检查医生：吕宁

典型病例 19

刘某某，男，53 岁。食管炎，糜烂性胃炎，十二指肠球部溃疡。

一诊：0.9% 生理盐水 250ml，青霉素注射液 960 万单位；0.9% 生理盐水 250ml，清开灵注射液 20～30ml；5% 葡萄糖 250ml，西咪替丁针剂 1g、维生素 B_6 针剂 0.3g、甲氧氯普胺注射液 10mg、10% 氯化钾针剂 5ml；静滴，每日 1 次，连用 3～7 日。庆大霉素针剂 4 万单位、盐酸普鲁卡因针剂 2ml，加开水口服，每日 3 次。清胃散 10 剂，每日 1 剂，水煎服。疏肝清胃丸，每日 3 次，每次 15 粒。消炎止痛丸，每日 2 次，早上、中午各服 15 粒。养胃丸，每晚服 15 粒。

二诊：清胃散 10 剂，每日 1 剂，水煎服。疏肝清胃丸，每日 3 次，每次 15 粒。消炎止痛丸，每日 2 次，早上、中午各服 15 粒。养胃丸，每晚服 15 粒。

三诊：疏肝清胃丸，每日 3 次，每次 15 粒。消炎止痛丸，每日 2 次，早上、中午各服 15 粒。养胃丸，每晚服 15 粒。健脾和胃丸，每日 1 次，每次 15 粒。骨刺消炎膏外贴胃脘处。3 年后随访未复发。

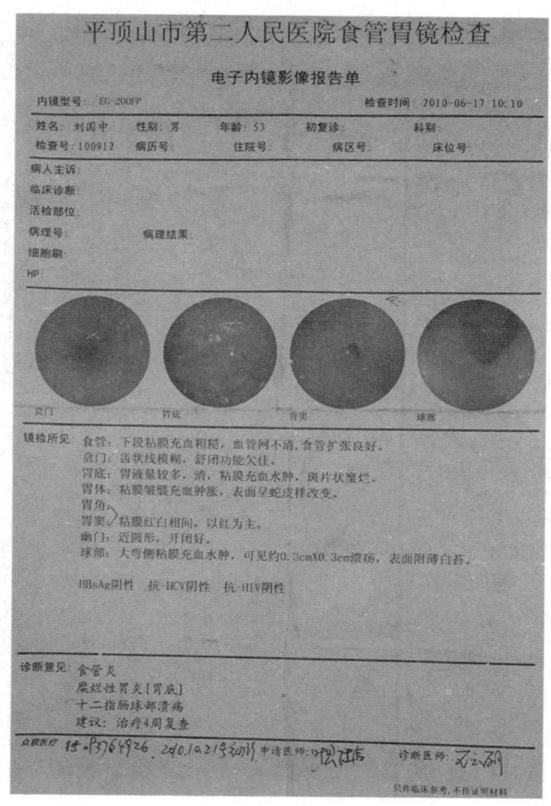

平顶山市第二人民医院食管胃镜检查

电子内镜影像报告单

内镜型号：EG-200FP　　检查时间：2010-06-17 10:10

姓名：刘国中　性别：男　年龄：53　初复诊：　科别：

检查号：100912　病历号：　住院号：　病区号：　床位号：

病人主诉：

临床诊断：

活检部位：

病理号：　病理结果：

细胞刷：

HP：

贲门　胃底　胃窦　球部

镜检所见：食管：下段粘膜充血粗糙，血管网不清，食管扩张良好。

贲门：齿状线模糊，舒闭功能欠佳。

胃底：胃液量较多，清，粘膜充血水肿，斑片状糜烂。

胃体：粘膜皱襞充血肿胀，表面呈蛇皮样改变。

胃角：

胃窦：粘膜红白相间，以红为主。

幽门：近圆形，开闭好。

球部：大弯侧粘膜充血水肿，可见约0.3cmX0.3cm溃疡，表面附薄白苔。

HBsAg阴性　抗-HCV阴性　抗-HIV阴性

诊断意见：食管炎

糜烂性胃炎[胃底]

十二指肠球部溃疡

建议：治疗4周复查

申请医师：　诊断医师：

只作临床参考，不作证明材料

典型病例 20

张某某，男，24 岁。食管炎，浅表性胃炎。

一诊：半个月内没有服过驱虫药的患者，病情稳定期应首先口服左旋咪唑片剂 150mg，果导片 0.2g，睡前 1 次口服（只用 1 次）。0.9% 生理盐水 250ml，青霉素注射液 960 万单位；0.9% 生理盐水 250ml，清开灵注射液20 ~ 30ml；5% 葡萄糖 250ml，西咪替丁针剂 1g、维生素 B_6 针剂 0.3g、甲氧氯普胺注射液 10mg、10% 氯化钾针剂 5ml；静滴，每日 1 次，连用 3 ~7 日。庆大霉素针剂 4 万单位、盐酸普鲁卡因针剂 2ml，加开水口服，每日 3 次。清胃散 10 剂，每日 1 剂，水煎服。疏肝清胃丸，每日 3 次，每次 15 粒。消炎止痛丸，每日 2 次，早上、中午各服 15 粒。养胃丸，每晚服 15 粒。

二诊：清胃散 10 剂，每日 1 剂，水煎服。疏肝清胃丸，每日 3 次，每次 15 粒。消炎止痛丸，每日 2 次，早上、中午各服 15 粒。养胃丸，每晚服 15 粒。

三诊：疏肝清胃丸，每日 3 次，每次 15 粒。消炎止痛丸，每日 2 次，早上、中午各服 15 粒。养胃丸，每晚服 15 粒。利胆化石丹，每晚服 15 粒。3 年后随访未复发。

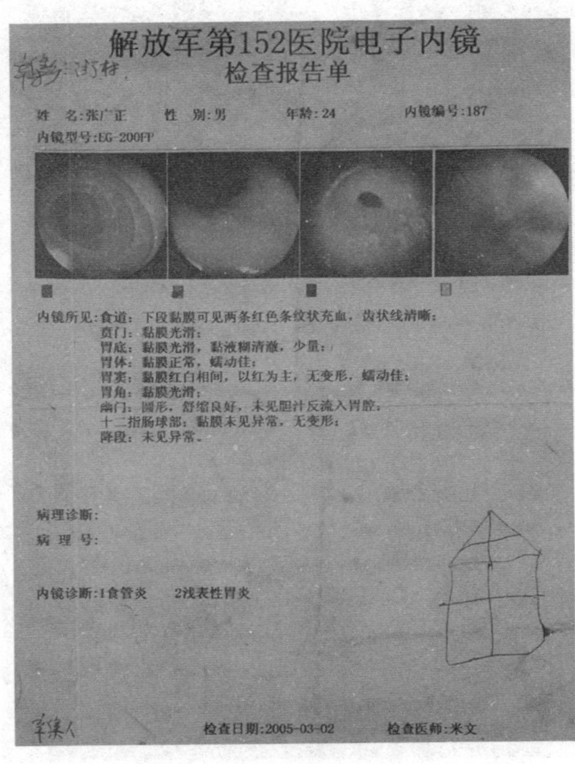

解放军第152医院电子内镜
检查报告单

姓　名:张广正　　性　别:男　　年龄:24　　内镜编号:187

内镜型号:EG-200FP

内镜所见:食道：下段黏膜可见两条红色条纹状充血，齿状线清晰；
贲门：黏膜光滑；
胃底：黏膜光滑，黏液糊清澈，少量；
胃体：黏膜正常，蠕动佳；
胃窦：黏膜红白相间，以红为主，无变形，蠕动佳；
胃角：黏膜光滑；
幽门：圆形，舒缩良好，未见胆汁反流入胃腔；
十二指肠球部：黏膜未见异常，无变形；
降段：未见异常。

病理诊断:

病 理 号:

内镜诊断:1食管炎　2浅表性胃炎

检查日期:2005-03-02　　检查医师:米文

典型病例 21

曹某某，男，43 岁。隆起糜烂性胃炎。

一诊：庆大霉素注射液 4 万单位、维生素 B_{12} 注射液 1mg，肌肉注射，每日 1 次，连用 10 日。0.9% 生理盐水 250ml，加庆大霉素注射液 24 万单位、林可霉素注射液 2.4g、654－2 注射液 5mg、10% 氯化钾注射液 5ml；0.9% 生理盐水 250ml，加西咪替丁注射液 1g、维生素 B_6 注射液 0.3g、甲氧氯普胺注射液 5mg、10% 氯化钾注射液 5ml；5% 葡萄糖液 250ml，加肌苷注射液 0.5g、维生素 C 注射液 2g、三磷酸腺苷针剂 40mg、辅酶 A 注射液 100 单位、门冬氨酸钾镁注射液 10ml；5% 葡萄糖液 250ml，奥美拉唑针剂 40mg；静滴，每日 1 次，连用 7 日。清胃散 10 剂，每日 1 剂，水煎服。疏肝清胃丸，每日 3 次，每次 15 粒。消炎止痛丸，每日 2 次，早上、中午各服 15 粒。养胃丸，每晚服 15 粒。

二诊：清胃散 10 剂，每日 1 剂，水煎服。疏肝清胃丸，每日 3 次，每次 15 粒。消炎止痛丸，每日 2 次，早上、中午各服 15 粒。养胃丸，每晚服 15 粒。

三诊：疏肝清胃丸，每日 3 次，每次 15 粒。消炎止痛丸，每日 2 次，早上、中午各服 15 粒。养胃丸，每晚服 15 粒。健脾和胃丸，每日 1 次，每次 15 粒。骨刺消炎膏外贴胃脘处。3 年后随访未复发。

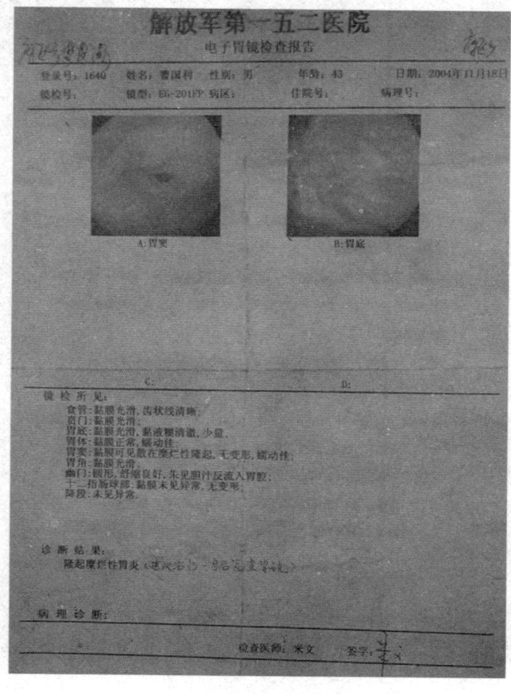

解放军第一五二医院

电子胃镜检查报告

登录号：1640　姓名：曹国利　性别：男　年龄：43　日期：2004年11月18日

镜检号：　镜型：EG-201FP　病区：　住院号：　病理号：

A：胃窦　B：胃底

C：　D：

镜检所见：

食管：黏膜光滑，齿状线清晰；
贲门：黏膜光滑；
胃底：黏膜光滑，黏液糊清澈，少量；
胃体：黏膜正常，蠕动佳；
胃窦：黏膜可见散在糜烂性隆起，无变形，蠕动佳；
胃角：黏膜光滑；
幽门：圆形，舒缩良好，未见胆汁反流入胃腔；
十二指肠球部：黏膜未见异常，无变形；
降段：未见异常。

诊断结果：

隆起糜烂性胃炎

病理诊断：

检查医师：米文　签字：

典型病例 22

赵某某，女，35 岁。平坦糜烂性胃炎。

一诊：庆大霉素针剂 4 万单位、维生素 B_{12} 针剂 1mg 肌肉注射，每日 1 次，连用 10 次。清胃散 10 剂，每日 1 剂，水煎服。疏肝清胃丸，每日 3 次，每次 15 粒。消炎止痛丸，每日 2 次，早上、中午各服 15 粒。养胃丸，每晚服 15 粒。

二诊：清胃散 10 剂，每日 1 剂，水煎服。疏肝清胃丸，每日 3 次，每次 15 粒。消炎止痛丸，每日 2 次，早上、中午各服 15 粒。养胃丸，每晚服 15 粒。

三诊：疏肝清胃丸，每日 3 次，每次 15 粒。消炎止痛丸，每日 2 次，早上、中午各服 15 粒。养胃丸，每晚服 15 粒。健脾和胃丸，每日 1 次，每次 15 粒。骨刺消炎膏外贴胃脘处。3 年后随访未复发。

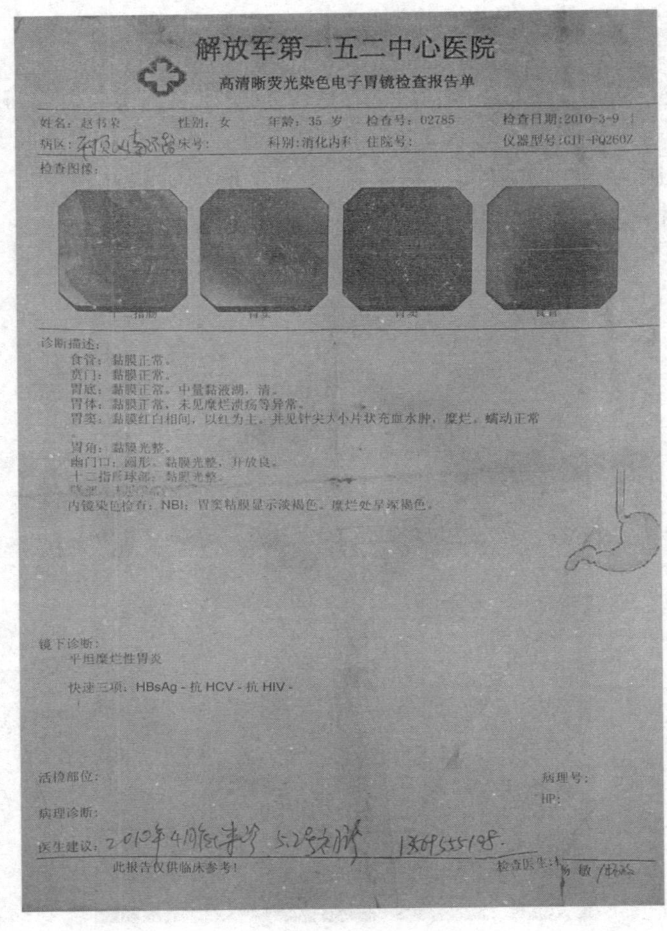

解放军第一五二中心医院

高清晰荧光染色电子胃镜检查报告单

姓名：赵书荣　性别：女　年龄：35 岁　检查号：02785　检查日期：2010-3-9

病区：　床号：　科别：消化内科　住院号：　仪器型号：GIF-FQ260Z

检查图像：

诊断描述：

食管：黏膜正常。

贲门：黏膜正常。

胃底：黏膜正常。中量黏液湖，清。

胃体：黏膜正常，未见糜烂溃疡等异常。

胃窦：黏膜红白相间，以红为主。并见针尖大小片状充血水肿，糜烂。蠕动正常。

胃角：黏膜光整。

幽门口：圆形，黏膜光整，开放良。

十二指肠球部：黏膜光整。

内镜染色检查：NBI：胃窦黏膜显示淡褐色。糜烂处呈深褐色。

镜下诊断：

平坦糜烂性胃炎

快速三项：HBsAg - 抗 HCV - 抗 HIV -

活检部位：　病理号：

HP：

病理诊断：

医生建议：

此报告仅供临床参考！　检查医生：

典型病例 23

李某某，女，43 岁。食道、贲门炎，糜烂性胃炎。

一诊：0.9% 生理盐水 250ml，青霉素注射液 960 万单位；0.9% 生理盐水 250ml，清开灵注射液 20～30ml；5% 葡萄糖 250ml，西咪替丁针剂 1g、维生素 B_6 针剂 0.3g、甲氧氯普胺注射液 10mg、10% 氯化钾针剂 5ml；静滴，每日 1 次，连用 3～7 日。庆大霉素针剂 4 万单位、盐酸普鲁卡因针剂 2ml，加开水口服，每日 3 次。清胃散 10 剂，每日 1 剂，水煎服。疏肝清胃丸，每日 3 次，每次 15 粒。消炎止痛丸，每日 2 次，早上、中午各服 15 粒。养胃丸，每晚服 15 粒。

二诊：清胃散 10 剂，每日 1 剂，水煎服。疏肝清胃丸，每日 3 次，每次 15 粒。消炎止痛丸，每日 2 次，早上、中午各服 15 粒。养胃丸，每晚服 15 粒。

三诊：疏肝清胃丸，每日 3 次，每次 15 粒。消炎止痛丸，每日 2 次，早上、中午各服 15 粒。养胃丸，每晚服 15 粒。健脾和胃丸，每日 1 次，每次 15 粒。骨刺消炎膏外贴硬满处。3 年后随访未复发。

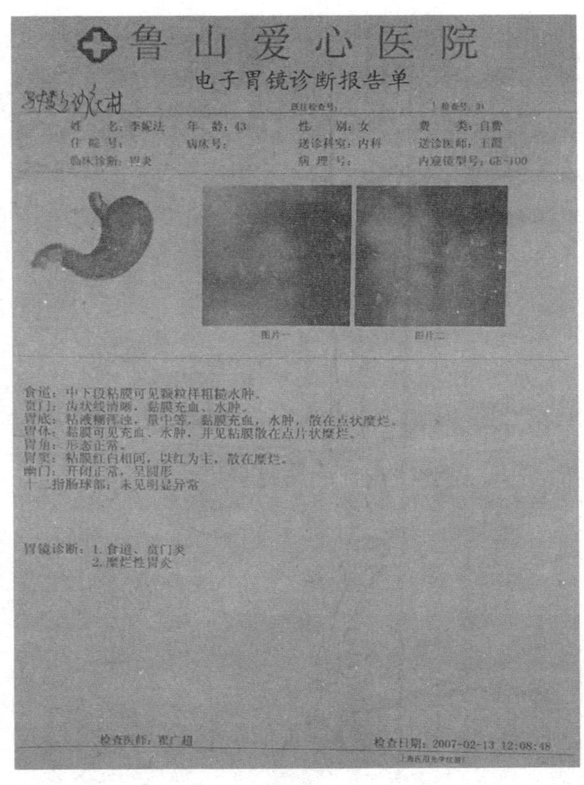

鲁山爱心医院

电子胃镜诊断报告单

姓　　名：李妮法　　年　龄：43　　性　　别：女　　费　　类：自费

住 院 号：　　病床号：　　送诊科室：内科　　送诊医师：王霞

临床诊断：胃炎　　病 理 号：　　内窥镜型号：GE-100

图片一　　图片二

食道：中下段粘膜可见颗粒样粗糙水肿。
贲门：齿状线清晰，黏膜充血、水肿。
胃底：粘液糊浑浊，量中等，黏膜充血，水肿，散在点状糜烂。
胃体：黏膜可见充血、水肿，并见粘膜散在点片状糜烂。
胃角：形态正常。
胃窦：粘膜红白相间，以红为主，散在糜烂。
幽门：开闭正常，呈圆形
十二指肠球部：未见明显异常

胃镜诊断：1. 食道、贲门炎
　　　　　2. 糜烂性胃炎

检查医师：翟广超　　检查日期：2007-02-13 12:08:48

典型病例 24

郭某某，女，62 岁。食管炎，浅表性胃炎。

一诊：半个月内没有服过驱虫药的患者，病情稳定期应首先口服左旋咪唑片剂 150mg，果导片 0.2g，睡前 1 次口服（只用 1 次）。0.9% 生理盐水 250ml，青霉素注射液 960 万单位；0.9% 生理盐水 250ml，清开灵注射液20 ~ 30ml；5% 葡萄糖 250ml，西咪替丁针剂 1g、维生素 B_6 针剂 0.3g、甲氧氯普胺注射液 10mg、10% 氯化钾针剂 5ml；静滴，每日 1 次，连用 3 ~ 7 日。庆大霉素针剂 4 万单位、盐酸普鲁卡因针剂 2ml，加开水口服，每日 3 次。清胃散 10 剂，每日 1 剂，水煎服。疏肝清胃丸，每日 3 次，每次 15 粒。消炎止痛丸，每日 2 次，早上、中午各服 15 粒。养胃丸，每晚服 15 粒。

二诊：清胃散 10 剂，每日 1 剂，水煎服。疏肝清胃丸，每日 3 次，每次 15 粒。消炎止痛丸，每日 2 次，早上、中午各服 15 粒。养胃丸，每晚服 15 粒。

三诊：疏肝清胃丸，每日 3 次，每次 15 粒。消炎止痛丸，每日 2 次，早上、中午各服 15 粒。养胃丸，每晚服 15 粒。利胆化石丹，每晚服 15 粒。3 年后随访未复发。

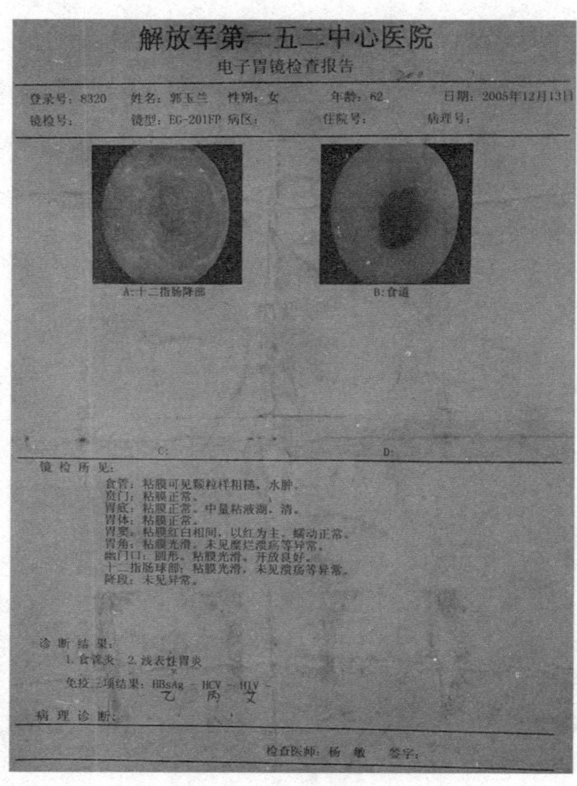

解放军第一五二中心医院

电子胃镜检查报告

登录号：8320 姓名：郭玉兰 性别：女 年龄：62 日期：2005年12月13日

镜检号： 镜型：EG-201FP 病区： 住院号： 病理号：

A:十二指肠降部 B:食道

C: D:

镜检所见：

食管：粘膜可见颗粒样粗糙，水肿。
贲门：粘膜正常。
胃底：粘膜正常。中量粘液湖，清。
胃体：粘膜正常。
胃窦：粘膜红白相间，以红为主。蠕动正常。
胃角：粘膜光滑。未见糜烂溃疡等异常。
幽门口：圆形。粘膜光滑。开放良好。
十二指肠球部：粘膜光滑，未见溃疡等异常。
降段：未见异常。

诊断结果：

1. 食管炎 2. 浅表性胃炎

免疫三项结果：HBsAg - HCV - HIV -
乙 丙 艾

病理诊断：

检查医师：杨 敏 签字：

典型病例 25

刘某某，女，40 岁。隆起糜烂性胃炎，胃黄色瘤。

一诊：庆大霉素注射液 4 万单位、维生素 B_{12} 注射液 1mg，肌肉注射，每日 1 次，连用 10 日。0.9% 生理盐水 250ml，加庆大霉素注射液 24 万单位、林可霉素注射液 2.4g、654－2 注射液 5mg、10% 氯化钾注射液 5ml；0.9% 生理盐水 250ml，加西咪替丁注射液 1g、维生素 B_6 注射液 0.3g、甲氧氯普胺注射液 5mg、10% 氯化钾注射液 5ml；5% 葡萄糖液 250ml，加肌苷注射液 0.5g、维生素 C 注射液 2g、三磷酸腺苷针剂 40mg、辅酶 A 注射液 100 单位、门冬氨酸钾镁注射液 10ml；5% 葡萄糖液 250ml，奥美拉唑针剂 40mg；静滴，每日 1 次，连用 7 日。增生平按说明服 3 个月。清胃散 10 剂，每日 1 剂，水煎服。疏肝清胃丸，每日 3 次，每次 15 粒。消炎止痛丸，每日 2 次，早上、中午各服 15 粒。养胃丸，每晚服 15 粒。

二诊：清胃散 10 剂，每日 1 剂，水煎服。疏肝清胃丸，每日 3 次，每次 15 粒。消炎止痛丸，每日 2 次，早上、中午各服 15 粒。养胃丸，每晚服 15 粒。

三诊：疏肝清胃丸，每日 3 次，每次 15 粒。消炎止痛丸，每日 2 次，早上、中午各服 15 粒。养胃丸，每晚服 15 粒。健脾和胃丸，每日 1 次，每次 15 粒。骨刺消炎膏外贴胃脘处。3 年后随访未复发。

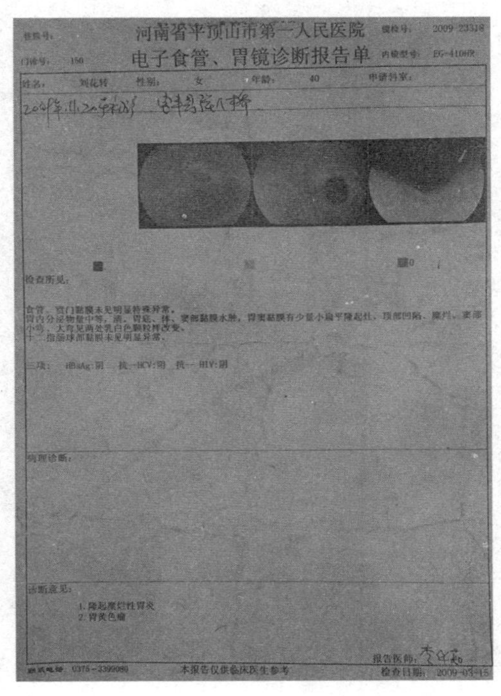

河南省平顶山市第一人民医院　检查号：2009-23318

电子食管、胃镜诊断报告单

门诊号：160

姓名：刘花转　性别：女　年龄：40

检查所见：

食管、贲门黏膜未见明显特殊异常。
胃内分泌物量中等，清。胃底、体、窦部黏膜水肿，胃窦黏膜有少量小扁平隆起灶，顶部凹陷、糜烂，表部小弯，大弯见两处乳白色颗粒样改变。
十二指肠球部黏膜未见明显异常。

三项：HBsAg：阴　抗－HCV：阴　抗－HIV：阴

病理诊断：

诊断意见：

1. 隆起糜烂性胃炎
2. 胃黄色瘤

报告医师：

联系电话：0375－3399080　本报告仅供临床医生参考　检查日期：2009-03-15

典型病例 26

付某某，女，48 岁。食管炎，胃息肉。

一诊：0.9% 生理盐水 250ml，青霉素注射液 960 万单位；0.9% 生理盐水 250ml，清开灵注射液 20 ~ 30ml；5% 葡萄糖 250ml，西咪替丁针剂 1g、维生素 B_6 针剂 0.3g、甲氧氯普胺注射液 10mg、10% 氯化钾针剂 5ml；静滴，每日 1 次，连用 3 ~ 7 日。庆大霉素针剂 4 万单位、盐酸普鲁卡因针剂 2ml，加开水口服，每日 3 次。增生平按说明服 3 个月清胃散 10 剂，每日 1 剂，水煎服。疏肝清胃丸，每日 3 次，每次 15 粒。消炎止痛丸，每日 2 次，早上、中午各服 15 粒。养胃丸，每晚服 15 粒。

二诊：清胃散 10 剂，每日 1 剂，水煎服。疏肝清胃丸，每日 3 次，每次 15 粒。消炎止痛丸，每日 2 次，早上、中午各服 15 粒。养胃丸，每晚服 15 粒。

三诊：疏肝清胃丸，每日 3 次，每次 15 粒。消炎止痛丸，每日 2 次，早上、中午各服 15 粒。养胃丸，每晚服 15 粒。利胆化石丹，每晚服 15 粒。3 年后随访未复发。

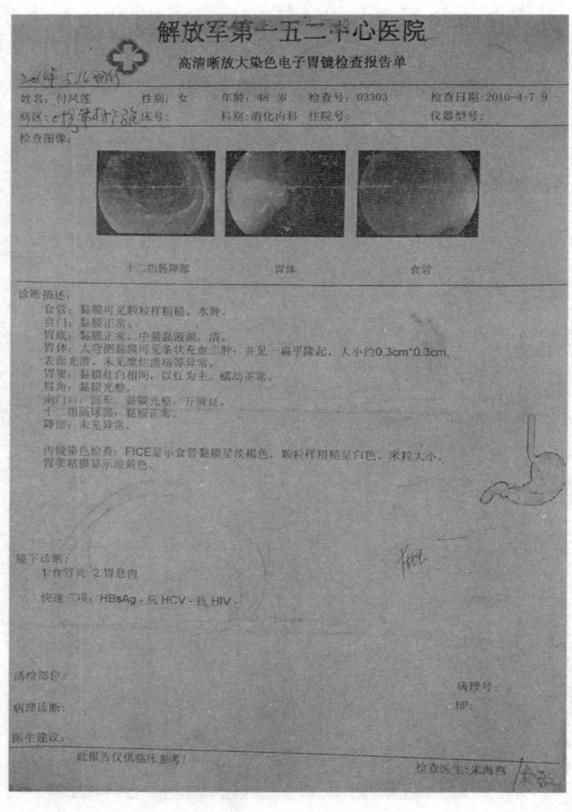

解放军第一五二中心医院

高清晰放大染色电子胃镜检查报告单

姓名：付凤莲 性别：女 年龄：48 岁 检查号：03303 检查日期：2010-4-7 9

病区： 床号： 科别：消化内科 住院号： 仪器型号：

检查图像：

十二指肠降部 胃体 食管

诊断描述：

食管：黏膜可见颗粒样粗糙、水肿。
贲门：黏膜正常。
胃底：黏膜正常，中量黏液湖，清。
胃体：大弯侧黏膜可见条状充血水肿；并见一扁平隆起，大小约0.3cm*0.3cm，表面光滑。未见糜烂溃疡等异常。
胃窦：黏膜红白相间，以红为主。蠕动正常。
胃角：黏膜光整。
幽门口：圆形，黏膜光整，开放良。
十二指肠球部：黏膜正常。
降部：未见异常。

内镜染色检查：FICE显示食管黏膜呈淡褐色，颗粒样粗糙呈白色、米粒大小，胃窦粘膜显示淡黄色。

镜下诊断：
1 食管炎 2 胃息肉

快速三项：HBsAg - 抗 HCV - 抗 HIV -

活检部位：

病理号：

病理诊断：

HP：

医生建议：

此报告仅供临床参考！

检查医生：朱海燕

典型病例 27

徐某，女，38 岁。反流性食管炎，红斑渗出型胃炎伴低张力胃。

一诊：0.9% 生理盐水 250ml，青霉素注射液 960 万单位；0.9% 生理盐水 250ml，清开灵注射液 20 ~ 30ml；5% 葡萄糖 250ml，西咪替丁针剂 1g、维生素 B_6 针剂 0.3g、甲氧氯普胺注射液 10mg、10% 氯化钾针剂 5ml；静滴，每日 1 次，连用 3 ~ 7 日。庆大霉素针剂 4 万单位、盐酸普鲁卡因针剂 2ml，加开水口服，每日 3 次。清胃散 10 剂，每日 1 剂，水煎服。疏肝清胃丸，每日 3 次，每次 15 粒。消炎止痛丸，每日 2 次，早上、中午各服 15 粒。养胃丸，每晚服 15 粒。

二诊：清胃散 10 剂，每日 1 剂，水煎服。疏肝清胃丸，每日 3 次，每次 15 粒。消炎止痛丸，每日 2 次，早上、中午各服 15 粒。养胃丸，每晚服 15 粒。

三诊：疏肝清胃丸，每日 3 次，每次 15 粒。消炎止痛丸，每日 2 次，早上、中午各服 15 粒。养胃丸，每晚服 15 粒。利胆化石丹，每晚服 15 粒。3 年后随访未复发。

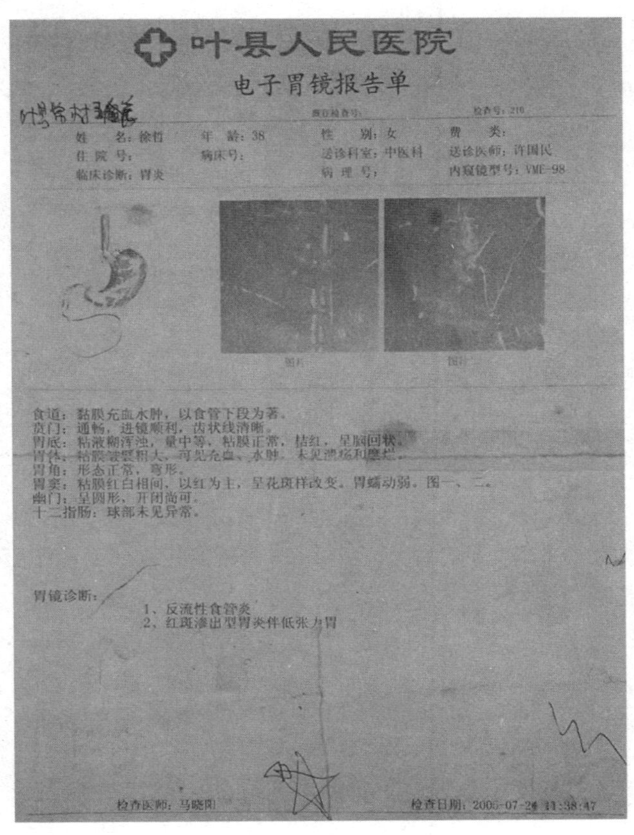

叶县人民医院

电子胃镜报告单

检查号：210

姓　　名：徐[illegible]　年　龄：38　性　　别：女　费　　类：

住 院 号：　病床号：　送诊科室：中医科　送诊医师：许国民

临床诊断：胃炎　病 理 号：　内窥镜型号：VME-98

图一　图二

食道：黏膜充血水肿，以食管下段为著。

贲门：通畅，进镜顺利，齿状线清晰。

胃底：粘液糊浑浊，量中等，粘膜正常，桔红，呈脑回状。

胃体：粘膜皱襞粗大，可见充血、水肿，未见溃疡和糜烂。

胃角：形态正常，弯形。

胃窦：粘膜红白相间，以红为主，呈花斑样改变。胃蠕动弱。图一、二。

幽门：呈圆形，开闭尚可。

十二指肠：球部未见异常。

胃镜诊断：

1、反流性食管炎

2、红斑渗出型胃炎伴低张力胃

检查医师：马晓阳　检查日期：2005-07-2[illegible] 11:38:47

典型病例 28

江某某，男，75 岁。食管炎，胃溃疡，十二指肠球部溃疡。

一诊：0.9% 生理盐水 250ml，青霉素注射液 960 万单位；0.9% 生理盐水 250ml，清开灵注射液 20～30ml；5% 葡萄糖 250ml，西咪替丁针剂 1g、维生素 B_6 针剂 0.3g、甲氧氯普胺注射液 10mg、10% 氯化钾针剂 5ml；静滴，每日 1 次，连用 3～7 日。庆大霉素针剂 4 万单位、盐酸普鲁卡因针剂 2ml，加开水口服，每日 3 次。清胃散 10 剂，每日 1 剂，水煎服。疏肝清胃丸，每日 3 次，每次 15 粒。消炎止痛丸，每日 2 次，早上、中午各服 15 粒。养胃丸，每晚服 15 粒。

二诊：清胃散 10 剂，每日 1 剂，水煎服。疏肝清胃丸，每日 3 次，每次 15 粒。消炎止痛丸，每日 2 次，早上、中午各服 15 粒。养胃丸，每晚服 15 粒。

三诊：疏肝清胃丸，每日 3 次，每次 15 粒。消炎止痛丸，每日 2 次，早上、中午各服 15 粒。养胃丸，每晚服 15 粒。利胆化石丹，每晚服 15 粒。3 年后随访未复发。

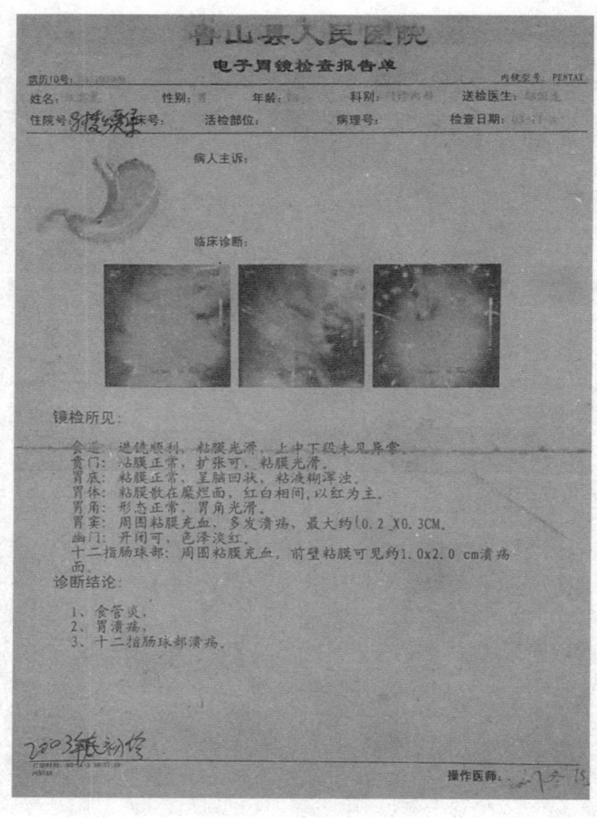

鲁山县人民医院

电子胃镜检查报告单

内镜型号：PENTAX

姓名：　性别：　年龄：　科别：　送检医生：

住院号：　床号：　活检部位：　病理号：　检查日期：

病人主诉：

临床诊断：

镜检所见：

食道：进镜顺利，粘膜光滑，上中下段未见异常。
贲门：粘膜正常，扩张可，粘膜光滑。
胃底：粘膜正常，呈脑回状，粘液糊浑浊。
胃体：粘膜散在糜烂面，红白相间，以红为主。
胃角：形态正常，胃角光滑。
胃窦：周围粘膜充血，多发溃疡，最大约0.2X0.3CM。
幽门：开闭可，色泽淡红。
十二指肠球部：周围粘膜充血，前壁粘膜可见约1.0x2.0 cm溃疡面。

诊断结论：

1、食管炎，
2、胃溃疡，
3、十二指肠球部溃疡。

操作医师：

典型病例 29

马某某，女，31 岁。胃溃疡，十二指肠球部溃疡。

一诊：清胃散 10 剂，每日 1 剂，水煎服。疏肝清胃丸，每日 3 次，每次 15 粒。消炎止痛丸，每日 2 次，早上、中午各服 15 粒。养胃丸，每晚服 15 粒。

二诊：清胃散 10 剂，每日 1 剂，水煎服。疏肝清胃丸，每日 3 次，每次 15 粒。消炎止痛丸，每日 2 次，早上、中午各服 15 粒。养胃丸，每晚服 15 粒。

三诊：疏肝清胃丸，每日 3 次，每次 15 粒。消炎止痛丸，每日 2 次，早上、中午各服 15 粒。养胃丸，每晚服 15 粒。健脾和胃丸，每日 1 次，每次 15 粒。骨刺消炎膏外贴胃脘处。3 年后随访未复发。

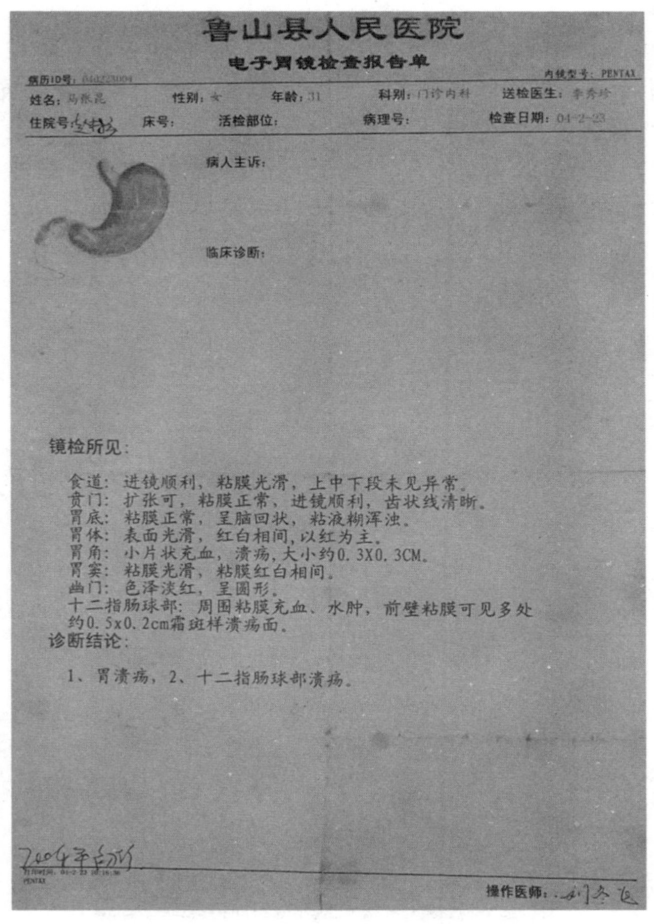

鲁山县人民医院

电子胃镜检查报告单

病历ID号：040223004　　内镜型号：PENTAX

姓名：马张昆　性别：女　年龄：31　科别：门诊内科　送检医生：李秀玲

住院号：　床号：　活检部位：　病理号：　检查日期：04-2-23

病人主诉：

临床诊断：

镜检所见：

食道：进镜顺利，粘膜光滑，上中下段未见异常。
贲门：扩张可，粘膜正常，进镜顺利，齿状线清晰。
胃底：粘膜正常，呈脑回状，粘液糊浑浊。
胃体：表面光滑，红白相间，以红为主。
胃角：小片状充血，溃疡，大小约0.3X0.3CM。
胃窦：粘膜光滑，粘膜红白相间。
幽门：色泽淡红，呈圆形。
十二指肠球部：周围粘膜充血、水肿，前壁粘膜可见多处约0.5x0.2cm霜斑样溃疡面。

诊断结论：

1、胃溃疡，2、十二指肠球部溃疡。

操作医师：

典型病例 30

伍某某，男，25 岁。胆汁反流性胃炎。

一诊：庆大霉素注射液 4 万单位、维生素 B_{12} 注射液 1mg，肌肉注射，每日 1 次，连用 10 日。0.9% 生理盐水 250ml，加庆大霉素注射液 24 万单位、林可霉素注射液 2.4g、654－2 注射液 5mg、10% 氯化钾注射液 5ml；0.9% 生理盐水 250ml，加西咪替丁注射液 1g、维生素 B_6 注射液 0.3g、甲氧氯普胺注射液 5mg、10% 氯化钾注射液 5ml；5% 葡萄糖液 250ml，加肌苷注射液 0.5g、维生素 C 注射液 2g、三磷酸腺苷针剂 40mg、辅酶 A 注射液 100 单位、门冬氨酸钾镁注射液 10ml；5% 葡萄糖液 250ml，奥美拉唑针剂 40mg；静滴，每日 1 次，连用 7 日。清胃散 10 剂，每日 1 剂，水煎服。疏肝清胃丸，每日 3 次，每次 15 粒。消炎止痛丸，每日 2 次，早上、中午各服 15 粒。养胃丸，每晚服 15 粒。

二诊：清胃散 10 剂，每日 1 剂，水煎服。疏肝清胃丸，每日 3 次，每次 15 粒。消炎止痛丸，每日 2 次，早上、中午各服 15 粒。养胃丸，每晚服 15 粒。

三诊：疏肝清胃丸，每日 3 次，每次 15 粒。消炎止痛丸，每日 2 次，早上、中午各服 15 粒。养胃丸，每晚服 15 粒。利胆化石丹，每日 2 次，每次 15 粒。3 年后随访未复发。

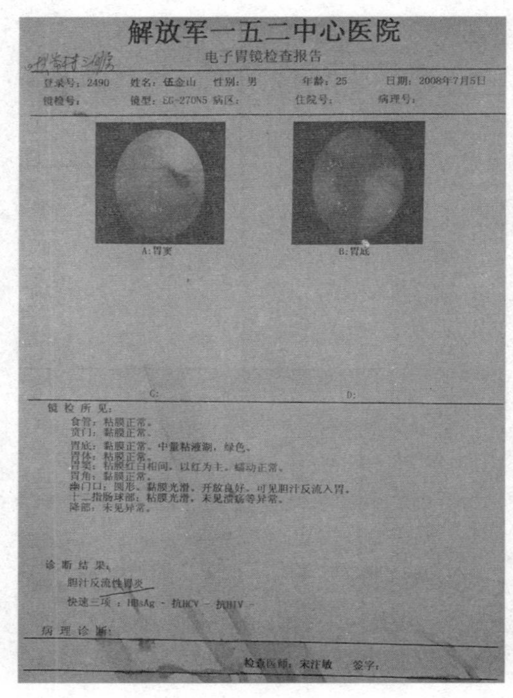

解放军一五二中心医院

电子胃镜检查报告

登录号：2490　姓名：伍金山　性别：男　年龄：25　日期：2008年7月5日

镜检号：　镜型：EG-270N5　病区：　住院号：　病理号：

A：胃窦　B：胃底

C：　D：

镜检所见：

食管：粘膜正常。
贲门：黏膜正常。
胃底：黏膜正常。中量粘液湖，绿色。
胃体：粘膜正常。
胃窦：粘膜红白相间，以红为主。蠕动正常。
胃角：黏膜正常。
幽门口：圆形，黏膜光滑，开放良好，可见胆汁反流入胃。
十二指肠球部：粘膜光滑，未见溃疡等异常。
降部：未见异常。

诊断结果：

胆汁反流性胃炎

快速三项：HBsAg －　抗HCV －　抗HIV －

病理诊断：

检查医师：宋汗敏　签字：

典型病例 31

刘某某，男，46 岁。食管贲门炎，隆起糜烂性胃炎，十二指肠溃疡。

一诊：庆大霉素注射液 4 万单位、维生素 B_{12} 注射液 1mg，肌肉注射，每日 1 次，连用 10 日。0. 9% 生理盐水 250ml，加庆大霉素注射液 24 万单位、林可霉素注射液 2. 4g、654 - 2 注射液 5mg、10% 氯化钾注射液 5ml；0. 9% 生理盐水 250ml，加西咪替丁注射液 1g、维生素 B_6 注射液 0. 3g、甲氧氯普胺注射液 5mg、10% 氯化钾注射液 5ml；5% 葡萄糖液 250ml，加肌苷注射液 0. 5g、维生素 C 注射液 2g、三磷酸腺苷针剂 40mg、辅酶 A 注射液 100 单位、门冬氨酸钾镁注射液 10ml；5% 葡萄糖液 250ml，奥美拉唑针剂 40mg；静滴，每日 1 次，连用 7 日清胃散 10 剂，每日 1 剂，水煎服。疏肝清胃丸，每日 3 次，每次 15 粒。消炎止痛丸，每日 2 次，早上、中午各服 15 粒。养胃丸，每晚服 15 粒。

二诊：清胃散 10 剂，每日 1 剂，水煎服。疏肝清胃丸，每日 3 次，每次 15 粒。消炎止痛丸，每日 2 次，早上、中午各服 15 粒。养胃丸，每晚服 15 粒。

三诊：疏肝清胃丸，每日 3 次，每次 15 粒。消炎止痛丸，每日 2 次，早上、中午各服 15 粒。养胃丸，每晚服 15 粒。健脾和胃丸，每日 1 次，每次 15 粒。骨刺消炎膏外贴胃脘处。3 年后随访未复发。

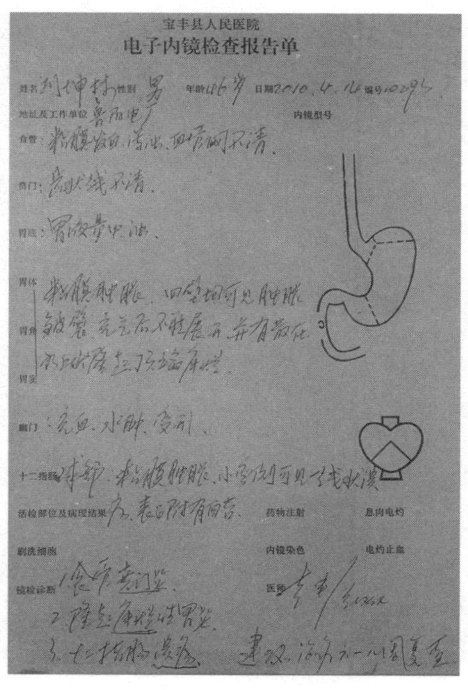

宝丰县人民医院

电子内镜检查报告单

姓名 [illegible] 性别 男 年龄 46 岁 日期 2010. 4. 16 编号 [illegible]

地址及工作单位 [illegible] 内镜型号

食管：[illegible]

贲门：[illegible]

胃底：[illegible]

胃体 / 胃角 / 胃窦：[illegible]

幽门：[illegible]

十二指肠：[illegible]

活检部位及病理结果 [illegible] 药物注射 息肉电灼

刷洗细胞 内镜染色 电灼止血

镜检诊断 1. 食管贲门炎.

2. 隆起糜烂性胃炎.

3. 十二指肠溃疡

医师 [illegible]

典型病例 32

邬某某，男，29 岁。肠－胃反流型胃炎。

一诊：庆大霉素注射液 4 万单位、维生素 B_{12} 注射液 1mg，肌肉注射，每日 1 次，连用 10 日。0.9% 生理盐水 250ml，加庆大霉素注射液 24 万单位、林可霉素注射液 2.4g、654－2 注射液 5mg、10% 氯化钾注射液 5ml；0.9% 生理盐水 250ml，加西咪替丁注射液 1g、维生素 B_6 注射液 0.3g、甲氧氯普胺注射液 5mg、10% 氯化钾注射液 5ml；5% 葡萄糖液 250ml，加肌苷注射液 0.5g、维生素 C 注射液 2g、三磷酸腺苷针剂 40mg、辅酶 A 注射液 100 单位、门冬氨酸钾镁注射液 10ml；5% 葡萄糖液 250ml，奥美拉唑针剂 40mg；静滴，每日 1 次，连用 7 日。清胃散 10 剂，每日 1 剂，水煎服。疏肝清胃丸，每日 3 次，每次 15 粒。消炎止痛丸，每日 2 次，早上、中午各服 15 粒。养胃丸，每晚服 15 粒。

二诊：清胃散 10 剂，每日 1 剂，水煎服。疏肝清胃丸，每日 3 次，每次 15 粒。消炎止痛丸，每日 2 次，早上、中午各服 15 粒。养胃丸，每晚服 15 粒。

三诊：疏肝清胃丸，每日 3 次，每次 15 粒。消炎止痛丸，每日 2 次，早上、中午各服 15 粒。养胃丸，每晚服 15 粒。利胆化石丹，每晚服 15 粒。3 年后随访未复发。

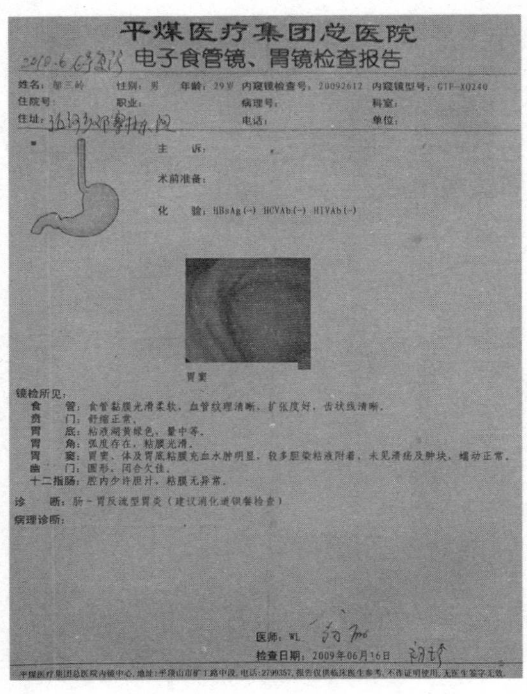

平煤医疗集团总医院

电子食管镜、胃镜检查报告

姓名：邬三岭 性别：男 年龄：29岁 内窥镜检查号：20092612 内窥镜型号：GIF-XQ240

住院号： 职业： 病理号： 科室：

住址： 电话： 单位：

主 诉：

术前准备：

化 验：HBsAg(－) HCVAb(－) HIVAb(－)

胃窦

镜检所见：

食 管：食管粘膜光滑柔软，血管纹理清晰，扩张度好，齿状线清晰。

贲 门：舒缩正常。

胃 底：粘液湖黄绿色，量中等。

胃 角：弧度存在，粘膜光滑。

胃 窦：胃窦、体及胃底粘膜充血水肿明显，较多胆染粘液附着，未见溃疡及肿块，蠕动正常。

幽 门：圆形，闭合欠佳。

十二指肠：腔内少许胆汁，粘膜无异常。

诊 断：肠－胃反流型胃炎（建议消化道钡餐检查）

病理诊断：

医师：WL

检查日期：2009年06月16日

平煤医疗集团总医院内镜中心，地址：平顶山市矿工路中段，电话：2799357，报告仅供临床医生参考，不作证明使用，无医生签字无效。

典型病例 33

王某某，男，65 岁。溃疡性结肠炎。

一诊：结肠炎丸，每日 2 次，早上、中午各服 15 粒，养胃丸、健脾和胃丸每晚各服 15 粒。

二诊：结肠炎丸，每日 2 次，早上、中午各服 15 粒，养胃丸、健脾和胃丸每晚各服 15 粒。

三诊：结肠炎丸，每日 2 次，早上、中午各服 15 粒，养胃丸、健脾和胃丸每晚各服 15 粒。

结肠炎口服液每日三次，每次 100ml。

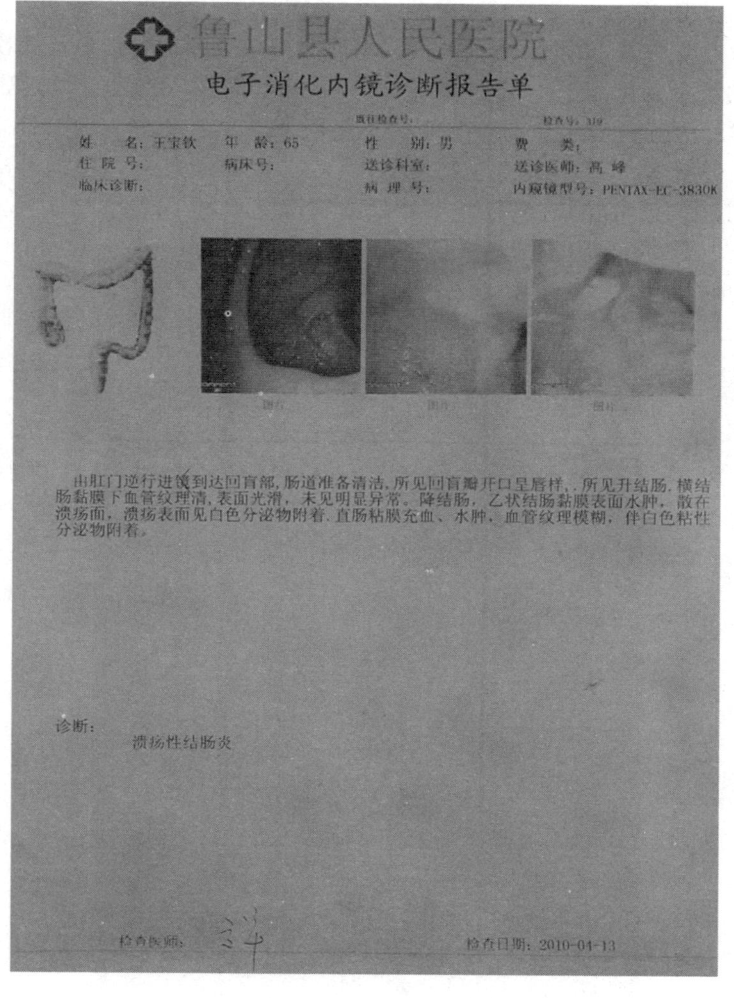

鲁山县人民医院

电子消化内镜诊断报告单

检查号：319

姓　名：王宝钦　年　龄：65　性　别：男　费　类：

住院号：　病床号：　送诊科室：　送诊医师：禹　峰

临床诊断：　病理号：　内窥镜型号：PENTAX-EC-3830K

由肛门逆行进镜到达回盲部，肠道准备清洁，所见回盲瓣开口呈唇样，．所见升结肠，横结肠黏膜下血管纹理清，表面光滑，未见明显异常。降结肠，乙状结肠黏膜表面水肿，散在溃疡面，溃疡表面见白色分泌物附着．直肠粘膜充血、水肿，血管纹理模糊，伴白色粘性分泌物附着。

诊断：

溃疡性结肠炎

检查医师：

检查日期：2010-04-13

典型病例 34

杨某某，男，48 岁。真菌性食管炎，平坦糜烂性胃炎，幽门轮溃疡，十二指肠球炎。

一诊：0.9% 生理盐水 250ml，青霉素注射液 960 万单位；0.9% 生理盐水 250ml，清开灵注射液 20～30ml；5% 葡萄糖 250ml，西咪替丁针剂 1g、维生素 B_6 针剂 0.3g、甲氧氯普胺注射液 10mg、10% 氯化钾注射液 5ml；静滴，每日 1 次，连用 3～7 日。庆大霉素注射液 4 万单位、盐酸普鲁卡因针剂 2ml，加开水口服，每日 3 次。清胃散 10 剂，每日 1 剂，水煎服。疏肝清胃丸，每日 3 次，每次 15 粒。消炎止痛丸，每日 2 次，早上、中午各服 15 粒。养胃丸，每晚服 15 粒。

二诊：清胃散 10 剂，每日 1 剂，水煎服。疏肝清胃丸，每日 3 次，每次 15 粒。消炎止痛丸，每日 2 次，早上、中午各服 15 粒。养胃丸，每晚服 15 粒。

三诊：疏肝清胃丸，每日 3 次，每次 15 粒。消炎止痛丸，每日 2 次，早上、中午各服 15 粒。养胃丸，每晚服 15 粒。健脾和胃丸，每日 1 次，每次 15 粒。骨刺消炎膏外贴胃脘处。3 年后随访未复发。

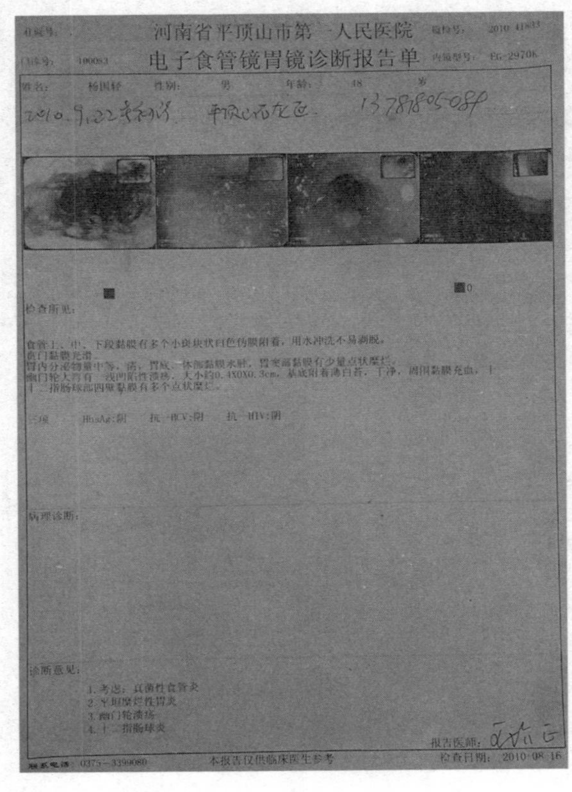

河南省平顶山市第一人民医院

电子食管镜胃镜诊断报告单

门诊号：100083　　内镜型号：EG-2970K

姓名：杨国轻　性别：男　年龄：48 岁

检查所见：

食管上、中、下段黏膜有多个小斑块状白色伪膜附着，用水冲洗不易剥脱。
贲门黏膜光滑。
胃内分泌物量中等，清，胃底、体部黏膜水肿，胃窦部黏膜有少量点状糜烂。
幽门轮大弯有一浅凹陷性溃疡，大小约 0.4X0X0.3cm，基底附着薄白苔，干净，周围黏膜充血，十
十二指肠球部四壁黏膜有多个点状糜烂。

三项　HbsAg:阴　抗-HCV:阴　抗-HIV:阴

病理诊断：

诊断意见：

1. 考虑：真菌性食管炎
2. 平坦糜烂性胃炎
3. 幽门轮溃疡
4. 十二指肠球炎

报告医师：

联系电话：0375-3399080　本报告仅供临床医生参考　检查日期：2010-08-16

典型病例 35

陈某某，男，38 岁。慢性浅表性胃炎，十二指肠球部溃疡。

一诊：半个月内没有服过驱虫药的患者，病情稳定期应首先口服左旋咪唑片剂 150mg，果导片 0.2g，睡前 1 次口服（只用 1 次）。庆大霉素注射液 4 万单位、维生素 B_{12} 注射液 1mg，肌肉注射，每日 1 次，连用 10 日。0.9% 生理盐水 250ml，加庆大霉素注射液 24 万单位、林可霉素注射液 2.4g、654－2 注射液 5mg、10% 氯化钾注射液 5ml；0.9% 生理盐水 250ml，加西咪替丁注射液 1g、维生素 B_6 注射液 0.3g、甲氧氯普胺注射液 5mg、10% 氯化钾注射液 5ml；5% 葡萄糖液 250ml，加肌苷注射液 0.5g、维生素 C 注射液 2g、三磷酸腺苷针剂 40mg、辅酶 A 注射液 100 单位、门冬氨酸钾镁注射液 10ml；5% 葡萄糖液 250ml，奥美拉唑针剂 40mg；静滴，每日 1 次，连用 7 日。清胃散 10 剂，每日 1 剂，水煎服。疏肝清胃丸，每日 3 次，每次 15 粒。消炎止痛丸，每日 2 次，早上、中午各服 15 粒。养胃丸，每晚服 15 粒。

二诊：清胃散 10 剂，每日 1 剂，水煎服。疏肝清胃丸，每日 3 次，每次 15 粒。消炎止痛丸，每日 2 次，早上、中午各服 15 粒。养胃丸，每晚服 15 粒。

三诊：疏肝清胃丸，每日 3 次，每次 15 粒。消炎止痛丸，每日 2 次，早上、中午各服 15 粒。养胃丸，每晚服 15 粒。利胆化石丹，每晚服 15 粒。3 年后随访未复发。

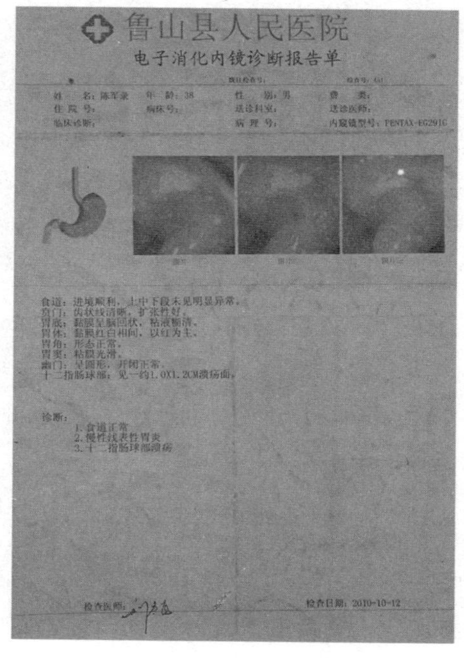

鲁山县人民医院

电子消化内镜诊断报告单

姓　名：陈军录　年　龄：38　性　别：男　费　类：

住院号：　病床号：　送诊科室：　送诊医师：

临床诊断：　病理号：　内窥镜型号：PENTAX-EG2910

食道：进境顺利，上中下段未见明显异常。

贲门：齿状线清晰，扩张性好。

胃底：黏膜呈脑回状，粘液糊清。

胃体：黏膜红白相间，以红为主。

胃角：形态正常。

胃窦：粘膜光滑。

幽门：呈圆形，开闭正常。

十二指肠球部：见一约1.0X1.2CM溃疡面。

诊断：

1. 食道正常
2. 慢性浅表性胃炎
3. 十二指肠球部溃疡

检查医师：　检查日期：2010-10-12

典型病例 36

崔某某，男，61 岁。隆起糜烂性胃炎，十二指肠球炎。

一诊：庆大霉素注射液 4 万单位、维生素 B_{12} 注射液 1mg，肌肉注射，每日 1 次，连用 10 日。0.9% 生理盐水 250ml，加庆大霉素注射液 24 万单位、林可霉素注射液 2.4g、654－2 注射液 5mg、10% 氯化钾注射液 5ml；0.9% 生理盐水 250ml，加西咪替丁注射液 1g、维生素 B_6 注射液 0.3g、甲氧氯普胺注射液 5mg、10% 氯化钾注射液 5ml；5% 葡萄糖液 250ml，加肌苷注射液 0.5g、维生素 C 注射液 2g、三磷酸腺苷针剂 40mg、辅酶 A 注射液 100 单位、门冬氨酸钾镁注射液 10ml；5% 葡萄糖液 250ml，奥美拉唑针剂 40mg；静滴，每日 1 次，连用 7 日清胃散 10 剂，每日 1 剂，水煎服。疏肝清胃丸，每日 3 次，每次 15 粒。消炎止痛丸，每日 2 次，早上、中午各服 15 粒。养胃丸，每晚服 15 粒。

二诊：清胃散 10 剂，每日 1 剂，水煎服。疏肝清胃丸，每日 3 次，每次 15 粒。消炎止痛丸，每日 2 次，早上、中午各服 15 粒。养胃丸，每晚服 15 粒。

三诊：疏肝清胃丸，每日 3 次，每次 15 粒。消炎止痛丸，每日 2 次，早上、中午各服 15 粒。养胃丸，每晚服 15 粒。健脾和胃丸，每日 1 次，每次 15 粒。骨刺消炎膏外贴胃脘处。3 年后随访未复发。

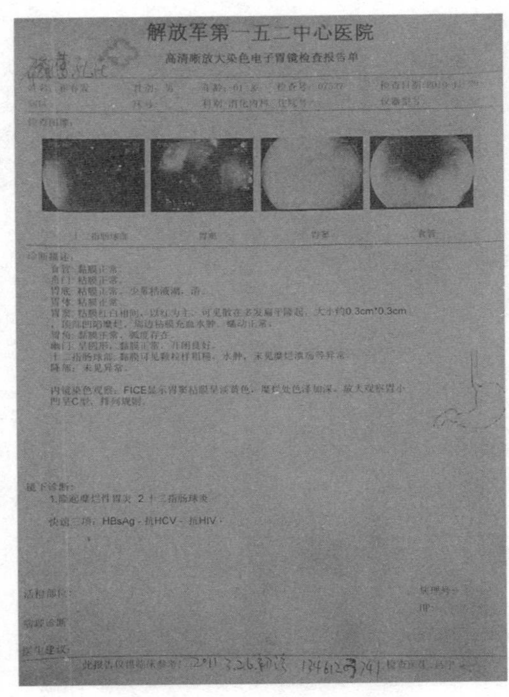

解放军第一五二中心医院

高清晰放大染色电子胃镜检查报告单

诊断描述：

食管：黏膜正常。
贲门：粘膜正常。
胃底：粘膜正常，少量粘液湖，清。
胃体：粘膜正常。
胃窦：粘膜红白相间，以红为主，可见散在多发扁平隆起，大小约0.3cm*0.3cm，顶部凹陷糜烂，周边粘膜充血水肿，蠕动正常。
胃角：黏膜正常，弧度存在。
幽门：呈圆形，黏膜正常，开闭良好。
十二指肠球部：黏膜可见颗粒样粗糙，水肿，未见糜烂溃疡等异常。
降部：未见异常。

内镜染色观察：FICE显示胃窦粘膜呈淡黄色，糜烂处色泽加深，放大观察胃小凹呈C型，排列规则。

镜下诊断：

1.隆起糜烂性胃炎 2.十二指肠球炎

快速三项：HBsAg - 抗HCV - 抗HIV -

活检部位：

病理诊断：

医生建议：

典型病例 37

李某，女，49 岁。隆起糜烂性胃炎，糜烂性十二指肠炎。

一诊：庆大霉素注射液 4 万单位、维生素 B_{12}注射液 1mg，肌肉注射，每日 1 次，连用 10 日。0.9% 生理盐水 250ml，加庆大霉素注射液 24 万单位、林可霉素注射液 2.4g、654－2 注射液 5mg、10% 氯化钾注射液 5ml；0.9% 生理盐水 250ml，加西咪替丁注射液 1g、维生素 B_6 注射液 0.3g、甲氧氯普胺注射液 5mg、10% 氯化钾注射液 5ml；5% 葡萄糖液 250ml，加肌苷注射液 0.5g、维生素 C 注射液 2g、三磷酸腺苷针剂 40mg、辅酶 A 注射液 100 单位、门冬氨酸钾镁注射液 10ml；5% 葡萄糖液 250ml，奥美拉唑针剂 40mg；静滴，每日 1 次，连用 7 日。清胃散 10 剂，每日 1 剂，水煎服。疏肝清胃丸，每日 3 次，每次 15 粒。消炎止痛丸，每日 2 次，早上、中午各服 15 粒。养胃丸，每晚服 15 粒。

二诊：清胃散 10 剂，每日 1 剂，水煎服。疏肝清胃丸，每日 3 次，每次 15 粒。消炎止痛丸，每日 2 次，早上、中午各服 15 粒。养胃丸，每晚服 15 粒。

三诊：疏肝清胃丸，每日 3 次，每次 15 粒。消炎止痛丸，每日 2 次，早上、中午各服 15 粒。养胃丸，每晚服 15 粒。健脾和胃丸，每日 1 次，每次 15 粒。骨刺消炎膏外贴胃脘处。3 年后随访未复发。

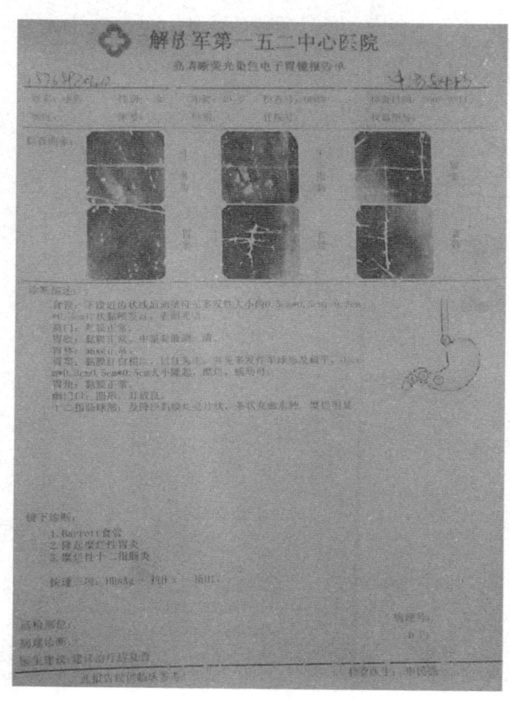

解放军第一五二中心医院

镜下诊断：

1. Barrett食管
2. 隆起糜烂性胃炎
3. 糜烂性十二指肠炎

活检部位：

病理诊断：

医生建议：建议治疗后复查

典型病例 38

王某某，男，49 岁。浅表性胃炎。

一诊：半个月内没有服过驱虫药的患者，病情稳定期应首先口服左旋咪唑片剂 150mg，果导片 0.2g，睡前 1 次口服（只用 1 次）。庆大霉素注射液 4 万单位、维生素 B_{12}注射液 1mg，肌肉注射，每日 1 次，连用 10 日。清胃散 10 剂，每日 1 剂，水煎服。疏肝清胃丸，每日 3 次，每次 15 粒。消炎止痛丸，每日 2 次，早上、中午各服 15 粒。养胃丸，每晚服 15 粒。

二诊：清胃散 10 剂，每日 1 剂，水煎服。疏肝清胃丸，每日 3 次，每次 15 粒。消炎止痛丸，每日 2 次，早上、中午各服 15 粒。养胃丸，每晚服 15 粒。

三诊：疏肝清胃丸，每日 3 次，每次 15 粒。消炎止痛丸，每日 2 次，早上、中午各服 15 粒。养胃丸，每晚服 15 粒。利胆化石丹，每晚服 15 粒。3 年后随访未复发。

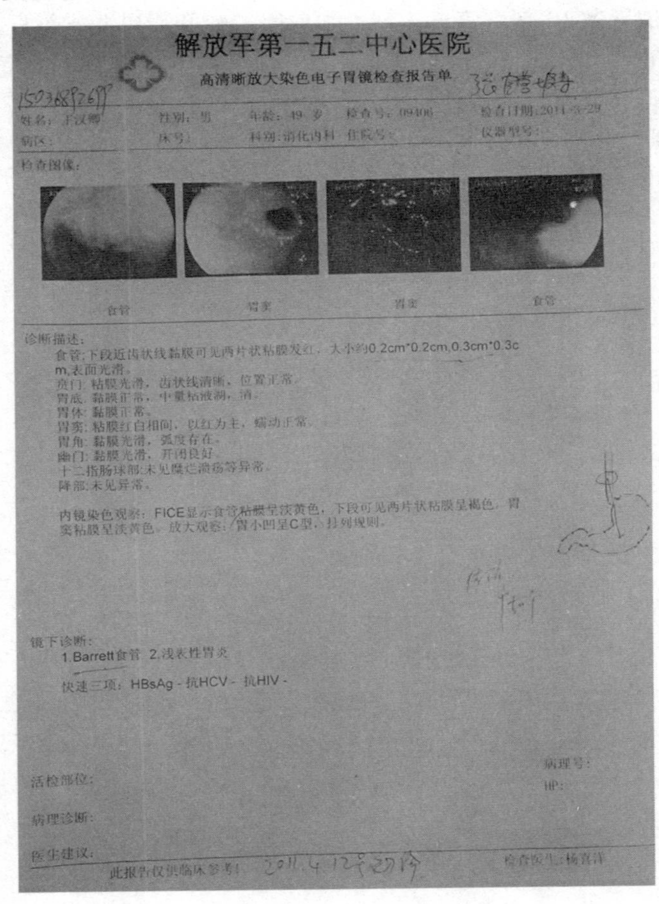

解放军第一五二中心医院

高清晰放大染色电子胃镜检查报告单

姓名：[illegible]　性别：男　年龄：49 岁　检查号：09406　检查日期：2011-3-29

病区：　床号：　科别：消化内科　住院号：　仪器型号：

检查图像：

食管　胃窦　胃窦　食管

诊断描述：

食管：下段近齿状线黏膜可见两片状粘膜发红，大小约0.2cm*0.2cm,0.3cm*0.3cm,表面光滑。
贲门：粘膜光滑，齿状线清晰，位置正常。
胃底：黏膜正常，中量粘液湖，清。
胃体：黏膜正常。
胃窦：粘膜红白相间，以红为主，蠕动正常。
胃角：黏膜光滑，弧度存在。
幽门：黏膜光滑，开闭良好。
十二指肠球部：未见糜烂溃疡等异常。
降部：未见异常。

内镜染色观察：FICE显示食管粘膜呈淡黄色，下段可见两片状粘膜呈褐色，胃窦粘膜呈淡黄色。放大观察：胃小凹呈C型，排列规则。

镜下诊断：

1.Barrett食管 2.浅表性胃炎

快速三项：HBsAg - 抗HCV - 抗HIV -

病理号：

活检部位：　HP：

病理诊断：

医生建议：

此报告仅供临床参考！　检查医生：杨[illegible]

典型病例 39

祝某，女，63 岁。红斑渗出/出血型胃炎。

一诊：庆大霉素注射液 4 万单位、维生素 B_{12} 注射液 1mg，肌肉注射，每日 1 次，连用 10 日。0.9% 生理盐水 250ml，加庆大霉素注射液 24 万单位、林可霉素注射液 2.4g、654－2 注射液 5mg、10% 氯化钾注射液 5ml；0.9% 生理盐水 250ml，加西咪替丁注射液 1g、维生素 B_6 注射液 0.3g、甲氧氯普胺注射液 5mg、10% 氯化钾注射液 5ml；5% 葡萄糖液 250ml，加肌苷注射液 0.5g、维生素 C 注射液 2g、三磷酸腺苷针剂 40mg、辅酶 A 注射液 100 单位、门冬氨酸钾镁注射液 10ml；5% 葡萄糖液 250ml，奥美拉唑针剂 40mg；静滴，每日 1 次，连用 7 日。清胃散 10 剂，每日 1 剂，水煎服。疏肝清胃丸，每日 3 次，每次 15 粒。消炎止痛丸，每日 2 次，早上、中午各服 15 粒。养胃丸，每晚服 15 粒。

二诊：清胃散 10 剂，每日 1 剂，水煎服。疏肝清胃丸，每日 3 次，每次 15 粒。消炎止痛丸，每日 2 次，早上、中午各服 15 粒。养胃丸，每晚服 15 粒。

三诊：疏肝清胃丸，每日 3 次，每次 15 粒。消炎止痛丸，每日 2 次，早上、中午各服 15 粒。养胃丸，每晚服 15 粒。利胆化石丹，每晚服 15 粒。3 年后随访未复发。

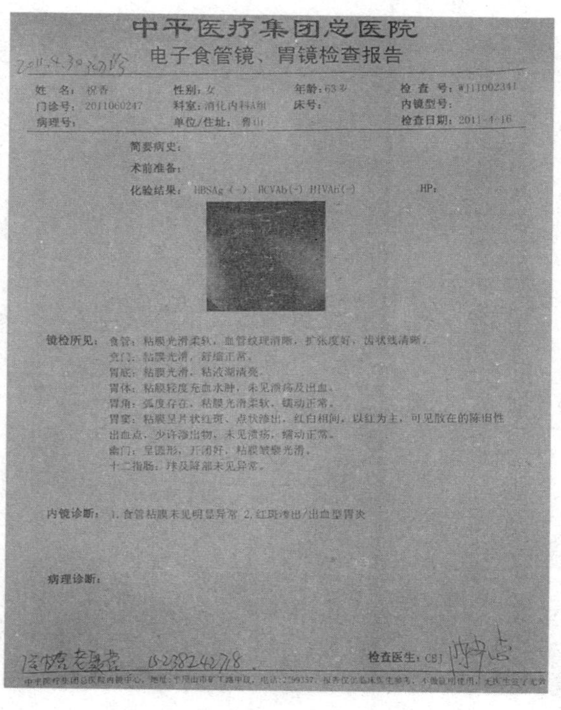

中平医疗集团总医院
电子食管镜、胃镜检查报告

姓　名：祝香　性别：女　年龄：63 岁　检 查 号：WJ11002341
门诊号：2011060247　科室：消化内科A组　床号：　内镜型号：
病理号：　单位/住址：　检查日期：2011-4-16

简要病史：
术前准备：
化验结果：HBSAg（－）HCVAb(－) HIVAb(－)　HP：

镜检所见：食管：粘膜光滑柔软，血管纹理清晰，扩张度好，齿状线清晰。
贲门：粘膜光滑，舒缩正常。
胃底：粘膜光滑，粘液湖清亮。
胃体：粘膜轻度充血水肿，未见溃疡及出血。
胃角：弧度存在，粘膜光滑柔软，蠕动正常。
胃窦：粘膜呈片状红斑、点状渗出，红白相间，以红为主，可见散在的陈旧性出血点，少许渗出物，未见溃疡，蠕动正常。
幽门：呈圆形，开闭好，粘膜皱襞光滑。
十二指肠：球及降部未见异常。

内镜诊断：1. 食管粘膜未见明显异常 2. 红斑渗出/出血型胃炎

病理诊断：

检查医生：CBJ

典型病例 40

王某某，女，52 岁。红斑渗出性胃炎。

一诊：庆大霉素注射液 4 万单位、维生素 B_{12}注射液 1mg，肌肉注射，每日 1 次，连用 10 日。0.9% 生理盐水 250ml，加庆大霉素注射液 24 万单位、林可霉素注射液 2.4g、654－2 注射液 5mg、10% 氯化钾注射液 5ml；0.9% 生理盐水 250ml，加西咪替丁注射液 1g、维生素 B_6 注射液 0.3g、甲氧氯普胺注射液 5mg、10% 氯化钾注射液 5ml；5% 葡萄糖液 250ml，加肌苷注射液 0.5g、维生素 C 注射液 2g、三磷酸腺苷针剂 40mg、辅酶 A 注射液 100 单位、门冬氨酸钾镁注射液 10ml；5% 葡萄糖液 250ml，奥美拉唑针剂 40mg；静滴，每日 1 次，连用 7 日。清胃散 10 剂，每日 1 剂，水煎服。疏肝清胃丸，每日 3 次，每次 15 粒。消炎止痛丸，每日 2 次，早上、中午各服 15 粒。养胃丸，每晚服 15 粒。

二诊：清胃散 10 剂，每日 1 剂，水煎服。疏肝清胃丸，每日 3 次，每次 15 粒。消炎止痛丸，每日 2 次，早上、中午各服 15 粒。养胃丸，每晚服 15 粒。

三诊：疏肝清胃丸，每日 3 次，每次 15 粒。消炎止痛丸，每日 2 次，早上、中午各服 15 粒。养胃丸，每晚服 15 粒。利胆化石丹，每晚服 15 粒。3 年后随访未复发。

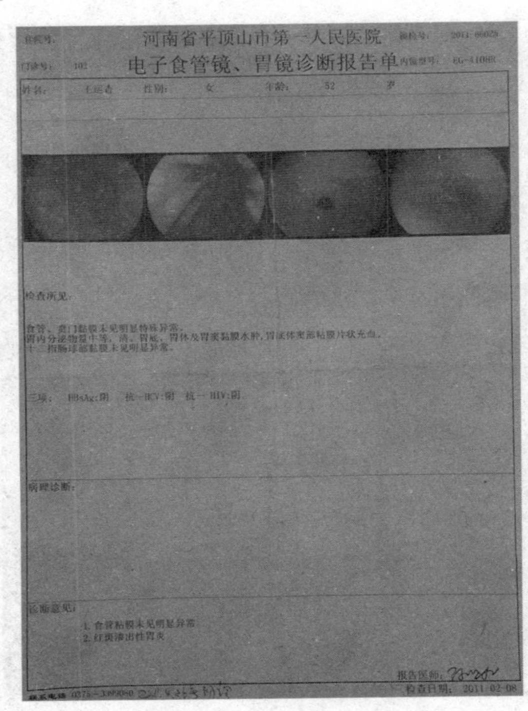

河南省平顶山市第一人民医院

电子食管镜、胃镜诊断报告单

门诊号：102　　内镜型号：EG-3100R

性别：女　　年龄：52 岁

检查所见：

食管、贲门黏膜未见明显特殊异常。
胃内分泌物量中等，清。胃底、胃体及胃窦黏膜水肿，胃底体窦部粘膜片状充血。
十二指肠球部黏膜未见明显异常。

三项：HBsAg:阴　抗－HCV:阴　抗－HIV:阴

病理诊断：

诊断意见：

1. 食管粘膜未见明显异常
2. 红斑渗出性胃炎

报告医师：

检查日期：2011-02-08

典型病例 41

刘某，女，35 岁。慢性浅表性胃炎，胃窦息肉。

一诊：半个月内没有服过驱虫药的患者，病情稳定期应首先口服左旋咪唑片剂 150mg，果导片 0.2g，睡前 1 次口服（只用 1 次）。庆大霉素注射液 4 万单位、维生素 B_{12}注射液 1mg，肌肉注射，每日 1 次，连用 10 日。增生平按说明服 3 个月。清胃散 10 剂，每日 1 剂，水煎服。疏肝清胃丸，每日 3 次，每次 15 粒。消炎止痛丸，每日 2 次，早上、中午各服 15 粒。养胃丸，每晚服 15 粒。

二诊：清胃散 10 剂，每日 1 剂，水煎服。疏肝清胃丸，每日 3 次，每次 15 粒。消炎止痛丸，每日 2 次，早上、中午各服 15 粒。养胃丸，每晚服 15 粒。

三诊：疏肝清胃丸，每日 3 次，每次 15 粒。消炎止痛丸，每日 2 次，早上、中午各服 15 粒。养胃丸，每晚服 15 粒。利胆化石丹，每晚服 15 粒。利胆化石丹，每晚服 15 粒。3 年后随访未复发。

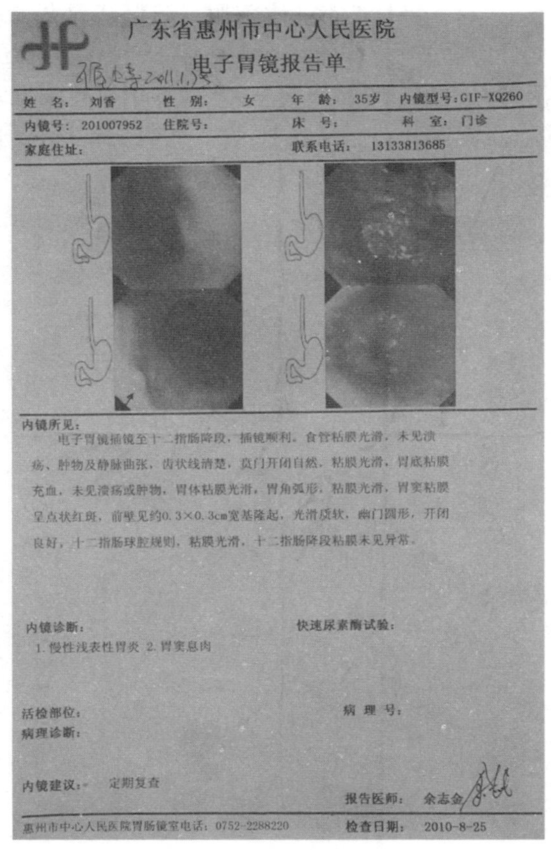

广东省惠州市中心人民医院

电子胃镜报告单

姓　名：刘香　性　别：女　年　龄：35岁　内镜型号：GIF-XQ260

内镜号：201007952　住院号：　床　号：　科　室：门诊

家庭住址：　联系电话：13133813685

内镜所见：

电子胃镜插镜至十二指肠降段，插镜顺利。食管粘膜光滑，未见溃疡、肿物及静脉曲张，齿状线清楚，贲门开闭自然，粘膜光滑，胃底粘膜充血，未见溃疡或肿物，胃体粘膜光滑，胃角弧形，粘膜光滑，胃窦粘膜呈点状红斑，前壁见约0.3×0.3cm宽基隆起，光滑质软，幽门圆形，开闭良好，十二指肠球腔规则，粘膜光滑，十二指肠降段粘膜未见异常。

内镜诊断：　快速尿素酶试验：

1. 慢性浅表性胃炎 2. 胃窦息肉

活检部位：　病　理　号：

病理诊断：

内镜建议：　定期复查

报告医师：余志金

惠州市中心人民医院胃肠镜室电话：0752-2288220　检查日期：2010-8-25

典型病例 42

田某某，女，41 岁。慢性浅表性胃炎伴糜烂

一诊：半个月内没有服过驱虫药的患者，病情稳定期应首先口服左旋咪唑片剂 150mg，果导片 0.2g，睡前 1 次口服（只用 1 次）。庆大霉素注射液 4 万单位、维生素 B_{12} 注射液 1mg，肌肉注射，每日 1 次，连用 10 日。0.9% 生理盐水 250ml，加庆大霉素注射液 24 万单位、林可霉素注射液 2.4g、654－2 注射液 5mg、10% 氯化钾注射液 5ml；0.9% 生理盐水 250ml，加西咪替丁注射液 1g、维生素 B_6 注射液 0.3g、甲氧氯普胺注射液 5mg、10% 氯化钾注射液 5ml；5% 葡萄糖液 250ml，加肌苷注射液 0.5g、维生素 C 注射液 2g、三磷酸腺苷针剂 40mg、辅酶 A 注射液 100 单位、门冬氨酸钾镁注射液 10ml；5% 葡萄糖液 250ml，奥美拉唑针剂 40mg；静滴，每日 1 次，连用 7 日。清胃散 10 剂，每日 1 剂，水煎服。疏肝清胃丸，每日 3 次，每次 15 粒。消炎止痛丸，每日 2 次，早上、中午各服 15 粒。养胃丸，每晚服 15 粒。

二诊：清胃散 10 剂，每日 1 剂，水煎服。疏肝清胃丸，每日 3 次，每次 15 粒。消炎止痛丸，每日 2 次，早上、中午各服 15 粒。养胃丸，每晚服 15 粒。

三诊：疏肝清胃丸，每日 3 次，每次 15 粒。消炎止痛丸，每日 2 次，早上、中午各服 15 粒。养胃丸，每晚服 15 粒。利胆化石丹，每晚服 15 粒。利胆化石丹，每晚服 15 粒。3 年后随访未复发。

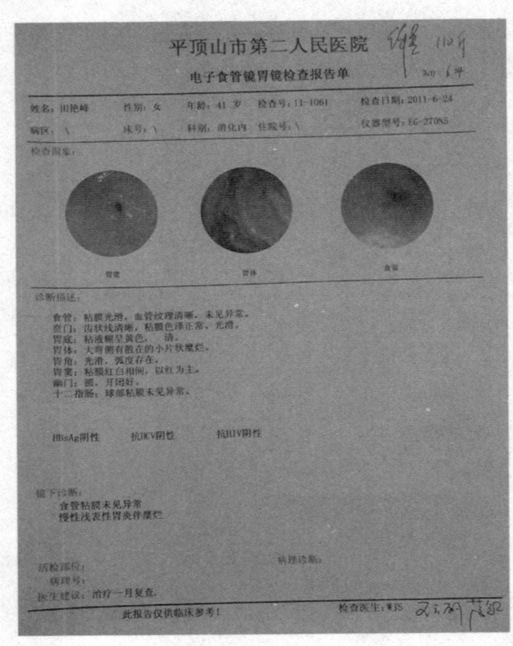

平顶山市第二人民医院

电子食管镜胃镜检查报告单

姓名：田艳峰　性别：女　年龄：41 岁　检查号：11-1061　检查日期：2011-6-24

病区：\　床号：\　科别：消化内　住院号：\　仪器型号：EG-270N5

检查图象：

胃窦　胃体　食管

诊断描述：

食管：粘膜光滑，血管纹理清晰，未见异常。
贲门：齿状线清晰，粘膜色泽正常、光滑。
胃底：粘液糊呈黄色，　清。
胃体：大弯侧有散在的小片状糜烂。
胃角：光滑，弧度存在。
胃窦：粘膜红白相间，以红为主。
幽门：圆，开闭好。
十二指肠：球部粘膜未见异常。

HBsAg阴性　抗HCV阴性　抗HIV阴性

镜下诊断：
食管粘膜未见异常
慢性浅表性胃炎伴糜烂

活检部位：　病理诊断：
病理号：
医生建议：治疗一月复查。

此报告仅供临床参考！　检查医生：WJS

典型病例 43

仁某某，男，60 岁。糜烂性食管炎，慢性浅表性胃炎。

一诊：半个月内没有服过驱虫药的患者，病情稳定期应首先口服左旋咪唑片剂 150mg，果导片 0.2g，睡前 1 次口服（只用 1 次）。0.9% 生理盐水 250ml，青霉素注射液 960 万单位；0.9% 生理盐水 250ml，清开灵注射液20～30ml；5% 葡萄糖 250ml，西咪替丁针剂 1g、维生素 B_6 针剂 0.3g、甲氧氯普胺注射液 10mg、10% 氯化钾针剂 5ml；静滴，每日 1 次，连用 3～7 日。庆大霉素针剂 4 万单位、盐酸普鲁卡因针剂 2ml，加开水口服，每日 3 次清胃散 10 剂，每日 1 剂，水煎服。疏肝清胃丸，每日 3 次，每次 15 粒。消炎止痛丸，每日 2 次，早上、中午各服 15 粒。养胃丸，每晚服 15 粒。

二诊：清胃散 10 剂，每日 1 剂，水煎服。疏肝清胃丸，每日 3 次，每次 15 粒。消炎止痛丸，每日 2 次，早上、中午各服 15 粒。养胃丸，每晚服 15 粒。

三诊：疏肝清胃丸，每日 3 次，每次 15 粒。消炎止痛丸，每日 2 次，早上、中午各服 15 粒。养胃丸，每晚服 15 粒。利胆化石丹，每晚服 15 粒。利胆化石丹，每晚服 15 粒。3 年后随访未复发。

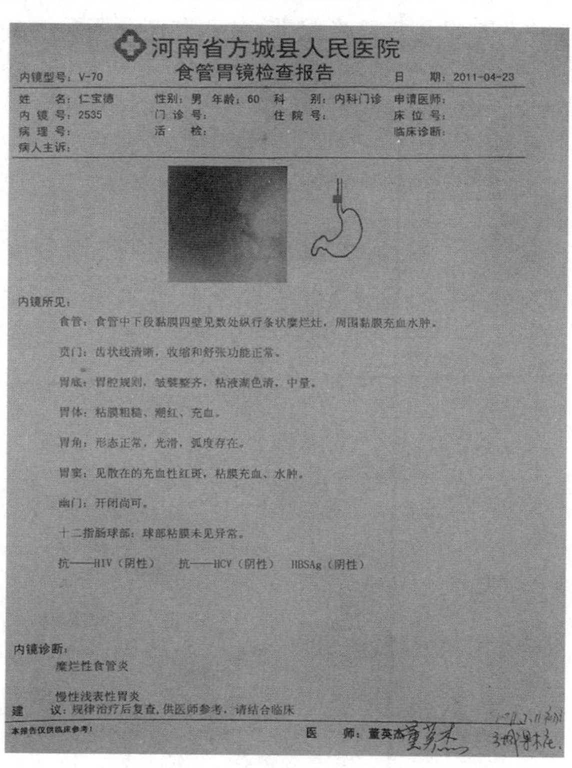

河南省方城县人民医院

食管胃镜检查报告

内镜型号：V-70　　日　期：2011-04-23

姓　名：仁宝德　性别：男　年龄：60　科　别：内科门诊　申请医师：

内 镜 号：2535　门 诊 号：　住 院 号：　床 位 号：

病 理 号：　活　检：　临床诊断：

病人主诉：

内镜所见：

食管：食管中下段黏膜四壁见数处纵行条状糜烂灶，周围黏膜充血水肿。

贲门：齿状线清晰，收缩和舒张功能正常。

胃底：胃腔规则，皱襞整齐，粘液湖色清，中量。

胃体：粘膜粗糙、潮红、充血。

胃角：形态正常，光滑，弧度存在。

胃窦：见散在的充血性红斑，粘膜充血、水肿。

幽门：开闭尚可。

十二指肠球部：球部粘膜未见异常。

抗——HIV（阴性）　抗——HCV（阴性）　HBSAg（阴性）

内镜诊断：

糜烂性食管炎

慢性浅表性胃炎

建　议：规律治疗后复查，供医师参考，请结合临床

本报告仅供临床参考！　　医　师：董英杰

典型病例 44

郭某，女，53 岁。红斑渗出性胃炎。

一诊：庆大霉素注射液 4 万单位、维生素 B_{12} 注射液 1mg，肌肉注射，每日 1 次，连用 10 日。0.9% 生理盐水 250ml，加庆大霉素注射液 24 万单位、林可霉素注射液 2.4g、654－2 注射液 5mg、10% 氯化钾注射液 5ml；0.9% 生理盐水 250ml，加西咪替丁注射液 1g、维生素 B_6 注射液 0.3g、甲氧氯普胺注射液 5mg、10% 氯化钾注射液 5ml；5% 葡萄糖液 250ml，加肌苷注射液 0.5g、维生素 C 注射液 2g、三磷酸腺苷针剂 40mg、辅酶 A 注射液 100 单位、门冬氨酸钾镁注射液 10ml；5% 葡萄糖液 250ml，奥美拉唑针剂 40mg；静滴，每日 1 次，连用 7 日。清胃散 10 剂，每日 1 剂，水煎服。疏肝清胃丸，每日 3 次，每次 15 粒。消炎止痛丸，每日 2 次，早上、中午各服 15 粒。养胃丸，每晚服 15 粒。

二诊：清胃散 10 剂，每日 1 剂，水煎服。疏肝清胃丸，每日 3 次，每次 15 粒。消炎止痛丸，每日 2 次，早上、中午各服 15 粒。养胃丸，每晚服 15 粒。

三诊：疏肝清胃丸，每日 3 次，每次 15 粒。消炎止痛丸，每日 2 次，早上、中午各服 15 粒。养胃丸，每晚服 15 粒。利胆化石丹，每晚服 15 粒。3 年后随访未复发。

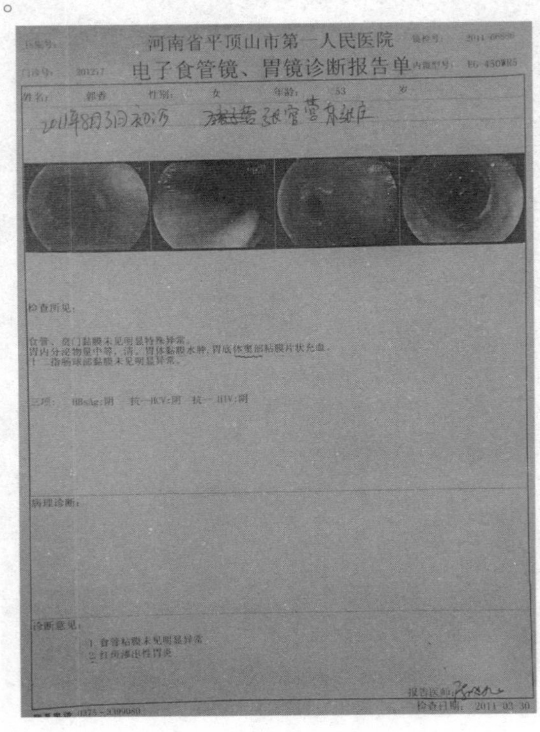

河南省平顶山市第一人民医院

电子食管镜、胃镜诊断报告单

门诊号：2012**7 内镜型号：EG-450WR5

姓名：郭香 性别：女 年龄：53 岁

检查所见：

食管、贲门黏膜未见明显特殊异常。
胃内分泌物量中等，清，胃体黏膜水肿，胃底体窦部粘膜片状充血。
十二指肠球部黏膜未见明显异常。

三项：HBsAg：阴 抗－HCV：阴 抗－HIV：阴

病理诊断：

诊断意见：

1. 食管粘膜未见明显异常
2. 红斑渗出性胃炎

报告医师：

检查日期：2011-03-30

典型病例 45

王某，男，55 岁。食管炎，红斑渗出性胃炎。

一诊：0.9%生理盐水 250ml，青霉素注射液 960 万单位；0.9%生理盐水 250ml，清开灵注射液 20～30ml；5%葡萄糖 250ml，西咪替丁针剂 1g、维生素 B_6 针剂 0.3g、甲氧氯普胺注射液 10mg、10%氯化钾针剂 5ml；静滴，每日一次，连用 3～7 日。庆大霉素针剂 4 万单位、盐酸普鲁卡因针剂 2ml，加开水口服，每日 3 次。清胃散 10 剂，每日 1 剂，水煎服。疏肝清胃丸，每日 3 次，每次 15 粒。消炎止痛丸，每日 2 次，早上、中午各服 15 粒。养胃丸，每晚服 15 粒。

二诊：清胃散 10 剂，每日 1 剂，水煎服。疏肝清胃丸，每日 3 次，每次 15 粒。消炎止痛丸，每日 2 次，早上、中午各服 15 粒。养胃丸，每晚服 15 粒。

三诊：疏肝清胃丸，每日 3 次，每次 15 粒。消炎止痛丸，每日 2 次，早上、中午各服 15 粒。养胃丸，每晚服 15 粒。利胆化石丹，每晚服 15 粒。3 年后随访未复发。

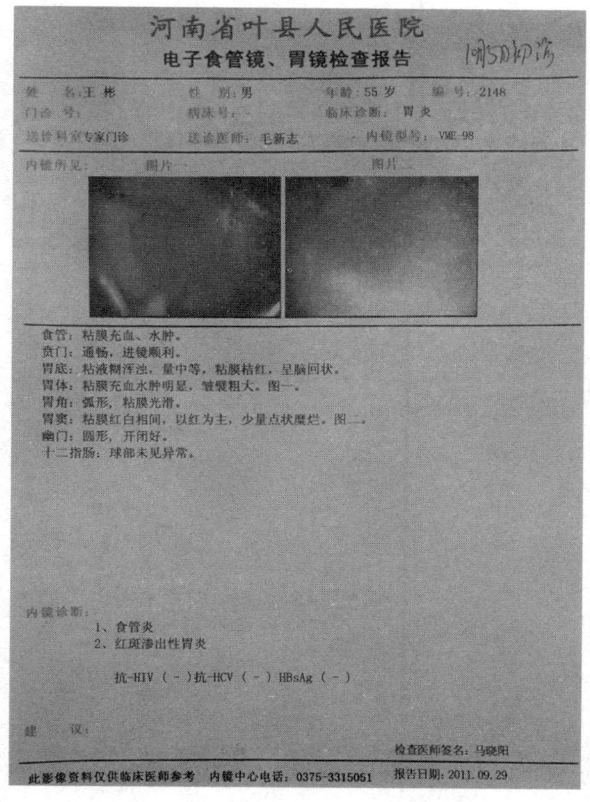

河南省叶县人民医院

电子食管镜、胃镜检查报告

姓　名：王彬　　性　别：男　　年龄：55 岁　　编　号：2148

门诊号：　　病床号：-　　临床诊断：胃炎

送诊科室：专家门诊　　送诊医师：毛新志　　内镜型号：VME-98

内镜所见：　　图片一　　图片二

食管：粘膜充血、水肿。

贲门：通畅，进镜顺利。

胃底：粘液糊浑浊，量中等，粘膜桔红，呈脑回状。

胃体：粘膜充血水肿明显，皱襞粗大。图一。

胃角：弧形，粘膜光滑。

胃窦：粘膜红白相间，以红为主，少量点状糜烂。图二。

幽门：圆形，开闭好。

十二指肠：球部未见异常。

内镜诊断：

1、食管炎

2、红斑渗出性胃炎

抗-HIV（－）抗-HCV（－）HBsAg（－）

建　议：

检查医师签名：马晓阳

此影像资料仅供临床医师参考　内镜中心电话：0375-3315051　报告日期：2011.09.29

典型病例 46

郭某，女，53 岁。直肠炎。

一诊：锦纹大黄 30g 加热开水 100ml 密封浸泡 40 分钟，用滤出液直肠点滴。每日 1 次，7 次为 1 疗程，间隔 3 天，连用 3 个疗程。0.9% 生理盐水 250ml，青霉素注射液 960 万单位；0.9% 生理盐水 250ml，清开灵注射液 20～30ml；5% 葡萄糖 250ml，西咪替丁针剂 1g、维生素 B_6 针剂 0.3g、甲氧氯普胺注射液 10mg、10% 氯化钾针剂 5ml；静滴，每日 1 次，连用 3～7 日。庆大霉素针剂 4 万单位、盐酸普鲁卡因针剂 2ml，加开水口服，每日 3 次。清胃散 10 剂，每日 1 剂，水煎服。疏肝清胃丸，每日 3 次，每次 15 粒。消炎止痛丸，每日 2 次，早上、中午各服 15 粒。养胃丸，每晚服 15 粒。

二诊：清胃散 10 剂，每日 1 剂，水煎服。疏肝清胃丸，每日 3 次，每次 15 粒。消炎止痛丸，每日 2 次，早上、中午各服 15 粒。养胃丸，每晚服 15 粒。

三诊：疏肝清胃丸，每日 3 次，每次 15 粒。消炎止痛丸，每日 2 次，早上、中午各服 15 粒。养胃丸，每晚服 15 粒。3 年后随访未复发。

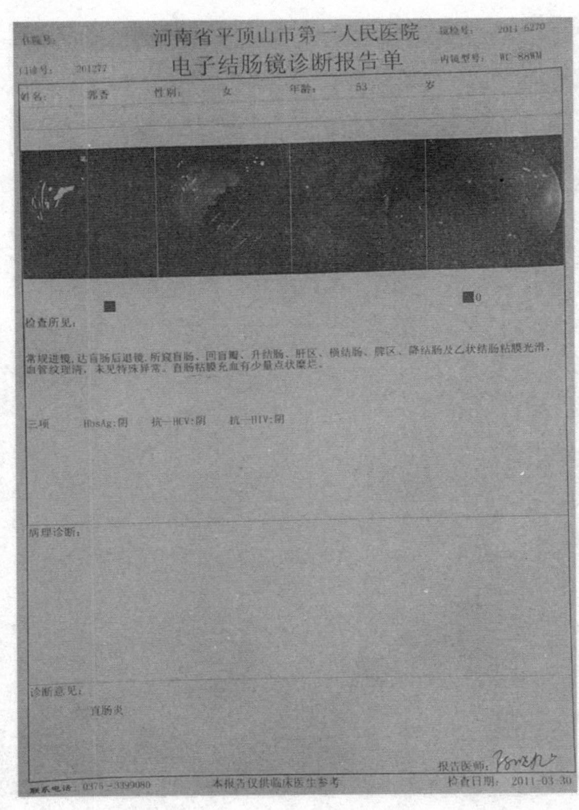

河南省平顶山市第一人民医院
电子结肠镜诊断报告单

住院号：　　检查号：2011-6270
门诊号：201277　　内镜型号：EC-88WM

姓名：郭香　性别：女　年龄：53 岁

检查所见：

常规进镜，达盲肠后退镜，所窥盲肠、回盲瓣、升结肠、肝区、横结肠、脾区、降结肠及乙状结肠粘膜光滑，血管纹理清，未见特殊异常。直肠粘膜充血有少量点状糜烂。

三项　HbsAg：阴　抗—HCV：阴　抗—HIV：阴

病理诊断：

诊断意见：

直肠炎

报告医师：

联系电话：0375－3399080　本报告仅供临床医生参考　检查日期：2011-03-30

典型病例 47

刘某，男，50 岁。胃下垂，胃窦炎，十二指肠球炎并反流。

一诊：穴位贴敷：中脘、神阙、足三里（双），外用胶布固定，5 日 1 换。庆大霉素注射液 4 万单位、维生素 B_{12} 注射液 1mg，肌肉注射，每日 1 次，连用 10 日。0.9% 生理盐水 250ml，加庆大霉素注射液 24 万单位、林可霉素注射液 2.4g、654－2 注射液 5mg、10% 氯化钾注射液 5ml；0.9% 生理盐水 250ml，加西咪替丁注射液 1g、维生素 B_6 注射液 0.3g、甲氧氯普胺注射液 5mg、10% 氯化钾注射液 5ml；5% 葡萄糖液 250ml，加肌苷注射液 0.5g、维生素 C 注射液 2g、三磷酸腺苷针剂 40mg、辅酶 A 注射液 100 单位、门冬氨酸钾镁注射液 10ml；5% 葡萄糖液 250ml，奥美拉唑针剂 40mg；静滴，每日 1 次，连用 7 日。清胃散 10 剂，每日 1 剂，水煎服。疏肝清胃丸，每日 3 次，每次 15 粒。消炎止痛丸，每日 2 次，早上、中午各服 15 粒。养胃丸，每晚服 15 粒。

二诊：清胃散 10 剂，每日 1 剂，水煎服。疏肝清胃丸，每日 3 次，每次 15 粒。消炎止痛丸，每日 2 次，早上、中午各服 15 粒。养胃丸，每晚服 15 粒。

三诊：疏肝清胃丸，每日 3 次，每次 15 粒。消炎止痛丸，每日 2 次，早上、中午各服 15 粒。养胃丸，每晚服 15 粒。利胆化石丹，每晚服 15 粒。3 年后随访未复发。

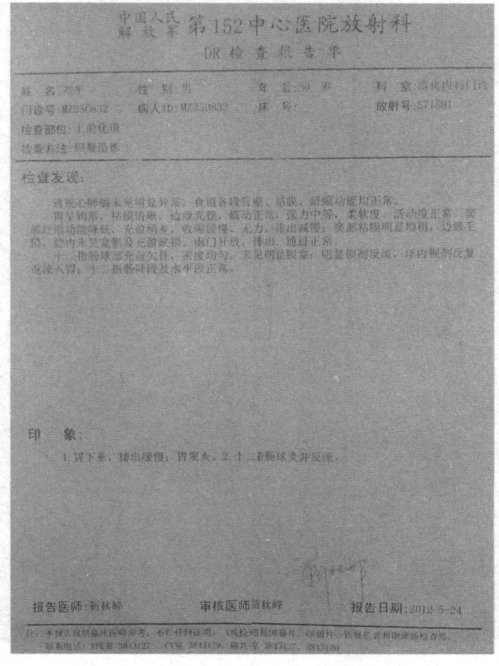

中国人民解放军第152中心医院放射科

DR 检查报告单

姓　名：刘某　性　别：男　年　龄：50 岁　科　室：消化内科门诊

门诊号：MZ250832　病人ID：MZ250832　床　号：　放射号：571891

检查部位：上消化道

检查方法：钡餐造影

检查发现：

透视心肺膈未见明显异常，食道各段管壁、粘膜、舒缩功能均正常。

胃呈钩形，粘膜清晰，边缘光整，蠕动正常，张力中等，柔软度、活动度正常，窦部舒缩功能降低，充盈稍差，收缩缓慢、无力，排出减慢；窦部粘膜明显增粗，边缘毛糙，腔内未见龛影及充盈缺损，幽门开放，排出、通过正常。

十二指肠球部充盈欠佳，密度均匀，未见明显龛影；明显钡剂反流，球内钡剂反复返流入胃；十二指肠降段及水平段正常。

印　象：

1.胃下垂，排出缓慢；胃窦炎。2.十二指肠球炎并反流。

报告医师：靳秋峰　审核医师：靳秋峰　报告日期：2012-5-24

典型病例 48

韩某某，男，47 岁。十二指肠黏膜隆起伴十二指肠溃疡，胆汁反流伴糜烂性胃炎，糜烂性食管炎。

一诊：0.9% 生理盐水 250ml，青霉素注射液 960 万单位；0.9% 生理盐水 250ml，清开灵注射液 20 ~ 30ml；5% 葡萄糖 250ml，西咪替丁针剂 1g、维生素 B_6 针剂 0.3g、甲氧氯普胺注射液 10mg、10% 氯化钾针剂 5ml；静滴，每日 1 次，连用 3 ~ 7 日。庆大霉素针剂 4 万单位、盐酸普鲁卡因针剂 2ml，加开水口服，每日 3 次。清胃散 10 剂，每日 1 剂，水煎服。疏肝清胃丸，每日 3 次，每次 15 粒。消炎止痛丸，每日 2 次，早上、中午各服 15 粒。养胃丸，每晚服 15 粒。

二诊：清胃散 10 剂，每日 1 剂，水煎服。疏肝清胃丸，每日 3 次，每次 15 粒。消炎止痛丸，每日 2 次，早上、中午各服 15 粒。养胃丸，每晚服 15 粒。

三诊：疏肝清胃丸，每日 3 次，每次 15 粒。消炎止痛丸，每日 2 次，早上、中午各服 15 粒。养胃丸，每晚服 15 粒。健脾和胃丸，每日 1 次，每次 15 粒。骨刺消炎膏外贴胃脘处。3 年后随访未复发。

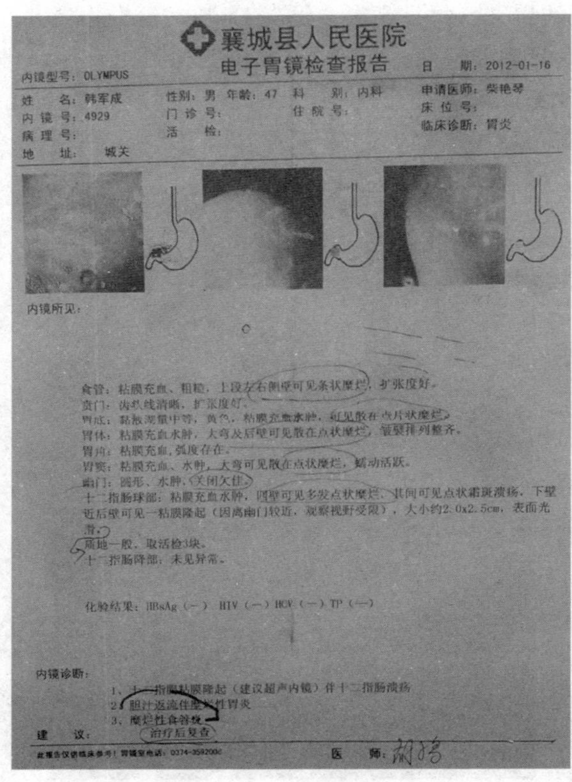

襄城县人民医院

电子胃镜检查报告

内镜型号：OLYMPUS　　日　期：2012-01-16

姓　名：韩军成　性别：男　年龄：47　科　别：内科　申请医师：柴艳琴

内 镜 号：4929　门 诊 号：　住 院 号：　床 位 号：

病 理 号：　活　检：　临床诊断：胃炎

地　址：城关

内镜所见：

食管：粘膜充血、粗糙，上段左右侧壁可见条状糜烂，扩张度好。

贲门：齿状线清晰，扩张度好。

胃底：粘液湖量中等，黄色，粘膜充血水肿，可见散在点片状糜烂。

胃体：粘膜充血水肿，大弯及后壁可见散在点状糜烂，皱襞排列整齐。

胃角：粘膜充血，弧度存在。

胃窦：粘膜充血、水肿，大弯可见散在点状糜烂，蠕动活跃。

幽门：圆形、水肿，关闭欠佳。

十二指肠球部：粘膜充血水肿，四壁可见多发点状糜烂，其间可见点状霜斑溃疡，下壁近后壁可见一粘膜隆起（因离幽门较近，观察视野受限），大小约2.0x2.5cm，表面光滑。

质地一般，取活检3块。

十二指肠降部：未见异常。

化验结果：HBsAg（－）HIV（－）HCV（－）TP（—）

内镜诊断：

1、十二指肠粘膜隆起（建议超声内镜）伴十二指肠溃疡

2、胆汁返流伴糜烂性胃炎

3、糜烂性食管炎

建　议：治疗后复查

此报告仅供临床参考！胃镜室电话：0374-3592006　　医　师：

典型病例 49

吕某某，女，36 岁。胃（窦）黏膜慢性炎伴部分腺体肠上皮化生。

一诊：增生平按说明服 3 个月。0.9% 生理盐水 250ml，青霉素注射液 960 万单位；0.9% 生理盐水 250ml，清开灵注射液 20～30ml；5% 葡萄糖 250ml，西咪替丁针剂 1g、维生素 B_6 针剂 0.3g、甲氧氯普胺注射液 10mg、10% 氯化钾针剂 5ml；静滴，每日 1 次，连用 3～7 日。庆大霉素针剂 4 万单位、盐酸普鲁卡因针剂 2ml，加开水口服，每日 3 次。清胃散 10 剂，每日 1 剂，水煎服。疏肝清胃丸，每日 3 次，每次 15 粒。消炎止痛丸，每日 2 次，早上、中午各服 15 粒。养胃丸，每晚服 15 粒。

二诊：清胃散 10 剂，每日 1 剂，水煎服。疏肝清胃丸，每日 3 次，每次 15 粒。消炎止痛丸，每日 2 次，早上、中午各服 15 粒。养胃丸，每晚服 15 粒。

三诊：疏肝清胃丸，每日 3 次，每次 15 粒。消炎止痛丸，每日 2 次，早上、中午各服 15 粒。养胃丸，每晚服 15 粒。利胆化石丹，每晚服 15 粒。3 年后随访未复发。

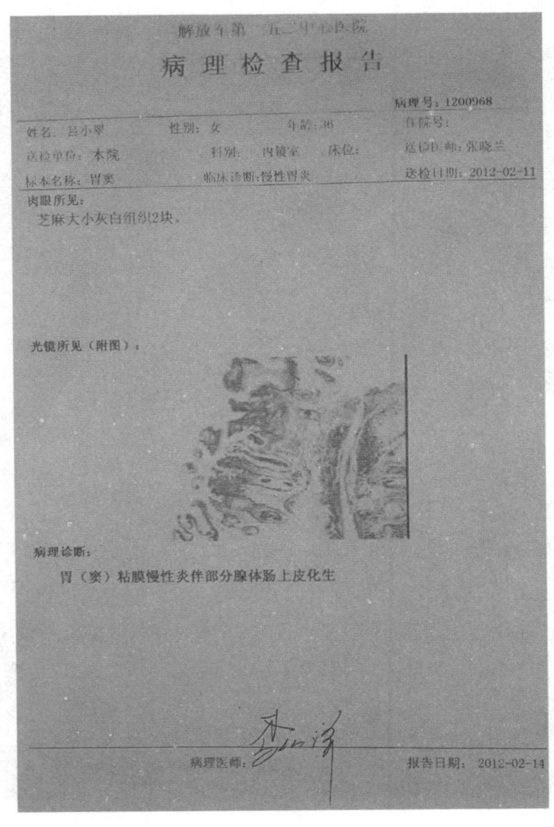

解放军第 五二[illegible]医院

病 理 检 查 报 告

病理号：1200968

姓名：吕小翠　性别：女　年龄：36　住院号：

送检单位：本院　科别：内镜室　床位：　送检医师：张晓兰

标本名称：胃窦　临床诊断：慢性胃炎　送检日期：2012-02-11

肉眼所见：

芝麻大小灰白组织2块。

光镜所见（附图）：

病理诊断：

胃（窦）粘膜慢性炎伴部分腺体肠上皮化生

病理医师：　报告日期：2012-02-14

典型病例 50

裴某某，男，68 岁。反流性食管炎，萎缩性胃炎。

一诊：0.9%生理盐水 250ml，青霉素注射液 960 万单位；0.9%生理盐水 250ml，清开灵注射液 20～30ml；5%葡萄糖 250ml，西咪替丁针剂 1g、维生素 B_6 针剂 0.3g、甲氧氯普胺注射液 10mg、10%氯化钾针剂 5ml；静滴，每日 1 次，连用 3～7 日。庆大霉素针剂 4 万单位、盐酸普鲁卡因针剂 2ml，加开水口服，每日 3 次。清胃散 10 剂，每日 1 剂，水煎服。疏肝清胃丸，每日 3 次，每次 15 粒。消炎止痛丸，每日 2 次，早上、中午各服 15 粒。养胃丸，每晚服 15 粒。

二诊：清胃散 10 剂，每日 1 剂，水煎服。疏肝清胃丸，每日 3 次，每次 15 粒。消炎止痛丸，每日 2 次，早上、中午各服 15 粒。养胃丸，每晚服 15 粒。养胃合剂 5kg，每次 100ml，每日 3 次。

三诊：疏肝清胃丸，每日 3 次，每次 15 粒。消炎止痛丸，每日 2 次，早上、中午各服 15 粒。养胃丸，每晚服 15 粒。养胃合剂 5kg，每次 100ml，每日 3 次。3 年后随访未复发。

新密市中医院电子胃镜检查报告单

姓名 [illegible] 性别 男 年龄 68 岁 门诊号/住院号 内镜号 病理号

地址 [illegible]

内镜型号 GIF-2901 检查日期 2010 年 4 月 30 日

食道 [illegible]

贲门 [illegible]

胃底 [illegible]

胃体 [illegible]

胃角 [illegible]

胃窦 [illegible]

幽门 可见 形状 圆 开闭情况 [illegible]

十二指肠 [illegible]

幽门螺杆菌试验

活检部位及次数

摄片部位及次数

病理结果

镜检诊断 1. 食道炎（反流）

2. 萎缩性胃炎？

医师 [illegible]

典型病例 51

陈某某，男，40 岁。胃（贲门）黏膜慢性炎伴肠上皮化生。

一诊：增生平按说明服 3 个月。0.9% 生理盐水 250ml，青霉素注射液 960 万单位；0.9% 生理盐水 250ml，清开灵注射液 20 ~ 30ml；5% 葡萄糖 250ml，西咪替丁针剂 1g、维生素 B_6 针剂 0.3g、甲氧氯普胺注射液 10mg、10% 氯化钾针剂 5ml；静滴，每日一次，连用 3 ~ 7 日。庆大霉素针剂 4 万单位、盐酸普鲁卡因针剂 2ml，加开水口服，每日 3 次。清胃散 10 剂，每日 1 剂，水煎服。疏肝清胃丸，每日 3 次，每次 15 粒。消炎止痛丸，每日 2 次，早上、中午各服 15 粒。养胃丸，每晚服 15 粒。

二诊：清胃散 10 剂，每日 1 剂，水煎服。疏肝清胃丸，每日 3 次，每次 15 粒。消炎止痛丸，每日 2 次，早上、中午各服 15 粒。养胃丸，每晚服 15 粒。

三诊：疏肝清胃丸，每日 3 次，每次 15 粒。消炎止痛丸，每日 2 次，早上、中午各服 15 粒。养胃丸，每晚服 15 粒。利胆化石丹，每晚服 15 粒。3 年后随访未复发。

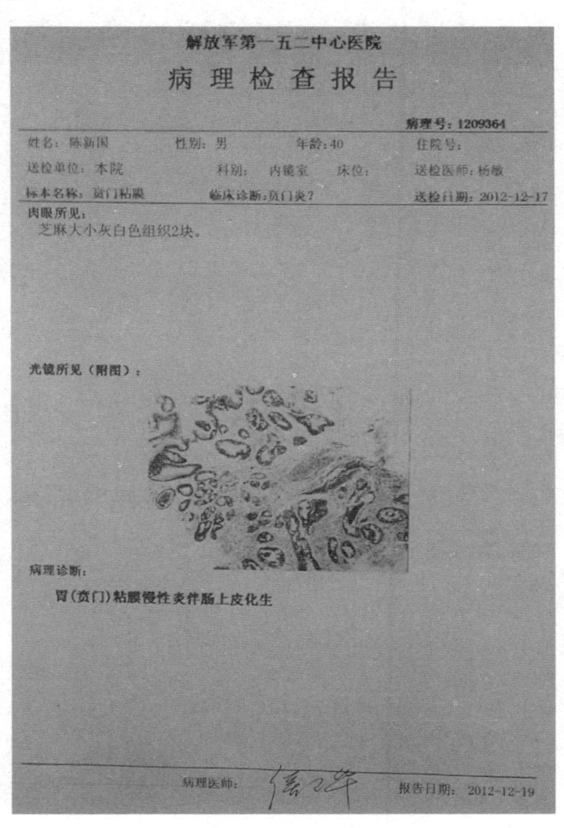

解放军第一五二中心医院

病理检查报告

病理号：1209364

姓名：陈新国　性别：男　年龄：40　住院号：

送检单位：本院　科别：内镜室　床位：　送检医师：杨敏

标本名称：贲门粘膜　临床诊断：贲门炎？　送检日期：2012-12-17

肉眼所见：

芝麻大小灰白色组织2块。

光镜所见（附图）：

病理诊断：

胃（贲门）粘膜慢性炎伴肠上皮化生

病理医师：　报告日期：2012-12-19

典型病例 52

毛某某，男，43 岁。轻度脂肪肝，肝内钙化灶。

一诊：10% 葡萄糖 500ml，维生素 C 针剂 2g、普通胰岛素针剂 8 单位、10% 氯化钾针剂 10ml；5% 葡萄糖 200ml，清开灵针剂 20ml、CO 丹参针剂 20ml；10% 葡萄糖 200ml，甘利欣针剂 150mg、门冬针剂 10ml、维生素 C 针剂 1g；5% 葡萄糖 150ml，肌苷针剂 0.4g、ATP 针剂 40mg、辅酶 A 针剂 100 单位、维生素 B_6 针剂 0.3g；静滴，每日 1 次，7 天 1 疗程，间隔 3 天为第 2 疗程。共 3 个疗程。清胃散 30 剂，每日 1 剂，水煎服。

二诊：联苯双酯、茵栀黄冲剂、非诺贝特、强肝胶囊、水飞蓟宾、肝太乐，按说明连服 3 个月。2 年后随访未复发。

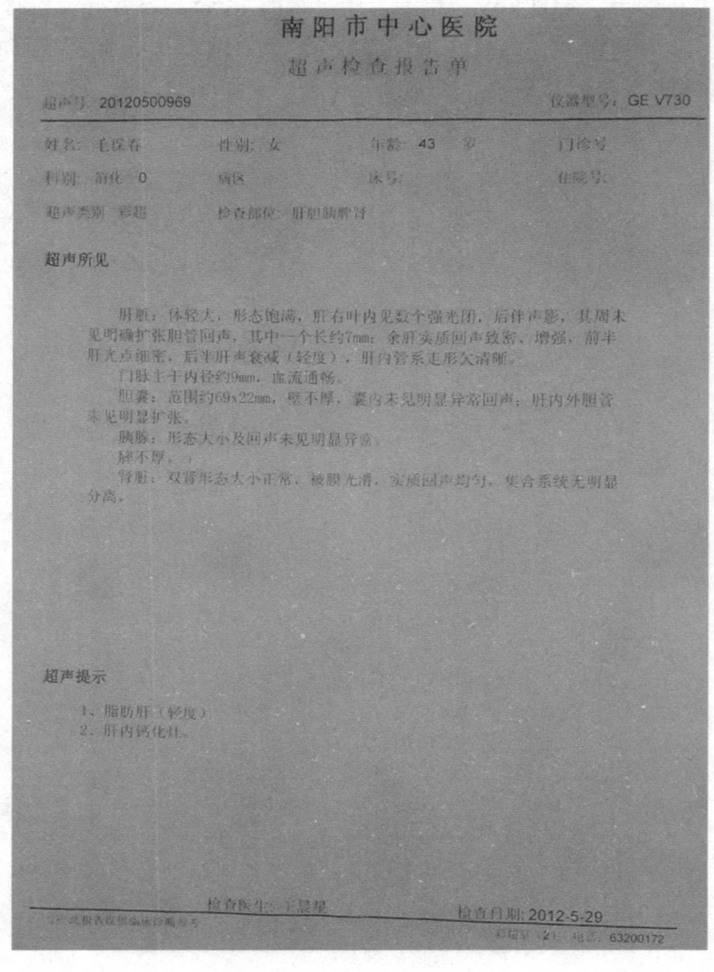

南阳市中心医院

超声检查报告单

超声号 20120500969　　仪器型号：GE V730

姓名 毛保春　性别 女　年龄 43 岁　门诊号

科别 消化 0　病区　床号　住院号

超声类别 彩超　检查部位 肝胆胰脾肾

超声所见

肝脏：体轻大，形态饱满，肝右叶内见数个强光团，后伴声影，其周未见明确扩张胆管回声，其中一个长约7mm；余肝实质回声致密、增强，前半肝光点细密，后半肝声衰减（轻度），肝内管系走形欠清晰。

门脉主干内径约9mm，血流通畅。

胆囊：范围约69x22mm，壁不厚，囊内未见明显异常回声；肝内外胆管未见明显扩张。

胰腺：形态大小及回声未见明显异常。

脾不厚。

肾脏：双肾形态大小正常，被膜光滑，实质回声均匀，集合系统无明显分离。

超声提示

1、脂肪肝（轻度）
2、肝内钙化灶。

检查医生：王晨星　　检查日期：2012-5-29

注：此报告仅供临床诊断参考　　彩超室（2）电话：63200172

典型病例 53

王某某，女，30 岁。贲门炎，慢性胃炎伴糜烂局部溃疡，十二指肠球部溃疡，慢性结肠炎伴溃疡。

一诊：0.9% 生理盐水 250ml，青霉素注射液 960 万单位；0.9% 生理盐水 250ml，清开灵注射液 20～30ml；5% 葡萄糖 250ml，西咪替丁针剂 1g、维生素 B_6 针剂 0.3g、甲氧氯普胺注射液 10mg、10% 氯化钾针剂 5ml；静滴，每日 1 次，连用 3～7 日。庆大霉素针剂 4 万单位、盐酸普鲁卡因针剂 2ml，加开水口服，每日 3 次。清胃散 10 剂，每日 1 剂，水煎服。疏肝清胃丸，每日 3 次，每次 15 粒。消炎止痛丸，每日 2 次，早上、中午各服 15 粒。养胃丸，每晚服 15 粒。

二诊：清胃散 10 剂，每日 1 剂，水煎服。疏肝清胃丸，每日 3 次，每次 15 粒。消炎止痛丸，每日 2 次，早上、中午各服 15 粒。养胃丸，每晚服 15 粒。

三诊：疏肝清胃丸，每日 3 次，每次 15 粒。消炎止痛丸，每日 2 次，早上、中午各服 15 粒。养胃丸，每晚服 15 粒。健脾和胃丸，每日 1 次，每次 15 粒。骨刺消炎膏外贴胃脘处。3 年后随访未复发。

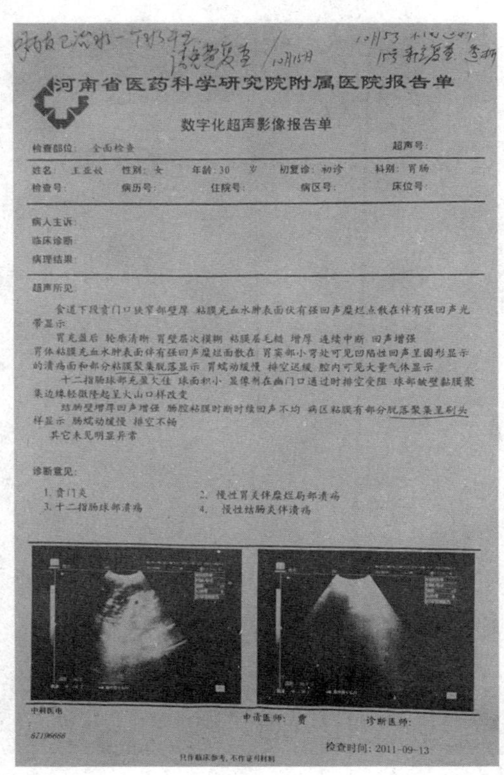

河南省医药科学研究院附属医院报告单

数字化超声影像报告单

检查部位：全面检查　　超声号：

姓名：[illegible]　性别：女　年龄：30 岁　初复诊：初诊　科别：胃肠

检查号：　病历号：　住院号：　病区号：　床位号：

病人主诉：

临床诊断：

病理结果：

超声所见：

食道下段贲门口狭窄部壁厚 粘膜充血水肿表面伏有强回声糜烂点散在伴有强回声光带显示

胃充盈后 轮廓清晰 胃壁层次模糊 粘膜层毛糙 增厚 连续中断 回声增强 胃体粘膜充血水肿表面伴有强回声糜烂面散在 胃窦部小弯处可见凹陷性回声呈圆形显示的溃疡面和部分粘膜聚集脱落显示 胃蠕动缓慢 排空迟缓 腔内可见大量气体显示

十二指肠球部充盈欠佳 球面积小 显像剂在幽门口通过时排空受阻 球部皱壁黏膜聚集边缘轻微隆起呈火山口样改变

结肠壁增厚回声增强 肠腔粘膜时断时续回声不均 病区粘膜有部分脱落聚集呈刷头样显示 肠蠕动缓慢 排空不畅

其它未见明显异常

诊断意见：

1. 贲门夫　　2. 慢性胃夫伴糜烂局部溃疡

3. 十二指肠球部溃疡　　4. 慢性结肠夫伴溃疡

中科医电

87196666

申请医师：贾　　诊断医师：

检查时间：2011-09-13

只作临床参考，不作证明材料

典型病例 54

李某某，男，46 岁。轻度脂肪肝，胆囊炎。

一诊：10% 葡萄糖 500ml，维生素 C 针剂 2g、普通胰岛素针剂 8 单位、10% 氯化钾针剂 10ml；5% 葡萄糖 200ml，清开灵针剂 20ml、CO 丹参针剂 20ml；10% 葡萄糖 200ml，甘利欣针剂 150mg、门冬针剂 10ml、维生素 C 针剂 1g；5% 葡萄糖 150ml，肌苷针剂 0.4g、ATP 针剂 40mg、辅酶 A 针剂 100 单位、维生素 B_6 针剂 0.3g；静滴，每日 1 次，7 天 1 疗程，间隔 3 天为第 2 疗程。共 3 个疗程。清胃散 30 剂，每日 1 剂，水煎服。

二诊：联苯双酯、茵栀黄冲剂、非诺贝特、强肝胶囊、水飞蓟宾、肝太乐，按说明连服 3 个月。3 年后随访未复发。

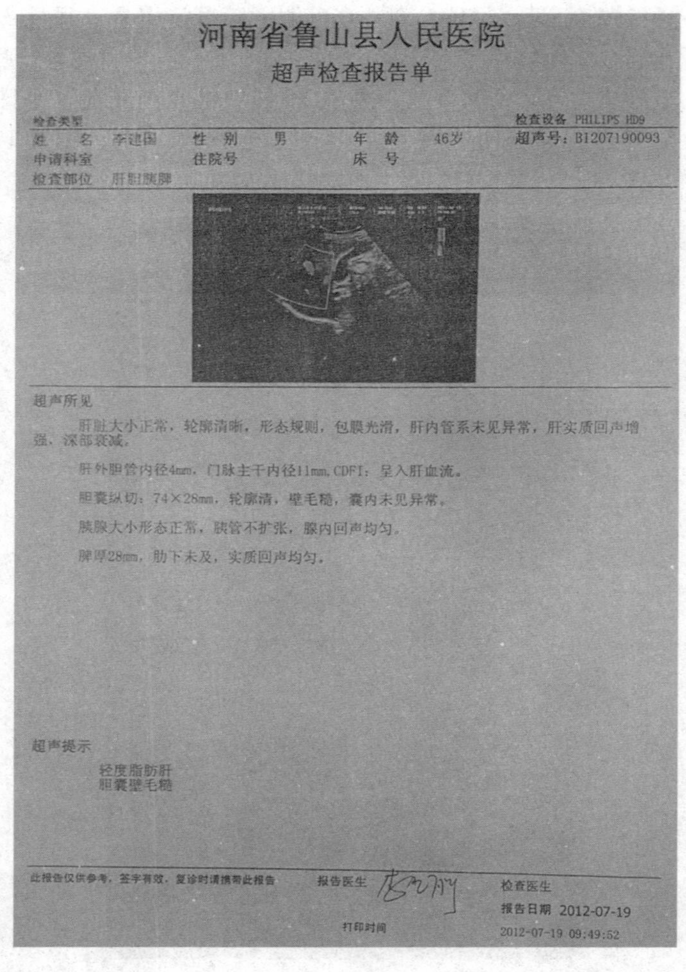

河南省鲁山县人民医院

超声检查报告单

检查类型　　检查设备 PHILIPS HD9

姓　　名　李进国　性　别　男　年　龄　46岁　超声号：B1207190093

申请科室　住院号　床　号

检查部位　肝胆胰脾

超声所见

肝脏大小正常，轮廓清晰，形态规则，包膜光滑，肝内管系未见异常，肝实质回声增强，深部衰减。

肝外胆管内径4mm，门脉主干内径11mm.CDFI：呈入肝血流。

胆囊纵切：74×28mm，轮廓清，壁毛糙，囊内未见异常。

胰腺大小形态正常，胰管不扩张，腺内回声均匀。

脾厚28mm，肋下未及，实质回声均匀。

超声提示

轻度脂肪肝
胆囊壁毛糙

此报告仅供参考，签字有效，复诊时请携带此报告　报告医生　检查医生

报告日期 2012-07-19

打印时间 2012-07-19 09:49:52

典型病例 55

李某某，男，26 岁。贲门炎，反流性、浅表性胃炎。

一诊：半个月内没有服过驱虫药的患者，病情稳定期应首先口服左旋咪唑片剂 150mg，果导片 0.2g，睡前 1 次口服（只用 1 次）。0.9% 生理盐水 250ml，青霉素注射液 960 万单位；0.9% 生理盐水 250ml，清开灵注射液20～30ml；5% 葡萄糖 250ml，西咪替丁针剂 1g、维生素 B_6 针剂 0.3g、甲氧氯普胺注射液 10mg、10% 氯化钾针剂 5ml；静滴，每日 1 次，连用 3～7 日。庆大霉素针剂 4 万单位、盐酸普鲁卡因针剂 2ml，加开水口服，每日 3 次。清胃散 10 剂，每日 1 剂，水煎服。疏肝清胃丸，每日 3 次，每次 15 粒。消炎止痛丸，每日 2 次，早上、中午各服 15 粒。养胃丸，每晚服 15 粒。

二诊：清胃散 10 剂，每日 1 剂，水煎服。疏肝清胃丸，每日 3 次，每次 15 粒。消炎止痛丸，每日 2 次，早上、中午各服 15 粒。养胃丸，每晚服 15 粒。

三诊：疏肝清胃丸，每日 3 次，每次 15 粒。消炎止痛丸，每日 2 次，早上、中午各服 15 粒。养胃丸，每晚服 15 粒。利胆化石丹，每晚服 15 粒。3 年后随访未复发。

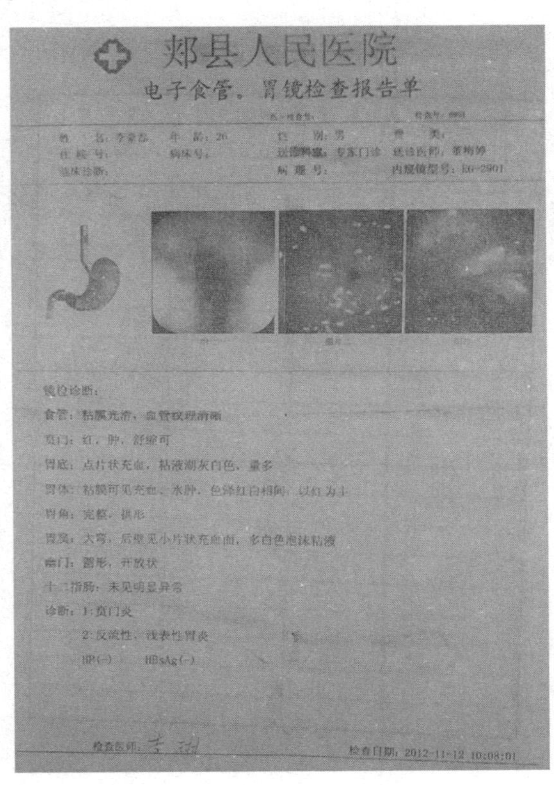

郏县人民医院

电子食管、胃镜检查报告单

性别：男　年龄：26

送检科室：专家门诊

内窥镜型号：EG-2901

镜检诊断：

食管：粘膜光滑，血管纹理清晰

贲门：红，肿，舒缩可

胃底：点片状充血，粘液湖灰白色，量多

胃体：粘膜可见充血、水肿，色泽红白相间，以红为主

胃角：完整，拱形

胃窦：大弯，后壁见小片状充血血，多白色泡沫粘液

幽门：圆形，开放状

十二指肠：未见明显异常

诊断：1:贲门炎

2:反流性、浅表性胃炎

HP(-)　HBsAg(-)

检查医师：

检查日期：2012-11-12 10:08:01

典型病例 56

李某，男，31 岁。慢性浅表性胃炎。

一诊：半个月内没有服过驱虫药的患者，病情稳定期应首先口服左旋咪唑片剂 150mg，果导片 0.2g，睡前 1 次口服（只用 1 次）。庆大霉素注射液 4 万单位、维生素 B_{12} 注射液 1mg，肌肉注射，每日 1 次，连用 10 日。清胃散 10 剂，每日 1 剂，水煎服。疏肝清胃丸，每日 3 次，每次 15 粒。消炎止痛丸，每日 2 次，早上、中午各服 15 粒。养胃丸，每晚服 15 粒。

二诊：清胃散 10 剂，每日 1 剂，水煎服。疏肝清胃丸，每日 3 次，每次 15 粒。消炎止痛丸，每日 2 次，早上、中午各服 15 粒。养胃丸，每晚服 15 粒。

三诊：疏肝清胃丸，每日 3 次，每次 15 粒。消炎止痛丸，每日 2 次，早上、中午各服 15 粒。养胃丸，每晚服 15 粒。利胆化石丹，每晚服 15 粒。3 年后随访未复发。

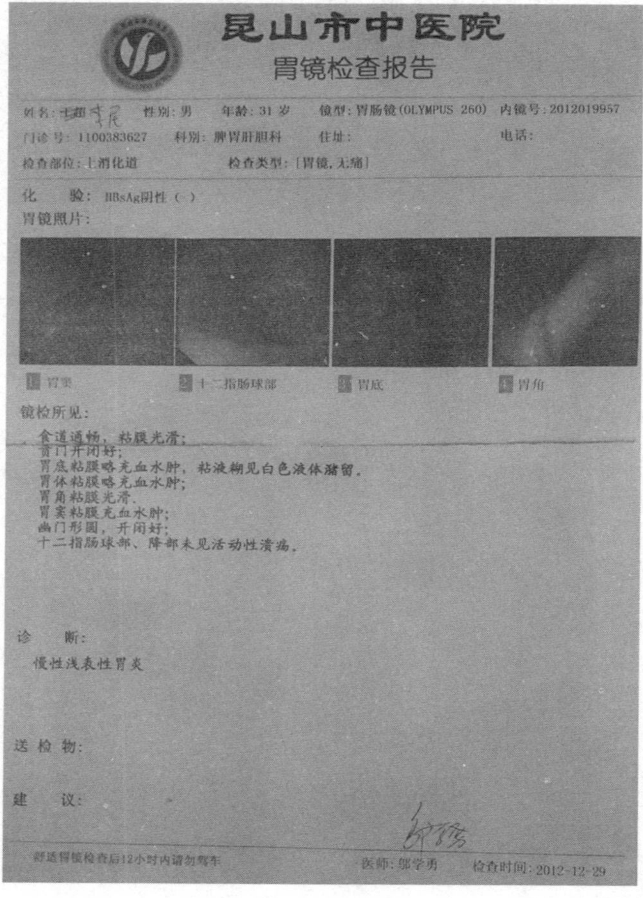

昆山市中医院
胃镜检查报告

姓名：[illegible]　性别：男　年龄：31 岁　镜型：胃肠镜(OLYMPUS 260)　内镜号：2012019957
门诊号：1100383627　科别：脾胃肝胆科　住址：　电话：
检查部位：上消化道　检查类型：[胃镜，无痛]

化　验：HBsAg阴性（-）
胃镜照片：

1 胃窦　2 十二指肠球部　3 胃底　4 胃角

镜检所见：
食道通畅，粘膜光滑；
贲门开闭好；
胃底粘膜略充血水肿，粘液糊见白色液体潴留。
胃体粘膜略充血水肿；
胃角粘膜光滑。
胃窦粘膜充血水肿；
幽门形圆，开闭好；
十二指肠球部、降部未见活动性溃疡。

诊　断：
慢性浅表性胃炎

送检物：

建　议：

舒适胃镜检查后12小时内请勿驾车　医师：邹学勇　检查时间：2012-12-29

典型病例 57

田某某，男，48 岁。胃窦炎伴腺体增生。

一诊：0.9% 生理盐水 250ml，青霉素注射液 960 万单位；0.9% 生理盐水 250ml，清开灵注射液 20～30ml；5% 葡萄糖 250ml，西咪替丁针剂 1g、维生素 B_6 针剂 0.3g、甲氧氯普胺注射液 10mg、10% 氯化钾针剂 5ml；静滴，每日 1 次，连用 3～7 日。庆大霉素针剂 4 万单位、盐酸普鲁卡因针剂 2ml，加开水口服，每日 3 次。增生平按说明服 3 个月。清胃散 10 剂，每日 1 剂，水煎服。疏肝清胃丸，每日 3 次，每次 15 粒。消炎止痛丸，每日 2 次，早上、中午各服 15 粒。养胃丸，每晚服 15 粒。

二诊：清胃散 10 剂，每日 1 剂，水煎服。疏肝清胃丸，每日 3 次，每次 15 粒。消炎止痛丸，每日 2 次，早上、中午各服 15 粒。养胃丸，每晚服 15 粒。

三诊：疏肝清胃丸，每日 3 次，每次 15 粒。消炎止痛丸，每日 2 次，早上、中午各服 15 粒。养胃丸，每晚服 15 粒。养胃合剂 100ml，每日 3 次。3 年后随访未复发。

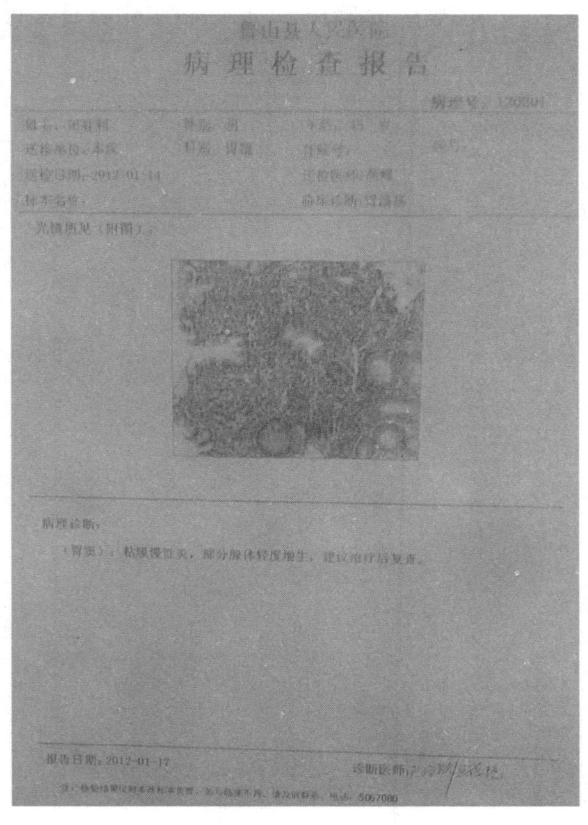

病理检查报告

光镜所见（附图）：

病理诊断：

（胃窦）：粘膜慢性炎，部分腺体轻度增生，建议治疗后复查。

报告日期：2012-01-17

诊断医师：

典型病例 58

张某，男，48 岁。慢性活动性胃炎伴 HP 感染。

一诊：半个月内没有服过驱虫药的患者，病情稳定期应首先口服左旋咪唑片剂 150mg，果导片 0.2g，睡前 1 次口服（只用 1 次）。庆大霉素注射液 4 万单位、维生素 B_{12} 注射液 1mg，肌肉注射，每日 1 次，连用 10 日。0.9% 生理盐水 250ml，青霉素注射液 960 万单位；0.9% 生理盐水 250ml，清开灵注射液 20～30ml；5% 葡萄糖 250ml，西咪替丁针剂 1g、维生素 B_6 针剂 0.3g、甲氧氯普胺注射液 10mg、10% 氯化钾针剂 5ml；静滴，每日 1 次，连用 3～7 日。庆大霉素针剂 4 万单位、盐酸普鲁卡因针剂 2ml，加开水口服，每日 3 次。清胃散 10 剂，每日 1 剂，水煎服。疏肝清胃丸，每日 3 次，每次 15 粒。消炎止痛丸，每日 2 次，早上、中午各服 15 粒。养胃丸，每晚服 15 粒。

二诊：清胃散 10 剂，每日 1 剂，水煎服。疏肝清胃丸，每日 3 次，每次 15 粒。消炎止痛丸，每日 2 次，早上、中午各服 15 粒。养胃丸，每晚服 15 粒。

三诊：疏肝清胃丸，每日 3 次，每次 15 粒。消炎止痛丸，每日 2 次，早上、中午各服 15 粒。养胃丸，每晚服 15 粒。利胆化石丹，每晚服 15 粒。3 年后随访未复发。

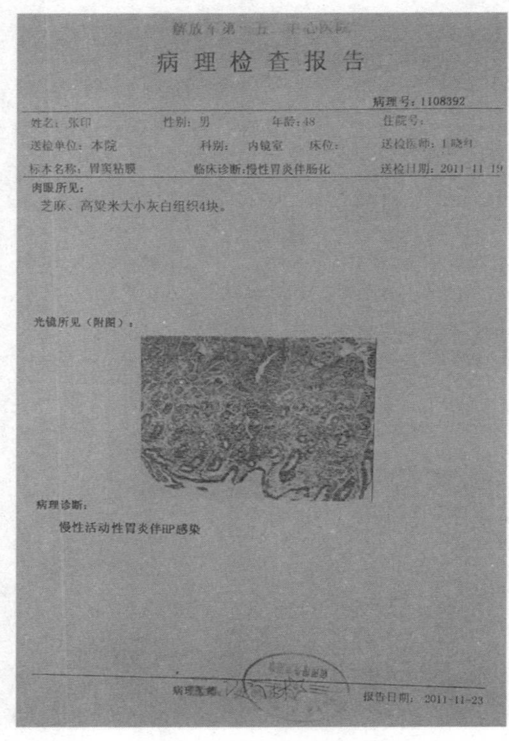

病理检查报告

病理号：1108392

姓名：张印　性别：男　年龄：48　住院号：

送检单位：本院　科别：内镜室　床位：

标本名称：胃窦粘膜　临床诊断：慢性胃炎伴肠化　送检日期：2011-11-19

肉眼所见：

芝麻、高粱米大小灰白组织4块。

光镜所见（附图）：

病理诊断：

慢性活动性胃炎伴HP感染

病理医师：　报告日期：2011-11-23

典型病例 59

陈某某，女，59 岁。脂肪肝。

一诊：10% 葡萄糖 500ml，维生素 C 针剂 2g、普通胰岛素针剂 8 单位、10% 氯化钾针剂 10ml；5% 葡萄糖 200ml，清开灵针剂 20ml、CO 丹参针剂 20ml；10% 葡萄糖 200ml，甘利欣针剂 150mg、门冬针剂 10ml、维生素 C 针剂 1g；5% 葡萄糖 150ml，肌苷针剂 0.4g、ATP 针剂 40mg、辅酶 A 针剂 100 单位、维生素 B_6 针剂 0.3g；静滴，每日 1 次，7 天 1 疗程，间隔 3 天为第 2 疗程。共 3 个疗程。清胃散 30 剂，每日 1 剂，水煎服。

二诊：联苯双酯、茵栀黄冲剂、非诺贝特、强肝胶囊、水飞蓟宾、肝太乐，按说明连服 3 个月。2 年后随访未复发。

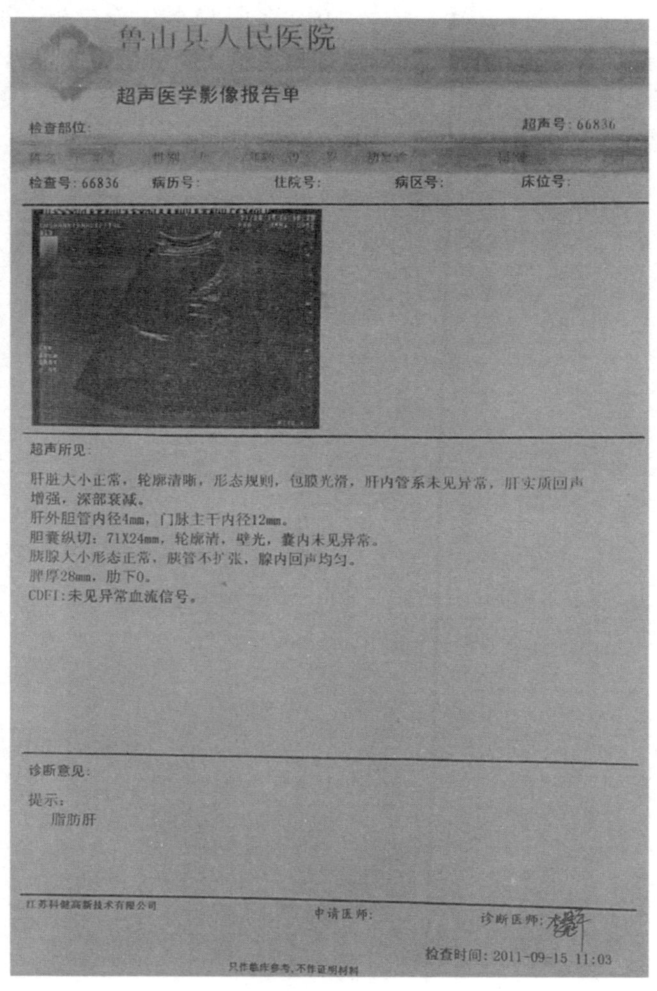

鲁山县人民医院

超声医学影像报告单

检查部位:　　　　超声号: 66836

检查号: 66836　病历号:　住院号:　病区号:　床位号:

超声所见:

肝脏大小正常，轮廓清晰，形态规则，包膜光滑，肝内管系未见异常，肝实质回声增强，深部衰减。
肝外胆管内径4mm，门脉主干内径12mm。
胆囊纵切：71X24mm，轮廓清，壁光，囊内未见异常。
胰腺大小形态正常，胰管不扩张，腺内回声均匀。
脾厚28mm，肋下0。
CDFI:未见异常血流信号。

诊断意见:

提示:
脂肪肝

江苏科健高新技术有限公司

申请医师:　　诊断医师:

检查时间: 2011-09-15 11:03

只作临床参考，不作证明材料

典型病例 60

陈某某，女，59 岁。胃（窦）黏膜慢性炎伴大肠型肠上皮化生。

一诊：增生平按说明服 3 个月。0.9% 生理盐水 250ml，青霉素注射液 960 万单位；0.9% 生理盐水 250ml，清开灵注射液 20 ~ 30ml；5% 葡萄糖 250ml，西咪替丁针剂 1g、维生素 B_6 针剂 0.3g、甲氧氯普胺注射液 10mg、10% 氯化钾针剂 5ml；静滴，每日 1 次，连用 3 ~ 7 日。庆大霉素针剂 4 万单位、盐酸普鲁卡因针剂 2ml，加开水口服，每日 3 次。清胃散 10 剂，每日 1 剂，水煎服。疏肝清胃丸，每日 3 次，每次 15 粒。消炎止痛丸，每日 2 次，早上、中午各服 15 粒。养胃丸，每晚服 15 粒。

二诊：清胃散 10 剂，每日 1 剂，水煎服。疏肝清胃丸，每日 3 次，每次 15 粒。消炎止痛丸，每日 2 次，早上、中午各服 15 粒。养胃丸，每晚服 15 粒。

三诊：疏肝清胃丸，每日 3 次，每次 15 粒。消炎止痛丸，每日 2 次，早上、中午各服 15 粒。养胃丸，每晚服 15 粒。养胃合剂 100ml，每日 3 次。3 年后随访未复发。

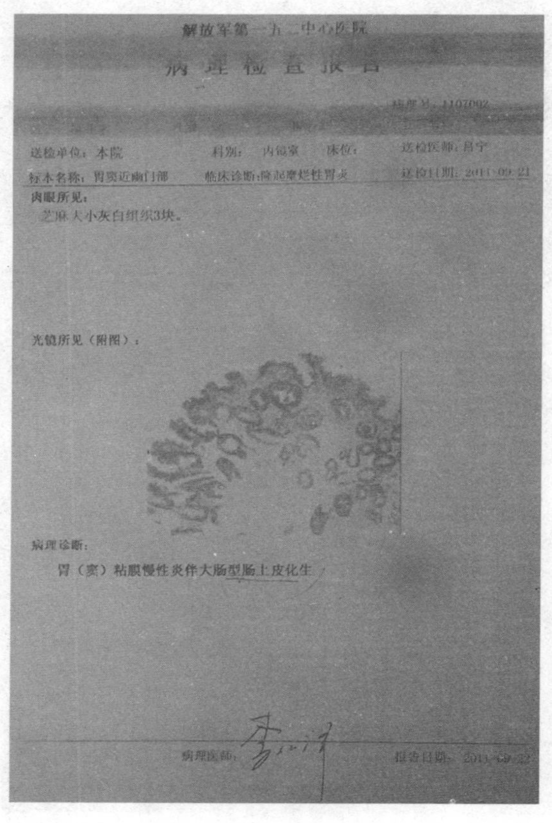
解放军第一五二中心医院
病理检查报告

送检单位：本院　科别：内镜室　床位：　送检医师：
标本名称：胃窦近幽门部　临床诊断：隆起糜烂性胃炎　送检日期：2011-09-21
肉眼所见：
芝麻大小灰白组织3块。

光镜所见（附图）：

病理诊断：
胃（窦）粘膜慢性炎伴大肠型肠上皮化生

病理医师：　报告日期：2011-09-22

典型病例 61

曹某某，男，56 岁。霉菌性食管炎，疣状胃炎，十二指肠多发溃疡。

一诊：0.9%生理盐水 250ml，青霉素注射液 960 万单位；0.9%生理盐水 250ml，清开灵注射液 20～30ml；5%葡萄糖 250ml，西咪替丁针剂 1g、维生素 B_6 针剂 0.3g、甲氧氯普胺注射液 10mg、10%氯化钾针剂 5ml；静滴，每日 1 次，连用 3～7 日。庆大霉素针剂 4 万单位、盐酸普鲁卡因针剂 2ml，加开水口服，每日 3 次。清胃散 10 剂，每日 1 剂，水煎服。疏肝清胃丸，每日 3 次，每次 15 粒。消炎止痛丸，每日 2 次，早上、中午各服 15 粒。养胃丸，每晚服 15 粒。

二诊：清胃散 10 剂，每日 1 剂，水煎服。疏肝清胃丸，每日 3 次，每次 15 粒。消炎止痛丸，每日 2 次，早上、中午各服 15 粒。养胃丸，每晚服 15 粒。

三诊：疏肝清胃丸，每日 3 次，每次 15 粒。消炎止痛丸，每日 2 次，早上、中午各服 15 粒。养胃丸，每晚服 15 粒。利胆化石丹，每晚服 15 粒。3 年后随访未复发。

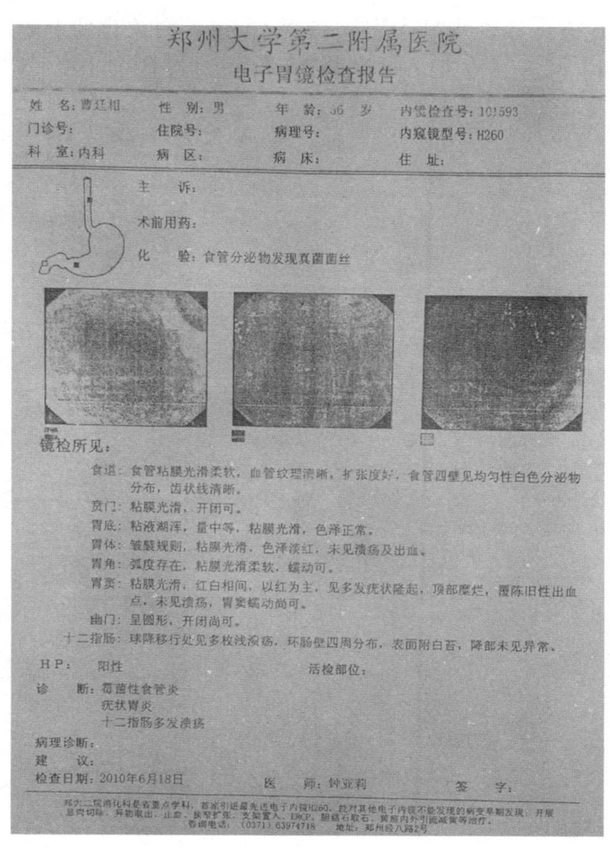

郑州大学第二附属医院

电子胃镜检查报告

姓　名：曹廷相　　性　别：男　　年　龄：56　岁　　内镜检查号：101593

门诊号：　　住院号：　　病理号：　　内窥镜型号：H260

科　室：内科　　病　区：　　病　床：　　住　址：

主　诉：

术前用药：

化　验：食管分泌物发现真菌菌丝

镜检所见：

食道：食管粘膜光滑柔软，血管纹理清晰，扩张度好，食管四壁见均匀性白色分泌物分布，齿状线清晰。

贲门：粘膜光滑，开闭可。

胃底：粘液湖浑，量中等，粘膜光滑，色泽正常。

胃体：皱襞规则，粘膜光滑，色泽淡红，未见溃疡及出血。

胃角：弧度存在，粘膜光滑柔软，蠕动可。

胃窦：粘膜光滑，红白相间，以红为主，见多发疣状隆起，顶部糜烂，覆陈旧性出血点，未见溃疡，胃窦蠕动尚可。

幽门：呈圆形，开闭尚可。

十二指肠：球降移行处见多枚浅溃疡，环肠壁四周分布，表面附白苔，降部未见异常。

HP：阳性　　活检部位：

诊　断：霉菌性食管炎
疣状胃炎
十二指肠多发溃疡

病理诊断：

建　议：

检查日期：2010年6月18日　　医　师：钟亚莉　　签　字：

郑大二院消化科是省重点学科，首家引进最先进电子内镜H260，能对其他电子内镜不能发现的病变早期发现；开展息肉切除、异物取出、止血、狭窄扩张、支架置入、ERCP、胆结石取石、黄疸内外引流减黄等治疗。
咨询电话：（0371）63974718　地址：郑州经八路2号

典型病例 62

曹某某，男，56 岁。慢性萎缩性胃炎伴肠上皮化生。

一诊：庆大霉素注射液 4 万单位、维生素 B_{12}注射液 1mg，肌肉注射，每日 1 次，连用 10 日。0.9% 生理盐水 250ml，加庆大霉素注射液 24 万单位、林可霉素注射液 2.4g、654－2 注射液 5mg、10% 氯化钾注射液 5ml；0.9% 生理盐水 250ml，加西咪替丁注射液 1g、维生素 B_6 注射液 0.3g、甲氧氯普胺注射液 5mg、10% 氯化钾注射液 5ml；5% 葡萄糖液 250ml，加肌苷注射液 0.5g、维生素 C 注射液 2g、三磷酸腺苷针剂 40mg、辅酶 A 注射液 100 单位、门冬氨酸钾镁注射液 10ml；5% 葡萄糖液 250ml，奥美拉唑针剂 40mg；静滴，每日 1 次，连用 7 日。增生平按说明服用 3 个月。清胃散 10 剂，每日 1 剂，水煎服。疏肝清胃丸，每日 3 次，每次 15 粒。消炎止痛丸，每日 2 次，早上、中午各服 15 粒。养胃丸，每晚服 15 粒。

二诊：清胃散 10 剂，每日 1 剂，水煎服。疏肝清胃丸，每日 3 次，每次 15 粒。消炎止痛丸，每日 2 次，早上、中午各服 15 粒。养胃丸，每晚服 15 粒。

三诊：疏肝清胃丸，每日 3 次，每次 15 粒。消炎止痛丸，每日 2 次，早上、中午各服 15 粒。养胃丸，每晚服 15 粒。养胃合剂 100ml，每日 3 次。3 年后随访未复发。

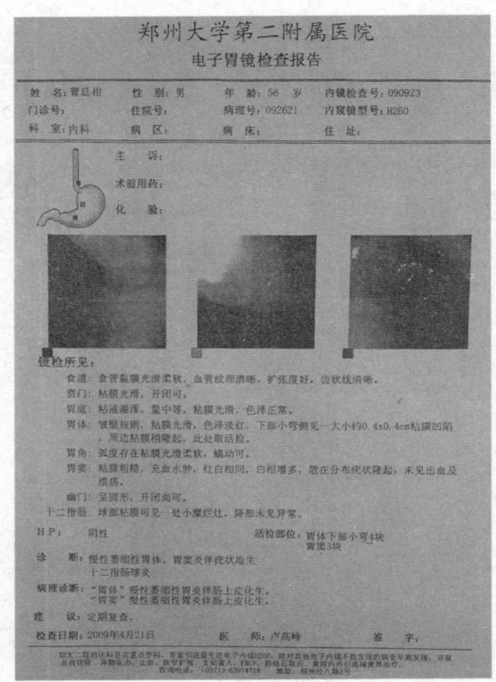

郑州大学第二附属医院

电子胃镜检查报告

姓　名：曹廷相　性　别：男　年　龄：56　岁　内镜检查号：090923

门诊号：　住院号：　病理号：092621　内窥镜型号：H260

科　室：内科　病　区：　病　床：　住　址：

主　诉：

术前用药：

化　验：

镜检所见：

食道：食管黏膜光滑柔软，血管纹理清晰，扩张度好，齿状线清晰。

贲门：粘膜光滑，开闭可。

胃底：粘液湖浑，量中等，粘膜光滑，色泽正常。

胃体：皱襞规则，粘膜光滑，色泽淡红，下部小弯侧见一大小约0.4x0.4cm粘膜凹陷，周边粘膜稍隆起，此处取活检。

胃角：弧度存在粘膜光滑柔软，蠕动可。

胃窦：粘膜粗糙，充血水肿，红白相间，白相增多，散在分布疣状隆起，未见出血及溃疡。

幽门：呈圆形，开闭尚可。

十二指肠：球部粘膜可见一处小糜烂灶，降部未见异常。

HP：阴性　活检部位：胃体下部小弯4块
胃窦3块

诊　断：慢性萎缩性胃体、胃窦炎伴疣状增生
十二指肠球炎

病理诊断："胃体"慢性萎缩性胃炎伴肠上皮化生。
"胃窦"慢性萎缩性胃炎伴肠上皮化生。

建　议：定期复查。

检查日期：2009年4月21日　医　师：卢高峰　签　字：

典型病例 63

孔某某，女，55 岁。食管炎，胆汁反流性胃炎，胃溃疡。

一诊：0.9% 生理盐水 250ml，青霉素注射液 960 万单位；0.9% 生理盐水 250ml，清开灵注射液 20～30ml；5% 葡萄糖 250ml，西咪替丁针剂 1g、维生素 B_6 针剂 0.3g、甲氧氯普胺注射液 10mg、10% 氯化钾针剂 5ml；静滴，每日 1 次，连用 3～7 日。庆大霉素针剂 4 万单位、盐酸普鲁卡因针剂 2ml，加开水口服，每日 3 次。清胃散 10 剂，每日 1 剂，水煎服。疏肝清胃丸，每日 3 次，每次 15 粒。消炎止痛丸，每日 2 次，早上、中午各服 15 粒。养胃丸，每晚服 15 粒。

二诊：清胃散 10 剂，每日 1 剂，水煎服。疏肝清胃丸，每日 3 次，每次 15 粒。消炎止痛丸，每日 2 次，早上、中午各服 15 粒。养胃丸，每晚服 15 粒。

三诊：疏肝清胃丸，每日 3 次，每次 15 粒。消炎止痛丸，每日 2 次，早上、中午各服 15 粒。养胃丸，每晚服 15 粒。利胆化石丹，每日 2 次，每次 15 粒。3 年后随访未复发。

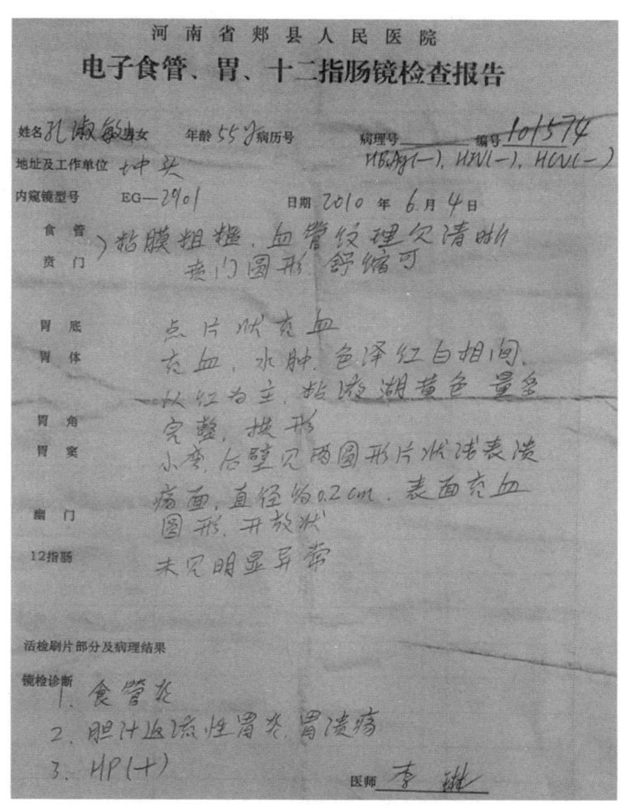

河南省郏县人民医院

电子食管、胃、十二指肠镜检查报告

姓名 孔淑敏　男女　年龄 55岁　病历号　病理号＿＿　编号 101574

HBsAg(-)，HIV(-)，HCV(-)

地址及工作单位 坤头

内窥镜型号 EG—2901　日期 2010 年 6 月 4 日

食管 ｝黏膜粗糙，血管纹理欠清晰

贲门 贲门圆形，舒缩可

胃底 点片状充血

胃体 充血，水肿，色泽红白相间，以红为主，黏液湖黄色 量多

胃角 完整，拱形

胃窦 小弯，后壁见两圆形片状浅表溃疡面，直径约 0.2cm，表面充血

幽门 圆形，开放状

12指肠 未见明显异常

活检刷片部分及病理结果

镜检诊断 1. 食管炎

2. 胆汁返流性胃炎，胃溃疡

3. HP(+)

医师 李琳

典型病例 64

王某某，女，32 岁。食管炎，浅表性胃炎伴反流，十二指肠炎。

一诊：半个月内没有服过驱虫药的患者，病情稳定期应首先口服左旋咪唑片剂 150mg，果导片 0.2g，睡前 1 次口服（只用 1 次）。0.9% 生理盐水 250ml，青霉素注射液 960 万单位；0.9% 生理盐水 250ml，清开灵注射液20～30ml；5% 葡萄糖 250ml，西咪替丁针剂 1g、维生素 B_6 针剂 0.3g、甲氧氯普胺注射液 10mg、10% 氯化钾针剂 5ml；静滴，每日 1 次，连用 3～7 日。庆大霉素针剂 4 万单位、盐酸普鲁卡因针剂 2ml，加开水口服，每日 3 次。清胃散 10 剂，每日 1 剂，水煎服。疏肝清胃丸，每日 3 次，每次 15 粒。消炎止痛丸，每日 2 次，早上、中午各服 15 粒。养胃丸，每晚服 15 粒。

二诊：清胃散 10 剂，每日 1 剂，水煎服。疏肝清胃丸，每日 3 次，每次 15 粒。消炎止痛丸，每日 2 次，早上、中午各服 15 粒。养胃丸，每晚服 15 粒。

三诊：疏肝清胃丸，每日 3 次，每次 15 粒。消炎止痛丸，每日 2 次，早上、中午各服 15 粒。养胃丸，每晚服 15 粒。利胆化石丹，每晚服 15 粒。3 年后随访未复发。

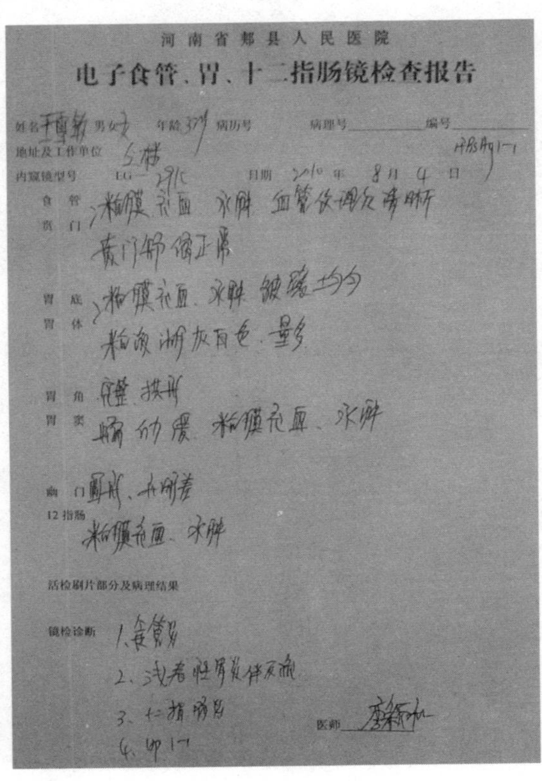

河南省郏县人民医院

电子食管、胃、十二指肠镜检查报告

姓名　男女　年龄　病历号　病理号　编号

地址及工作单位

内窥镜型号　EG-　日期　年　月　日

食管

贲门

胃底

胃体

胃角

胃窦

幽门

12 指肠

活检刷片部分及病理结果

镜检诊断

医师

典型病例 65

王某某，女，32 岁。反流性胃炎，胃溃疡，十二指肠球炎。

一诊：庆大霉素注射液 4 万单位、维生素 B_{12} 注射液 1mg，肌肉注射，每日 1 次，连用 10 日。0.9% 生理盐水 250ml，加庆大霉素注射液 24 万单位、林可霉素注射液 2.4g、654－2 注射液 5mg、10% 氯化钾注射液 5ml；0.9% 生理盐水 250ml，加西咪替丁注射液 1g、维生素 B_6 注射液 0.3g、甲氧氯普胺注射液 5mg、10% 氯化钾注射液 5ml；5% 葡萄糖液 250ml，加肌苷注射液 0.5g、维生素 C 注射液 2g、三磷酸腺苷针剂 40mg、辅酶 A 注射液 100 单位、门冬氨酸钾镁注射液 10ml；5% 葡萄糖液 250ml，奥美拉唑针剂 40mg；静滴，每日 1 次，连用 7 日。清胃散 10 剂，每日 1 剂，水煎服。疏肝清胃丸，每日 3 次，每次 15 粒。消炎止痛丸，每日 2 次，早上、中午各服 15 粒。养胃丸，每晚服 15 粒。

二诊：清胃散 10 剂，每日 1 剂，水煎服。疏肝清胃丸，每日 3 次，每次 15 粒。消炎止痛丸，每日 2 次，早上、中午各服 15 粒。养胃丸，每晚服 15 粒。

三诊：疏肝清胃丸，每日 3 次，每次 15 粒。消炎止痛丸，每日 2 次，早上、中午各服 15 粒。养胃丸，每晚服 15 粒。利胆化石丹，每日 2 次，每次 15 粒。3 年后随访未复发。

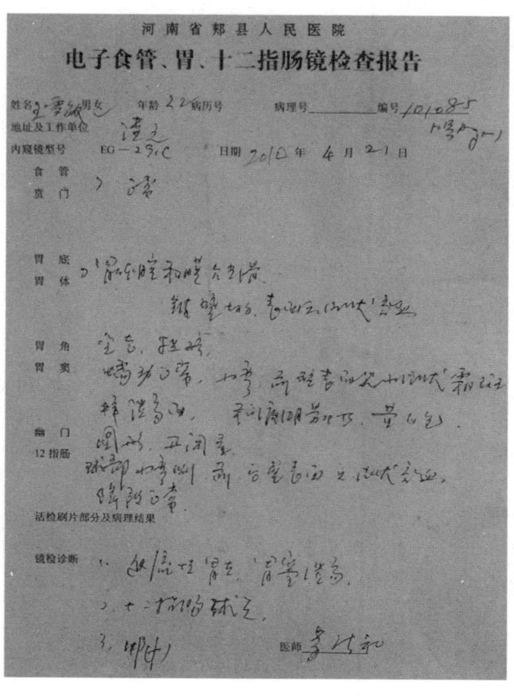

河南省郏县人民医院

电子食管、胃、十二指肠镜检查报告

姓名　　男女　　年龄 22　病历号　　病理号______　编号 101085

地址及工作单位

内窥镜型号　EG－29C　　日期 2010 年 4 月 21 日

食管

贲门

胃底

胃体

胃角

胃窦

幽门

12 指肠

活检刷片部分及病理结果

镜检诊断

医师

典型病例 66

冯某某，男，57 岁。食管炎，平坦糜烂性胃炎。

一诊：0.9%生理盐水250ml，青霉素注射液960 万单位；0.9%生理盐水250ml，清开灵注射液20～30ml；5%葡萄糖250ml，西咪替丁针剂1g、维生素 B_6 针剂0.3g、甲氧氯普胺注射液10mg、10%氯化钾针剂5ml；静滴，每日1 次，连用3～7 日。庆大霉素针剂4 万单位、盐酸普鲁卡因针剂2ml，加开水口服，每日3 次。庆大霉素注射液4 万单位、维生素 B_{12} 注射液1mg，肌肉注射，每日1 次，连用10 日。清胃散10 剂，每日1 剂，水煎服。疏肝清胃丸，每日3 次，每次15 粒。消炎止痛丸，每日2 次，早上、中午各服15 粒。养胃丸，每晚服15 粒。

二诊：清胃散10 剂，每日1 剂，水煎服。疏肝清胃丸，每日3 次，每次15 粒。消炎止痛丸，每日2 次，早上、中午各服15 粒。养胃丸，每晚服15 粒。

三诊：疏肝清胃丸，每日3 次，每次15 粒。消炎止痛丸，每日2 次，早上、中午各服15 粒。养胃丸，每晚服15 粒。健脾和胃丸，每日1 次，每次15 粒。骨刺消炎膏外贴胃脘处。3 年后随访未复发。

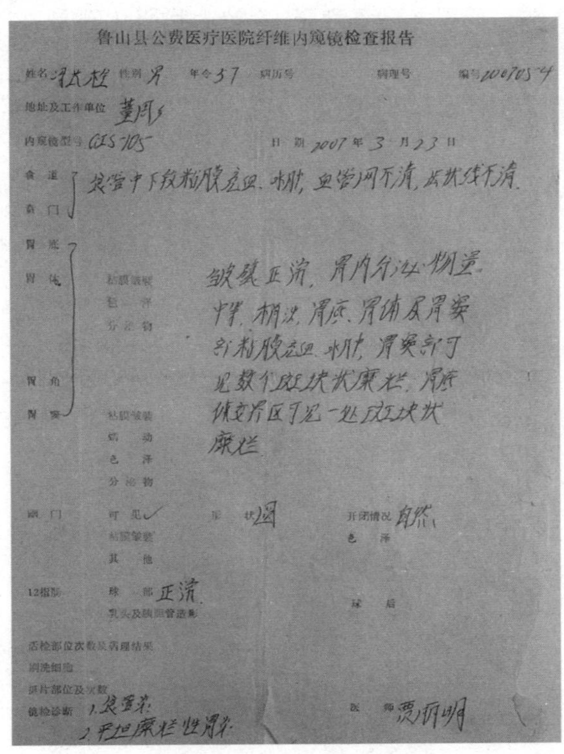

鲁山县公费医疗医院纤维内窥镜检查报告

姓名　性别 男　年令 57　病历号　病理号　编号 200705-4

地址及工作单位 董周乡

内窥镜型号 GIS-105　日期 2007 年 3 月 23 日

食道、贲门：食管中下段粘膜充血、水肿，血管网不清，齿状线不清。

胃底、胃体、胃角、胃窦：粘膜皱襞、色泽、分泌物：皱襞正常，胃内分泌物多，中等，稍浊，胃底、胃体及胃窦部粘膜充血、水肿，胃窦部可见数个斑块状糜烂，胃底体交界区可见一处斑块状糜烂

粘膜皱襞　蠕动　色泽　分泌物

幽门　可见✓　形状 圆　开闭情况 自然　色泽

粘膜皱襞　其他

12指肠　球部 正常　球后

乳头及胰胆管造影

活检部位次数及病理结果

刷洗细胞

拼片部位及次数

镜检诊断 1. 食管炎 2. 平坦糜烂性胃炎　医师

典型病例 67

尚某某，男，35 岁。慢性充血性胃炎。

一诊：半个月内没有服过驱虫药的患者，病情稳定期应首先口服左旋咪唑片剂 150mg，果导片 0.2g，睡前 1 次口服（只用 1 次）。庆大霉素注射液 4 万单位、维生素 B_{12}注射液 1mg，肌肉注射，每日 1 次，连用 10 日。清胃散 10 剂，每日 1 剂，水煎服。疏肝清胃丸，每日 3 次，每次 15 粒。消炎止痛丸，每日 2 次，早上、中午各服 15 粒。养胃丸，每晚服 15 粒。

二诊：清胃散 10 剂，每日 1 剂，水煎服。疏肝清胃丸，每日 3 次，每次 15 粒。消炎止痛丸，每日 2 次，早上、中午各服 15 粒。养胃丸，每晚服 15 粒。

三诊：疏肝清胃丸，每日 3 次，每次 15 粒。消炎止痛丸，每日 2 次，早上、中午各服 15 粒。养胃丸，每晚服 15 粒。利胆化石丹，每晚服 15 粒。3 年后随访未复发。

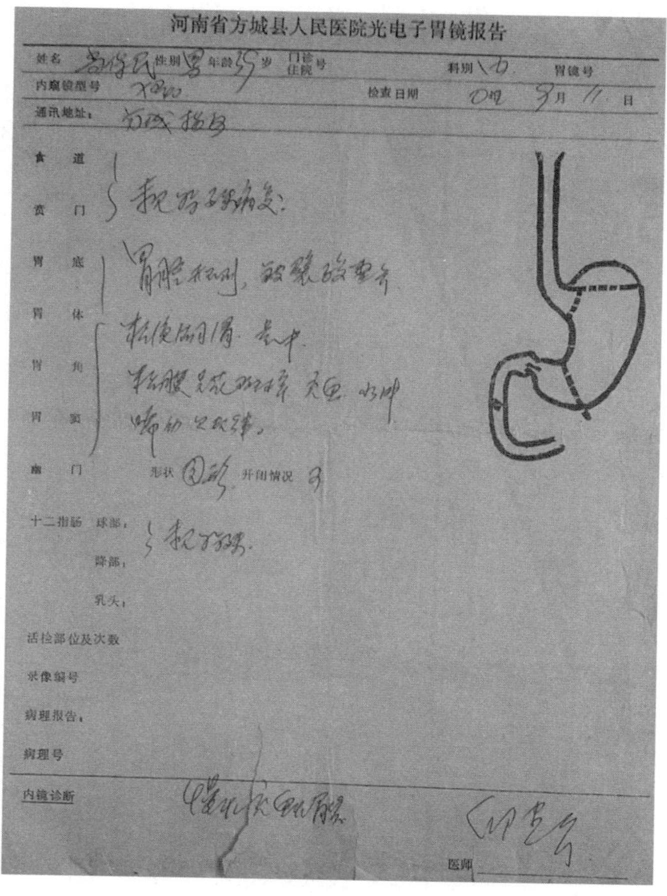

河南省方城县人民医院光电子胃镜报告

姓名 性别 男 年龄 35 岁 门诊 住院 号 科别 胃镜号

内窥镜型号 检查日期 9月 11 日

通讯地址：

食道

贲门

胃底

胃体

胃角

胃窦

幽门 形状 开闭情况

十二指肠 球部：

降部：

乳头：

活检部位及次数

录像编号

病理报告：

病理号

内镜诊断

医师

典型病例 68

周某某，女，37 岁。胆汁反流性胃炎。

一诊：庆大霉素注射液 4 万单位、维生素 B_{12} 注射液 1mg，肌肉注射，每日 1 次，连用 10 日。0.9% 生理盐水 250ml，加庆大霉素注射液 24 万单位、林可霉素注射液 2.4g、654 -2 注射液 5mg、10% 氯化钾注射液 5ml；0.9% 生理盐水 250ml，加西咪替丁注射液 1g、维生素 B_6 注射液 0.3g、甲氧氯普胺注射液 5mg、10% 氯化钾注射液 5ml；5% 葡萄糖液 250ml，加肌苷注射液 0.5g、维生素 C 注射液 2g、三磷酸腺苷针剂 40mg、辅酶 A 注射液 100 单位、门冬氨酸钾镁注射液 10ml；5% 葡萄糖液 250ml，奥美拉唑针剂 40mg；静滴，每日 1 次，连用 7 日。清胃散 10 剂，每日 1 剂，水煎服。疏肝清胃丸，每日 3 次，每次 15 粒。消炎止痛丸，每日 2 次，早上、中午各服 15 粒。养胃丸，每晚服 15 粒。

二诊：清胃散 10 剂，每日 1 剂，水煎服。疏肝清胃丸，每日 3 次，每次 15 粒。消炎止痛丸，每日 2 次，早上、中午各服 15 粒。养胃丸，每晚服 15 粒。

三诊：疏肝清胃丸，每日 3 次，每次 15 粒。消炎止痛丸，每日 2 次，早上、中午各服 15 粒。养胃丸，每晚服 15 粒。利胆化石丹每日 2 次，每次 15 粒。3 年后随访未复发。

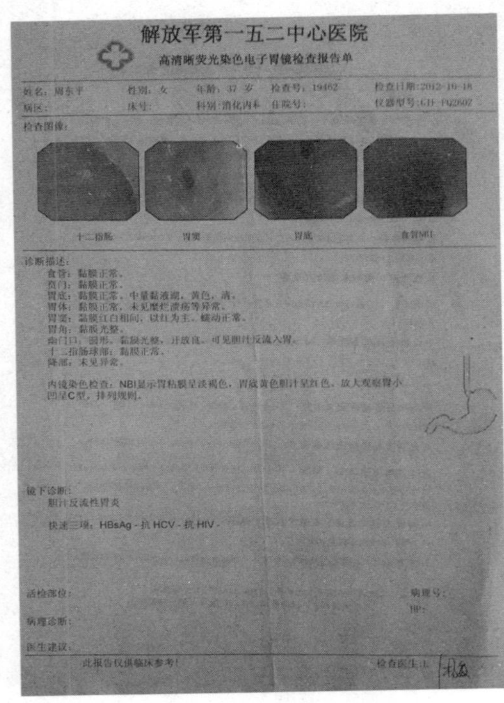

解放军第一五二中心医院

高清晰荧光染色电子胃镜检查报告单

姓名：周东平　性别：女　年龄：37 岁　检查号：19462　检查日期：2012-10-18

病区：　床号：　科别：消化内科　住院号：　仪器型号：GIF-FQ260Z

检查图像：

十二指肠　胃窦　胃底　食管NBI

诊断描述：

食管：黏膜正常。

贲门：黏膜正常。

胃底：黏膜正常，中量黏液湖，黄色，清。

胃体：黏膜正常，未见糜烂溃疡等异常。

胃窦：黏膜红白相间，以红为主，蠕动正常。

胃角：黏膜光整。

幽门口：圆形，黏膜光整，开放良，可见胆汁反流入胃。

十二指肠球部：黏膜正常。

降部：未见异常。

内镜染色检查：NBI显示胃粘膜呈淡褐色，胃底黄色胆汁呈红色，放大观察胃小凹呈C型，排列规则。

镜下诊断：

胆汁反流性胃炎

快速三项：HBsAg - 抗 HCV - 抗 HIV -

活检部位：　病理号：

HP：

病理诊断：

医生建议：

此报告仅供临床参考！　检查医生：

典型病例 69

吴某某，男，68 岁。食管炎，反流性、浅表性胃炎，十二指肠炎。

一诊：半个月内没有服过驱虫药的患者，病情稳定期应首先口服左旋咪唑片剂 150mg，果导片 0.2g，睡前 1 次口服（只用 1 次）。0.9% 生理盐水 250ml，青霉素注射液 960 万单位；0.9% 生理盐水 250ml，清开灵注射液20 ~ 30ml；5% 葡萄糖 250ml，西咪替丁针剂 1g、维生素 B_6 针剂 0.3g、甲氧氯普胺注射液 10mg、10% 氯化钾针剂 5ml；静滴，每日 1 次，连用 3 ~7 日。庆大霉素针剂 4 万单位、盐酸普鲁卡因针剂 2ml，加开水口服，每日 3 次。清胃散 10 剂，每日 1 剂，水煎服。疏肝清胃丸，每日 3 次，每次 15 粒。消炎止痛丸，每日 2 次，早上、中午各服 15 粒。养胃丸，每晚服 15 粒。

二诊：清胃散 10 剂，每日 1 剂，水煎服。疏肝清胃丸，每日 3 次，每次 15 粒。消炎止痛丸，每日 2 次，早上、中午各服 15 粒。养胃丸，每晚服 15 粒。

三诊：疏肝清胃丸，每日 3 次，每次 15 粒。消炎止痛丸，每日 2 次，早上、中午各服 15 粒。养胃丸，每晚服 15 粒。利胆化石丹，每晚服 15 粒。3 年后随访未复发。

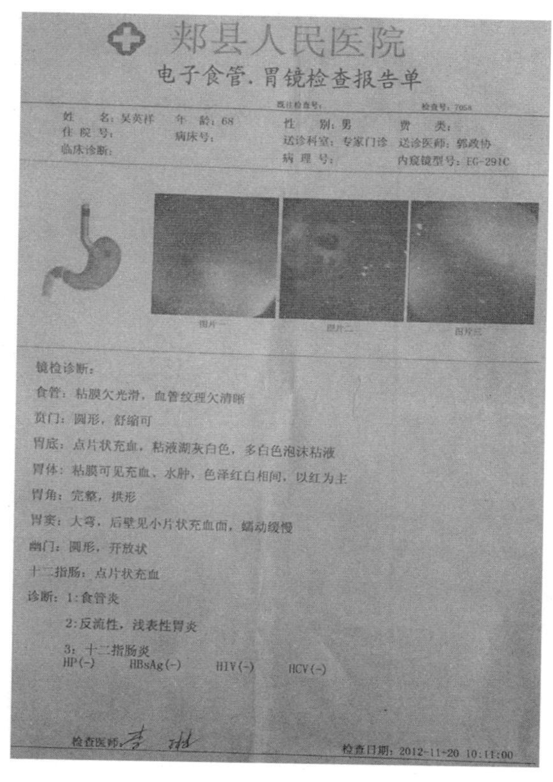

郏县人民医院

电子食管.胃镜检查报告单

既往检查号：　检查号：7058

姓　名：吴英祥　年　龄：68　性　别：男　费　类：

住 院 号：　病床号：　送诊科室：专家门诊　送诊医师：郭政协

临床诊断：　病 理 号：　内窥镜型号：EG-291C

图片一　图片二　图片三

镜检诊断：

食管：粘膜欠光滑，血管纹理欠清晰

贲门：圆形，舒缩可

胃底：点片状充血，粘液湖灰白色，多白色泡沫粘液

胃体：粘膜可见充血、水肿，色泽红白相间，以红为主

胃角：完整，拱形

胃窦：大弯，后壁见小片状充血面，蠕动缓慢

幽门：圆形，开放状

十二指肠：点片状充血

诊断：1:食管炎

2:反流性，浅表性胃炎

3:十二指肠炎

HP(-)　HBsAg(-)　HIV(-)　HCV(-)

检查医师：

检查日期：2012-11-20 10:11:00

典型病例 70

郑某某，女，43 岁。平坦糜烂性胃炎。

一诊：庆大霉素注射液 4 万单位、维生素 B_{12} 注射液 1mg，肌肉注射，每日 1 次，连用 10 日。0.9% 生理盐水 250ml，加庆大霉素注射液 24 万单位、林可霉素注射液 2.4g、654－2 注射液 5mg、10% 氯化钾注射液 5ml；0.9% 生理盐水 250ml，加西咪替丁注射液 1g、维生素 B_6 注射液 0.3g、甲氧氯普胺注射液 5mg、10% 氯化钾注射液 5ml；5% 葡萄糖液 250ml，加肌苷注射液 0.5g、维生素 C 注射液 2g、三磷酸腺苷针剂 40mg、辅酶 A 注射液 100 单位、门冬氨酸钾镁注射液 10ml；5% 葡萄糖液 250ml，奥美拉唑针剂 40mg；静滴，每日 1 次，连用 7 日。清胃散 10 剂，每日 1 剂，水煎服。疏肝清胃丸，每日 3 次，每次 15 粒。消炎止痛丸，每日 2 次，早上、中午各服 15 粒。养胃丸，每晚服 15 粒。

二诊：清胃散 10 剂，每日 1 剂，水煎服。疏肝清胃丸，每日 3 次，每次 15 粒。消炎止痛丸，每日 2 次，早上、中午各服 15 粒。养胃丸，每晚服 15 粒。

三诊：疏肝清胃丸，每日 3 次，每次 15 粒。消炎止痛丸，每日 2 次，早上、中午各服 15 粒。养胃丸，每晚服 15 粒。健脾和胃丸，每日 1 次，每次 15 粒。骨刺消炎膏外贴胃脘处。3 年后随访未复发。

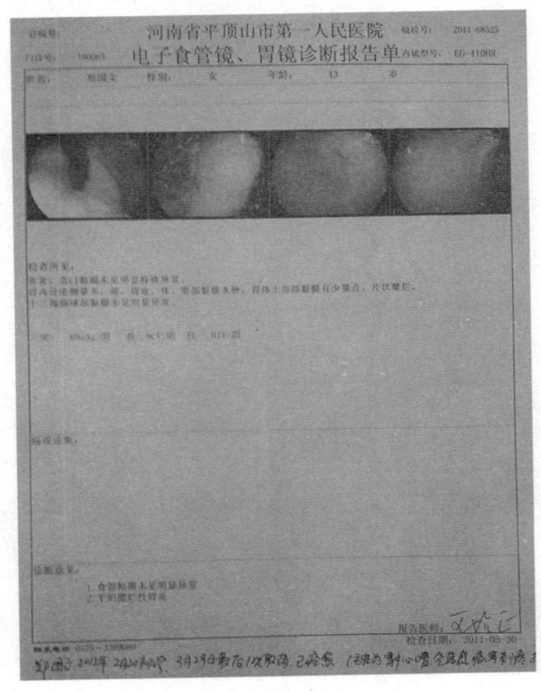
河南省平顶山市第一人民医院 镜检号：2011-68525
电子食管镜、胃镜诊断报告单 内镜型号：EG-410HR
性别：女 年龄：43 岁

检查所见：

诊断意见：
1. 食管黏膜未见明显异常
2. 平坦糜烂性胃炎

报告医师：
检查日期：2011-05-30

典型病例 71

贾某某，男，35 岁。反流性胃炎，十二指肠球部溃疡。

一诊：0.9% 生理盐水 250ml，青霉素注射液 960 万单位；0.9% 生理盐水 250ml，清开灵注射液 20～30ml；5% 葡萄糖 250ml，西咪替丁针剂 1g、维生素 B_6 针剂 0.3g、甲氧氯普胺注射液 10mg、10% 氯化钾针剂 5ml；静滴，每日 1 次，连用 3～7 日。庆大霉素针剂 4 万单位、盐酸普鲁卡因针剂 2ml，加开水口服，每日 3 次。清胃散 10 剂，每日 1 剂，水煎服。疏肝清胃丸，每日 3 次，每次 15 粒。消炎止痛丸，每日 2 次，早上、中午各服 15 粒。养胃丸，每晚服 15 粒。

二诊：清胃散 10 剂，每日 1 剂，水煎服。疏肝清胃丸，每日 3 次，每次 15 粒。消炎止痛丸，每日 2 次，早上、中午各服 15 粒。养胃丸，每晚服 15 粒。

三诊：疏肝清胃丸，每日 3 次，每次 15 粒。消炎止痛丸，每日 2 次，早上、中午各服 15 粒。养胃丸，每晚服 15 粒。利胆化石丹，每日 2 次，每次 15 粒。3 年后随访未复发。

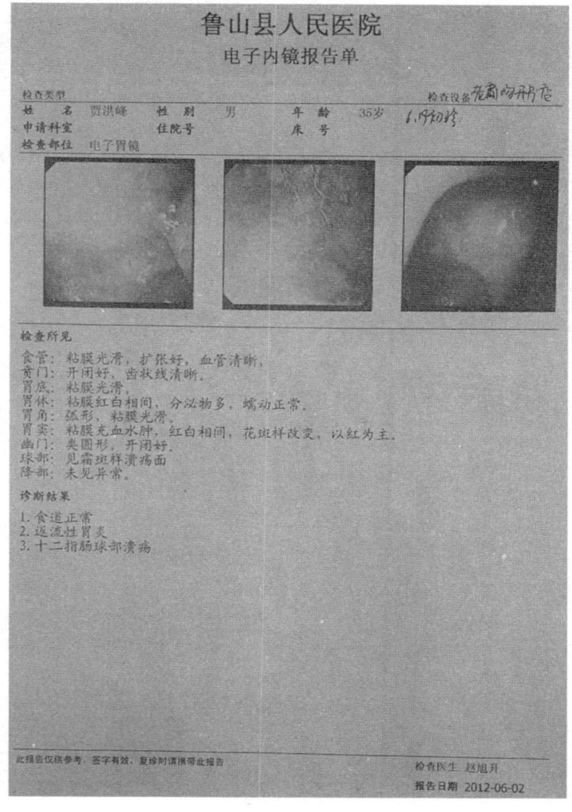

鲁山县人民医院

电子内镜报告单

检查类型　　　　　　　　　　　　　　　　检查设备

姓　　名	贾洪峰	性　　别	男	年　　龄	35岁
申请科室		住院号		床　　号	
检查部位	电子胃镜				

检查所见

食管：粘膜光滑，扩张好，血管清晰，
贲门：开闭好，齿状线清晰。
胃底：粘膜光滑。
胃体：粘膜红白相间，分泌物多，蠕动正常。
胃角：弧形，粘膜光滑。
胃窦：粘膜充血水肿，红白相间，花斑样改变，以红为主。
幽门：类圆形，开闭好。
球部：见霜斑样溃疡面
降部：未见异常。

诊断结果

1. 食道正常
2. 返流性胃炎
3. 十二指肠球部溃疡

此报告仅供参考，签字有效，复诊时请携带此报告

检查医生　赵旭升

报告日期　2012-06-02

典型病例 72

李某某，男，24 岁。溃疡性结肠炎。

一诊：结肠炎丸，每次 15 粒，早上、中午各服 1 次。养胃丸、健脾和胃丸，每晚各服 15 粒。

二诊：结肠炎丸，每次 15 粒，早上、中午各服 1 次。养胃丸、健脾和胃丸，每晚各服 15 粒。

三诊：结肠炎丸，每次 15 粒，早上、中午各服 1 次。养胃丸、健脾和胃丸，每晚各服 15 粒。结肠炎口服液 5kg。每次 50ml，每日 3 次。3 年后随访未复发。

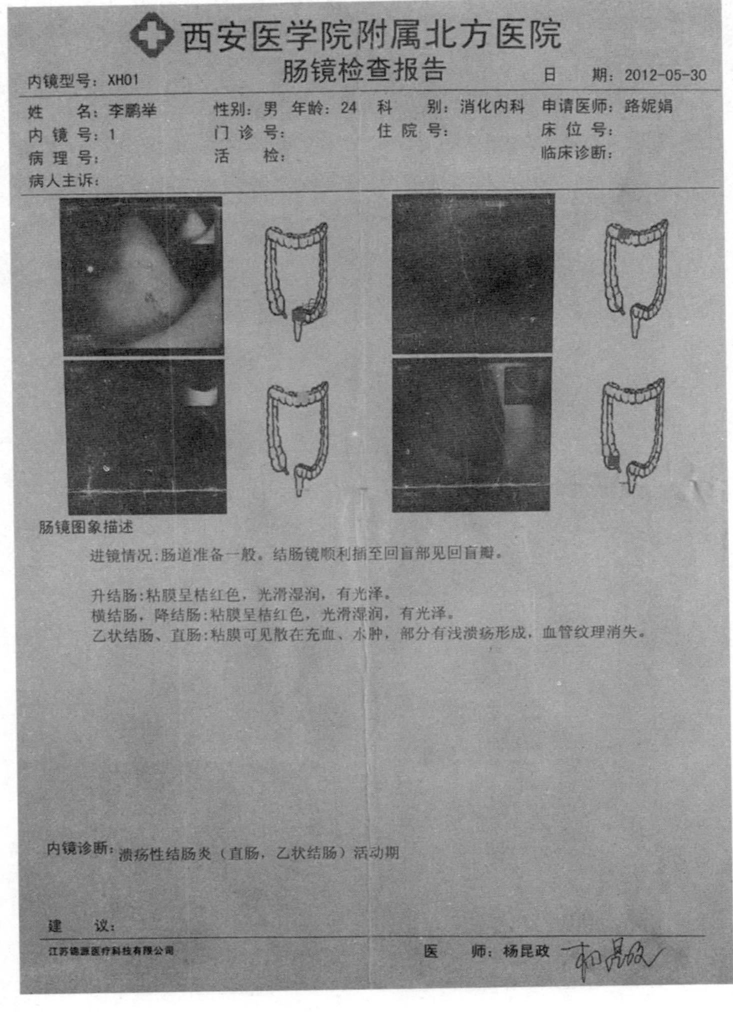
西安医学院附属北方医院

肠镜检查报告

内镜型号：XH01　　日　期：2012-05-30

姓　名：李鹏举　性别：男　年龄：24　科　别：消化内科　申请医师：路妮娟

内镜号：1　门诊号：　住院号：　床位号：

病理号：　活　检：　临床诊断：

病人主诉：

肠镜图象描述

进镜情况：肠道准备一般。结肠镜顺利插至回盲部见回盲瓣。

升结肠：粘膜呈桔红色，光滑湿润，有光泽。

横结肠，降结肠：粘膜呈桔红色，光滑湿润，有光泽。

乙状结肠、直肠：粘膜可见散在充血、水肿，部分有浅溃疡形成，血管纹理消失。

内镜诊断：溃疡性结肠炎（直肠，乙状结肠）活动期

建　议：

江苏德源医疗科技有限公司　　医　师：杨昆政

典型病例 73

李某某，男，24 岁。浅表性胃炎伴糜烂。

一诊：半个月内没有服过驱虫药的患者，病情稳定期应首先口服左旋咪唑片剂 150mg，果导片 0.2g，睡前 1 次口服（只用 1 次）。庆大霉素注射液 4 万单位、维生素 B_{12} 注射液 1mg，肌肉注射，每日 1 次，连用 10 日。清胃散 10 剂，每日 1 剂，水煎服。疏肝清胃丸，每日 3 次，每次 15 粒。消炎止痛丸，每日 2 次，早上、中午各服 15 粒。养胃丸，每晚服 15 粒。

二诊：清胃散 10 剂，每日 1 剂，水煎服。疏肝清胃丸，每日 3 次，每次 15 粒。消炎止痛丸，每日 2 次，早上、中午各服 15 粒。养胃丸，每晚服 15 粒。

三诊：疏肝清胃丸，每日 3 次，每次 15 粒。消炎止痛丸，每日 2 次，早上、中午各服 15 粒。养胃丸，每晚服 15 粒。健脾和胃丸，每日 1 次，每次 15 粒。骨刺消炎膏外贴胃脘处。3 年后随访未复发。

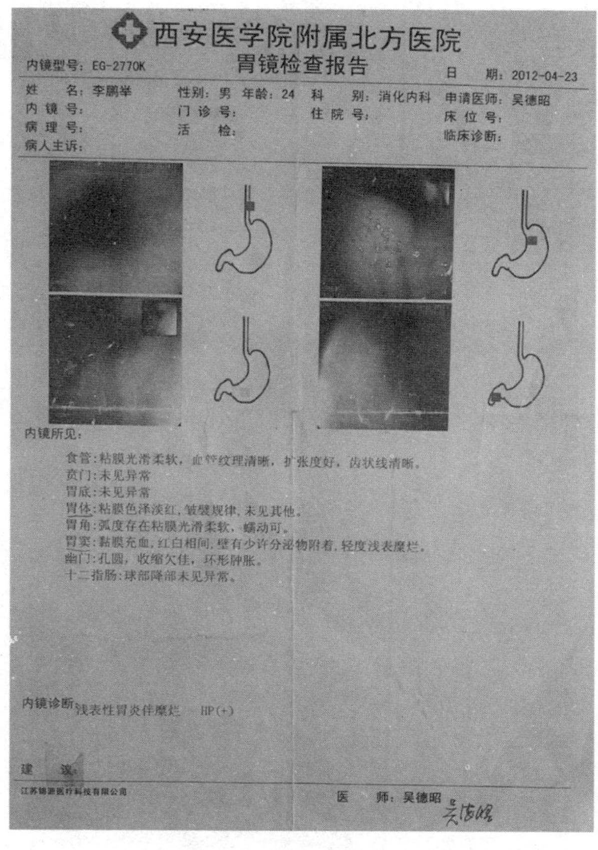

西安医学院附属北方医院

胃镜检查报告

内镜型号：EG-2770K　　日　期：2012-04-23

姓　名：李鹏举　性别：男　年龄：24　科　别：消化内科　申请医师：吴德昭

内镜号：　门诊号：　住院号：　床位号：

病理号：　活　检：　临床诊断：

病人主诉：

内镜所见：

食管：粘膜光滑柔软，血管纹理清晰，扩张度好，齿状线清晰。

贲门：未见异常

胃底：未见异常

胃体：粘膜色泽淡红，皱襞规律，未见其他。

胃角：弧度存在粘膜光滑柔软，蠕动可。

胃窦：黏膜充血，红白相间，壁有少许分泌物附着，轻度浅表糜烂。

幽门：孔圆，收缩欠佳，环形肿胀。

十二指肠：球部降部未见异常。

内镜诊断：浅表性胃炎伴糜烂　HP(+)

建　议：

江苏[illegible]医疗科技有限公司　　医　师：吴德昭

典型病例 74

白某某，男，40 岁。食管炎，浅表性胃炎，十二指肠球炎。

一诊：半个月内没有服过驱虫药的患者，病情稳定期应首先口服左旋咪唑片剂 150mg，果导片 0.2g，睡前 1 次口服（只用 1 次）。0.9% 生理盐水 250ml，青霉素注射液 960 万单位；0.9% 生理盐水 250ml，清开灵注射液20～30ml；5% 葡萄糖 250ml，西咪替丁针剂 1g、维生素 B_6 针剂 0.3g、甲氧氯普胺注射液 10mg、10% 氯化钾针剂 5ml；静滴，每日 1 次，连用 3～7 日。庆大霉素针剂 4 万单位、盐酸普鲁卡因针剂 2ml，加开水口服，每日 3 次。清胃散 10 剂，每日 1 剂，水煎服。疏肝清胃丸，每日 3 次，每次 15 粒。消炎止痛丸，每日 2 次，早上、中午各服 15 粒。养胃丸，每晚服 15 粒。

二诊：清胃散 10 剂，每日 1 剂，水煎服。疏肝清胃丸，每日 3 次，每次 15 粒。消炎止痛丸，每日 2 次，早上、中午各服 15 粒。养胃丸，每晚服 15 粒。

三诊：疏肝清胃丸，每日 3 次，每次 15 粒。消炎止痛丸，每日 2 次，早上、中午各服 15 粒。养胃丸，每晚服 15 粒。利胆化石丹，每晚服 15 粒。3 年后随访未复发。

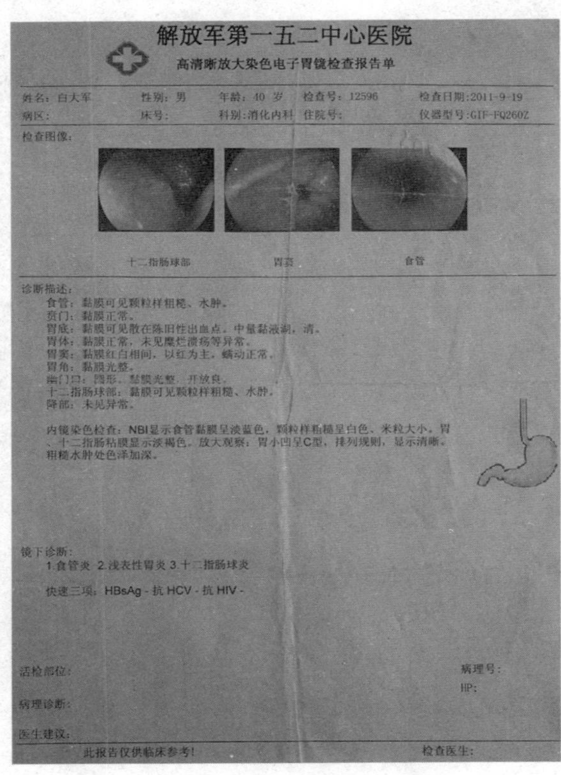

解放军第一五二中心医院

高清晰放大染色电子胃镜检查报告单

姓名：白大军　性别：男　年龄：40 岁　检查号：12596　检查日期:2011-9-19

病区：　床号：　科别:消化内科　住院号：　仪器型号:GIF-FQ260Z

检查图像：

十二指肠球部　胃窦　食管

诊断描述：

食管：黏膜可见颗粒样粗糙、水肿。

贲门：黏膜正常。

胃底：黏膜可见散在陈旧性出血点。中量黏液湖，清。

胃体：黏膜正常，未见糜烂溃疡等异常。

胃窦：黏膜红白相间，以红为主，蠕动正常。

胃角：黏膜光整。

幽门口：圆形、黏膜光整，开放良。

十二指肠球部：黏膜可见颗粒样粗糙、水肿。

降部：未见异常。

内镜染色检查：NBI显示食管黏膜呈淡蓝色，颗粒样粗糙呈白色、米粒大小。胃、十二指肠粘膜显示淡褐色。放大观察：胃小凹呈C型，排列规则，显示清晰。粗糙水肿处色泽加深。

镜下诊断：

1.食管炎 2.浅表性胃炎 3.十二指肠球炎

快速三项：HBsAg - 抗 HCV - 抗 HIV -

活检部位：　病理号：

HP：

病理诊断：

医生建议：

此报告仅供临床参考！　检查医生：

典型病例 75

田某某，男，36 岁。慢性浅表性胃炎，幽门管溃疡。

一诊：0.9% 生理盐水 250ml，青霉素注射液 960 万单位；0.9% 生理盐水 250ml，清开灵注射液 20～30ml；5% 葡萄糖 250ml，西咪替丁针剂 1g、维生素 B_6 针剂 0.3g、甲氧氯普胺注射液 10mg、10% 氯化钾针剂 5ml；静滴，每日 1 次，连用 3～7 日。庆大霉素针剂 4 万单位、盐酸普鲁卡因针剂 2ml，加开水口服，每日 3 次。清胃散 10 剂，每日 1 剂，水煎服。疏肝清胃丸，每日 3 次，每次 15 粒。消炎止痛丸，每日 2 次，早上、中午各服 15 粒。养胃丸，每晚服 15 粒。

二诊：清胃散 10 剂，每日 1 剂，水煎服。疏肝清胃丸，每日 3 次，每次 15 粒。消炎止痛丸，每日 2 次，早上、中午各服 15 粒。养胃丸，每晚服 15 粒。

三诊：疏肝清胃丸，每日 3 次，每次 15 粒。消炎止痛丸，每日 2 次，早上、中午各服 15 粒。养胃丸，每晚服 15 粒。利胆化石丹，每晚服 15 粒。3 年后随访未复发。

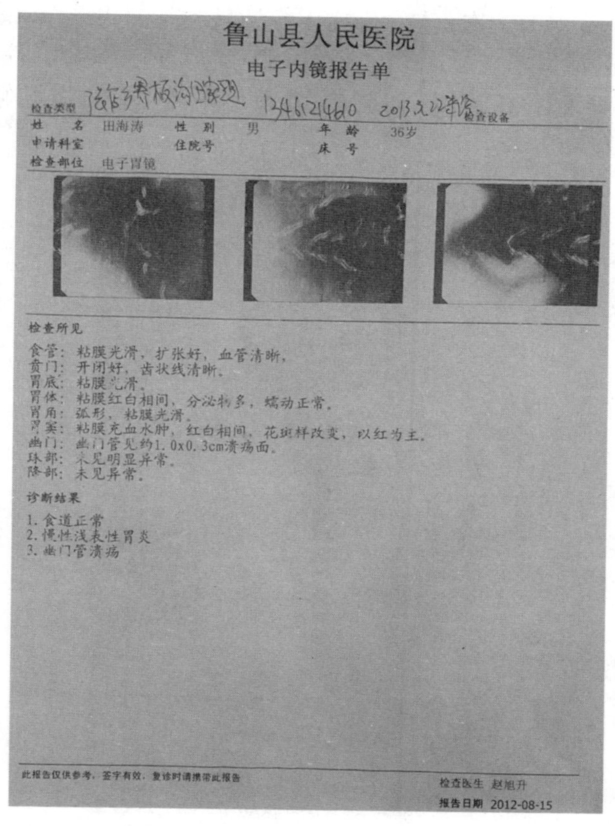

鲁山县人民医院

电子内镜报告单

检查类型　　　　检查设备

姓　　名　田海涛　　性　别　男　　年　龄　36岁

申请科室　　住院号　　床　号

检查部位　电子胃镜

检查所见

食管：粘膜光滑，扩张好，血管清晰，
贲门：开闭好，齿状线清晰。
胃底：粘膜光滑。
胃体：粘膜红白相间，分泌物多，蠕动正常。
胃角：弧形，粘膜光滑。
胃窦：粘膜充血水肿，红白相间，花斑样改变，以红为主。
幽门：幽门管见约1.0x0.3cm溃疡面。
球部：未见明显异常。
降部：未见异常。

诊断结果

1. 食道正常
2. 慢性浅表性胃炎
3. 幽门管溃疡

此报告仅供参考，签字有效，复诊时请携带此报告

检查医生　赵旭升

报告日期　2012-08-15

典型病例 76

师某某，男，57 岁。慢性浅表性胃炎，幽门管溃疡。

一诊：庆大霉素注射液 4 万单位、维生素 B_{12} 注射液 1mg，肌肉注射，每日 1 次，连用 10 日。0.9% 生理盐水 250ml，加庆大霉素注射液 24 万单位、林可霉素注射液 2.4g、654－2 注射液 5mg、10% 氯化钾注射液 5ml；0.9% 生理盐水 250ml，加西咪替丁注射液 1g、维生素 B_6 注射液 0.3g、甲氧氯普胺注射液 5mg、10% 氯化钾注射液 5ml；5% 葡萄糖液 250ml，加肌苷注射液 0.5g、维生素 C 注射液 2g、三磷酸腺苷针剂 40mg、辅酶 A 注射液 100 单位、门冬氨酸钾镁注射液 10ml；5% 葡萄糖液 250ml，奥美拉唑针剂 40mg；静滴，每日 1 次，连用 7 日。半个月内没有服过驱虫药的患者，病情稳定期应首先口服左旋咪唑片剂 150mg，果导片 0.2g，睡前 1 次口服（只用 1 次）。清胃散 10 剂，每日 1 剂，水煎服。疏肝清胃丸，每日 3 次，每次 15 粒。消炎止痛丸，每日 2 次，早上、中午各服 15 粒。养胃丸，每晚服 15 粒。

二诊：清胃散 10 剂，每日 1 剂，水煎服。疏肝清胃丸，每日 3 次，每次 15 粒。消炎止痛丸，每日 2 次，早上、中午各服 15 粒。养胃丸，每晚服 15 粒。

三诊：疏肝清胃丸，每日 3 次，每次 15 粒。消炎止痛丸，每日 2 次，早上、中午各服 15 粒。养胃丸，每晚服 15 粒。利胆化石丹，每晚服 15 粒。3 年后随访未复发。

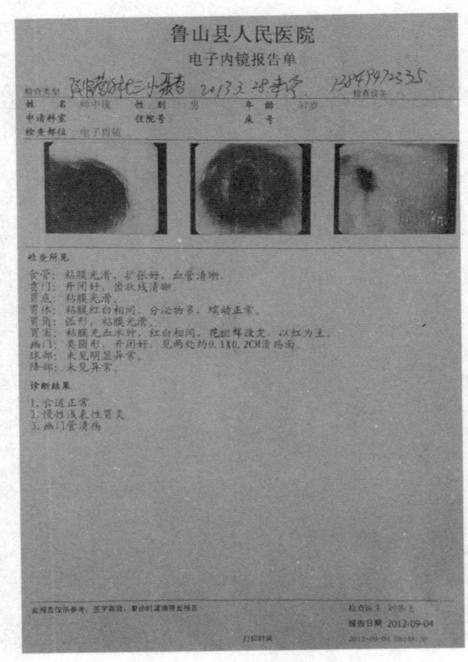

鲁山县人民医院

电子内镜报告单

13849472335 检查设备

姓名 性别 男 年龄 57岁

申请科室 住院号 床号

检查部位 电子胃镜

检查所见

食管：粘膜光滑，扩张好，血管清晰。
贲门：开闭好，齿状线清晰。
胃底：粘膜光滑。
胃体：粘膜红白相间，分泌物多，蠕动正常。
胃角：弧形，粘膜光滑。
胃窦：粘膜充血水肿，红白相间，花斑样改变，以红为主。
幽门：类圆形，开闭好，见两处约0.1X0.2CM溃疡面。
球部：未见明显异常。
降部：未见异常。

诊断结果

1. 食道正常
2. 慢性浅表性胃炎
3. 幽门管溃疡

此报告仅供参考，签字有效，复诊时请携带此报告

报告日期 2012-09-04

打印时间

典型病例 77

孙某某，女，33 岁。肠－胃反流性胃炎。

一诊：庆大霉素注射液 4 万单位、维生素 B_{12}注射液 1mg，肌肉注射，每日 1 次，连用 10 日。0.9% 生理盐水 250ml，加庆大霉素注射液 24 万单位、林可霉素注射液 2.4g、654－2 注射液 5mg、10% 氯化钾注射液 5ml；0.9% 生理盐水 250ml，加西咪替丁注射液 1g、维生素 B_6 注射液 0.3g、甲氧氯普胺注射液 5mg、10% 氯化钾注射液 5ml；5% 葡萄糖液 250ml，加肌苷注射液 0.5g、维生素 C 注射液 2g、三磷酸腺苷针剂 40mg、辅酶 A 注射液 100 单位、门冬氨酸钾镁注射液 10ml；5% 葡萄糖液 250ml，奥美拉唑针剂 40mg；静滴，每日 1 次，连用 7 日。清胃散 10 剂，每日 1 剂，水煎服。疏肝清胃丸，每日 3 次，每次 15 粒。消炎止痛丸，每日 2 次，早上、中午各服 15 粒。养胃丸，每晚服 15 粒。

二诊：清胃散 10 剂，每日 1 剂，水煎服。疏肝清胃丸，每日 3 次，每次 15 粒。消炎止痛丸，每日 2 次，早上、中午各服 15 粒。养胃丸，每晚服 15 粒。

三诊：疏肝清胃丸，每日 3 次，每次 15 粒。消炎止痛丸，每日 2 次，早上、中午各服 15 粒。养胃丸，每晚服 15 粒。利胆化石丹，每晚服 15 粒。3 年后随访未复发。

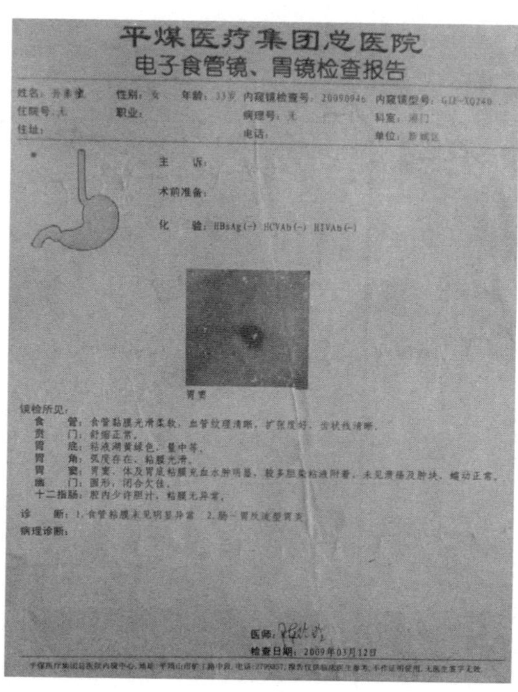

平煤医疗集团总医院
电子食管镜、胃镜检查报告

姓名：孙某某 性别：女 年龄：33岁 内窥镜检查号：20090946 内窥镜型号：GIF-XQ240
住院号：无 职业： 病理号：无 科室：
住址： 电话： 单位：

主 诉：
术前准备：
化 验：HBsAg(－) HCVAb(－) HIVAb(－)

胃窦

镜检所见：
食 管：食管粘膜光滑柔软，血管纹理清晰，扩张度好，齿状线清晰。
贲 门：舒缩正常。
胃 底：粘液湖黄绿色，量中等。
胃 角：弧度存在，粘膜光滑。
胃 窦：胃窦、体及胃底粘膜充血水肿明显，较多胆染粘液附着，未见溃疡及肿块，蠕动正常。
幽 门：圆形，闭合欠佳。
十二指肠：腔内少许胆汁，粘膜无异常。
诊 断：1.食管粘膜未见明显异常 2.肠－胃反流型胃炎
病理诊断：

医师：
检查日期：2009年03月12日

典型病例 78

王某，女，55 岁。真菌性食管炎，平坦糜烂性胃炎，十二指肠球部多发息肉。

一诊：0.9%生理盐水 250ml，青霉素注射液 960 万单位；0.9%生理盐水 250ml，清开灵注射液 20～30ml；5%葡萄糖 250ml，西咪替丁针剂 1g、维生素 B_6 针剂 0.3g、甲氧氯普胺注射液 10mg、10%氯化钾针剂 5ml；静滴，每日 1 次，连用 3～7 日。庆大霉素针剂 4 万单位、盐酸普鲁卡因针剂 2ml，加开水口服，每日 3 次。增生平按说明服用 3 个月。清胃散 10 剂，每日 1 剂，水煎服。疏肝清胃丸，每日 3 次，每次 15 粒。消炎止痛丸，每日 2 次，早上、中午各服 15 粒。养胃丸，每晚服 15 粒。

二诊：清胃散 10 剂，每日 1 剂，水煎服。疏肝清胃丸，每日 3 次，每次 15 粒。消炎止痛丸，每日 2 次，早上、中午各服 15 粒。养胃丸，每晚服 15 粒。

三诊：疏肝清胃丸，每日 3 次，每次 15 粒。消炎止痛丸，每日 2 次，早上、中午各服 15 粒。养胃丸，每晚服 15 粒。健脾和胃丸，每日 1 次，每次 15 粒。骨刺消炎膏外贴胃脘处。利胆化石丹，每晚服 15 粒。3 年后随访未复发。

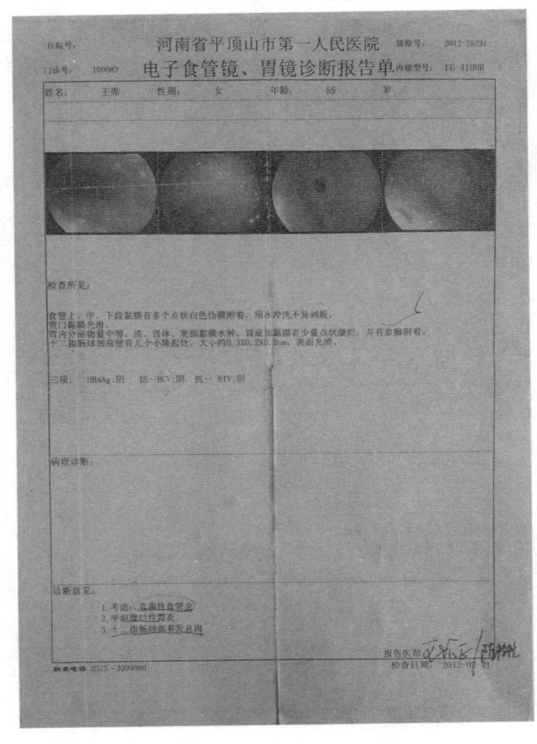

河南省平顶山市第一人民医院　镜检号：2012-75231

门诊号：100083　电子食管镜、胃镜诊断报告单　内镜型号：EG-410HR

姓名：王席　性别：女　年龄：55 岁

检查所见：

食管上、中、下段黏膜有多个点状白色伪膜附着，用水冲洗不易剥脱。
贲门黏膜光滑。
胃内分泌物量中等，滴，胃体、窦部黏膜水肿，胃底部黏膜有少量点状糜烂，并有血痂附着。
十二指肠球部前壁有几个小隆起灶，大小约0.3X0.2X0.2cm，表面光滑。

三项：HBsAg:阴　抗—HCV:阴　抗— HIV:阴

病理诊断：

诊断意见：

1. 考虑：真菌性食管炎
2. 平坦糜烂性胃炎
3. 十二指肠球部多发息肉

报告医师：

联系电话 0375～3399080　检查日期：2012-02-21

典型病例 79

田某某，男，23 岁。慢性浅表性胃炎，十二指肠球炎。

一诊：半个月内没有服过驱虫药的患者，病情稳定期应首先口服左旋咪唑片剂 150mg，果导片 0.2g，睡前 1 次口服（只用 1 次）。庆大霉素注射液 4 万单位、维生素 B_{12}注射液 1mg，肌肉注射，每日 1 次，连用 10 日。清胃散 10 剂，每日 1 剂，水煎服。疏肝清胃丸，每日 3 次，每次 15 粒。消炎止痛丸，每日 2 次，早上、中午各服 15 粒。养胃丸，每晚服 15 粒。

二诊：清胃散 10 剂，每日 1 剂，水煎服。疏肝清胃丸，每日 3 次，每次 15 粒。消炎止痛丸，每日 2 次，早上、中午各服 15 粒。养胃丸，每晚服 15 粒。

三诊：疏肝清胃丸，每日 3 次，每次 15 粒。消炎止痛丸，每日 2 次，早上、中午各服 15 粒。养胃丸，每晚服 15 粒。利胆化石丹，每晚服 15 粒。3 年后随访未复发。

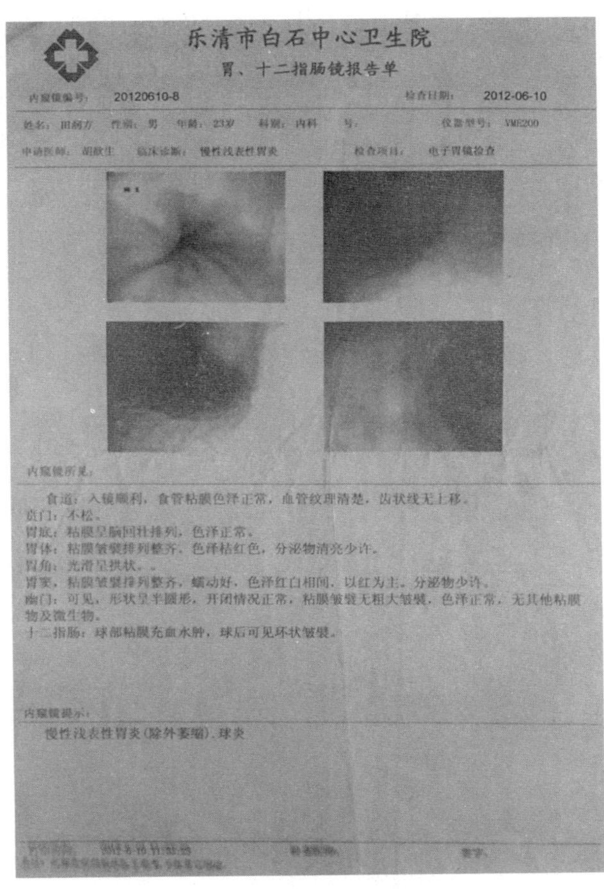
乐清市白石中心卫生院

胃、十二指肠镜报告单

内窥镜编号：20120610-8　　检查日期：2012-06-10

姓名：田树方　性别：男　年龄：23岁　科别：内科　号：　仪器型号：VME200

申请医师：胡欣生　临床诊断：慢性浅表性胃炎　检查项目：电子胃镜检查

内窥镜所见：

食道：入镜顺利，食管粘膜色泽正常，血管纹理清楚，齿状线无上移。
贲门：不松。
胃底：粘膜呈脑回壮排列，色泽正常。
胃体：粘膜皱襞排列整齐，色泽桔红色，分泌物清亮少许。
胃角：光滑呈拱状。。
胃窦，粘膜皱襞排列整齐，蠕动好，色泽红白相间，以红为主。分泌物少许。
幽门：可见，形状呈半圆形，开闭情况正常，粘膜皱襞无粗大皱襞，色泽正常，无其他粘膜物及微生物。
十二指肠：球部粘膜充血水肿，球后可见环状皱襞。

内窥镜提示：

慢性浅表性胃炎(除外萎缩)．球炎

典型病例 80

李某某，男，49 岁。胆汁反流性胃炎。

一诊：庆大霉素注射液 4 万单位、维生素 B_{12} 注射液 1mg，肌肉注射，每日 1 次，连用 10 日。0.9% 生理盐水 250ml，加庆大霉素注射液 24 万单位、林可霉素注射液 2.4g、654－2 注射液 5mg、10% 氯化钾注射液 5ml；0.9% 生理盐水 250ml，加西咪替丁注射液 1g、维生素 B_6 注射液 0.3g、甲氧氯普胺注射液 5mg、10% 氯化钾注射液 5ml；5% 葡萄糖液 250ml，加肌苷注射液 0.5g、维生素 C 注射液 2g、三磷酸腺苷针剂 40mg、辅酶 A 注射液 100 单位、门冬氨酸钾镁注射液 10ml；5% 葡萄糖液 250ml，奥美拉唑针剂 40mg；静滴，每日 1 次，连用 7 日。清胃散 10 剂，每日 1 剂，水煎服。疏肝清胃丸，每日 3 次，每次 15 粒。消炎止痛丸，每日 2 次，早上、中午各服 15 粒。养胃丸，每晚服 15 粒。

二诊：清胃散 10 剂，每日 1 剂，水煎服。疏肝清胃丸，每日 3 次，每次 15 粒。消炎止痛丸，每日 2 次，早上、中午各服 15 粒。养胃丸，每晚服 15 粒。

三诊：疏肝清胃丸，每日 3 次，每次 15 粒。消炎止痛丸，每日 2 次，早上、中午各服 15 粒。养胃丸，每晚服 15 粒。利胆化石丹，每日 2 次，每次 15 粒。3 年后随访未复发。

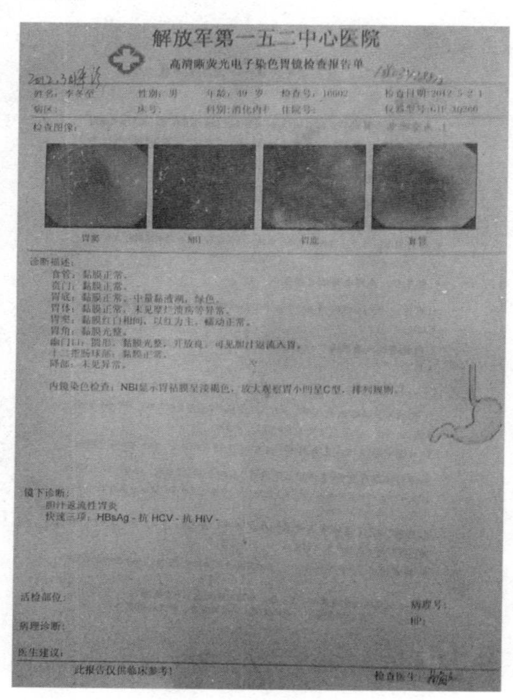

解放军第一五二中心医院

高清晰荧光电子染色胃镜检查报告单

姓名：[illegible]　性别：男　年龄：49 岁　检查号：[illegible]　检查日期：[illegible]

病区：　床号：　科别：消化内科　住院号：　仪器型号：[illegible]

检查图像：

胃窦　NBI　胃底　食管

诊断描述：

食管：黏膜正常。

贲门：黏膜正常。

胃底：黏膜正常，中量黏液湖，绿色。

胃体：黏膜正常，未见糜烂溃疡等异常。

胃窦：黏膜红白相间，以红为主，蠕动正常。

胃角：黏膜光整。

幽门口：圆形，黏膜光整，开放良，可见胆汁返流入胃。

十二指肠球部：黏膜正常。

降部：未见异常。

内镜染色检查：NBI显示胃粘膜呈淡褐色，放大观察胃小凹呈C型，排列规则。

镜下诊断：

胆汁返流性胃炎

快速三项：HBsAg - 抗 HCV - 抗 HIV -

活检部位：　病理号：

病理诊断：　HP：

医生建议：

此报告仅供临床参考！　检查医生：

典型病例 81

郭某某，男，54 岁。平坦糜烂性胃炎。

一诊：庆大霉素注射液 4 万单位、维生素 B_{12}注射液 1mg，肌肉注射，每日 1 次，连用 10 日。0.9% 生理盐水 250ml，加庆大霉素注射液 24 万单位、林可霉素注射液 2.4g、654－2 注射液 5mg、10% 氯化钾注射液 5ml；0.9% 生理盐水 250ml，加西咪替丁注射液 1g、维生素 B_6 注射液 0.3g、甲氧氯普胺注射液 5mg、10% 氯化钾注射液 5ml；5% 葡萄糖液 250ml，加肌苷注射液 0.5g、维生素 C 注射液 2g、三磷酸腺苷针剂 40mg、辅酶 A 注射液 100 单位、门冬氨酸钾镁注射液 10ml；5% 葡萄糖液 250ml，奥美拉唑针剂 40mg；静滴，每日 1 次，连用 7 日。清胃散 10 剂，每日 1 剂，水煎服。疏肝清胃丸，每日 3 次，每次 15 粒。消炎止痛丸，每日 2 次，早上、中午各服 15 粒。养胃丸，每晚服 15 粒。

二诊：清胃散 10 剂，每日 1 剂，水煎服。疏肝清胃丸，每日 3 次，每次 15 粒。消炎止痛丸，每日 2 次，早上、中午各服 15 粒。养胃丸，每晚服 15 粒。

三诊：疏肝清胃丸，每日 3 次，每次 15 粒。消炎止痛丸，每日 2 次，早上、中午各服 15 粒。养胃丸，每晚服 15 粒。健脾和胃丸，每日 1 次，每次 15 粒。骨刺消炎膏外贴胃脘处。3 年后随访未复发。

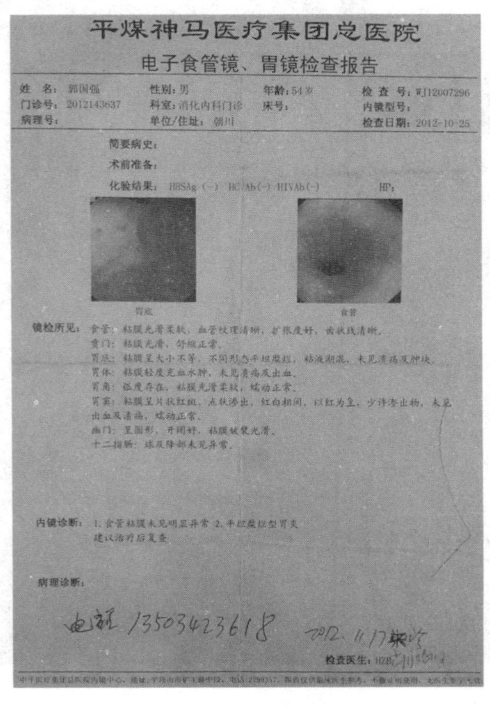

平煤神马医疗集团总医院

电子食管镜、胃镜检查报告

姓　名：郭国强　性别：男　年龄：54 岁　检 查 号：WJ12007296
门诊号：2012143637　科室：消化内科门诊　床号：　内镜型号：
病理号：　单位/住址：朝川　检查日期：2012-10-25

简要病史：
术前准备：
化验结果：HBSAg（－）HCVAb（－）HIVAb（－）　HP：

胃底　食管

镜检所见：食管：粘膜光滑柔软，血管纹理清晰，扩张度好，齿状线清晰。
贲门：粘膜光滑，舒缩正常。
胃底：粘膜呈大小不等，不同形态平坦糜烂，粘液潮混，未见溃疡及肿块。
胃体：粘膜轻度充血水肿，未见溃疡及出血。
胃角：弧度存在，粘膜光滑柔软，蠕动正常。
胃窦：粘膜呈片状红斑，点状渗出，红白相间，以红为主，少许渗出物，未见出血及溃疡，蠕动正常。
幽门：呈圆形，开闭好，粘膜皱襞光滑。
十二指肠：球及降部未见异常。

内镜诊断：1. 食管粘膜未见明显异常 2. 平坦糜烂型胃炎
建议治疗后复查

病理诊断：

电话 13503423618　2012.11.17 来诊

检查医生：HZB

典型病例 82

郭某某，男，38 岁。直肠炎。

一诊：锦纹大黄 30g 加热开水 100ml 密封浸泡 40 分钟，用滤出液直肠点滴。每日 1 次，7 次为 1 疗程，间隔 3 天，连用 3 个疗程。0.9% 生理盐水 250ml，青霉素注射液 960 万单位；0.9% 生理盐水 250ml，清开灵注射液20～30ml；5% 葡萄糖 250ml，西咪替丁针剂 1g、维生素 B_6 针剂 0.3g、甲氧氯普胺注射液 10mg、10% 氯化钾针剂 5ml；静滴，每日 1 次，连用 3～7 日。庆大霉素针剂 4 万单位、盐酸普鲁卡因针剂 2ml，加开水口服，每日 3 次。清胃散 10 剂，每日 1 剂，水煎服。疏肝清胃丸，每日 3 次，每次 15 粒。消炎止痛丸，每日 2 次，早上、中午各服 15 粒。养胃丸，每晚服 15 粒。

二诊：清胃散 10 剂，每日 1 剂，水煎服。疏肝清胃丸，每日 3 次，每次 15 粒。消炎止痛丸，每日 2 次，早上、中午各服 15 粒。养胃丸，每晚服 15 粒。

三诊：疏肝清胃丸，每日 3 次，每次 15 粒。消炎止痛丸，每日 2 次，早上、中午各服 15 粒。养胃丸，每晚服 15 粒。利胆化石丹，每晚服 15 粒。3 年后随访未复发。

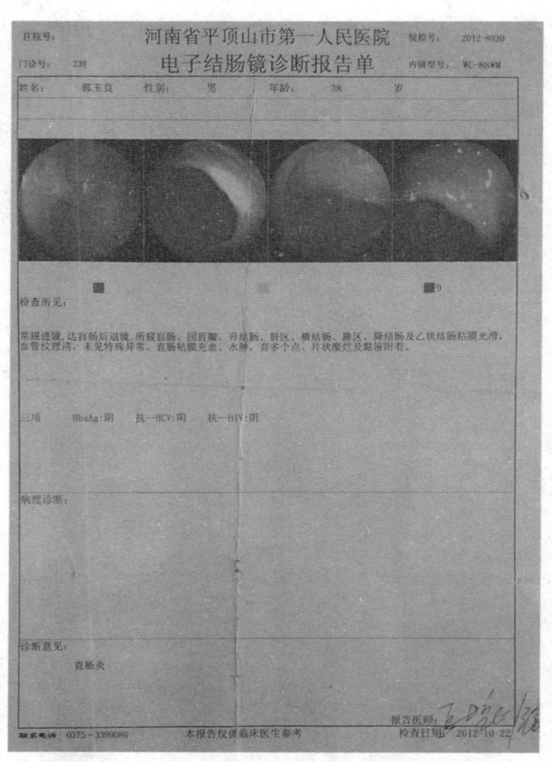

住院号：　　河南省平顶山市第一人民医院　　镜检号：2012-8920

门诊号：239　　电子结肠镜诊断报告单　　内镜型号：WC-88WM

姓名：郭玉良　性别：男　年龄：38 岁

检查所见：

常规进镜，达盲肠后退镜，所窥盲肠、回盲瓣、升结肠、肝区、横结肠、脾区、降结肠及乙状结肠粘膜光滑，血管纹理清，未见特殊异常。直肠粘膜充血、水肿，有多个点、片状糜烂及黏液附着。

三项　HbsAg：阴　抗—HCV：阴　抗—HIV：阴

病理诊断：

诊断意见：

直肠炎

报告医师：

联系电话：0375-3399080　本报告仅供临床医生参考　检查日期：2012-10-22

典型病例 83

张某，男，48 岁。隆起糜烂性胃炎，十二指肠球炎，慢性活动性胃炎伴 HP 感染。

一诊：0.9% 生理盐水 250ml，青霉素注射液 960 万单位；0.9% 生理盐水 250ml，清开灵注射液 20～30ml；5% 葡萄糖 250ml，西咪替丁针剂 1g、维生素 B_6 针剂 0.3g、甲氧氯普胺注射液 10mg、10% 氯化钾针剂 5ml；静滴，每日 1 次，连用 3～7 日。庆大霉素针剂 4 万单位、盐酸普鲁卡因针剂 2ml，加开水口服，每日 3 次。清胃散 10 剂，每日 1 剂，水煎服。疏肝清胃丸，每日 3 次，每次 15 粒。消炎止痛丸，每日 2 次，早上、中午各服 15 粒。养胃丸，每晚服 15 粒。

二诊：清胃散 10 剂，每日 1 剂，水煎服。疏肝清胃丸，每日 3 次，每次 15 粒。消炎止痛丸，每日 2 次，早上、中午各服 15 粒。养胃丸，每晚服 15 粒。

三诊：疏肝清胃丸，每日 3 次，每次 15 粒。消炎止痛丸，每日 2 次，早上、中午各服 15 粒。养胃丸，每晚服 15 粒。健脾和胃丸，每日 1 次，每次 15 粒。骨刺消炎膏外贴胃脘处。3 年后随访未复发。

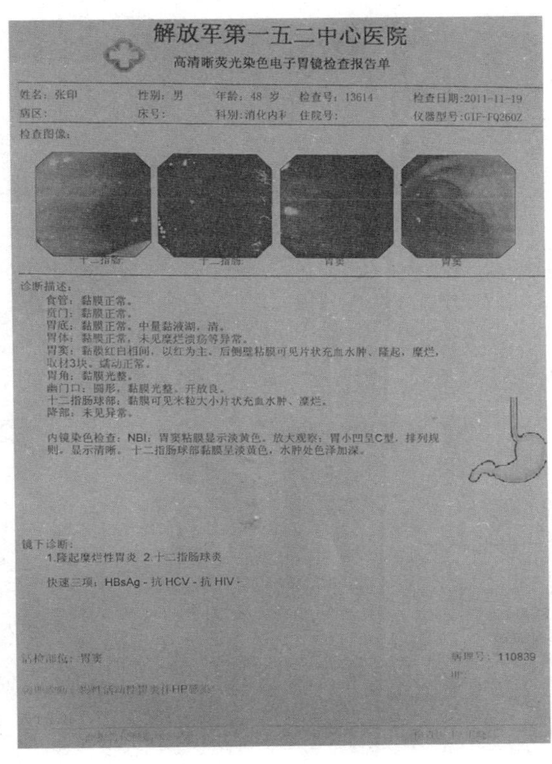

解放军第一五二中心医院

高清晰荧光染色电子胃镜检查报告单

姓名：张印　性别：男　年龄：48 岁　检查号：13614　检查日期：2011-11-19

病区：　床号：　科别：消化内科　住院号：　仪器型号：GIF-FQ260Z

检查图像：

十二指肠　十二指肠　胃窦　胃窦

诊断描述：

食管：黏膜正常。
贲门：黏膜正常。
胃底：黏膜正常。中量黏液湖，清。
胃体：黏膜正常，未见糜烂溃疡等异常。
胃窦：黏膜红白相间，以红为主。后侧壁粘膜可见片状充血水肿、隆起，糜烂，取材3块。蠕动正常。
胃角：黏膜光整。
幽门口：圆形，黏膜光整，开放良。
十二指肠球部：黏膜可见米粒大小片状充血水肿、糜烂。
降部：未见异常。

内镜染色检查：NBI：胃窦粘膜显示淡黄色。放大观察：胃小凹呈C型，排列规则。显示清晰。十二指肠球部黏膜呈淡黄色，水肿处色泽加深。

镜下诊断：

1.隆起糜烂性胃炎 2.十二指肠球炎

快速三项：HBsAg - 抗 HCV - 抗 HIV -

活检部位：胃窦　病理号：110839

病理诊断：慢性活动性胃炎伴HP感染

典型病例 84

王某，男，36 岁。浅表性胃炎，反流性食管炎。

一诊：半个月内没有服过驱虫药的患者，病情稳定期应首先口服左旋咪唑片剂 150mg，果导片 0.2g，睡前 1 次口服（只用 1 次）。0.9% 生理盐水 250ml，青霉素注射液 960 万单位；0.9% 生理盐水 250ml，清开灵注射液20～30ml；5% 葡萄糖 250ml，西咪替丁针剂 1g、维生素 B_6 针剂 0.3g、甲氧氯普胺注射液 10mg、10% 氯化钾针剂 5ml；静滴，每日 1 次，连用3～7 日。庆大霉素针剂 4 万单位、盐酸普鲁卡因针剂 2ml，加开水口服，每日 3 次。清胃散 10 剂，每日 1 剂，水煎服。疏肝清胃丸，每日 3 次，每次 15 粒。消炎止痛丸，每日 2 次，早上、中午各服 15 粒。养胃丸，每晚服 15 粒。

二诊：清胃散 10 剂，每日 1 剂，水煎服。疏肝清胃丸，每日 3 次，每次 15 粒。消炎止痛丸，每日 2 次，早上、中午各服 15 粒。养胃丸，每晚服 15 粒。

三诊：疏肝清胃丸，每日 3 次，每次 15 粒。消炎止痛丸，每日 2 次，早上、中午各服 15 粒。养胃丸，每晚服 15 粒。利胆化石丹，每晚服 15 粒。3 年后随访未复发。

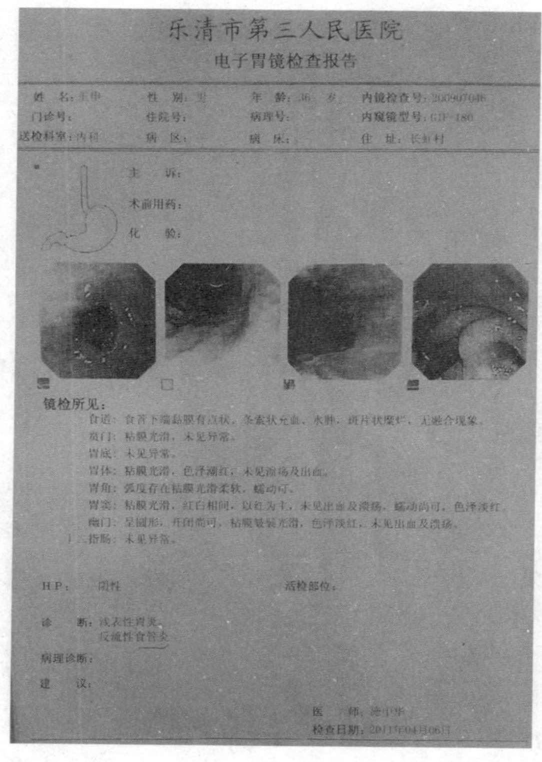

乐清市第三人民医院

电子胃镜检查报告

姓　名：　　性　别：男　　年　龄：36 岁　　内镜检查号：

门诊号：　　住院号：　　病理号：　　内窥镜型号：GIF-180

送检科室：内科　　病　区：　　病　床：　　住　址：

主　诉：

术前用药：

化　验：

镜检所见：

食道：食管下端黏膜有点状、条索状充血、水肿，斑片状糜烂，无融合现象。

贲门：粘膜光滑，未见异常。

胃底：未见异常。

胃体：粘膜光滑，色泽潮红，未见溃疡及出血。

胃角：弧度存在粘膜光滑柔软，蠕动可。

胃窦：粘膜光滑，红白相间，以红为主，未见出血及溃疡，蠕动尚可，色泽淡红。

幽门：呈圆形，开闭尚可，粘膜皱襞光滑，色泽淡红，未见出血及溃疡。

十二指肠：未见异常。

HP：阴性　　活检部位：

诊　断：浅表性胃炎

反流性食管炎

病理诊断：

建　议：

医　师：

检查日期：2011年04月06日

典型病例 85

张某某，女，37 岁。慢性浅表性胃炎伴糜烂。

一诊：半个月内没有服过驱虫药的患者，病情稳定期应首先口服左旋咪唑片剂 150mg，果导片 0.2g，睡前 1 次口服（只用 1 次）。庆大霉素注射液 4 万单位、维生素 B_{12} 注射液 1mg，肌肉注射，每日 1 次，连用 10 日。清胃散 10 剂，每日 1 剂，水煎服。疏肝清胃丸，每日 3 次，每次 15 粒。消炎止痛丸，每日 2 次，早上、中午各服 15 粒。养胃丸，每晚服 15 粒。

二诊：清胃散 10 剂，每日 1 剂，水煎服。疏肝清胃丸，每日 3 次，每次 15 粒。消炎止痛丸，每日 2 次，早上、中午各服 15 粒。养胃丸，每晚服 15 粒。

三诊：疏肝清胃丸，每日 3 次，每次 15 粒。消炎止痛丸，每日 2 次，早上、中午各服 15 粒。养胃丸，每晚服 15 粒。健脾和胃丸，每日 1 次，每次 15 粒。骨刺消炎膏外贴胃脘处。3 年后随访未复发。

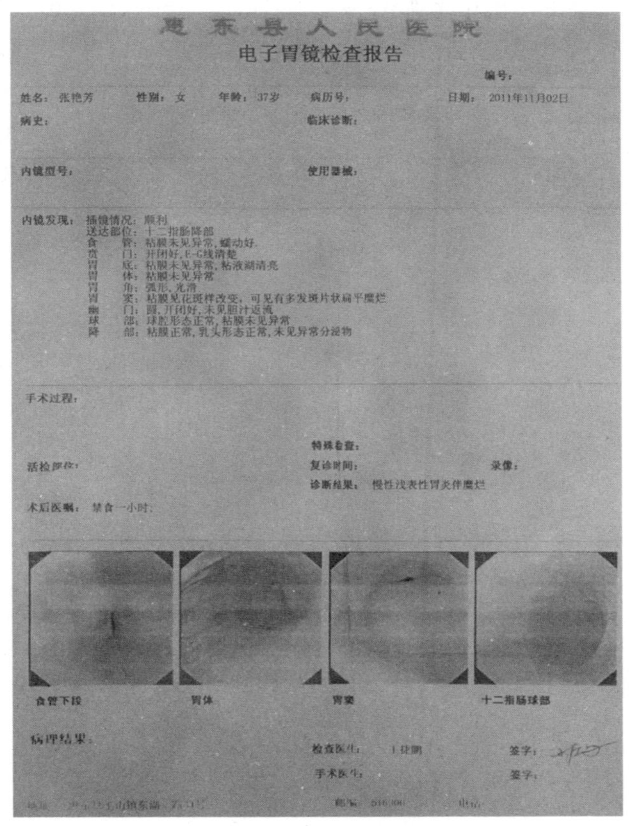
惠东县人民医院
电子胃镜检查报告
编号：
姓名：张艳芳　性别：女　年龄：37岁　病历号：　日期：2011年11月02日
病史：　临床诊断：
内镜型号：　使用器械：
内镜发现：插镜情况：顺利
送达部位：十二指肠降部
食　管：粘膜未见异常，蠕动好.
贲　门：开闭好，E-G线清楚
胃　底：粘膜未见异常，粘液湖清亮
胃　体：粘膜未见异常
胃　角：弧形、光滑
胃　窦：粘膜见花斑样改变，可见有多发斑片状扁平糜烂
幽　门：圆，开闭好，未见胆汁返流
球　部：球腔形态正常，粘膜未见异常
降　部：粘膜正常，乳头形态正常，未见异常分泌物
手术过程：
特殊检查：
活检部位：　复诊时间：　录像：
诊断结果：慢性浅表性胃炎伴糜烂
术后医嘱：禁食一小时.
食管下段　胃体　胃窦　十二指肠球部
病理结果：
检查医生：[illegible]　签字：
手术医生：　签字：

典型病例 86

田某某，男，48 岁。胃溃疡，慢性浅表性胃炎。

一诊：半个月内没有服过驱虫药的患者，病情稳定期应首先口服左旋咪唑片剂 150mg，果导片 0.2g，睡前 1 次口服（只用 1 次）。庆大霉素注射液 4 万单位、维生素 B_{12} 注射液 1mg，肌肉注射，每日 1 次，连用 10 日。0.9% 生理盐水 250ml，加庆大霉素注射液 24 万单位、林可霉素注射液 2.4g、654－2 注射液 5mg、10% 氯化钾注射液 5ml；0.9% 生理盐水 250ml，加西咪替丁注射液 1g、维生素 B_6 注射液 0.3g、甲氧氯普胺注射液 5mg、10% 氯化钾注射液 5ml；5% 葡萄糖液 250ml，加肌苷注射液 0.5g、维生素 C 注射液 2g、三磷酸腺苷针剂 40mg、辅酶 A 注射液 100 单位、门冬氨酸钾镁注射液 10ml；5% 葡萄糖液 250ml，奥美拉唑针剂 40mg；静滴，每日 1 次，连用 7 日。清胃散 10 剂，每日 1 剂，水煎服。疏肝清胃丸，每日 3 次，每次 15 粒。消炎止痛丸，每日 2 次，早上、中午各服 15 粒。养胃丸，每晚服 15 粒。

二诊：清胃散 10 剂，每日 1 剂，水煎服。疏肝清胃丸，每日 3 次，每次 15 粒。消炎止痛丸，每日 2 次，早上、中午各服 15 粒。养胃丸，每晚服 15 粒。

三诊：疏肝清胃丸，每日 3 次，每次 15 粒。消炎止痛丸，每日 2 次，早上、中午各服 15 粒。养胃丸，每晚服 15 粒。利胆化石丹，每晚服 15 粒。3 年后随访未复发。

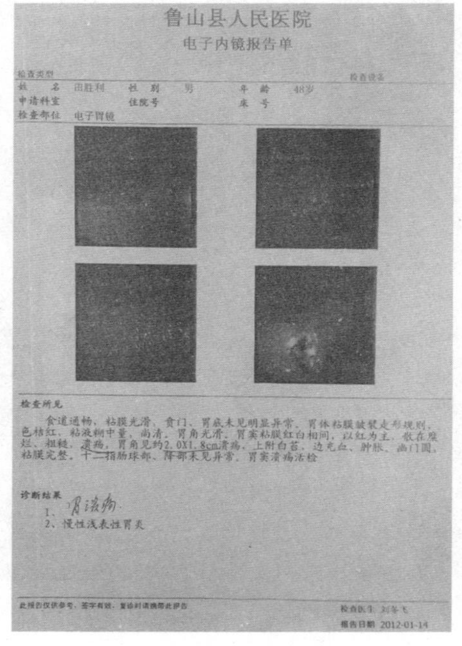

鲁山县人民医院

电子内镜报告单

检查类型　　　　检查设备

姓　名　田胜利　性　别　男　年　龄　48岁

申请科室　　住院号　　床　号

检查部位　电子胃镜

检查所见

食道通畅，粘膜光滑，贲门、胃底未见明显异常，胃体粘膜皱襞走形规则，色桔红，粘液糊中量，尚清。胃角光滑。胃窦粘膜红白相间，以红为主，散在糜烂、粗糙，溃疡，胃角见约2.0X1.8cm溃疡，上附白苔，边充血、肿胀，幽门圆，粘膜完整。十二指肠球部、降部未见异常。胃窦溃疡活检

诊断结果

1、胃溃疡

2、慢性浅表性胃炎

此报告仅供参考，签字有效，复诊时请携带此报告

检查医生　刘冬飞

报告日期　2012-01-14

典型病例 87

牛某某，女，30 岁。胃间质瘤，隆起糜烂性胃炎。

一诊：庆大霉素注射液 4 万单位、维生素 B_{12}注射液 1mg，肌肉注射，每日 1 次，连用 10 日。0.9%生理盐水 250ml，加庆大霉素注射液 24 万单位、林可霉素注射液 2.4g、654－2 注射液 5mg、10%氯化钾注射液 5ml；0.9%生理盐水 250ml，加西咪替丁注射液 1g、维生素 B_6 注射液 0.3g、甲氧氯普胺注射液 5mg、10%氯化钾注射液 5ml；5%葡萄糖液 250ml，加肌苷注射液 0.5g、维生素 C 注射液 2g、三磷酸腺苷针剂 40mg、辅酶 A 注射液 100 单位、门冬氨酸钾镁注射液 10ml；5%葡萄糖液 250ml，奥美拉唑针剂 40mg；静滴，每日 1 次，连用 7 日。清胃散 10 剂，每日 1 剂，水煎服。疏肝清胃丸，每日 3 次，每次 15 粒。消炎止痛丸，每日 2 次，早上、中午各服 15 粒。养胃丸，每晚服 15 粒。

二诊：清胃散 10 剂，每日 1 剂，水煎服。疏肝清胃丸，每日 3 次，每次 15 粒。消炎止痛丸，每日 2 次，早上、中午各服 15 粒。养胃丸，每晚服 15 粒。

三诊：疏肝清胃丸，每日 3 次，每次 15 粒。消炎止痛丸，每日 2 次，早上、中午各服 15 粒。养胃丸，每晚服 15 粒。健脾和胃丸，每日 1 次，每次 15 粒。骨刺消炎膏外贴胃脘处。3 年后随访未复发。

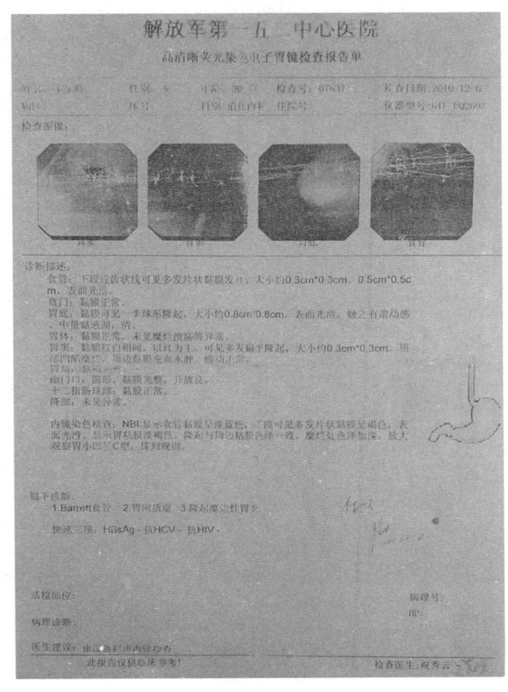

解放军第一五[illegible]中心医院

[illegible]电子胃镜检查报告单

检查号：07637　检查日期：2010-12-6

科别：消化内科　住院号：　仪器型号：GIF-FQ260Z

检查图像：

诊断描述：

食管：下段[illegible]可见多发片状黏膜发白，大小约0.3cm*0.3cm、0.5cm*0.5cm，表面光滑。

贲门：黏膜正常。

胃底：黏膜可见一半球形隆起，大小约0.8cm*0.8cm，表面光滑，触之有滚动感，中量黏液湖，清。

胃体：黏膜正常，未见糜烂溃疡等异常。

胃窦：黏膜红白相间，以红为主，可见多发扁平隆起，大小约0.3cm*0.3cm，顶部凹陷糜烂，周边黏膜充血水肿，蠕动正常。

胃角：[illegible]

幽门口：圆形，黏膜光整，开放良。

十二指肠球部：黏膜正常。

降部：未见异常。

内镜染色检查：NBI显示食管黏膜呈淡蓝色，下段可见多发片状黏膜呈褐色，表面光滑。显示胃黏膜淡褐色，隆起与周边黏膜色泽一致，糜烂处色泽加深。放大观察胃小凹呈C型，排列规则。

镜下诊断：

1.Barrett食管　2.胃间质瘤　3.隆起糜烂性胃炎

快速三项：HBsAg - 抗HCV - 抗HIV -

活检部位：　病理号：

HP：

病理诊断：

医生建议：[illegible]

此报告仅供临床参考！　检查医生：祝秀云

典型病例 88

段某某，男，38 岁。慢性糜烂性结肠炎，肠易激综合征。

一诊：结肠炎丸，每次 15 粒，早上、中午各服 1 次。养胃丸、健脾和胃丸，每晚各服 15 粒。

二诊：结肠炎丸，每次 15 粒，早上、中午各服 1 次。养胃丸、健脾和胃丸，每晚各服 15 粒。

三诊：结肠炎丸，每次 15 粒，早上、中午各服 1 次。养胃丸、健脾和胃丸，每晚各服 15 粒。

结肠炎口服液 5kg。每次 50ml，每日 3 次。3 年后随访未复发。

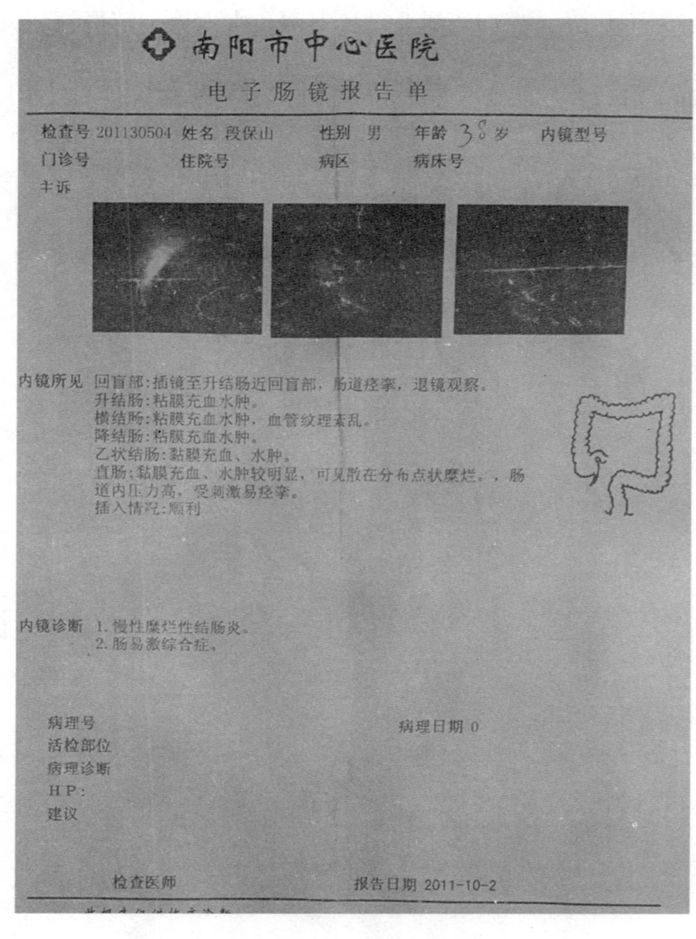

南阳市中心医院

电子肠镜报告单

检查号 201130504 姓名 段保山 性别 男 年龄 38 岁 内镜型号

门诊号 住院号 病区 病床号

主诉

内镜所见 回盲部:插镜至升结肠近回盲部，肠道痉挛，退镜观察。
升结肠:粘膜充血水肿。
横结肠:粘膜充血水肿，血管纹理紊乱。
降结肠:粘膜充血水肿。
乙状结肠:黏膜充血、水肿。
直肠:黏膜充血、水肿较明显，可见散在分布点状糜烂。，肠道内压力高，受刺激易痉挛。
插入情况:顺利

内镜诊断 1. 慢性糜烂性结肠炎。
2. 肠易激综合症。

病理号 病理日期 0

活检部位

病理诊断

H P:

建议

检查医师 报告日期 2011-10-2

典型病例 89

李某，女，48 岁。浅表性胃炎。

一诊：半个月内没有服过驱虫药的患者，病情稳定期应首先口服左旋咪唑片剂 150mg，果导片 0.2g，睡前 1 次口服（只用 1 次）。0.9% 生理盐水 250ml，青霉素注射液 960 万单位；0.9% 生理盐水 250ml，清开灵注射液20 ~ 30ml；5% 葡萄糖 250ml，西咪替丁针剂 1g、维生素 B_6 针剂 0.3g、甲氧氯普胺注射液 10mg、10% 氯化钾针剂 5ml；静滴，每日 1 次，连用 3 ~ 7 日。庆大霉素针剂 4 万单位、盐酸普鲁卡因针剂 2ml，加开水口服，每日 3 次。清胃散 10 剂，每日 1 剂，水煎服。疏肝清胃丸，每日 3 次，每次 15 粒。消炎止痛丸，每日 2 次，早上、中午各服 15 粒。养胃丸，每晚服 15 粒。

二诊：清胃散 10 剂，每日 1 剂，水煎服。疏肝清胃丸，每日 3 次，每次 15 粒。消炎止痛丸，每日 2 次，早上、中午各服 15 粒。养胃丸，每晚服 15 粒。

三诊：疏肝清胃丸，每日 3 次，每次 15 粒。消炎止痛丸，每日 2 次，早上、中午各服 15 粒。养胃丸，每晚服 15 粒。利胆化石丹，每晚服 15 粒。3 年后随访未复发。

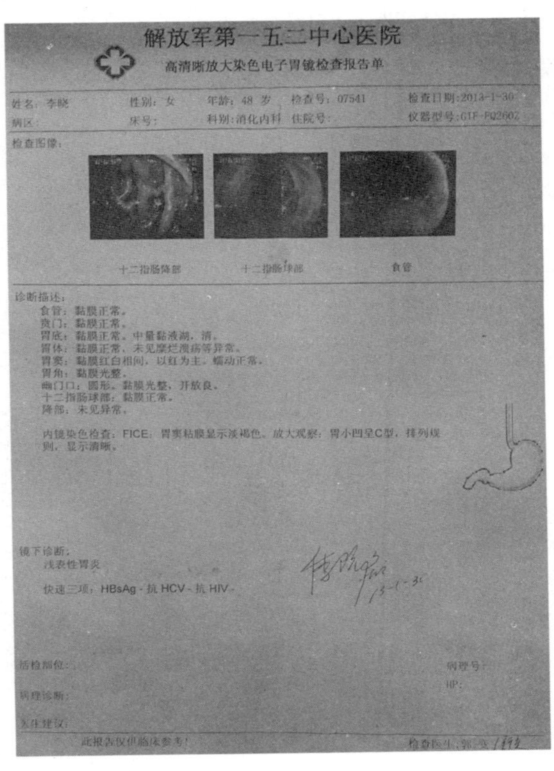

解放军第一五二中心医院

高清晰放大染色电子胃镜检查报告单

姓名：李晓　性别：女　年龄：48 岁　检查号：07541　检查日期：2013-1-30

病区：　床号：　科别：消化内科　住院号：　仪器型号：GIF-PQ260Z

检查图像：

十二指肠降部　十二指肠球部　食管

诊断描述：

食管：黏膜正常。
贲门：黏膜正常。
胃底：黏膜正常。中量黏液湖，清。
胃体：黏膜正常，未见糜烂溃疡等异常。
胃窦：黏膜红白相间，以红为主。蠕动正常。
胃角：黏膜光整。
幽门口：圆形。黏膜光整，开放良。
十二指肠球部：黏膜正常。
降部：未见异常。

内镜染色检查：FICE：胃窦粘膜显示淡褐色。放大观察：胃小凹呈C型，排列规则，显示清晰。

镜下诊断：

浅表性胃炎

快速三项：HBsAg - 抗 HCV - 抗 HIV -

13-1-30

活检部位：　病理号：

HP：

病理诊断：

医生建议：

此报告仅供临床参考！　检查医生：郭

典型病例 90

王某某，男，49 岁。慢性浅表性胃炎伴糜烂。

一诊：半个月内没有服过驱虫药的患者，病情稳定期应首先口服左旋咪唑片剂 150mg，果导片 0.2g，睡前 1 次口服（只用 1 次）。庆大霉素注射液 4 万单位、维生素 B_{12}注射液 1mg，肌肉注射，每日 1 次，连用 10 日。0.9% 生理盐水 250ml，青霉素注射液 960 万单位；0.9% 生理盐水 250ml，清开灵注射液20～30ml；5% 葡萄糖 250ml，西咪替丁针剂 1g、维生素 B_6 针剂 0.3g、甲氧氯普胺注射液 10mg、10% 氯化钾针剂 5ml；静滴，每日 1 次，连用 3～7 日。庆大霉素针剂 4 万单位、盐酸普鲁卡因针剂 2ml，加开水口服，每日 3 次。清胃散 10 剂，每日 1 剂，水煎服。疏肝清胃丸，每日 3 次，每次 15 粒。消炎止痛丸，每日 2 次，早上、中午各服 15 粒。养胃丸，每晚服 15 粒。

二诊：清胃散 10 剂，每日 1 剂，水煎服。疏肝清胃丸，每日 3 次，每次 15 粒。消炎止痛丸，每日 2 次，早上、中午各服 15 粒。养胃丸，每晚服 15 粒。

三诊：疏肝清胃丸，每日 3 次，每次 15 粒。消炎止痛丸，每日 2 次，早上、中午各服 15 粒。养胃丸，每晚服 15 粒。健脾和胃丸，每日 1 次，每次 15 粒。骨刺消炎膏外贴胃脘处。3 年后随访未复发。

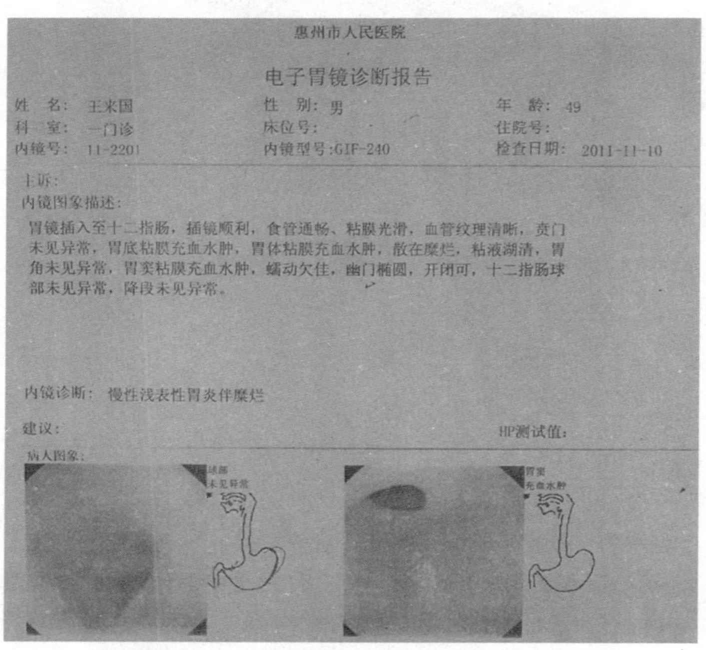

惠州市人民医院

电子胃镜诊断报告

姓　名：王来国　　性　别：男　　年　龄：49
科　室：一门诊　　床位号：　　住院号：
内镜号：11-2201　　内镜型号:GIF-240　　检查日期：2011-11-10

主诉：
内镜图象描述：
胃镜插入至十二指肠，插镜顺利，食管通畅、粘膜光滑，血管纹理清晰，贲门未见异常，胃底粘膜充血水肿，胃体粘膜充血水肿，散在糜烂，粘液湖清，胃角未见异常，胃窦粘膜充血水肿，蠕动欠佳，幽门椭圆，开闭可，十二指肠球部未见异常，降段未见异常。

内镜诊断：慢性浅表性胃炎伴糜烂

建议：　　HP测试值：

病人图象：

典型病例 91

朱某某，男，39 岁。平坦糜烂性胃炎，胃溃疡并反流，十二指肠炎。

一诊：庆大霉素注射液 4 万单位、维生素 B_{12} 注射液 1mg，肌肉注射，每日 1 次，连用 10 日。0.9% 生理盐水 250ml，加庆大霉素注射液 24 万单位、林可霉素注射液 2.4g、654－2 注射液 5mg、10% 氯化钾注射液 5ml；0.9% 生理盐水 250ml，加西咪替丁注射液 1g、维生素 B_6 注射液 0.3g、甲氧氯普胺注射液 5mg、10% 氯化钾注射液 5ml；5% 葡萄糖液 250ml，加肌苷注射液 0.5g、维生素 C 注射液 2g、三磷酸腺苷针剂 40mg、辅酶 A 注射液 100 单位、门冬氨酸钾镁注射液 10ml；5% 葡萄糖液 250ml，奥美拉唑针剂 40mg；静滴，每日 1 次，连用 7 日。清胃散 10 剂，每日 1 剂，水煎服。疏肝清胃丸，每日 3 次，每次 15 粒。消炎止痛丸，每日 2 次，早上、中午各服 15 粒。养胃丸，每晚服 15 粒。

二诊：清胃散 10 剂，每日 1 剂，水煎服。疏肝清胃丸，每日 3 次，每次 15 粒。消炎止痛丸，每日 2 次，早上、中午各服 15 粒。养胃丸，每晚服 15 粒。

三诊：疏肝清胃丸，每日 3 次，每次 15 粒。消炎止痛丸，每日 2 次，早上、中午各服 15 粒。养胃丸，每晚服 15 粒。健脾和胃丸，每日 1 次，每次 15 粒。骨刺消炎膏外贴胃脘处。3 年后随访未复发。

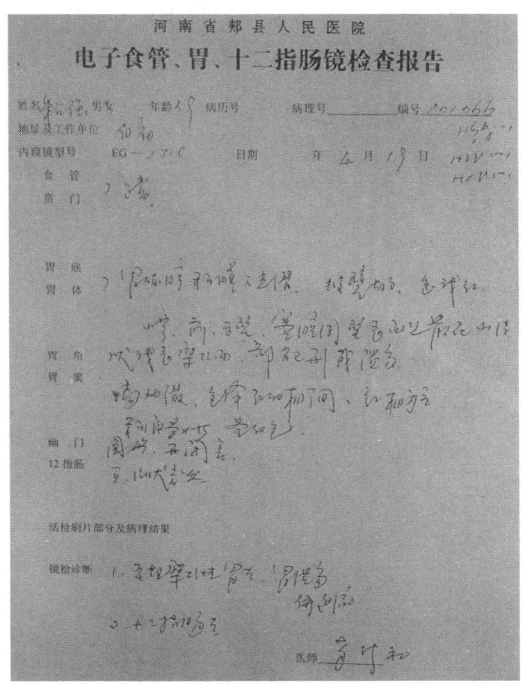

河南省郏县人民医院

电子食管、胃、十二指肠镜检查报告

姓名　男女　年龄　病历号　病理号　编号

地址及工作单位

内窥镜型号　日期　年　月　日

食管

贲门

胃底

胃体

胃角

胃窦

幽门

12指肠

活检刷片部分及病理结果

镜检诊断

医师

典型病例 92

李某，男，28 岁。胆汁反流性胃炎。

一诊：庆大霉素注射液 4 万单位、维生素 B_{12} 注射液 1mg，肌肉注射，每日 1 次，连用 10 日。0.9% 生理盐水 250ml，加庆大霉素注射液 24 万单位、林可霉素注射液 2.4g、654－2 注射液 5mg、10% 氯化钾注射液 5ml；0.9% 生理盐水 250ml，加西咪替丁注射液 1g、维生素 B_6 注射液 0.3g、甲氧氯普胺注射液 5mg、10% 氯化钾注射液 5ml；5% 葡萄糖液 250ml，加肌苷注射液 0.5g、维生素 C 注射液 2g、三磷酸腺苷针剂 40mg、辅酶 A 注射液 100 单位、门冬氨酸钾镁注射液 10ml；5% 葡萄糖液 250ml，奥美拉唑针剂 40mg；静滴，每日 1 次，连用 7 日。清胃散 10 剂，每日 1 剂，水煎服。疏肝清胃丸，每日 3 次，每次 15 粒。消炎止痛丸，每日 2 次，早上、中午各服 15 粒。养胃丸，每晚服 15 粒。

二诊：清胃散 10 剂，每日 1 剂，水煎服。疏肝清胃丸，每日 3 次，每次 15 粒。消炎止痛丸，每日 2 次，早上、中午各服 15 粒。养胃丸，每晚服 15 粒。

三诊：疏肝清胃丸，每日 3 次，每次 15 粒。消炎止痛丸，每日 2 次，早上、中午各服 15 粒。养胃丸，每晚服 15 粒。利胆化石丹，每日 2 次，每次 15 粒。3 年后随访未复发。

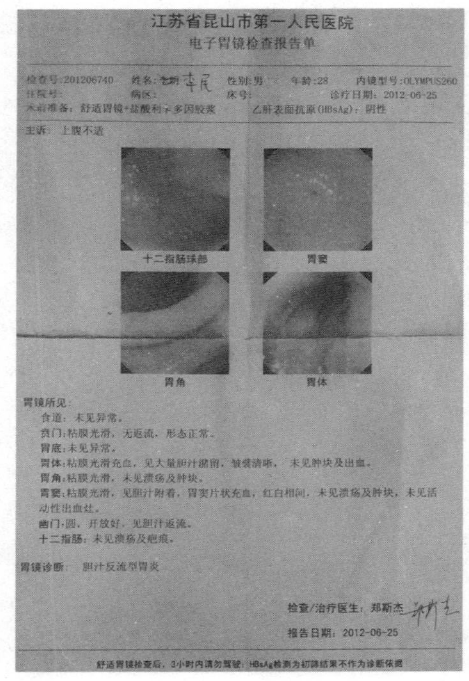

江苏省昆山市第一人民医院

电子胃镜检查报告单

检查号:201206740　姓名：李民　性别:男　年龄:28　内镜型号:OLYMPUS260

住院号:　病区:　床号:　诊疗日期：2012-06-25

术前准备：舒适胃镜+盐酸利多卡因胶浆　乙肝表面抗原(HBsAg)：阴性

主诉：上腹不适

十二指肠球部　胃窦

胃角　胃体

胃镜所见：

食道：未见异常。

贲门:粘膜光滑，无返流，形态正常。

胃底:未见异常。

胃体:粘膜光滑充血，见大量胆汁潴留，皱襞清晰，未见肿块及出血。

胃角:粘膜光滑，未见溃疡及肿块。

胃窦:粘膜光滑，见胆汁附着，胃窦片状充血，红白相间，未见溃疡及肿块，未见活动性出血灶。

幽门:圆，开放好，见胆汁返流。

十二指肠：未见溃疡及疤痕。

胃镜诊断：胆汁反流型胃炎

检查/治疗医生：郑斯杰

报告日期：2012-06-25

舒适胃镜检查后，3小时内请勿驾驶；HBsAg检测为初筛结果不作为诊断依据

典型病例 93

钱某某，女，43 岁。反流性食管炎，贲门炎，慢性浅表性胃炎。

一诊：半个月内没有服过驱虫药的患者，病情稳定期应首先口服左旋咪唑片剂 150mg，果导片 0.2g，睡前 1 次口服（只用 1 次）。0.9% 生理盐水 250ml，青霉素注射液 960 万单位；0.9% 生理盐水 250ml，清开灵注射液20 ~ 30ml；5% 葡萄糖 250ml，西咪替丁针剂 1g、维生素 B_6 针剂 0.3g、甲氧氯普胺注射液 10mg、10% 氯化钾针剂 5ml；静滴，每日 1 次，连用 3 ~ 7 日。庆大霉素针剂 4 万单位、盐酸普鲁卡因针剂 2ml，加开水口服，每日 3 次。清胃散 10 剂，每日 1 剂，水煎服。疏肝清胃丸，每日 3 次，每次 15 粒。消炎止痛丸，每日 2 次，早上、中午各服 15 粒。养胃丸，每晚服 15 粒。

二诊：清胃散 10 剂，每日 1 剂，水煎服。疏肝清胃丸，每日 3 次，每次 15 粒。消炎止痛丸，每日 2 次，早上、中午各服 15 粒。养胃丸，每晚服 15 粒。

三诊：疏肝清胃丸，每日 3 次，每次 15 粒。消炎止痛丸，每日 2 次，早上、中午各服 15 粒。养胃丸，每晚服 15 粒。利胆化石丹，每晚服 15 粒。3 年后随访未复发。

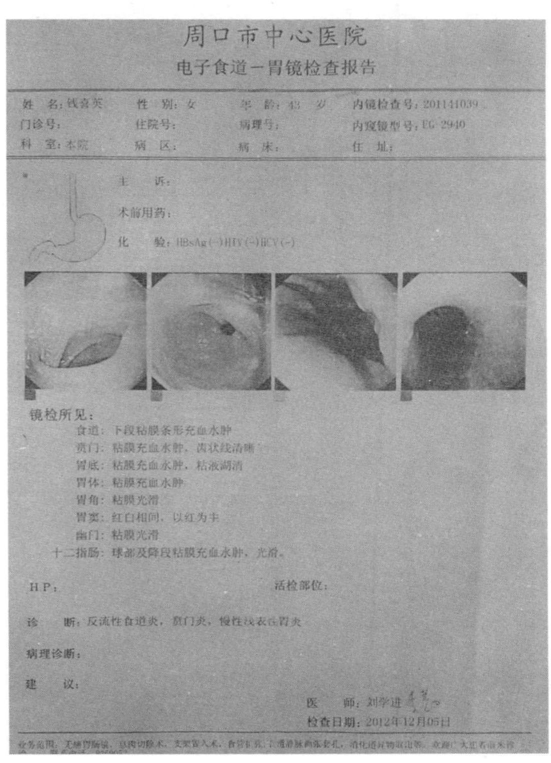

周口市中心医院

电子食道－胃镜检查报告

姓 名：钱喜英　性 别：女　年 龄：43 岁　内镜检查号：201141039
门诊号：　住院号：　病理号：　内窥镜型号：EG-2940
科 室：本院　病 区：　病 床：　住 址：

主 诉：

术前用药：

化 验：HBsAg(-)HIV(-)HCV(-)

镜检所见：
食道：下段粘膜条形充血水肿
贲门：粘膜充血水肿，齿状线清晰
胃底：粘膜充血水肿，粘液湖清
胃体：粘膜充血水肿
胃角：粘膜光滑
胃窦：红白相间，以红为主
幽门：粘膜光滑
十二指肠：球部及降段粘膜充血水肿，光滑。

H.P：　活检部位：

诊 断：反流性食道炎，贲门炎，慢性浅表性胃炎

病理诊断：

建 议：

医 师：刘学进

检查日期：2012年12月05日

典型病例 94

李某某，男，26 岁。反流性食管、贲门炎，平坦糜烂性胃炎伴反流。

一诊：0.9% 生理盐水 250ml，青霉素注射液 960 万单位；0.9% 生理盐水 250ml，清开灵注射液 20 ~ 30ml；5% 葡萄糖 250ml，西咪替丁针剂 1g、维生素 B_6 针剂 0.3g、甲氧氯普胺注射液 10mg、10% 氯化钾针剂 5ml；静滴，每日 1 次，连用 3 ~ 7 日。庆大霉素针剂 4 万单位、盐酸普鲁卡因针剂 2ml，加开水口服，每日 3 次。清胃散 10 剂，每日 1 剂，水煎服。疏肝清胃丸，每日 3 次，每次 15 粒。消炎止痛丸，每日 2 次，早上、中午各服 15 粒。养胃丸，每晚服 15 粒。

二诊：清胃散 10 剂，每日 1 剂，水煎服。疏肝清胃丸，每日 3 次，每次 15 粒。消炎止痛丸，每日 2 次，早上、中午各服 15 粒。养胃丸，每晚服 15 粒。

三诊：疏肝清胃丸，每日 3 次，每次 15 粒。消炎止痛丸，每日 2 次，早上、中午各服 15 粒。养胃丸，每晚服 15 粒。健脾和胃丸，每日 1 次，每次 15 粒。骨刺消炎膏外贴胃脘处。3 年后随访未复发。

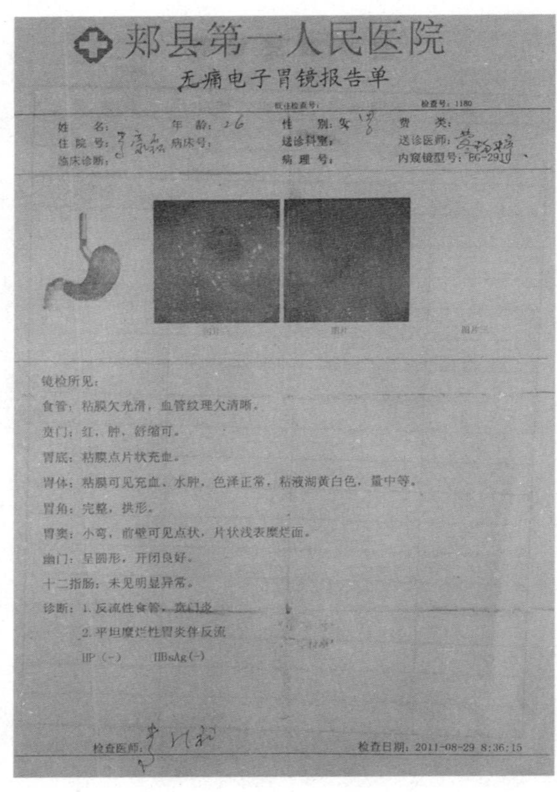

郏县第一人民医院

无痛电子胃镜报告单

检查号：1180

姓　名：　年　龄：26　性　别：男　费　类：

住院号：　病床号：　送诊科室：　送诊医师：

临床诊断：　病理号：　内窥镜型号：BG-2910

镜检所见：

食管：粘膜欠光滑，血管纹理欠清晰。

贲门：红，肿，舒缩可。

胃底：粘膜点片状充血。

胃体：粘膜可见充血、水肿，色泽正常，粘液湖黄白色，量中等。

胃角：完整，拱形。

胃窦：小弯，前壁可见点状，片状浅表糜烂面。

幽门：呈圆形，开闭良好。

十二指肠：未见明显异常。

诊断：1. 反流性食管、贲门炎

2. 平坦糜烂性胃炎伴反流

HP（-）　HBsAg（-）

检查医师：　检查日期：2011-08-29 8:36:15

典型病例 95

闫某某，男，51 岁。HP 相关性红斑性全胃炎，十二指肠多发溃疡。

一诊：庆大霉素注射液 4 万单位、维生素 B_{12} 注射液 1mg，肌肉注射，每日 1 次，连用 10 日。0.9% 生理盐水 250ml，加庆大霉素注射液 24 万单位、林可霉素注射液 2.4g、654－2 注射液 5mg、10% 氯化钾注射液 5ml；0.9% 生理盐水 250ml，加西咪替丁注射液 1g、维生素 B_6 注射液 0.3g、甲氧氯普胺注射液 5mg、10% 氯化钾注射液 5ml；5% 葡萄糖液 250ml，加肌苷注射液 0.5g、维生素 C 注射液 2g、三磷酸腺苷针剂 40mg、辅酶 A 注射液 100 单位、门冬氨酸钾镁注射液 10ml；5% 葡萄糖液 250ml，奥美拉唑针剂 40mg；静滴，每日 1 次，连用 7 日。清胃散 10 剂，每日 1 剂，水煎服。疏肝清胃丸，每日 3 次，每次 15 粒。消炎止痛丸，每日 2 次，早上、中午各服 15 粒。养胃丸，每晚服 15 粒。

二诊：清胃散 10 剂，每日 1 剂，水煎服。疏肝清胃丸，每日 3 次，每次 15 粒。消炎止痛丸，每日 2 次，早上、中午各服 15 粒。养胃丸，每晚服 15 粒。

三诊：疏肝清胃丸，每日 3 次，每次 15 粒。消炎止痛丸，每日 2 次，早上、中午各服 15 粒。养胃丸，每晚服 15 粒。利胆化石丹，每晚服 15 粒。3 年后随访未复发。

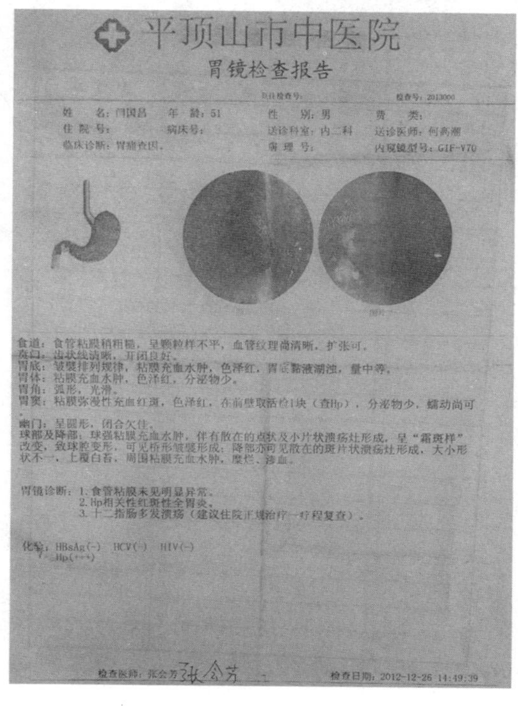

平顶山市中医院

胃镜检查报告

检查号：2013000

姓　名：闫国昌　年　龄：51　性　别：男　费　类：

住院号：　病床号：　送诊科室：内二科　送诊医师：何禹潮

临床诊断：胃痛查因。　病理号：　内窥镜型号：GIF-V70

食道：食管粘膜稍粗糙，呈颗粒样不平，血管纹理尚清晰，扩张可。

贲门：齿状线清晰，开闭良好。

胃底：皱襞排列规律，粘膜充血水肿，色泽红，胃底黏液湖浊，量中等。

胃体：粘膜充血水肿，色泽红，分泌物少。

胃角：弧形，光滑。

胃窦：粘膜弥漫性充血红斑，色泽红，在前壁取活检1块（查Hp），分泌物少，蠕动尚可。

幽门：呈圆形，闭合欠佳。

球部及降部：球部粘膜充血水肿，伴有散在的点状及小片状溃疡灶形成，呈“霜斑样”改变，致球腔变形，可见桥形皱襞形成；降部亦可见散在的斑片状溃疡灶形成，大小形状不一，上覆白苔，周围粘膜充血水肿，糜烂、渗血。

胃镜诊断：1. 食管粘膜未见明显异常。
2. Hp相关性红斑性全胃炎。
3. 十二指肠多发溃疡（建议住院正规治疗一疗程复查）。

化验：HBsAg(－)　HCV(－)　HIV(－)
Hp(+++)

检查医师：张会芳　检查日期：2012-12-26 14:49:39

典型病例 96

赵某某，男，35 岁。反流性食管炎，慢性浅表性胃炎。

一诊：半个月内没有服过驱虫药的患者，病情稳定期应首先口服左旋咪唑片剂 150mg，果导片 0.2g，睡前 1 次口服（只用 1 次）。0.9% 生理盐水 250ml，青霉素注射液 960 万单位；0.9% 生理盐水 250ml，清开灵注射液20 ~ 30ml；5% 葡萄糖 250ml，西咪替丁针剂 1g、维生素 B_6 针剂 0.3g、甲氧氯普胺注射液 10mg、10% 氯化钾针剂 5ml；静滴，每日 1 次，连用 3 ~7 日。庆大霉素针剂 4 万单位、盐酸普鲁卡因针剂 2ml，加开水口服，每日 3 次。清胃散 10 剂，每日 1 剂，水煎服。疏肝清胃丸，每日 3 次，每次 15 粒。消炎止痛丸，每日 2 次，早上、中午各服 15 粒。养胃丸，每晚服 15 粒。

二诊：清胃散 10 剂，每日 1 剂，水煎服。疏肝清胃丸，每日 3 次，每次 15 粒。消炎止痛丸，每日 2 次，早上、中午各服 15 粒。养胃丸，每晚服 15 粒。

三诊：疏肝清胃丸，每日 3 次，每次 15 粒。消炎止痛丸，每日 2 次，早上、中午各服 15 粒。养胃丸，每晚服 15 粒。利胆化石丹，每晚服 15 粒。3 年后随访未复发。

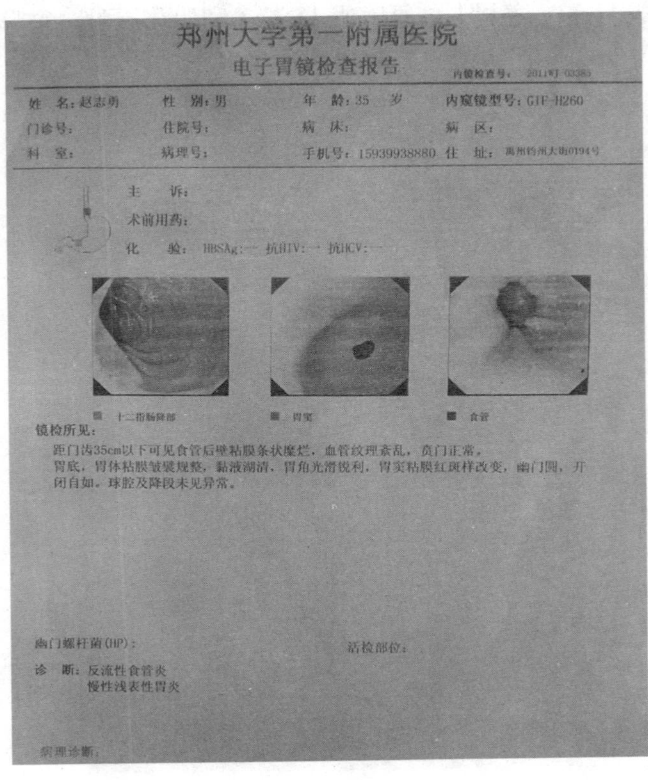

郑州大学第一附属医院

电子胃镜检查报告

内镜检查号：2011WJ 03385

姓　名：赵志勇　性　别：男　年　龄：35　岁　内窥镜型号：GIF-H260

门诊号：　住院号：　病　床：　病　区：

科　室：　病理号：　手机号：15939938880　住　址：禹州钧州大街0194号

主　诉：

术前用药：

化　验：HBSAg：－　抗HIV：－　抗HCV：－

十二指肠降部　胃窦　食管

镜检所见：

距门齿35cm以下可见食管后壁粘膜条状糜烂，血管纹理紊乱，贲门正常。

胃底，胃体粘膜皱襞规整，黏液湖清，胃角光滑锐利，胃窦粘膜红斑样改变，幽门圆，开闭自如。球腔及降段未见异常。

幽门螺杆菌(HP)：　活检部位：

诊　断：反流性食管炎

慢性浅表性胃炎

病理诊断：

典型病例 97

朱某某，男，39 岁。糜烂性胃炎，十二指肠球炎。

一诊：庆大霉素注射液 4 万单位、维生素 B_{12} 注射液 1mg，肌肉注射，每日 1 次，连用 10 日。0.9% 生理盐水 250ml，加庆大霉素注射液 24 万单位、林可霉素注射液 2.4g、654 -2 注射液 5mg、10% 氯化钾注射液 5ml；0.9% 生理盐水 250ml，加西咪替丁注射液 1g、维生素 B_6 注射液 0.3g、甲氧氯普胺注射液 5mg、10% 氯化钾注射液 5ml；5% 葡萄糖液 250ml，加肌苷注射液 0.5g、维生素 C 注射液 2g、三磷酸腺苷针剂 40mg、辅酶 A 注射液 100 单位、门冬氨酸钾镁注射液 10ml；5% 葡萄糖液 250ml，奥美拉唑针剂 40mg；静滴，每日 1 次，连用 7 日。清胃散 10 剂，每日 1 剂，水煎服。疏肝清胃丸，每日 3 次，每次 15 粒。消炎止痛丸，每日 2 次，早上、中午各服 15 粒。养胃丸，每晚服 15 粒。

二诊：清胃散 10 剂，每日 1 剂，水煎服。疏肝清胃丸，每日 3 次，每次 15 粒。消炎止痛丸，每日 2 次，早上、中午各服 15 粒。养胃丸，每晚服 15 粒。

三诊：疏肝清胃丸，每日 3 次，每次 15 粒。消炎止痛丸，每日 2 次，早上、中午各服 15 粒。养胃丸，每晚服 15 粒。健脾和胃丸，每日 1 次，每次 15 粒。骨刺消炎膏外贴胃脘处。3 年后随访未复发。

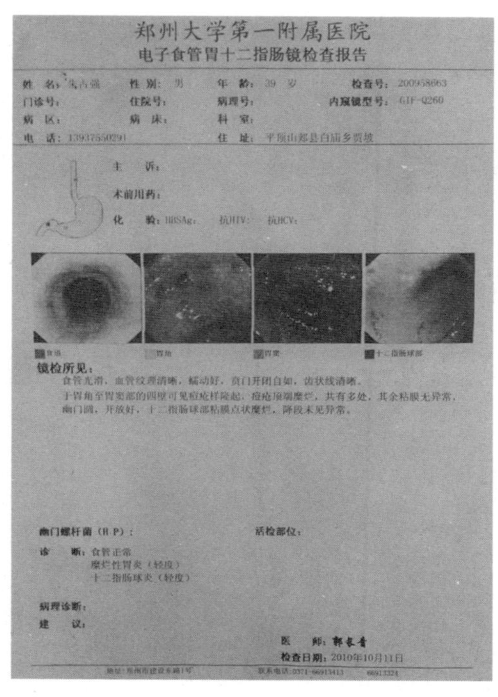

郑州大学第一附属医院
电子食管胃十二指肠镜检查报告

姓　名：　性　别：男　年　龄：39 岁　检查号：20095863
门诊号：　住院号：　病理号：　内窥镜型号：GIF-Q260
病　区：　病　床：　科　室：
电　话：13937550291　住　址：平顶山郏县白庙乡贾坡

主　诉：
术前用药：
化　验：HBSAg：　抗HIV：　抗HCV：

食管　胃角　胃窦　十二指肠球部

镜检所见：
食管光滑，血管纹理清晰，蠕动好，贲门开闭自如，齿状线清晰。
于胃角至胃窦部的四壁可见痘疮样隆起，痘疮顶端糜烂，共有多处，其余粘膜无异常，幽门圆，开放好，十二指肠球部粘膜点状糜烂，降段未见异常。

幽门螺杆菌（H P）：　活检部位：
诊　断：食管正常
糜烂性胃炎（轻度）
十二指肠球炎（轻度）

病理诊断：
建　议：

医　师：郭长青
检查日期：2010年10月11日

地址：郑州市建设东路1号　联系电话：0371-66913413　66913324

典型病例 98

徐某某，女，51 岁。糜烂性胃炎，幽门管溃疡。

一诊：庆大霉素注射液 4 万单位、维生素 B_{12} 注射液 1mg，肌肉注射，每日 1 次，连用 10 日。0.9% 生理盐水 250ml，加庆大霉素注射液 24 万单位、林可霉素注射液 2.4g、654－2 注射液 5mg、10% 氯化钾注射液 5ml；0.9% 生理盐水 250ml，加西咪替丁注射液 1g、维生素 B_6 注射液 0.3g、甲氧氯普胺注射液 5mg、10% 氯化钾注射液 5ml；5% 葡萄糖液 250ml，加肌苷注射液 0.5g、维生素 C 注射液 2g、三磷酸腺苷针剂 40mg、辅酶 A 注射液 100 单位、门冬氨酸钾镁注射液 10ml；5% 葡萄糖液 250ml，奥美拉唑针剂 40mg；静滴，每日 1 次，连用 7 日。清胃散 10 剂，每日 1 剂，水煎服。疏肝清胃丸，每日 3 次，每次 15 粒。消炎止痛丸，每日 2 次，早上、中午各服 15 粒。养胃丸，每晚服 15 粒。

二诊：清胃散 10 剂，每日 1 剂，水煎服。疏肝清胃丸，每日 3 次，每次 15 粒。消炎止痛丸，每日 2 次，早上、中午各服 15 粒。养胃丸，每晚服 15 粒。

三诊：疏肝清胃丸，每日 3 次，每次 15 粒。消炎止痛丸，每日 2 次，早上、中午各服 15 粒。养胃丸，每晚服 15 粒。健脾和胃丸，每日 1 次，每次 15 粒。骨刺消炎膏外贴胃脘处。3 年后随访未复发。

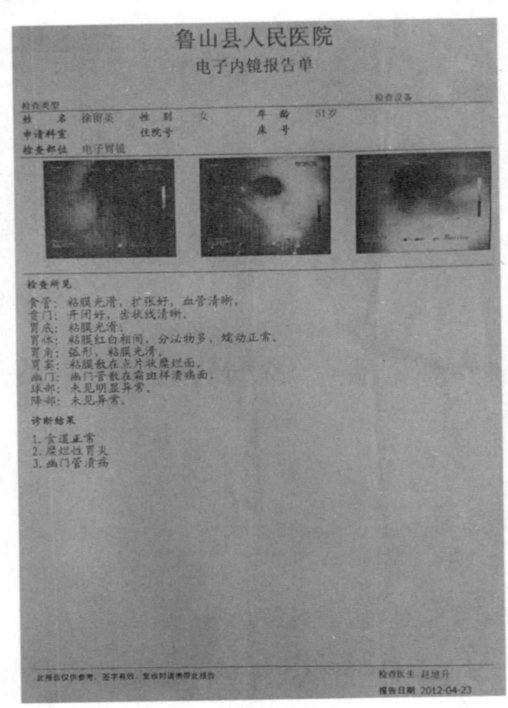

鲁山县人民医院

电子内镜报告单

检查设备

检查类型

姓　　名　徐留英　　性　　别　女　　年　　龄　51岁

申请科室　　住院号　　床　　号

检查部位　电子胃镜

检查所见

食管：粘膜光滑，扩张好，血管清晰。
贲门：开闭好，齿状线清晰。
胃底：粘膜光滑。
胃体：粘膜红白相间，分泌物多，蠕动正常。
胃角：弧形，粘膜光滑。
胃窦：粘膜散在点片状糜烂面。
幽门：幽门管散在霜斑样溃疡面。
球部：未见明显异常。
降部：未见异常。

诊断结果

1. 食道正常
2. 糜烂性胃炎
3. 幽门管溃疡

此报告仅供参考，签字有效，复诊时请携带此报告

检查医生　赵旭升

报告日期　2012-04-23

典型病例 99

王某某，女，59 岁。糜烂性胃炎，十二指肠多发性溃疡。

一诊：庆大霉素注射液 4 万单位、维生素 B_{12} 注射液 1mg，肌肉注射，每日 1 次，连用 10 日。0.9% 生理盐水 250ml，加庆大霉素注射液 24 万单位、林可霉素注射液 2.4g、654－2 注射液 5mg、10% 氯化钾注射液 5ml；0.9% 生理盐水 250ml，加西咪替丁注射液 1g、维生素 B_6 注射液 0.3g、甲氧氯普胺注射液 5mg、10% 氯化钾注射液 5ml；5% 葡萄糖液 250ml，加肌苷注射液 0.5g、维生素 C 注射液 2g、三磷酸腺苷针剂 40mg、辅酶 A 注射液 100 单位、门冬氨酸钾镁注射液 10ml；5% 葡萄糖液 250ml，奥美拉唑针剂 40mg；静滴，每日 1 次，连用 7 日。清胃散 10 剂，每日 1 剂，水煎服。疏肝清胃丸，每日 3 次，每次 15 粒。消炎止痛丸，每日 2 次，早上、中午各服 15 粒。养胃丸，每晚服 15 粒。

二诊：清胃散 10 剂，每日 1 剂，水煎服。疏肝清胃丸，每日 3 次，每次 15 粒。消炎止痛丸，每日 2 次，早上、中午各服 15 粒。养胃丸，每晚服 15 粒。

三诊：疏肝清胃丸，每日 3 次，每次 15 粒。消炎止痛丸，每日 2 次，早上、中午各服 15 粒。养胃丸，每晚服 15 粒。健脾和胃丸，每日 1 次，每次 15 粒。骨刺消炎膏外贴胃脘处。3 年后随访未复发。

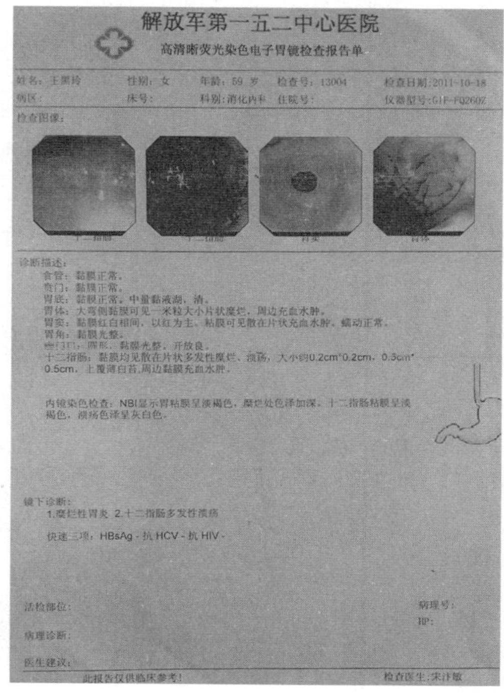

解放军第一五二中心医院

高清晰荧光染色电子胃镜检查报告单

姓名：王黑玲　性别：女　年龄：59 岁　检查号：13004　检查日期：2011-10-18

病区：　床号：　科别：消化内科　住院号：　仪器型号：GIF-FQ260Z

检查图像：

诊断描述：

食管：黏膜正常。

贲门：黏膜正常。

胃底：黏膜正常。中量黏液湖，清。

胃体：大弯侧黏膜可见一米粒大小片状糜烂，周边充血水肿。

胃窦：黏膜红白相间，以红为主。粘膜可见散在片状充血水肿。蠕动正常。

胃角：黏膜光整。

幽门口：圆形，黏膜光整，开放良。

十二指肠：黏膜均见散在片状多发性糜烂、溃疡，大小约0.2cm*0.2cm，0.5cm*0.5cm，上覆薄白苔,周边黏膜充血水肿。

内镜染色检查：NBI显示胃粘膜呈淡褐色，糜烂处色泽加深。十二指肠粘膜呈淡褐色，溃疡色泽呈灰白色。

镜下诊断：

1.糜烂性胃炎 2.十二指肠多发性溃疡

快速三项：HBsAg - 抗 HCV - 抗 HIV -

活检部位：　病理号：

HP：

病理诊断：

医生建议：

此报告仅供临床参考！　检查医生：宋汴敏

典型病例 100

李某某，男，46 岁。食管炎，贲门炎，浅表性胃炎，十二指肠多发性溃疡。

一诊：半个月内没有服过驱虫药的患者，病情稳定期应首先口服左旋咪唑片剂 150mg，果导片 0.2g，睡前 1 次口服（只用 1 次）。0.9% 生理盐水 250ml，青霉素注射液 960 万单位；0.9% 生理盐水 250ml，清开灵注射液 20～30ml；5% 葡萄糖 250ml，西咪替丁针剂 1g、维生素 B_6 针剂 0.3g、甲氧氯普胺注射液 10mg、10% 氯化钾针剂 5ml；静滴，每日 1 次，连用 3～7 日。庆大霉素针剂 4 万单位、盐酸普鲁卡因针剂 2ml，加开水口服，每日 3 次。清胃散 10 剂，每日 1 剂，水煎服。疏肝清胃丸，每日 3 次，每次 15 粒。消炎止痛丸，每日 2 次，早上、中午各服 15 粒。养胃丸，每晚服 15 粒。

二诊：清胃散 10 剂，每日 1 剂，水煎服。疏肝清胃丸，每日 3 次，每次 15 粒。消炎止痛丸，每日 2 次，早上、中午各服 15 粒。养胃丸，每晚服 15 粒。

三诊：疏肝清胃丸，每日 3 次，每次 15 粒。消炎止痛丸，每日 2 次，早上、中午各服 15 粒。养胃丸，每晚服 15 粒。利胆化石丹，每晚服 15 粒。3 年后随访未复发。

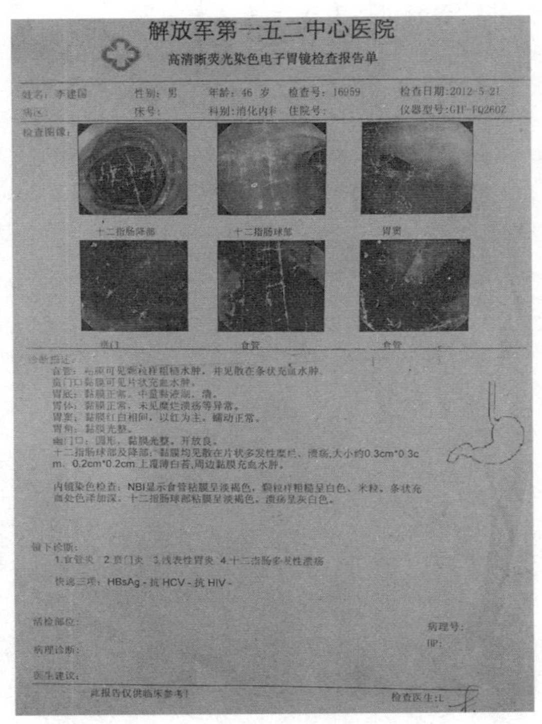
解放军第一五二中心医院

高清晰荧光染色电子胃镜检查报告单

姓名：李建国　性别：男　年龄：46 岁　检查号：16959　检查日期：2012-5-21

病区：　床号：　科别：消化内科　住院号：　仪器型号：GIF-FQ260Z

检查图像：

十二指肠降部　十二指肠球部　胃窦

贲门　食管　食管

诊断描述：

食管：粘膜可见颗粒样粗糙水肿，并见散在条状充血水肿。

贲门口黏膜可见片状充血水肿。

胃底：黏膜正常，中量黏液湖，清。

胃体：黏膜正常，未见糜烂溃疡等异常。

胃窦：黏膜红白相间，以红为主，蠕动正常。

胃角：黏膜光整。

幽门口：圆形，黏膜光整，开放良。

十二指肠球部及降部：黏膜均见散在片状多发性糜烂、溃疡，大小约0.3cm*0.3cm、0.2cm*0.2cm，上覆薄白苔，周边黏膜充血水肿。

内镜染色检查：NBI显示食管粘膜呈淡褐色，颗粒样粗糙呈白色、米粒、条状充血处色泽加深，十二指肠球部粘膜呈淡褐色，溃疡呈灰白色。

镜下诊断：

1.食管炎　2.贲门炎　3.浅表性胃炎　4.十二指肠多发性溃疡

快速三项：HBsAg - 抗 HCV - 抗 HIV -

活检部位：　病理号：

HP：

病理诊断：

医生建议：

此报告仅供临床参考！　检查医生：L

典型病例 101

王某某，女，30 岁。食管炎，浅表性胃炎。

一诊：半个月内没有服过驱虫药的患者，病情稳定期应首先口服左旋咪唑片剂 150mg，果导片 0.2g，睡前 1 次口服（只用 1 次）。0.9% 生理盐水 250ml，青霉素注射液 960 万单位；0.9% 生理盐水 250ml，清开灵注射液20～30ml；5% 葡萄糖 250ml，西咪替丁针剂 1g、维生素 B_6 针剂 0.3g、甲氧氯普胺注射液 10mg、10% 氯化钾针剂 5ml；静滴，每日 1 次，连用 3～7 日。庆大霉素针剂 4 万单位、盐酸普鲁卡因针剂 2ml，加开水口服，每日 3 次。清胃散 10 剂，每日 1 剂，水煎服。疏肝清胃丸，每日 3 次，每次 15 粒。消炎止痛丸，每日 2 次，早上、中午各服 15 粒。养胃丸，每晚服 15 粒。

二诊：清胃散 10 剂，每日 1 剂，水煎服。疏肝清胃丸，每日 3 次，每次 15 粒。消炎止痛丸，每日 2 次，早上、中午各服 15 粒。养胃丸，每晚服 15 粒。

三诊：疏肝清胃丸，每日 3 次，每次 15 粒。消炎止痛丸，每日 2 次，早上、中午各服 15 粒。养胃丸，每晚服 15 粒。利胆化石丹，每晚服 15 粒。3 年后随访未复发。

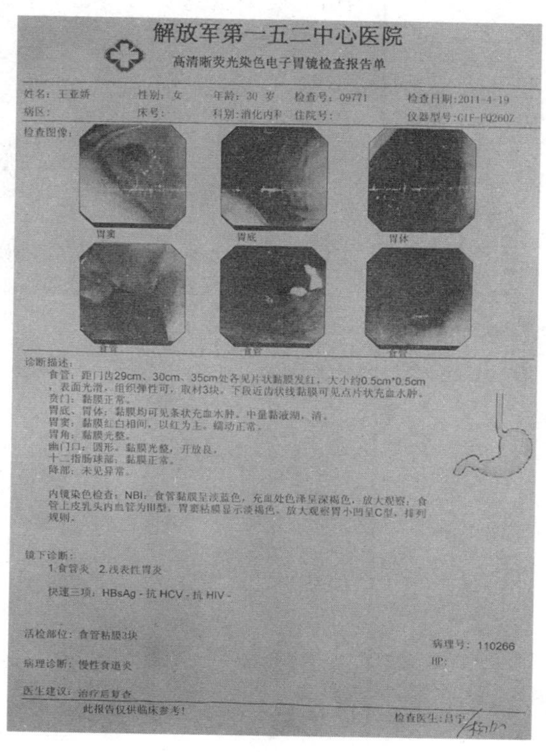

解放军第一五二中心医院

高清晰荧光染色电子胃镜检查报告单

姓名：王亚娇　性别：女　年龄：30 岁　检查号：09771　检查日期：2011-4-19

病区：　床号：　科别：消化内科　住院号：　仪器型号：GIF-FQ260Z

检查图像：

胃窦　胃底　胃体

食管　食管　食管

诊断描述：

食管：距门齿29cm、30cm、35cm处各见片状黏膜发红，大小约0.5cm*0.5cm，表面光滑，组织弹性可，取材3块，下段近齿状线黏膜可见点片状充血水肿。

贲门：黏膜正常。

胃底、胃体：黏膜均可见条状充血水肿。中量黏液湖，清。

胃窦：黏膜红白相间，以红为主。蠕动正常。

胃角：黏膜光整。

幽门口：圆形。黏膜光整，开放良。

十二指肠球部：黏膜正常。

降部：未见异常。

内镜染色检查：NBI：食管黏膜呈淡蓝色，充血处色泽呈深褐色，放大观察：食管上皮乳头内血管为III型，胃窦粘膜显示淡褐色，放大观察胃小凹呈C型，排列规则。

镜下诊断：

1.食管炎　2.浅表性胃炎

快速三项：HBsAg - 抗 HCV - 抗 HIV -

活检部位：食管粘膜3块

病理号：110266

HP：

病理诊断：慢性食道炎

医生建议：治疗后复查

此报告仅供临床参考！

检查医生：吕宁/杨加

典型病例 102

张某某，男，41 岁。食道炎，糜烂性胃炎。

一诊：0.9% 生理盐水 250ml，青霉素注射液 960 万单位；0.9% 生理盐水 250ml，清开灵注射液 20～30ml；5% 葡萄糖 250ml，西咪替丁针剂 1g、维生素 B_6 针剂 0.3g、甲氧氯普胺注射液 10mg、10% 氯化钾针剂 5ml；静滴，每日 1 次，连用 3～7 日。庆大霉素针剂 4 万单位、盐酸普鲁卡因针剂 2ml，加开水口服，每日 3 次。清胃散 10 剂，每日 1 剂，水煎服。疏肝清胃丸，每日 3 次，每次 15 粒。消炎止痛丸，每日 2 次，早上、中午各服 15 粒。养胃丸，每晚服 15 粒。

二诊：清胃散 10 剂，每日 1 剂，水煎服。疏肝清胃丸，每日 3 次，每次 15 粒。消炎止痛丸，每日 2 次，早上、中午各服 15 粒。养胃丸，每晚服 15 粒。

三诊：疏肝清胃丸，每日 3 次，每次 15 粒。消炎止痛丸，每日 2 次，早上、中午各服 15 粒。养胃丸，每晚服 15 粒。健脾和胃丸，每日 1 次，每次 15 粒。骨刺消炎膏外贴胃脘处。3 年后随访未复发。

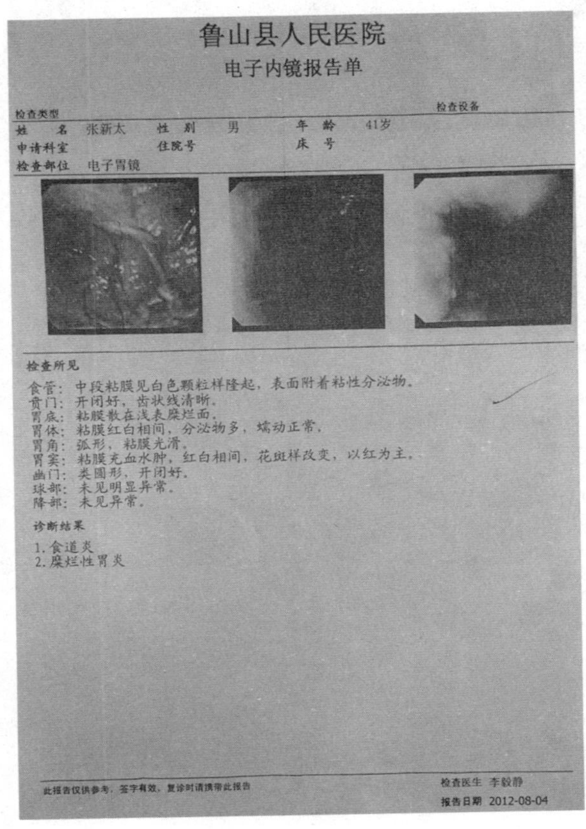

鲁山县人民医院

电子内镜报告单

检查类型　　检查设备

姓　名　张新太　性　别　男　年　龄　41岁

申请科室　住院号　床　号

检查部位　电子胃镜

检查所见

食管：中段粘膜见白色颗粒样隆起，表面附着粘性分泌物。
贲门：开闭好，齿状线清晰。
胃底：粘膜散在浅表糜烂面。
胃体：粘膜红白相间，分泌物多，蠕动正常。
胃角：弧形，粘膜光滑。
胃窦：粘膜充血水肿，红白相间，花斑样改变，以红为主。
幽门：类圆形，开闭好。
球部：未见明显异常。
降部：未见异常。

诊断结果

1. 食道炎
2. 糜烂性胃炎

此报告仅供参考，签字有效，复诊时请携带此报告

检查医生　李毅静

报告日期　2012-08-04

典型病例 103

韩某某，男，64 岁。食管、贲门炎，红斑渗出性胃炎伴反流。

一诊：0.9% 生理盐水 250ml，青霉素注射液 960 万单位；0.9% 生理盐水 250ml，清开灵注射液 20～30ml；5% 葡萄糖 250ml，西咪替丁针剂 1g、维生素 B_6 针剂 0.3g、甲氧氯普胺注射液 10mg、10% 氯化钾针剂 5ml；静滴，每日 1 次，连用 3～7 日。庆大霉素针剂 4 万单位、盐酸普鲁卡因针剂 2ml，加开水口服，每日 3 次。清胃散 10 剂，每日 1 剂，水煎服。疏肝清胃丸，每日 3 次，每次 15 粒。消炎止痛丸，每日 2 次，早上、中午各服 15 粒。养胃丸，每晚服 15 粒。

二诊：清胃散 10 剂，每日 1 剂，水煎服。疏肝清胃丸，每日 3 次，每次 15 粒。消炎止痛丸，每日 2 次，早上、中午各服 15 粒。养胃丸，每晚服 15 粒。

三诊：疏肝清胃丸，每日 3 次，每次 15 粒。消炎止痛丸，每日 2 次，早上、中午各服 15 粒。养胃丸，每晚服 15 粒。利胆化石丹，每晚服 15 粒。3 年后随访未复发。

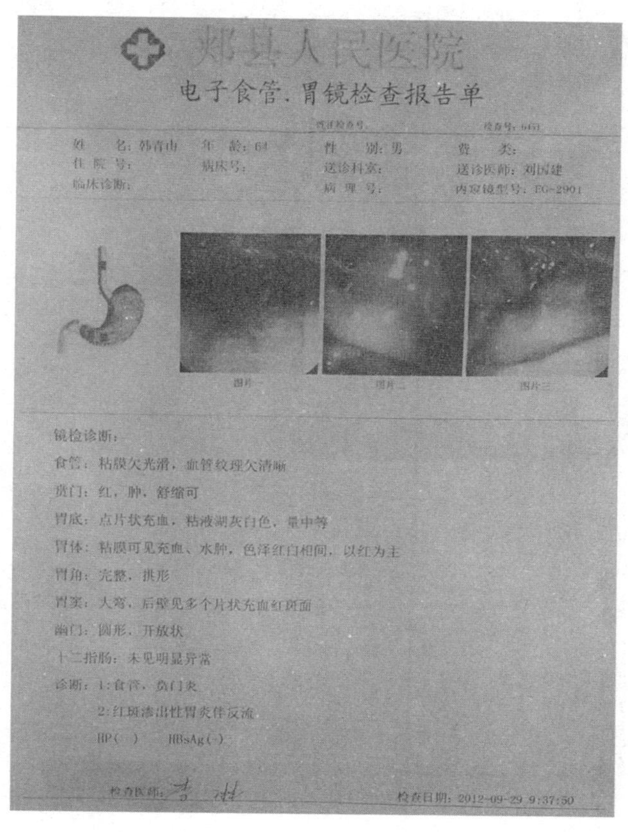
郏县人民医院

电子食管.胃镜检查报告单

检查号：661

姓　名：韩青山	年　龄：64	性　别：男	费　类：
住院号：	病床号：	送诊科室：	送诊医师：刘国建
临床诊断：		病理号：	内窥镜型号：EG-2901

图片一　图片二　图片三

镜检诊断：

食管：粘膜欠光滑，血管纹理欠清晰

贲门：红，肿，舒缩可

胃底：点片状充血，粘液湖灰白色，量中等

胃体：粘膜可见充血、水肿，色泽红白相间，以红为主

胃角：完整，拱形

胃窦：大弯，后壁见多个片状充血红斑面

幽门：圆形，开放状

十二指肠：未见明显异常

诊断：1:食管，贲门炎

2:红斑渗出性胃炎伴反流

HP(　)　HBsAg(-)

检查医师：

检查日期：2012-09-29 9:37:50

典型病例 104

王某某，男，69 岁。慢性浅表性胃炎。

一诊：半个月内没有服过驱虫药的患者，病情稳定期应首先口服左旋咪唑片剂 150mg，果导片 0.2g，睡前 1 次口服（只用 1 次）。庆大霉素注射液 4 万单位、维生素 B_{12}注射液 1mg，肌肉注射，每日 1 次，连用 10 日。清胃散 10 剂，每日 1 剂，水煎服。疏肝清胃丸，每日 3 次，每次 15 粒。消炎止痛丸，每日 2 次，早上、中午各服 15 粒。养胃丸，每晚服 15 粒。

二诊：清胃散 10 剂，每日 1 剂，水煎服。疏肝清胃丸，每日 3 次，每次 15 粒。消炎止痛丸，每日 2 次，早上、中午各服 15 粒。养胃丸，每晚服 15 粒。

三诊：疏肝清胃丸，每日 3 次，每次 15 粒。消炎止痛丸，每日 2 次，早上、中午各服 15 粒。养胃丸，每晚服 15 粒。利胆化石丹，每晚服 15 粒。3 年后随访未复发。

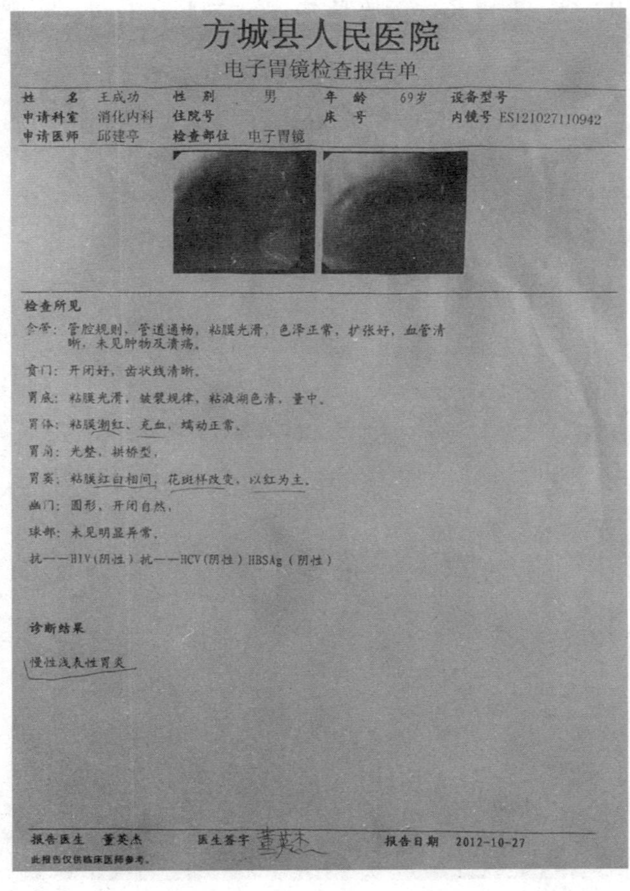

方城县人民医院

电子胃镜检查报告单

姓　名	王成功	性　别	男	年　龄	69岁	设备型号	
申请科室	消化内科	住院号		床　号		内镜号	ES121027110942
申请医师	邱建亭	检查部位	电子胃镜				

检查所见

食管：管腔规则，管道通畅，粘膜光滑，色泽正常，扩张好，血管清晰，未见肿物及溃疡。

贲门：开闭好，齿状线清晰。

胃底：粘膜光滑，皱襞规律，粘液湖色清，量中。

胃体：粘膜潮红、充血，蠕动正常。

胃角：光整，拱桥型，

胃窦：粘膜红白相间，花斑样改变，以红为主。

幽门：圆形，开闭自然，

球部：未见明显异常，

抗——HIV（阴性）抗——HCV（阴性）HBSAg（阴性）

诊断结果

慢性浅表性胃炎

报告医生　董英杰　　医生签字 董英杰　　报告日期　2012-10-27

此报告仅供临床医师参考。

典型病例 105

张某，女，32 岁。隆起糜烂性胃炎伴胆汁反流。

一诊：庆大霉素注射液 4 万单位、维生素 B_{12} 注射液 1mg，肌肉注射，每日 1 次，连用 10 日。0.9% 生理盐水 250ml，加庆大霉素注射液 24 万单位、林可霉素注射液 2.4g、654－2 注射液 5mg、10% 氯化钾注射液 5ml；0.9% 生理盐水 250ml，加西咪替丁注射液 1g、维生素 B_6 注射液 0.3g、甲氧氯普胺注射液 5mg、10% 氯化钾注射液 5ml；5% 葡萄糖液 250ml，加肌苷注射液 0.5g、维生素 C 注射液 2g、三磷酸腺苷针剂 40mg、辅酶 A 注射液 100 单位、门冬氨酸钾镁注射液 10ml；5% 葡萄糖液 250ml，奥美拉唑针剂 40mg；静滴，每日 1 次，连用 7 日。清胃散 10 剂，每日 1 剂，水煎服。疏肝清胃丸，每日 3 次，每次 15 粒。消炎止痛丸，每日 2 次，早上、中午各服 15 粒。养胃丸，每晚服 15 粒。

二诊：清胃散 10 剂，每日 1 剂，水煎服。疏肝清胃丸，每日 3 次，每次 15 粒。消炎止痛丸，每日 2 次，早上、中午各服 15 粒。养胃丸，每晚服 15 粒。

三诊：疏肝清胃丸，每日 3 次，每次 15 粒。消炎止痛丸，每日 2 次，早上、中午各服 15 粒。养胃丸，每晚服 15 粒。健脾和胃丸，每日 1 次，每次 15 粒。骨刺消炎膏外贴胃脘处。2 年后随访未复发。

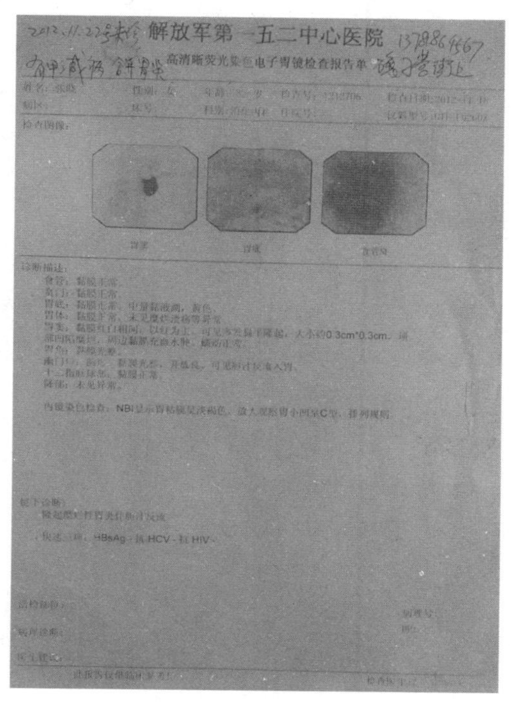
解放军第一五二中心医院

高清晰荧光染色电子胃镜检查报告单

典型病例 106

赵某某，女，67 岁。糜烂性胃炎，胃息肉，十二指肠球部溃疡。

一诊：庆大霉素注射液 4 万单位、维生素 B_{12}注射液 1mg，肌肉注射，每日 1 次，连用 10 日。0.9% 生理盐水 250ml，加庆大霉素注射液 24 万单位、林可霉素注射液 2.4g、654－2 注射液 5mg、10% 氯化钾注射液 5ml；0.9% 生理盐水 250ml，加西咪替丁注射液 1g、维生素 B_6 注射液 0.3g、甲氧氯普胺注射液 5mg、10% 氯化钾注射液 5ml；5% 葡萄糖液 250ml，加肌苷注射液 0.5g、维生素 C 注射液 2g、三磷酸腺苷针剂 40mg、辅酶 A 注射液 100 单位、门冬氨酸钾镁注射液 10ml；5% 葡萄糖液 250ml，奥美拉唑针剂 40mg；静滴，每日 1 次，连用 7 日。增生平按说明服 3 个月。清胃散 10 剂，每日 1 剂，水煎服。疏肝清胃丸，每日 3 次，每次 15 粒。消炎止痛丸，每日 2 次，早上、中午各服 15 粒。养胃丸，每晚服 15 粒。

二诊：清胃散 10 剂，每日 1 剂，水煎服。疏肝清胃丸，每日 3 次，每次 15 粒。消炎止痛丸，每日 2 次，早上、中午各服 15 粒。养胃丸，每晚服 15 粒。

三诊：疏肝清胃丸，每日 3 次，每次 15 粒。消炎止痛丸，每日 2 次，早上、中午各服 15 粒。养胃丸，每晚服 15 粒。健脾和胃丸，每日 1 次，每次 15 粒。骨刺消炎膏外贴胃脘处。3 年后随访未复发。

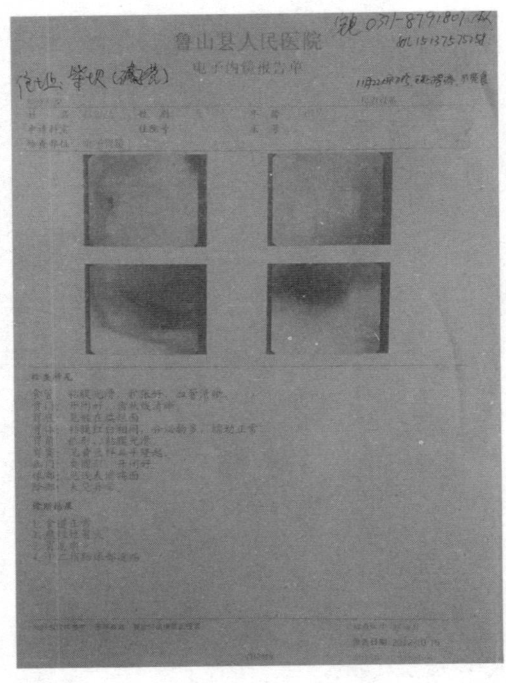

鲁山县人民医院

电子内镜报告单

典型病例 107

郭某，女，8 岁。隆起糜烂性胃炎。

一诊：庆大霉素注射液 4 万单位、维生素 B_{12} 注射液 1mg，肌肉注射，每日 1 次，连用 10 日。0.9% 生理盐水 250ml，加庆大霉素注射液 24 万单位、林可霉素注射液 2.4g、654－2 注射液 5mg、10% 氯化钾注射液 5ml；0.9% 生理盐水 250ml，加西咪替丁注射液 1g、维生素 B_6 注射液 0.3g、甲氧氯普胺注射液 5mg、10% 氯化钾注射液 5ml；5% 葡萄糖液 250ml，加肌苷注射液 0.5g、维生素 C 注射液 2g、三磷酸腺苷针剂 40mg、辅酶 A 注射液 100 单位、门冬氨酸钾镁注射液 10ml；5% 葡萄糖液 250ml，奥美拉唑针剂 40mg；静滴，每日 1 次，连用 7 日。清胃散 10 剂，每日 1 剂，水煎服。疏肝清胃丸，每日 3 次，每次 15 粒。消炎止痛丸，每日 2 次，早上、中午各服 15 粒。养胃丸，每晚服 15 粒。

二诊：清胃散 10 剂，每日 1 剂，水煎服。疏肝清胃丸，每日 3 次，每次 15 粒。消炎止痛丸，每日 2 次，早上、中午各服 15 粒。养胃丸，每晚服 15 粒。

三诊：疏肝清胃丸，每日 3 次，每次 15 粒。消炎止痛丸，每日 2 次，早上、中午各服 15 粒。养胃丸，每晚服 15 粒。健脾和胃丸，每日 1 次，每次 15 粒。骨刺消炎膏外贴胃脘处。3 年后随访未复发。

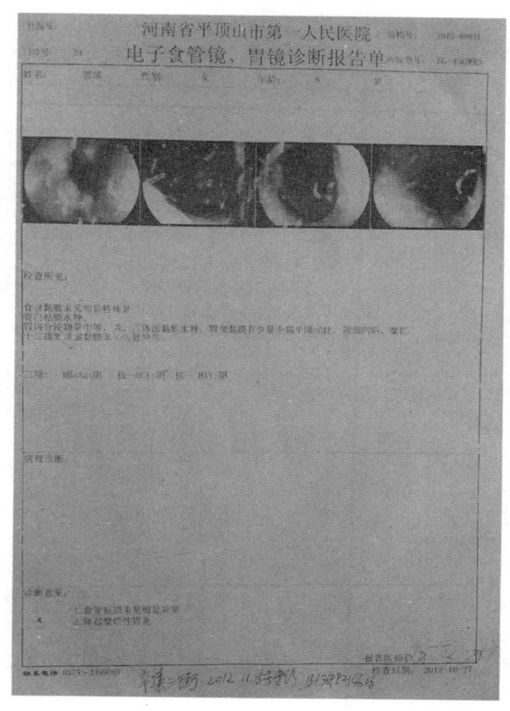

河南省平顶山市第一人民医院

电子食管镜、胃镜诊断报告单

姓名：郭某 性别：女 年龄：8 岁

检查所见：

贲门粘膜水肿。

二项：HBsAg:阴 抗-HCV:阴 抗-HIV:阴

病理诊断：

诊断意见：

1.食管粘膜未见明显异常

2.隆起糜烂性胃炎

报告医师：

联系电话 0375-3399080 检查日期：2012-10-27

典型病例 108

毛某某，女，43 岁。胆汁反流性胃炎伴糜烂，十二指肠炎。

一诊：庆大霉素注射液 4 万单位、维生素 B_{12} 注射液 1mg，肌肉注射，每日 1 次，连用 10 日。0.9% 生理盐水 250ml，加庆大霉素注射液 24 万单位、林可霉素注射液 2.4g、654－2 注射液 5mg、10% 氯化钾注射液 5ml；0.9% 生理盐水 250ml，加西咪替丁注射液 1g、维生素 B_6 注射液 0.3g、甲氧氯普胺注射液 5mg、10% 氯化钾注射液 5ml；5% 葡萄糖液 250ml，加肌苷注射液 0.5g、维生素 C 注射液 2g、三磷酸腺苷针剂 40mg、辅酶 A 注射液 100 单位、门冬氨酸钾镁注射液 10ml；5% 葡萄糖液 250ml，奥美拉唑针剂 40mg；静滴，每日 1 次，连用 7 日。清胃散 10 剂，每日 1 剂，水煎服。疏肝清胃丸，每日 3 次，每次 15 粒。消炎止痛丸，每日 2 次，早上、中午各服 15 粒。养胃丸，每晚服 15 粒。

二诊：清胃散 10 剂，每日 1 剂，水煎服。疏肝清胃丸，每日 3 次，每次 15 粒。消炎止痛丸，每日 2 次，早上、中午各服 15 粒。养胃丸，每晚服 15 粒。

三诊：疏肝清胃丸，每日 3 次，每次 15 粒。消炎止痛丸，每日 2 次，早上、中午各服 15 粒。养胃丸，每晚服 15 粒。利胆化石丹，每日 2 次，每次 15 粒。3 年后随访未复发。

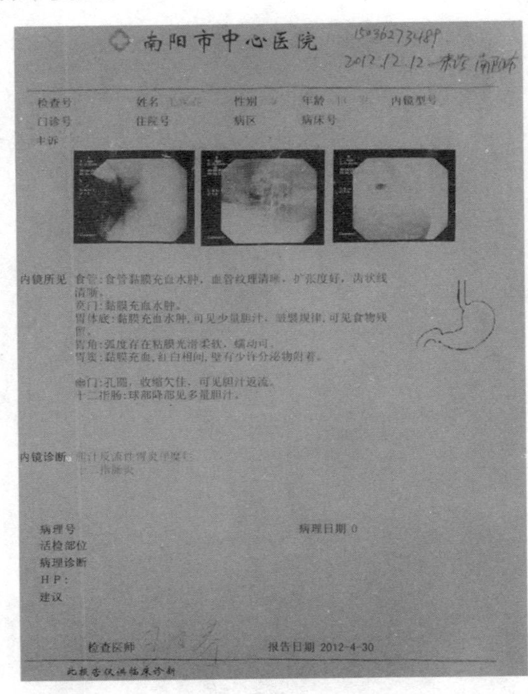

南阳市中心医院

检查号　姓名　性别　年龄　内镜型号

门诊号　住院号　病区　病床号

主诉

内镜所见　食管：食管黏膜充血水肿，血管纹理清晰，扩张度好，齿状线清晰。
贲门：黏膜充血水肿。
胃体底：黏膜充血水肿，可见少量胆汁，皱襞规律，可见食物残留。
胃角：弧度存在黏膜光滑柔软，蠕动可。
胃窦：黏膜充血，红白相间，壁有少许分泌物附着。

幽门：孔圆，收缩欠佳，可见胆汁返流。
十二指肠：球部降部见多量胆汁。

内镜诊断　胆汁反流性胃炎伴糜烂
十二指肠炎

病理号　病理日期 0

活检部位

病理诊断

H P：

建议

检查医师　报告日期 2012-4-30

此报告仅供临床诊断

典型病例 109

李某某，女，74 岁。反流性食管炎，红斑渗出性胃炎，胃息肉，十二指肠炎。

一诊：0.9%生理盐水250ml，青霉素注射液960万单位；0.9%生理盐水250ml，清开灵注射液20～30ml；5%葡萄糖250ml，西咪替丁针剂1g、维生素B_6针剂0.3g、甲氧氯普胺注射液10mg、10%氯化钾针剂5ml；静滴，每日1次，连用3～7日。庆大霉素针剂4万单位、盐酸普鲁卡因针剂2ml，加开水口服，每日3次。增生平按说明服用3个月清胃散10剂，每日1剂，水煎服。疏肝清胃丸，每日3次，每次15粒。消炎止痛丸，每日2次，早上、中午各服15粒。养胃丸，每晚服15粒。

二诊：清胃散10剂，每日1剂，水煎服。疏肝清胃丸，每日3次，每次15粒。消炎止痛丸，每日2次，早上、中午各服15粒。养胃丸，每晚服15粒。

三诊：疏肝清胃丸，每日3次，每次15粒。消炎止痛丸，每日2次，早上、中午各服15粒。养胃丸，每晚服15粒。利胆化石丹，每晚服15粒。3年后随访未复发。

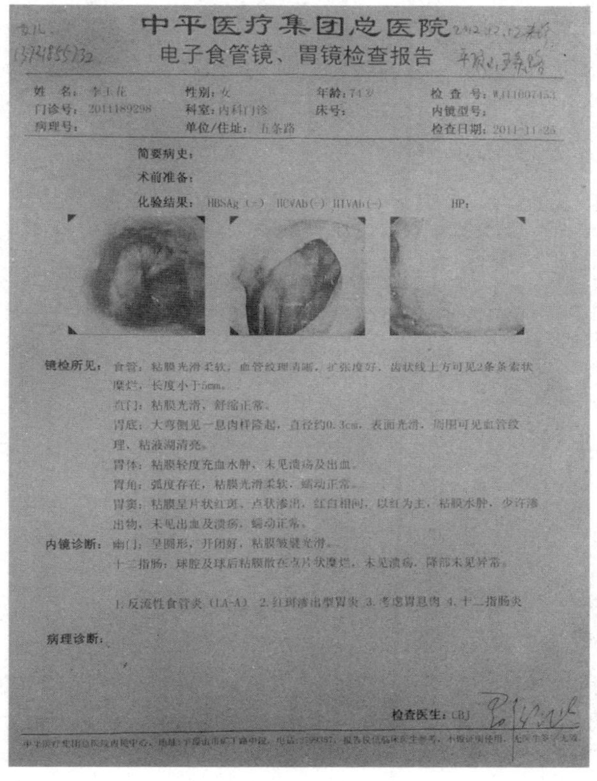

中平医疗集团总医院

电子食管镜、胃镜检查报告

姓　名：李玉花　性别：女　年龄：74岁　检查号：WJ11007453

门诊号：2011189298　科室：内科门诊　床号：　内镜型号：

病理号：　单位/住址：五条路　检查日期：2011-11-25

简要病史：

术前准备：

化验结果：HBSAg（-）HCVAb(-) HIVAb(-)　HP：

镜检所见：食管：粘膜光滑柔软，血管纹理清晰，扩张度好，齿状线上方可见2条条索状糜烂，长度小于5mm。

贲门：粘膜光滑，舒缩正常。

胃底：大弯侧见一息肉样隆起，直径约0.3cm，表面光滑，周围可见血管纹理，粘液湖清亮。

胃体：粘膜轻度充血水肿，未见溃疡及出血。

胃角：弧度存在，粘膜光滑柔软，蠕动正常。

胃窦：粘膜呈片状红斑、点状渗出，红白相间，以红为主，粘膜水肿，少许渗出物，未见出血及溃疡，蠕动正常。

内镜诊断：幽门：呈圆形，开闭好，粘膜皱襞光滑。

十二指肠：球腔及球后粘膜散在点片状糜烂，未见溃疡，降部未见异常。

1.反流性食管炎（LA-A）2.红斑渗出型胃炎 3.考虑胃息肉 4.十二指肠炎

病理诊断：

检查医生：CBJ

典型病例110

张某，女，62岁。慢性红斑性胃窦炎，十二指肠球炎。

一诊：0.9%生理盐水250ml，青霉素注射液960万单位；0.9%生理盐水250ml，清开灵注射液20～30ml；5%葡萄糖250ml，西咪替丁针剂1g、维生素B_6针剂0.3g、甲氧氯普胺注射液10mg、10%氯化钾针剂5ml；静滴，每日1次，连用3～7日。庆大霉素针剂4万单位、盐酸普鲁卡因针剂2ml，加开水口服，每日3次。清胃散10剂，每日1剂，水煎服。疏肝清胃丸，每日3次，每次15粒。消炎止痛丸，每日2次，早上、中午各服15粒。养胃丸，每晚服15粒。

二诊：清胃散10剂，每日1剂，水煎服。疏肝清胃丸，每日3次，每次15粒。消炎止痛丸，每日2次，早上、中午各服15粒。养胃丸，每晚服15粒。

三诊：疏肝清胃丸，每日3次，每次15粒。消炎止痛丸，每日2次，早上、中午各服15粒。养胃丸，每晚服15粒。利胆化石丹，每晚服15粒。3年后随访未复发。

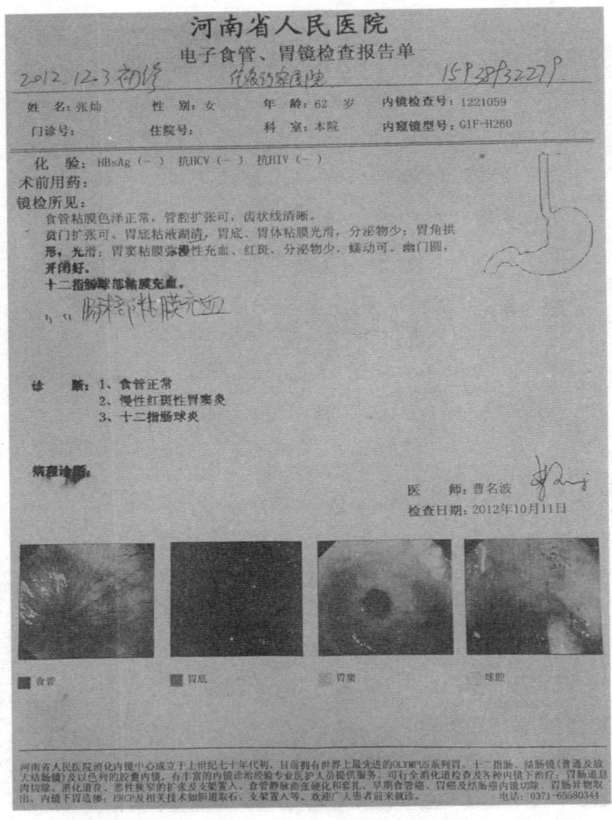

河南省人民医院

电子食管、胃镜检查报告单

姓　名：张灿　　性　别：女　　年　龄：62　岁　　内镜检查号：1221059

门诊号：　　住院号：　　科　室：本院　　内窥镜型号：GIF-H260

化　验：HBsAg（－）　抗HCV（－）　抗HIV（－）

术前用药：

镜检所见：

食管粘膜色泽正常，管腔扩张可，齿状线清晰。

贲门扩张可。胃底粘液湖清，胃底、胃体粘膜光滑，分泌物少；胃角拱形，光滑；胃窦粘膜弥漫性充血、红斑，分泌物少，蠕动可。幽门圆，开闭好。

十二指肠球部粘膜充血。

诊　断：1、食管正常

2、慢性红斑性胃窦炎

3、十二指肠球炎

病理诊断：

医　师：曹名波

检查日期：2012年10月11日

食管　胃底　胃窦　球腔

河南省人民医院消化内镜中心成立于上世纪七十年代初，目前拥有世界上最先进的OLYMPUS系列胃、十二指肠、结肠镜（普通及放大结肠镜）及以色列的胶囊内镜。有丰富的内镜诊治经验专业医护人员提供服务。可行全消化道检查及各种内镜下治疗：胃肠道息肉切除、消化道良、恶性狭窄的扩张及支架置入、食管静脉曲张硬化和套扎、早期食管癌、胃癌及结肠癌内镜切除、胃肠异物取出、内镜下胃造瘘；ERCP及相关技术如胆道取石、支架置入等。欢迎广大患者前来就诊。　电话：0371-65580344

典型病例 111

陈某某，男，40 岁。贲门炎，平坦糜烂性胃炎。

一诊：0.9% 生理盐水 250ml，青霉素注射液 960 万单位；0.9% 生理盐水 250ml，清开灵注射液 20～30ml；5% 葡萄糖 250ml，西咪替丁针剂 1g、维生素 B_6 针剂 0.3g、甲氧氯普胺注射液 10mg、10% 氯化钾针剂 5ml；静滴，每日 1 次，连用 3～7 日。庆大霉素针剂 4 万单位、盐酸普鲁卡因针剂 2ml，加开水口服，每日 3 次。清胃散 10 剂，每日 1 剂，水煎服。疏肝清胃丸，每日 3 次，每次 15 粒。消炎止痛丸，每日 2 次，早上、中午各服 15 粒。养胃丸，每晚服 15 粒。

二诊：清胃散 10 剂，每日 1 剂，水煎服。疏肝清胃丸，每日 3 次，每次 15 粒。消炎止痛丸，每日 2 次，早上、中午各服 15 粒。养胃丸，每晚服 15 粒。

三诊：疏肝清胃丸，每日 3 次，每次 15 粒。消炎止痛丸，每日 2 次，早上、中午各服 15 粒。养胃丸，每晚服 15 粒。健脾和胃丸，每日 1 次，每次 15 粒。骨刺消炎膏外贴胃脘处。3 年后随访未复发。

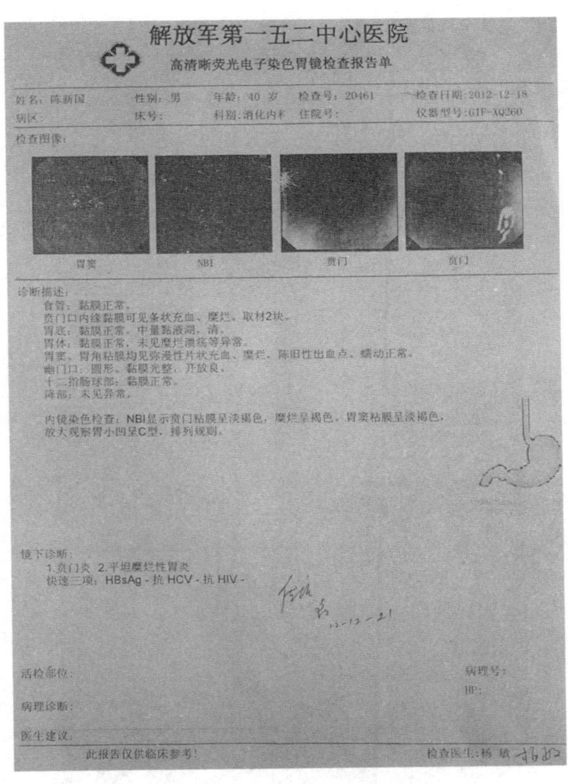

解放军第一五二中心医院

高清晰荧光电子染色胃镜检查报告单

姓名：陈新国　性别：男　年龄：40 岁　检查号：20461　检查日期：2012-12-18

病区：　床号：　科别：消化内科　住院号：　仪器型号：GIF-XQ260

检查图像：

胃窦　NBI　贲门　贲门

诊断描述：

食管：黏膜正常。
贲门口内缘黏膜可见条状充血、糜烂。取材2块。
胃底：黏膜正常。中量黏液湖，清。
胃体：黏膜正常，未见糜烂溃疡等异常。
胃窦、胃角粘膜均见弥漫性片状充血、糜烂，陈旧性出血点。蠕动正常。
幽门口：圆形、黏膜光整、开放良。
十二指肠球部：黏膜正常。
降部：未见异常。

内镜染色检查：NBI显示贲门粘膜呈淡褐色，糜烂呈褐色，胃窦粘膜呈淡褐色，放大观察胃小凹呈C型，排列规则。

镜下诊断：

1.贲门炎 2.平坦糜烂性胃炎
快速三项：HBsAg - 抗 HCV - 抗 HIV -

12-12-21

活检部位：　病理号：

HP：

病理诊断：

医生建议：

此报告仅供临床参考！　检查医生：杨 敏

典型病例 112

岳某某，男，43 岁。平坦糜烂性胃炎。

一诊：庆大霉素注射液 4 万单位、维生素 B_{12} 注射液 1mg，肌肉注射，每日 1 次，连用 10 日。0.9% 生理盐水 250ml，加庆大霉素注射液 24 万单位、林可霉素注射液 2.4g、654－2 注射液 5mg、10% 氯化钾注射液 5ml；0.9% 生理盐水 250ml，加西咪替丁注射液 1g、维生素 B_6 注射液 0.3g、甲氧氯普胺注射液 5mg、10% 氯化钾注射液 5ml；5% 葡萄糖液 250ml，加肌苷注射液 0.5g、维生素 C 注射液 2g、三磷酸腺苷针剂 40mg、辅酶 A 注射液 100 单位、门冬氨酸钾镁注射液 10ml；5% 葡萄糖液 250ml，奥美拉唑针剂 40mg；静滴，每日 1 次，连用 7 日。清胃散 10 剂，每日 1 剂，水煎服。疏肝清胃丸，每日 3 次，每次 15 粒。消炎止痛丸，每日 2 次，早上、中午各服 15 粒。养胃丸，每晚服 15 粒。

二诊：清胃散 10 剂，每日 1 剂，水煎服。疏肝清胃丸，每日 3 次，每次 15 粒。消炎止痛丸，每日 2 次，早上、中午各服 15 粒。养胃丸，每晚服 15 粒。

三诊：疏肝清胃丸，每日 3 次，每次 15 粒。消炎止痛丸，每日 2 次，早上、中午各服 15 粒。养胃丸，每晚服 15 粒。健脾和胃丸，每日 1 次，每次 15 粒。骨刺消炎膏外贴胃脘处。3 年后随访未复发。

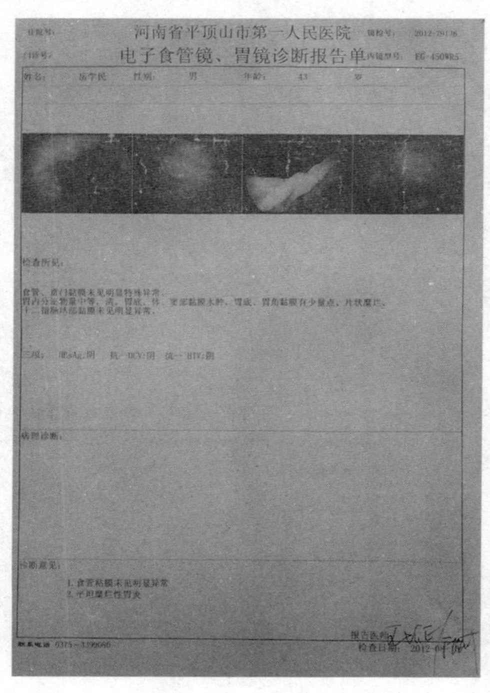

河南省平顶山市第一人民医院

电子食管镜、胃镜诊断报告单

性别：男　年龄：43 岁

检查所见：

食管、贲门黏膜未见明显特殊异常。
胃内分泌物量中等，清，胃底、体、窦部黏膜水肿，胃底、胃角黏膜有少量点、片状糜烂。
十二指肠球部黏膜未见明显异常。

三项：HBsAg:阴　抗-HCV:阴　抗-HIV:阴

诊断意见：

1. 食管粘膜未见明显异常
2. 平坦糜烂性胃炎

报告医师：

检查日期：2012-

典型病例 113

黄某某，女，57 岁。红斑渗出性胃炎。

一诊：庆大霉素注射液 4 万单位、维生素 B_{12} 注射液 1mg，肌肉注射，每日 1 次，连用 10 日。0.9% 生理盐水 250ml，加庆大霉素注射液 24 万单位、林可霉素注射液 2.4g、654－2 注射液 5mg、10% 氯化钾注射液 5ml；0.9% 生理盐水 250ml，加西咪替丁注射液 1g、维生素 B_6 注射液 0.3g、甲氧氯普胺注射液 5mg、10% 氯化钾注射液 5ml；5% 葡萄糖液 250ml，加肌苷注射液 0.5g、维生素 C 注射液 2g、三磷酸腺苷针剂 40mg、辅酶 A 注射液 100 单位、门冬氨酸钾镁注射液 10ml；5% 葡萄糖液 250ml，奥美拉唑针剂 40mg；静滴，每日 1 次，连用 7 日，清胃散 10 剂，每日 1 剂，水煎服。疏肝清胃丸，每日 3 次，每次 15 粒。消炎止痛丸，每日 2 次，早上、中午各服 15 粒。养胃丸，每晚服 15 粒。

二诊：清胃散 10 剂，每日 1 剂，水煎服。疏肝清胃丸，每日 3 次，每次 15 粒。消炎止痛丸，每日 2 次，早上、中午各服 15 粒。养胃丸，每晚服 15 粒。

三诊：疏肝清胃丸，每日 3 次，每次 15 粒。消炎止痛丸，每日 2 次，早上、中午各服 15 粒。养胃丸，每晚服 15 粒。利胆化石丹，每晚服 15 粒。2 年后随访未复发。

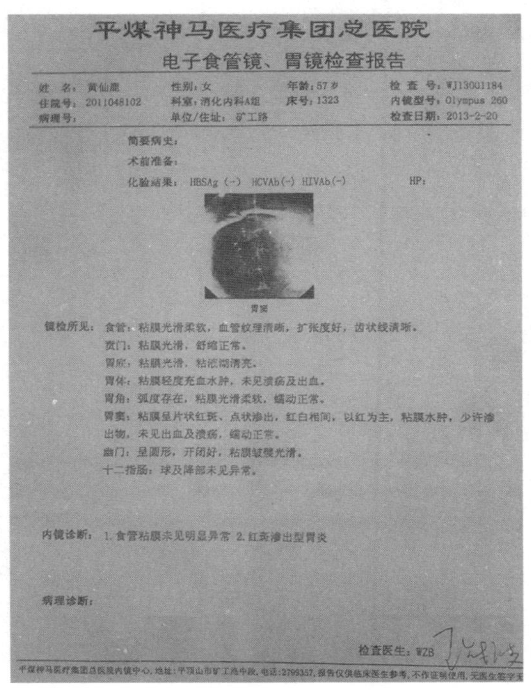

平煤神马医疗集团总医院

电子食管镜、胃镜检查报告

姓　名：黄仙鹿　性别：女　年龄：57 岁　检 查 号：WJ13001184
住院号：2011048102　科室：消化内科A组　床号：1323　内镜型号：Olympus 260
病理号：　单位/住址：矿工路　检查日期：2013-2-20

简要病史：
术前准备：
化验结果：HBSAg（-）HCVAb(-) HIVAb(-)　HP：

胃窦

镜检所见：食管：粘膜光滑柔软，血管纹理清晰，扩张度好，齿状线清晰。
贲门：粘膜光滑，舒缩正常。
胃底：粘膜光滑，粘液湖清亮。
胃体：粘膜轻度充血水肿，未见溃疡及出血。
胃角：弧度存在，粘膜光滑柔软，蠕动正常。
胃窦：粘膜呈片状红斑、点状渗出，红白相间，以红为主，粘膜水肿，少许渗出物，未见出血及溃疡，蠕动正常。
幽门：呈圆形，开闭好，粘膜皱襞光滑。
十二指肠：球及降部未见异常。

内镜诊断：1.食管粘膜未见明显异常 2.红斑渗出型胃炎

病理诊断：

检查医生：WZB

平煤神马医疗集团总医院内镜中心，地址：平顶山市矿工路中段，电话：2799357，报告仅供临床医生参考，不作证明使用，无医生签字无

典型病例 114

郭某，女，42 岁。浅表性胃炎伴糜烂。

一诊：半个月内没有服过驱虫药的患者，病情稳定期应首先口服左旋咪唑片剂 150mg，果导片 0.2g，睡前 1 次口服（只用 1 次）。庆大霉素注射液 4 万单位、维生素 B_{12} 注射液 1mg，肌肉注射，每日 1 次，连用 10 日。0.9% 生理盐水 250ml，青霉素注射液 960 万单位；0.9% 生理盐水 250ml，清开灵注射液20～30ml；5% 葡萄糖 250ml，西咪替丁针剂 1g、维生素 B_6 针剂 0.3g、甲氧氯普胺注射液 10mg、10% 氯化钾针剂 5ml；静滴，每日一次，连用 3～7 日。庆大霉素针剂 4 万单位、盐酸普鲁卡因针剂 2ml，加开水口服，每日 3 次。清胃散 10 剂，每日 1 剂，水煎服。疏肝清胃丸，每日 3 次，每次 15 粒。消炎止痛丸，每日 2 次，早上、中午各服 15 粒。养胃丸，每晚服 15 粒。

二诊：清胃散 10 剂，每日 1 剂，水煎服。疏肝清胃丸，每日 3 次，每次 15 粒。消炎止痛丸，每日 2 次，早上、中午各服 15 粒。养胃丸，每晚服 15 粒。

三诊：疏肝清胃丸，每日 3 次，每次 15 粒。消炎止痛丸，每日 2 次，早上、中午各服 15 粒。养胃丸，每晚服 15 粒。健脾和胃丸，每日 1 次，每次 15 粒。骨刺消炎膏外贴胃脘处。3 年后随访未复发。

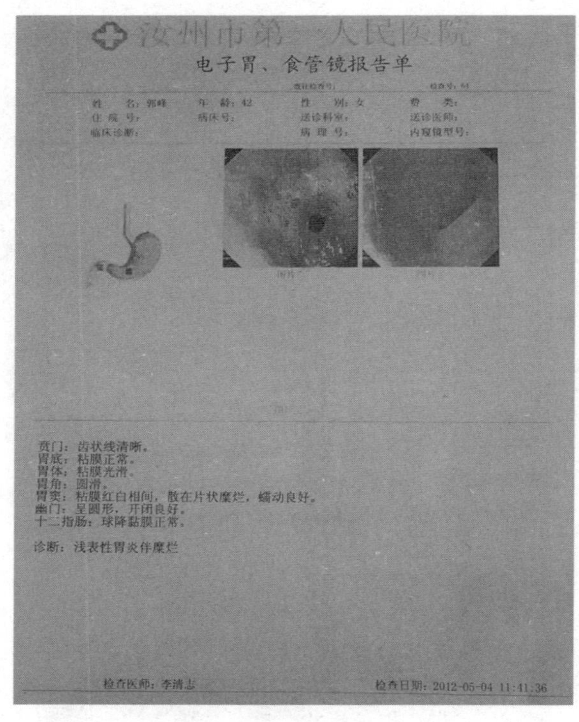
汝州市第一人民医院

电子胃、食管镜报告单

姓名：郭峰　年龄：42　性别：女　费类：
住院号：　病床号：　送诊科室：　送诊医师：
临床诊断：　病理号：　内窥镜型号：

贲门：齿状线清晰。
胃底：粘膜正常。
胃体：粘膜光滑。
胃角：圆滑。
胃窦：粘膜红白相间，散在片状糜烂，蠕动良好。
幽门：呈圆形，开闭良好。
十二指肠：球降黏膜正常。

诊断：浅表性胃炎伴糜烂

检查医师：李清志　检查日期：2012-05-04 11:41:36

典型病例 115

陈某某，男，49 岁。慢性浅表性胃炎，十二指肠球部降霜样溃疡。

一诊：0.9%生理盐水 250ml，青霉素注射液 960 万单位；0.9%生理盐水 250ml，清开灵注射液 20～30ml；5%葡萄糖 250ml，西咪替丁针剂 1g、维生素 B_6 针剂 0.3g、甲氧氯普胺注射液 10mg、10%氯化钾针剂 5ml；静滴，每日 1 次，连用 3～7 日。庆大霉素针剂 4 万单位、盐酸普鲁卡因针剂 2ml，加开水口服，每日 3 次。清胃散 10 剂，每日 1 剂，水煎服。疏肝清胃丸，每日 3 次，每次 15 粒。消炎止痛丸，每日 2 次，早上、中午各服 15 粒。养胃丸，每晚服 15 粒。

二诊：清胃散 10 剂，每日 1 剂，水煎服。疏肝清胃丸，每日 3 次，每次 15 粒。消炎止痛丸，每日 2 次，早上、中午各服 15 粒。养胃丸，每晚服 15 粒。

三诊：疏肝清胃丸，每日 3 次，每次 15 粒。消炎止痛丸，每日 2 次，早上、中午各服 15 粒。养胃丸，每晚服 15 粒。利胆化石丹，每晚服 15 粒。3 年后随访未复发。

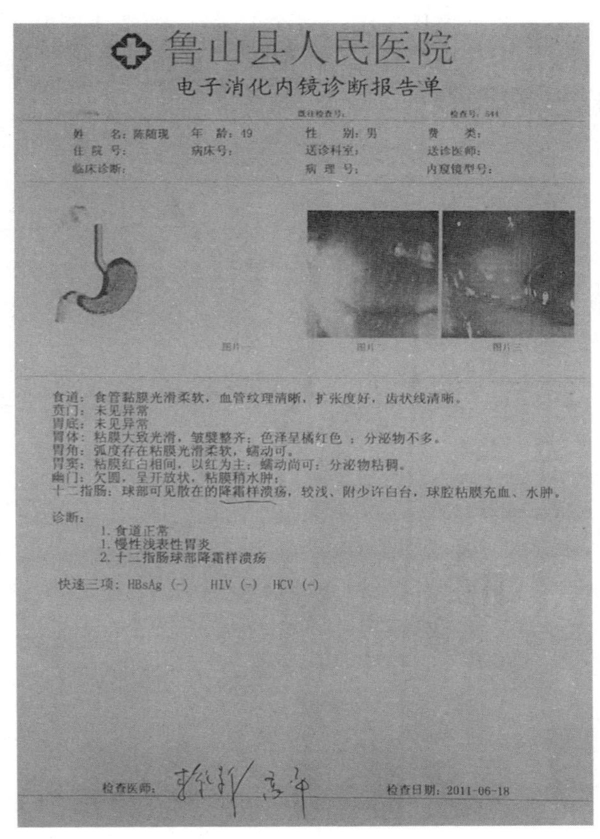

鲁山县人民医院

电子消化内镜诊断报告单

既往检查号：　检查号：544

姓　名：陈随现　年　龄：49　性　别：男　费　类：

住 院 号：　病床号：　送诊科室：　送诊医师：

临床诊断：　病 理 号：　内窥镜型号：

图片一　图片二　图片三

食道：食管粘膜光滑柔软，血管纹理清晰，扩张度好，齿状线清晰。
贲门：未见异常
胃底：未见异常
胃体：粘膜大致光滑，皱襞整齐；色泽呈橘红色 ：分泌物不多。
胃角：弧度存在粘膜光滑柔软，蠕动可。
胃窦：粘膜红白相间，以红为主；蠕动尚可；分泌物粘稠。
幽门：欠圆，呈开放状，粘膜稍水肿；
十二指肠：球部可见散在的降霜样溃疡，较浅、附少许白台，球腔粘膜充血、水肿。

诊断：

1. 食道正常
1. 慢性浅表性胃炎
2. 十二指肠球部降霜样溃疡

快速三项：HBsAg (-)　HIV (-)　HCV (-)

检查医师：　检查日期：2011-06-18

典型病例 116

王某某，女，58 岁。平坦糜烂性胃炎，十二指肠球炎。

一诊：庆大霉素注射液 4 万单位、维生素 B_{12}注射液 1mg，肌肉注射，每日 1 次，连用 10 日。0.9% 生理盐水 250ml，加庆大霉素注射液 24 万单位、林可霉素注射液 2.4g、654－2 注射液 5mg、10% 氯化钾注射液 5ml；0.9% 生理盐水 250ml，加西咪替丁注射液 1g、维生素 B_6 注射液 0.3g、甲氧氯普胺注射液 5mg、10% 氯化钾注射液 5ml；5% 葡萄糖液 250ml，加肌苷注射液 0.5g、维生素 C 注射液 2g、三磷酸腺苷针剂 40mg、辅酶 A 注射液 100 单位、门冬氨酸钾镁注射液 10ml；5% 葡萄糖液 250ml，奥美拉唑针剂 40mg；静滴，每日 1 次，连用 7 日。清胃散 10 剂，每日 1 剂，水煎服。疏肝清胃丸，每日 3 次，每次 15 粒。消炎止痛丸，每日 2 次，早上、中午各服 15 粒。养胃丸，每晚服 15 粒。

二诊：清胃散 10 剂，每日 1 剂，水煎服。疏肝清胃丸，每日 3 次，每次 15 粒。消炎止痛丸，每日 2 次，早上、中午各服 15 粒。养胃丸，每晚服 15 粒。

三诊：疏肝清胃丸，每日 3 次，每次 15 粒。消炎止痛丸，每日 2 次，早上、中午各服 15 粒。养胃丸，每晚服 15 粒。健脾和胃丸，每日 1 次，每次 15 粒。骨刺消炎膏外贴胃脘处。3 年后随访未复发。

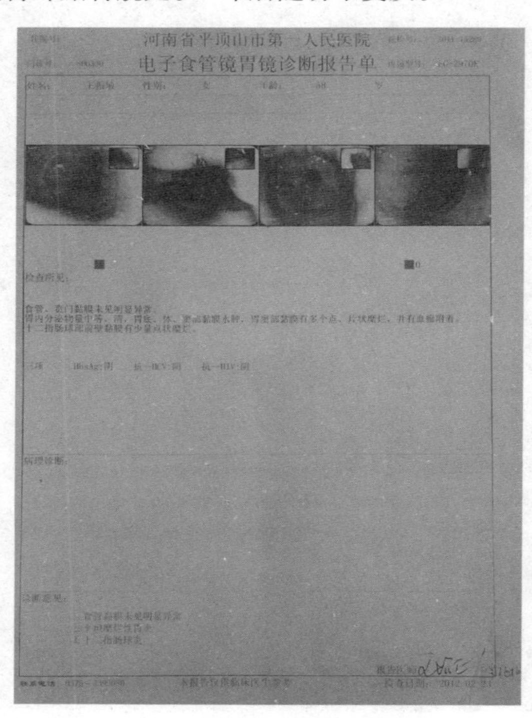

河南省平顶山市第一人民医院

电子食管镜胃镜诊断报告单

检查所见：

食管、贲门黏膜未见明显异常。

诊断意见：

典型病例 117

刘某，女，67 岁。食管上段胃黏膜异位，食管炎，隆起糜烂性胃炎。

一诊：0.9%生理盐水 250ml，青霉素注射液 960 万单位；0.9%生理盐水 250ml，清开灵注射液 20～30ml；5%葡萄糖 250ml，西咪替丁针剂 1g、维生素 B_6 针剂 0.3g、甲氧氯普胺注射液 10mg、10%氯化钾针剂 5ml；静滴，每日 1 次，连用 3～7 日。庆大霉素针剂 4 万单位、盐酸普鲁卡因针剂 2ml，加开水口服，每日 3 次。

清胃散 10 剂，每日 1 剂，水煎服。疏肝清胃丸，每日 3 次，每次 15 粒。消炎止痛丸，每日 2 次，早上、中午各服 15 粒。养胃丸，每晚服 15 粒。

二诊：清胃散 10 剂，每日 1 剂，水煎服。疏肝清胃丸，每日 3 次，每次 15 粒。消炎止痛丸，每日 2 次，早上、中午各服 15 粒。养胃丸，每晚服 15 粒。

三诊：疏肝清胃丸，每日 3 次，每次 15 粒。消炎止痛丸，每日 2 次，早上、中午各服 15 粒。养胃丸，每晚服 15 粒。健脾和胃丸，每日 1 次，每次 15 粒。骨刺消炎膏外贴胃脘处。3 年后随访未复发。

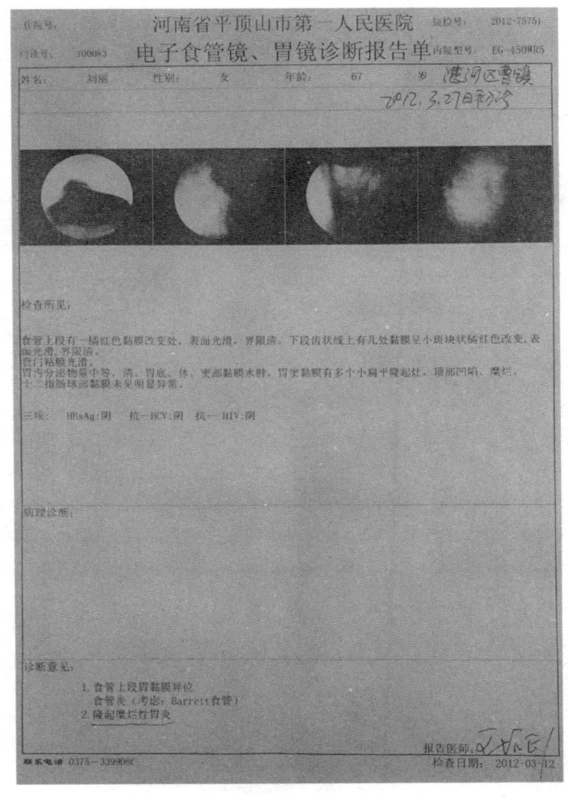

河南省平顶山市第一人民医院　　活检号：2012-75751

电子食管镜、胃镜诊断报告单　　门诊号：J00083　　内镜型号：EG-450WR5

姓名：刘丽　性别：女　年龄：67 岁　湛河区曹镇

2012.3.27日初诊

检查所见：

食管上段有一橘红色黏膜改变处，表面光滑，界限清。下段齿状线上有几处黏膜呈小斑块状橘红色改变，表面光滑，界限清。
贲门粘膜光滑。
胃内分泌物量中等，清。胃底、体、窦部黏膜水肿，胃窦黏膜有多个小扁平隆起灶，顶部凹陷、糜烂。
十二指肠球部黏膜未见明显异常。

三项：　HBsAg:阴　抗—HCV:阴　抗— HIV:阴

病理诊断：

诊断意见：

1. 食管上段胃黏膜异位
食管炎（考虑：Barrett食管）
2. 隆起糜烂性胃炎

报告医师：

联系电话 0375－339908C　　检查日期：2012-03-12

典型病例 118

李某某，女，39 岁。浅表性胃炎，十二指肠多发溃疡。

一诊：半个月内没有服过驱虫药的患者，病情稳定期应首先口服左旋咪唑片剂 150mg，果导片 0.2g，睡前 1 次口服（只用 1 次）。0.9% 生理盐水 250ml，青霉素注射液 960 万单位；0.9% 生理盐水 250ml，清开灵注射液20 ~ 30ml；5% 葡萄糖 250ml，西咪替丁针剂 1g、维生素 B_6 针剂 0.3g、甲氧氯普胺注射液 10mg、10% 氯化钾针剂 5ml；静滴，每日 1 次，连用 3 ~7 日。庆大霉素针剂 4 万单位、盐酸普鲁卡因针剂 2ml，加开水口服，每日 3 次。清胃散 10 剂，每日 1 剂，水煎服。疏肝清胃丸，每日 3 次，每次 15 粒。消炎止痛丸，每日 2 次，早上、中午各服 15 粒。养胃丸，每晚服 15 粒。

二诊：清胃散 10 剂，每日 1 剂，水煎服。疏肝清胃丸，每日 3 次，每次 15 粒。消炎止痛丸，每日 2 次，早上、中午各服 15 粒。养胃丸，每晚服 15 粒。

三诊：疏肝清胃丸，每日 3 次，每次 15 粒。消炎止痛丸，每日 2 次，早上、中午各服 15 粒。养胃丸，每晚服 15 粒。利胆化石丹，每晚服 15 粒。3 年后随访未复发。

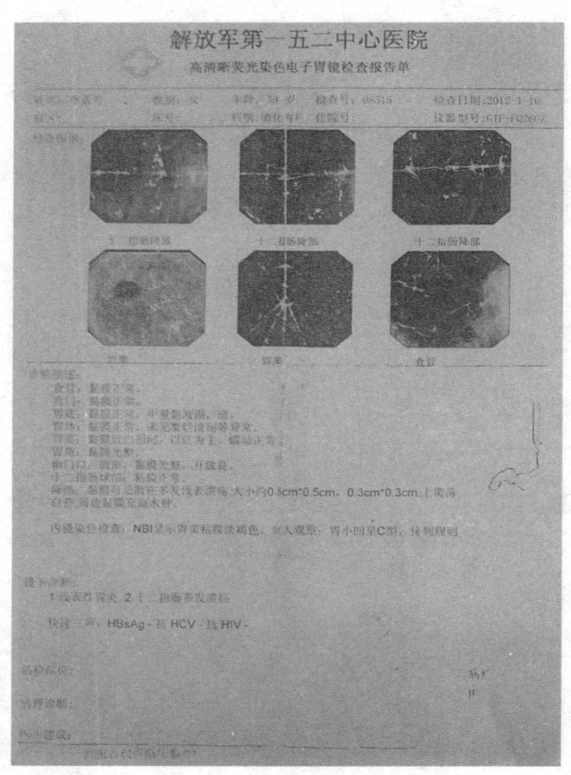

解放军第一五二中心医院

高清晰荧光染色电子胃镜检查报告单

年龄：39 岁　检查号：08515　检查日期:2012-3-10

科别：消化内科　仪器型号:GIF-FQ260Z

十二指肠降部　十二指肠降部　十二指肠降部

食管

0.5cm*0.5cm、0.3cm*0.3cm

内镜染色检查：NBI显示胃窦粘膜淡褐色，放大观察：胃小凹呈C型，排列规则

镜下诊断：

1.浅表性胃炎 2.十二指肠多发溃疡

HBsAg - 抗 HCV - 抗 HIV -

典型病例 119

张某某，男，65 岁。食管炎，贲门炎，胃多发息肉。

一诊：0.9% 生理盐水 250ml，青霉素注射液 960 万单位；0.9% 生理盐水 250ml，清开灵注射液 20～30ml；5% 葡萄糖 250ml，西咪替丁针剂 1g、维生素 B_6 针剂 0.3g、甲氧氯普胺注射液 10mg、10% 氯化钾针剂 5ml；静滴，每日 1 次，连用 3～7 日。庆大霉素针剂 4 万单位、盐酸普鲁卡因针剂 2ml，加开水口服，每日 3 次。增生平按说明服用 3 个月。清胃散 10 剂，每日 1 剂，水煎服。疏肝清胃丸，每日 3 次，每次 15 粒。消炎止痛丸，每日 2 次，早上、中午各服 15 粒。养胃丸，每晚服 15 粒。

二诊：清胃散 10 剂，每日 1 剂，水煎服。疏肝清胃丸，每日 3 次，每次 15 粒。消炎止痛丸，每日 2 次，早上、中午各服 15 粒。养胃丸，每晚服 15 粒。

三诊：疏肝清胃丸，每日 3 次，每次 15 粒。消炎止痛丸，每日 2 次，早上、中午各服 15 粒。养胃丸，每晚服 15 粒。利胆化石丹，每晚服 15 粒。3 年后随访未复发。

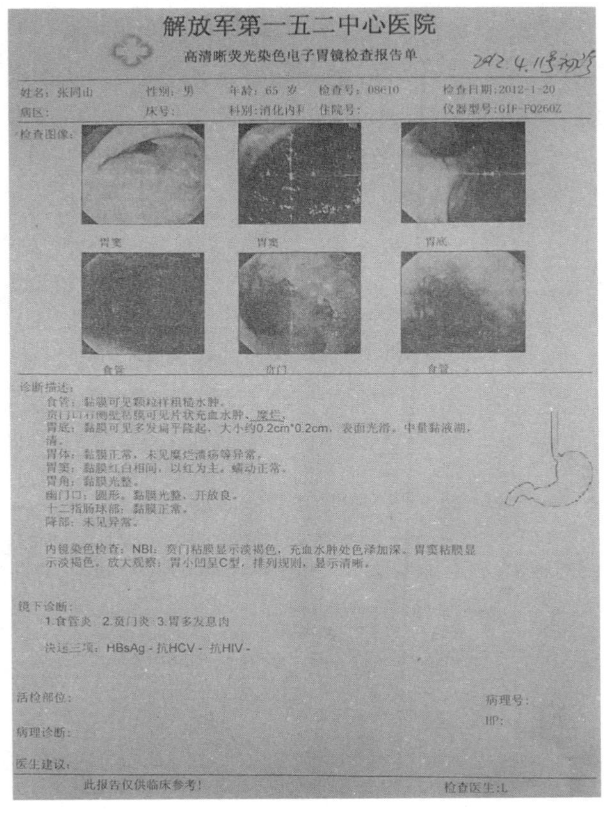

解放军第一五二中心医院

高清晰荧光染色电子胃镜检查报告单

姓名：张同山　性别：男　年龄：65 岁　检查号：08610　检查日期：2012-1-20

病区：　床号：　科别：消化内科　住院号：　仪器型号：GIF-FQ260Z

检查图像：

胃窦　胃窦　胃底

食管　贲门　食管

诊断描述：

食管：黏膜可见颗粒样粗糙水肿。

贲门口右侧壁粘膜可见片状充血水肿、糜烂。

胃底：黏膜可见多发扁平隆起，大小约0.2cm*0.2cm，表面光滑。中量黏液湖，清。

胃体：黏膜正常，未见糜烂溃疡等异常。

胃窦：黏膜红白相间，以红为主。蠕动正常。

胃角：黏膜光整。

幽门口：圆形。黏膜光整、开放良。

十二指肠球部：黏膜正常。

降部：未见异常。

内镜染色检查：NBI：贲门粘膜显示淡褐色，充血水肿处色泽加深。胃窦粘膜显示淡褐色。放大观察：胃小凹呈C型，排列规则，显示清晰。

镜下诊断：

1.食管炎　2.贲门炎　3.胃多发息肉

决选三项：HBsAg - 抗HCV - 抗HIV -

活检部位：　病理号：

HP：

病理诊断：

医生建议：

此报告仅供临床参考！　检查医生：L

典型病例 120

李某某，男，40 岁。食管炎，平坦糜烂性胃炎，十二指肠球炎。

一诊：0.9% 生理盐水 250ml，青霉素注射液 960 万单位；0.9% 生理盐水 250ml，清开灵注射液 20～30ml；5% 葡萄糖 250ml，西咪替丁针剂 1g、维生素 B_6 针剂 0.3g、甲氧氯普胺注射液 10mg、10% 氯化钾针剂 5ml；静滴，每日 1 次，连用 3～7 日。庆大霉素针剂 4 万单位、盐酸普鲁卡因针剂 2ml，加开水口服，每日 3 次。清胃散 10 剂，每日 1 剂，水煎服。疏肝清胃丸，每日 3 次，每次 15 粒。消炎止痛丸，每日 2 次，早上、中午各服 15 粒。养胃丸，每晚服 15 粒。

二诊：清胃散 10 剂，每日 1 剂，水煎服。疏肝清胃丸，每日 3 次，每次 15 粒。消炎止痛丸，每日 2 次，早上、中午各服 15 粒。养胃丸，每晚服 15 粒。

三诊：疏肝清胃丸，每日 3 次，每次 15 粒。消炎止痛丸，每日 2 次，早上、中午各服 15 粒。养胃丸，每晚服 15 粒。健脾和胃丸，每日 1 次，每次 15 粒。骨刺消炎膏外贴胃脘处。3 年后随访未复发。

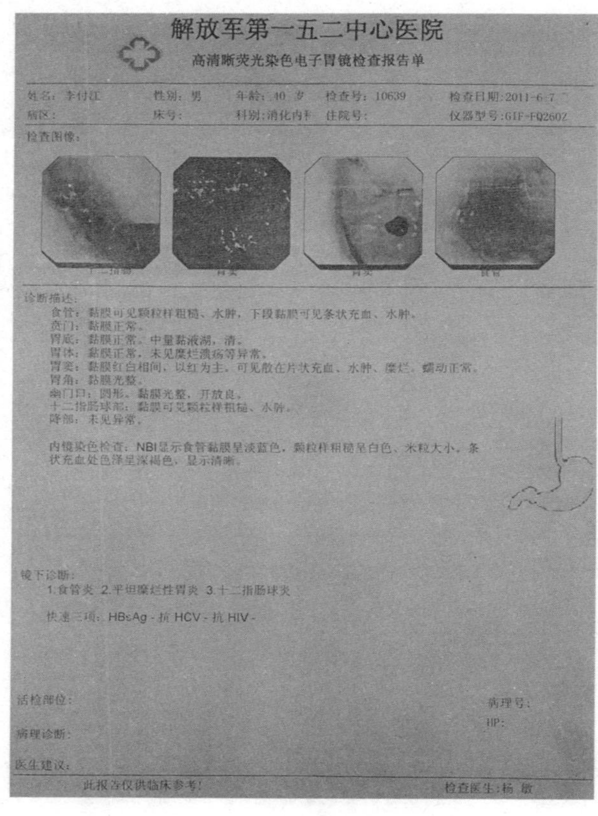

解放军第一五二中心医院

高清晰荧光染色电子胃镜检查报告单

姓名：李付江　性别：男　年龄：40 岁　检查号：10639　检查日期：2011-6-7

病区：　床号：　科别：消化内科　住院号：　仪器型号：GIF-FQ260Z

检查图像：

诊断描述：

食管：黏膜可见颗粒样粗糙、水肿，下段黏膜可见条状充血、水肿。

贲门：黏膜正常。

胃底：黏膜正常。中量黏液湖，清。

胃体：黏膜正常，未见糜烂溃疡等异常。

胃窦：黏膜红白相间，以红为主。可见散在片状充血、水肿、糜烂。蠕动正常。

胃角：黏膜光整。

幽门口：圆形。黏膜光整，开放良。

十二指肠球部：黏膜可见颗粒样粗糙、水肿。

降部：未见异常。

内镜染色检查：NBI 显示食管黏膜呈淡蓝色，颗粒样粗糙呈白色、米粒大小。条状充血处色泽呈深褐色，显示清晰。

镜下诊断：

1.食管炎 2.平坦糜烂性胃炎 3.十二指肠球炎

快速三项：HBsAg - 抗 HCV - 抗 HIV -

活检部位：　病理号：

HP：

病理诊断：

医生建议：

此报告仅供临床参考！　检查医生：杨 敏

典型病例 121

赵某某，男，39 岁。反流性食管炎，十二指肠炎。

一诊：0.9% 生理盐水 250ml，青霉素注射液 960 万单位；0.9% 生理盐水 250ml，清开灵注射液 20～30ml；5% 葡萄糖 250ml，西咪替丁针剂 1g、维生素 B_6 针剂 0.3g、甲氧氯普胺注射液 10mg、10% 氯化钾针剂 5ml；静滴，每日 1 次，连用 3～7 日。庆大霉素针剂 4 万单位、盐酸普鲁卡因针剂 2ml，加开水口服，每日 3 次。清胃散 10 剂，每日 1 剂，水煎服。疏肝清胃丸，每日 3 次，每次 15 粒。消炎止痛丸，每日 2 次，早上、中午各服 15 粒。养胃丸，每晚服 15 粒。

二诊：清胃散 10 剂，每日 1 剂，水煎服。疏肝清胃丸，每日 3 次，每次 15 粒。消炎止痛丸，每日 2 次，早上、中午各服 15 粒。养胃丸，每晚服 15 粒。

三诊：疏肝清胃丸，每日 3 次，每次 15 粒。消炎止痛丸，每日 2 次，早上、中午各服 15 粒。养胃丸，每晚服 15 粒。利胆化石丹，每晚服 15 粒。3 年后随访未复发。

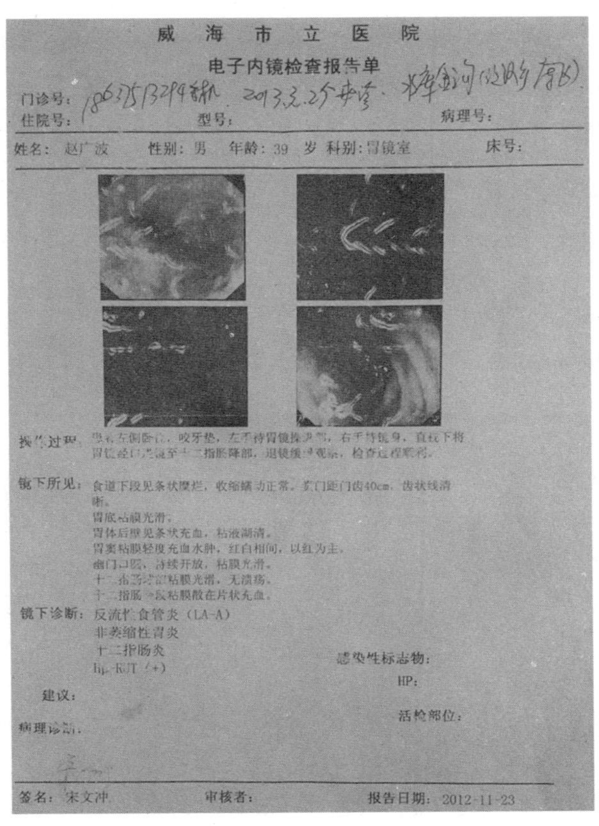

威　海　市　立　医　院

电子内镜检查报告单

门诊号：
住院号：　　型号：　　病理号：

姓名：赵广波　性别：男　年龄：39 岁　科别：胃镜室　床号：

操作过程：[illegible]

镜下所见：食道下段见条状糜烂，收缩蠕动正常。贲门距门齿40cm，齿状线清晰。
胃底粘膜光滑。
胃体后壁见条状充血，粘液湖清。
胃窦粘膜轻度充血水肿，红白相间，以红为主。
幽门口圆，持续开放，粘膜光滑。
十二指肠球部粘膜光滑，无溃疡。
十二指肠降段粘膜散在片状充血。

镜下诊断：反流性食管炎（LA-A）
非萎缩性胃炎
十二指肠炎
Hp-RUT（+）

感染性标志物：
HP：

建议：

活检部位：

病理诊断：

签名：宋文冲　审核者：　报告日期：2012-11-23

典型病例 122

朱某某，女，47 岁。食管炎，平坦糜烂性胃炎。

一诊：0.9% 生理盐水 250ml，青霉素注射液 960 万单位；0.9% 生理盐水 250ml，清开灵注射液 20～30ml；5% 葡萄糖 250ml，西咪替丁针剂 1g、维生素 B_6 针剂 0.3g、甲氧氯普胺注射液 10mg、10% 氯化钾针剂 5ml；静滴，每日 1 次，连用 3～7 日。庆大霉素针剂 4 万单位、盐酸普鲁卡因针剂 2ml，加开水口服，每日 3 次。清胃散 10 剂，每日 1 剂，水煎服。疏肝清胃丸，每日 3 次，每次 15 粒。消炎止痛丸，每日 2 次，早上、中午各服 15 粒。养胃丸，每晚服 15 粒。

二诊：清胃散 10 剂，每日 1 剂，水煎服。疏肝清胃丸，每日 3 次，每次 15 粒。消炎止痛丸，每日 2 次，早上、中午各服 15 粒。养胃丸，每晚服 15 粒。

三诊：疏肝清胃丸，每日 3 次，每次 15 粒。消炎止痛丸，每日 2 次，早上、中午各服 15 粒。养胃丸，每晚服 15 粒。健脾和胃丸，每日 1 次，每次 15 粒。骨刺消炎膏外贴胃脘处。3 年后随访未复发。

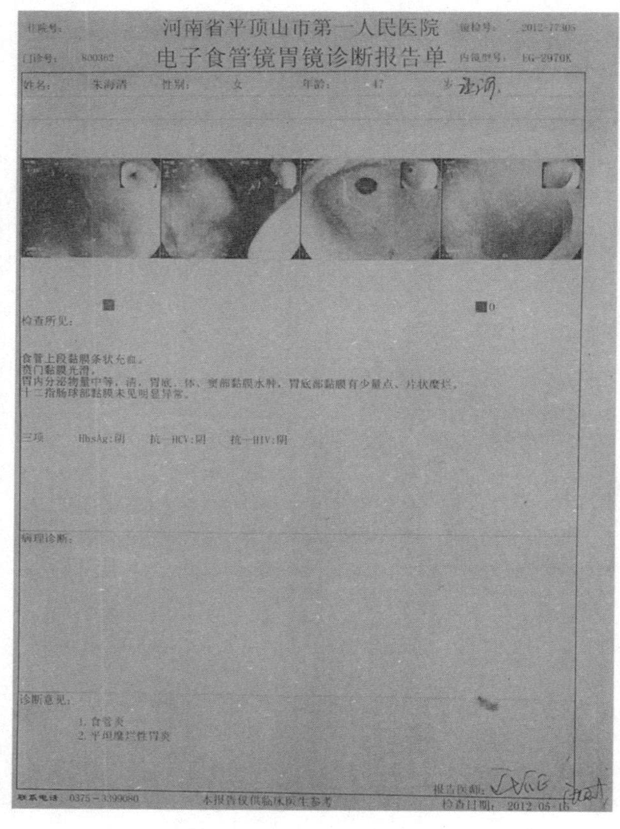

河南省平顶山市第一人民医院

电子食管镜胃镜诊断报告单

门诊号：800362　　检查号：2012-77305　　内镜型号：EG-2970K

姓名：朱海清　　性别：女　　年龄：47

检查所见：

食管上段黏膜条状充血。
贲门黏膜光滑。
胃内分泌物量中等，清，胃底、体、窦部黏膜水肿，胃底部黏膜有少量点、片状糜烂。
十二指肠球部黏膜未见明显异常。

三项　HbsAg:阴　抗—HCV:阴　抗—HIV:阴

病理诊断：

诊断意见：

1. 食管炎
2. 平坦糜烂性胃炎

报告医师：　　检查日期：2012-05-16

联系电话 0375-3399080　　本报告仅供临床医生参考

典型病例 123

马某某，女，49 岁。平坦糜烂性胃炎。

一诊：庆大霉素针剂 4 万单位、维生素 B_{12} 针剂 1mg 肌肉注射，每日 1 次，10 次。清胃散 10 剂，每日 1 剂，水煎服。疏肝清胃丸，每日 3 次，每次 15 粒。消炎止痛丸，每日 2 次，早上、中午各服 15 粒。养胃丸，每晚服 15 粒。

二诊：清胃散 10 剂，每日 1 剂，水煎服。疏肝清胃丸，每日 3 次，每次 15 粒。消炎止痛丸，每日 2 次，早上、中午各服 15 粒。养胃丸，每晚服 15 粒。

三诊：疏肝清胃丸，每日 3 次，每次 15 粒。消炎止痛丸，每日 2 次，早上、中午各服 15 粒。养胃丸，每晚服 15 粒。健脾和胃丸，每日 1 次，每次 15 粒。骨刺消炎膏外贴胃脘处。3 年后随访未复发。

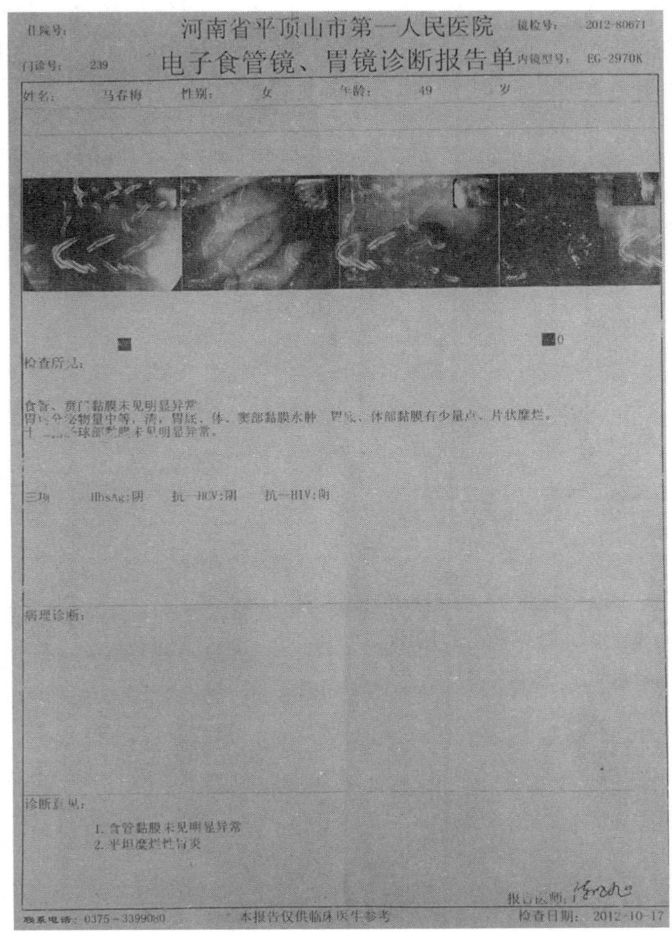

住院号：　河南省平顶山市第一人民医院　镜检号：　2012-80671

门诊号：　239　电子食管镜、胃镜诊断报告单　内镜型号：　EG-2970K

姓名：　马春梅　性别：　女　年龄：　49　岁

检查所见：

食管、贲门黏膜未见明显异常
胃内分泌物量中等，清，胃底、体、窦部黏膜水肿，胃底、体部黏膜有少量点、片状糜烂。
十二指肠球部黏膜未见明显异常。

三项　HbsAg：阴　抗—HCV：阴　抗—HIV：阴

病理诊断：

诊断意见：

1. 食管黏膜未见明显异常
2. 平坦糜烂性胃炎

报告医师：

联系电话：0375－3399080　本报告仅供临床医生参考　检查日期：2012-10-17

典型病例 124

刘某某，女，56 岁。食管炎，糜烂性胃炎，十二指肠球炎。

一诊：0.9% 生理盐水 250ml，青霉素注射液 960 万单位；0.9% 生理盐水 250ml，清开灵注射液 20～30ml；5% 葡萄糖 250ml，西咪替丁针剂 1g、维生素 B_6 针剂 0.3g、甲氧氯普胺注射液 10mg、10% 氯化钾针剂 5ml；静滴，每日 1 次，连用 3～7 日。庆大霉素针剂 4 万单位、盐酸普鲁卡因针剂 2ml，加开水口服，每日 3 次，清胃散 10 剂，每日 1 剂，水煎服。疏肝清胃丸，每日 3 次，每次 15 粒。消炎止痛丸，每日 2 次，早上、中午各服 15 粒。养胃丸，每晚服 15 粒。

二诊：清胃散 10 剂，每日 1 剂，水煎服。疏肝清胃丸，每日 3 次，每次 15 粒。消炎止痛丸，每日 2 次，早上、中午各服 15 粒。养胃丸，每晚服 15 粒。

三诊：疏肝清胃丸，每日 3 次，每次 15 粒。消炎止痛丸，每日 2 次，早上、中午各服 15 粒。养胃丸，每晚服 15 粒。健脾和胃丸，每日 1 次，每次 15 粒。骨刺消炎膏外贴胃脘处。3 年后随访未复发。

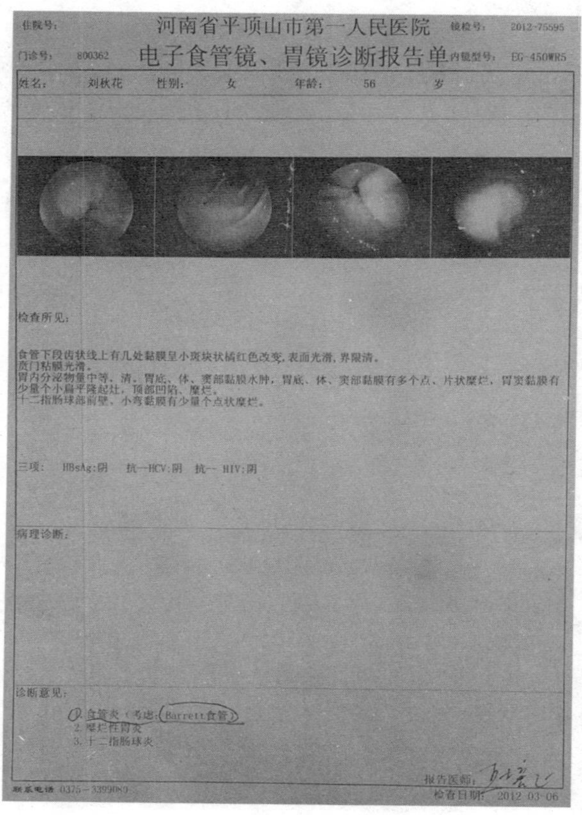

住院号： 河南省平顶山市第一人民医院 镜检号： 2012-75595

门诊号： 800362 电子食管镜、胃镜诊断报告单 内镜型号： EG-450WR5

姓名： 刘秋花 性别： 女 年龄： 56 岁

检查所见：

食管下段齿状线上有几处黏膜呈小斑块状橘红色改变，表面光滑，界限清。
贲门粘膜光滑。
胃内分泌物量中等，清。胃底、体、窦部黏膜水肿，胃底、体、窦部黏膜有多个点、片状糜烂，胃窦黏膜有少量个小扁平隆起灶，顶部凹陷、糜烂。
十二指肠球部前壁、小弯黏膜有少量个点状糜烂。

三项： HBsAg:阴 抗—HCV:阴 抗— HIV:阴

病理诊断：

诊断意见：

1. 食管炎（考虑：Barrett食管）
2. 糜烂性胃炎
3. 十二指肠球炎

报告医师：

联系电话 0375－3399080 检查日期： 2012-03-06

典型病例 125

王某某，女，33 岁。胆汁反流性胃炎，十二指肠球炎。

一诊：庆大霉素注射液 4 万单位、维生素 B_{12} 注射液 1mg，肌肉注射，每日 1 次，连用 10 日。0.9% 生理盐水 250ml，加庆大霉素注射液 24 万单位、林可霉素注射液 2.4g、654－2 注射液 5mg、10% 氯化钾注射液 5ml；0.9% 生理盐水 250ml，加西咪替丁注射液 1g、维生素 B_6 注射液 0.3g、甲氧氯普胺注射液 5mg、10% 氯化钾注射液 5ml；5% 葡萄糖液 250ml，加肌苷注射液 0.5g、维生素 C 注射液 2g、三磷酸腺苷针剂 40mg、辅酶 A 注射液 100 单位、门冬氨酸钾镁注射液 10ml；5% 葡萄糖液 250ml，奥美拉唑针剂 40mg；静滴，每日 1 次，连用 7 日。清胃散 10 剂，每日 1 剂，水煎服。疏肝清胃丸，每日 3 次，每次 15 粒。消炎止痛丸，每日 2 次，早上、中午各服 15 粒。养胃丸，每晚服 15 粒。

二诊：清胃散 10 剂，每日 1 剂，水煎服。疏肝清胃丸，每日 3 次，每次 15 粒。消炎止痛丸，每日 2 次，早上、中午各服 15 粒。养胃丸，每晚服 15 粒。

三诊：疏肝清胃丸，每日 3 次，每次 15 粒。消炎止痛丸，每日 2 次，早上、中午各服 15 粒。养胃丸，每晚服 15 粒。利胆化石丹，每日 2 次，每次 15 粒。3 年后随访未复发。

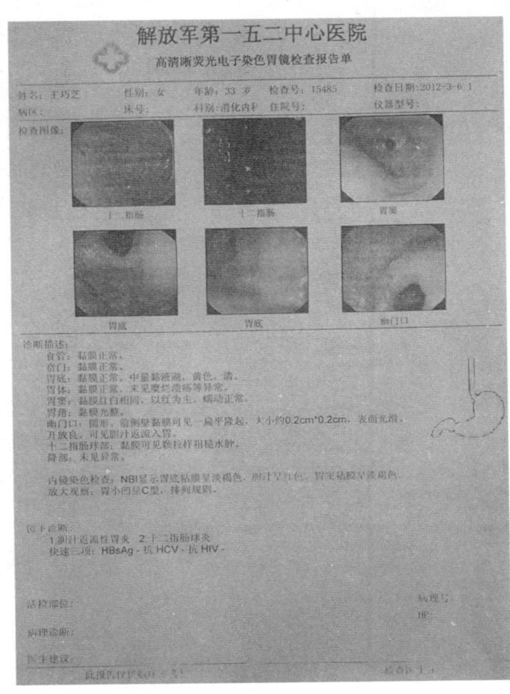
解放军第一五二中心医院

高清晰荧光电子染色胃镜检查报告单

姓名：王巧芝　性别：女　年龄：33 岁　检查号：15485　检查日期：2012-3-6

病区：　床号：　科别：消化内科　住院号：　仪器型号：

检查图像：

十二指肠　十二指肠　胃窦

胃底　胃底　幽门口

诊断描述：

食管：黏膜正常。

贲门：黏膜正常。

胃底：黏膜正常，中量黏液湖，黄色，清。

胃体：黏膜正常，未见糜烂溃疡等异常。

胃窦：黏膜红白相间，以红为主，蠕动正常。

胃角：黏膜光整。

幽门口：圆形，前侧壁黏膜可见一扁平隆起，大小约0.2cm*0.2cm，表面光滑，开放良，可见胆汁返流入胃。

十二指肠球部：黏膜可见颗粒样粗糙水肿。

降部：未见异常。

内镜染色检查：NBI显示胃底粘膜呈淡褐色，胆汁呈红色，胃窦粘膜呈淡褐色。

放大观察：胃小凹呈C型，排列规则。

镜下诊断：

1胆汁返流性胃炎　2十二指肠球炎

快速三项：HBsAg - 抗 HCV - 抗 HIV -

活检部位：　病理号：

HP：

病理诊断：

医生建议：

典型病例 126

王某某，女，34 岁。慢性浅表性胃炎。

一诊：半个月内没有服过驱虫药的患者，病情稳定期应首先口服左旋咪唑片剂 150mg，果导片 0.2g，睡前 1 次口服（只用 1 次）。庆大霉素注射液 4 万单位、维生素 B_{12}注射液 1mg，肌肉注射，每日 1 次，连用 10 日。清胃散 10 剂，每日 1 剂，水煎服。疏肝清胃丸，每日 3 次，每次 15 粒。消炎止痛丸，每日 2 次，早上、中午各服 15 粒。养胃丸，每晚服 15 粒。

二诊：清胃散 10 剂，每日 1 剂，水煎服。疏肝清胃丸，每日 3 次，每次 15 粒。消炎止痛丸，每日 2 次，早上、中午各服 15 粒。养胃丸，每晚服 15 粒。

三诊：疏肝清胃丸，每日 3 次，每次 15 粒。消炎止痛丸，每日 2 次，早上、中午各服 15 粒。养胃丸，每晚服 15 粒。利胆化石丹，每晚服 15 粒。3 年后随访未复发。

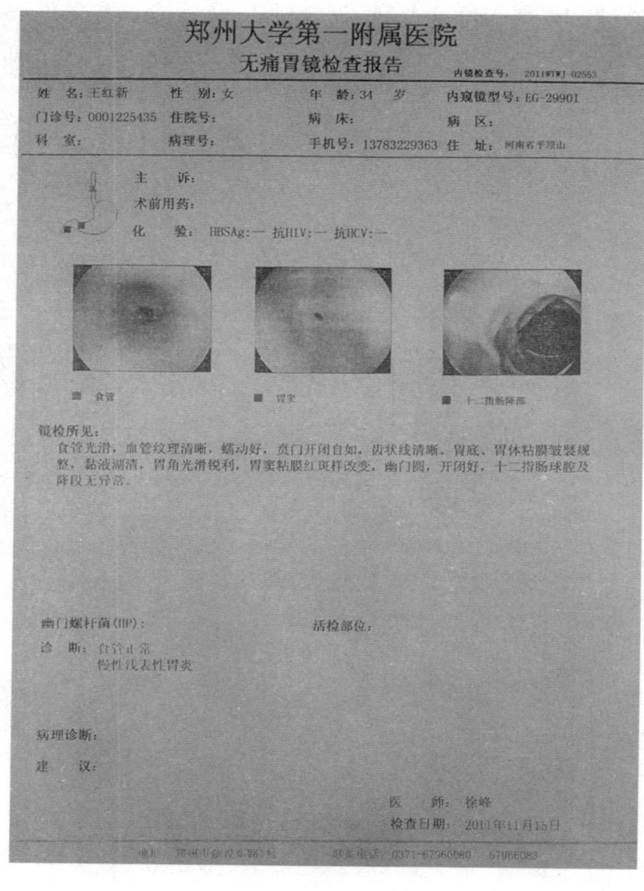

郑州大学第一附属医院

无痛胃镜检查报告

内镜检查号：2011WTWJ-02553

姓　名：王红新	性　别：女	年　龄：34　岁	内窥镜型号：EG-2990I
门诊号：0001225435	住院号：	病　床：	病　区：
科　室：	病理号：	手机号：13783229363	住　址：河南省平顶山

主　　诉：

术前用药：

化　　验：HBSAg:— 抗HIV:— 抗HCV:—

食管　　胃窦　　十二指肠降部

镜检所见：

食管光滑，血管纹理清晰，蠕动好，贲门开闭自如，齿状线清晰。胃底、胃体粘膜皱襞规整，黏液湖清，胃角光滑锐利，胃窦粘膜红斑样改变，幽门圆，开闭好，十二指肠球腔及降段无异常。

幽门螺杆菌（HP）：　　活检部位：

诊　断：食管正常
慢性浅表性胃炎

病理诊断：

建　　议：

医　　师：徐峰

检查日期：2011年11月15日

联系电话：0371-67966080　67966083

典型病例 127

王某某，女，37 岁。胆汁反流性胃炎。

一诊：庆大霉素注射液 4 万单位、维生素 B_{12} 注射液 1mg，肌肉注射，每日 1 次，连用 10 日。0.9% 生理盐水 250ml，加庆大霉素注射液 24 万单位、林可霉素注射液 2.4g、654－2 注射液 5mg、10% 氯化钾注射液 5ml；0.9% 生理盐水 250ml，加西咪替丁注射液 1g、维生素 B_6 注射液 0.3g、甲氧氯普胺注射液 5mg、10% 氯化钾注射液 5ml；5% 葡萄糖液 250ml，加肌苷注射液 0.5g、维生素 C 注射液 2g、三磷酸腺苷针剂 40mg、辅酶 A 注射液 100 单位、门冬氨酸钾镁注射液 10ml；5% 葡萄糖液 250ml，奥美拉唑针剂 40mg；静滴，每日 1 次，连用 7 日。清胃散 10 剂，每日 1 剂，水煎服。疏肝清胃丸，每日 3 次，每次 15 粒。消炎止痛丸，每日 2 次，早上、中午各服 15 粒。养胃丸，每晚服 15 粒。

二诊：清胃散 10 剂，每日 1 剂，水煎服。疏肝清胃丸，每日 3 次，每次 15 粒。消炎止痛丸，每日 2 次，早上、中午各服 15 粒。养胃丸，每晚服 15 粒。

三诊：疏肝清胃丸，每日 3 次，每次 15 粒。消炎止痛丸，每日 2 次，早上、中午各服 15 粒。养胃丸，每晚服 15 粒。利胆化石丹，每日 2 次，每次 15 粒。3 年后随访未复发。

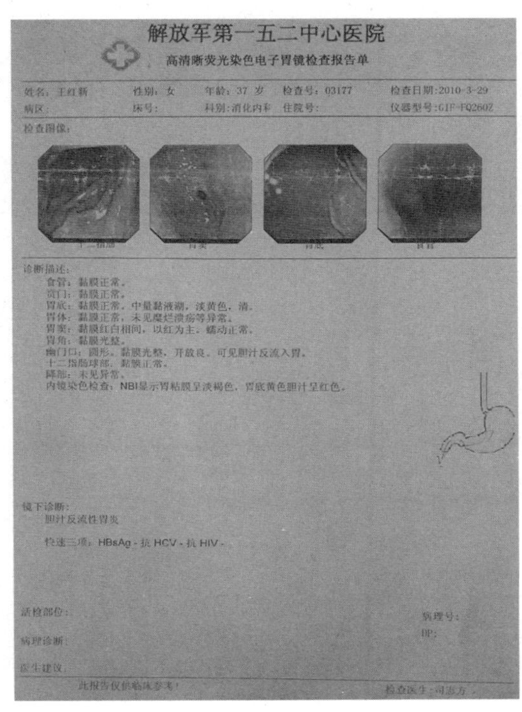

解放军第一五二中心医院

高清晰荧光染色电子胃镜检查报告单

姓名：王红新　性别：女　年龄：37 岁　检查号：03177　检查日期:2010-3-29

病区：　床号：　科别:消化内科　住院号：　仪器型号:GIF-FQ260Z

检查图像：

诊断描述：

食管：黏膜正常。
贲门：黏膜正常。
胃底：黏膜正常，中量黏液湖，淡黄色，清。
胃体：黏膜正常，未见糜烂溃疡等异常。
胃窦：黏膜红白相间，以红为主。蠕动正常。
胃角：黏膜光整。
幽门口：圆形。黏膜光整，开放良。可见胆汁反流入胃。
十二指肠球部：黏膜正常。
降部：未见异常。
内镜染色检查：NBI显示胃粘膜呈淡褐色，胃底黄色胆汁呈红色。

镜下诊断：
胆汁反流性胃炎

快速三项：HBsAg - 抗 HCV - 抗 HIV -

活检部位：　病理号：

病理诊断：　HP：

医生建议：

此报告仅供临床参考！　检查医生：司志方

典型病例 128

禹某某，女，42 岁。慢性红斑性胃体胃窦炎伴糜烂。

一诊：0.9%生理盐水 250ml，青霉素注射液 960 万单位；0.9%生理盐水 250ml，清开灵注射液 20 ~ 30ml；5%葡萄糖 250ml，西咪替丁针剂 1g、维生素 B_6 针剂 0.3g、甲氧氯普胺注射液 10mg、10%氯化钾针剂 5ml；静滴，每日一次，连用 3 ~ 7 日。庆大霉素针剂 4 万单位、盐酸普鲁卡因针剂 2ml，加开水口服，每日 3 次。清胃散 10 剂，每日 1 剂，水煎服。疏肝清胃丸，每日 3 次，每次 15 粒。消炎止痛丸，每日 2 次，早上、中午各服 15 粒。养胃丸，每晚服 15 粒。

二诊：清胃散 10 剂，每日 1 剂，水煎服。疏肝清胃丸，每日 3 次，每次 15 粒。消炎止痛丸，每日 2 次，早上、中午各服 15 粒。养胃丸，每晚服 15 粒。

三诊：疏肝清胃丸，每日 3 次，每次 15 粒。消炎止痛丸，每日 2 次，早上、中午各服 15 粒。养胃丸，每晚服 15 粒。利胆化石丹，每晚服 15 粒。3 年后随访未复发。

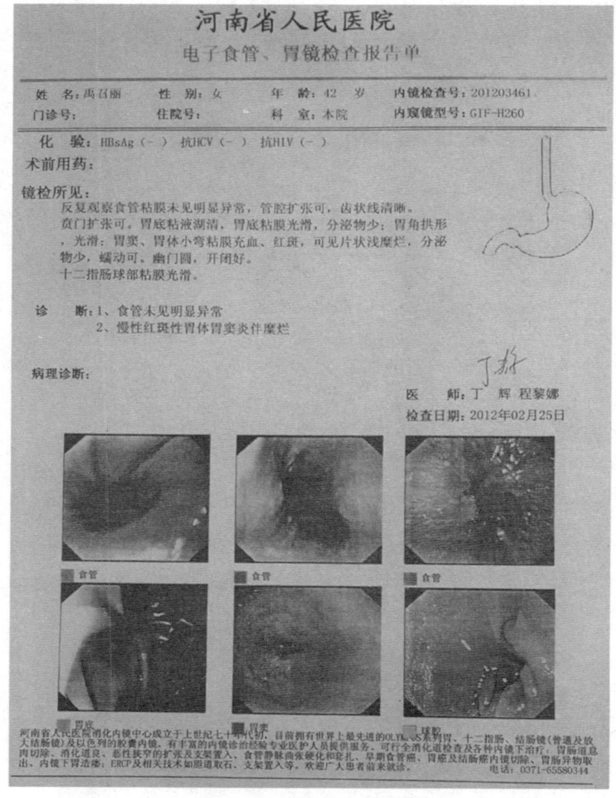

河南省人民医院

电子食管、胃镜检查报告单

姓　名：禹召丽　性　别：女　年　龄：42　岁　内镜检查号：201203461

门诊号：　住院号：　科　室：本院　内窥镜型号：GIF-H260

化　验：HBsAg（-）　抗HCV（-）　抗HIV（-）

术前用药：

镜检所见：

反复观察食管粘膜未见明显异常，管腔扩张可，齿状线清晰。

贲门扩张可。胃底粘液湖清，胃底粘膜光滑，分泌物少；胃角拱形，光滑；胃窦、胃体小弯粘膜充血、红斑，可见片状浅糜烂，分泌物少，蠕动可。幽门圆，开闭好。

十二指肠球部粘膜光滑。

诊　断：1、食管未见明显异常

2、慢性红斑性胃体胃窦炎伴糜烂

病理诊断：

医　师：丁　辉　程黎娜

检查日期：2012年02月25日

典型病例 129

禹某某，女，42 岁。食管上段糜烂，平坦糜烂性胃炎、胃底炎，慢性红斑性胃窦炎。

一诊：庆大霉素注射液 4 万单位、维生素 B_{12}注射液 1mg，肌肉注射，每日 1 次，连用 10 日。0.9% 生理盐水 250ml，加庆大霉素注射液 24 万单位、林可霉素注射液 2.4g、654－2 注射液 5mg、10% 氯化钾注射液 5ml；0.9% 生理盐水 250ml，加西咪替丁注射液 1g、维生素 B_6 注射液 0.3g、甲氧氯普胺注射液 5mg、10% 氯化钾注射液 5ml；5% 葡萄糖液 250ml，加肌苷注射液 0.5g、维生素 C 注射液 2g、三磷酸腺苷针剂 40mg、辅酶 A 注射液 100 单位、门冬氨酸钾镁注射液 10ml；5% 葡萄糖液 250ml，奥美拉唑针剂 40mg；静滴，每日 1 次，连用 7 日。清胃散 10 剂，每日 1 剂，水煎服。疏肝清胃丸，每日 3 次，每次 15 粒。消炎止痛丸，每日 2 次，早上、中午各服 15 粒。养胃丸，每晚服 15 粒。

二诊：清胃散 10 剂，每日 1 剂，水煎服。疏肝清胃丸，每日 3 次，每次 15 粒。消炎止痛丸，每日 2 次，早上、中午各服 15 粒。养胃丸，每晚服 15 粒。

三诊：疏肝清胃丸，每日 3 次，每次 15 粒。消炎止痛丸，每日 2 次，早上、中午各服 15 粒。养胃丸，每晚服 15 粒。健脾和胃丸，每日 1 次，每次 15 粒。骨刺消炎膏外贴胃脘处。3 年后随访未复发。

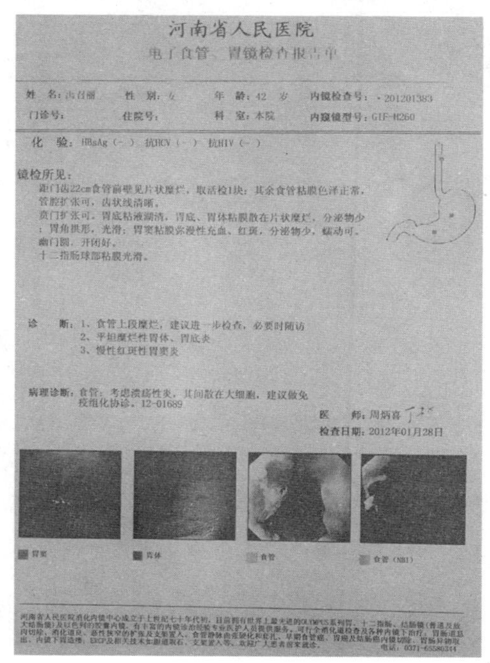
河南省人民医院

电子食管、胃镜检查报告单

姓　名：　性　别：女　年　龄：42 岁　内镜检查号：201201383

门诊号：　住院号：　科　室：本院　内窥镜型号：GIF-H260

化　验：HBsAg（－）抗HCV（－）抗HIV（－）

镜检所见：

距门齿22cm食管前壁见片状糜烂，取活检1块；其余食管粘膜色泽正常，管腔扩张可，齿状线清晰。

贲门扩张可，胃底粘液湖清，胃底、胃体粘膜散在片状糜烂，分泌物少；胃角拱形，光滑；胃窦粘膜弥漫性充血、红斑，分泌物少，蠕动可。幽门圆，开闭好。

十二指肠球部粘膜光滑。

诊　断：1、食管上段糜烂，建议进一步检查，必要时随访

2、平坦糜烂性胃体、胃底炎

3、慢性红斑性胃窦炎

病理诊断：食管：考虑溃疡性炎，其间散在大细胞，建议做免疫组化协诊。12-01689

医　师：周炳喜

检查日期：2012年01月28日

胃窦　胃体　食管　食管（NBI）

电话：0371-65580344

典型病例130

李某，女，44 岁。食管炎，隆起糜烂性胃炎。

一诊：0.9%生理盐水250ml，青霉素注射液960 万单位；0.9%生理盐水250ml，清开灵注射液20～30ml；5%葡萄糖250ml，西咪替丁针剂1g、维生素 B_6 针剂0.3g、甲氧氯普胺注射液10mg、10%氯化钾针剂5ml；静滴，每日1 次，连用3～7 日。庆大霉素针剂4 万单位、盐酸普鲁卡因针剂2ml，加开水口服，每日3 次。清胃散10 剂，每日1 剂，水煎服。疏肝清胃丸，每日3 次，每次15 粒。消炎止痛丸，每日2 次，早上、中午各服15 粒。养胃丸，每晚服15 粒。

二诊：清胃散10 剂，每日1 剂，水煎服。疏肝清胃丸，每日3 次，每次15 粒。消炎止痛丸，每日2 次，早上、中午各服15 粒。养胃丸，每晚服15 粒。

三诊：疏肝清胃丸，每日3 次，每次15 粒。消炎止痛丸，每日2 次，早上、中午各服15 粒。养胃丸，每晚服15 粒。健脾和胃丸，每日1 次，每次15 粒。骨刺消炎膏外贴胃脘处。3 年后随访未复发。

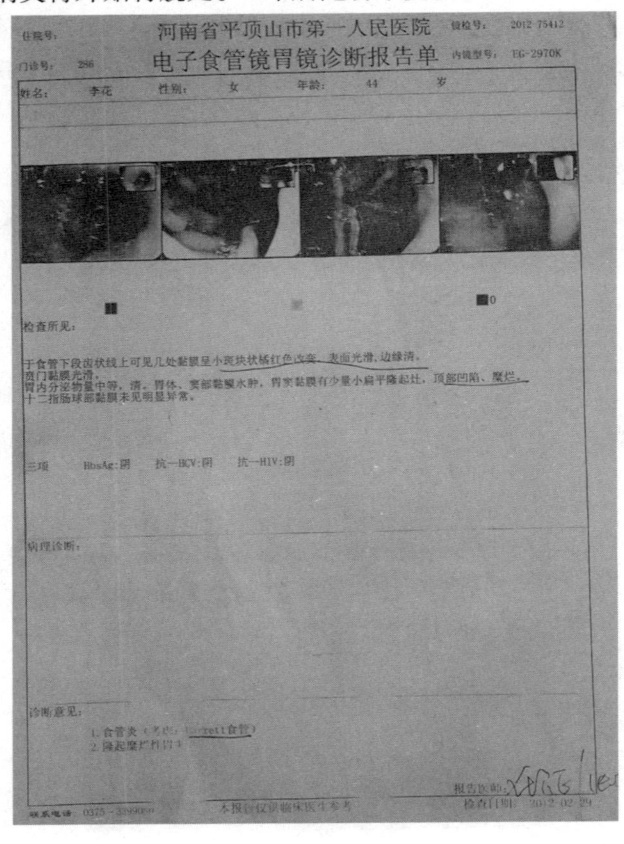

住院号：　河南省平顶山市第一人民医院　镜检号：2012-75412

门诊号：286　电子食管镜胃镜诊断报告单　内镜型号：EG-2970K

姓名：李花　性别：女　年龄：44 岁

检查所见：

于食管下段齿状线上可见几处黏膜呈小斑块状橘红色改变，表面光滑，边缘清。
贲门黏膜光滑。
胃内分泌物量中等，清。胃体、窦部黏膜水肿，胃窦黏膜有少量小扁平隆起灶，顶部凹陷、糜烂。
十二指肠球部黏膜未见明显异常。

三项　HbsAg:阴　抗—HCV:阴　抗—HIV:阴

病理诊断：

诊断意见：

1. 食管炎（考虑：Barrett食管）
2. 隆起糜烂性胃炎

报告医师：

联系电话：0375-3399000　本报告仅供临床医生参考　检查日期：2012-02-29

典型病例 131

冯某某，女，34 岁。食道炎，胃溃疡。

一诊：0.9% 生理盐水 250ml，青霉素注射液 960 万单位；0.9% 生理盐水 250ml，清开灵注射液 20 ~ 30ml；5% 葡萄糖 250ml，西咪替丁针剂 1g、维生素 B_6 针剂 0.3g、甲氧氯普胺注射液 10mg、10% 氯化钾针剂 5ml；静滴，每日 1 次，连用 3 ~ 7 日。庆大霉素针剂 4 万单位、盐酸普鲁卡因针剂 2ml，加开水口服，每日 3 次。清胃散 10 剂，每日 1 剂，水煎服。疏肝清胃丸，每日 3 次，每次 15 粒。消炎止痛丸，每日 2 次，早上、中午各服 15 粒。养胃丸，每晚服 15 粒。

二诊：清胃散 10 剂，每日 1 剂，水煎服。疏肝清胃丸，每日 3 次，每次 15 粒。消炎止痛丸，每日 2 次，早上、中午各服 15 粒。养胃丸，每晚服 15 粒。

三诊：疏肝清胃丸，每日 3 次，每次 15 粒。消炎止痛丸，每日 2 次，早上、中午各服 15 粒。养胃丸，每晚服 15 粒。利胆化石丹，每晚服 15 粒。3 年后随访未复发。

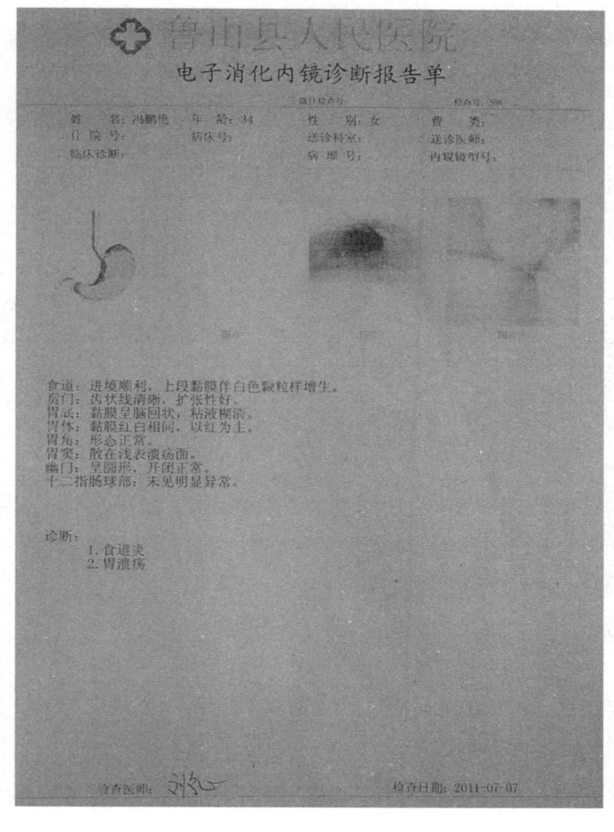
鲁山县人民医院

电子消化内镜诊断报告单

姓　名：冯鹏艳　年　龄：34　性　别：女　费　类：
住院号：　病床号：　送诊科室：　送诊医师：
临床诊断：　病理号：　内窥镜型号：

食道：进境顺利，上段黏膜伴白色颗粒样增生。
贲门：齿状线清晰，扩张性好。
胃底：黏膜呈脑回状，粘液糊清。
胃体：黏膜红白相间，以红为主。
胃角：形态正常。
胃窦：散在浅表溃疡面。
幽门：呈圆形，开闭正常。
十二指肠球部：未见明显异常。

诊断：
1. 食道炎
2. 胃溃疡

检查医师：　检查日期：2011-07-07

典型病例 132

李某某，男，50 岁。浅表性胃炎，十二指肠球炎。

一诊：半个月内没有服过驱虫药的患者，病情稳定期应首先口服左旋咪唑片剂 150mg，果导片 0.2g，睡前 1 次口服（只用 1 次）。庆大霉素注射液 4 万单位、维生素 B_{12} 注射液 1mg，肌肉注射，每日 1 次，连用 10 日。清胃散 10 剂，每日 1 剂，水煎服。疏肝清胃丸，每日 3 次，每次 15 粒。消炎止痛丸，每日 2 次，早上、中午各服 15 粒。养胃丸，每晚服 15 粒。

二诊：清胃散 10 剂，每日 1 剂，水煎服。疏肝清胃丸，每日 3 次，每次 15 粒。消炎止痛丸，每日 2 次，早上、中午各服 15 粒。养胃丸，每晚服 15 粒。

三诊：疏肝清胃丸，每日 3 次，每次 15 粒。消炎止痛丸，每日 2 次，早上、中午各服 15 粒。养胃丸，每晚服 15 粒。利胆化石丹，每晚服 15 粒。3 年后随访未复发。

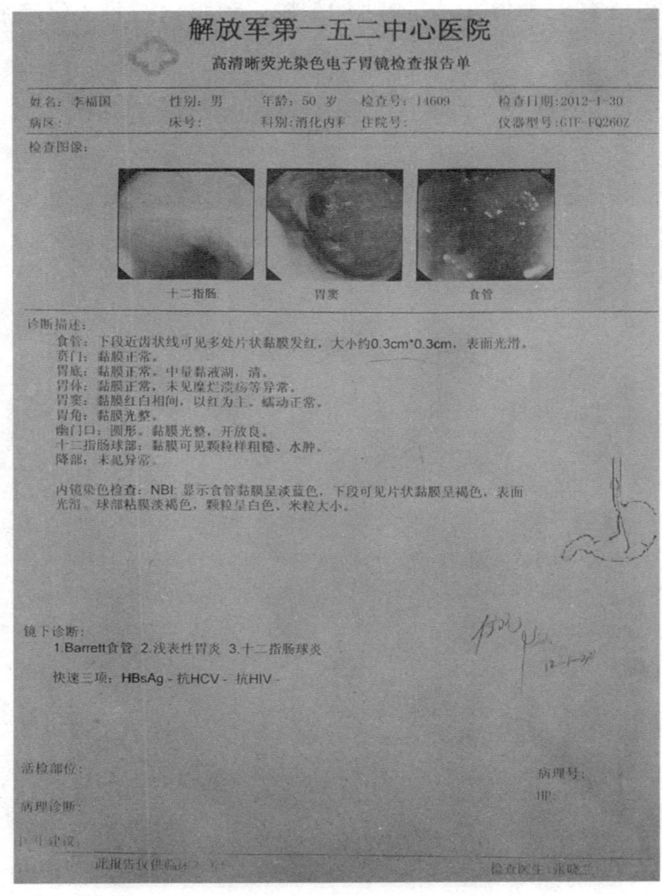

解放军第一五二中心医院

高清晰荧光染色电子胃镜检查报告单

姓名：李福国　性别：男　年龄：50 岁　检查号：14609　检查日期:2012-1-30

病区：　床号：　科别:消化内科　住院号：　仪器型号:GIF-FQ260Z

检查图像：

十二指肠　胃窦　食管

诊断描述：

食管：下段近齿状线可见多处片状黏膜发红，大小约0.3cm*0.3cm，表面光滑。
贲门：黏膜正常。
胃底：黏膜正常。中量黏液湖，清。
胃体：黏膜正常，未见糜烂溃疡等异常。
胃窦：黏膜红白相间，以红为主。蠕动正常。
胃角：黏膜光整。
幽门口：圆形。黏膜光整，开放良。
十二指肠球部：黏膜可见颗粒样粗糙、水肿。
降部：未见异常。

内镜染色检查：NBI 显示食管黏膜呈淡蓝色，下段可见片状黏膜呈褐色，表面光滑、球部粘膜淡褐色，颗粒呈白色、米粒大小。

镜下诊断：

1.Barrett食管 2.浅表性胃炎 3.十二指肠球炎

快速三项：HBsAg - 抗HCV - 抗HIV -

活检部位：　病理号：

病理诊断：　HP：

此报告仅供临床参考　检查医生：张晓

典型病例 133

李某某，男，20 岁。红斑渗出性胃炎，十二指肠炎。

一诊：庆大霉素注射液 4 万单位、维生素 B_{12} 注射液 1mg，肌肉注射，每日 1 次，连用 10 日。0.9% 生理盐水 250ml，加庆大霉素注射液 24 万单位、林可霉素注射液 2.4g、654－2 注射液 5mg、10% 氯化钾注射液 5ml；0.9% 生理盐水 250ml，加西咪替丁注射液 1g、维生素 B_6 注射液 0.3g、甲氧氯普胺注射液 5mg、10% 氯化钾注射液 5ml；5% 葡萄糖液 250ml，加肌苷注射液 0.5g、维生素 C 注射液 2g、三磷酸腺苷针剂 40mg、辅酶 A 注射液 100 单位、门冬氨酸钾镁注射液 10ml；5% 葡萄糖液 250ml，奥美拉唑针剂 40mg；静滴，每日 1 次，连用 7 日。清胃散 10 剂，每日 1 剂，水煎服。疏肝清胃丸，每日 3 次，每次 15 粒。消炎止痛丸，每日 2 次，早上、中午各服 15 粒。养胃丸，每晚服 15 粒。

二诊：清胃散 10 剂，每日 1 剂，水煎服。疏肝清胃丸，每日 3 次，每次 15 粒。消炎止痛丸，每日 2 次，早上、中午各服 15 粒。养胃丸，每晚服 15 粒。

三诊：疏肝清胃丸，每日 3 次，每次 15 粒。消炎止痛丸，每日 2 次，早上、中午各服 15 粒。养胃丸，每晚服 15 粒。利胆化石丹，每晚服 15 粒。3 年后随访未复发。

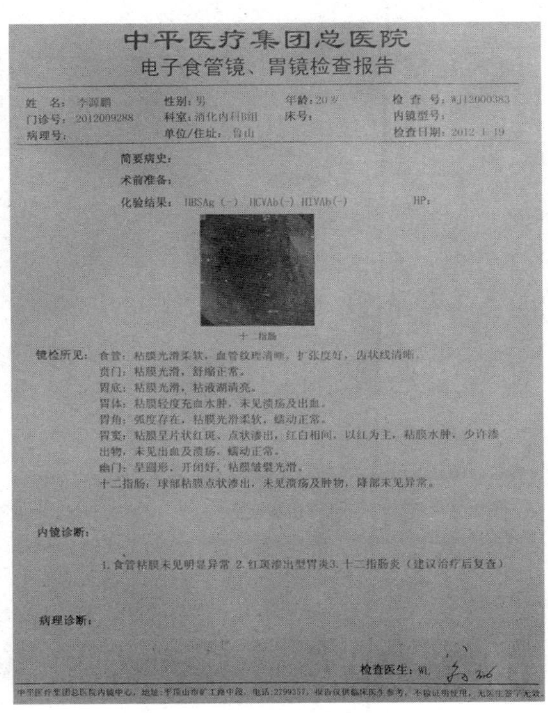

中平医疗集团总医院

电子食管镜、胃镜检查报告

姓　名：李源鹏　性别：男　年龄：20 岁　检 查 号：WJ12000383

门诊号：2012009288　科室：消化内科B组　床号：　内镜型号：

病理号：　单位/住址：鲁山　检查日期：2012-1-19

简要病史：

术前准备：

化验结果：HBSAg（-）HCVAb(-) HIVAb(-)　HP：

十二指肠

镜检所见：食管：粘膜光滑柔软，血管纹理清晰，扩张度好，齿状线清晰。
贲门：粘膜光滑，舒缩正常。
胃底：粘膜光滑，粘液湖清亮。
胃体：粘膜轻度充血水肿，未见溃疡及出血。
胃角：弧度存在，粘膜光滑柔软，蠕动正常。
胃窦：粘膜呈片状红斑、点状渗出，红白相间，以红为主，粘膜水肿，少许渗出物，未见出血及溃疡，蠕动正常。
幽门：呈圆形，开闭好，粘膜皱襞光滑。
十二指肠：球部粘膜点状渗出，未见溃疡及肿物，降部未见异常。

内镜诊断：

1. 食管粘膜未见明显异常 2. 红斑渗出型胃炎 3. 十二指肠炎（建议治疗后复查）

病理诊断：

检查医生：WL

中平医疗集团总医院内镜中心，地址：平顶山市矿工路中段，电话：2799357，报告仅供临床医生参考，不做证明使用，无医生签字无效。

典型病例 134

白某某，女，24 岁。食管炎，红斑渗出性胃炎伴反流。

一诊：0.9% 生理盐水 250ml，青霉素注射液 960 万单位；0.9% 生理盐水 250ml，清开灵注射液 20 ~ 30ml；5% 葡萄糖 250ml，西咪替丁针剂 1g、维生素 B_6 针剂 0.3g、甲氧氯普胺注射液 10mg、10% 氯化钾针剂 5ml；静滴，每日 1 次，连用 3 ~ 7 日。庆大霉素针剂 4 万单位、盐酸普鲁卡因针剂 2ml，加开水口服，每日 3 次。清胃散 10 剂，每日 1 剂，水煎服。疏肝清胃丸，每日 3 次，每次 15 粒。消炎止痛丸，每日 2 次，早上、中午各服 15 粒。养胃丸，每晚服 15 粒。

二诊：清胃散 10 剂，每日 1 剂，水煎服。疏肝清胃丸，每日 3 次，每次 15 粒。消炎止痛丸，每日 2 次，早上、中午各服 15 粒。养胃丸，每晚服 15 粒。

三诊：疏肝清胃丸，每日 3 次，每次 15 粒。消炎止痛丸，每日 2 次，早上、中午各服 15 粒。养胃丸，每晚服 15 粒。利胆化石丹 15 粒，每日 2 次。3 年后随访未复发。

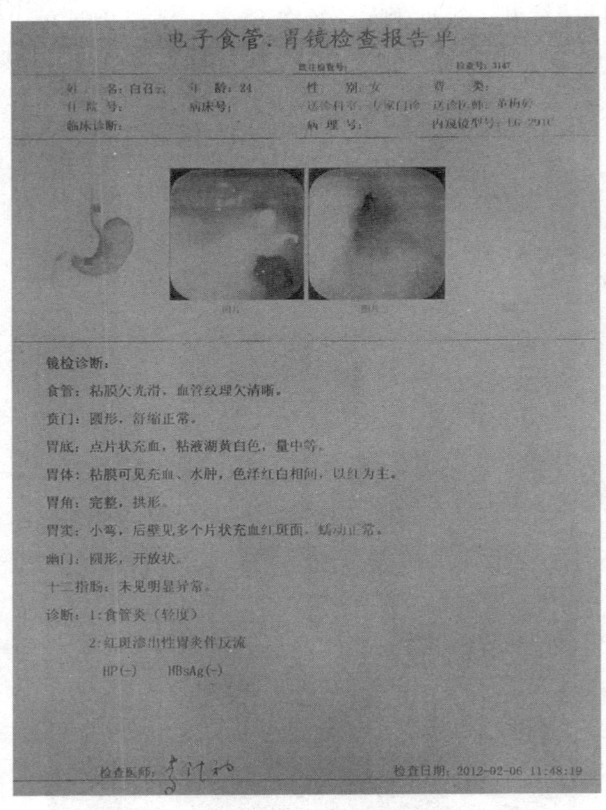

电子食管、胃镜检查报告单

检查号：3147

年 龄：24　性 别：女

病床号：

临床诊断：　病 理 号：

镜检诊断：

食管：粘膜欠光滑，血管纹理欠清晰。

贲门：圆形，舒缩正常。

胃底：点片状充血，粘液湖黄白色，量中等。

胃体：粘膜可见充血、水肿，色泽红白相间，以红为主。

胃角：完整，拱形。

胃窦：小弯，后壁见多个片状充血红斑面，蠕动正常。

幽门：圆形，开放状。

十二指肠：未见明显异常。

诊断：1：食管炎（轻度）

2：红斑渗出性胃炎伴反流

HP(-)　HBsAg(-)

检查医师：

检查日期：2012-02-06 11:48:19

典型病例 135

方某，女，51 岁。胆汁反流性胃炎。

一诊：庆大霉素注射液 4 万单位、维生素 B_{12} 注射液 1mg，肌肉注射，每日 1 次，连用 10 日。0.9% 生理盐水 250ml，加庆大霉素注射液 24 万单位、林可霉素注射液 2.4g、654－2 注射液 5mg、10% 氯化钾注射液 5ml；0.9% 生理盐水 250ml，加西咪替丁注射液 1g、维生素 B_6 注射液 0.3g、甲氧氯普胺注射液 5mg、10% 氯化钾注射液 5ml；5% 葡萄糖液 250ml，加肌苷注射液 0.5g、维生素 C 注射液 2g、三磷酸腺苷针剂 40mg、辅酶 A 注射液 100 单位、门冬氨酸钾镁注射液 10ml；5% 葡萄糖液 250ml，奥美拉唑针剂 40mg；静滴，每日 1 次，连用 7 日。清胃散 10 剂，每日 1 剂，水煎服。疏肝清胃丸，每日 3 次，每次 15 粒。消炎止痛丸，每日 2 次，早上、中午各服 15 粒。养胃丸，每晚服 15 粒。

二诊：清胃散 10 剂，每日 1 剂，水煎服。疏肝清胃丸，每日 3 次，每次 15 粒。消炎止痛丸，每日 2 次，早上、中午各服 15 粒。养胃丸，每晚服 15 粒。

三诊：疏肝清胃丸，每日 3 次，每次 15 粒。消炎止痛丸，每日 2 次，早上、中午各服 15 粒。养胃丸，每晚服 15 粒。利胆化石丹 15 粒，每日 2 次。3 年后随访未复发。

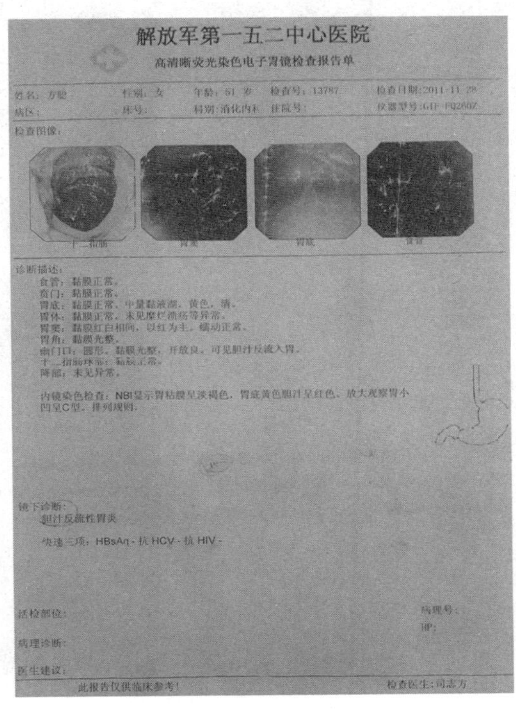

解放军第一五二中心医院

高清晰荧光染色电子胃镜检查报告单

姓名：方某 性别：女 年龄：51 岁 检查号：13787 检查日期：2011-11-28

病区： 床号： 科别：消化内科 住院号： 仪器型号：GIF-FQ260Z

检查图像：

十二指肠 胃窦 胃底 食管

诊断描述：

食管：黏膜正常。
贲门：黏膜正常。
胃底：黏膜正常，中量黏液湖，黄色，清。
胃体：黏膜正常，未见糜烂溃疡等异常。
胃窦：黏膜红白相间，以红为主，蠕动正常。
胃角：黏膜光整。
幽门口：圆形，黏膜光整，开放良，可见胆汁反流入胃。
十二指肠球部：黏膜正常。
降部：未见异常。

内镜染色检查：NBI显示胃粘膜呈淡褐色，胃底黄色胆汁呈红色，放大观察胃小凹呈C型，排列规则。

镜下诊断：

胆汁反流性胃炎

快速三项：HBsAg - 抗 HCV - 抗 HIV -

活检部位： 病理号：

HP：

病理诊断：

医生建议：

此报告仅供临床参考！ 检查医生：司志方

典型病例 136

郝某某，男，77 岁。胃多发溃疡。

一诊：庆大霉素注射液 4 万单位、维生素 B_{12}注射液 1mg，肌肉注射，每日 1 次，连用 10 日。清胃散 10 剂，每日 1 剂，水煎服。疏肝清胃丸，每日 3 次，每次 15 粒。消炎止痛丸，每日 2 次，早上、中午各服 15 粒。养胃丸，每晚服 15 粒。

二诊：清胃散 10 剂，每日 1 剂，水煎服。疏肝清胃丸，每日 3 次，每次 15 粒。消炎止痛丸，每日 2 次，早上、中午各服 15 粒。养胃丸，每晚服 15 粒。

三诊：疏肝清胃丸，每日 3 次，每次 15 粒。消炎止痛丸，每日 2 次，早上、中午各服 15 粒。养胃丸，每晚服 15 粒。利胆化石丹，每晚服 15 粒。3 年后随访未复发。

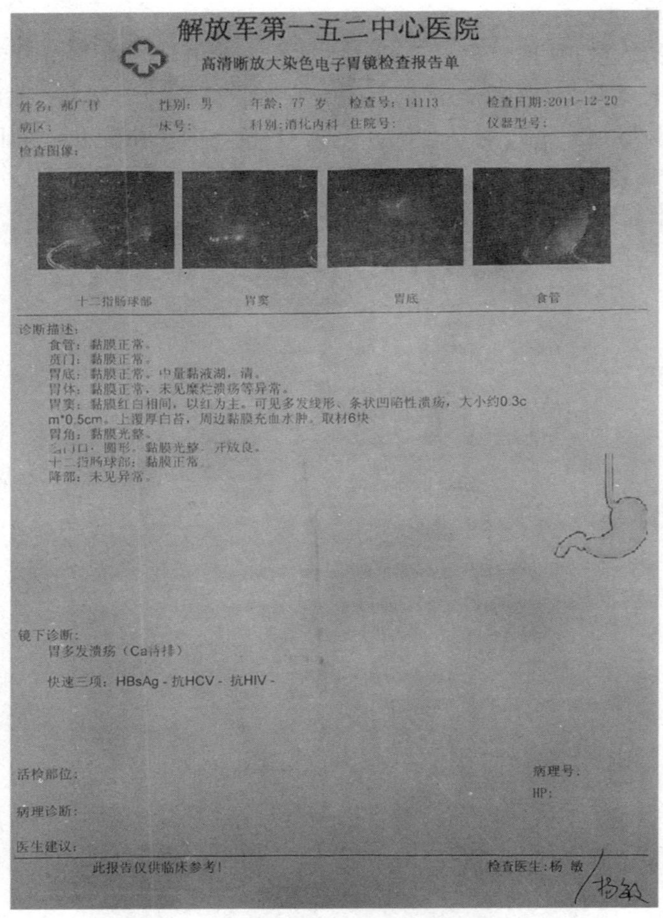

解放军第一五二中心医院

高清晰放大染色电子胃镜检查报告单

姓名：郝广[illegible]　性别：男　年龄：77 岁　检查号：14113　检查日期:2011-12-20

病区：　床号：　科别:消化内科　住院号：　仪器型号：

检查图像：

十二指肠球部　胃窦　胃底　食管

诊断描述：

食管：黏膜正常。
贲门：黏膜正常。
胃底：黏膜正常。中量黏液湖，清。
胃体：黏膜正常，未见糜烂溃疡等异常。
胃窦：黏膜红白相间，以红为主。可见多发线形、条状凹陷性溃疡，大小约0.3cm*0.5cm。上覆厚白苔，周边黏膜充血水肿。取材6块
胃角：黏膜光整。
幽门口：圆形，黏膜光整，开放良。
十二指肠球部：黏膜正常。
降部：未见异常。

镜下诊断：

胃多发溃疡（Ca待排）

快速三项：HBsAg - 抗HCV - 抗HIV -

活检部位：　病理号：

HP：

病理诊断：

医生建议：

此报告仅供临床参考！　检查医生:杨 敏

杨敏

典型病例 137

宋某某，男，43 岁。浅表性胃炎。

一诊：半个月内没有服过驱虫药的患者，病情稳定期应首先口服左旋咪唑片剂 150mg，果导片 0. 2g，睡前 1 次口服（只用 1 次）。庆大霉素注射液 4 万单位、维生素 B_{12}注射液 1mg，肌肉注射，每日 1 次，连用 10 日。清胃散 10 剂，每日 1 剂，水煎服。疏肝清胃丸，每日 3 次，每次 15 粒。消炎止痛丸，每日 2 次，早上、中午各服 15 粒。养胃丸，每晚服 15 粒。

二诊：清胃散 10 剂，每日 1 剂，水煎服。疏肝清胃丸，每日 3 次，每次 15 粒。消炎止痛丸，每日 2 次，早上、中午各服 15 粒。养胃丸，每晚服 15 粒。

三诊：疏肝清胃丸，每日 3 次，每次 15 粒。消炎止痛丸，每日 2 次，早上、中午各服 15 粒。养胃丸，每晚服 15 粒。利胆化石丹，每晚服 15 粒。3 年后随访未复发。

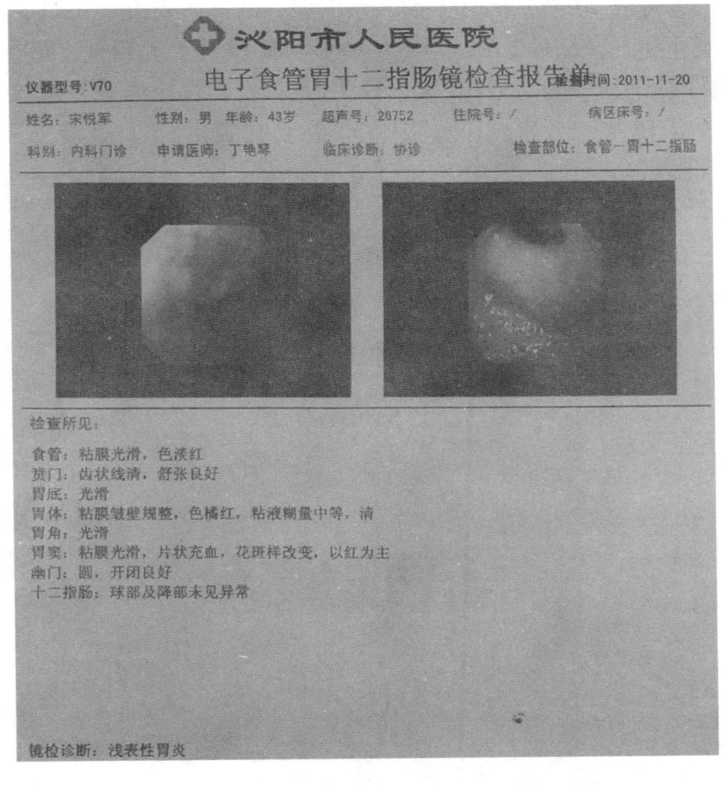

沁阳市人民医院

电子食管胃十二指肠镜检查报告单

仪器型号:V70　　时间:2011-11-20

姓名：宋悦军　性别：男　年龄：43岁　超声号：26752　住院号：/　病区床号：/

科别：内科门诊　申请医师：丁艳琴　临床诊断：协诊　检查部位：食管一胃十二指肠

检查所见：

食管：粘膜光滑，色淡红
贲门：齿状线清，舒张良好
胃底：光滑
胃体：粘膜皱壁规整，色橘红，粘液糊量中等，清
胃角：光滑
胃窦：粘膜光滑，片状充血，花斑样改变，以红为主
幽门：圆，开闭良好
十二指肠：球部及降部未见异常

镜检诊断：浅表性胃炎

典型病例 138

韩某某，男，23 岁。胆汁返流性胃炎。

一诊：庆大霉素注射液 4 万单位、维生素 B_{12} 注射液 1mg，肌肉注射，每日 1 次，连用 10 日。0.9% 生理盐水 250ml，加庆大霉素注射液 24 万单位、林可霉素注射液 2.4g、654－2 注射液 5mg、10% 氯化钾注射液 5ml；0.9% 生理盐水 250ml，加西咪替丁注射液 1g、维生素 B_6 注射液 0.3g、甲氧氯普胺注射液 5mg、10% 氯化钾注射液 5ml；5% 葡萄糖液 250ml，加肌苷注射液 0.5g、维生素 C 注射液 2g、三磷酸腺苷针剂 40mg、辅酶 A 注射液 100 单位、门冬氨酸钾镁注射液 10ml；5% 葡萄糖液 250ml，奥美拉唑针剂 40mg；静滴，每日 1 次，连用 7 日。清胃散 10 剂，每日 1 剂，水煎服。疏肝清胃丸，每日 3 次，每次 15 粒。消炎止痛丸，每日 2 次，早上、中午各服 15 粒。养胃丸，每晚服 15 粒。

二诊：清胃散 10 剂，每日 1 剂，水煎服。疏肝清胃丸，每日 3 次，每次 15 粒。消炎止痛丸，每日 2 次，早上、中午各服 15 粒。养胃丸，每晚服 15 粒。

三诊：疏肝清胃丸，每日 3 次，每次 15 粒。消炎止痛丸，每日 2 次，早上、中午各服 15 粒。养胃丸，每晚服 15 粒。利胆化石丹 15 粒，每日 2 次。3 年后随访未复发。

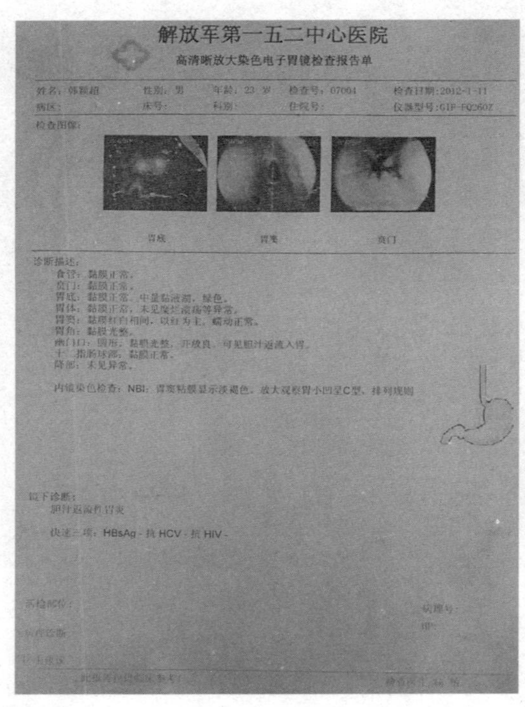

解放军第一五二中心医院

高清晰放大染色电子胃镜检查报告单

姓名：韩颖超　性别：男　年龄：23 岁　检查号：07004　检查日期：2012-1-11

病区：　床号：　科别：　住院号：　仪器型号：GIF-FQ260Z

检查图像：

胃底　胃窦　贲门

诊断描述：

食管：黏膜正常。

贲门：黏膜正常。

胃底：黏膜正常，中量黏液湖，绿色。

胃体：黏膜正常，未见糜烂溃疡等异常。

胃窦：黏膜红白相间，以红为主，蠕动正常。

胃角：黏膜光整。

幽门口：圆形，黏膜光整，开放良，可见胆汁返流入胃。

十二指肠球部：黏膜正常。

降部：未见异常。

内镜染色检查：NBI：胃窦粘膜显示淡褐色，放大观察胃小凹呈C型，排列规则

镜下诊断：

胆汁返流性胃炎

快速三项：HBsAg - 抗 HCV - 抗 HIV -

活检部位：　病理号：

HP：

典型病例 139

徐某某，女，38 岁。糜烂性直肠炎。

一诊：锦纹大黄 30g 加热开水 100ml 密封浸泡 40 分钟，用滤出液直肠点滴。每日 1 次，7 次为 1 疗程，间隔 3 天，连用 3 个疗程。0.9% 生理盐水 250ml，青霉素注射液 960 万单位；0.9% 生理盐水 250ml，清开灵注射液20 ~ 30ml；5% 葡萄糖 250ml，西咪替丁针剂 1g、维生素 B_6 针剂 0.3g、甲氧氯普胺注射液 10mg、10% 氯化钾针剂 5ml；静滴，每日 1 次，连用 3 ~7 日。庆大霉素针剂 4 万单位、盐酸普鲁卡因针剂 2ml，加开水口服，每日 3 次。清胃散 10 剂，每日 1 剂，水煎服。疏肝清胃丸，每日 3 次，每次 15 粒。消炎止痛丸，每日 2 次，早上、中午各服 15 粒。养胃丸，每晚服 15 粒。

二诊：清胃散 10 剂，每日 1 剂，水煎服。疏肝清胃丸，每日 3 次，每次 15 粒。消炎止痛丸，每日 2 次，早上、中午各服 15 粒。养胃丸，每晚服 15 粒。

三诊：疏肝清胃丸，每日 3 次，每次 15 粒。消炎止痛丸，每日 2 次，早上、中午各服 15 粒。养胃丸，每晚服 15 粒。利胆化石丹，每晚服 15 粒。3 年后随访未复发。

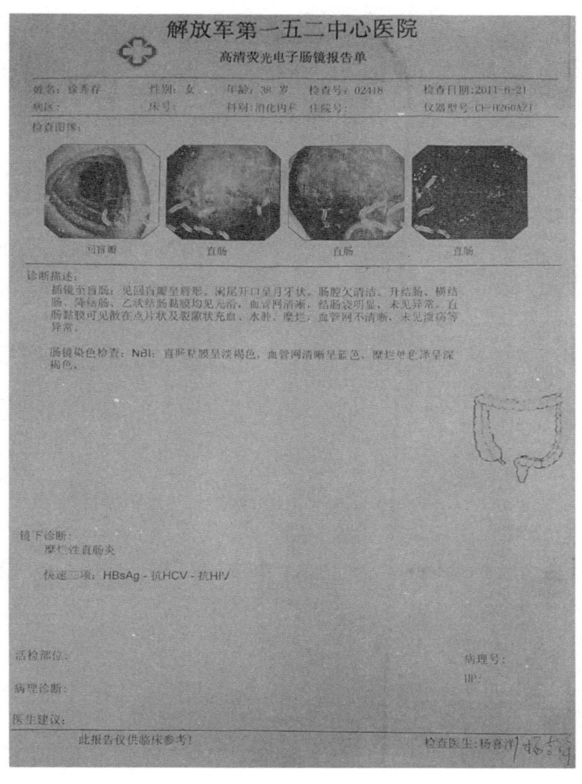

解放军第一五二中心医院

高清荧光电子肠镜报告单

姓名：徐秀存　性别：女　年龄：38 岁　检查号：02418　检查日期：2011-6-21

病区：　床号：　科别：消化内科　住院号：　仪器型号：CF-H260AZI

检查图像：

回盲瓣　直肠　直肠　直肠

诊断描述：

插镜至盲肠：见回盲瓣呈唇形，阑尾开口呈月牙状。肠腔欠清洁。升结肠、横结肠、降结肠、乙状结肠黏膜均见光滑，血管网清晰，结肠袋明显，未见异常。直肠黏膜可见散在点片状及裂隙状充血、水肿、糜烂，血管网不清晰，未见溃疡等异常。

肠镜染色检查：NBI：直肠黏膜呈淡褐色，血管网清晰呈蓝色，糜烂处色泽呈深褐色。

镜下诊断：

糜烂性直肠炎

快速三项：HBsAg - 抗HCV - 抗HIV

活检部位：　病理号：

HP：

病理诊断：

医生建议：

此报告仅供临床参考！　检查医生：杨喜洋

典型病例 140

田某某，女，48 岁。平坦糜烂性胃炎。

一诊：庆大霉素注射液 4 万单位、维生素 B_{12} 注射液 1mg 肌肉注射，每日 1 次。清胃散 10 剂，每日 1 剂，水煎服。疏肝清胃丸，每日 3 次，每次 15 粒。消炎止痛丸，每日 2 次，早上、中午各服 15 粒。养胃丸，每晚服 15 粒。

二诊：清胃散 10 剂，每日 1 剂，水煎服。疏肝清胃丸，每日 3 次，每次 15 粒。消炎止痛丸，每日 2 次，早上、中午各服 15 粒。养胃丸，每晚服 15 粒。

三诊：疏肝清胃丸，每日 3 次，每次 15 粒。消炎止痛丸，每日 2 次，早上、中午各服 15 粒。养胃丸，每晚服 15 粒。健脾和胃丸，每日 1 次，每次 15 粒。骨刺消炎膏外贴胃脘处。3 年后随访未复发。

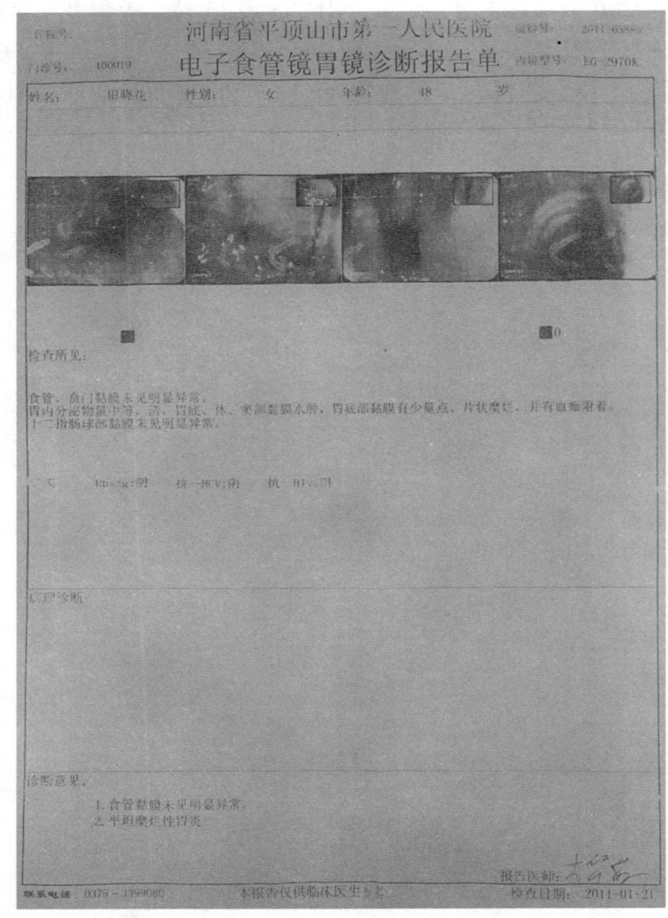

河南省平顶山市第一人民医院

电子食管镜胃镜诊断报告单

门诊号：100019　　内镜型号：EG-2970K

姓名：田晓花　性别：女　年龄：48 岁

检查所见：

食管、贲门黏膜未见明显异常。
胃内分泌物量中等，清，胃底、体、窦部黏膜水肿，胃底部黏膜有少量点、片状糜烂，并有血痂附着。
十二指肠球部黏膜未见明显异常。

HbsAg：阴　抗-HCV：阴　抗-HIV：阴

病理诊断：

诊断意见：

1. 食管黏膜未见明显异常。
2. 平坦糜烂性胃炎

报告医师：

联系电话：0375-3399080　本报告仅供临床医生参考　检查日期：2011-01-21

典型病例 141

董某某，女，57 岁。食管炎，贲门炎，红斑渗出性胃炎。

一诊：0.9%生理盐水 250ml，青霉素注射液 960 万单位；0.9%生理盐水 250ml，清开灵注射液 20～30ml；5%葡萄糖 250ml，西咪替丁针剂 1g、维生素 B_6 针剂 0.3g、甲氧氯普胺注射液 10mg、10%氯化钾针剂 5ml；静滴，每日 1 次，连用 3～7 日。庆大霉素针剂 4 万单位、盐酸普鲁卡因针剂 2ml，加开水口服，每日 3 次。清胃散 10 剂，每日 1 剂，水煎服。疏肝清胃丸，每日 3 次，每次 15 粒。消炎止痛丸，每日 2 次，早上、中午各服 15 粒。养胃丸，每晚服 15 粒。

二诊：清胃散 10 剂，每日 1 剂，水煎服。疏肝清胃丸，每日 3 次，每次 15 粒。消炎止痛丸，每日 2 次，早上、中午各服 15 粒。养胃丸，每晚服 15 粒。

三诊：疏肝清胃丸，每日 3 次，每次 15 粒。消炎止痛丸，每日 2 次，早上、中午各服 15 粒。养胃丸，每晚服 15 粒。利胆化石丹，每晚服 15 粒。3 年后随访未复发。

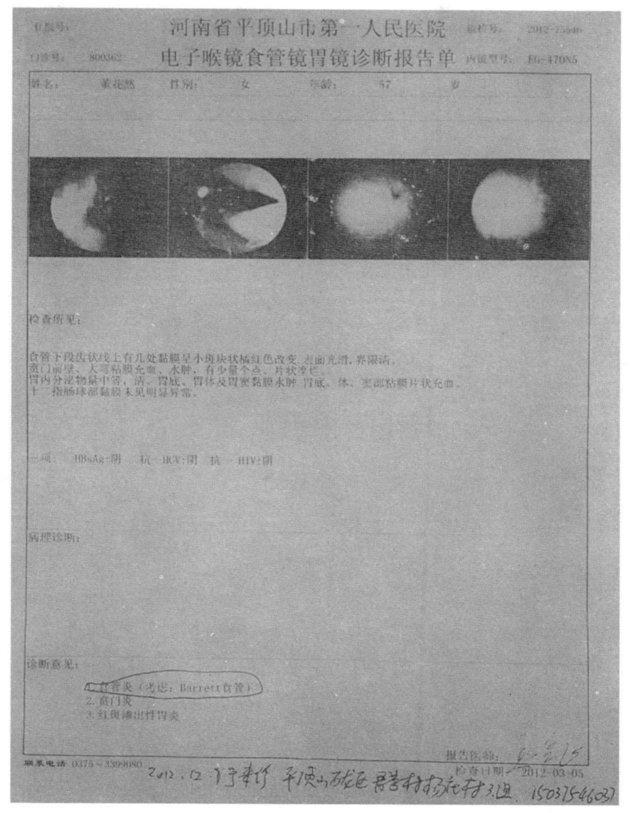

住院号：　　河南省平顶山市第一人民医院　　病检号：[illegible]

门诊号：800362　　电子喉镜食管镜胃镜诊断报告单　　内镜型号：[illegible]

姓名：董花然　　性别：女　　年龄：57　岁

检查所见：

食管下段齿状线上有几处黏膜呈小斑块状橘红色改变，表面光滑，界限清。
贲门前壁、大弯粘膜充血、水肿，有少量个点、片状糜烂。
胃内分泌物量中等，清。胃底、胃体及胃窦黏膜水肿，胃底、体、窦部粘膜片状充血。
十二指肠球部黏膜未见明显异常。

一项：HBsAg：阴　抗-HCV：阴　抗-HIV：阴

病理诊断：

诊断意见：

1. 食管炎（考虑：Barrett 食管）
2. 贲门炎
3. 红斑渗出性胃炎

报告医师：

联系电话 0375-3399080　　检查日期：2012-03-05

典型病例 142

洪某某，男，47 岁。隆起糜烂性胃窦炎。

一诊：0.9% 生理盐水 250ml，青霉素注射液 960 万单位；0.9% 生理盐水 250ml，清开灵注射液 20 ~ 30ml；5% 葡萄糖 250ml，西咪替丁针剂 1g、维生素 B_6 针剂 0.3g、甲氧氯普胺注射液 10mg、10% 氯化钾针剂 5ml；静滴，每日 1 次，连用 3 ~ 7 日。庆大霉素针剂 4 万单位、盐酸普鲁卡因针剂 2ml，加开水口服，每日 3 次。清胃散 10 剂，每日 1 剂，水煎服。疏肝清胃丸，每日 3 次，每次 15 粒。消炎止痛丸，每日 2 次，早上、中午各服 15 粒。养胃丸，每晚服 15 粒。

二诊：清胃散 10 剂，每日 1 剂，水煎服。疏肝清胃丸，每日 3 次，每次 15 粒。消炎止痛丸，每日 2 次，早上、中午各服 15 粒。养胃丸，每晚服 15 粒。

三诊：疏肝清胃丸，每日 3 次，每次 15 粒。消炎止痛丸，每日 2 次，早上、中午各服 15 粒。养胃丸，每晚服 15 粒。健脾和胃丸，每日 1 次，每次 15 粒。骨刺消炎膏外贴胃脘处。3 年后随访未复发。

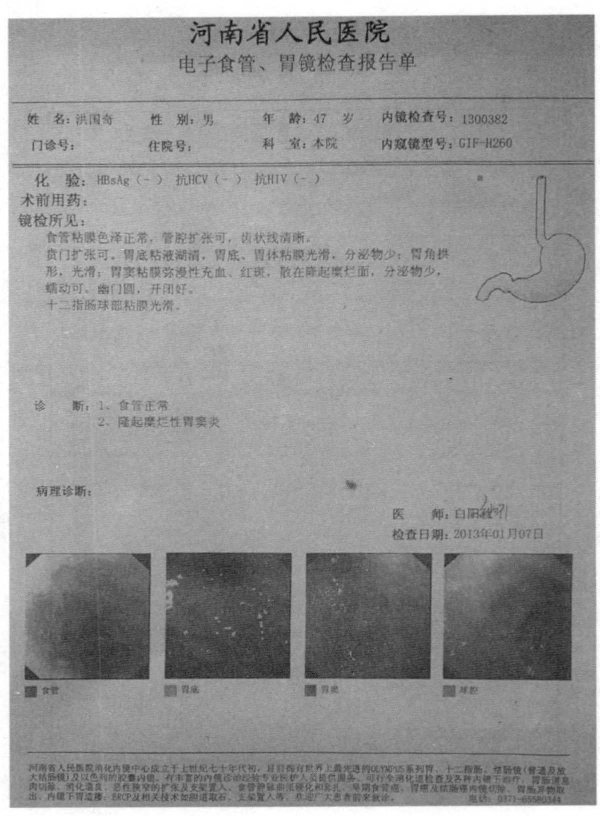

河南省人民医院

电子食管、胃镜检查报告单

姓　名：洪国奇　性　别：男　年　龄：47　岁　内镜检查号：1300382

门诊号：　住院号：　科　室：本院　内窥镜型号：GIF-H260

化　验：HBsAg（-）　抗HCV（-）　抗HIV（-）

术前用药：

镜检所见：

食管粘膜色泽正常，管腔扩张可，齿状线清晰。

贲门扩张可。胃底粘液湖清，胃底、胃体粘膜光滑，分泌物少；胃角拱形，光滑；胃窦粘膜弥漫性充血、红斑，散在隆起糜烂面，分泌物少，蠕动可。幽门圆，开闭好。

十二指肠球部粘膜光滑。

诊　断：1、食管正常

2、隆起糜烂性胃窦炎

病理诊断：

医　师：白阳秋

检查日期：2013年01月07日

食管　胃底　胃窦　球腔

河南省人民医院消化内镜中心成立于上世纪七十年代初，目前拥有世界上最先进的OLYMPUS系列胃、十二指肠、结肠镜（普通及放大结肠镜）及以色列的胶囊内镜。有丰富的内镜诊治经验专业医护人员提供服务。可行全消化道检查及各种内镜下治疗：胃肠道息肉切除、消化道良、恶性狭窄的扩张及支架置入、食管静脉曲张硬化和套扎、早期食管癌、胃癌及结肠癌内镜切除、胃肠异物取出、内镜下胃造瘘；ERCP及相关技术如胆道取石、支架置入等，欢迎广大患者前来就诊。　电话：0371-65580344

典型病例 143

韩某某，男，45 岁。食管炎，浅表性胃炎，糜烂性十二指肠球炎。

一诊：庆大霉素注射液 4 万单位、维生素 B_{12}注射液 1mg，肌肉注射，每日 1 次，连用 10 日。0.9% 生理盐水 250ml，青霉素注射液 960 万单位；0.9% 生理盐水 250ml，清开灵注射液 20 ~ 30ml；5% 葡萄糖 250ml，西咪替丁针剂 1g、维生素 B_6 针剂 0.3g、甲氧氯普胺注射液 10mg、10% 氯化钾针剂 5ml；静滴，每日 1 次，连用 3 ~ 7 日。庆大霉素针剂 4 万单位、盐酸普鲁卡因针剂 2ml，加开水口服，每日 3 次。清胃散 10 剂，每日 1 剂，水煎服。疏肝清胃丸，每日 3 次，每次 15 粒。消炎止痛丸，每日 2 次，早上、中午各服 15 粒。养胃丸，每晚服 15 粒。

二诊：清胃散 10 剂，每日 1 剂，水煎服。疏肝清胃丸，每日 3 次，每次 15 粒。消炎止痛丸，每日 2 次，早上、中午各服 15 粒。养胃丸，每晚服 15 粒。

三诊：疏肝清胃丸，每日 3 次，每次 15 粒。消炎止痛丸，每日 2 次，早上、中午各服 15 粒。养胃丸，每晚服 15 粒。利胆化石丹，每晚服 15 粒。3 年后随访未复发。

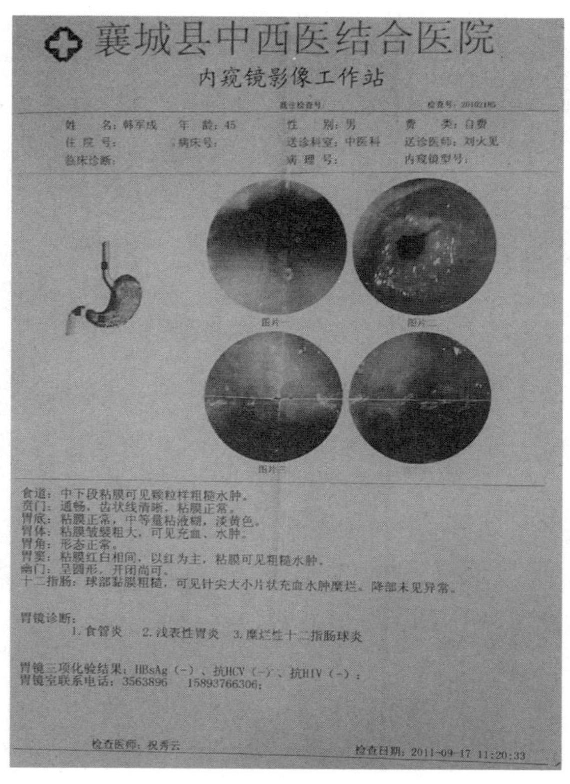
襄城县中西医结合医院
内窥镜影像工作站

姓名：韩军成　年龄：45　性别：男　费类：自费
住院号：　病床号：　送诊科室：中医科　送诊医师：刘火见
临床诊断：　病理号：　内窥镜型号：

食道：中下段粘膜可见颗粒样粗糙水肿。
贲门：通畅，齿状线清晰，粘膜正常。
胃底：粘膜正常，中等量粘液糊，淡黄色。
胃体：粘膜皱襞粗大，可见充血、水肿。
胃角：形态正常。
胃窦：粘膜红白相间，以红为主，粘膜可见粗糙水肿。
幽门：呈圆形，开闭尚可。
十二指肠：球部黏膜粗糙，可见针尖大小片状充血水肿糜烂。降部未见异常。

胃镜诊断：
1. 食管炎　2. 浅表性胃炎　3. 糜烂性十二指肠球炎

胃镜三项化验结果：HBsAg（-）、抗HCV（-）、抗HIV（-）；
胃镜室联系电话：3563896　15893766306；

检查医师：祝秀云　检查日期：2011-09-17 11:20:33

典型病例 144

韩某某，男，47 岁。慢性红斑性胃窦炎，十二指肠多发憩室，十二指肠球部溃疡囊肿。

一诊：0.9% 生理盐水 250ml，青霉素注射液 960 万单位；0.9% 生理盐水 250ml，清开灵注射液 20～30ml；5% 葡萄糖 250ml，西咪替丁针剂 1g、维生素 B_6 针剂 0.3g、甲氧氯普胺注射液 10mg、10% 氯化钾针剂 5ml；静滴，每日 1 次，连用 3～7 日。庆大霉素针剂 4 万单位、盐酸普鲁卡因针剂 2ml，加开水口服，每日 3 次。增生平按说明服用 3 个月。清胃散 10 剂，每日 1 剂，水煎服。疏肝清胃丸，每日 3 次，每次 15 粒。消炎止痛丸，每日 2 次，早上、中午各服 15 粒。养胃丸，每晚服 15 粒。

二诊：清胃散 10 剂，每日 1 剂，水煎服。疏肝清胃丸，每日 3 次，每次 15 粒。消炎止痛丸，每日 2 次，早上、中午各服 15 粒。养胃丸，每晚服 15 粒。

三诊：疏肝清胃丸，每日 3 次，每次 15 粒。消炎止痛丸，每日 2 次，早上、中午各服 15 粒。养胃丸，每晚服 15 粒。利胆化石丹，每晚服 15 粒。3 年后随访未复发。

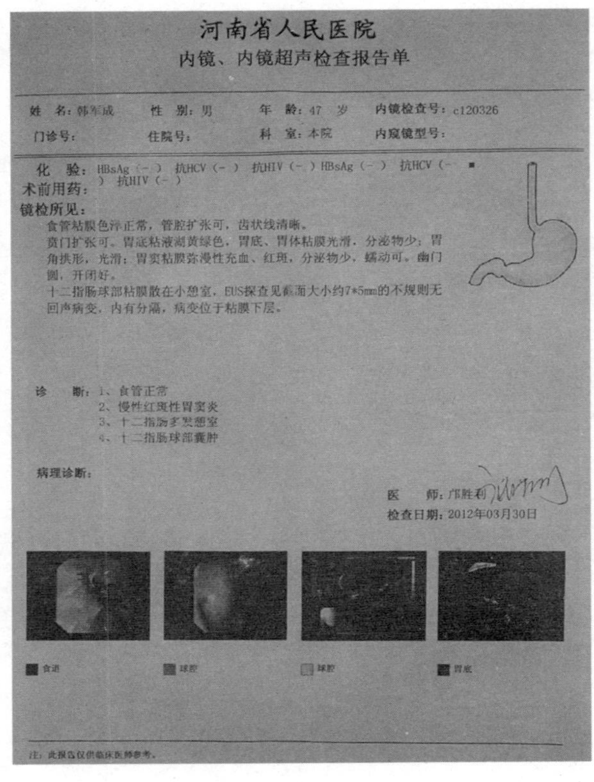

河南省人民医院

内镜、内镜超声检查报告单

姓　名：韩军成　性　别：男　年　龄：47　岁　内镜检查号：c120326

门诊号：　住院号：　科　室：本院　内窥镜型号：

化　验：HBsAg（－）抗HCV（－）抗HIV（－）HBsAg（－）抗HCV（－）抗HIV（－）

术前用药：

镜检所见：

食管粘膜色泽正常，管腔扩张可，齿状线清晰。

贲门扩张可。胃底粘液湖黄绿色，胃底、胃体粘膜光滑，分泌物少；胃角拱形，光滑；胃窦粘膜弥漫性充血、红斑，分泌物少，蠕动可。幽门圆，开闭好。

十二指肠球部粘膜散在小憩室，EUS探查见截面大小约7*5mm的不规则无回声病变，内有分隔，病变位于粘膜下层。

诊　断：1、食管正常

2、慢性红斑性胃窦炎

3、十二指肠多发憩室

4、十二指肠球部囊肿

病理诊断：

医　师：邝胜利

检查日期：2012年03月30日

食道　球腔　球腔　胃底

注：此报告仅供临床医师参考。

典型病例 145

王某某，男，60 岁。食道炎，胃息肉，糜烂性胃炎。

一诊：0.9%生理盐水 250ml，青霉素注射液 960 万单位；0.9%生理盐水 250ml，清开灵注射液 20～30ml；5%葡萄糖 250ml，西咪替丁针剂 1g、维生素 B_6 针剂 0.3g、甲氧氯普胺注射液 10mg、10%氯化钾针剂 5ml；静滴，每日 1 次，连用 3～7 日。庆大霉素针剂 4 万单位、盐酸普鲁卡因针剂 2ml，加开水口服，每日 3 次。增生平按说明服 3 个月。清胃散 10 剂，每日 1 剂，水煎服。疏肝清胃丸，每日 3 次，每次 15 粒。消炎止痛丸，每日 2 次，早上、中午各服 15 粒。养胃丸，每晚服 15 粒。

二诊：清胃散 10 剂，每日 1 剂，水煎服。疏肝清胃丸，每日 3 次，每次 15 粒。消炎止痛丸，每日 2 次，早上、中午各服 15 粒。养胃丸，每晚服 15 粒。

三诊：疏肝清胃丸，每日 3 次，每次 15 粒。消炎止痛丸，每日 2 次，早上、中午各服 15 粒。养胃丸，每晚服 15 粒。健脾和胃丸，每日 1 次，每次 15 粒。骨刺消炎膏外贴胃脘处。3 年后随访未复发。

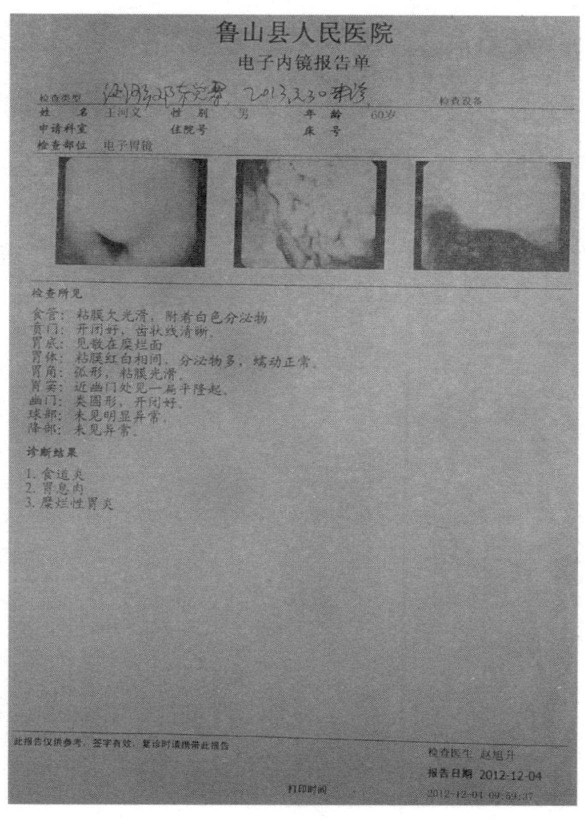

鲁山县人民医院

电子内镜报告单

检查类型　　　　　　　　　　　　检查设备

姓　　名　王河文　　性　　别　男　　年　　龄　60岁

申请科室　　　　住院号　　　　床　　号

检查部位　电子胃镜

检查所见

食管：粘膜欠光滑，附着白色分泌物

贲门：开闭好，齿状线清晰。

胃底：见散在糜烂面

胃体：粘膜红白相间，分泌物多，蠕动正常。

胃角：弧形，粘膜光滑。

胃窦：近幽门处见一扁平隆起。

幽门：类圆形，开闭好。

球部：未见明显异常。

降部：未见异常。

诊断结果

1. 食道炎
2. 胃息肉
3. 糜烂性胃炎

此报告仅供参考，签字有效，复诊时请携带此报告

检查医生　赵旭升

报告日期　2012-12-04

打印时间　2012-12-01 09:59:37

典型病例 146

王某某，女，56 岁。慢性糜烂性食管炎，胆汁反流性胃炎。

一诊：0.9% 生理盐水 250ml，青霉素注射液 960 万单位；0.9% 生理盐水 250ml，清开灵注射液 20 ~ 30ml；5% 葡萄糖 250ml，西咪替丁针剂 1g、维生素 B_6 针剂 0.3g、甲氧氯普胺注射液 10mg、10% 氯化钾针剂 5ml；静滴，每日 1 次，连用 3 ~ 7 日。庆大霉素针剂 4 万单位、盐酸普鲁卡因针剂 2ml，加开水口服，每日 3 次。清胃散 10 剂，每日 1 剂，水煎服。疏肝清胃丸，每日 3 次，每次 15 粒。消炎止痛丸，每日 2 次，早上、中午各服 15 粒。养胃丸，每晚服 15 粒。

二诊：清胃散 10 剂，每日 1 剂，水煎服。疏肝清胃丸，每日 3 次，每次 15 粒。消炎止痛丸，每日 2 次，早上、中午各服 15 粒。养胃丸，每晚服 15 粒。

三诊：疏肝清胃丸，每日 3 次，每次 15 粒。消炎止痛丸，每日 2 次，早上、中午各服 15 粒。养胃丸，每晚服 15 粒。利胆化石丹 15 粒，每日 2 次。3 年后随访未复发。

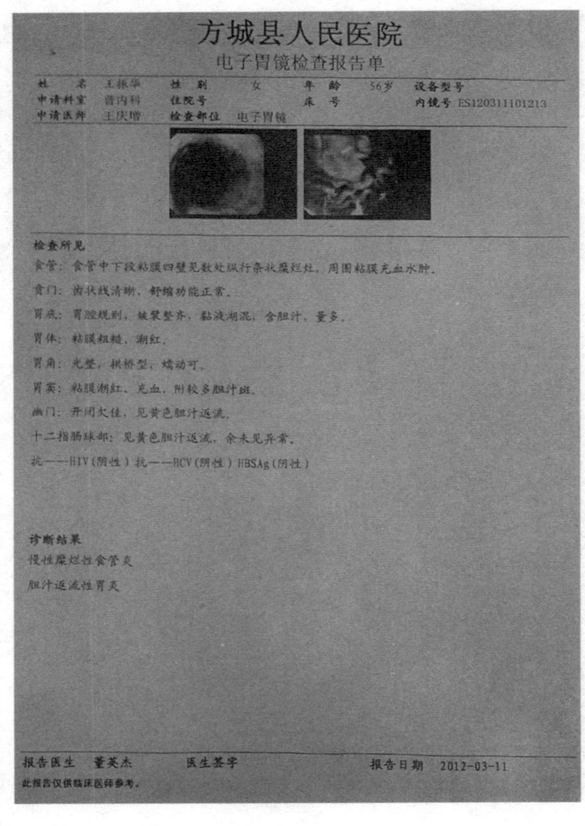

方城县人民医院

电子胃镜检查报告单

姓　名	王振华	性　别	女	年　龄	56岁	设备型号	
申请科室	普内科	住院号		床　号		内镜号	ES120311101213
申请医师	王庆增	检查部位	电子胃镜				

检查所见

食管：食管中下段粘膜四壁见数处纵行条状糜烂灶，周围粘膜充血水肿。

贲门：齿状线清晰，舒缩功能正常。

胃底：胃腔规则，皱襞整齐，黏液湖混，含胆汁，量多。

胃体：粘膜粗糙，潮红。

胃角：光整，拱桥型，蠕动可。

胃窦：粘膜潮红、充血，附较多胆汁斑。

幽门：开闭欠佳，见黄色胆汁返流。

十二指肠球部：见黄色胆汁返流，余未见异常。

抗——HIV(阴性) 抗——HCV(阴性) HBSAg(阴性)

诊断结果

慢性糜烂性食管炎

胆汁返流性胃炎

报告医生　董英杰　　医生签字　　报告日期　2012-03-11

此报告仅供临床医师参考。

典型病例 147

杨某某，男，36 岁。食管炎，浅表性胃炎。

一诊：半个月内没有服过驱虫药的患者，病情稳定期应首先口服左旋咪唑片剂 150mg，果导片 0.2g，睡前 1 次口服（只用 1 次）。0.9% 生理盐水 250ml，青霉素注射液 960 万单位；0.9% 生理盐水 250ml，清开灵注射液 20～30ml；5% 葡萄糖 250ml，西咪替丁针剂 1g、维生素 B_6 针剂 0.3g、甲氧氯普胺注射液 10mg、10% 氯化钾针剂 5ml；静滴，每日 1 次，连用 3～7 日。庆大霉素针剂 4 万单位、盐酸普鲁卡因针剂 2ml，加开水口服，每日 3 次。清胃散 10 剂，每日 1 剂，水煎服。疏肝清胃丸，每日 3 次，每次 15 粒。消炎止痛丸，每日 2 次，早上、中午各服 15 粒。养胃丸，每晚服 15 粒。

二诊：清胃散 10 剂，每日 1 剂，水煎服。疏肝清胃丸，每日 3 次，每次 15 粒。消炎止痛丸，每日 2 次，早上、中午各服 15 粒。养胃丸，每晚服 15 粒。

三诊：疏肝清胃丸，每日 3 次，每次 15 粒。消炎止痛丸，每日 2 次，早上、中午各服 15 粒。养胃丸，每晚服 15 粒。利胆化石丹，每晚服 15 粒。3 年后随访未复发。

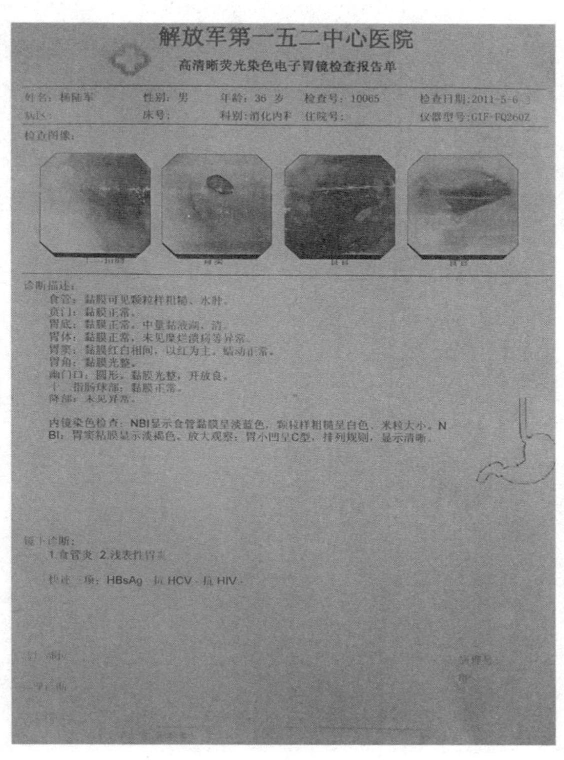

解放军第一五二中心医院

高清晰荧光染色电子胃镜检查报告单

姓名：杨陆军　性别：男　年龄：36 岁　检查号：10065　检查日期：2011-5-6

病区：　床号：　科别：消化内科　住院号：　仪器型号：GIF-FQ260Z

检查图像：

诊断描述：

食管：黏膜可见颗粒样粗糙、水肿。

贲门：黏膜正常。

胃底：黏膜正常。中量黏液湖，清。

胃体：黏膜正常，未见糜烂溃疡等异常。

胃窦：黏膜红白相间，以红为主。蠕动正常。

胃角：黏膜光整。

幽门口：圆形。黏膜光整，开放良。

十二指肠球部：黏膜正常。

降部：未见异常。

内镜染色检查：NBI显示食管黏膜呈淡蓝色，颗粒样粗糙呈白色、米粒大小。NBI：胃窦黏膜显示淡褐色，放大观察：胃小凹呈C型，排列规则，显示清晰。

镜下诊断：

1.食管炎 2.浅表性胃炎

快速三项：HBsAg - 抗 HCV - 抗 HIV -

典型病例 148

代某某，女，42 岁。食管炎，糜烂性胃炎，十二指肠球炎。

一诊：0.9% 生理盐水 250ml，青霉素注射液 960 万单位；0.9% 生理盐水 250ml，清开灵注射液 20～30ml；5% 葡萄糖 250ml，西咪替丁针剂 1g、维生素 B_6 针剂 0.3g、甲氧氯普胺注射液 10mg、10% 氯化钾针剂 5ml；静滴，每日 1 次，连用 3～7 日。庆大霉素针剂 4 万单位、盐酸普鲁卡因针剂 2ml，加开水口服，每日 3 次。清胃散 10 剂，每日 1 剂，水煎服。疏肝清胃丸，每日 3 次，每次 15 粒。消炎止痛丸，每日 2 次，早上、中午各服 15 粒。养胃丸，每晚服 15 粒。

二诊：清胃散 10 剂，每日 1 剂，水煎服。疏肝清胃丸，每日 3 次，每次 15 粒。消炎止痛丸，每日 2 次，早上、中午各服 15 粒。养胃丸，每晚服 15 粒。

三诊：疏肝清胃丸，每日 3 次，每次 15 粒。消炎止痛丸，每日 2 次，早上、中午各服 15 粒。养胃丸，每晚服 15 粒。健脾和胃丸，每日 1 次，每次 15 粒。骨刺消炎膏外贴胃脘处。3 年后随访未复发。

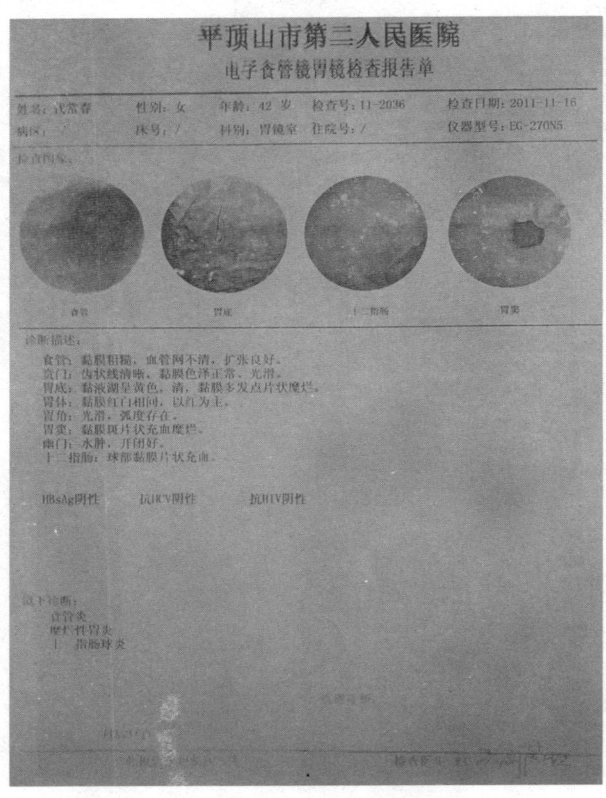

平顶山市第三人民医院

电子食管镜胃镜检查报告单

性别：女　年龄：42 岁　检查号：11-2036　检查日期：2011-11-16

床号：/　科别：胃镜室　住院号：/　仪器型号：EG-270N5

食管　胃底　十二指肠　胃窦

诊断描述：

食管：黏膜粗糙，血管网不清，扩张良好。
贲门：齿状线清晰，黏膜色泽正常、光滑。
胃底：黏液湖呈黄色，清，黏膜多发点片状糜烂。
胃体：黏膜红白相间，以红为主。
胃角：光滑，弧度存在。
胃窦：黏膜斑片状充血糜烂。
幽门：水肿，开闭好。
十二指肠：球部黏膜片状充血。

HBsAg阴性　抗HCV阴性　抗HIV阴性

镜下诊断：
食管炎
糜烂性胃炎
十二指肠球炎

典型病例 149

郭某某，男，41 岁。糜烂性胃炎。

一诊：庆大霉素注射液 4 万单位、维生素 B_{12}注射液 1mg，肌肉注射，每日 1 次，连用 10 日。0.9% 生理盐水 250ml，加庆大霉素注射液 24 万单位、林可霉素注射液 2.4g、654 –2 注射液 5mg、10% 氯化钾注射液 5ml；0.9% 生理盐水 250ml，加西咪替丁注射液 1g、维生素 B_6 注射液 0.3g、甲氧氯普胺注射液 5mg、10% 氯化钾注射液 5ml；5% 葡萄糖液 250ml，加肌苷注射液 0.5g、维生素 C 注射液 2g、三磷酸腺苷针剂 40mg、辅酶 A 注射液 100 单位、门冬氨酸钾镁注射液 10ml；5% 葡萄糖液 250ml，奥美拉唑针剂 40mg；静滴，每日 1 次，连用 7 日。清胃散 10 剂，每日 1 剂，水煎服。疏肝清胃丸，每日 3 次，每次 15 粒。消炎止痛丸，每日 2 次，早上、中午各服 15 粒。养胃丸，每晚服 15 粒。

二诊：清胃散 10 剂，每日 1 剂，水煎服。疏肝清胃丸，每日 3 次，每次 15 粒。消炎止痛丸，每日 2 次，早上、中午各服 15 粒。养胃丸，每晚服 15 粒。

三诊：疏肝清胃丸，每日 3 次，每次 15 粒。消炎止痛丸，每日 2 次，早上、中午各服 15 粒。养胃丸，每晚服 15 粒。健脾和胃丸，每日 1 次，每次 15 粒。骨刺消炎膏外贴胃脘处。3 年后随访未复发。

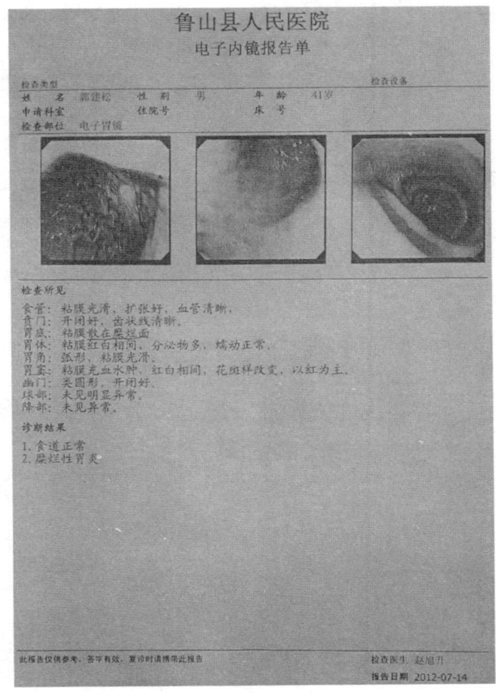

鲁山县人民医院

电子内镜报告单

检查类型　　检查设备

姓　　名　郭建松　　性　　别　男　　年　　龄　41岁

申请科室　　住院号　　床　　号

检查部位　电子胃镜

检查所见

食管：粘膜光滑，扩张好，血管清晰，

贲门：开闭好，齿状线清晰。

胃底：粘膜散在糜烂面

胃体：粘膜红白相间，分泌物多，蠕动正常。

胃角：弧形，粘膜光滑。

胃窦：粘膜充血水肿，红白相间，花斑样改变，以红为主。

幽门：类圆形，开闭好。

球部：未见明显异常。

降部：未见异常。

诊断结果

1. 食道正常
2. 糜烂性胃炎

此报告仅供参考，签字有效，复诊时请携带此报告　　检查医生：赵旭升

报告日期 2012-07-14

典型病例 150

上官某，男，59 岁。慢性浅表性胃炎，十二指肠球部溃疡伴活动性出血。

一诊：庆大霉素注射液 4 万单位、维生素 B_{12} 注射液 1mg，肌肉注射，每日 1 次，连用 10 日。0.9% 生理盐水 250ml，青霉素注射液 960 万单位；0.9% 生理盐水 250ml，清开灵注射液 20～30ml；5% 葡萄糖 250ml，西咪替丁针剂 1g、维生素 B_6 针剂 0.3g、甲氧氯普胺注射液 10mg、10% 氯化钾针剂 5ml；静滴，每日 1 次，连用 3～7 日。清胃散 10 剂，每日 1 剂，水煎服。疏肝清胃丸，每日 3 次，每次 15 粒。消炎止痛丸，每日 2 次，早上、中午各服 15 粒。养胃丸，每晚服 15 粒。

二诊：清胃散 10 剂，每日 1 剂，水煎服。疏肝清胃丸，每日 3 次，每次 15 粒。消炎止痛丸，每日 2 次，早上、中午各服 15 粒。养胃丸，每晚服 15 粒。

三诊：疏肝清胃丸，每日 3 次，每次 15 粒。消炎止痛丸，每日 2 次，早上、中午各服 15 粒。养胃丸，每晚服 15 粒。利胆化石丹，每晚服 15 粒。3 年后随访未复发。

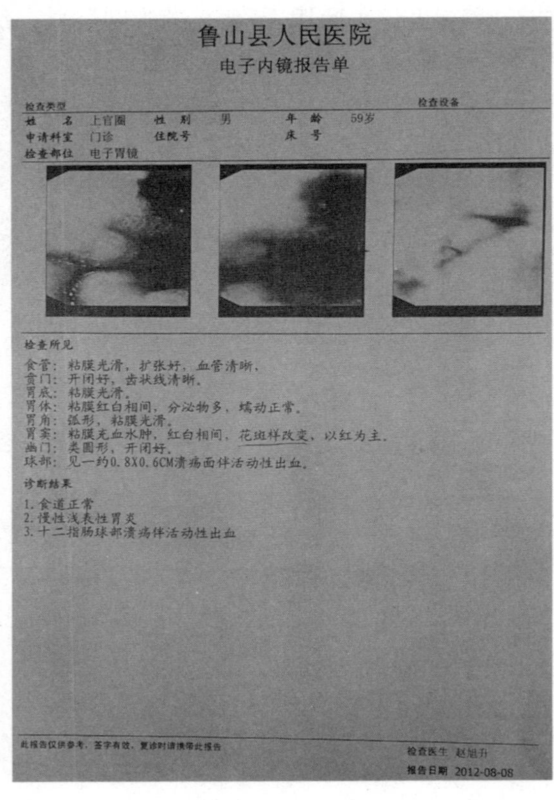

鲁山县人民医院

电子内镜报告单

检查类型　　检查设备

姓　名　上官圈　性　别　男　年　龄　59岁

申请科室　门诊　住院号　床　号

检查部位　电子胃镜

检查所见

食管：粘膜光滑，扩张好，血管清晰，

贲门：开闭好，齿状线清晰。

胃底：粘膜光滑。

胃体：粘膜红白相间，分泌物多，蠕动正常。

胃角：弧形，粘膜光滑。

胃窦：粘膜充血水肿，红白相间，花斑样改变，以红为主。

幽门：类圆形，开闭好。

球部：见一约0.8X0.6CM溃疡面伴活动性出血。

诊断结果

1. 食道正常
2. 慢性浅表性胃炎
3. 十二指肠球部溃疡伴活动性出血

此报告仅供参考，签字有效，复诊时请携带此报告

检查医生　赵旭升

报告日期　2012-08-08

典型病例 151

刘某，男，50 岁。食管贲门炎，浅表性胃炎。

一诊：半个月内没有服过驱虫药的患者，病情稳定期应首先口服左旋咪唑片剂 150mg，果导片 0.2g，睡前 1 次口服（只用 1 次）。0.9% 生理盐水 250ml，青霉素注射液 960 万单位；0.9% 生理盐水 250ml，清开灵注射液20～30ml；5% 葡萄糖 250ml，西咪替丁针剂 1g、维生素 B_6 针剂 0.3g、甲氧氯普胺注射液 10mg、10% 氯化钾针剂 5ml；静滴，每日 1 次，连用 3～7 日。庆大霉素针剂 4 万单位、盐酸普鲁卡因针剂 2ml，加开水口服，每日 3 次。清胃散 10 剂，每日 1 剂，水煎服。疏肝清胃丸，每日 3 次，每次 15 粒。消炎止痛丸，每日 2 次，早上、中午各服 15 粒。养胃丸，每晚服 15 粒。

二诊：清胃散 10 剂，每日 1 剂，水煎服。疏肝清胃丸，每日 3 次，每次 15 粒。消炎止痛丸，每日 2 次，早上、中午各服 15 粒。养胃丸，每晚服 15 粒。

三诊：疏肝清胃丸，每日 3 次，每次 15 粒。消炎止痛丸，每日 2 次，早上、中午各服 15 粒。养胃丸，每晚服 15 粒。利胆化石丹，每晚服 15 粒。3 年后随访未复发。

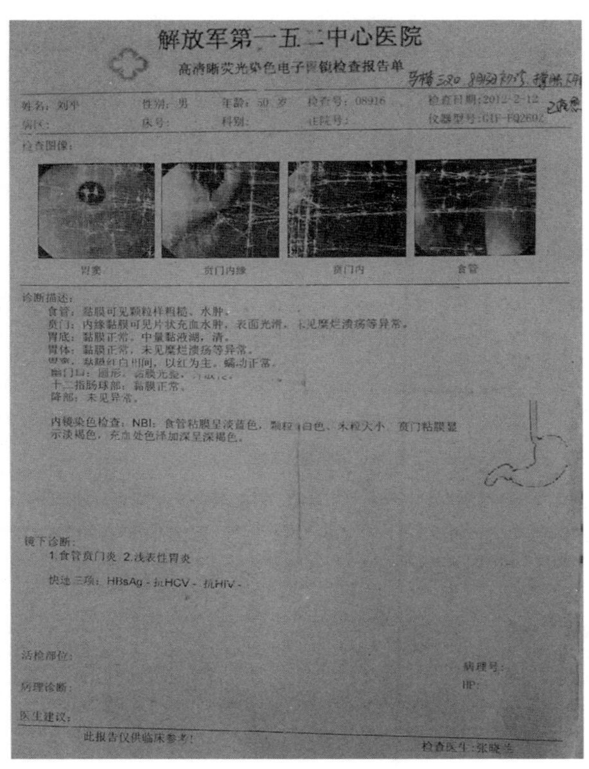

解放军第一五二中心医院

高清晰荧光染色电子胃镜检查报告单

姓名：刘某　性别：男　年龄：50 岁　检查号：08916　检查日期：2012-2-12

病区：　床号：　科别：　住院号：　仪器型号：GIF-FQ260Z

检查图像：

胃窦　贲门内缘　贲门内　食管

诊断描述：

食管：黏膜可见颗粒样粗糙、水肿。
贲门：内缘黏膜可见片状充血水肿，表面光滑，未见糜烂溃疡等异常。
胃底：黏膜正常，中量黏液湖，清。
胃体：黏膜正常，未见糜烂溃疡等异常。
胃窦：黏膜红白相间，以红为主。蠕动正常。
幽门口：圆形，黏膜光滑，[illegible]
十二指肠球部：黏膜正常。
降部：未见异常。

内镜染色检查：NBI：食管粘膜呈淡蓝色，颗粒呈白色、米粒大小，贲门粘膜显示淡褐色，充血处色泽加深呈深褐色。

镜下诊断：

1.食管贲门炎 2.浅表性胃炎

快速三项：HBsAg - 抗HCV - 抗HIV -

活检部位：　病理号：

病理诊断：　HP：

医生建议：

此报告仅供临床参考！　检查医生：张晓[illegible]

典型病例 152

徐某某，女，49 岁。隆起糜烂性胃炎。

一诊：庆大霉素注射液 4 万单位、维生素 B_{12}注射液 1mg，肌肉注射，每日 1 次，连用 10 日。0.9% 生理盐水 250ml，加庆大霉素注射液 24 万单位、林可霉素注射液 2.4g、654－2 注射液 5mg、10% 氯化钾注射液 5ml；0.9% 生理盐水 250ml，加西咪替丁注射液 1g、维生素 B_6 注射液 0.3g、甲氧氯普胺注射液 5mg、10% 氯化钾注射液 5ml；5% 葡萄糖液 250ml，加肌苷注射液 0.5g、维生素 C 注射液 2g、三磷酸腺苷针剂 40mg、辅酶 A 注射液 100 单位、门冬氨酸钾镁注射液 10ml；5% 葡萄糖液 250ml，奥美拉唑针剂 40mg；静滴，每日 1 次，连用 7 日。清胃散 10 剂，每日 1 剂，水煎服。疏肝清胃丸，每日 3 次，每次 15 粒。消炎止痛丸，每日 2 次，早上、中午各服 15 粒。养胃丸，每晚服 15 粒。

二诊：清胃散 10 剂，每日 1 剂，水煎服。疏肝清胃丸，每日 3 次，每次 15 粒。消炎止痛丸，每日 2 次，早上、中午各服 15 粒。养胃丸，每晚服 15 粒。

三诊：疏肝清胃丸，每日 3 次，每次 15 粒。消炎止痛丸，每日 2 次，早上、中午各服 15 粒。养胃丸，每晚服 15 粒。健脾和胃丸，每日 1 次，每次 15 粒。骨刺消炎膏外贴胃脘处。3 年后随访未复发。

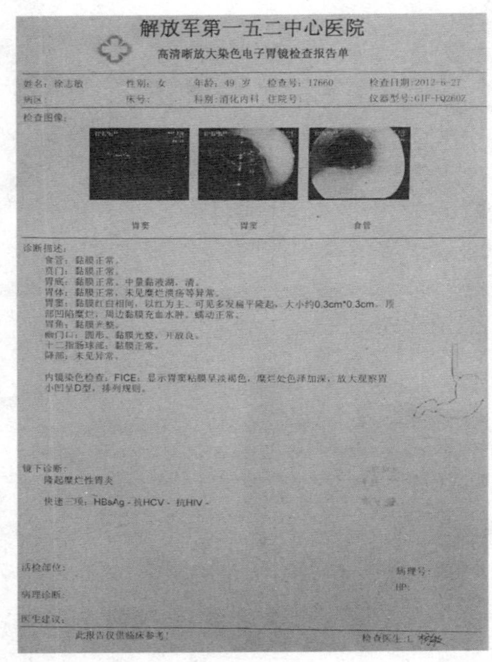

解放军第一五二中心医院

高清晰放大染色电子胃镜检查报告单

姓名：徐志敏　性别：女　年龄：49 岁　检查号：17660　检查日期：2012-6-27

病区：　床号：　科别：消化内科　住院号：　仪器型号：GIF-FQ260Z

检查图像：

胃窦　胃窦　食管

诊断描述：

食管：黏膜正常。
贲门：黏膜正常。
胃底：黏膜正常，中量黏液湖，清。
胃体：黏膜正常，未见糜烂溃疡等异常。
胃窦：黏膜红白相间，以红为主，可见多发扁平隆起，大小约0.3cm*0.3cm，顶部凹陷糜烂，周边黏膜充血水肿，蠕动正常。
胃角：黏膜光整。
幽门口：圆形，黏膜光整，开放良。
十二指肠球部：黏膜正常。
降部：未见异常。

内镜染色检查：FICE：显示胃窦粘膜呈淡褐色，糜烂处色泽加深，放大观察胃小凹呈D型，排列规则。

镜下诊断：
隆起糜烂性胃炎

快速三项：HBsAg - 抗HCV - 抗HIV -

活检部位：　病理号：

HP：

病理诊断：

医生建议：

此报告仅供临床参考！　检查医生：

典型病例 153

任某，女，56 岁。反流性食管炎，胃窦多发息肉，慢性浅表性胃炎，十二指肠球部溃疡。

一诊：半个月内没有服过驱虫药的患者，病情稳定期应首先口服左旋咪唑片剂 150mg，果导片 0.2g，睡前 1 次口服（只用 1 次）。0.9% 生理盐水 250ml，青霉素注射液 960 万单位；0.9% 生理盐水 250ml，清开灵注射液20 ~ 30ml；5% 葡萄糖 250ml，西咪替丁针剂 1g、维生素 B_6 针剂 0.3g、甲氧氯普胺注射液 10mg、10% 氯化钾针剂 5ml；静滴，每日 1 次，连用3 ~7 日。庆大霉素针剂 4 万单位、盐酸普鲁卡因针剂 2ml，加开水口服，每日 3 次。增生平按说明服 3 个月。清胃散 10 剂，每日 1 剂，水煎服。疏肝清胃丸，每日 3 次，每次 15 粒。消炎止痛丸，每日 2 次，早上、中午各服 15 粒。养胃丸，每晚服 15 粒。

二诊：清胃散 10 剂，每日 1 剂，水煎服。疏肝清胃丸，每日 3 次，每次 15 粒。消炎止痛丸，每日 2 次，早上、中午各服 15 粒。养胃丸，每晚服 15 粒。

三诊：疏肝清胃丸，每日 3 次，每次 15 粒。消炎止痛丸，每日 2 次，早上、中午各服 15 粒。养胃丸，每晚服 15 粒。利胆化石丹，每晚服 15 粒。3 年后随访未复发。

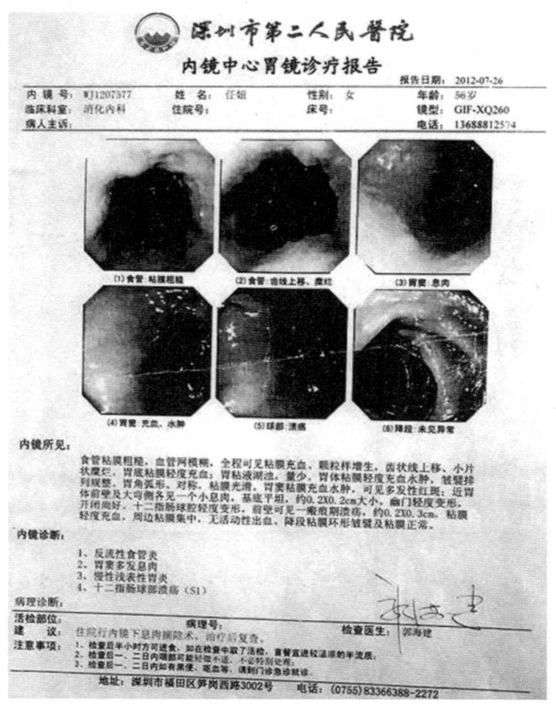

深圳市第二人民医院

内镜中心胃镜诊疗报告

报告日期：2012-07-26

内镜号：WJ1207577　姓名：任娟　性别：女　年龄：56岁

临床科室：消化内科　住院号：　床号：　镜型：GIF-XQ260

病人主诉：　电话：13688812574

(1)食管：粘膜粗糙　(2)食管：齿线上移、糜烂　(3)胃窦：息肉

(4)胃窦：充血、水肿　(5)球部：溃疡　(6)降段：未见异常

内镜所见：

食管粘膜粗糙，血管网模糊，全程可见粘膜充血、颗粒样增生，齿状线上移、小片状糜烂，胃底粘膜轻度充血；胃粘液湖浊，量少，胃体粘膜轻度充血水肿，皱襞排列规整，胃角弧形、对称，粘膜光滑，胃窦粘膜充血水肿，可见多发性红斑；近胃体前壁及大弯侧各见一个小息肉，基底平坦，约0.2X0.2cm大小，幽门轻度变形，开闭尚好，十二指肠球腔轻度变形，前壁可见一瘢痕期溃疡，约0.2X0.3cm，粘膜轻度充血，周边粘膜集中，无活动性出血，降段粘膜环形皱襞及粘膜正常。

内镜诊断：

1、反流性食管炎
2、胃窦多发息肉
3、慢性浅表性胃炎
4、十二指肠球部溃疡（S1）

病理诊断：

活检部位：　病理号：

建　　议：住院行内镜下息肉摘除术，治疗后复查。　检查医生：郭海建

注意事项：1、检查后半小时方可进食，如在检查中取了活检，当餐宜进较温凉的半流质。
2、检查后一、二日内咽部可能轻微不适，不必特别处理。
3、检查后一、二日内如有黑便、呕血等，请到门诊急诊就诊。

地址：深圳市福田区笋岗西路3002号　电话：(0755)83366388-2272

典型病例 154

杨某某，男，59 岁。胆汁反流性胃炎。

一诊：庆大霉素注射液 4 万单位、维生素 B_{12} 注射液 1mg，肌肉注射，每日 1 次，连用 10 日。0.9% 生理盐水 250ml，加庆大霉素注射液 24 万单位、林可霉素注射液 2.4g、654－2 注射液 5mg、10% 氯化钾注射液 5ml；0.9% 生理盐水 250ml，加西咪替丁注射液 1g、维生素 B_6 注射液 0.3g、甲氧氯普胺注射液 5mg、10% 氯化钾注射液 5ml；5% 葡萄糖液 250ml，加肌苷注射液 0.5g、维生素 C 注射液 2g、三磷酸腺苷针剂 40mg、辅酶 A 注射液 100 单位、门冬氨酸钾镁注射液 10ml；5% 葡萄糖液 250ml，奥美拉唑针剂 40mg；静滴，每日 1 次，连用 7 日。清胃散 10 剂，每日 1 剂，水煎服。疏肝清胃丸，每日 3 次，每次 15 粒。消炎止痛丸，每日 2 次，早上、中午各服 15 粒。养胃丸，每晚服 15 粒。

二诊：清胃散 10 剂，每日 1 剂，水煎服。疏肝清胃丸，每日 3 次，每次 15 粒。消炎止痛丸，每日 2 次，早上、中午各服 15 粒。养胃丸，每晚服 15 粒。

三诊：疏肝清胃丸，每日 3 次，每次 15 粒。消炎止痛丸，每日 2 次，早上、中午各服 15 粒。养胃丸，每晚服 15 粒。利胆化石丹 15 粒，每日 2 次。3 年后随访未复发。

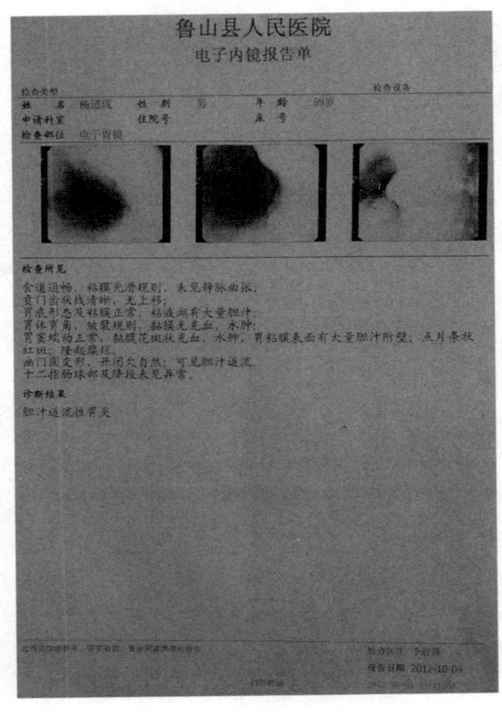
鲁山县人民医院
电子内镜报告单

检查类型　　检查设备
姓　名　　性　别　男　　年　龄　59岁
申请科室　　住院号　　床　号
检查部位　电子胃镜

检查所见
食道通畅，粘膜光滑规则，未见静脉曲张；
贲门齿状线清晰，无上移；
胃底形态及粘膜正常，粘液湖有大量胆汁；
胃体胃角，皱襞规则，黏膜无充血，水肿；
胃窦蠕动正常，黏膜花斑状充血，水肿，胃粘膜表面有大量胆汁附壁；点片条状红斑；隆起糜烂。
幽门圆变形，开闭欠自然；可见胆汁返流。
十二指肠球部及降段未见异常。

诊断结果
胆汁返流性胃炎

报告日期 2012-10-04

典型病例 155

杨某某，女，38 岁。慢性浅表性胃炎。

一诊：半个月内没有服过驱虫药的患者，病情稳定期应首先口服左旋咪唑片剂 150mg，果导片 0.2g，睡前 1 次口服（只用 1 次）。庆大霉素注射液 4 万单位、维生素 B_{12}注射液 1mg，肌肉注射，每日 1 次，连用 10 日。清胃散 10 剂，每日 1 剂，水煎服。疏肝清胃丸，每日 3 次，每次 15 粒。消炎止痛丸，每日 2 次，早上、中午各服 15 粒。养胃丸，每晚服 15 粒。

二诊：清胃散 10 剂，每日 1 剂，水煎服。疏肝清胃丸，每日 3 次，每次 15 粒。消炎止痛丸，每日 2 次，早上、中午各服 15 粒。养胃丸，每晚服 15 粒。

三诊：疏肝清胃丸，每日 3 次，每次 15 粒。消炎止痛丸，每日 2 次，早上、中午各服 15 粒。养胃丸，每晚服 15 粒。利胆化石丹，每晚服 15 粒。3 年后随访未复发。

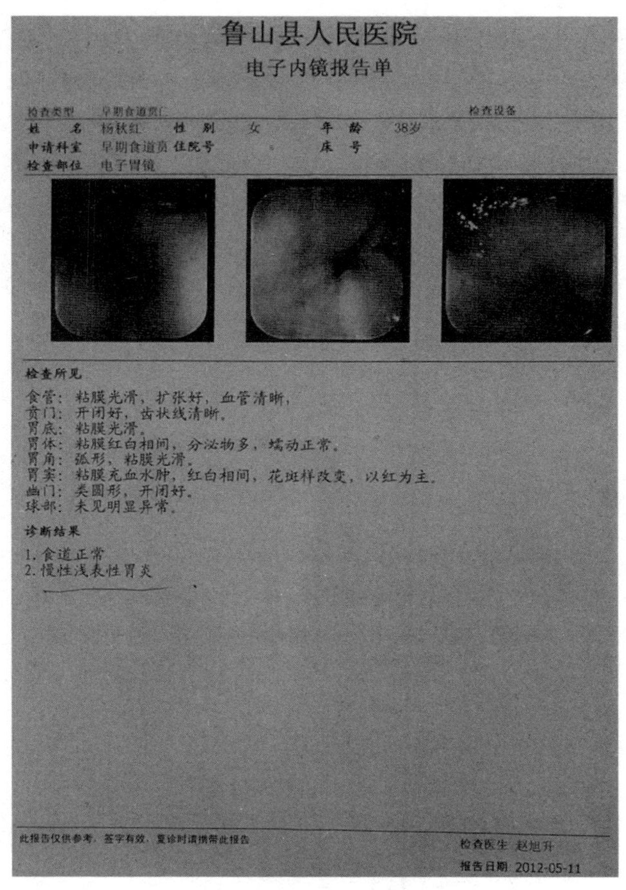

鲁山县人民医院

电子内镜报告单

检查类型 早期食道贲门　　检查设备

姓　名 杨秋红　性　别 女　年　龄 38岁

申请科室 早期食道贲 住院号　床　号

检查部位 电子胃镜

检查所见

食管：粘膜光滑，扩张好，血管清晰，
贲门：开闭好，齿状线清晰。
胃底：粘膜光滑。
胃体：粘膜红白相间，分泌物多，蠕动正常。
胃角：弧形、粘膜光滑。
胃窦：粘膜充血水肿，红白相间，花斑样改变，以红为主。
幽门：类圆形，开闭好。
球部：未见明显异常。

诊断结果

1. 食道正常
2. 慢性浅表性胃炎

此报告仅供参考，签字有效，复诊时请携带此报告

检查医生 赵旭升

报告日期 2012-05-11

典型病例 156

陈某某，男，50 岁。食管炎，红斑渗出性胃炎，十二指肠球炎。

一诊：0.9%生理盐水250ml，青霉素注射液960 万单位；0.9%生理盐水250ml，清开灵注射液20~30ml；5%葡萄糖250ml，西咪替丁针剂1g、维生素 B_6 针剂0.3g、甲氧氯普胺注射液10mg、10%氯化钾针剂5ml；静滴，每日1 次，连用3~7 日。庆大霉素针剂4 万单位、盐酸普鲁卡因针剂2ml，加开水口服，每日3 次。清胃散10 剂，每日1 剂，水煎服。疏肝清胃丸，每日3 次，每次15 粒。消炎止痛丸，每日2 次，早上、中午各服15 粒。养胃丸，每晚服15 粒。

二诊：清胃散10 剂，每日1 剂，水煎服。疏肝清胃丸，每日3 次，每次15 粒。消炎止痛丸，每日2 次，早上、中午各服15 粒。养胃丸，每晚服15 粒。

三诊：疏肝清胃丸，每日3 次，每次15 粒。消炎止痛丸，每日2 次，早上、中午各服15 粒。养胃丸，每晚服15 粒。利胆化石丹，每晚服15 粒。3 年后随访未复发。

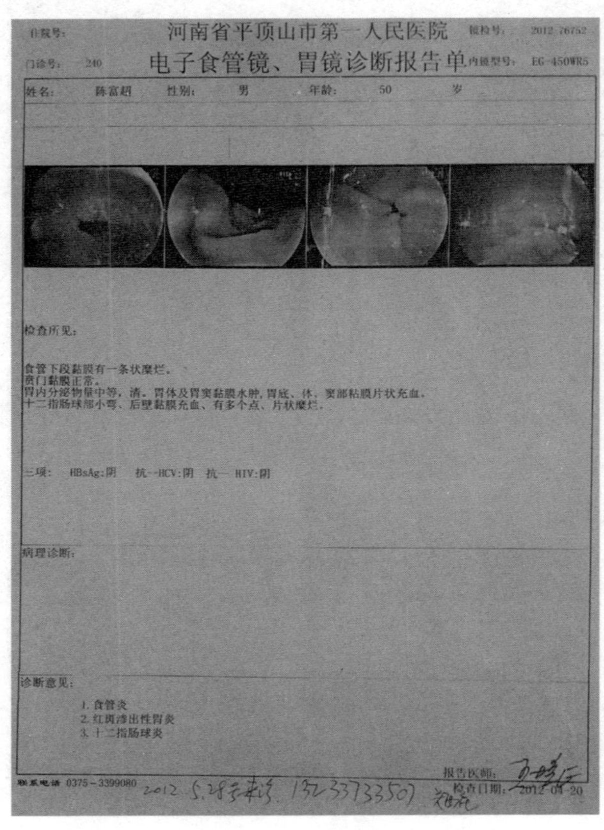

住院号：　　河南省平顶山市第一人民医院　　镜检号：2012-76752

门诊号：240　　电子食管镜、胃镜诊断报告单　　内镜型号：EG-450WR5

姓名：陈富超　性别：男　年龄：50 岁

检查所见：

食管下段黏膜有一条状糜烂。
贲门黏膜正常。
胃内分泌物量中等，清。胃体及胃窦黏膜水肿，胃底、体、窦部粘膜片状充血。
十二指肠球部小弯、后壁黏膜充血、有多个点、片状糜烂。

三项：HBsAg:阴　抗—HCV:阴　抗—HIV:阴

病理诊断：

诊断意见：

1. 食管炎
2. 红斑渗出性胃炎
3. 十二指肠球炎

报告医师：

联系电话 0375-3399080　2012.5.28复诊 13233733507　检查日期：2012-04-20

典型病例 157

张某某，男，60 岁。胃多发溃疡，十二指肠球炎。

一诊：庆大霉素注射液 4 万单位、维生素 B_{12} 注射液 1mg，肌肉注射，每日 1 次，连用 10 日清胃散 10 剂，每日 1 剂，水煎服。疏肝清胃丸，每日 3 次，每次 15 粒。消炎止痛丸，每日 2 次，早上、中午各服 15 粒。养胃丸，每晚服 15 粒。

二诊：清胃散 10 剂，每日 1 剂，水煎服。疏肝清胃丸，每日 3 次，每次 15 粒。消炎止痛丸，每日 2 次，早上、中午各服 15 粒。养胃丸，每晚服 15 粒。

三诊：疏肝清胃丸，每日 3 次，每次 15 粒。消炎止痛丸，每日 2 次，早上、中午各服 15 粒。养胃丸，每晚服 15 粒。利胆化石丹，每晚服 15 粒。3 年后随访未复发。

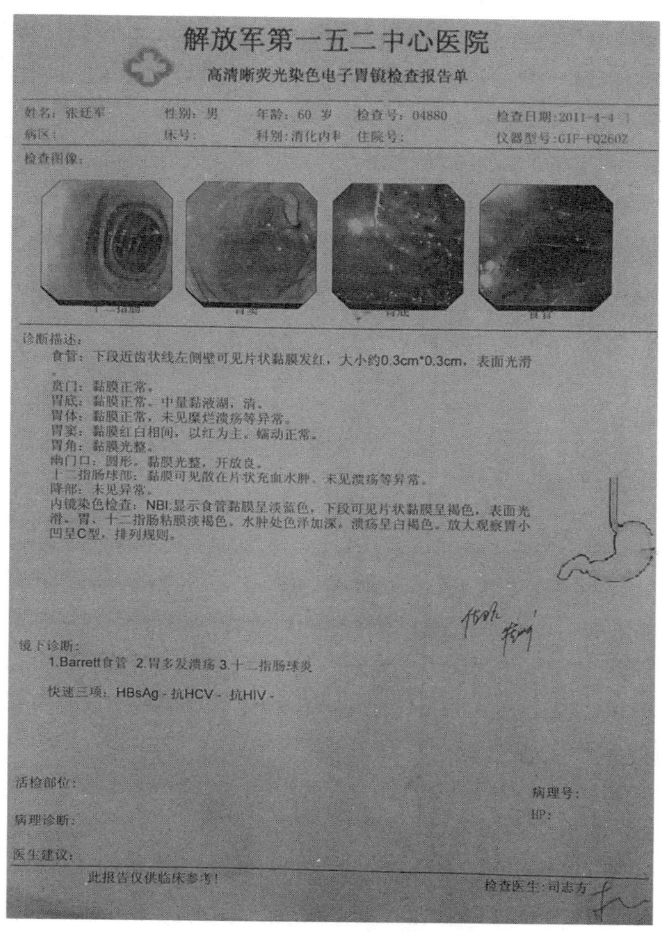

解放军第一五二中心医院

高清晰荧光染色电子胃镜检查报告单

姓名：张廷军　性别：男　年龄：60 岁　检查号：04880　检查日期：2011-4-4

病区：　床号：　科别：消化内科　住院号：　仪器型号：GIF-FQ260Z

检查图像：

诊断描述：

食管：下段近齿状线左侧壁可见片状黏膜发红，大小约0.3cm*0.3cm，表面光滑。

贲门：黏膜正常。

胃底：黏膜正常。中量黏液湖，清。

胃体：黏膜正常，未见糜烂溃疡等异常。

胃窦：黏膜红白相间，以红为主。蠕动正常。

胃角：黏膜光整。

幽门口：圆形。黏膜光整，开放良。

十二指肠球部：黏膜可见散在片状充血水肿、未见溃疡等异常。

降部：未见异常。

内镜染色检查：NBI:显示食管黏膜呈淡蓝色，下段可见片状黏膜呈褐色，表面光滑。胃、十二指肠粘膜淡褐色。水肿处色泽加深。溃疡呈白褐色。放大观察胃小凹呈C型，排列规则。

镜下诊断：

1.Barrett食管　2.胃多发溃疡　3.十二指肠球炎

快速三项：HBsAg - 抗HCV - 抗HIV -

活检部位：

病理号：

病理诊断：

HP：

医生建议：

此报告仅供临床参考！

检查医生：司志方

典型病例 158

陈某某，男，49 岁。慢性浅表性胃炎，十二指肠球部降霜样溃疡。

一诊：0.9%生理盐水250ml，青霉素注射液960 万单位；0.9%生理盐水250ml，清开灵注射液 20～30ml；5%葡萄糖 250ml，西咪替丁针剂 1g、维生素 B_6 针剂 0.3g、甲氧氯普胺注射液 10mg、10%氯化钾针剂 5ml；静滴，每日 1 次，连用 3～7 日。庆大霉素针剂 4 万单位、盐酸普鲁卡因针剂 2ml，加开水口服，每日 3 次。清胃散 10 剂，每日 1 剂，水煎服。疏肝清胃丸，每日 3 次，每次 15 粒。消炎止痛丸，每日 2 次，早上、中午各服 15 粒。养胃丸，每晚服 15 粒。

二诊：清胃散 10 剂，每日 1 剂，水煎服。疏肝清胃丸，每日 3 次，每次 15 粒。消炎止痛丸，每日 2 次，早上、中午各服 15 粒。养胃丸，每晚服 15 粒。

三诊：疏肝清胃丸，每日 3 次，每次 15 粒。消炎止痛丸，每日 2 次，早上、中午各服 15 粒。养胃丸，每晚服 15 粒。利胆化石丹，每晚服 15 粒。3 年后随访未复发。

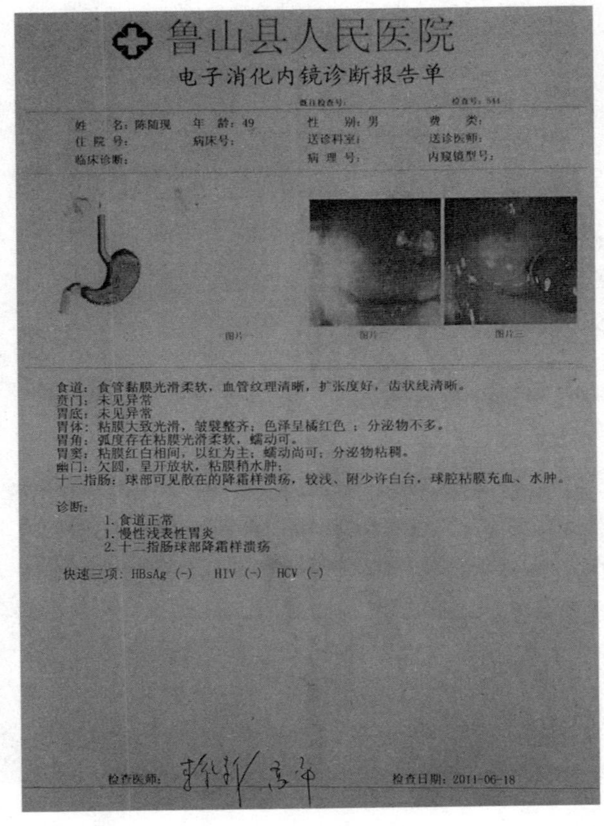

鲁山县人民医院

电子消化内镜诊断报告单

检查号：544

姓　名：陈随现　年　龄：49　性　别：男　费　类：
住 院 号：　病床号：　送诊科室：　送诊医师：
临床诊断：　病 理 号：　内窥镜型号：

图片一　图片二　图片三

食道：食管黏膜光滑柔软，血管纹理清晰，扩张度好，齿状线清晰。
贲门：未见异常
胃底：未见异常
胃体：粘膜大致光滑，皱襞整齐；色泽呈橘红色；分泌物不多。
胃角：弧度存在粘膜光滑柔软，蠕动可。
胃窦：粘膜红白相间，以红为主；蠕动尚可；分泌物粘稠。
幽门：欠圆，呈开放状，粘膜稍水肿；
十二指肠：球部可见散在的降霜样溃疡，较浅、附少许白台，球腔粘膜充血、水肿。

诊断：
1. 食道正常
1. 慢性浅表性胃炎
2. 十二指肠球部降霜样溃疡

快速三项：HBsAg (-)　HIV (-)　HCV (-)

检查医师：　检查日期：2011-06-18

典型病例 159

李某，男，63 岁。胆囊炎。

一诊：0.9%生理盐水 250ml，加头孢哌酮舒巴坦针剂 2g；0.9%生理盐水 250ml，加西咪替丁注射液 0.8g、甲氧氯普胺注射液 5mg、维生素 B_6 注射液 0.3g、10%氯化钾注射液 5ml；乳酸左氧氟沙星注射液 200ml（每 100ml 含 0.1g）；静滴，每日 1 次，连用 14 日。清胃散 10 剂，每日 1 剂，水煎服。疏肝清胃丸，每日 3 次，每次 15 粒。消炎止痛丸，每日 2 次，早上、中午各服 15 粒。利胆化石丹，每日 3 次，每次服 15 粒。

二诊：清胃散 10 剂，每日 1 剂，水煎服。疏肝清胃丸，每日 3 次，每次 15 粒。消炎止痛丸，每日 2 次，早上、中午各服 15 粒。利胆化石丹，每日 3 次，每次服 15 粒。

三诊：疏肝清胃丸，每日 3 次，每次 15 粒。消炎止痛丸，每日 2 次，早上、中午各服 15 粒。利胆化石丹，每日 3 次，每次服 15 粒。3 年后随访未复发。

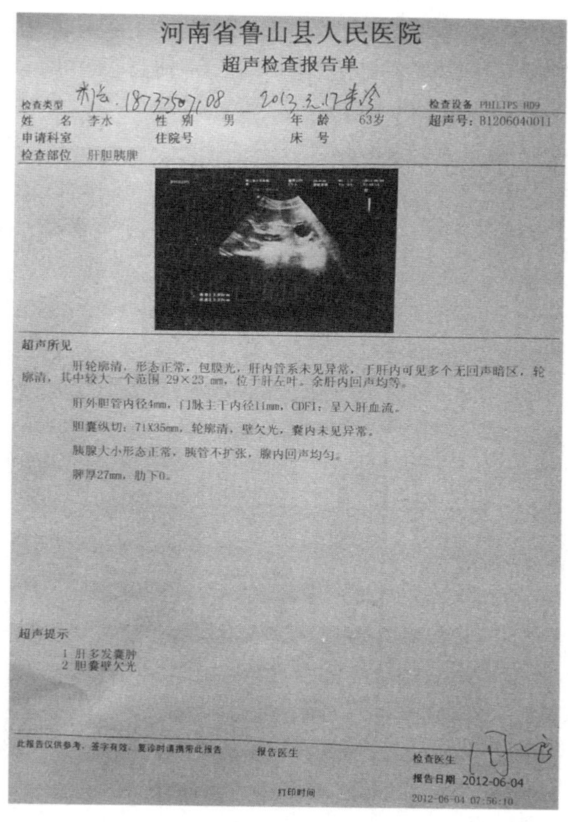

河南省鲁山县人民医院

超声检查报告单

检查类型　　　　检查设备 PHILIPS HD9

姓　　名　李水　　性　别　男　　年　龄　63岁　　超声号：B1206040011

申请科室　　住院号　　床　号

检查部位　肝胆胰脾

超声所见

肝轮廓清，形态正常，包膜光，肝内管系未见异常，于肝内可见多个无回声暗区，轮廓清，其中较大一个范围 29×23 mm，位于肝左叶。余肝内回声均等。

肝外胆管内径4mm，门脉主干内径11mm，CDFI：呈入肝血流。

胆囊纵切：71X35mm，轮廓清，壁欠光，囊内未见异常。

胰腺大小形态正常，胰管不扩张，腺内回声均匀。

脾厚27mm，肋下0。

超声提示

1 肝多发囊肿
2 胆囊壁欠光

此报告仅供参考，签字有效，复诊时请携带此报告　　报告医生　　检查医生

报告日期 2012-06-04

打印时间　2012-06-04 07:56:10

典型病例 160

陈某某，男，40 岁。红斑渗出出血型胃炎。

一诊：庆大霉素注射液 4 万单位、维生素 B_{12} 注射液 1mg，肌肉注射，每日 1 次，连用 10 日。0.9% 生理盐水 250ml，加庆大霉素注射液 24 万单位、林可霉素注射液 2.4g、654－2 注射液 5mg、10% 氯化钾注射液 5ml；0.9% 生理盐水 250ml，加西咪替丁注射液 1g、维生素 B_6 注射液 0.3g、甲氧氯普胺注射液 5mg、10% 氯化钾注射液 5ml；5% 葡萄糖液 250ml，加肌苷注射液 0.5g、维生素 C 注射液 2g、三磷酸腺苷针剂 40mg、辅酶 A 注射液 100 单位、门冬氨酸钾镁注射液 10ml；5% 葡萄糖液 250ml，奥美拉唑针剂 40mg；静滴，每日 1 次，连用 7 日。清胃散 10 剂，每日 1 剂，水煎服。疏肝清胃丸，每日 3 次，每次 15 粒。消炎止痛丸，每日 2 次，早上、中午各服 15 粒。养胃丸，每晚服 15 粒。

二诊：清胃散 10 剂，每日 1 剂，水煎服。疏肝清胃丸，每日 3 次，每次 15 粒。消炎止痛丸，每日 2 次，早上、中午各服 15 粒。养胃丸，每晚服 15 粒。

三诊：疏肝清胃丸，每日 3 次，每次 15 粒。消炎止痛丸，每日 2 次，早上、中午各服 15 粒。养胃丸，每晚服 15 粒。利胆化石丹，每晚服 15 粒。3 年后随访未复发。

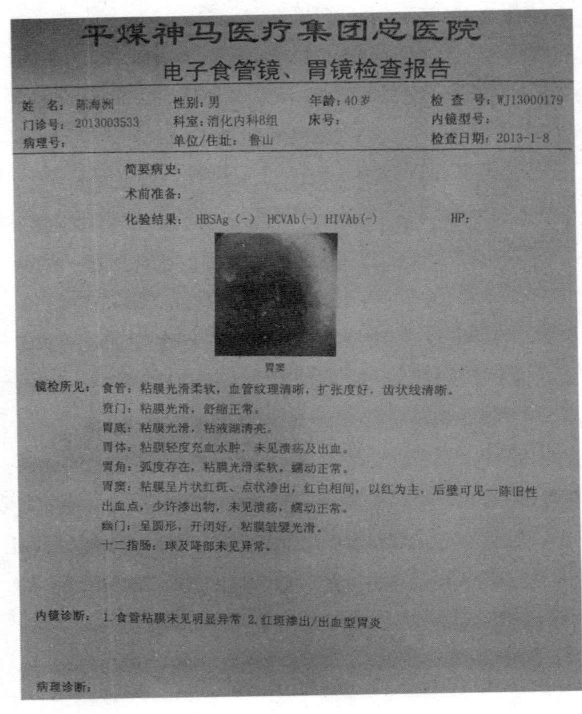

平煤神马医疗集团总医院

电子食管镜、胃镜检查报告

姓　名：陈海洲　性别：男　年龄：40 岁　检 查 号：WJ13000179
门诊号：2013003533　科室：消化内科 8 组　床号：　内镜型号：
病理号：　单位/住址：鲁山　检查日期：2013-1-8

简要病史：

术前准备：

化验结果：HBSAg (-) HCVAb(-) HIVAb(-)　HP：

胃窦

镜检所见：食管：粘膜光滑柔软，血管纹理清晰，扩张度好，齿状线清晰。
贲门：粘膜光滑，舒缩正常。
胃底：粘膜光滑，粘液湖清亮。
胃体：粘膜轻度充血水肿，未见溃疡及出血。
胃角：弧度存在，粘膜光滑柔软，蠕动正常。
胃窦：粘膜呈片状红斑、点状渗出，红白相间，以红为主，后壁可见一陈旧性出血点，少许渗出物，未见溃疡，蠕动正常。
幽门：呈圆形，开闭好，粘膜皱襞光滑。
十二指肠：球及降部未见异常。

内镜诊断：1. 食管粘膜未见明显异常 2. 红斑渗出/出血型胃炎

病理诊断：

典型病例 161

戚某某，女，38 岁。红斑渗出性胃炎。

一诊：庆大霉素注射液 4 万单位、维生素 B_{12}注射液 1mg，肌肉注射，每日 1 次，连用 10 日。0.9% 生理盐水 250ml，加庆大霉素注射液 24 万单位、林可霉素注射液 2.4g、654 -2 注射液 5mg、10% 氯化钾注射液 5ml；0.9% 生理盐水 250ml，加西咪替丁注射液 1g、维生素 B_6 注射液 0.3g、甲氧氯普胺注射液 5mg、10% 氯化钾注射液 5ml；5% 葡萄糖液 250ml，加肌苷注射液 0.5g、维生素 C 注射液 2g、三磷酸腺苷针剂 40mg、辅酶 A 注射液 100 单位、门冬氨酸钾镁注射液 10ml；5% 葡萄糖液 250ml，奥美拉唑针剂 40mg；静滴，每日 1 次，连用 7 日。清胃散 10 剂，每日 1 剂，水煎服。疏肝清胃丸，每日 3 次，每次 15 粒。消炎止痛丸，每日 2 次，早上、中午各服 15 粒。养胃丸，每晚服 15 粒。

二诊：清胃散 10 剂，每日 1 剂，水煎服。疏肝清胃丸，每日 3 次，每次 15 粒。消炎止痛丸，每日 2 次，早上、中午各服 15 粒。养胃丸，每晚服 15 粒。

三诊：疏肝清胃丸，每日 3 次，每次 15 粒。消炎止痛丸，每日 2 次，早上、中午各服 15 粒。养胃丸，每晚服 15 粒。利胆化石丹，每晚服 15 粒。3 年后随访未复发。

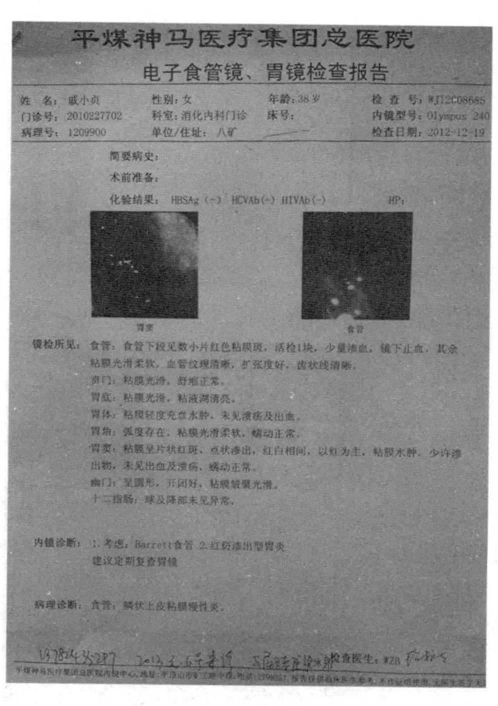

平煤神马医疗集团总医院

电子食管镜、胃镜检查报告

姓　名：戚小贞　性别：女　年龄：38 岁　检 查 号：WJ12C08685
门诊号：2010227702　科室：消化内科门诊　床号：　内镜型号：Olympus 240
病理号：1209900　单位/住址：八矿　检查日期：2012-12-19

简要病史：
术前准备：
化验结果：HBSAg（-）HCVAb(-) HIVAb(-)　HP：

胃窦　食管

镜检所见：食管：食管下段见数小片红色粘膜斑，活检1块，少量渗血，镜下止血，其余粘膜光滑柔软，血管纹理清晰，扩张度好，齿状线清晰。
贲门：粘膜光滑，舒缩正常。
胃底：粘膜光滑，粘液湖清亮。
胃体：粘膜轻度充血水肿，未见溃疡及出血。
胃角：弧度存在，粘膜光滑柔软，蠕动正常。
胃窦：粘膜呈片状红斑、点状渗出，红白相间，以红为主，粘膜水肿，少许渗出物，未见出血及溃疡，蠕动正常。
幽门：呈圆形，开闭好，粘膜皱襞光滑。
十二指肠：球及降部未见异常。

内镜诊断：1.考虑：Barrett食管 2.红斑渗出型胃炎
建议定期复查胃镜

病理诊断：食管：鳞状上皮粘膜慢性炎。

检查医生：WZB

典型病例 162

杨某某，男，46 岁。慢性浅表性胃炎，十二指肠球部溃疡。

一诊：半个月内没有服过驱虫药的患者，病情稳定期应首先口服左旋咪唑片剂 150mg，果导片 0.2g，睡前 1 次口服（只用 1 次）。庆大霉素注射液 4 万单位、维生素 B_{12} 注射液 1mg，肌肉注射，每日 1 次，连用 10 日。0.9% 生理盐水 250ml，加庆大霉素注射液 24 万单位、林可霉素注射液 2.4g、654－2 注射液 5mg、10% 氯化钾注射液 5ml；0.9% 生理盐水 250ml，加西咪替丁注射液 1g、维生素 B_6 注射液 0.3g、甲氧氯普胺注射液 5mg、10% 氯化钾注射液 5ml；5% 葡萄糖液 250ml，加肌苷注射液 0.5g、维生素 C 注射液 2g、三磷酸腺苷针剂 40mg、辅酶 A 注射液 100 单位、门冬氨酸钾镁注射液 10ml；5% 葡萄糖液 250ml，奥美拉唑针剂 40mg；静滴，每日 1 次，连用 7 日。清胃散 10 剂，每日 1 剂，水煎服。疏肝清胃丸，每日 3 次，每次 15 粒。消炎止痛丸，每日 2 次，早上、中午各服 15 粒。养胃丸，每晚服 15 粒。

二诊：清胃散 10 剂，每日 1 剂，水煎服。疏肝清胃丸，每日 3 次，每次 15 粒。消炎止痛丸，每日 2 次，早上、中午各服 15 粒。养胃丸，每晚服 15 粒。

三诊：疏肝清胃丸、利胆化石丹，每日 3 次，每次各 15 粒。消炎止痛丸，每日 2 次，早上、中午各服 15 粒。养胃丸，每晚服 15 粒。3 年后随访未复发。

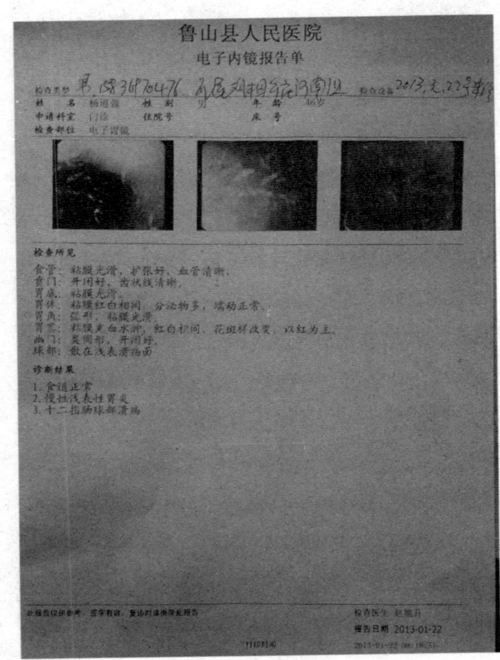

鲁山县人民医院

电子内镜报告单

姓名 [illegible] 性别 男 年龄 46岁

申请科室 门诊 住院号 床号

检查部位 电子胃镜

检查所见

食管：粘膜光滑，扩张好，血管清晰。
贲门：开闭好，齿状线清晰。
胃底：粘膜光滑。
胃体：粘膜红白相间，分泌物多，蠕动正常。
胃角：弧形，粘膜光滑。
胃窦：粘膜充血水肿，红白相间，花斑样改变，以红为主。
幽门：类圆形，开闭好。
球部：散在浅表溃疡面

诊断结果

1. 食道正常
2. 慢性浅表性胃炎
3. 十二指肠球部溃疡

此报告仅供参考，签字有效，复诊时请携带此报告

检查医生 [illegible]

报告日期 2013-01-22

打印时间 2013-01-22

参考文献

张文义著．《中西医结合论治疑难病》中医古籍出版社
徐秋萍，侯家玉著．《药理学》中国中医药出版社
张文义著．《直肠点滴疗法与平行针药线植入技术》中医古籍出版社
刘冠军著．《针灸学》湖南科学技术出版社
张文义著．《无防腐剂口服液与张文义八字针法》中医古籍出版社
牛欣著．《生理学》湖南科学技术出版社
张文义著．《中医临床荟萃》中医古籍出版社
张文义著．《疼痛病临床指南》中医古籍出版社
郭振球著．《中医诊断学》湖南科学技术出版社
张文义主审．李桂主编．《中医论治奇难杂症》中医古籍出版社
傅瑞卿著．《中医方剂学》湖南科学技术出版社
张文义主审．李桂主编．《中医临床精要》中医古籍出版社
林通国著．《中药学》湖南科学技术出版社
张文义主审，李桂主编．《养生秘诀》中医古籍出版社
袁尚荣著．《正常人体解剖学》湖南科学技术出版社
张文义著．《内病外治临床指南》中医古籍出版社
张文义著．《八字针法临床指南》中医古籍出版社

后　记

默默奋斗　济世于人的胃病克星

——全国著名胃肠病专家张文义的学医之路

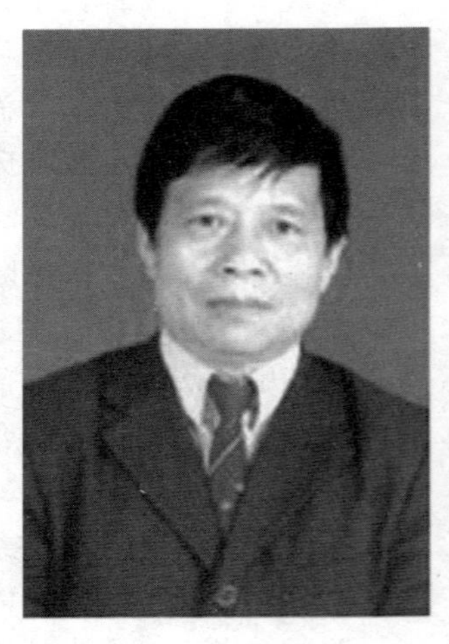

张文义（1947－），男，汉族，河南省鲁山县人。毕业于河南中医药大学，大学本科学历。国家执业医师，国家一级针灸师，中医内科主任医师，著名胃肠病、疼痛病、偏瘫康复专家，“八字针法”“六四脉诀”的发明人。曾任河南省平顶山市政协委员，北京百川健康科学研究院、北京中卫联康复医学研究院、北京高等中医药培训学校、北京中医药大学东直门医院培训中心（北京中昌现代疼痛医学培训中心）、中国中医研究院华佗培训学校教授，河南省郏县四知堂中医院名誉院长、业务院长，河南省鲁山县博爱医院名誉院长，河南省鲁山县中医院康复科主任。现任世界中医药学会联合会消化病专业委员会理事，河南省新乡新华医院康复理疗科技术顾问，中国针灸推拿协会学术委员会副主任，北京中推联合医学研究院教授，河南中医药科学研究院教授、副院长。

1972 年青年时期，在河南省裴城医院穿线科，专业从事穿线治疗胃及十二指肠溃疡、哮喘等病，患者遍及各地，震动全国。创造性地发明了史无前例的“平行针埋线疗法”。是我国医学史上，将医用羊肠线处理后植入人体脂肪层内，以达到治病目的的开端。为后来医学界的各种埋线法、浮针法、埋针法、减肥法、美容法奠定了良好的基础。

临床 48 年，对食管炎、各种急慢性胃炎、溃疡、胃下垂、结肠炎、脂肪肝、面瘫、中风偏瘫、颈椎病、肩周炎、腰椎间盘突出症、骨质增生、乳腺增生等病的治疗，方法多端，疗效奇特。精心研制出了养胃丸、消炎止痛丸、结肠炎丸、疏肝清胃丸、健脾和胃丸、利胆化石丹、乳癖膏、类风湿擦剂、牵正膏、骨刺膏、消炎膏等临床特效专科用药。临床擅用中药热敷、中药涂擦、中药熏蒸、中医定向透药、放血、穴位贴敷、药物罐、中药直肠点滴、中药溻渍等中药透皮疗法。在中医外治方面独创了“零方配制、一人一方、次次不同、因病而调、随用随配”软膏制剂的20字方针，为中医外治法的发展做出了巨大的贡献。同时又是直肠点滴疗法、平行针埋线疗法、无防腐剂口服液制作技术、肛门注药疗法、八字针法、六四脉诀的创始人。

通过40多年的针灸临床，发明了专治偏瘫的“八字针法”。以皮下、定向、阴阳、补泻八个字为纲，总结出了三三九针法、十二神针、阴阳补泻、皮下定向、病灶对应、观形施针法。在患者生命体征稳定之后至未形成硬瘫之前，一周内可使0级的肌力提高到4－5级，九成以上患者当场见效，大大降低了致残率。创造性地提出了阴阳补泻、皮下定向、病灶对应、观形施针法。填补了针灸临床专治偏瘫针法的空白，弥补了针灸补泻手法的不足，纠正了针灸治疗偏瘫不辨阴阳、不分虚实乱行补泻的错误，开辟了针灸皮下定向、病灶对应、观形施针、阴阳补泻手法的先河。是目前国际国内无法比拟的治瘫绝世妙法。

发明的“六四脉诀”，全用歌诀形式表达，便于临床使用。融脉、证、方、药为一体，是一种别具一格的脉、证、方、药全具的诊脉法。并严格指出“临诊脉贵沉静，勿斜视莫妄听，澄心静虑验脉症。病在某脏在某腑，虚当补实当攻，寒宜温热宜清”的中医诊治原则。六四脉诀是指左手寸、关、尺，右手寸、关、尺，两手共六部脉。每部脉按浮、沉、迟、数四种脉象进行阐述。切脉知病，方药即出。易诵易记，得心应手。是中医临床经验的总结，临床用之无不灵验。也是对中医基础、中药、方剂、中医诊断、内科、外科、妇科等书籍精华的临床浓缩。一诀在手，妙行天下。具有很高的科学价值，简单实用，值得临床广泛推广。

发明的“肛门注药疗法”，乃国内外之首创，解决了小儿不便口服、肌注和输液的困难。整理出的二十多种儿科疾病的肛门注药妙方，简单实用，效果神奇。

公开出版医学专著17部。主编《中西医结合论治疑难病》《直肠点滴疗法与平行针药线植入技术》《无防腐剂口服液与张文义八字针法》《中医临床荟萃》《疼痛病临床指南》《内病外治临床指南》《八字针法临床指南》《六四脉诀》《胃肠病临床指南》9部。主审《中医论治奇难杂症》《中医临床精要》《养生秘诀》3部。作为副主编参编《中华临床医学新进展（第三卷）》《综合临床医学》《中国实用综合医学》《中国实用综合医学理论与实务》《中华大医之精诚》5部，均由国家中央级出版社公开出版发行。获得地级中医二等科技成果奖两项，在国家级杂志上发表医学论文28篇，均为第一名。以上成绩，在国内外医学界引起了强烈反响。

《鲁山报》《郑州晚报》《河南商报》对其成就作了特别报道。主要业绩载入《当代中国人才库（名医卷）》《中国民间名医大全》《鲁山年鉴》等多部书中。2003 年《中国红十字报》以“中华名医”称号向全国报道。2004 年 8 月因在全国培训成绩突出，被国家卫生部中国医师协会培训部授予台式奖杯一座。2004 年 10 月被中华人民共和国卫生部健康 120 网评为“百姓放心医生”。

18 年来，在北京共培训在职医务人员 28000 余人，学员遍及日本、美国、加拿大、新加坡、瑞典、瑞士、韩国及我国香港、台湾等 13 个国家和地区，在国内外享有盛誉。

张文义，1947 年 9 月 6 日出生于河南省鲁山县磙子营乡楼张村一个普通农民家庭。自小学六年级开始，直至高中毕业，每逢假期之中，总是遵其父“将来要当一名好医生，治病救人。要当一位名医，著书立说，流传百代”的教诲，背着粮食，拿着医书，远离家乡，到处拜名医为师。整日背内经、诵伤寒、学炮制、练针灸，得到了老中医们手把手地传授。开学在校期间，只要是完成了学习任务，就全心全意的钻研中医学。

1961 年初中一年级时，国家每月给每个贫困生发放 2 元钱的助学金，其他同学拿到钱后都是去大街上买烧饼零食吃，但张文义却从来不买那些，而是一个人跑到书店，去买《汤头歌诀白话解》《濒湖脉学》《医学三字经》《温病条辨》等中医书籍。别的同学很不理解，问他“你买这干什么？不如买个烧饼吃！”他却说“你们买烧饼吃不过饱了一会儿肚子，我买这些医书却能看一辈子！”

日复一日，年复一年，他一直为了自己的学医之路而默默奋斗着。可是天不遂人愿。本想为实现父亲的期望和自己的理想，高中毕业后报考医科大学，但是万万没有想到碰到了“无产阶级文化大革命运动”，一切的一切都不幸夭折了。1968 年从鲁山高中毕业后，全国大学停办，痛苦无奈之余只好服从国家政策，成为国家第一批回乡知识青年的其中之一。

就这样，张文义离开县城回到了家乡。但是，他不知道等待他的将是多么艰辛和痛苦的岁月。在那高中毕业生比现在本科生都稀有的年代，家族中存在的历史问题令他这个刚刚毕业的青年学生深受其害。极“左”路线的沉重打击和残酷迫害几乎使他翻不了身。同时，虽然张文义本人及父母与大小队某些当权者没有任何隔阂，但是他们与张氏家族个别人员稍有矛盾，那些人为了泄私愤，图报复，在张文义回乡的第七天，就给他扣上了“骄傲自大、目无领导、新中国成立前历史不清”等等莫须有的帽子，在大小队群众大会上公然点名诬蔑，并要求他老老实实接受劳动改造。因此，其他回乡知识青年所拥有的参军、当工人、当民师、当干部、当乡医、保送上大学等机会和资格，张文义毫无希望，连想都不敢想。并且还被派到生产队的河坡上看管老百姓用于修房盖屋的黄北草，同时兼管三个生产队的卫生防疫工作。由于过度忙碌，没有外出的机会，与上级严重脱离，外出工作的消息根本无法知晓。那些当权者的目的就是为了竭力阻止张文义外出工作，切断他与外界的一切联系，压制人才，埋没人才，误人子弟，嫉贤妒能，他这一生遭受的重大损失是永远也无法弥补的。张文义大夫每当想起那段惨痛经历，心情都极其沉重。但在那样恶劣的环境下，始终未能动摇他誓当一位名医的坚定信念。

当时，张文义姊妹八个，加上父母总共十口人，最小的弟弟才刚满 4 岁。父亲心脏病，终日需靠药物维持生命，更谈不上下地劳动挣工分。弟弟妹妹有六人都是学生，没有劳动能力。只有他和母亲以及二兄弟这三个半劳动力挣低工分维持全家贫苦的生活。粮食借一顿吃一顿，盐都能借八户人家。生产队日值只有五分钱，也就是说，十个工分只能换取人民币五分钱，何况他们母子三人一天只能挣到 21 工分，合人民币 1 毛 5 厘。每次分粮食都没有他家的份，因为他们是常年缺粮户。张文义的父亲每日吃药的钱就在 1 元左右，全家人什么都不吃的情况下，每天还要欠债 9 毛多，穷的程度可想而知。因此他们弟兄三人连找对象都成了奢望。众所周知，他们家穷得叮当响，沾不得，兄弟三人都成了大龄青年，险些成了光棍一族。在这种情况下，想购买医学书籍是根本不可能的。可是要学医的愿望又那么强烈，张文义就只能借别人的医书，抄写在学生们用过的废作业本的反面上。抄一本还怕把它看破，就抄两本，一本用来朗读背诵，另外一本就精心的保存起来。就这样，在那长达三年的看草生涯中，张文义通读了《黄帝内经·素问》《黄帝内经·灵枢》《难经》《新编伤寒论》《金匮要略》《医宗金鉴》《本草纲目》《温病条辨》《针灸甲乙经》《温热经纬》《针灸歌赋》《注解伤寒论》《伤寒论讲义》《脾胃论》。通背了《伤寒心法要诀》《笔花医镜》《频湖脉诀》《医学实在易》《汤头歌诀》《药性赋》《药性歌括四百味》等古典医著。1983 年至 1984 年期间，张文义又通背了中医大学本科教材《中医基础理论》《中医诊断学》《中药学》《方剂学》《中医内科学》《中医妇科学》。

在刚刚开始学医的时候，张文义听到过不少乡里邻亲的打击。有人不屑地说道“就你还想当医生？医生那么多，哪儿轮得到你？”他却斩钉截铁地回应“铁梁磨绣针，功到自然成！只要狠下功夫，没有不成功的！”他还说“当医生，主要是精，别的医生会的我要会，不会的我还要会！只要能达到这水平，就一定能够成为名医！”

漫长的黄北草生涯结束之后，张文义便被派到生产队劳动。有一天正逢下雨，休息时，本村有一位急性胆囊炎患者，已发病七天，被附近几位颇有名气的大夫诊治无效，他便自荐开了个中药方子，让患者吃吃看，没想到该患者服用一剂中药后，好转大半，又服三剂，果然而愈。自此，张文义的名声大震，附近村庄前来看病的人越来越多，而且治愈率非常高。后来惊动了当时的区政府秘书李光学、申法文、李金铎三位领导，他们以区政府的名义写信让张文义出外进修胃肠病。又经陶秀仁介绍，由时任郾城县县委书记李正五安排在裴城医院手术室做胃病穿线工作。

1972 年到 1973 年，在裴城医院将近两年的工作中，由于当时生活条件较差，胃病患者很多，特别是胃溃疡及十二指肠溃疡患者。当时裴城医院的穿线治疗胃病的技术在全国来说是独一无二的，所以每天全国各地来到医院排队穿线治胃病的患者有上千人之多。张文义为了练就一身真本事，每天坚持工作十个小时。他天天做的胃病穿线手术总是在 60 人左右。四年之中从未休息过。正在紧张工作之时，家中却传来噩耗，父亲病逝。他是家中长子，最小的弟弟不满五岁。悲痛之中辞去工作急忙回乡。当时月工资只有 23 块 5 毛钱，家中又欠巨额债务，葬礼结束后，还清债务，已经身无分文，家庭累赘太大，根本没有条件再行出外工作。

但是，由于张文义穿线治疗胃病技术高超，在裴城医院的成绩影响很大，回乡后震动了鲁山、叶县、平顶山、宝丰、方城、南阳等周边县市。1973 年至 1975 年，在村卫生所任主治大夫，每天前来求医者络绎不绝。1975 年，张文义前往河南中医学院学习，1979 年毕业后，被县卫生局、教育局派到张良高中任校医兼门诊部负责人。1984 年经鲁山县教育局、卫生局批准，创办鲁山县当时唯一的一所中医培训学校，任讲师兼负责人。主讲中医大学五版教材，培训学员 62 人，许多学员现在已小有名气。1985 年被鲁山县卫生局调到熊背医院任中医师。1986 年又调到鸡冢医院任中医师，并负责全乡乡村医生的医学技术培训。1987 年 3 月经考试取得鲁山县人民政府颁发的“行医执照”（字第 000002 号）和“开业执照”（字第 296 号）。1987 年 3 月 23 日因培训乡村医生 300 余人，被平顶山团市委授予“平顶山市青年实用技术培训师”称号，证号：013。1989 年，又被聘到方城卫生学校任门诊胃肠科主治医师。1989 年 12 月经考试，破格晋升为中医内科主治医师，由南阳市人民政府颁发职称证书。该证书后由平顶山人民政府换发。证号：C049038914000125。（1999 年认定时，因在北京试讲，又加上档案被人事部门丢失，因此未能及时认定。）1992 年至 1993 年，被鲁山县中医院聘为门诊主治中医师。1993 年到 2000 年，在鲁山县同仁医院及鲁山县离退休职工门诊部任主治医师。1994 年 1 月被鲁山县离退休职工医疗门诊部聘为中医内科副主任医师。

1997 年 6 月 15 日，经考试取得河南省中医药管理局颁发的河南省中医药人员执业合格证书，证号：0700806084。1998 年 12 月张文义当选为政协平顶山市第五届委员会委员。颁发了委员任职通知书和委员视察证。证号：282，并于1999年1月1日在平顶山日报上向全市公布。

1999年2月3日至9日，平顶山人民广播电台以《胃病的克星—张文义》为题报道鲁山同仁医院张文义大夫的事迹。1999年2月，研制32年的“养胃胶囊”和“结肠炎口服液”两项成果，经鲁山县卫生局同意上报河南省卫生厅。1999年5月，在《中华临床医学新进展（第三卷）》中公开发表了《柴胡疏肝散合左金丸加味治疗反流性食管炎的临床应用》《补中益气汤加味配服养胃胶囊治疗胃空洞症》两篇文章，并任本书副主编。书号：ISBN 7－5062－4004－1/R－340。由世界图书出版西安公司出版发行。1999年12月，在《综合临床医学》一书中，公开发表了《举元煎加味配服养胃胶囊治疗胃下垂》一文，并任本书副主编，专科主编。书号：ISBN 7－80135－772－1/R－088。由中国环境科学出版社出版发行。1999年12月，在《综合临床医学》一书中，公开发表了《四君子汤加味配服养胃胶囊治疗萎缩性胃炎的体会》《四逆散合左金丸配服养胃胶囊治疗胆汁反流性胃炎》两篇文章，并任本书编委、专科主编。书号：ISBN 7－80135－625－X/R－068。由中国环境科学出版社出版发行。

2000年1月在《中国实用综合医学》一书中公开发表了《大柴胡汤加减配服养胃胶囊治疗浅表性胃炎的临床体会》一文。书号：ISBN 7－80135－967－4/R－094，并任本书副主编。由中国环境科学出版社出版发行。2000年3月，被中国民间中医医药研究开发协会医药科技推广交流中心授予《中国特色专科名医》称号。2000年5月，在《中国实用综合医学理论与实务》一书中，公开发表了《六君子汤加味配服养胃胶囊治疗十二指肠溃疡的临床体会》《补中益气汤加味配服养胃胶囊治疗胃空洞症的心得》两篇文章。书号：ISBN 7－80088－602－6/R－14，并任本书副主编。由中国社会出版社出版发行。2000年6月，发表的《升麻葛根汤加味配服养胃胶囊治疗溃疡性结肠炎》一文，被全国中医药优秀学术论文评委会评为“中国民间中医医药研究优秀学术论文奖”。证号：00044。2000年6月在《中国民间疗法》杂志上发表了《六君子汤加味配服养胃胶囊治疗十二指肠溃疡》一文。2000年6月30日在河南卫生报上发表《大柴胡汤加减配服养胃胶囊治疗浅表性胃炎》一文。2000年7月在《中国民间疗法》杂志上发表了《加味升麻葛根汤配服养胃胶囊治疗溃疡性结肠炎》一文。2000年8月在《中医研究》杂志增刊上发表了《养胃胶囊治疗胃病的临床体会》《直肠点滴治疗溃疡性结肠炎》两篇文章。2000年9月被世界医药出版社聘任为《中国疑难病论坛》编辑委员会主任兼主编。2000年9月主要业绩载入由中国经济出版社公开出版发行的《政协委员风采录》（河南卷）一书中。2000年10月11日《新鲁山》以

“冉冉升起的胃病克星——记著名胃病专家、平顶山市政协委员张文义”作了整版报道。2000年11月28日—12月4日张文义作为中国民间医药专家出国考察团成员参加越南卫生部举办的第一次古传医药国际展览会。2000年12月，主要业绩载入《中国民间名医大全》一书，由人民卫生出版社正式公开发行。书号：ISBN7-05-005784-1/B058。2000年至2008年在鲁山县离退休职工门诊部任副主任医师。在北京高等中医药培训学校、北京中昌现代疼痛医学培训中心、北京中医药大学东直门医院培训中心任教授。2001年6月，主要业绩载入《当代中国人才库（名医卷）》一书，由新疆人民出版社出版发行。书号：ISBN 7-228-06128-4/K-881。2001年9月平顶山政协杂志第2期以“为了患者的微笑——记市政协委员、鲁山县离退休职工医院大夫张文义”作了长篇报道。2002年4月17日，经考试取得河南省人事考试中心颁发的全省评聘专业技术职务副高级外语统考合格证书，证书：3000056。2002年7月，取得成人高等教育河南中医学院，中医专业，大学专科毕业证书，证号：10471520020600031。（因原毕业证及档案被主管部门丢失，所以又参加成招。）2002年9月研究的《舌下静脉放血治疗急性化脓性扁桃体炎》科技成果通过平顶山市人民政府组织的专家委员会鉴定，并获得平顶山市科技进步奖评审委员会二等奖。证号：2002124。2002年9月研究的《补中益气汤加味治疗胃空洞症的临床应用》科技成果通过平顶山市人民政府组织的专家委员会鉴定，并获得平顶山市科技进步奖评审委员会二等奖。证号：2002120。2002年9月被鲁山县人事劳动和社会保障局推荐为“平顶山市专业技术拔尖人才”。2002年10月经鲁山县教育体育局批准成立“鲁山县胃病专科培训学校”。长期与北京高等中医药培训学校、北京中昌现代疼痛医学培训中心、北京中医药大学东直门医院培训中心合作，面向全国培训胃肠病特色诊疗技术。2002年11月在《中国民间疗法》杂志上发表了《酒加水煎服四君子汤加味治疗萎缩性胃炎100例》一文。2002年12月，晋升为中医内科副主任医师。证号：A02120190。

2003年1月22日《鲁山报》以“博采众长，敢于创新——著名胃肠病专家张文义将赴德国考察讲学”作了报道。2003年2月，主编的《胃病论治》全文在《中华大医之精诚》一书中刊登。书号：ISBN 7-5348-1031-0/R-23，并担任本书副主编。由中州古籍出版社出版发行。2003年5月在《新中医》（中国中文核心期刊）杂志上发表了《穴位注射配合胃康胶囊治疗胆汁反流性胃炎100例疗效观察》一文。2003年7月，被中国民间中医医药研究开发协会特效医术发掘整理专业委员会聘为理事。证号：2003-聘K05号。2003年9月通过考试、试讲，被北京中医药大学现代疼痛医学培训中心（北京中医药大学骨研所中昌现代疼痛医学培训中心）聘为中西医结合内科教授。主讲胃肠病、心脑血管病。2003 年 10 月，被北京中卫联康复医学研究院聘为教授，主讲胃肠病。2003 年 10 月，被《中华现代中西医杂志》聘为编委。2003 年 10 月主要业绩载入由全国政协平顶山市委员会编写的平顶山市政协委员《参政奉献风采》纪念册一书中。（175 页）2003 年 12 月 5 日《中国红十字报》以《中华名医》称号向全世界报道了著名胃肠病专家张文义的事迹。被中国红十字会总会新闻宣传中心、世界病友保护组织专家委员会、中华名医宣传推荐工作委员会评选为“中华名医”。

2004 年 3 月被北京参苓中医药研究中心聘为胃肠病高级讲师。2004 年 6 月经考试、试讲被北京高等中医药培训学校（北京中医药大学 1356 信箱）聘为教授。主讲胃肠病，卒中后遗症，八字针法，直肠点滴疗法，中医适宜技术。2004 年 7 月经鲁山县科学技术局批准，成立了“鲁山县疑难病研究所”，张文义任法人代表兼所长。2004 年 8 月因在全国培训成绩突出，被国家卫生部中国医师协会培训部授予台式奖杯一座。

他把医生分为五等：第一等大夫，不花钱能治病；第二等大夫，花小钱能治病；第三等大夫，花多钱能治病；第四等大夫，花钱不治病；第五等大夫，花钱治坏病。几十年来，他始终以第一等不花钱能治病，最差也以第二等花小钱能治病的行医原则为奋斗目标。务实的减轻国家经济的负担和病人看病难看病贵的实际问题，得到了上级领导和患者的一致好评。所以，2004 年 10 月被中华人民共和国卫生部健康 120 网评为“百姓放心医生”。

2006 年至 2007 年，张文义任北京中医药大学东直门医院培训中心中西医内科教授，主讲胃肠病。2006 年 1 月主审《中医论治奇难杂症》一书，由中医古籍出版社出版发行。书号：ISBN 7－80174－373－3/R－372。2006 年 3 月主编《中西医结合论治疑难病》一书，由中医古籍出版社出版发行。书号：ISBN 7－80174－412－8/R－411。2006 年 3 月被《中国保健》杂志社聘为驻地主编。2006 年 5 月，被中国民间中医医药研究开发协会特效医术发掘整理专业委员会聘为资深委员。证号：TXYS00267。2006 年 5 月，发表的《补中益气汤加味酿制黄酒内服治疗胃空洞症》一文，获得中国民间中医医药研究开发协会“特效医术发掘整理贡献奖”，受到了国家著名中医学家、国家中医药管理局领导王雪苔、张瑞祥、方志诚的高度评价。2006 年 6 月，被《中华医学实践杂志》聘为常务编委。2006 年 8 月著《直肠点滴疗法与平行针药线植入技术》一书，由中医古籍出版社出版发行。书号：ISBN 7－80174－364－4/R－363。2007 年 3 月著《无防腐剂口服液与张文义八字针法》一书，由中医古籍出版社出版发行。书号：ISBN 7－80174－468－3/R－464。2007 年 12 月在《中华中医药学刊》杂志上发表了《平行针透穴药线植入法治疗消化性溃疡 100 例》一文。2007 年 12 月被北京医疗新技术开发有限公司聘为附属医院院长。

2008年至今，任北京高等中医药培训学校、北京中昌现代疼痛医学培训中心、中国针灸推拿协会教授，河南省郏县四知堂中医药名誉院长、业务院长。2008年2月在《中国针灸》（中国科技核心期刊）杂志上发表了《平行针透穴药线植入法治疗消化性溃疡100例》一文。2008年3月经考试取得国家一级推拿针灸师资格证书，证号：0817001461100025。2008年4月19日在中国人民解放军防空兵指挥学院参加河南省中医医师资格认定考试，准考证号：062211641。2009年4月7日取得执业医师资格证书，证号：199841141410423194709061515。2011年8月11日取得执业医师执业证书，证号：141410400000660。2008年5月在《中国民间疗法》杂志上发表了《直肠点滴疗法治疗慢性溃疡性结肠炎100例》一文。2008年6月主编《中医临床荟萃》一书，由中医古籍出版社出版发行。书号：ISBN 978－7－80174－636－8。2008年7月被国家卫生部中国医促会中老年保健专业委员会聘为专家委员。2008年10月主审《中医临床精要》一书，由中医古籍出版社出版发行。书号：ISBN 978－7－80174－636－8。2008年10月，晋升为中医内科主任医师。证号：08100032。2008年12月，正式办理了退休手续，于2009年1月开始领取退休工资。

2009年2月，在《中国针灸》（中国科技核心期刊）杂志上发表了《阴阳补泻手法针刺治疗中风后足内外翻100例》一文，在国际上引起了强烈反响。2009年9月被中国国家人才网专业人才库注册中心考试认证中心聘为中医专业终身教授。2009年10月主要业绩载入由中国百科文库出版社出版发行的《中国知名专家学者辞典》（第四卷）一书中（926页）。2009年10月被中国国家人才网专业人才库人才注册中心授予“国医名师”称号。2009年12月主要业绩载入由国家医学教育发展中心编辑部主编的《共和国名医专家大全》一书中。

2010年，主要业绩载入由国家卫生部中国保健协会中医药保健工作委员会主编的《中国当代名医》一书中。2010年3月主要业绩载入由国家卫生部中国医师协会编辑部主编的《华夏名医风采》一书中。2010年9月被河南省郏县四知堂中医院聘为名誉院长、业务院长。2010年9月任北京中医药大学远程教育学院郑州学习中心四知堂中医院学历教育基地主任。

2011年4月，《八字针法治疗中风后上肢软瘫100例》一文在中国民间中医药发展研讨会上获得二等奖。2011年7月，取得成人高等教育南阳理工学院，中医专业，大学本科毕业证书。编号：116535201105771863。2011年8月主审《养生秘诀》一书，由中医古籍出版社出版发行。书号：ISBN 978

-7-80174-994-9。

2012年4月11日任中国针灸推拿协会针灸专题讲座教授，中推联合（北京）医学研究院针灸研究员。2012年5月1日应鲁山博爱医院董事会邀请，任鲁山博爱医院名誉院长。2012年6月15日，鲁山县中医院利用张文义的科研成果和资质向河南省卫生厅申报了“河南省中医特色重点专科”，并获得了批准。2012年8月1日任鲁山县中医院康复科主任兼学科带头人。2012年8月任唐山市丰润区扶正堂中医连锁机构技术总顾问。2012年8月，《八字针法治疗中风后上肢软瘫100例》一文，在“中华中医药学会全国第十三次中医药新技术新成果新经验学术交流会”和“中华中医药学会第十届全国中医难治病学术研讨会”上被评为“中华中医药学会优秀论文”。2012年11月2日任中华中医药学会民间传统诊疗技术与验方整理研究分会委员。2013年6月，在《针灸临床杂志》（中国科技核心期刊）上发表了《八字针法治疗中风后上肢软瘫100例》一文，在国内外医学界影响很大。2014年1月主编《疼痛病临床指南》一书，由中医古籍出版社出版发行。书号：ISBN 978-7-5152-0490-1。2014年9月12日当选为世界中联消化病专业委员会第二届理事会理事。2015年1月9日任新乡市新华区人民医院康复理疗科技术顾问。2013年，主要业绩载入《鲁山年鉴》（85页）。2016年7月主编《内病外治临床指南》一书，由中医古籍出版社出版发行。书号：ISBN 978-7-5152-1077-3。2016年10月著《八字针法临床指南》一书，由中医古籍出版社出版发行。书号：ISBN 978-7-5152-1108-4。2017年8月著《胃肠病临床指南》一书，由中医古籍出版社出版发行。书号：ISBN 978-7-5152-1427-6。医术了得、成就卓越的张文义在坎坷又精彩的大半生里，练就了一套极好的品德修养和行为习惯。由于青年时期极“左”路线对他残酷迫害的经历，又苦于没有“后门”可走，再加上当地某些当权者对他的不公，看着其他同村的伙伴连小学水平都没有，却当上了干部、工人，有的初中毕业生又去教初中，而他这个高中毕业生、回乡知识青年却什么都不准干，只有老老实实去劳动改造，致使他对基层某些当权者极度不信任。所以张文义形成了一种“从不求情办事，不巴结求人”的习惯。他坚强不屈，宁肯站着死，不愿跪着生！他的处世哲学是“此路不通，不走此路，不能吊死在一棵树上！”他认为有本事人走遍天下，无本事人寸步难行！他的路完全是凭真本事走出来的！他不掺和社会杂流，不争名夺利，清心寡欲。他的同学中科级以上干部就有几十人，但他从未找过他们给自己谋过任何私利，没有找过任何人求过工作。他所工作过的单位都是对方以丰厚待遇邀请而前往的。在北京中医药大学1号教学楼给学员讲授胃肠病时，教室外面总是有几个大学培训部门的领导在等待，只等他下课后邀请他抽出时间前去授课。自2003年以来，在北京所有承担国家在职培训单位中，讲授胃肠病、疑难病、平行针埋线疗法、直肠点滴疗法、无防腐剂口服液制作技术、八字针法治疗偏瘫，他都是独一无二的，所以张文义被誉为“胃病大王”。

张文义两耳不闻外邪事，一心只钻中医书，他以解决胃肠病、疼痛病、卒中后遗症的世界疑难问题为奋斗目标，以解决患者的痛苦为己任。通过几十年的临床实践，经过了“理论—实践—理论—实践”，临床探讨摸索，终于解决了目前中西医都无法根治，也就是说连一年半载都不能保证健康的胃肠病，如食管炎、浅表性胃炎、胆汁返流性胃炎、糜烂性胃炎、红斑渗出性胃炎、萎缩性胃炎以及慢性溃疡性结肠炎等病的治疗，现代医学以及常规中医对这些胃肠病的治疗只能控制症状，有的服药时症状减轻，停药就恢复原状；有的服药期间开始有效，过一段时间就无效了。要想经过一段时间的治疗几年内不复发是不可能的。但经张文义教授治愈的胃肠病患者康复期限10年、20年的可达96%以上。几十年来，他不仅名扬周边县市，经他诊治的胃肠病患者也遍及全国十几个省市和自治区。同时还在北京培训了胃肠病专科医师300余人，“胃病大王”的称号他当之无愧。

1980年以前，患胃及十二指肠溃疡者占胃病患者总数的90%，慢性胃炎患者只占10%。穿线对胃及十二指肠溃疡疗效显著，痊愈率高达98%。但是1980年以后，由于生活条件的不断改善，人们喜食辛辣厚味，炖炒脂膏，嗜好烟酒。再加上事业竞争，精神紧张，睡眠不足，饮食规律失常，导致胃肠病患者大大增加。同时饮食中所含的化肥、农药、化学色素以及各种添加剂超标，每日成人食入的有害元素高达173种等。这些原因致使人体的食管、胃肠黏膜损伤，出现充血、水肿、糜烂、渗出等等病理现象。久而久之，形成中医西医以及穿线等方法无法治疗的各种慢性炎症。慢性胃炎、食管炎、慢性结肠炎等疾病占胃病患者的90%，单纯的胃溃疡、十二指肠溃疡只占10%，正好与三十年前相反，这些疾病严重危害着人体的健康。作为名扬四方的胃病专科名医，整日以想方设法解除胃病患者的痛苦为使命，于是精心研究出了养胃丸、结肠炎丸、疏肝清胃丸、消炎止痛丸、清胃散、养胃合剂、肝胃口服液、结肠炎口服液、结肠炎直肠点滴液、习惯性便秘直肠点滴液。同时又发明了直肠点滴疗法，胃病专用的穴位注射疗法等特色特效技术。经过几十年的临床观察，疗效独特，根治率极高，在国内影响很大。他亲手做穿线手术的患者就达五万余人。几十年来，共诊治胃病患者十万人之多。他为解除胃病患者的痛苦立下了汗马功劳。他的事迹将载入史册，他的英名将留给人民，他给胃病患者带来了福音，他为广大胃病患者的健康鞠躬尽瘁，他就是我们的胃病克星。

张文义不仅在胃肠病的诊治方面取得了无人能及的成就，在偏瘫的领域内也悉心钻研，获得了卓越的研究成果。目前，脑中风处于频发、高发时期，且大有年轻化的趋势。我国每年脑中风发病人数达 700 万单位，致残率可达 82%，卒中后遗症已成为人类健康的头号杀手。现代医学对于脑中风的治疗，只不过是通过微创、溶栓等手段，虽然保住了患者的生命，但却无法阻止后遗症的形成。至于后遗症只能由患者自行锻炼。所谓锻炼就是活动。试想，0 级的肌力又怎么能活动呢？久而久之患者变成残废。一人受罪，全家受累，医者无能为力，给整个社会健康事业带来了重大负担。

为了解决偏瘫患者的痛苦，张文义集四十年临床针灸之精华，博览古籍，熟读针经，结合临床，研究出专治偏瘫的“八字针法（中风偏瘫激活康复系统)”，此针法目前属国内外之首创，是针灸界前所未有的、独特的针灸疗法。它弥补了我国针灸临床治疗学的不足，是中国针灸又一特种针法的里程碑。

张文义认为，治疗偏瘫应采取三个步骤：第一步，应该尽快抢救患者生命，尽量阻止或减轻后遗症的形成和发病程度；第二步，在最短的时间内立即让病人患侧的肌力达到 4 级或 5 级；第三步，采取现代医学和祖国医学的综合康复疗法，如推拿按摩、器械锻炼、中药内服、穴位注射、药线植入等措施使其患侧肢体恢复正常，使患者处于健康状态。

但是目前，国内外在治疗偏瘫的时候均忽视了第二步，也没有能力去完成第二步，只是抢救了患者生命后，让病人自行或辅助锻炼，使其慢慢恢复肢体功能。这样一来，患侧肢体形成硬瘫残废的概率极高，是致残的根本原因。

张文义视偏瘫病人如亲人，急病人所急，痛病人所痛，经过几十年的努力，终于发明了专治偏瘫的八字针法。八字针法是在古代针灸学皮部理论，留针法以及近代的埋针法、埋线法的基础上，依据祖国医学阴阳学说、针灸补泻手法、经络学说、动态平衡学说以及体壁内脏相关论发展而来，通过 40 多年临床验证总结出来的，是整个针灸界具有突破性进展的临床针灸学说。

针灸的疗效如何，根本问题取决于针刺的补泻手法。针刺补泻手法是产生补泻作用的主要手段，也是促进机体阴阳平衡而恢复健康的主要措施。古代针灸医学在长期医疗实践中，创造和总结出了七种单式和两种复式的补泻手法：一曰捻转补泻，二曰提插补泻，三曰疾徐补泻，四曰迎随补泻，五曰呼吸补泻，六曰开阖补泻，七曰平补平泻。复式补泻手法为烧山火和透天凉两种。虽有以上九种单复式补泻手法，但治疗中风偏瘫实属无能为力。因为这些手法均是在一个穴位上行施补泻的，从未明阴阳的所在，只是一个个体化表现，从而忽视了阴阳的整体。古人云：盛则泻之，虚则补之，不盛不虚以经取之。这是针刺时施行补泻的根本原则。但针刺偏瘫肢体时，却没有医者去辨虚实，只是在一个穴位上不分阴阳，不辨虚实行施错误的补泻，从而导致了虚虚实实之弊，违犯了无虚虚无实实的针刺治疗原则。所以，张文义认为应该再加上一条叫作阴阳补泻，合而为十。

张文义发明的八字针法（中风偏瘫激活康复系统）和阴阳补泻手法，解除了偏瘫患者的痛苦，为针灸治疗偏瘫创造了奇迹，弥补了我国针灸临床治疗学的不足，填补了针灸学阴阳补泻手法的空白。临床针灸治疗中风软瘫患者，具有一针能动之妙。针灸 3 到 5 次，可使患侧的肌力由 0 级恢复到 4 级或 5 级，实属医界之罕见。八字针法为偏瘫患者带来了福音，为整个人类健康做出了巨大的贡献。

八字针法、偏瘫三三九针法、十二神针、阴阳补泻手法是专门用于治疗中风偏瘫的新兴特种针法。不但易懂易学，而且便于掌握。此种针法具有先进性、新颖性、创造性的特点，有很高的实用价值，况且疗效可靠，对卒中后遗症的治疗，实属针灸界的一颗明珠。所以八字针法具有广阔的发展前景。

张文义在几十年的临床实践中，经常遇到一些疑难杂症，如乙肝、骨质增生、椎间盘突出症、乳腺增生、前列腺增生、阳痿、不孕症、慢性溃疡性结肠炎、慢性萎缩性胃炎、高血压、高脂血症、中风后遗症、脑动脉硬化、肥胖症、糖尿病等。这些疾病都需要长期口服中药，但是病人又怕煎中药，虽然有煎药机，但易霉坏变质。如果加防腐剂，一方面对人体有害，另一方面也只能保存 3 个月。

为了解决这一难题，张文义历经十年之久，反复实验，终于研制出了这一种史无前例的无防腐剂口服液。无防腐剂口服液是一种不加任何化学防腐剂，也不加任何食品添加剂，而是用一种特制的中药激活剂与中药水煎剂相混合，通过现代生物科技高新技术制成的纯中药制剂。无防腐剂口服液色黄透明、黏稠富有光泽、醇香无异味，具有对人体纯益无弊，无公害、无污染、无致癌物质，无任何毒副作用的特点，治疗效果比水煎中药内服提高 10 倍左右。同时，无防腐剂口服液在常温下能够长期保存服用，3～8 年都不会霉坏变质。

无防腐剂口服液是一种纯中药制剂，用治疗什么疾病的中药处方制成的口服液就能够治疗什么疾病。不但能够口服，而且还能外用，也可做直肠点滴液。它为中医临床医学的发展起到了无法替代的作用。只要所开中药处方是特效的，那么制成口服液之后疗效就更加显著。

无防腐剂口服液经临床观察，具有健脾和胃，活血化瘀，强身健体，提高免疫力。调节自主神经，调整胃肠功能，改善血液循环，防止血小板聚集，降低血液黏稠度，调整内分泌，对血糖有双向调节作用。对胃黏膜起保护作用，能够促进消化，增加胆汁的排泄，加速胃液的分泌。消除水肿，促进溃疡愈合。可以降低血脂，促进脂类物质的转运和代谢，阻止脂质在血中滞留或者对动脉内膜的渗透。对外源性甘油三酯、胆固醇的吸收起抑制作用。对甘油三酯在肝内的合成以及内源性胆固醇的代谢均可起到破坏作用。可以改善梗死灶周围缺血半影区的缺血状态。消除自由基，调节免疫因子，改善微循环，减轻脑水肿，缩小梗死面积。增加大脑血流量，改善脑供血，保护脑细胞，有脑保护作用。可以减轻卒中后遗症，促进肢体的功能恢复。

无防腐剂口服液是一种现代生物医学的高科技产物。原材料充足，制法简单，销路广泛，适应于临床各科的所有疾病。疗效显著，方便患者服用，且不会霉坏变质，减少了患者煎药的麻烦，避免了因不能坚持口服中药而中断治疗，以造成不能根治顽疾的弊端。特别是对慢性疑难杂症，心脑血管病尤为适宜。它是一种集先进性、科学性、创造性、新颖性为一体，并且有很高实用价值的中药口服制剂。它是中药剂型改革的一个重大突破，达到了目前国内外领先的水平。所以，无防腐剂口服液拥有广阔的发展前景，是临床医学口服给药新剂型的里程碑，将是整个人类健康必不可少的一种新作。

目前国内外惯用的给药方法有口服法、注射法、灌肠法和外用法四大类。但是小儿患者和昏迷病人口服药物困难很大。注射疗法对小儿以及肥胖病人，年老久病患者，又不便操作。同时注射法给病人造成了不同程度的损伤，有些患者不愿接受。灌肠法只是为促进排便。而外用法只用于皮肤疾病，以及四肢疼痛性疾患，而对内科病几乎没有作用。这就给临床治疗造成了很大的困难。所以以上四法在临床应用中深感不足。

为了解决口服法和注射法的缺点，减少病人痛苦，防止给病人造成损伤，适宜于各类患者的临床治疗，张文义根据《注解伤寒论》（人民卫生出版社1963年4月）141页：此为津液内竭，虽硬不可攻之，当须自欲大便，宜蜜煎导而通之。蜜七合一味……以内谷道中，以手急抱，欲大便时乃去之。大猪胆一枚，泻汁，和醋少许，以灌谷道中，如一食顷，当大便出的理论，独创了直肠点滴疗法。

直肠点滴疗法是根据传统医学与现代医学理论，逐步形成的一种临床治疗新方法。也是除口服法、注射法、外用法、灌肠法之外的第五种独特的治疗给药途径，它不同于一般的灌肠疗法。常规灌肠疗法是将液体700～900ml，迅速灌入肠内，软化大便，促进肠蠕动，使之尽快排便的一种方法。

而直肠点滴疗法是点滴前必须排空大便，同时以每分钟30~40滴的速度滴入肠内。防止刺激肠管，引起肠蠕动，让肠黏膜直接吸收，进入血液循环。滴后3小时内尽量不解大便，以让药液充分吸收，从而达到治病目的。

直肠点滴疗法弥补了中西医临床治疗学的不足，为中西医临床治疗技术增添了光彩。操作简便、药效迅速，是中西医界医务人员应广泛掌握的一种治疗方法。

许多疑难杂症，单靠中西药物治疗疗效往往不能令人满意。但是配合羊肠线植入疗法，却疗效显著，甚至达到了根治的目的。目前，国内采用的埋线疗法是根据全国高等中医院校函授教材《针灸学》中所介绍的方法操作的。但此法用的是0~1号羊肠线，线体较细，刺激时间短，影响疗效。针具是半圆形皮肤缝合针，这种针只能把线埋入肌层内，很难埋于脂肪层中。使用该方法病人痛苦大，埋线后很长时间局部仍有疼痛感觉。同时易伤及血管与神经，对人体有不同程度的损伤。

为了解决以上弊端，张文义根据全国高等中医院校函授教材《针灸学》15页：《皮肤取穴》“十二经脉者，皮之部也”“欲知皮部，以经脉为纪”。经脉有病，或内脏有病，皆可取治于皮部。17页：腧穴的主治作用，与经络脏腑有密切关系，即“经络所通，主治所及”的有关论述。为了增强疗效，减轻病人痛苦，又不伤及血管神经，达到长期刺激的目的，特独创平行针埋线疗法。

平行针埋线疗法，是用2~3号医用羊肠线经过特殊处理后，植入皮下脂肪层。脂肪层没有血管和神经，植入对人体无任何损害，病人没有痛苦。同时羊肠线植入脂肪层后易于吸收，再次植入时没有滞手感。

张文义发明的平行针埋线疗法与全国高等中医院校函授教材《针灸学》中的埋线疗法截然不同。它既纠正了普通埋线法病人痛苦大，不便操作，伤及血管神经，再植障碍的缺点，又令患者无痛苦，易于接受，良性刺激时间长，操作简单，疗效显著的优点。平行针埋线疗法具国内领先水平。

几十年来，他始终以看书、诊病、搞研究、教课、著书、写论文为日常工作。他不吸烟不喝酒、不会下棋、不会纸牌麻将，他全心全意致力于胃肠病、疼痛病、卒中后遗症特色诊疗技术的研究，这就是他成功的根本原因。他心无杂念，不请客送礼，不行贿求人，他一直求真务实、脚踏实地，为研究胃肠病、疼痛病、卒中后遗症的根治药物呕心沥血，努力不懈，几十年如一日的艰苦奋斗！皇天不负有心人，他终于研究出了专治胃肠病的“平行针埋线疗法”“特定穴位注射疗法”“食管炎离子导入疗法”专治慢性溃疡性结肠炎和习惯性便秘的“直肠点滴疗法”；专治萎缩性胃炎的“养胃合剂”专治肝胃综合征的“肝胃合剂”专治慢性溃疡性结肠炎的“结肠炎口服液”。专治卒中后遗症的张文义八字针法、三三九针法、十二神针、阴阳补泻手法、面瘫外敷灵。专治骨质增生、腰椎间盘突出的疼痛外敷散。以及专治风湿类风湿的类风湿擦剂、抗风湿丸等。在国内颇有影响。

他已于2008年正式退休了，但他是当地的地级名人，当过平顶山市政协委员，诊治胃肠病震动了周边十几个县市，已在北京做了18年的教授，著书17部，学生遍布世界各地。他是国家执业医师，国家一级针灸师，中医内科主任医师，著名胃肠病、疼痛病、脑血管病康复专家。他还是直肠点滴疗法、平行针埋线疗法、无防腐剂口服液制作技术、八字针法、六四脉诀、阴阳补泻手法的创始人。他是名副其实的“中华名医”。

他的路就是这样走过来的，他的事业就是这样成功的。虽然他的愿望实现了，但是为了人民的健康，他仍然在医学道路上坚持不懈的奋斗。他是患者的朋友，他是患者的救星，他对中医药学和人类健康事业的巨大贡献将流芳百代！

通讯地址：河南省鲁山县人民路西段木工厂院内　张文义

邮　　编：467300

电　　话：0375－5059114　13461149551

Email：zhangwenyi_ beijing@ 126. com